PRÉCIS

DE

MATIÈRE MÉDICALE

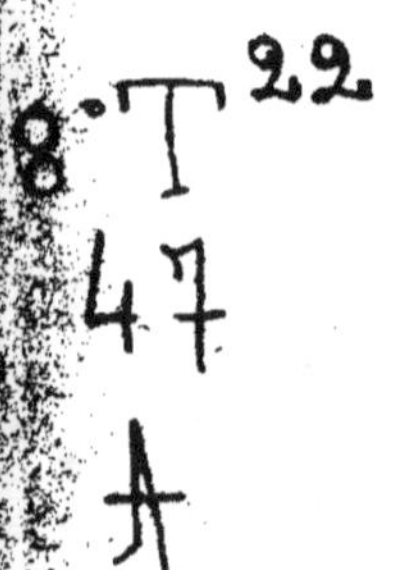

BIBLIOTHÈQUE DE L'ÉTUDIANT EN PHARMACIE

PUBLIÉE SOUS LA DIRECTION DU Dr HUGOUNENQ

Doyen honoraire de la Faculté de Médecine et de Pharmacie de Lyon

PRÉCIS
DE
MATIÈRE MÉDICALE

PAR LE

Docteur Louis PLANCHON

Professeur à la Faculté de Pharmacie de Montpellier

NOUVELLE ÉDITION ENTIÈREMENT REFONDUE ET MISE A JOUR

par le

Docteur Ph. BRETIN

Professeur à la Faculté de Médecine et de Pharmacie de Lyon

TOME PREMIER

469 FIGURES DANS LE TEXTE

EDITIONS MÉDICALES NORBERT MALOINE

27, rue de l'École-de-Médecine, 27

PARIS-1928

PRÉFACE DE LA SECONDE ÉDITION

La première édition du *Précis de Matière médicale*, du professeur Louis Planchon, avait paru, le premier volume en 1904, le second en 1906.

Lorsqu'elle fut épuisée, la mort avait passé depuis plusieurs années déjà et, le 8 septembre 1915, avait enlevé l'auteur, alors en pleine activité scientifique.

Chargé de préparer la seconde édition, je me suis efforcé, tout en apportant les modifications rendues nécessaires par le temps et les circonstances, de conserver à l'œuvre du Maître regretté son aspect initial, tant par le plan précédemment appliqué que par la documentation à la fois abondante et condensée.

On trouvera donc chaque drogue étudiée aux mêmes points de vue successifs : *Origine botanique. — Origine géographique. — Historique. — Obtention du produit* (culture, récolte, préparation, conservation). *— Description* (morphologie générale, anatomie...). *— Étude chimique. — Impuretés, altérations, falsifications. — Action physiologique et toxicologie. — Emploi thérapeutique. — Formes pharmaceutiques, posologie.*

Ces titres n'appellent aucun commentaire, mais chacun de ces points de vue a, suivant la drogue étudiée, une importance variable qui en a conditionné le développement.

J'ai cru devoir donner quelques indications, très sommaires d'ailleurs, sur la culture de certaines plantes médicinales, indigènes ou exotiques.

Nul pharmacien n'ignore, nul étudiant en pharmacie ne doit ignorer l'effort considérable tenté par le professeur EM. PERROT et, sous sa direction, par le *Comité interministériel des Plantes médicinales* et l'*Office national des Matières premières végétales*, pour développer notre production et diminuer les importations.

D'importantes réalisations dont témoignent les statistiques douanières ont été obtenues dans l'intensification de la cueillette, le développement de la culture et l'acclimatation de plantes étrangères.

De nombreuses notices publiées par l'*Office* et rédigées par le professeur EM. PERROT ou, sous sa direction, par ses collaborateurs, sont autant d'excellentes monographies de divers produits importants et forment une vaste documentation où j'ai, pour ma part, largement puisé.

* * * *

Quand c'était possible et lorsqu'il s'agissait d'espèces chimiques très connues, j'ai souvent renvoyé soit au Codex, soit aux autres Précis de la même collection pour l'étude plus complète des principes immédiats, de leurs réactions et de leur dosage, mais j'ai dû accorder à la partie chimique, pour chaque drogue, le développement imposé par tous ces travaux de Chimie végétale qui, dans ces vingt dernières années, ont fait découvrir ou mieux connaître tant de ces principes immédiats.

Le lecteur se gardera néanmoins de penser que l'action physiologique et l'activité thérapeutique d'une drogue se confondent nécessairement avec celles de tel ou tel principe défini qu'on a pu en isoler, même s'il apparaît comme dominant dans la composition.

Comme l'écrivait récemment le professeur ASTRUC : on s'est aperçu qu'il est impossible d'appuyer solidement l'activité de nos matières premières sur l'action des seuls principes définis que l'on y dose ; on a constaté que c'est un « complexe » de principes qui intervient vraisemblablement et que des « impondérables », des « infiniment petits chimiques ou physiologiques » apportent leur action propre, en général disproportionnée à leur masse.

***

L'obligation de faire une place convenable aux acquisitions nouvelles, sans augmenter l'importance matérielle de l'ouvrage, comportait nécessairement quelques sacrifices. J'ai dû me résoudre à supprimer la première partie, consacrée à des généralités d'un intérêt indiscutable, mais plus indiquées pour un grand Traité que pour un Précis où, dans une place trop limitée, elles ne peuvent recevoir un développement convenable.

Au surplus, ce *Précis* n'est pas un ouvrage isolé, devant nécessairement se suffire à lui-même ; il appartient à une Collection dont les divers ouvrages se complètent mutuellement pour une documentation plus parfaite. Les connaissances générales les plus importantes, nécessaires pour aborder l'étude de la Matière médicale, sont développées dans le *Précis de Botanique* du professeur Beille, t. I, 2e édition, où tout le chapitre vi est consacré à l'étude des principes immédiats (Composés ternaires, Lipoïdes, Protéines, Glucosides, Saponines, Alcaloïdes, Tanoïdes, Essences et Résines) formés dans la cellule végétale.

***

Les nombreux tableaux de la première édition n'avaient pas été accueillis sans réserves, j'en ai diminué le nombre, ne conservant guère que ceux dont le remplacement aurait conduit à une rédaction trop longue ou qui sont d'utiles résumés du texte.

Enfin la table des matières est diminuée d'un certain nombre de noms de drogues qui ne figuraient dans le corps de l'ouvrage que dans des tableaux mentionnant succinctement l'origine botanique et géographique, la partie employée et l'utilisation ; ces tableaux ont été supprimés.

De ces drogues, dites de second ordre, quelques-unes ont été traitées, à leur place, avec les détails nécessaires, d'autres n'ont été que brièvement indiquées, d'autres enfin ont dû disparaître.

L'établissement de la liste des drogues étudiées, comme le développement donné à l'étude de chacune d'elles, comporte nécessairement une part d'arbitraire. J'ai essayé de passer en revue toutes les drogues végétales présentant un intérêt, non seulement pour l'étudiant en pharmacie, mais aussi pour le pharmacien qu'il sera demain ; bien des « simples », considérés en pharmacie comme des drogues oubliées ou insignifiantes, sont cependant l'objet d'un commerce fort important pour la liquoristerie ou l'exportation, ou d'un emploi courant dans la médecine populaire : ceci explique leur étude au moins sommaire.

****

Sans méconnaître l'intérêt de la classification chimique en Matière médicale, et en attendant la classification pharmaco-dynamique qui s'ébauche peu à peu, mais dont la réalisation est encore lointaine, j'ai conservé, pour les raisons données alors, la classification botanique comme dans la première édition et avec les atténuations qu'elle comportait. Dans chaque famille, en effet, l'ordre botanique n'a pas été nécessairement suivi et l'ordre par organes a pu y être adopté. De même, comme précédemment, certains produits d'origine botanique éloignée ont été rapprochés pour l'étude : les amidons, fécules et farines de sources diverses seront étudiés avec les Graminées, et toutes les plantes à Caoutchouc le seront avec les Euphorbiacées, parce que la plus importante d'entre elles appartient à cette famille.

L'ordre des groupes et des familles de la première édition était celui de BENTHAM et HOOKER, je me suis rapproché davantage du *Précis de Botanique* en suivant, à fort peu de chose près, l'ordre adopté pour le cours de Botanique et au Jardin botanique de la Faculté de Pharmacie de Paris ; cette édition commencera donc par les Thallophytes qui terminaient la première, mais ce redressement m'a paru nécessaire.

****

Telles sont, en résumé, les principales modifications apportées à l'édition précédente dans la rédaction de ce nouvel ouvrage.

Uniquement écrit pour être utile aux étudiants et aux pharmaciens, puisse-t-il y avoir aussi pleinement réussi que l'avait fait le livre auquel il succède !

Lyon, le 31 *juillet* 1926.   PH. BRETIN.

PRÉCIS DE MATIÈRE MÉDICALE

THALLOPHYTES

Immense embranchement comprenant les végétaux cryptogames dont le corps végétatif est un **thalle**, c'est-à-dire n'est pas différencié en membres véritables (tiges, racines et feuilles), malgré parfois certaines apparences, et dont la structure intime reste toujours simple.

CHAMPIGNONS

Thallophytes privées de chlorophylle, aussi vivent-elles en parasites ou en saprophytes.

Le thalle filamenteux (*mycelium*) peut feutrer ses filaments en un faux tissu (*pseudo parenchyme*), puis les agglomérer fortement en corps massifs (*stromas*) ou les durcir en formes de résistance (*sclérotes*).

Les organes de multiplication et de reproduction y sont très variés.

Les champignons sont répandus sur toute la surface du globe ; certains sont des aliments recherchés, d'autres des poisons redoutables, un très petit nombre intéressent la matière médicale.

ERGOT DE SEIGLE

Origine botanique. — C'est le sclérote du *Claviceps purpurea* Tul., champignon Ascomycète-pyrénomycète, vivant en parasite sur le Seigle et diverses Graminées. (V. *Précis de Botanique*, t. I, 2e édit. p. 711, le curieux cycle évolutif de ce champignon qui, dans les épis mûrs, a substitué son sclérote au Caryopse de l'hôte.)

Origine géographique. — Peut se récolter partout où pousse le Seigle ; en fait, il vient surtout d'Espagne, de la Russie (Ukraine), de la Galicie.

La raréfaction récente de la drogue a amené à envisager la possibilité de la culture et des expériences ont été faites à ce sujet. Pour éviter l'extension de la maladie aux céréales des champs voisins, on a proposé comme hôte une variété de Seigle à floraison tardive.

Historique. — Vraisemblablement connu du monde ancien, très anciennement employé par les sages-femmes, en particulier dans l'Europe centrale, l'ergot a ses propriétés thérapeutiques indiquées de façon précise seulement au milieu du xvie siècle, puis signalées par divers auteurs (G. BAUHIN, CAMERARIUS, RAY...) au xviie ; DESGRANGES, médecin lyonnais, le prescrivit avec succès vers 1770. Il n'a été bien étudié en clinique qu'au début du xixe siècle, où il fut admis en 1838, dans la Pharmacopée française.

En revanche, on connaissait depuis longtemps un mal mystérieux désigné sous des noms divers : *Feu sacré, Feu de Saint-Antoine, Mal des Ardents...*, c'est l'*ergotisme*, causé par la présence d'ergot dans la farine consommée ; de véritables épidémies ont autrefois sévi sur l'Europe et la relation de cause à effet n'a été établie qu'au xviie, peut-être même qu'au xviiie siècle.

Récolte et préparation. — L'ergot finit par se détacher spontanément de l'épi du seigle ; on peut le récolter à la main (opérer par un temps sec), le plus souvent, il est trié à la machine.

Très altérable par l'humidité, on assure sa conservation par une dessiccation préalable sur de la chaux vive, où à l'étuve.

« Conservez dans des bocaux bien secs et bien fermés dans lesquels on pourra verser de temps en temps quelques gouttes de chloroforme pour empêcher les insectes de l'attaquer. » (Codex.)

On a également proposé de mettre dans les bocaux un peu de mercure dans un nouet, ou de dégraisser le produit par action d'un dissolvant convenable (ce qui amène une perte en principe actif), ou enfin d'enrober par une mince couche de baume de tolu.

Il faut renouveler chaque année le produit, comme le prescrit le Codex, et rejeter tout ergot dont l'odeur est devenue forte.

Description. — Corps allongé, oblong subcylindrique et plus ou moins arqué, long de 2 à 4 centimètres (1), large de 2 à 4 millimètres, atténué en pointe surtout à l'extrémité supérieure où se trouve parfois un reste de sphacélie blanchâtre, le nom est en somme justifié par la ressemblance avec un ergot de coq ; *section* subcirculaire, vaguement triangulaire ou carrée, à angles très mousses, — parcouru sur toute la longueur des deux faces par un sillon, plus prononcé sur la face concave, et parfois par de nombreuses petites crevasses transversales, — *couleur* noir violacé ou brun noir, parfois avec une mince pellicule grisâtre, — *consistance* dure, cornée, — cède un peu sous la pression quand on le plie, puis casse brusquement, — *cassure* nette, homogène et compacte,

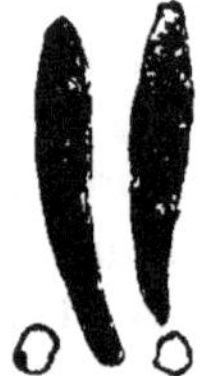

FIG. 1.
*Ergot
de Seigle
et sa section.*

blanche au centre et violacée au bord, — saveur d'amande, s'il est frais, puis un peu nauséeuse et légèrement amère, mais devenant de plus en plus âcre et nauséabonde avec le temps, — *odeur* peu marquée de champignon s'il est récent, de plus en plus désagréable quand il vieillit ; s'il est altéré par l'humidité, dégagement de triméthylamine et odeur de souris ou de poisson pourri.

Anatomie. — Fort simple : une assise superficielle de petites cellules aplaties, entourant un pseudo-tissu formé de cellules arrondies, inégales et dont la paroi est colorée de violet, dans la région périphérique ; les méats visibles dans le jeune sclérote ont

---

(1) En Suisse, après la sécheresse de 1911, récolte abondante d'ergots sur le Seigle, bon nombre mesurant plus de 6 centimètres, certains 77 millimètres.

disparu à maturité, les cellules du centre sont plus allongées. — En coupe longitudinale, cellules en files, un peu allongées suivant l'axe. — Pas d'amidon, mais granulations protéiques et nombreuses gouttelettes d'huile, assez volumineuses et gênant l'observation (on peut les enlever en traitant par l'éther).

La *poudre* montre au microscope des débris formés de cellules inégales, petites, arrondies ou parfois allongées, fortement serrées les unes contre les autres ; les fragments de la couche périphérique sont colorés en brun violacé, abondantes gouttelettes huileuses, pas de cristaux, pas d'amidon, pas de spores. La potasse y développe l'odeur désagréable et la colore en rougeâtre.

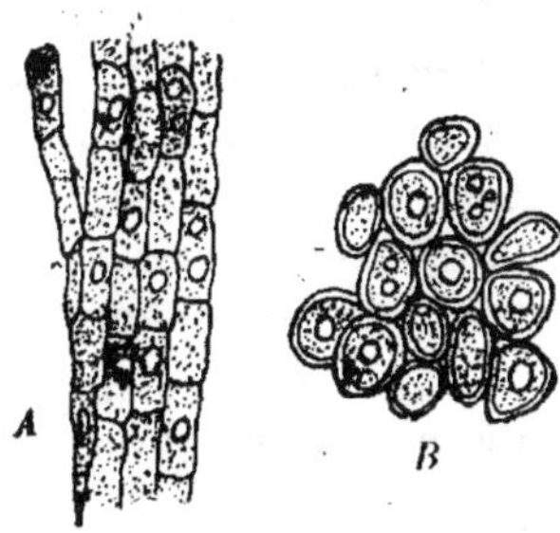

FIG. 2. — *Ergot de Seigle.*
A, coupe longitudinale. — *B,* coupe transversale (d'après BELZUNG).

Choix. — Prendre les sclérotes intacts et entiers, ni piqués, ni moisis, peu odorants, se cassant avec le bruit sec caractéristique et montrant une cassure bien blanche au centre (et non jaune sale ou brune comme dans les vieux ergots altérés).

Falsifications et confusions. — L'ergot produit sur le seigle est seul officinal, mais le *Claviceps purpurea* peut vivre sur d'autres espèces, trois races biologiques correspondraient à trois groupes de Graminées (STAGER), en outre d'autres espèces de *Claviceps* peuvent vivre sur différentes Graminées et Cypéracées ; la plupart des autres ergots sont encore assez mal connus comme composition chimique et action physiologique, les plus importants sont ceux du Blé, du Riz, du Diss et de l'Avoine (voir page 10).

G. TANRET (1923) a trouvé dans un ergot de provenance espagnole 15 à 18 p. 100 de faux sclérotes fabriqués avec de la farine de froment et colorés avec un mélange d'encre ordinaire et d'encre au carmin.

Les substitutions et falsifications tiennent aux prix fort élevés, provoqués par la raréfaction de l'ergot sur le marché lors de la suppression des envois de Russie.

Composition chimique. — Fort complexe, si l'on considère la longue liste de produits découverts dans l'ergot depuis l'analyse de WIGGERS (1830) ; mais nombre de ces produits sont des complexes qui varient avec les procédés d'extraction.

Il est vraisemblable que ce sont les fragments d'édifices plus compliqués, démolis de façon variable suivant la méthode employée.

Les plus importants sont les suivants :

1° *L'Ergotinine cristallisée*, alcaloïde découvert par Ch. TANRET (1875).

2° L'*Ergotinine amorphe*, du même auteur (1879) qui est identique à l'*Ergotoxine* de BARGER et CARR (1906), à l'*hydroergotinine* de KRAFT (1906) et à la *Sécaline de* JACOBY (1897) ; la *Cornutine* de KOBERT serait le même alcaloïde plus ou moins altéré ;

3° L'*Ergothionéine* de CH. TANRET (1909) que BARGER et EWINS disent être une bétaïne de la thiolhistidine, l'α *amino-β-2 thiolglyoxaline* 4 ou 5 *acide propionique;*

4° *L'Ergotamine*, nouvel alcaloïde isolé par STOLL.

5° Des bases aminées, d'une faible mais réelle activité, ne préexistant sans doute pas dans l'ergot frais, mais apparaissant dans les ergots qui vieillissent et aussi dans les extraits ; ce sont la *putrescine* et la *cadavérine* (REILANDER, 1908), bases diaminées physiologiquement peu actives, la *tyramine* ou *paraoxyphényléthylamine* (BARGER, 1906) provenant de la tyrosine par perte de CO^2 ; l'*isoamylamine* (en traces) ; puis la β *aminoéthylglyoxaline* (KUTSCHER, BARGER et DALE) qui provient de la décarboxylation de l'histidine, de même que l'*agmatine* (ENGELAND et KUTSCHER) provient de l'arginine par perte de CO^2 ; de la *choline*. En somme, on peut trouver dans l'ergot ou son extrait un certain nombre de bases aminées provenant de la décomposition des aminoacides qui entrent dans la constitution des matières protéiques.

(La *Clavine* (WAHLEN, 1906), introduite dans le commerce par Merck, n'était qu'un mélange de phosphates alcalins, de leucine, d'isoleucine et de valine). (VAN SLYKE, 1909.)

6° Deux cholestérines végétales (Ch. Tanret), l'*ergostérine* et un homologue inférieur, la *fongistérine*.

7° Des acides : *l'acide ergotinique* (Zweifel) ou *acide sclérotique* (Dragendorff) poison narcotico-âcre du groupe des saponines ;

L'*acide sphacélique* ou *sphacélinique* (Kobert, 1884) ou *sphacélotoxine* de Jacoby, qui pour Barger serait de l'*ergotinine* impure ; l'*acide lactique*...

8° Des acides lactoniques, colorés en jaune, dont l'*acide sécalonique* cristallisé et ses combinaisons.

9° Du *glucose*, du *tréhalose*, et un glucoside, la *clavicepsine* (Zucco et Pasquero, 1912) qui serait formé de deux molécules de *glucose* et d'une de *mannite*.

10° Des matières colorantes, *scléroïdine*, *scléroxanthine* et *scléroérythrine*.

11° Des sels minéraux, en particulier des *phosphates acides de chaux, de magnésie, de potasse*...

12° 30 p. 100 au moins d'*huile fixe*.

L'ergot contient de 1 gramme à 2 gr. 50 par kilogramme d'alcaloïdes totaux.

L'*Ergotinine cristallisée* $C^{35}H^{40}N^5O^5$ (formule de Ch. Tanret) (1) ou $C^{35}H^{39}N^5O^5$ pour Barger et Ewins, obtenue suivant la méthode du supplément du Codex de 1895, est en fines aiguilles inodores, insipides et incolores, mais se colorant à la lumière, de même que leur solution alcoolique. Insoluble dans l'eau ; soluble, avec fluorescence violette, dans 200 parties d'alcool à 95° froid et dans 60 parties de cet alcool bouillant, moins soluble dans l'éther, plus dans le chloroforme, peu dans le sulfure de carbone, insoluble dans l'éther de pétrole ; fortement dextrogyre.

Base faible, neutre au tournesol, donnant des sels non cristallisés, à réaction acide dont la solution aqueuse se décompose partiellement à l'ébullition.

Elle doit être entièrement soluble dans l'acide lactique (triturer

---

(1) Le Codex (supplément 1920) a rectifié l'ancienne formule de Tanret $C^{35}H^{41}N^4O^6$, mais a adopté $C^{35}H^{41}N^5O^6$ qui est la formule de l'*Ergotoxine* de Barger. Le dernier supplément a adopté la formule de Tanret.

les cristaux finement pulvérisés par l'acide additionné de son volume d'eau).

L'*ergotinine amorphe*, *hydroergotinine*, *ergotoxine* $C^{35}H^{41}N^5O^6$ se rattache étroitement à la précédente qui en est la lactone ou lactame ; KRAFT a montré que ces deux alcaloïdes peuvent se transformer réciproquement l'un dans l'autre.

La préparation de l'Ergotinine amorphe est fondée sur ce que cette base est insoluble dans les carbonates alcalins et soluble dans les alcalis.

La liqueur alcaline qui a été épuisée par l'éther dans la préparation de l'Ergotinine cristallisée est neutralisée puis alcalinisée par du carbonate de soude et épuisée à nouveau par l'éther ; on reprend par de l'alcool à 80° le résidu d'évaporation de la liqueur éthérée et la solution alcoolique, additionnée d'un excès d'acide phosphorique, abandonne en quelques jours des cristaux de phosphate d'ergotoxine.

L'*Ergotoxine* est une poudre blanche amorphe, fondant de + 162° à + 164°, faiblement dextrogyre, plus soluble que l'Ergotinine cristallisée dans les dissolvants organiques et donnant des sels cristallisés.

L'*Ergotamine*, de STOLL, aurait pour formule $C^{33}H^{35}N^5O^5$, (différant de l'Ergotinine cristallisée par C^2H^5 en moins), s'obtient en cristaux quadrangulaires incolores, fondant de + 155° à + 160°, peu solubles dans l'eau, très solubles dans l'alcool, l'éther et l'acétone altérables à l'air et à la lumière et donnant des sels cristallisés.

Ces trois corps ont une forte action vaso-constrictive et agissent en particulier sur les muscles lisses ; ce sont les principes actifs spécifiques de l'ergot.

Parmi les *bases aminées*, la *Tyramine ou paraoxyphényléthylamine*

$$C^6H^4 \begin{cases} OH & (1) \\ CH^2\text{-}CH^2\text{-}NH^2 & (4) \end{cases}$$

paraît la plus intéressante, elle a des propriétés physiologiques analogues à celle de l'adrénaline, avec laquelle elle a une certaine parenté chimique, cette tyramine étant de la tyrosine décarboxylée.

Les bases aminées de l'ergot sont douées de propriétés vaso-constrictives, mais sans action secondaire sur les vaso-moteurs ; ce sont des principes actifs, mais non spécifiques, de l'ergot et de ses extraits.

La *Sclérérythrine* est la plus importante des matières colorantes, sa solubilité dans l'éther, la coloration violette qu'elle prend par les alcalis permettent de l'extraire et de la caractériser dans les farines ergotées (réaction d'HOFFMANN).

L'*acide lactique* paraît d'autant plus abondant que le produit est plus ancien ; on le regarde comme un des principaux inconvénients des injections d'extrait mou d'ergot qu'il rend douloureuses et fatigantes.

L'*huile*, brun jaunâtre, paraît de meilleure conservation que les graisses ordinairement extraites des champignons.

Par le traitement à froid, on en retire environ 25 p. 100 ; si on traite ensuite le résidu d'ergot par l'éther chaud, on extrait encore 8 p. 100 d'un produit noirâtre et fétide.

L'huile est inactive, mais en dégraissant l'ergot, on entraîne en même temps des principes actifs.

Quant aux produits variés appelés *Ergotines*, ce ne sont pas des principes chimiquement définis, mais des produits impurs ou des extraits :

L'ERGOTINE de BONJEAN et l'ERGOTINE du *Codex* sont des extraits hydro-alcooliques ; l'ERGOTINE DE WIGGERS est un extrait alcoolique, l'ERGOTINE de KELLER est un extrait correspondant à quatre fois son poids d'ergot ; l'ERGOTINE et l'ECBOLINE de WENZELL sont de l'Ergotinine impure, de même que l'ERGOTINE de MANASSEWITZ, l'ERGOTINE YVON, comme l'*Extrait fluide du Codex*, est un extrait fluide hydro-alcoolique, représentant son poids d'ergot ; l'ERGOTINE LAMANTE est deux fois plus active, 1 centimètre cube représentant 2 grammes d'ergot.

Action physiologique, emploi thérapeutique et toxicologie.

— L'ergot de seigle a une action véritablement élective sur les fibres lisses des vaisseaux, des bronches, de la vessie, mais surtout de l'utérus.

Cette excitation se fait sentir sur l'utérus normal, mais plus encore sur l'utérus gravide ; l'ergot peut suffire à provoquer les contractions, mais si elles existent, il les prolonge, les renforce, les modifie en supprimant les intervalles de repos des contractions normales et peut amener la tétanisation de l'organe. Son indéniable action vaso-constrictive tient vraisemblablement à son action sur les fibres lisses des vaisseaux ; c'est elle qui en fait un médicament hémostatique.

Son emploi en obstétrique est très discuté ; en fait, il est imprudent de l'employer tant que l'utérus contient quelque chose, mais ce sera un excellent remède dans les hémorragies par inertie survenant après une délivrance totale.

On l'emploie également avec succès contre les hémorragies en général, mais surtout dans les hémorragies utérines non puerpérales et dans les hémoptysies où il est très efficace si l'hémorragie est d'origine bronchique.

Accidents possibles, soit aigus (par dose excessive ou trop prolongée), soit chroniques (ergotisme, dû à l'alimentation par farines ergotées ; 0,1 p. 100 serait déjà toxique).

Vomissements, coliques, angoisse, douleurs parfois très vives à la langue et à l'épigastre, vertiges, fourmillements, anesthésie cutanée, troubles des sens, de la motricité et de la mentalité, souvent avortement ou mort de l'enfant à la suite des contractions utérines.

Traitement. — Vomitifs et purgatifs, tanin et iodure de potassium ioduré, café, chloral, injections sous-cutanées d'éther, inhalations de nitrite d'amyle.

L'ergotisme chronique, rare aujourd'hui, a sévi autrefois sous forme de grandes épidémies, comme on l'a vu encore (1879) dans le district de Novgorod et dans le duché de Hesse. Il se manifeste sous deux formes, séparées ou réunies : 1° *ergotisme convulsif* ou *raphanie des anciens*, à symptômes variables, fourmillements, contracture des extrémités et dysphagie (forme moins grave, à faible mortalité) ou sensations de brûlure aux extrémités inférieures, contractures des doigts, agitation, délire, symptômes tétaniques et asphyxiques, coma et mort (3/5 des cas) ou convalescence très longue avec convulsions, ataxie.....

2° *Ergotisme gangréneux*, avec fourmillements, froid, douleurs vives, tuméfaction des extrémités, puis gangrène ordinairement sèche des orteils et de la jambe, plus rarement du membre supérieur. Les portions nécrosées sont éliminées spontanément, ou bien la mort arrive plus ou moins vite.

A l'autopsie, lésions de la moelle.

On attribuait cette gangrène à l'acide sphacélique ou à la sphacélotoxine; ces corps sont de l'ergotinine impure, on a considéré l'ergotoxine comme l'agent de la gangrène, qui se produit après l'usage de l'ergot frais, tandis que les accidents convulsifs apparaissent après l'usage de farines conservées.

Formes. — *Poudre d'ergot* (obtenue d'un ergot récent et préparée sur le moment, soit en pilant avec un peu de sucre, soit au moulin). De 0 gr. 50 à 4 grammes par jour; donnés par petites doses, par exemple tous les quarts d'heure, ce qui soutient son action qui est courte.

Les *ergolines* (de *Bonjean* ou du *Codex*) représentent des médicaments très actifs (maximum, 1 gramme par dose ; 6 grammes en vingt-quatre heures). Teinture alcoolique à 1/10, X à XXX gouttes (peu employée). *Ergotine Yvon* et Extrait fluide du Codex, s'emploient en injections hypodermiques (1 à 3 cc.). Enfin, on donne de 1/4 à 1 milligramme par jour d'*Ergotinine*.

Les variations dans l'activité de l'ergot de seigle et surtout de ses préparations ont amené à envisager la standardisation de ces produits.

Pour TIFFENEAU, la standardisation physiologique serait seule rationnelle. GORIS et LIOT, étudiant la valeur thérapeutique des extraits d'ergot, ont été amenés aux conclusions suivantes :

1° Nécessité de vérifier la présence de l'Ergotinine dans les extraits, de doser ensuite les alcaloïdes spécifiques et d'évaluer les bases aminées.

2° Intérêt de n'adopter une méthode définitive que quand des essais physiologiques auront été comparés aux essais chimiques.

AUTRES ERGOTS. — L'*Ergot de Blé*, souvent assez abondant

pour pouvoir être récolté, a des propriétés semblables à celles de l'Ergot de Seigle ; il est allongé, peu arqué, plus court (1 à 2 centimètres de long) et plus large (7 à 8 millimètres) que celui du Seigle ; deux sillons longitudinaux très marqués, surface crevassée, souvent partagé en deux ou même en trois à sa partie supérieure ; couleur plus mate et plus brune, cassure plus difficile et plus brune.

L'*Ergot de Riz* est courbe, moyennement allongé, 2 centimètres de long, 2 millimètres de large, à 2 sillons longitudinaux profonds et souvent 2 autres latéraux, avec une extrémité pointue et une obtuse. Vient des Indes.

L'*Ergot de Diss*, récolté facilement en Algérie sur l'*Ampelodesmos tenax* LINK, paraît trop pauvre en ergotinine cristallisée pour pouvoir être substitué à celui de Seigle.

G. TANRET (1922) n'a pas trouvé plus de 0 gr. 10 par kilogramme ; recourbé, très effilé, il mesure 3 à 6 centimètres de long sur 2 millimètres de diamètre, sillons longitudinaux, peu apparents, une extrémité mousse, l'autre pointue, couleur brune ou violet noir, cassure jaune brun ou verdâtre.

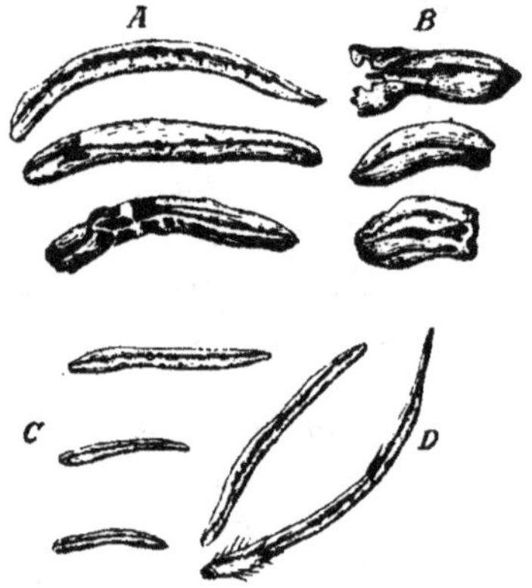

FIG. 3.
A, ergot de Seigle. — B, ergot de Blé. — C, ergot d'Avoine. — D, ergot du Diss (d'après GRANEL).

L'*Ergot d'Avoine*, parfois abondant en Algérie, paraît très riche en ergotinine cristallisée, 0 gr. 80 par kilogramme (G. TANRET, 1922) ; le rendement moyen des ergots de Seigle espagnols est de 0 gr. 40 à 0 gr. 60 au kilogramme.

L'Ergot d'Avoine est petit et trapu, long de 10 à 15 millimètres, large de 3 à 4, souvent encore adhérent aux glumelles d'Avoine, souvent fendillé longitudinalement, de couleur brun noirâtre ou gris cendré ; cassure nette, d'un blanc un peu jaunâtre.

Saveur d'abord légèrement sucrée, puis âcre et persistante.

LEVURE DE BIÈRE

Saccharomyces cerevisiae.

Origine botanique. — Champignon Ascomycète (sous-ordre des Protoascinées) dont on trouvera l'étude cytologique, morphologique et biologique dans le *Précis de Botanique*, t. I, 2ᵉ édit. pages 617 et suivantes.

Historique. — Bien que l'histoire des fermentations soit aussi vieille que le monde, c'est CAGNARD DE LATOUR (1835) qui paraît avoir observé le premier le bourgeonnement des globules (cellules de levure) et les considéra comme des êtres vivants. SCHWAN vit une relation entre l'apport et le développement de la levure et la marche de la fermentation alcoolique dont PASTEUR devait donner une admirable étude en 1859.

Si les levures se trouvent dans l'atmosphère avec une abondance variable suivant les saisons, le *Saccharomyces cerevisiae* constitue une race domestiquée et industrialisée par l'homme depuis des temps immémoriaux pour fabriquer la bière.

Son emploi empirique, dans les pays du Nord, en particulier contre la furonculose, paraît ancien ; il a été indiqué par MONE, médecin anglais, en 1852, mais le médicament n'est entré dans la thérapeutique que depuis les observations précises de DEBOUZY et BROCQ.

Description. — La levure de bière est essentiellement constituée par des cellules arrondies ou plus ou moins ovoïdes, mesurant de 8 à 12 µ de long sur 8 à 10 µ de large, tantôt isolées tantôt en chaînettes et se multipliant par bourgeonnement. Les cellules nées du bourgeonnement se séparent des cellules mères (levures basses) ou restent unies, en chaînettes de 15 à 20 globules (levures hautes).

Les levures hautes sont des races travaillant vers 20°, dans une fermentation rapide qui donne d'abord des îlots, puis un chapeau de levure qui tend à s'échapper (ne servent plus qu'à la fabrication de bières anglaises).

Les levures basses donnent une fermentation plus lente, opèrent au mieux vers 5-6°, et restent au fond du liquide ; elles donnent ces bières légères couramment consommées.

Ce sont ces *levures basses* qu'on emploie en thérapeutique. On distingue les levures de brasserie et les levures spécialement préparées et purifiées.

Les levures de brasserie sont un sous-produit de la fabrication de la bière, elles sont livrées en une bouillie épaisse, jaune pâle ou marron clair, formée de globules de levure mêlés à des matières provenant du Houblon et à de la bière. Au repos, cette bouillie se sépare en trois couches ; une masse molle, brun clair, inférieure, un liquide marron au milieu et au-dessus une crème épaisse, résistante, fermentant facilement

On mélange pour l'emploi, mais ce produit très altérable donnant lieu à des fermentations putrides, doit être utilisé le jour même et ne se conserve pas.

La levure pure des fabricants est une levure basse des bières légères et agréables, sélectionnée et purifiée. Elle est en globules légèrement ovoïdes, isolés, ou parfois réunis par deux ou par quatre, mais jamais en chaînettes.

Semée dans un milieu sucré, elle gagne le fond du récipient et y reste pendant toute la fermentation. On l'emploie 1° fraîche ; 2° sèche.

Fraîche, c'est une pâte jaune clair, peu adhérente aux doigts, se divisant facilement en boulettes, se délayant facilement dans l'eau et d'odeur aromatique ; elle est de faible conservation, au plus huit jours en hiver et quatre jours en été. Son pouvoir fermentaire est actif et rapide.

Sèche, elle provient de la dessiccation de la précédente, étendue en couches minces et au-dessous de 40°. Elle est alors blanc grisâtre, d'odeur agréable et de bonne conservation (un an au moins à l'abri de l'humidité), mais la rapidité d'action fermentaire est diminuée.

On la prépare en poudre, en très petits grains, ou vermicellée.

Ces levures sèches doivent être très surveillées dans l'officine, pour ne pas risquer de faire absorber un produit en voie de décomposition.

Enfin, certaines ont été préparées en additionnant la levure fraîche d'une poudre inerte (lactose, poudre de réglisse...) pour faciliter la dessiccation.

Composition chimique. — Établie pas BELOHOUBEK pour la levure fraîche et la levure desséchée ; voir ces chiffres, ainsi que l'étude des nombreux ferments solubles dans le *Précis de Botanique*, t. I, 2ᵉ édit. p. 629 ; les principaux de ces enzymes sont les *diastases des sucres* (qui ramènent aux hexoses, pouvant seuls fermenter directement, les sucres possédant un plus grand nombre d'atomes de carbone, mais multiple de trois), la *zymase de* BUCHNER, la *catalase*, des *oxydases.....*

Essai. — Rechercher, dans la levure sèche, le sucre de lait et les antiseptiques ; l'examen microscopique montrera les additions de poudre de Réglisse, d'amidon... les impuretés des levures de brasserie.

Essayer le pouvoir fermentaire en ensemençant dans du bouillon de malt ou dans une solution sucrée à 20 p. 100 et mettre à l'étuve à 35-36° ; si en une demi-heure au plus on n'a pas de dégagement gazeux et si l'examen microscopique ne montre pas de bourgeonnement, la levure n'est pas de bonne qualité.

Mode d'action. — *Hypothèses diverses.* — Les cellules de Saccharomyces sont d'énergiques agents de phagocytose, elles peuvent donc détruire des bactéries intestinales, peut-être aussi en sécrétant un ferment qui les tue, peut-être leurs sécrétions neutralisent-elles les toxines ?

Il semble qu'un degré élevé d'antiseptie intestinale est réalisé. On peut également admettre une absorption des produits de sécrétion de la levure agissant ainsi sur le sang et sur toute l'économie.

Emploi thérapeutique. — 1º Furonculose, surtout dans le diabète, anthrax, orgelets, acné, impétigo.

2º Pneumonie, grippe, diabète.

3º En lavements dans les gastro-entérites aiguës infantiles et dans l'entérite muco-membraneuse.

Doses. — Pour les adultes, 3 cuillerées à soupe par jour de levure fraîche délayée dans de l'eau ou de la bière, ou 3 cuillerées à café de levure sèche, en cachets ou mieux délayée à l'avance dans de l'eau sucrée.

AGARIC BLANC

Polypore du Mélèze.

Origine botanique. — *Polyporus officinalis.* FRIES., champignon Basidiomycète-hyménomycète, famille des Polyporacés, qui pousse sur le tronc des Mélèzes.

Origine géographique. — Dauphiné, Tyrol, nord de l'Italie, Russie et Sibérie.

Historique. — Très ancien médicament (Dioscoride, Pline) ; les Grecs le tiraient de la Perse.

Récolte et préparation. — On récolte le champignon entier, pouvant peser parfois un kilogramme et plus, mais souvent beaucoup moins volumineux. En forme de cône arrondi, recouvert d'une écorce dure crevassée et marquée de zones circulaires jaunâtres ou brunes. Face inférieure couverte de tubes courts, à pores blanc jaunâtre, très étroits.

On ne le livre au commerce que décortiqué et mondé.

Description. — Blocs irréguliers, blancs, légers, spongieux, recouverts d'une poussière crayeuse qu'ils produisent quand on les brise. Inodores ou à très faible odeur farineuse, fade et moisie, saveur d'abord douceâtre, puis amère et très âcre.

Anatomie. — L'examen microscopique montre un feutrage formé par des filaments mycéliens très ténus intriqués en tous sens et dans l'épaisseur duquel on trouve des concrétions de forme variée et des cristaux prismatiques ou octaédriques.

Il ne bleuit pas par l'eau iodée.

TUNMANN (1909) a montré la formation de la résine dans des hyphes spéciales, atteignant 18 à 30 μ de large, au lieu de 3 à 5 μ comme les hyphes normales, et formant des amas résineux allongés visibles à la loupe.

D'après lui, les cristaux disposés en courbes régulières sous la zone de croissance du champignon ne seraient pas de l'oxalate de calcium, mais des combinaisons magnésiennes et potassiques d'acides résineux.

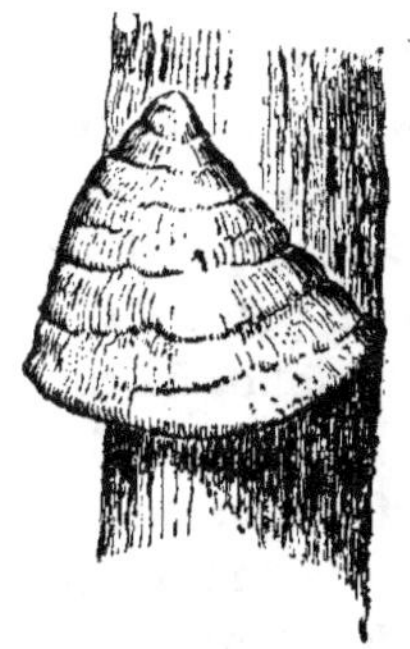

FIG. 4. — *Polyporus officinalis*, Fr.

Analyse. — De l'*acide agaricinique*, $C^{14}H^{27}.OH.(COOH)^3$ (improprement appelé *Agaricine*) isolé par FLEURY et obtenu pur et cristallisé par JANNS ; un principe amer, des résines (72 p. 100) formant une masse friable, rouge brunâtre, soluble dans l'alcool, l'éther, le chloroforme.

Action physiologique. — L'acide agaricinique est un produit toxique, excitant d'abord, paralysant ensuite le bulbe et les centres vaso-moteurs ; il a une action spécifique sur les terminaisons nerveuses des glandes sudoripares et il tarit la sécrétion sudorale.

La résine est un purgatif drastique.

Emploi thérapeutique. — L'Agaric blanc est utilisé contre les sueurs nocturnes des phtisiques ; il faut le donner 5 ou 6 heures avant le moment où l'on désire avoir l'effet.

L'emploi comme purgatif drastique est abandonné.

Mode d'emploi. — La poudre, qui s'obtient facilement en le frottant sur un tamis de crin, se prescrit en cachets ou pilules, de 0 gr. 25 à 1 gramme par jour.

On peut la remplacer par l'acide agaricinique, à effet plus rapide, à la dose de 1 à 4 centigrammes par jour en pilules. A partir de 2 à 3 grammes, l'Agaric blanc est un purgatif.

Il entre dans l'Elixir de longue vie (teinture d'Aloès composée).

Falsifications. — HAFFTER (1909) a signalé de fréquentes substitutions par le *Polyporus sulfureus* (fragments plus légers, moins amers, dont les grosses hyphes cylindriques ne ressemblent pas aux hyphes résinogènes du *P. officinalis*, enfin par le chlorure de zinc iodé, coloration bleue, se produisant en quelques heures).

AMADOU. — L'*Amadou des pharmacies* est fourni par le *Polyporus fomentarius* Fr., ou Polypore ongulé, qui pousse sur les Hêtres, les Chênes et les Tilleuls et est en forme de sabot de cheval.

On coupe par tranches la partie moyenne du champignon, on les fait tremper dans l'eau et on les frappe avec un maillet de bois jusqu'à ce qu'elles soient souples et molles, puis on fait sécher.

Le pseudo tissu ainsi obtenu est un feutrage de filaments bruns qui agit mécaniquement pour arrêter les hémorragies en nappes (coupures, piqûres de sangsues...)

L'*Amadou des fumeurs* est fourni par le *Polyporus igniarius*, Fr. ou Polypore amadouvier qui croît sur les Peupliers, les Saules et les Chênes.

Il subit une préparation analogue au précédent, mais en outre est imprégné d'une solution de nitrate de potasse avant dessiccation.

L'Amadou vient surtout de la région des Carpathes, de la Suède et de Thuringe.

ALGUES

Thallophytes pourvues de chlorophylle et adaptées à la vie aquatique.

Quelques Algues ont une utilisation industrielle, d'autres sont consommées comme aliment, un très petit nombre intéressent la Matière médicale.

VARECHS (1) OU GOÉMONS

Fucus divers (*F. vesiculosus* L., *F. serratus* L., *Halidrys siliquosa* LYNGB. etc.)

Algues brunes marines récoltées sur les côtes de l'Atlantique et qui ont joui d'une grande réputation contre la scrofule et l'obésité. (contiennent de l'iode) mais ne figurent plus que dans de rares pharmacopées et sont d'un emploi thérapeutique fort diminué ; il en est de même de l'emploi industriel des cendres, quant à l'extraction de l'iode, de la *soude des verriers*, etc... en revanche on extrait le mucilage (Algine) d'une très grande viscosité et formant pour les tissus un apprêt excellent.

(V. *Précis de Botanique*, t. I, 2ᵉ édit. p. 1001, la division des Goémons et leur emploi).

LAMINAIRES

Origine. — Grandes algues brunes dont le thalle est différencié en une large expansion foliacée de forme variable, terminant

---

(1) Ce terme de *Varech* est actuellement le plus souvent réservé au *Zostera marina* et autres Phanérogames marines utilisées sous le nom de crin végétal et on lui substitue celui de *Goémon*.

un axe cylindrique (stipe) plus ou moins allongé dont la base est fixée au sol par des crampons ramifiés.

La Laminaire du commerce est due surtout à *Laminaria Cloustoni* EDM., et pour partie, à *L. digitata* LAMK, qui vivent dans la Manche, la mer du Nord, sur les côtes du Groenland. On récolte surtout sur le littoral de la Manche.

Description. — On utilise le stipe (pseudo-tige) qui a été séparé de la fronde et des crampons et desséché.

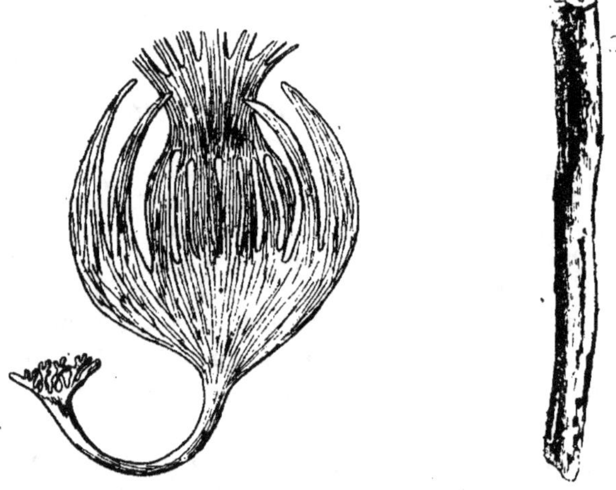

FIG. 5. — *Laminaria digitata* LAMK.　FIG. 6. — *Tige de Laminaire.*

Fragments irrégulièrement cylindriques, vert-olive foncé, à efflorescences blanchâtres de *Phycite* (substance voisine de la Mannite), longs de 20 à 25 centimètres, larges de 2 à 10 millimètres.

Anatomie. — Importante par le réseau mucifère qui occupe le côté interne de la couche corticale, et a été étudié par GUIGNARD. (Voir Précis de Botanique, t. I, 2e édit. p. 996.)

La gélification de la substance intercellulaire des membranes explique l'emploi.

Préparation. — Les fragments de stipes, convenablement coupés, sont raclés et tournés en mandrins réguliers, à surface très lisse, et de diamètres différents ; extrémités arrondies dont l'une est ordinairement munie d'un fil de soie permettant de les retirer facilement des cavités où on les a placés.

Stériliser par lavage dans une solution de sublimé à 1 p. 100, puis conserver dans l'éther iodoformé ; ou par la vapeur d'alcool, sous pression à 120° et conserver à sec, en tubes hermétiquement fermés.

Emploi. — En chirurgie, pour dilatation de trajets fistuleux ou du col utérin.

L'absorption d'eau amène une dilatation lente, progressive et énergique, le volume de la tige pouvant dépasser 10 fois le volume primitif, tout en conservant une rigidité suffisante, parce que les cellules périphériques ont une membrane peu gélifiable.

CARRAGAHEEN

Mousse perlée. — Mousse d'Irlande. — Fucus crispus. Lichen Carragaheen.

Origine. — Mélange des thalles de deux Algues Floridées : *Chondrus crispus* (L.) STACKH et *Gigartina mamillosa* AGARDH, qu'on arrache sur les rochers découverts par la basse mer. (Côtes d'Irlande, de Bretagne, des îles de l'Atlantique et certaines côtes de l'Amérique). Forment de vastes gazons de quelques centimètres de haut, de couleur variant du vert (bon éclairage) au brun pourpre (éclairage atténué) avec tous intermédiaires.

Formes de thalles fort variables, surtout dans le *C. crispus* (ancien *C. polymorphus* de LAMOUROUX).

D'un disque fixateur du *C. crispus* s'élèvent plusieurs frondes dressées, leur base étroite et cylindrique s'aplatit et s'élargit progressivement en lame mince dont les ramifications se multiplient dans un même plan par bifurcations successives en un ensemble extrêmement touffu.

Sur les dernières ramifications, légères proéminences plus foncées (organes reproducteurs).

Dans le *G. mamillosa*, branches du thalle ordinairement courbées en gouttières, nombreuses proliférations sphériques ou ovales allongées ou plus ou moins pédicellées couvrant une face ou quelques points seulement ; les unes stériles, les autres renferment organes reproducteurs ou deviennent de vrais rameaux (ces proliférations manquent dans les jeunes individus de printemps). D'autres algues (impuretés) sont souvent mélangées, mais faciles à distinguer.

Récolte et préparation. — En Amérique, se fait peu à la main, surtout à l'aide de râteaux, à bord de bateaux, en raison de l'abondance des algues ; plante lavée à l'eau salée, puis étendue au soleil sur la grève, au bout de vingt-quatre heures on renouvelle l'opération en lavant et étendant à nouveau ; ce travail est effectué au moins trois fois, sinon davantage. Après le dernier lavage, on étend au soleil jusqu'à complet blanchiment en préservant soigneusement de la pluie. (SAUVAGEAU, d'après SMITH).

La supériorité du produit américain tient sans doute au peu de bryozoaires et autres épiphytes qu'il renferme, mais aussi au soin de la préparation.

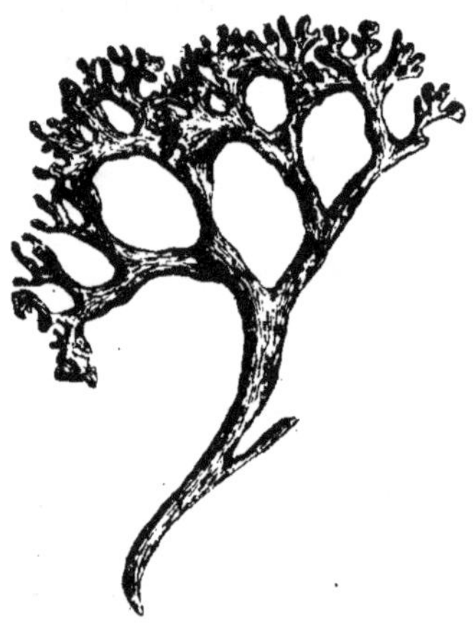

Fig. 7. — *Chondrus crispus.*

En Bretagne, récolte réglementée (se fait du 1er mai au 25 octobre à Roscoff). On arrache à la main ou on coupe à la faucille, triage grossier, lavage à l'eau douce si possible, blanchiment à l'air par l'action alternante du soleil et de la rosée (éviter la pluie qui rend les jeunes extrêmités gluantes).

Les négociants qui achètent aux récoltants complètent généralement le blanchiment par SO_2.

Récolte annuelle, en France environ 2.000 tonnes, davantage en Irlande et en Amérique (Côte du Massachusetts).

Description. — Aspect de petites lanières subdivisées, ramifiées, cornées, racornies, translucides, dont les sommets sont crispés ; surface lisse ou un peu ridée, souvent garnie de corps étrangers, — *couleur* blanc jaunâtre ou jaune clair ; — *saveur* saline et mucilagineuse, — *odeur* faible de marée ; se gonfle dans l'eau froide et disparaît dans l'eau bouillante.

« Par 30 parties d'eau chaude, se ramollit, puis donne un mucilage qui devient assez épais à froid et ne doit pas se colorer en bleu par l'iode » (Codex).

La prise en gelée peut être provoquée par divers électrolytes (sulfate et phosphate d'ammoniaque, acétate de potasse).

Analyse. — Abondant mucilage (*Goémine*, obtenue en 1865 par Ch. Blondeau, *caragine...*) 28 p. 100 de galactane ; oxydé par l'acide azotique, le Carragaheen donne en effet de l'acide mucique, 15 à 16 p. 100 de matières minérales, un peu d'iode et de brome engagés dans la plante dans des combinaisons organiques.

Usages. — Emploi relativement récent, en Angleterre en 1831 (Hanbury), indiqué en France par Guibourt (1832), n'entre dans la pratique qu'en 1846.

Employé comme pectoral en tisanes (décoction à 5 p. 1.000) ; gelées analeptiques (15 à 25 grammes pour 150 grammes d'eau ou de lait). Si recherché autrefois « pour l'alimentation des malades, disent Johnstone et Croall, qu'il fut un temps où on le vendait 2 à 3 shillings la livre ».

Préparation de cataplasmes (ouate imbibée du mucilage) indiquée par Lelièvre (1875).

Emploi dans l'émulsion d'huile de foie de morue (Codex), en médecine vétérinaire, en particulier en Irlande, pour l'élevage des veaux.

Nombreux et importants emplois industriels : l'industrie des apprêts en utilise de très grandes quantités (apprêt à froid) ; il sert en papeterie (pour donner du corps au papier) ; dans la fabrication des chapeaux de paille et de feutre, dans celle des couleurs, aux teinturiers, aux coiffeurs ; il sert aussi à clarifier la bière, le miel, etc....

MOUSSE DE CORSE

Helminthocorton. — Helminthocortos.

Origine botanique. — Considérée comme formée par une petite Algue Floridée : l'*Alsidium Helminthocorton* Kutz, dont les grêles rameaux ascendants portés par une pseudo-tige rampante forment des touffes aplaties dans les parties peu profondes de la Méditerranée.

En réalité, sauf dans la sorte venant d'Ajaccio, l'espèce en question est rare et même parfois totalement absente de la drogue où on a compté jusqu'à 22 espèces d'algues différentes. Déjà, en 1804, DE CANDOLLE ne trouvait que 1/3 d'*Helminthocorton* dans la meilleure sorte commerciale.

L'*A. Helminthocorton* Kutz est en petites touffes de fins filaments brunâtres, cylindriques, rameux, dichotomes, pointus, avec fort rarement de petits renflements latéraux (cystocarpes).

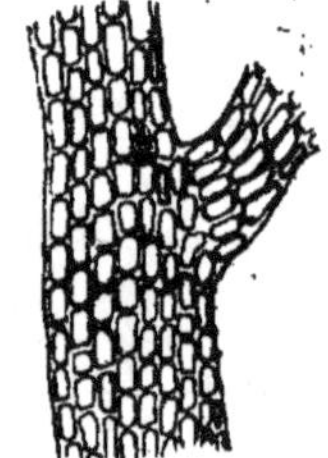

FIG. 8.
Fragment grossi d'Alsidium Helminthocorton.

Filaments formés de cellules quadrangulaires, égales, allongées suivant l'axe et régulièrement disposées en étages superposés.

La Mousse de Corse contient souvent une importante proportion de Coralline (*Corallina officinalis* L., autre petite algue Floridée à aspect de polypier en miniature, fortement incrustée de calcaire, employée seule autrefois, abandonnée aujourd'hui.

Origine géographique. — Côtes de Corse, de Sardaigne, de Sicile et de Provence.

Historique. — Peut-être connue des Grecs et des Latins. *Mus-*

cus marinus de PLINE ? Remise en honneur en 1775, par STEPHA-
NOPOLI, médecin corse d'origine grecque.

Récolte et préparation. — Détachée à la main, ou plus souvent au râteau ; on recueille ainsi toute la petite flore marine des
rochers qu'on trie très superficiellement ; aussi les impuretés,
coquillages, etc., abondent.

Doit être conservée au sec, dans des caisses de bois ; par l'humidité, les substances mucilagineuses s'altèrent et l'odeur désagréable
s'accroît.

Description. — Masse brune, moussue, hétérogène, formée
de filaments enchevêtrés mêlés de sable et de coquilles brisées,
d'odeur marine, de saveur salée et désagréable, humide et poisseuse
si elle n'est pas trop ancienne. On peut la décomposer en petits
buissons courts, très touffus, ramifiés, à fins rameaux capillaires.

Analyse. — Bien incertaine en raison des variations de la
drogue ; une gélose (60 à 70 p. 100), une matière grasse, une résine
brune, odorante, qui est peut-être le principe actif.

Emploi. — Vermifuge d'action incontestable, s'il est à base
d'*Alsidium* (GARÇAIN) ou même sans *Alsidium* (DEBEAUX) ;
employé contre les lombrics, surtout chez les enfants.

Sirop, 20 à 60 grammes par jour, — en décoction (5 à 15 grammes)
dans 150 à 200 grammes d'eau ou de lait ; en poudre, de 1 à 2 grammes avant trois ans, 2 à 5 grammes ensuite.

AGAR-AGAR

Gélose.

Origine. — Produit provenant de diverses Algues Floridées
d'Extrême Orient.

Agar-Agar est le nom donné en Malaisie à une ou plusieurs

algues dont des quantités considérables sont depuis longtemps importées en Chine pour la confection des gelées alimentaires.

Par ce même nom, on désigne aussi bien l'algue à peine transformée que l'extrait de cette algue.

De même, en Europe, a-t-on également désigné sous ce même nom et la *Mousse de Ceylan*, produit brut, et le *Kanten* des Japonais, produit transformé.

A Ceylan, on récolte le *Gracilaria lichenoïdes* HARV, qui, blanchi et à peine modifié dans sa forme, vient en Europe sous le nom de *Mousse de Ceylan*.

L'*Agar-Agar* de Makassar ou de Java, très estimé, est formé par le thalle plus ou moins décoloré de divers *Eucheuma*, on cite généralement *E. spinosum* J. AG. et *E. isiforme* HARV., ces deux espèces, très communes sur les côtes de la Floride et des Bermudes, ne seraient, d'après COLLINS, qu'une seule et même espèce qu'on devrait appeler *Eucheuma denticulatum*.

Enfin, la *Mousse de Chine*, étudiée par PAYEN en 1856, était ce que l'on appela ensuite le *Taô* ou *Thaô*, le *Kanten* et que l'on nomme communément l'*Agar-Agar*.

En somme de nombreuses Algues Floridées appartenant à des genres divers (Gelidium (1), Gracilaria, Eucheuma, Gloiopeltis...) vivant dans les mers asiatiques, servent à préparer ces produits. Le Codex français indique les genres *Gelidium*, *Gracilaria*, etc., sans mentionner d'espèces.

D'après Yoichiro TAKAO (1916), les principales espèces exportées de Formose pour l'Agar-Agar sont : *Gelidium Amansii* LAM., *G. japonicum* OKAM., *G. pacificum* OKAM., *G. subcostatum* OKAM. et *Pterocladia capillaceum* BORN. et THUR.

La première donnerait la meilleure sorte, les autres, de valeur moindre (en particulier les *Pterocladia*, pauvres en gélose) serviraient surtout à la falsifier.

---

(1) Les *Gelidium* sont de détermination spécifique fort incertaine (SAUVAGEAU). *G. corneum* et *G. polycladum*, noms souvent cités comme ceux d'espèces productrices d'Agar-Agar, seraient non pas des noms d'espèces, mais des noms collectifs s'appliquant chacun à un petit groupe d'espèces.

Trois d'entre elles (*G. Amansii*, *G. pacificum* et *G. subcostatum*) donnent un mucilage se colorant en violet par l'eau iodée.

Récolte et préparation. — Les algues sont récoltées de mai à octobre, de préférence en juillet et août, par des plongeurs ou des scaphandriers, ou à l'aide de crochets ou de filets traînants.

Les algues séchées à l'air sont battues (enlever coquilles, grains de sable, etc.) lavées à l'eau douce et blanchies par exposition à l'air et action successive de la lumière et de la rosée.

Plusieurs heures de cuisson dans des cuves, contenant plusieurs mètres cubes d'eau douce, chauffées à feu nu ou à la vapeur (1 kilogramme d'algues sèches pour 55 à 60 kilogrammes d'eau) donnent un épais mucilage qu'on passe sur des toiles grossières ; la décantation sépare les différentes qualités du produit qui se prend en masse par refroidissement : ce premier produit est le *Tokoroten*, que les diverses manipulations suivantes transforment en *Kanten*.

La masse est coupée en baguettes, ou comprimée sur une passoire et le produit est ensuite exposé à l'air et au froid (1). Par congélation, le tokoroten se rétracte, puis quand la glace fond, l'eau exsude en entraînant les substances solubles ; la dessiccation s'achève au soleil. Cette opération délicate est plusieurs fois renouvelée jusqu'à ce que le tokoroten devenu incolore et insoluble dans l'eau froide soit transformé en kanten.

Ce procédé, très ancien, est encore très répandu ; des procédés plus récents, ordinairement brevetés, ont plus ou moins modifié cette technique.

Description. — L'Agar-Agar est en lanières translucides d'environ 60 centimètres de long, ou en fragments jaunâtres de 30 à 35 centimètres de long et de 3 à 5 millimètres de large, *odeur* nulle, *saveur* mucilagineuse, *couleur* variant du blanc nacré au blanc jaunâtre (variétés diverses suivant la couleur).

L'Agar-Agar se gonfle légèrement dans l'eau froide, considérablement dans l'eau bouillante qui le dissout à la longue. A la dose

---

(1) *Kanten* signifie temps froid, ce qui rappelle que l'hiver est le moment le plus favorable pour sa préparation.

de 1 gr. 50 pour 100 grammes d'eau bouillante, on obtient par refroidissement une gelée assez consistante se colorant en violet par l'iode.

Composition chimique. — Environ 20 p. 100 d'eau (que l'on peut enlever par dessiccation à + 100°), 6 p. 100 de matières organiques, 65 p. 100 de *gélose*, 3,5 p. 100 de cellulose et 4 p. 100 de cendres.

La gélose est surtout constituée par de la galactane, par hydrolyse de l'Agar-Agar on obtient du galactose et un peu de lévulose et d'arabinose, et par oxydation de l'acide mucique.

Le résidu du traitement des cendres par l'acide chlorhydrique dilué montre au microscope des carapaces de Diatomées (*Arachnoidiscus ornatus* Ehr., divers *Grammatophora* et *Cocconeis*).

Propriétés thérapeutiques et usages. — L'Agar, en s'hydratant et se gonflant dans l'intestin, donne un volumineux bol fécal, et forme un bon milieu de culture des bactéries intestinales qui jouent un rôle dans le péristaltisme du gros intestin, d'où l'emploi contre la constipation chronique, préconisé par Schmidt, de Dresde (1 à 2 cuillerées à soupe, dans un liquide ou en cachets de 1 gramme).

En Chine et au Japon, gelées culinaires ; en Europe sert à falsifier confitures et gelées de fruits. (Rechercher les Diatomées caractéristiques dans les cendres, bien qu'une filtration sur feutre ait pu les enlever. — Constater qu'après avoir dilué avec de l'eau, chauffé, précipité par la chaux l'acide pectique et filtré à chaud, le liquide refroidi se prend en gelée s'il contient de la gélose). Emploi industriel dans l'apprêt des étoffes (apprêt à chaud). Purifiée et rendue nutritive, la gélose est très employée en bactériologie, parce qu'elle a sur la gélatine l'avantage de rester solide aux températures inférieures à 70° et de former à poids égal 10 fois plus de gelée que la meilleure gélatine.

Sauvageau, puis Ferré, ont montré que les phycocolles préparées avec diverses algues de nos côtes, en particulier les *Gelidium*, ont un pouvoir gelant environ 2,5 fois plus grand que celui de l'Agar-Agar du commerce.

LICHENS

Thallophytes ; formés par l'association d'une algue et d'un champignon. (Voir *Précis de Botanique*, t. I, 2e édit., pp. 1015 et suivantes).

La présence des lichens peut permettre de déterminer certaines drogues (Quinquinas, Angusture, Cascarille, etc.)

Les principales substances utilisables dans les lichens sont : des hydrates de carbone particuliers (*lichénine...*) ; des acides (*acide cétrarique, acide lichénique*), des matières colorantes (souvent en puissance, comme dans les Orseilles).

On utilise quelques rares lichens médicinaux, des lichens alimentaires (surtout dans les pays du Nord) et des lichens industriels.

LICHEN D'ISLANDE

Muscus Islandicus.

Origine botanique. — *Cetraria Islandica* Ach., *Lichen Islandicus* L.

Origine géographique. — Assez ubiquiste. Abondant dans les régions alpines et septentrionales de l'Europe ; Himalaya, Amérique du Nord...

Le commerce le prend surtout en Suède, Suisse, Espagne, Thuringe, Silésie et Hartz.

Historique. — Très anciennement employé comme aliment dans les régions d'extrême nord.

Employé comme médicament depuis près de trois siècles.

Récolte et préparation. — On récolte de préférence par

temps pluvieux ou la nuit, pour détacher plus facilement du support. On monde, on lave et on sèche.

En Irlande et en Norvège, où il entre dans l'alimentation sous forme de farine, on le moud après une macération dans l'eau (vingt-quatre heures) pour enlever le principe amer.

Description. — C'est un thalle étalé et ramifié, en lame très mince, à nombreuses branches étroites, un peu enroulées en gouttière à leur base, obscurément dichotomes, à bords étalés et ciliés, frangés, ondulés ou crispés, 5 à 12 centimètres. — *Couleur* vert olive, brun verdâtre ou grisâtre, assez foncé en dessus, gris pâle ou gris jaunâtre en dessous, avec quelques ponctuations blanchâtres là où manque la membrane extérieure, base un peu rougeâtre ; — *consistance* coriace sur le sec ; — *toucher* assez rude. — La *face supérieure* porte souvent des apothécies discoïdes, jaune rougeâtre, le *bord* porte des spermogonies. — Sec, il est de teinte plus claire ; — se ramollit dans l'eau, devient cartilagineux et moins amer ; — lavé à

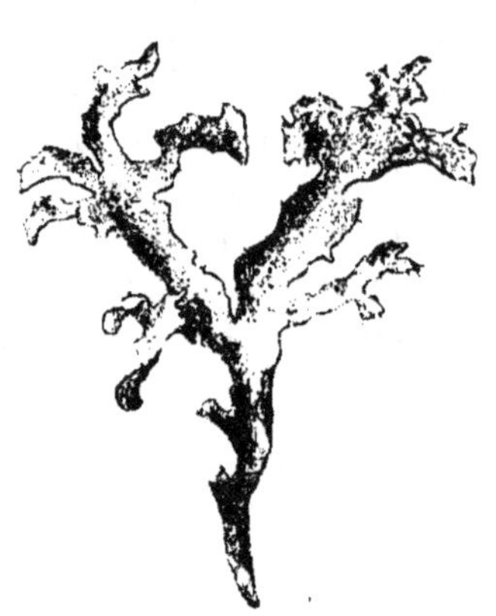

FIG. 9. — *Lichen d'Islande.*

l'alcool, perd toute amertume. — *Odeur* faible, sauf si on le broie (odeur de Varech) ; — saveur à la fois amère et mucilagineuse.

Anatomie. — Caractéristique des lichens foliacés : 1° des deux côtés du thalle, trois ou quatre assises ; — 2° au-dessous, tissu épais, feutré, de petites cellules sans méats ; — 3° région centrale lâche, formée de filaments enchevêtrés et rameux, avec de larges espaces vides, dans lesquels sont des cellules isolées vertes, sphériques, à parois assez épaisses : les *gonidies*, éléments de l'algue. (Voir *Précis de Botanique*, t. I, 2e édit., fig. 583, la coupe du thalle passant par une *apothécie*).

Analyse. — D'après HESSE (1917), ce lichen renferme de l'*acide proto-α-lichenstérique* $C^{18}H^{30}O^5$ qui, par l'anhydride acétique à 90°-100° est transformé en *acide α-lichenstérique* ; la potasse en solution bouillante à 10 p. 100 le change en *acide lichenstronique*.

Il renferme également de la *cétrarinine*, de l'*acide cétrarique*, doué d'une saveur amère (ce corps ne préexisterait pas dans le lichen, mais prendrait naissance au cours des traitements par l'alcool effectués pour séparer les acides amers) et des hydrates de carbone dont les uns sont solubles dans l'eau bouillante et les autres insolubles.

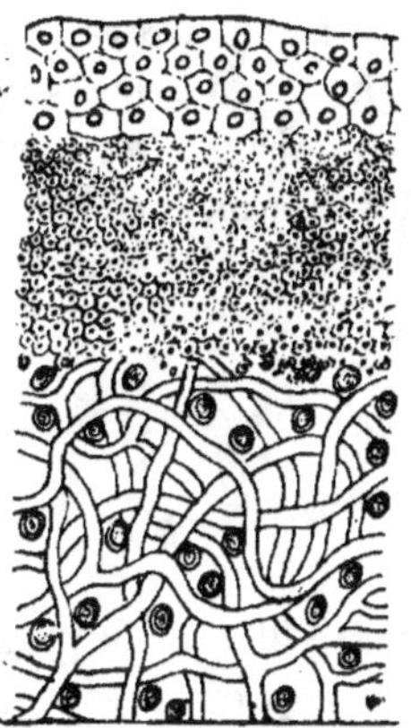

FIG. 10. — *Anatomie du Lichen d'Islande (moitié du thalle).*

Ceux solubles représentent environ 70 p. 100 du lichen, ce sont la *lichénine* et l'*isolichénine*, celle-ci constituée par de la *d. lichénine* (non colorable par l'iode et ne donnant que du glucose par hydrolyse acide) et de la *lichénoïne* (que l'iode colore en bleu, mais d'une façon bien moins intense que l'amidon et dont l'hydrolyse acide donne du glucose et une substance optiquement inactive).

Les hydrates de carbone solubles se gonflent seulement dans l'eau froide et se dissolvent dans l'eau chaude en donnant une gelée par refroidissement.

Les hydrates de carbone, à peu près insolubles dans l'eau bouillante, donnent par hydrolyse sulfurique du glucose, un peu de d. galactose et des traces de mannose. Ils sont en faible quantité.

Emploi thérapeutique. — Débarrassé de son principe amer (1) par macération aqueuse de vingt-quatre heures, c'est un analeptique souvent utilisé par les peuples du Nord, les expéditions polaires, etc. ; la valeur nutritive de la poudre

---

(1) Ce principe amer peut facilement être éliminé par un traitement avec une solution de carbonate de potasse à 1 p. 100.

égalerait celle de la moitié de son poids de farine de blé.

Sous cette forme non amère, c'est un expectorant mucilagineux, surtout employé en médecine populaire.

Antiémétique par son principe amer, d'où l'emploi de la teinture contre les vomissements et en particulier les vomissements incoercibles de la grossesse.

Formes. — Décoction, 10 à 25 p. 1.000 (jeter la première eau, sauf indication contraire) ; — Gelée, 50 à 100 grammes (on prescrit aussi la gelée amère) ; — Pâte, pastilles ; Teinture (XXX à L gouttes) ; Poudre, 2 à 10 grammes ; Sirop, 20 à 100 grammes.

Nota : Le Lichen d'Islande traité directement par l'acide sulfurique dilué peut donner 70 p. 100 de substance pouvant fermenter alcooliquement, il serait avec le Lichen des Rennes (*Cladonia rangiferina* ACH.) un producteur d'alcool très employé par les peuples du Nord.

LICHENS DIVERS

Le Lichen pulmonaire (*Sticta pulmonaria* ACH.), le Lichen pyxidé (*Cladonia pyxidata* FR.) ont à peu près les mêmes propriétés que le précédent ; la Manne des Hébreux est problablement le *Lecanora esculenta* D. C., petit lichen déserticole, recroquevillé en fragments arrondis variant avec la grosseur d'un pois à celle d'une noisette, que le vent peut emporter à de grandes distances et laisser retomber en pluie. Il est encore consommé par les habitants des steppes de l'Ouest de l'Asie (voir Manne).

On emploie en parfumerie, sous le nom de *Mousse de Chêne,* divers lichens appartenant aux genres *Evernia, Xanthoria, Sticta* et *Peltigera*, mais les deux plus importants sont : *Evernia furfuracea* ACH. et *Evernia prunastri* ACH., espèces corticoles assez communes, recueillies surtout dans les montagnes de l'Ardèche.

LICHENS TINCTORIAUX
ou Orseilles.

Se divisent en deux groupes :

ORSEILLES DE MER. — Petites touffes buissonnantes, arborescentes et ramifiées, à rameaux cylindriques ou aplatis, mesurant de 10 à 12 centimètres de haut ; — poussent sur les rochers des bords des mers chaudes, surtout en Afrique ; — appartiennent au genre *Roccella*.

R. tinctoria D. C., donne l'Orseille des Canaries, diverses autres sont dues à *R. phycopsis* D. C., *R. fuciformis* ACHAR., *R. Montagnei* BÉL., etc.

Ces lichens ne sont pas colorés, mais l'enduit blanchâtre qui les recouvre est formé d'acides lécanorique, évernique, roccellique... que l'action des alcalis transforme en *orcine*. Ils renferment également de l'orcine libre (surtout dans les apothécies, spermogonies et sorédies) et de l'*acide orcellique* ou de l'*érythrine* qui est l'éther diorcellique de l'érythrite, et sous l'influence des alcalis l'acide orcellique et l'érythrine donnent également de l'orcine. Ce corps est incolore, mais l'action de l'air et des vapeurs ammoniacales le transforme en *orcéine*, substance colorante incristallisable, peu soluble dans l'eau, plus soluble dans l'alcool, à peine soluble dans l'éther.

On prépare le Tournesol avec les mêmes lichens, mais un carbonate alcalin ajouté à l'ammoniaque transforme l'orcine en azolithmine, spaniolithmine, érythrolithmine et érythroléine ; le principal de ces corps est l'*azolithmine* $C^7H^9NO^4$; leur mélange forme la matière colorante du tournesol en pains, car l'azolithmine ou acide lithmique est rouge et les lithmates sont bleus.

ORSEILLES DE TERRE. — Petites croûtes revêtant les rochers des Alpes, des Pyrénées et de l'Auvergne ; — appartiennent aux genres *Lecanora, Variolaria, Pertusaria,* etc. ; — contiennent les mêmes principes que les précédents et peuvent servir aux mêmes usages, mais sont peu usités : l'*Orseille de Suède* est fournie par le *Lecanora tartarea* ACH., la *Parelle d'Auvergne* par le *Variolaria orcina.*

CRYPTOGAMES VASCULAIRES

FOUGÈRES

Plantes caractérisées par leur port d'allure constante, mais très variées comme dimensions (acaules, arborescentes).

Les espèces européennes ont un rhizome rampant et des feuilles (frondes) d'abord enroulées en crosse, ordinairement très découpées et velues et portant sur les pinnules les *sores* qui sont souvent recouverts par une *indusie*.

Anatomie du rhizome : structure polystélique, où les faisceaux, concentriques ou bicollatéraux, sont arrangés plus ou moins en cercle, chacun avec un endoderme et un péricycle entourant bois et liber. Les vaisseaux du bois, peu différenciés, ordinairement fermés, sont scalariformes ; tissu scléreux entourant les faisceaux souvent coloré fortement et pouvant former des dessins caractéristiques sur la section (Fougère Aigle).

La structure du pétiole est analogue et également importante, les rhizomes portant généralement des bases de feuilles. S'il existe des pinnules foliaires, leur forme, la disposition des sores qu'elles peuvent porter faciliteront leur détermination.

Dans certaines espèces (Aspidium), on trouvera un appareil sécréteur interne : glandes pédicellées, unicellulaires logées dans les lacunes du rhizome et fixées à la paroi d'une cellule bordant la lacune.

Plantes des climats chauds et tempérés, recherchant l'humidité.
Belles espèces ornementales, un petit nombre d'espèces officinales,

FOUGÈRE MALE (1)

Origine botanique. — *Aspidium Filix mas* SWARTZ.
(*Nephrodium Filix mas* RICH., *Dryopteris Filix mas* SCHOTT.,
Polypodium Filix mas L., *Polystichum Filix mas* ROTH.)
Le rhizome, horizontal, sauf à l'extrémité relevée, assez gros,
et recouvert d'écailles longues et larges (poils), est complètement
caché par les bases d'anciens pétioles insérés en spirale qui en doublent au moins le diamètre. Il porte inférieurement de fines
petites racines noires. Se détruisant par une extrémité, l'autre
porte un gros bourgeon arrondi, d'où sort au printemps une couronne de feuilles (*frondes*) d'abord enroulées en crosse, puis bientôt
largement étalées et pouvant atteindre un mètre de long.
Fronde pennatiséquée, lancéolée, à longue nervure médiane
velue, un peu renflée et plus foncée vers un pétiole assez court
et très écailleux.
Segments divisés en *lobes* oblongs, obtus, crénelés, confluents,
adhérents par conséquent par toute leur base. (fig. 18. — A.)
Sores assez gros, réniformes, gris violacé à maturité, en série sur les
nervures de troisième ordre, seulement sur les 2/3 inférieurs de
la feuille. *Indusie* attachée au sinus par un repli médian persistant
après la déhiscence.

Origine géographique. — Espèce très répandue : toute
l'Europe, l'Afrique (nord et sud), les deux Amériques (sauf les
États-Unis), l'Asie, jusqu'au Japon.

Historique. — Paraît être le plus ancien des tænifuges (Grecs,
Arabes) ; abandonné par la médecine officielle, l'emploi de la drogue

---

(1) Nom impropre, traduisant simplement l'allure plus vigoureuse de
l'espèce par rapport à l'aspect plus délicat de la Fougère femelle.

persista dans le peuple et on la vit réapparaître sous forme de remèdes secrets au xviiie siècle, venant surtout de Suisse. PESCHIER, de Genève, indique l'extrait éthéré en 1825.

Récolte et préparation. — On utilise les rhizomes avec les bases des pétioles. Les plantes de montagnes et de terrains rocailleux seraient plus actives, mêmes variations suivant le moment de la récolte (discuté). D'après le Codex, on doit récolter en été ou au commencement de l'automne dans les bois secs et montueux.

Pratiquement l'arrachage se fait pendant toute l'année, pour répondre aux demandes de rhizomes frais.

Arrachage facile, — monder sévèrement de toutes les parties brunes, ne conserver qu'à partir des pétioles verts, enlever toutes les racines, sécher incomplètement et conserver en vase clos. Renouveler chaque année.

L'arrachage intensif, dû aux besoins énormes de la consommation en médecine vétérinaire, menace de dépeupler complètement en Fougère mâle la Suisse et la France qui étaient de gros producteurs ; il serait indispensable de ne récolter que les sujets adultes et de laisser ou remettre dans le sol l'extrémité du rhizome portant le bourgeon.

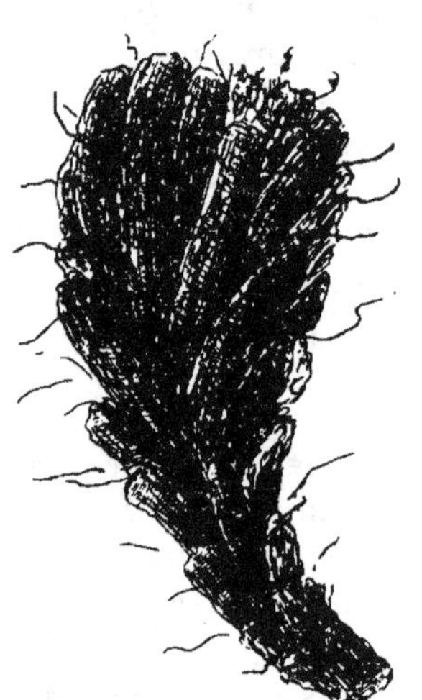

Fig. 11. — *Rhizome de Fougère mâle.*

Description. — Rhizome assez court, renflé en avant, tronqué en arrière, 8 à 12 centimètres de long, 1 à 2 centimètres de diamètre réel, celui-ci étant en apparence beaucoup plus grand, par suite du revêtement formé par les bases des frondes appliquées contre lui, serrées et dirigées parallèlement d'arrière en avant et de haut en bas. Chaque base de fronde porte sur une longueur de 2 à 3 centimètres des écailles assez larges, longues, pointues, membra-

neuses, et brunes, rousses ou dorées, soyeuses qui comblent tous les
vides entre ces bases. Tout autour du rhizome, on voit les restes
des petites racines grêles et noires.

Couleur brun noirâtre — surface dure et ridée, — *Section
transversale* irrégulière et sinueuse, ligne brune extérieure ; centre
vert pistache sur le frais, brun jaunâtre, puis brun cannelle dans
la drogue ancienne inactive. *Deux* cercles de faisceaux, se détachant en jaune et bordés de noir : 1º *interne*, assez régulier, de
6 à 12 faisceaux caulinaires, assez gros, un peu allongés ou réniformes ; 2º *externe*, à petits faisceaux foliaires épars dans le parenchyme cortical.

Le départ des radicelles se fait du rhizome, à la base des
pétioles.

Pétioles brun noirâtre, plissés à leur surface et légèrement
aplatis, serrés et couchés dans les sillons du rhizome, longs de
3 à 5 centimètres, ordinairement plus courts dans la partie
postérieure.

Section du pétiole lâche, anguleuse, aplatie, montrant 9 à 13 faisceaux arrondis disposés en un arc ouvert en haut, les deux faisceaux supérieurs (et souvent aussi le médian) plus gros que les
autres (fig. 13, B, p. 40).

Odeur faible, plutôt désagréable. — *Saveur* douceâtre, puis
astringente et amère.

Conservé longtemps, ce rhizome devient plus léger, inodore,
insipide, uniformément brun cannelle à l'intérieur (faisceaux
jaunâtres) et inerte. Dès la récolte, la portion la plus ancienne
est déjà inerte et brune et ne doit pas être conservée.

Anatomie. — 1º *Enveloppe brune* comprenant : *épiderme* formé
d'une assise de cellules cubiques, à parois épaisses et *hypoderme*
de quatre ou cinq rangs de cellules semblables à parois également
épaissies et colorées.

2º *Parenchyme* amylacé, formant la masse du tissu du rhizome,
plus ou moins spongieux, à amidon en petits grains irréguliers,
pyriformes ou arrondis, parfois irréguliers. En outre, huile, tanin,
granulations vertes ou brunes suivant l'âge. Çà et là, lacunes

volumineuses, dans lesquelles font saillie des poils sécréteurs (glandes únicellulaires, globuleuses, courtement pédonculées, renfermant sur le·frais une oléo-résine verdâtre). Ces glandes se flétrissent par l'âge et la dessiccation.

Faisceaux concentriques, à bois central, liber, péricycle à une seule assise et endoderme à cellules épaisses et à parois noires.

Falsifications et confusions. — On a proposé comme succédanés le rhizome d'une espèce des États-Unis (*Aspidium marginale* WILLD.) qui aurait les mêmes propriétés, ou le *Panna* ou *Uncomocomo*, rhizome· de l'*Aspidium athamanticum* KUNZE, du Sud de l'Afrique, dont les Cafres se servent comme tænifuge. Ces rhizomes n'arrivent pas dans le commerce européen.

En revanche, on substitue fréquemment soit volontairement, soit involontairement par confusion et voisinage lors de la récolte différents rhizomes indigènes dont la distinction est ordinairement facile par l'aspect de la coupe transversale, l'aspect de la coupe du pétiole vers la base et, si l'on possède des feuilles, l'examen des lobes et des

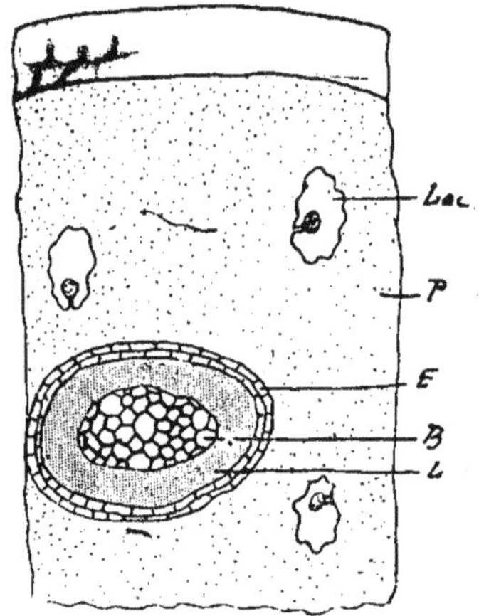

FIG. 12. — *Schéma anatomique du rhizome de Fougère mâle.*
P, parenchyme. — *Lac.*, lacune. — *E*, endoderme. — *L*, liber. — *B*, bois.

sores. Les figures des pages 40 et 41 montrent ces divers caractères.

Ce sont : le *Polystichum* (*Aspidium*) *spinulosum* D. C., espèce répandue dans tout le nord et l'ouest de l'Europe et considérée comme un tænifuge actif, l'*Aspidium aculeatum* DOELL., très fréquent dans les ruisseaux des montagnes (peu ou pas actif) ; l'*Athyrium Filix fœmina* ROTH., dit *Fougère femelle*, des mêmes régions (peu ou pas actif).

On a également signalé le *Pteris aquilina* L. ou *Fougère aigle*, dont le rhizome grêle et les feuilles isolées ne permettent guère

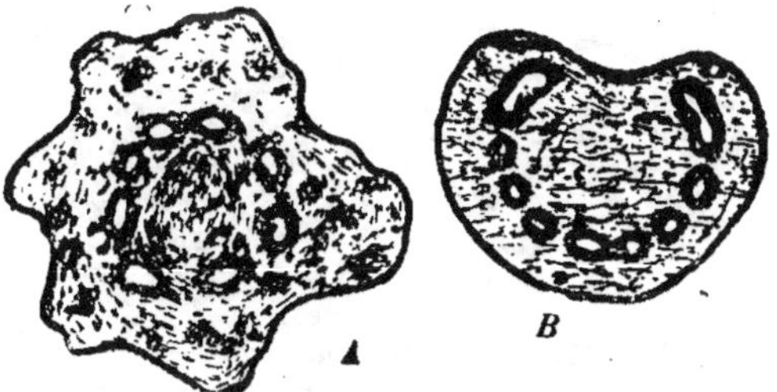

Fig. 13. — Fougère mâle.
A, section du rhizome. — B, section du pétiole.

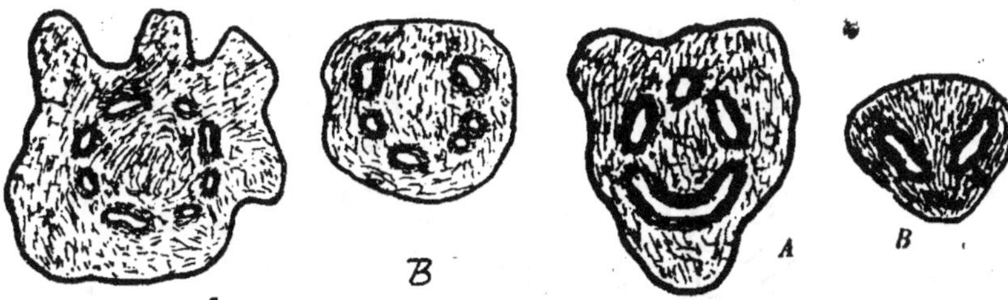

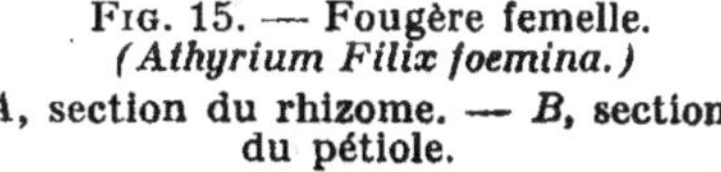

Fig. 14. — *Aspidium aculeatum.*
A, section du rhizome. — B, section
du pétiole.

Fig. 15. — Fougère femelle.
(Athyrium Filix foemina.)
A, section du rhizome. — B, section
du pétiole.

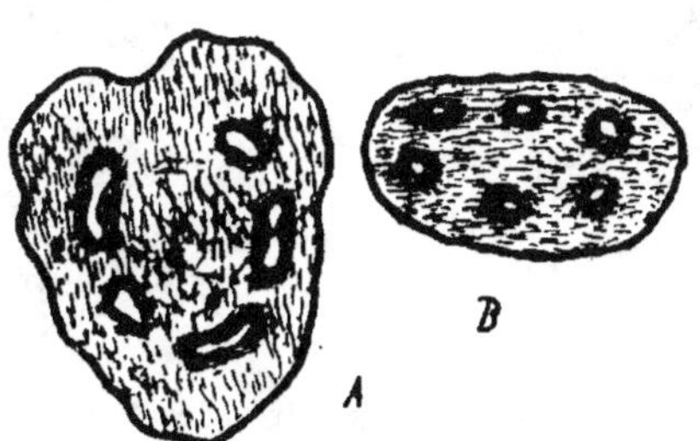

Fig. 16. — *Polystichum spinulosum.*
A, section du rhizome. — B, section du pétiole.

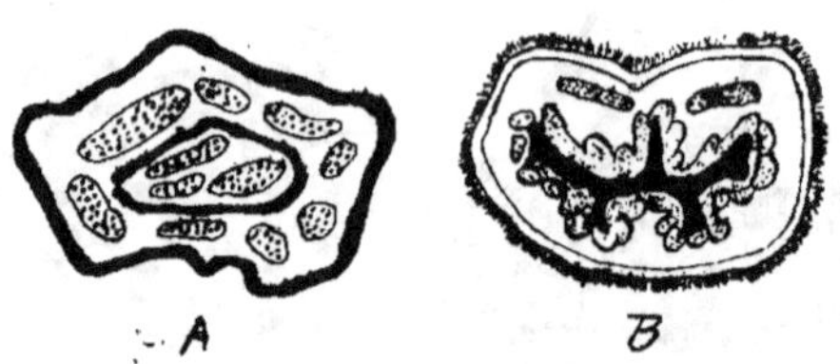

Fig. 17. — *Pteris aquilina.*
A, section du rhizome. — B, section du pétiole.

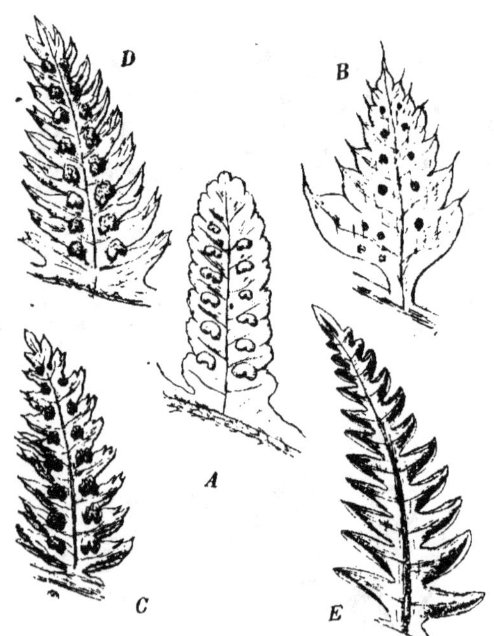

Fig. 18. — Lobules foliaires des Fougères.
A, Fougère mâle. — B, *Aspidium aculeatum.* — C, *Athyrium Filix fœmina.* — D, *Polystichum spinulosum.* — E, *Pteris aquilina.*

la confusion, elle ne saurait être faite qu'avec de petits fragments de Fougère mâle.

La substitution la plus fréquente est celle par le rhizome de *P. spinulosum* et elle est parfois plus difficile à distinguer parce qu'il contient des poils sécréteurs semblables à ceux de la Fougère mâle, mais il n'y a généralement que cinq faisceaux allongés au cercle interne et au cercle externe ils sont rares ou nuls.

Suivant LAUREN, le caractère le plus net est celui du bord des écailles de la base du pétiole dont les papilles sont unicellulaires et renflées légèrement en tête glanduleuse, tandis que dans la Fougère mâle, ces prolongements filiformes sont formés chacun de deux cellules parallèles et contiguës et l'écaille ne porte aucun poil glanduleux (sauf parfois deux à la base).

Ce rhizome serait communément mélangé à celui de Fougère mâle, en particulier dans le produit allemand (jusqu'à 90 p. 100 d'après GREENISH) mais il serait doué d'une grande activité (1), c'est le tænifuge employé en Finlande et il contient : aspidine (polystichine), polystichinine, polystichalbine, acide filicique et problablement filmarone, principes identiques ou analogues aux constituants du rhizome de Fougère mâle. L'extrait contiendrait pourtant 67 p. 100 de moins de filicine que celui de Fougère mâle (BOULANGER-DAUSSE).

Analyse. — Nombreuses, comme les produits qu'elles ont isolés sans arriver pourtant à faire connaître avec certitude la part d'activité de chacun d'eux.

Le rhizome de Fougère mâle renferme de l'*acide filicique* (ou *filicine*), une *essence*, de l'*acide aspidotannique* ou *filicotannique*, du *rouge filicique*, une *résine*, une *huile grasse* ; BÖHM a retiré de l'extrait éthéré de l'*aspidine*, de l'*acide flavaspidique*, de l'*aspidinine* et de l'*aspidinol* et KRAFT a ajouté à ces principes immédiats la *flavaspidine*, la *filixnigrine* et la *filmarone*.

L'*acide filicique* (cristallisé) $C^{35}H^{38}O^{12}$ a la structure du triphényméthane.

---

(1) Son extrait serait deux fois plus actif que celui de Fougère mâle et celui de *Dryopteris dilatata* serait quatre fois plus actif (ROSENDAHL).

Réduit à chaud en présence de soude, par la poudre d'étain, il donne de la phloroglucine, de la méthyl, — de la diméthyl — et de la triméthylphloroglucine, de l'acide filicinique et de l'acide butyrique.

L'acide filicique cristallisé serait inactif, la forme amorphe est au contraire active (1), celle-ci a pour formule $C^{35}H^{40}O^{13}$, la forme cristallisée serait son anhydride ou sa lactone ; l'activité est augmentée par le mélange avec l'essence et l'huile grasse (KOBERT).

L'*essence* est complexe (acides gras libres, surtout *acide butyrique*, éthers d'acides butyrique, caprylique, pélargonique et d'alcools hexylique et octylique, plus un peu de cinéol) 0 gr. 40 à 0 gr. 50. Bien que discutée (KRAFT) son action anthelminthique paraît avoir été établie par KOBERT.

L'*acide aspidotannique* ou *filicotannique* (10 p. 100) est un tanin de nature glucosidique, qui serait aussi doué d'activité (MOELLER) ; par l'action de KOH il fournit de la phloroglucine et de l'acide protocatéchique, tandis que par SO^4H^2 étendu et bouillant, il donne un phlobaphène, le *rouge filicique* ou *rouge de fougère*.

L'*Aspidine*, l'*Albaspidine* et l'*acide flavaspidique* ont la structure du diphénylméthane ; l'*Aspidinol* possède un noyau benzénique ; la *Filmarone* (5 p. 100) acide amorphe, non toxique et très actif à la dose de 50 à 70 centigrammes est une poudre jaune paille insoluble dans l'eau, peu soluble dans l'alcool, très soluble dans l'acétone, le chloroforme et l'éther. En solution acétonique ou alcoolique, elle se décompose lentement en acide filicique et en aspidinol. Cette décomposition se produisant également dans l'extrait amènerait le dépôt d'acide filicique cristallisé inactif.

En somme, il existe très vraisemblablement plusieurs principes actifs et l'action est due à leur association, mais on ne saurait refuser à la FILICINE BRUTE, mélange de tous les principes à caractère acide, une très réelle activité.

KARRER (1919) constatant que l'extrait éthéré contient des

____

(1) On peut passer d'une forme à l'autre : en dissolvant l'acide cristallisé inactif par l'ammoniaque, et en précipitant par l'acide chlorhydrique, on obtient la forme amorphe.

principes actifs qui sont « des dérivés butyrylés (1) d'éthers de la phloroglucine » a cherché à réaliser synthétiquement des butyrophénones, afin d'essayer leur action physiologique, en condensant des butyronitriles avec les dérivés de la phloroglucine en présence d'acide chlorhydrique et de chlorure de zinc (méthode d'HOESCH). Les produits obtenus à un seul noyau sont plus actifs que les dérivés du diphénylméthane, contrairement aux produits naturels.

D'autre part, depuis l'emploi de l'extrait éthéré de Fougère mâle pour combattre la distomatose du mouton, on a pu constater que *seuls* les extraits riches en filicine donnaient de bons résultats, ce qui semble montrer qu'à côté de l'essence et de l'huile, la filicine et les corps voisins jouent un rôle essentiel.

Le mieux est donc de s'en tenir à l'extrait éthéré bien fait, contenant 18 à 19 p. 100 d'acide filicique soluble dans l'eau de baryte.

Action physiologique et toxicologie. — Médicament assez énergique pour amener des empoisonnements mortels. Action irritante sur l'intestin (diarrhée) et action sur le système nerveux central. Accidents visuels (amaurose, pupilles immobiles, etc.) lents à disparaître ; souvent paralysie, collapsus, fièvre, ictère, tremblements, quelques convulsions, albuminurie, etc.

Dix grammes d'extrait peuvent causer des accidents (SOULIER).

D'après LEWIN, sur 53 cas d'empoisonnements, il y aurait eu 5 morts et 14 cas d'amaurose.

Les corps gras facilitent l'absorption du poison.

Premiers soins : Évacuation rapide ; — lavage de l'estomac ; — émollients intestinaux ; — stimulants généraux (frictions etc.).

Emploi thérapeutique. — Un de nos meilleurs tænifuges indigènes ; le meilleur à opposer au Tænia inerme et au Bothrio-

---

(1) Tous les tænifuges végétaux (sauf le Grenadier) contiennent également des dérivés de l'acide butyrique ou de l'acide isobutyrique (KARRER) et ont des rapports étroits avec la Phloroglucine.

céphale. — Réussit très bien contre l'Ankylostome (PERRONCITO).

BUSQUET a montré l'action de la filicine qui, introduite dans le duodénum de moutons atteints de *distomatose* et à canal cholédoque ligaturé, tue les parasites contenus dans le foie.

Formes. — Poudre de rhizome frais : 2 à 3 grammes (enfants), 12 à 15 grammes et plus (adultes). Extrait éthéré (vert) 2 grammes (enfants), 4 à 8 grammes (adultes).

Effet certain si le rhizome ayant servi à préparer l'extrait était récent.

Donner ensuite un purgatif salin ou résineux, *non huileux* (aucun corps gras, qui faciliterait l'absorption du poison).

POLYPODE DE CHÊNE

Polypodium vulgare L.

Espèce très commune dans toute l'Europe, dans les bois et sur les murs. Le rhizome, un peu aplati, avec chevelu de racines d'un côté et empreintes de bases de feuilles tombées de l'autre, est de la grosseur d'une plume.

Sec, il montre de petits tubercules (restes des feuilles) et de courtes épines (restes des racines). *Couleur* rouge brun au dehors, vert au dedans s'il n'est pas trop ancien ; — *Odeur* désagréable ; — *Saveur* d'abord sucrée et douceâtre (Réglisse des bois), puis âcre et nauséeuse.

5 p. 100 de sucre, 8 p. 100 d'huile grasse, mucilage, tanin, acide malique, une saponine et de la *Glycyrrhizine*. VOLMAR et REEB (1924) ont isolé un glucoside sapogénétique, la *Polypodine* et une résine.

Laxatif, purgatif doux, — actuellement inusité. LECLERC (1921) l'a employé avec succès pour son action cholagogue sans effets drastiques chez les cholémiques ordinairement constipés et dans l'ictère catarrhal. La drogue sèche s'est montrée plus active que fraîche.

CAPILLAIRES

Les Capillaires vrais sont diverses espèces d'*Adiantum* dont les sores oblongs ou arrondis sont marginaux et recouverts par le bord replié des lobes foliaires. Ces lobes, cunéiformes ou flabelliformes, terminent les divisions de deuxième ou de troisième ordre et sont portés par des nervures nues, isolées, fines, délicates, filiformes (d'où le nom de Capillaires), luisantes et souvent colorées en brun ou en noir.

Médicaments béchiques, expectorants.

CAPILLAIRE DU CANADA

Origine. — Feuilles de l'*Adiantum pedatum* L. Japon, Est de l'Himalaya, États-Unis et Canada. Arrive en Europe sous forme de paquets fortement comprimés en parallélipipèdes. C'est l'espèce officinale, grande fougère pouvant atteindre de 0 m. 50 à 1 mètre de haut, à pétioles rouge brun.

Description. — La fronde est pédalée : le pétiole se divise en deux branches qui s'écartent et n'émettent de ramifications pennées que du côté supéro-interne. *Segments* foliaires alternes, cunéiformes, en triangle inéquilatéral que le prolongement du pétiolule diviserait en deux parties très inégales. *Bord supérieur* sorifère, un peu incisé, arrondi. *Pétioles* et *pétiolules* brun rouge, luisants et creux, très cassants. *Limbe vert*, puis vert brunâtre par dessiccation. *Odeur* aromatique. *Saveur* agréable, à la fois légèrement astringente et mucilagineuse.

Mucilage, sucre, tanin, acide gallique, un principe amer et une petite quantité d'essence.

CAPILLAIRE DE MONTPELLIER

Adiantum Capillus-Veneris L.

Croît dans toute l'Europe moyenne et surtout méridionale. (Endroits frais, murs humides, parois des puits, grottes éclairées, etc.)

Vient d'Italie, des Vosges et du Midi.

Le pétiole principal (non pédalé) porte des pétiolules pennés, courts, terminés par des segments en triangle isocèle que le prolongement des pétiolules diviserait en deux parties sensiblement égales.

Pétioles et pétiolules brun foncé, presque noirs. *Odeur* faible, moins aromatique que le précédent. *Saveur* un peu âpre. — Figure encore dans divers Codex.

Le ***CAPILLAIRE DU MEXIQUE*** (*A. tenerum* SWARTZ) est une espèce très aromatique, qui avait remplacé, à un moment donné, le Capillaire du Canada que le commerce ne fournissait plus. — Vit aux Antilles et nous venait du Mexique, n'arrive plus guère. Se reconnaîtrait à ses pétioles d'un beau noir d'ébène, lustré, à la forme de segments en trapèze losangique et à la facilité avec laquelle les folioles se détachent.

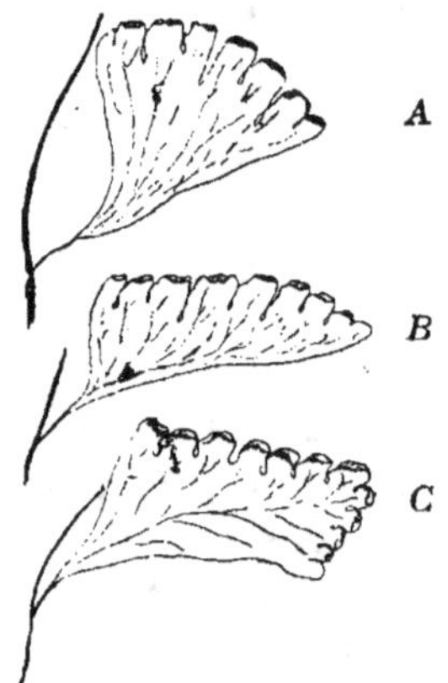

Fig. 19. — *Segments foliaires des Capillaires.* A, Montpellier. — B, Canada. — C, Mexique.

Le ***CAPILLAIRE NOIR*** (*Asplenium Adiantum nigrum* L. est un faux Capillaire, bien qu'encore employé sous ce nom. Les pétioles noirs portent des segments d'un vert foncé qui diminuent graduellement jusqu'au sommet.

FEUILLES DE SCOLOPENDRE

Scolopendrium officinale L. Lieux humides dans toute la France.

Belle fougère à gros rhizome, à feuilles entières, pouvant atteindre 50 à 60 centimètres de long, dont les deux oreillettes de la base cordiforme sont contournées en dedans. Sur la face inférieure, sores linéaires, parallèles entre eux et parallèles aux nervures secondaires qu'ils accompagnent sur presque toute la longueur de celles-ci. D'un beau vert, deviennent jaune brun par dessiccation.

Saveur douce ; odeur de Capillaire.

Astringentes et diurétiques, ces feuilles entrent dans le *Sirop de Rhubarbe composé.*

La **DORADILLE** (*Ceterach officinarum* D. C.) est une petite fougère très commune, à court rhizome portant une touffe de feuilles vertes en dessus, mais roussâtres en dessous. Astringent et diurétique ; inusité.

POILS HÉMOSTATIQUES DES FOUGÈRES

Sous le nom de *Penghawar Djambi* (*Agneau de Scythie* des anciennes pharmacopées) on désigne les poils qui recouvrent la base des tiges et frondes du *Cibotium Barometz* LINK. et du *C. glaucescens* (Sumatra, Philippines, Formose et Assam).

Le *Pulu-Pulu*, beaucoup plus répandu, employé aux États-Unis comme matériel de bourrage, provient des îles Sandwich et est dû au *Cibotium glaucum* HOOK et ARN., au *C. Chamissoi* KAULF. et à d'autres.

Enfin le *Pakoe Kidang* ou *Paku Kidang*, de Java, est dû au *Balantium chrysotricum* HASSK et à d'autres fougères arborescentes (*Alsophila, Chnoophora...*)

Ces trois sortes, qui constituent le Penghawar du commerce, se présentent en pelotes dont les éléments sont des poils rubanés et peuvent se distinguer au microscope par la couleur jaune, jaune verdâtre ou cuivreuse, par la torsion plus ou moins marquée des poils, par les dimensions, la présence d'amidon, etc.

Ces poils, longs de 5 centimères environ, sont composés d'articles moniliformes de 3 à 4 centièmes de millimètre de long séparés par des cloisons transversales (poils pluricellulaires unisériés). Ils ont une paroi très mince ; ils flottent d'abord sur l'eau, puis absorbent facilement le liquide, s'imbibent et tombent au fond.

De là, leur emploi comme agent hémostatique, leur action est analogue à celle de l'amadou, ils absorbent le sérum du sang et facilitent la formation d'un caillot.

LYCOPODIACÉES

LYCOPODE

Origine botanique. — Poudre jaune formée par les spores du *Lycopodium clavatum* L. et de quelques autres : *L. inundatum* L., *L. Selago* L., *L. annotinum* L., etc.

La plante porte des épis cylindriques, terminaux, ordinairement géminés, formés de bractées écailleuses, à l'aisselle desquelles sont les sporanges réniformes, s'ouvrant à maturité par une fente transversale et laissant sortir les spores que l'on recueille et qui constituent la poudre de lycopode des pharmacies.

Origine géographique. — Cette herbe vivace croît sur les coteaux boisés et pierreux de presque toute l'Europe, de l'Asie et de l'Amérique du Nord. La meilleure qualité et la plus abondante venait de Russie ; on en récolte également en Allemagne et en Suisse.

Récolte et préparation. — Fort simples ; un peu avant la maturité des épis, on les coupe puis on les secoue fortement pour faire tomber la poudre qui est passée au tamis de crin.

Description. — Poudre jaune pâle, très fine, très mobile, ne s'agglutinant jamais, se déplaçant en fines vagues à la moindre inclinaison du bocal, très légère (D = 1,062), se soulevant en poussière au moindre souffle.

Projetée sur l'eau, elle y flotte sans se mouiller, mais si on chauffe l'eau, l'enduit cireux fond et la poudre enfonce. L'éther ou l'alcool, les essences et l'huile mouillent immédiatement la poudre. — Les alcalis la jaunissent. — *Odeur* très faible. — *Saveur* nulle. Chauffé peu à peu, le Lycopode brûle lentement. Projeté dans une flamme, il s'allume brusquement et fait explosion en produisant une vive et très rapide lumière.

Longtemps triturée, la poudre s'agglutine, prend un toucher gras et se laisse mouiller par l'eau.

Au microscope, se montre formée de petits grains égaux presque incolores, en tétraèdres (une face convexe et trois faces planes par compression réciproque des quatre spores dans le tétrasporange). Diamètre de 30 à 35 µ. Au sommet, point de jonction des trois faces planes, légère fente étoilée qui s'élargit un peu par compression. Réseau superficiel légèrement saillant, avec à chaque intersection une petite élevure bien visible de profil.

Réseau et saillies appartiennent à l'*exospore* (enveloppe externe) colorée et cutinisée ; *endospore* très mince; entre les deux est une zone se gélifiant à la germination.

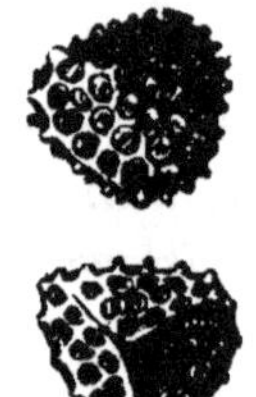

Fig. 20. Spores de Lycopode.

Analyse. — 47 p. 100 environ d'huile grasse d'odeur agréable, de saveur douce, puis âcre et amère, cire, amidon, sucre..... Cendres, 3 à 4 p. 100 au plus.

Falsifications. — Nombreuses et fréquentes. Faciles à reconnaître à l'examen microscopique.

MATIÈRES MINÉRALES. — Ordinairement mouillées ou dissoutes par l'eau ; — incinérer, peser les cendres.

Talc, craie, plâtre, soufre, sable..... ont leurs réactions caractéristiques ; au microscope, le talc est en fragments à arrêtes vives, comme du verre pilé, le soufre en petites grappes à grains

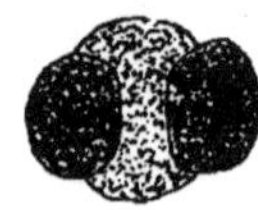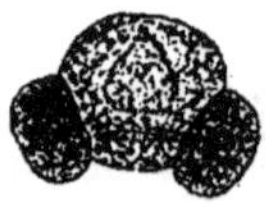

FIG. 21. — *Pollen de Pin.*

noirs, la craie en un brouillard de poussière amorphe.....

DEXTRINE. — Traiter par l'eau, où la dextrine est soluble, constater la perte de poids et examiner l'action réductrice sur la liqueur de Fehling par le liquide filtré.

AMIDONS. — Essai par l'iode ; — examen microscopique ; —

c'est la falsification la plus commune, elle pâlit la poudre.

Pollens divers. — Falsification également fréquente, la poudre est ordinairement plus foncée, moins douce au toucher, moins fine.

Naturellement, pollens de récolte abondante et facile, Conifères, Noisetier, Typha (?), etc.

Le pollen de Pin (*Pinus sylvestris*, etc...) montre le grain accompagné de deux ballons latéraux formés par l'exine, celui de *Noisetier* est en grains isolés, à peu près arrondi, avec trois pores angulaires entourés d'anneaux ; celui de *Typha* (rarement rencontré, quoique signalé partout) est en tétrades, etc.

Sciure de bois, poudre de bois, etc. Facilement décelées au microscope.

Emploi thérapeutique et usages. — Exclusivement employé pour l'usage externe, bon desséchant, dans l'intertrigo et dans diverses maladies cutanées.

En pharmacie, sert à rouler les pilules et à les empêcher d'adhérer entre elles sans les dessécher, n'absorbant pas l'humidité.

PHANÉROGAMES

GYMNOSPERMES

CONIFÈRES

Ordinairement de grands arbres qui (*Taxus* excepté), possèdent des *canaux sécréteurs* (et dans nombre d'espèces des *poches sécrétrices*) au moins dans la feuille et le parenchyme cortical de la tige, mais encore dans le bois de la racine et de la tige chez les *Pinus*, *Larix* et *Picea*, dans la moelle de la racine des *Abies* et *Cedrus*, dans celle de la tige des *Cephalotaxus* et *Gingko*, dans le liber secondaire de la racine et de la tige chez les *Araucaria*, etc.

Canaux schizogènes dont la cavité est entourée d'une ou deux assises de cellules à parois minces, brunes, riches en protoplasma.

Le bois primaire contient seul des vaisseaux parfaits, le bois secondaire est composé de vaisseaux fermés (*trachéides*) à section quadrangulaire munis sur leurs faces latérales de *ponctuations aréolées* disposées suivant une seule rangée, rarement suivant deux.

Les Conifères sont répandus partout, mais surtout dans les régions tempérées et froides des deux hémisphères et plus particulièrement dans la zone tempérée de l'hémisphère boréal ; ils s'avancent jusqu'aux régions polaires, ou dans les contrées plus chaudes s'élèvent sur les montagnes jusqu'à la limite des neiges éternelles ; ils sont rares dans les tropiques.

Ils fournissent à l'industrie leurs résines, leurs essences, leurs bois (construction, ébénisterie, pâte à papier) et certaines de leurs parties sont utilisées directement en pharmacie (baies de Genièvre, bourgeons de Pin, feuilles de Sabine...)

BOURGEONS DE SAPIN

Origine. — Ce sont des bourgeons de Pin, fournis par diverses espèces, mais surtout par le Pin sylvestre, *Pinus sylvestris* L., encore appelé Pin du Nord, Pin de Russie, etc., très abondant en France. Spontané dans les montagnes (Alpes, Auvergne, Cévennes, Pyrénées), introduit par la culture dans les plaines (Champagne, Bourgogne...)

Récoltés surtout dans l'Yonne, la Côte-d'Or, la Champagne.

Description. — L'extrémité des rameaux montre au printemps un ensemble de 5 ou 6 bourgeons, l'un terminal, plus volumineux et plus long, entouré par les autres plus petits et plus ou moins verticillés ; cet ensemble, coupé, constitue la drogue, formée par ces bourgeons portés sur un fragment de tige jaune rougeâtre, ridée, avec des traces de bourgeons foliaires.

Chaque bourgeon, obconique, est recouvert d'écailles scarieuses, rougeâtres, à bords déchiquetés plus clairs ; le tout agglutiné par une exsudation résineuse abondante, blanchâtre ou jaunâtre ; saveur et odeur résineuses, balsamiques, aromatiques.

On récolte également les bourgeons de Pin noir d'Autriche (très gros), du Pin de montagne ou du Pin à crochet dont l'extrémité est arrondie, non conique.

Les bourgeons des vrais Sapins (*Abies pectinata* D. C. et *Picea excelsa* L.) plus petits, à bractées plus larges et rougeâtres, sont inusités.

Récolte et préparation. — En février-mars, quand la résine exsude, on coupe au couteau ou au sécateur les bourgeons des branches latérales. Ne pas récolter trop tard, quand les axes des bourgeons s'allongent en même temps que les feuilles commencent à se développer. Ne pas couper trop de tige.

Dessiccation longue, de 1 à 2 mois, en couche mince dans un hangar bien aéré, ou au four tiède. Un produit mal séché est sans valeur marchande.

Analyse. — Contiennent une résine, une essence (pinène et limonène gauches), de la *Pinite*, sucre isomère de la mannite, etc.

Action thérapeutique. — Diurétiques et balsamiques ; emploi dans les catarrhes chroniques des muqueuses respiratoires et urinaires.

Formes. — Tisanes (infusion 20 à 30 p. 1.000). *Sirop.* — Bière antiscorbutique ou Sapinette.

La *laine des forêts*, avec laquelle on confectionne certaines étoffes hygiéniques, est préparée avec l'écorce du *Pinus sylvestris*.

BAIES DE GENIÈVRE

Origine botanique. — *Juniperus communis* L., Genévrier commun. — Arbrisseau ou petit arbre ordinairement dièque, rameux ; feuilles raides, aiguës, verticillées par trois, vertes, marquées au-dessus d'une ligne blanche médiane.

Ces fruits sont de fausses baies (malacônes) ; d'abord verts, puis violets, pruineux, ils mettent deux ans à mûrir ; les bractées charnues et concrescentes enferment trois graines orthotropes dressées.

Origine géographique. — Du Cap Nord et de la baie d'Hudson jusqu'à la Méditerranée ; Sibérie, Himalaya. En France, surtout Savoie, Doubs, Jura.

Récolte. — A la fin de la seconde année, à maturité, indiquée par la couleur passée au bleu violacé foncé, sous l'action d'oxydases sur les substances tannoïdes et résineuses.

Description. — Corps globuleux, de la grosseur d'un pois, de 8 à 10 millimètres de diamètre, de teinte violet noirâtre, luisante, avec enduit cireux blanchâtre ; au sommet, petite dépression où une fente en étoile à trois branches montre la trace de la concrescence des trois écailles ovulifères de l'inflorescence femelle primitive — à la base, petit pédoncule court (ou sa cicatrice) entouré de trois petites bractées arrondies, jaunâtres, desséchées, restées adhérentes au fruit ; — *Odeur* résineuse, aromatique, perçue

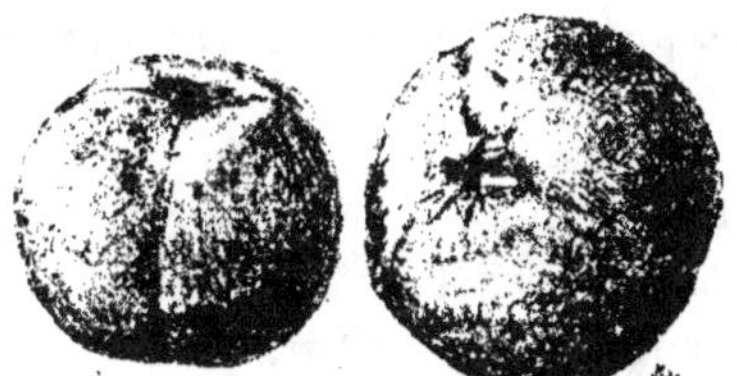

FIG. 22. — *Baies de Genièvre.*

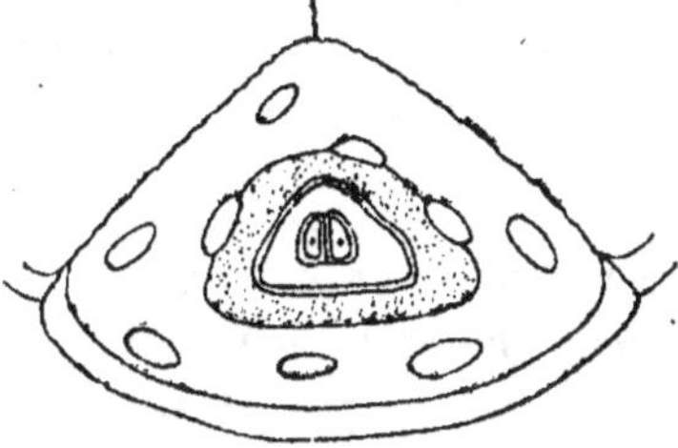

FIG. 23. — *Section schématique de la Baie de Genièvre.*

surtout par écrasement ; — *Saveur* térébenthinée, sucrée, amère, assez caractéristique.

La *section transversale* montre 1° un *épicarpe* mince ; — 2° un *mésocarpe* pulpeux, plus ou moins desséché, vert jaunâtre, contenant des faisceaux et des glandes multicellulaires remplies d'oléorésine jaune verdâtre ; — 3° les trois *graines*, sous forme de pseudo-noyaux osseux (testa sclérifié), trigones, très dures, libres en haut, soudées en bas au mésocarpe ; creusées, sur le dos convexe, de dépressions occupées par des volumineuses glandes brunâtres ; à l'intérieur de chacun des pseudo-noyaux sont un endosperme et un embryon huileux.

Analyse. — 1° *Essence*, plus abondante dans les fruits verts, mais de composition différente.

Liquide mobile, de $d = 0,860$ à $0,885$.

S'obtient par distillation directe ou après macération, ce qui fait varier le rendement presque du simple au double (écart extrême 0,4 à 2 p. 100). Contient deux hydrocarbures, le *Pinène gauche*, bouillant à 155°, de $d = 0,839$, abondant dans les fruits verts, et le *Cadinène*, bouillant à 205° de $d = 0,878$ abondant dans les fruits mûrs ; *odeur* forte, spéciale, rappelant celle du fruit, qui serait due à une petite quantité d'un éther terpénique particulier ; *saveur* chaude ; *couleur* verdâtre ou jaune pâle ; soluble dans l'alcool fort (1) (dans 10 p. 100 d'alcool à 80°) ; déflagre avec l'iode ; exposée à l'air, elle absorbe de l'oxygène et laisse lentement déposer un *Camphre de Genièvre*.

2° *Sucre* fermentescible, environ 33 p. 100. — 3° *Résines*, environ 10 p. 100. — 4° La *Junipérine*, substance amère. — 5° *Corps divers* : acides organiques (formique, acétique, oxalique, malique), sels, cire.....

Action physiologique. — Stomachiques et diaphorétiques, emménagogues ? — surtout diurétiques ; irritent les voies urinaires à haute dose et peuvent amener des hématuries.

L'essence, stupéfiante et soporifique (LESIEUR) amène rapidement de l'engourdissement et de la somnolence.

Emploi thérapeutique. — Surtout employées dans le traitement des hydropisies, chez les artério-scléreux et les cirrhotiques.

Formes. — Dans le rhumatisme chronique, comme excitant cutané (fumigations).

Infusions de baies (8 à 15 grammes p. 1000) ; — extrait aqueux, de 2 à 5 grammes et plus ; — (un extrait aqueux très employé en Allemagne se prépare par évaporation de la colature obtenue, en épuisant par l'eau le résidu de la distillation pour la préparation de l'essence).

-----

(1) L'essence de Genièvre donne une solution trouble avec 5 fois son volume d'alcool à 95° et une solution limpide avec son volume de chloroforme ou de sulfure de carbone (Codex).

Les baies entrent dans des vins diurétiques (de Digitale composé,
de Scille composé).

Essence : à l'intérieur de 2 à 6 gouttes ; — à l'extérieur dans le
Liniment de Rosen.

Le *Gin*, si communément consommé dans le nord de l'Europe
et en Angleterre, est une eau-de-vie de Genièvre, obtenue soit par
distillation des baies préalablement fermentées, soit plus ordinairement en distillant de l'eau-de-vie de grain sur des baies de
Genièvre.

SABINE

Origine botanique. — *Juniperus Sabina* L. Arbuste de 1 à
4 mètres, dressé, ou plus ou moins couché, pyramidal très ramifié,
à écorce cendrée, facilement détachable du tronc, à couche subéreuse peu épaisse. Ordinairement dièque.

Origine géographique. — Spontané et souvent cultivé en
Europe ; habite également l'Afrique du Nord, l'Amérique (Nord),
l'Asie jusqu'au Japon.

Description. — *Rameaux* subcylindriques, grêles, effilés, très
flexibles à l'état frais, à feuillage vert sombre, portant souvent des
fleurs ou des *fruits*. Ces galbules solitaires, réfléchis, globuleux,
ont un diamètre maximum de 5 millimètres, une couleur bleu foncé
ou noirâtre, avec pruine cireuse blanchâtre à la surface ; ils sont
formés de 4-6 écailles ovulifères uniovulées étroitement connées,
courtement apiculées ; — la chair est jaune, de consistance molle,
1 ou 2 petites graines (nucules) ovales-elliptiques rugueuses, non
striées, de 3 à 4 millimètres.

Feuilles petites, inégales, opposées, décussées, cachant le rameau,
vert pâle passant peu à peu au jaune brun.

Chacune d'elles est ovale, vaguement rhomboïdale, et terminée
en pointe plus ou moins longue et plus ou moins écartée du rameau
(distinction en 2 variétés *cupressifolia* et *tamariscifolia*, appelées

encore *mâle* et *femelle* en raison de la plus grande vigueur habituelle
de la première, bien que parfois les deux formes puissent se rencontrer sur le même pied !)

Dans la région dorsale de la feuille, grosse glande oléo-résineuse
(plus longue dans *cupressifolia*) parfois ouverte par frottement. —
Odeur térébenthinée désagréable. — *Saveur* âcre et amère.

Les jeunes rameaux de Cyprès sont très semblables, mais leurs
feuilles sont carénées sur le dos, et l'odeur est toute différente.

Anatomie. — *Epiderme* à stomates en files, bordés de cellules
sclérifiées ; — *Hypoderme* à cellules scléreuses, plus ou moins
régulier. — *Mésophylle* avec
1 ou 2 rangées de cellules en
palissade aux deux faces entourant le tissu lacuneux qui
contient symétriquement placés par rapport au faisceau
deux petits groupes de cellules
réticulées.

Faisceau médian, petit. —
Grosse *glande* multicellulaire,
médiane dorsale, avec double
cercle de cellules sécrétrices
(la glande ne va pas jusqu'au
sommet de la feuille).

Absence de sclérites dans le
mésophylle.

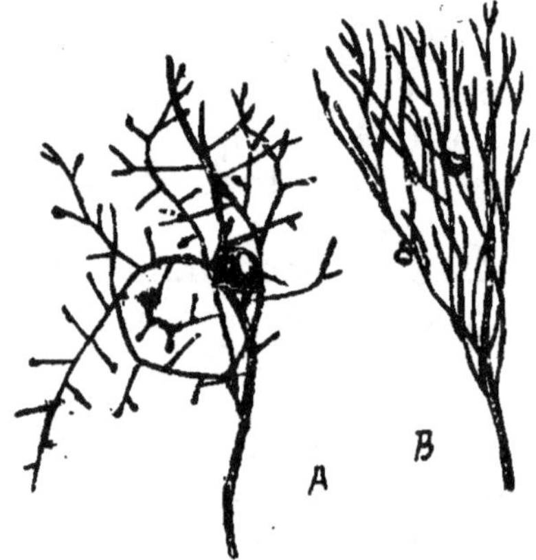

Fig. 24. — *Rameau de Juniperus.*
A, *Phœnicea.* — B, *Sabina.*

Le faisceau n'existe spécial à la feuille que dans la partie libre
de celle-ci, dans les parties concrescentes la coupe montre en une
seule masse divisée par deux sillons la tige et les deux feuilles
opposées.

Les fruits ne paraissent posséder que des ébauches de cellules
scléreuses (LESTRA).

Falsifications. — Le produit commercial a été souvent constitué en tout ou partie soit par du *Juniperus phœnicea* L., complé-

tement inactif, soit par du *J. thurifera* L., var. *gallica* DE COINCY, très analogue à la vraie Sabine, appelé Sabine en arbre, qui croît dans le Dauphiné et a des propriétés semblables à celles de la Sabine.

J. thurifera var. *gallica* est un arbre de 10 à 15 mètres de haut, à tronc dont la base est énorme, grosses branches horizontales ou obliques, fortes branches latérales ; écorce jaunâtre fibreuse, épaisse de 1 à 2 centimètres, couche subéreuse très épaisse. Généralement dièque. — Feuilles vert glauque, inégales, obscurément losangiques, opposées-décussées, soudées au rameau sur les 2/3 de leur longueur, à extrémité libre élargie ou lancéolée, glanduleuses sur le dos. Possèdent ordinairemant quelques *cellules scléreuses*

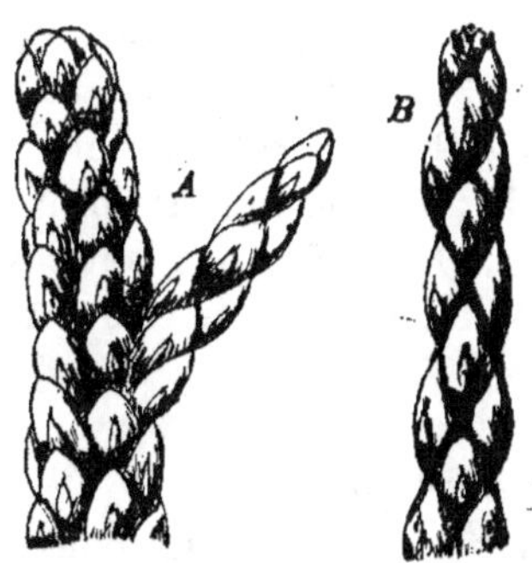

FIG. 25. — Extrémité d'un rameau de *Juniperus.*
A, *Phœnicea.* — B, *Sabina.*

arrondies, dans le mésophylle (caractère suffisant pour distinguer de la Sabine).

Fruits pendants, glauques, pruineux, bleus par dessiccation, violet noir à maturité, à chair jaune brun, que de nombreuses cellules scléreuses rendent grenue ; dimensions doubles de ceux de Sabine ; 1 à 4 nucules striées.

J. phœnicea est un arbuste de 2 à 6 mètres, parfois très buissonnant ; — rameaux écartés à angle très ouvert ; — écorce grisâtre à couche subéreuse peu épaisse. Généralement monèque. — Feuilles vertes, très petites, décrites souvent comme insérées en spire par cinq, la sixième superposée à la première, paraissant plus ordinairement verticillées par trois et imbriquées sur six rangs, de sorte qu'une coupe transversale montre habituellement trois feuilles ; feuilles ovales, rhomboïdales, glanduleuses sur le dos.

Glande dorsale ovale, volumineuse, accompagnée par 3 *ou* 4 *énormes cellules scléreuses.*

Fruits dressés, presque sessiles, d'un jaune rougeâtre un peu glauque, 6 à 10 millimètres de diamètre, chair jaune clair à nombreuses cellules scléreuses (1), contenant 6 à 9 nucules anguleuses, profondément sillonnées.

Ces deux espèces peuvent donc se reconnaître en particulier aux cellules scléreuses du mésophylle.

La distinction du Cèdre rouge (*J. virginiana* L.) n'est guère utile qu'en Amérique, les rameaux feuillés de ce grand arbre auraient des propriétés analogues à celles de la Sabine.

Analyse. — Sucre, un peu de tanin et de résine. La partie principale est l'*essence*, 2 à 4 p. 100 dans les feuilles, beaucoup plus abondante dans les fruits. Elle s'obtient par distillation avec ou sans fruits suivant le pays.

Incolore ou le plus souvent jaune, d'odeur forte, spéciale, de saveur amère et camphrée ; neutre ; d=0,91 à 0,93 ; soluble dans 1/2 partie d'alcool à 90° et dans 15 à 20 volumes d'alcool à 80°, en donnant une solution qui n'est pas tojours limpide ; soluble en toute proportion dans l'alcool absolu ; déflagre avec l'iode. Surtout composée d'un alcool, le *Sabinol* $C^{10}H^{16}O$ et de son éther acétique et aussi de *Pinène*, de *Cadinène* et peut-être d'autres terpènes.

Action physiologique et toxicologique. — A l'extérieur, sur la peau, sur les muqueuses, action très irritante pouvant amener une vésication intense et même une ulcération.

A l'intérieur, à haute dose éméto-cathartique provoquant une violente irritation gastro-intestinale, avec douleurs épigastriques, vomissements, coliques, diarrhée et, si la dose est assez élevée, coma et mort à la suite de la congestion très forte des organes digestifs et génitaux et du péritoine voisin.

Propriétés abortives très douteuses (HAMELIN) ; pourtant, d'après ROHRIG, la Sabine agirait sur les centres vésico-utérins et provoquerait de vives contractions utérines.

---

(1) Les scléréides des galbules sont très caractéristiques de ces divers Juniperus par leur forme spéciale à chaque espèce (Cf. Contribution à l'étude du *Juniperus thurifera*, var. *gallica*, L. LESTRA, Thèse Doct. Phar.. Lyon, 1921.)

Employée à haute dose dans un but criminel, elle amène fréquemment la mort, sans amener toujours l'expulsion du fœtus.

Rechercher la poudre dans les matières vomies.

Premiers soins. — Évacuation rapide du toxique, qui n'a pas d'antidote connu ; traitement symptomatique.

La Sabine n'est jamais broutée par les bestiaux.

Action thérapeutique. — Topique dans les dermatoses et contre les verrues, les végétations vénériennes, etc.

Comme emménagogue, doit être maniée avec grande prudence. Médicament dangereux.

Formes. — Poudre 0 gr. 10 à 1 gr. en plusieurs fois. Infusion 1 à 5 p. 1.000 (intus) et 20 p. 1.000 extra.

Essence de I à VIII gouttes.

Surtout employé comme emménagogue. — Entre dans nombre d'anciennes préparations.

CYPRÈS

Origine botanique. — *Cupressus sempervirens* L. (*Cupressus fastigiata* D. C.). Arbre assez élevé, à écorce lisse gris rougeâtre, ramifications serrées, dressées, formant une cyme pyramidale longue et étroite. Feuilles opposées, décussées squamiformes, triangulaires, étroitement imbriquées sur 4 rangs, glanduleuses sur le dos. Arbre monèque, à petits chatons mâles ovoïdes, à chatons femelles sub-globuleux, solitaires et terminaux, à 6 à 12 écailles ovulifères en écusson.

Fructifie à l'automne de l'année après la floraison.

Origine géographique. — Europe orientale et Asie occidentale. Communément planté dans le Midi de la France ; cimetières.

Description. — Les galbules, cônes ou infructescences que l'on utilise sont gris brun luisant, subglobuleux de 2 à 4 centimètres de diamètre, formés d'écailles fructifères opposées en croix, épaisses, ligneuses, persistantes, terminées en écusson tétragonal mucroné vers le centre ; d'abord connées puis s'écartant à maturité complète et ressemblent alors à des clous courts à grosse tête ; quelques graines petites, ovoïdes comprimées et étroitement ailées.

Récolte et préparation. — Doivent être recueillis encore verts et charnus, ils perdent de leurs principes actifs par la lignification.

Chimie. — *Tanin.* Les feuilles et jeunes rameaux contiennent une essence jaunâtre, d'agréable odeur aromatique, de densité = 0,88-0,89, dextrogyre et soluble dans 4-5 parties d'alcool à 90°.

Elle est surtout constituée par des terpènes et en particulier par du pinène droit.

Propriétés thérapeutiques et emploi. — Astringent, employé dans les diarrhées et les hémorragies passives.

Aurait des propriétés vaso-constrictives analogues à celles de l'Hamamelis, même plus marquées et plus constantes (LECLERC).

Formes. — Extrait fluide, teinture L à LX gouttes par jour à l'intérieur ou en solution à 5 p. 100 pour l'usage externe ; extrait mou 0,15 à 0 gr. 20 par jour ou en suppositoires à 0 gr. 15 ou en pommades.

THUYA

Origine botanique. — *Thuya occidentalis* L. Arbre de vie, Cèdre blanc. — Petit arbre monèque, dont les branches sont étalées à angle droit avec le tronc, ramifications étalées, cône lisse, à écailles séparées vers la maturité, obtuses, mucronées un peu au-dessous du sommet, toujours anguleuses, ne contenant chacune que deux graines.

Origine géographique. — Originaire du Canada. Répandu dans les endroits frais et les marécages depuis la Nouvelle-Ecosse jusqu'à la Caroline du Nord et à l'Ouest jusqu'au lac Winnipeg. Cultivé en Europe.

Description. — On utilise les feuilles (rameaux feuillés). Ces rameaux étalés et pendants sont complètement cachés par les feuilles opposées, petites, imbriquées les unes sur les autres, les unes aplaties, les autres carénées ; rhomboïdes-ovales, raides, persistantes, à sommet libre acuminé, mucroné ; surface dorsale convexe ; près du sommet, glande proéminente.

Odeur balsamique agréable par le froissement ou la pulvérisation ; *saveur* amère, camphrée, forte.

Analyse. — On en a retiré la *pinipicrine* $C^{22}H^{36}O^{11}$, principe amer, amorphe, soluble dans l'eau et l'alcool ; la *thuyine*, $C^{20}H^{22}O^{12}$ glucoside, en paillettes jaune citron ; du *tanin*, de l'*essence*, etc. Cette essence est formée par un mélange de divers hydrocarbures, éthers et cétones, dont la *thuyone* ou *tanacétone* $C^{10}H^{16}O$, cétone du thuyol, qui possède des relations de structure avec le sabinol, le sabinène, l'umbellulone ; l'essence de Thuya contient surtout de l'α *thuyone* (tandis que celle de Tanaisie ne contient que de la β-*thuyone* et celle d'Absinthe un mélange des deux isomères). (Voir Composées).

Propriétés thérapeutiques et emploi. — Expectorant, emménagogue, diurétique et antirhumatismal.

Egalement employé contre les **végétations** et les **hémorroïdes**.

Extrait mou, hydro-alcoolique, de 0,50 à 1 gramme par jour. — *Extrait fluide*, 1 à 3 grammes par jour. — *Teinture* de feuilles à 1/5 par l'alcool à 60°, XX gouttes par jour (contre verrues et hémorroïdes fluentes), 1 gramme dose maximum en une fois ; et 5 grammes par jour.

IF

Origine botanique. — L'*If* (*Taxus baccata* L.) est un arbre à port de Sapin pouvant atteindre 12 à 15 mètres de haut ; très rameux, à pseudo-fruits monospermes, entourés d'un arille rouge vif, mou, épais, en gobelet ouvert en haut et laissant voir la graine. Bois très estimé (ébénistes, luthiers, tourneurs, etc.).

Origine géographique. — Région méditerranéenne, quelques points de l'Asie (Himalaya, etc.). Cultivé.

Historique. — Bien connu de tous temps comme dangereux. Poison de flèche chez les Gaulois. Arbre de deuil des anciens.

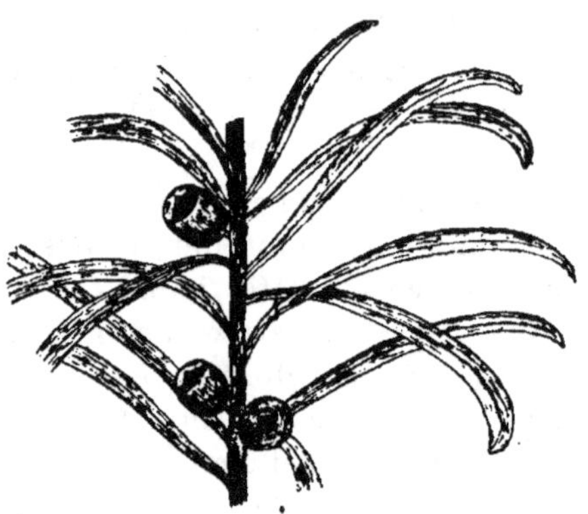

Fig. 26. — *Feuilles et fruits de l'*If.

Description. — Les feuilles, surtout à redouter, sont étroites, aciculaires, aiguës, rapprochées, alternes, persistantes, étalées sur un plan, presque sessiles, 2 centimètres à 3 cent. 5 sur 3 à 5 millimètres de large.

Couleur vert sombre en dessus, plus pâles en dessous (deux bandes glauques). *Odeur* faible, même en froissant. *Saveur* herbacée, un peu amère.

Ni résine, ni canaux sécréteurs.

Analyse. — *Taxine*, alca'oïde à saveur amère, très toxique ; *Taxicatine*, glucoside isolé par Lefebvre. Essence toxique.

Action physiologique et toxicologique. — Cette plante n'est vraiment importante qu'en raison de sa toxicité, quelquefois constatée sur l'homme (enfants) plus souvent sur les bestiaux qui la broutent volontiers ; chevaux, mulets, lapins sont très sensibles ; on considère les ruminants comme moins sensibles, pourtant les jeunes bovins s'empoisonnent facilement ; également, les oiseaux de basse-cour. — Nombreux empoisonnements de chevaux pendant la grande guerre.

Bois et écorce sont dangereux ; fruits : arille inoffensif, graine toxique ; feuilles, siège principal du poison qui serait localisé dans l'épiderme, le péricycle, le liber et quelques cellules du parenchyme (RUSSEL). D'après CORNEVIN, les jeunes pousses sont peu dangereuses, contrairement aux feuilles plus âgées, vert sombre, très toxiques.

Le principe toxique résiste à la dessiccation et à la cuisson : s'abstenir de consommer la viande des animaux empoisonnés.

On en a fait, par la taxine, un abortif et un emménagogue (?) — C'est un poison nerveux bulbaire, narcotique, anesthésique, tuant par arrêt du cœur et de la respiration. Période d'excitation, puis rapidement coma ; vertiges, troubles visuels. Parfois la mort est très brusque, presque foudroyante (chevaux tués en une heure).

On peut habituer les animaux à supporter ce poison.

A l'autopsie, lésions inflammatoires (mais secondaires) du tube digestif ; foie tuméfié, reins enflammés.

Les débris de l'If peuvent se retrouver dans l'estomac.

Premiers soins. — Évacuer ; adoucissants du tube digestif ; excitants généraux énergiques.

Emploi thérapeutique. — A été préconisé comme antirhumatismal, antispasmodique et employé contre l'épilepsie et les affections nerveuses, à la dose de 0 gr. 05 à 0 gr. 30 de poudre. A peu près inusité.

PRODUITS OLÉO-RÉSINEUX DES CONIFÈRES (1)

Fort nombreux, les uns, substances naturelles, préexistent dans la plante, les autres s'obtiennent par diverses opérations (distillation, combustion incomplète, etc.).

On ne peut les classer d'après l'origine botanique, le même arbre pouvant donner les produits les plus divers.

On distingue :

Les **TÉRÉBENTHINES**, les **POIX**, les **GOUDRONS**, les **RÉSINES** et les **ESSENCES**.

TÉRÉBENTHINES

Oléo-résines. — Le nom de Térébenthines s'appliquait surtout autrefois et s'applique encore aux oléo-résines de Térébinthacées, comme la rare Térébenthine de Chio, ou de Légumineuses, comme la Térébenthine de Copahu (2).

En fait, le terme *Térébenthine* désigne ordinairement les produits de sécrétion des Conifères qui s'écoulent de leur bois comme dans le Pin des Landes quand on entaille l'écorce ou sont rassemblés

---

(1) Pour la rédaction de ce chapitre, il a été largement puisé dans les publications suivantes :

A. DUFFOUR. — Les Constituants cristallisés des résines conifères, *Bull. off. de la Direction des Rech. scient. et industr. et des Invent.*, 1921, pp. 38-49.

G. DUPONT. — Les constituants acides des résines conifères. *Bull. soc. chim. de Fr.*, 4e série, t. XXXV-XXXVI, n° 10, 1924.

VÈZES et DUPONT. — Résines et térébenthines. Les industries dérivées, Paris, 1924. J. B. Baillière.

(2) On doit réserver le nom de *Baumes* aux oléo-résines contenant de l'acide benzoïque ou de l'acide cinnamique.

dans des poches sécrétrices corticales, comme dans le cas du Sapin argenté.

Toutefois, industriellement, le produit brut de la sécrétion est désigné sous le nom de *Gemme* et le nom de *Térébenthine* est réservé au même produit qu'une fusion a privé d'eau et a débarrassé des diverses impuretés introduites lors de la récolte.

La *Gemme* est un produit naturel ayant l'aspect d'une masse plus ou moins fluide, de *consistance* du miel.

Elle est formée d'essence et de résine ; parfaitement blanche, si elle est récoltée à l'abri de l'air, de *couleur* jaunâtre ou rougeâtre, par les procédés habituels de récolte, en raison de l'oxydation, elle est également souillée d'eau, de matières terreuses, de matières organiques diverses (feuilles, débris d'écorce, copeaux....) dont il faut la priver pour la transformer en *térébenthine.*

La partie solide de la gemme, examinée au microscope, se montre constituée par une masse cristalline.

Cette masse peut être séparée *par pression* du liquide visqueux qui l'accompagne et s'extraire ainsi *sans chauffage* de la gemme originelle : c'est à elle que, en chimie industrielle, on donne actuellement le nom de *galipot.* Cette dernière appellation est quelque peu gênante en pharmacie où on désigne depuis fort longtemps sous ce nom la sécrétion, recueillie sur le Pin maritime, desséchée sur l'arbre (voir page 77). Nous désignerons celui-ci sous le nom de *Galipot officinal* pour le distinguer des divers *galipots* des chimistes qui ne contiennent plus ni essence, ni produits solubles dans l'essence (1).

Cette partie solide de la gemme, inférieure à 40 p. 100 au printemps, augmente graduellement jusqu'à l'automne où elle finit par atteindre jusqu'à 80 p. 100 dans les dernières gemmes (d'ailleurs fort impures) récoltées sur le tronc de l'arbre.

La gemme est transformée à l'usine en *térébenthine* par fusion et clarification.

La térébenthine obtenue est un liquide jaunâtre, visqueux,

---

(1) Cependant des auteurs récents emploient ce terme dans les deux sens et désignent sous ce nom le produit desséché sur l'arbre récolté en Russie.

qui ne cristallise plus s'il a été suffisamment chauffé ; c'est une solution dans des carbures terpéniques volatils, l'essence de térébenthine, d'une résine fixe produit de transformation par la chaleur (au moins 150°) du galipot de la gemme.

En traitant par un courant de vapeur d'eau qui entraîne l'essence, il reste dans la cornue cette résine fixe, qui se solidifie en une masse transparente, jaune, vitreuse, ordinairement cristallisable, c'est la *colophane;* elle diffère beaucoup chimiquement du galipot dont elle provient pourtant par chauffage.

L'*essence de térébenthine* est un produit en général toujours identique à lui-même pour une même espèce quelle que soit son origine ; elle constitue même un caractère spécifique très sûr ; elle varie en revanche d'une espèce à l'autre, surtout par le pouvoir rotatoire du pinène qui est ordinairement l'hydrocarbure dominant ; on y rencontre également d'autres hydrocarbures, terpènes ou sesquiterpènes, mais les terpènes $C^{10}H^{16}$ dominent.

Les constituants solides des galipots et des colophanes sont ordinairement des acides polyterpéniques de formule commune $C^{20}H^{30}O^2$; à considérer les résultats divers et contradictoires obtenus précédemment, ces acides paraissent fort nombreux et, dès 1904, Tschirch pouvait citer quarante-cinq acides résiniques isolés dans les térébenthines des conifères.

Tschirch et ses élèves ont ainsi créé un nombre considérable de noms d'acides donnés à des produits non cristallisés ne pouvant à aucun titre correspondre à des espèces chimiques et Dupont dit à leur sujet : « Ces noms, qui pourraient se multiplier à l'infini et viennent inutilement et dangereusement encombrer la littérature chimique, doivent, à notre avis, en être radicalement supprimés. »

Le principe de la méthode de Tschirch était le suivant :

1° La térébenthine est dissoute dans son volume d'éther puis agitée avec une solution à 1 p. 100 de CO^3Am^2 et le traitement est repris jusqu'à épuisement.

2° La térébenthine est ensuite reprise, de la même manière, par une solution de CO^3Na^2 à 1 p. 100 et le traitement renouvelé jusqu'à épuisement ;

3° Enfin la térébenthine restante est épuisée de la même manière avec des solutions de soude ou de potasse à 1 p. 100.

Des diverses solutions alcalines ainsi obtenues, privées d'éther par la chaleur, on précipite les acides bruts par un excès d'acide chlorhydrique, on les essore, lave, sèche à l'air sur papier filtre, à l'abri de la lumière.

Si l'on tient compte de la grande oxydabilité des acides de la gemme, de leur forte instabilité vis-à-vis des acides et de la chaleur, on comprendra l'incertitude des résultats donnés par cette méthode.

Les acides bruts ainsi obtenus, non cristallisés et non homogènes, étaient ensuite, grâce à la différence de solubilité des sels de plomb, fractionnés chacun en 6 ou 8 acides, la plupart non cristallisés et ne représentant pas une espèce chimique définie. Chacun d'eux recevait un nom rappelant son origine et l'analyse en déterminait la formule.

L'intérêt de la méthode a été le suivant : après épuisement par les diverses solutions alcalines, il reste une térébenthine neutre, contenant l'essence. Celle-ci, entraînée par la vapeur d'eau, abandonne une résine neutre ou *résène*, constituant de ces résines qui en contiennent environ 5 p. 100.

Ces résènes sont des constituants incristallisables, neutres, de nature chimique très mal définie, et qui paraissent provenir pour la plus grande part de l'oxydation de l'essence. On les désigne par un nom rappelant celui de la térébenthine qui les contient : *Bordeaux-résène*, *abiéto-résène*, etc.

Quant aux acides constituant les divers galipots, tous présentent un grand degré de parenté car ils conduisent presque tous par isomérisation à un même acide, *l'acide α-abiétique lévogyre*.

Pour étudier les constituants cristallisés des oléo-résines de Conifères, DUFFOUR les classe en deux groupes ; on doit en effet distinguer les constituants du galipot de ceux de la colophane, les seconds dérivant des premiers par pyrogénation : on considérera donc les *acides térébenthéniques* et les *acides colophaniques*.

1° Les constituants térébenthiniques cristallisant bien sont : *l'acide dextro-pimarique* et *l'acide lévo-pimarique* que VESTERBERG

(1887) a isolés de cet *acide pimarique* que LAURENT (1839) avait extrait de la colophane de Bordeaux par cristallisation dans l'alcool (à noter que par suite d'une dénomination défectueuse, l'acide lévo-pimarique n'est pas l'antipode optique de l'acide dextro-pimarique).

Leur formule commune est $C^{20}H^{30}O^2$.

Tandis que l'acide dextro-pimarique est d'une exceptionnelle stabilité, pouvant sans modification distiller vers 280° sous pression réduite, l'acide lévo-pimarique par action de la chaleur et même avant de fondre est déjà plus ou moins complètement transformé en acide abiétique ; aussi ne reste-t-il que fort peu dans la colophane de ce qui en existait dans la térébenthine.

Ces deux acides bien cristallisés ne représentent qu'une faible proportion des térébenthines dont la plus grande partie est formée, avec des produits d'oxydation, d'un mélange mal connu de composés d'acidité et de formule $C^{20}H^{30}O^2$ analogues aux acides pimariques, mais dont la sensibilité est beaucoup plus marquée à l'égard de l'oxydation et surtout de la chaleur : *acides sapiniques*, à sels neutres de soude très solubles dans l'eau (voir page 81).

2° Les constituants colophaniques sont naturellement en rapport avec la nature et les constituants de la térébenthine dont provient cette colophane et les conditions physiques de sa préparation (température, durée de chauffe, accès de l'air, etc.).

On y rencontre les acides dextro et lévo-pimarique dont le premier surtout a bien résisté à la pyrogénation, mais la masse dominante est un produit de transformation, c'est l'*acide abiétique*.

Il domine dans les colophanes américaines et landaises, il existe également dans les huiles de résines, il n'a jamais été rencontré dans les térébenthines brutes, c'est bien un produit de formation *secondaire*.

Il représenterait l'*état final* de transformation des constituants térébenthiniques par la chaleur, aussi en trouve-t-on plus de 80 p. 100 et même jusqu'à 96 p. 100 dans certaines colophanes américaines.

C'est un isomère des acides pimariques, en $C^{20}H^{30}O^2$, mais ce n'est pas une espèce chimique précise. « C'est, dit DUFFOUR, un mélange, par solution solide, de constituants isomères..... » En revanche, il est cristallographiquement bien défini.

Enfin, pour certains auteurs, il aurait existé dans la colophane à l'état d'anhydride et non d'acide, mais cette opinion a été réunie par l'obtention de cet acide de la colophane par voie sèche.

Le squelette de cet acide abiétique doit être l'hydrorétène.

Pratiquement, on doit regarder comme étant de l'*acide abiétique* les corps cristallins décrits sous les noms suivants (1) : *Acide pinique* (BAUP, 1826); *acide sylvique* (divers et FABRIAN, 1901); *acide pyromarique* (LAURENT, 1839) ; *acide α-colophanique* (KLASON et KOEHLER, 1906, et KOELHER, 1911) ; *acide β-sylvique* (SCHKATELOFF, 1908) ; *acide sylvique* gauche (LESKIEWICZ, 1910).

Il est sans doute de même des : *acide lévo-colophanique* (LESKIEWICZ, 1910) ; *α-sylphique* (SCHKATELOFF, 1908) ; *acide lévo-pimarique* (KNECHT et EVA HIBBERT, 1919).

L'association intime des acides résiniques aux terpènes constituant les essences de térébenthine, laisse supposer une origine commune à ces deux séries de corps, sans que pourtant on ait sur ces relations d'origine de notions bien précises.

Les observations de KLASON et KOHLER semblent démontrer l'existence dans les canaux résinifères du sapin d'une substance liquide aldéhydique de formule $C^{10}H^{16}O$ susceptible de se transformer en acides résiniques (2).

S'appuyant sur ces faits, DUPONT émet l'hypothèse suivante :

La cellule résinogène sécrète une ou plusieurs combinaisons isomères de formule $C^{10}H^{16}O$.

Cette matière est oxydée par une diastase qui la transforme d'abord en un acide $C^{10}H^{16}O^2$, susceptible de réagir sur une

---

(1) Identifications faites par DUFFOUR par la forme cristalline.

(2) Ils ont découvert, en Suède, sur des sapins, une résine particulière, dite « résine d'hiver », solide, cristalline, parfois formée uniquement d'acides résiniques et ils ont trouvé dans les grosses tumeurs de l'écorce contenant cette résine et sous cette résine, un liquide clair considéré comme la matière mère et qui, en un jour, se transformait en résine. KOHLER vit en Suisse des faits analogues sur le Sapin rouge.

deuxième molécule de matière mère, pour donner, avec élimination d'eau, un acide résinique en $C^{20}H^{30}O^2$.

La diastase pourra, dans certains cas, demander à l'air ou à des corps oxygénés l'oxygène nécessaire à la réaction, mais, le plus généralement, cet oxygène sera pris à une nouvelle molécule de matière mère qui se trouvera ainsi réduite à l'état de terpène $C^{10}H^{16}$, en sorte que la réaction totale se formulera :

$$3C^{10}H^{16}O = C^{10}H^{16} + C^{20}H^{30}O^2 + H^2O$$

Matière mère.　　Terpène.　Acide résinique.

De nombreux faits paraissent confirmer cette hypothèse qui, jusqu'à présent, paraît bien vérifiée dans ses conséquences.

Les **TÉRÉBENTHINES DES CONIFÈRES** ont été classées par Tschirch sous le nom de *Résines à acide résinolique*.

Elles ne contiennent pas d'éthers (sauf le Succin), mais seulement des acides résiniques, des résènes et une essence.

TÉRÉBENTHINE DE BORDEAUX

T. du Pin. — T. commune (1). *— T. des Landes.*

Origine botanique. — *Pinus Pinaster* Sol, Pin maritime. Grand arbre à écorce rugueuse et crevassée, à feuilles géminées longues de 10 à 20 centimètres, raides, vert blanchâtre, à longs cônes aigus, d'un roux vif et luisant, réfléchis et presque sessiles.

Origine géographique. — Europe méridionale. Au S.-O. de la France, région forestière landaise, vaste triangle compris

---

(1) La *T. commune* provient, suivant les pays, de diverses espèces de Pins, comme on le verra plus loin, mais la T. française provient du Pin maritime et aussi du Pin d'Alep. La plus importante pour nous est cette *. T. de Bordeaux* dont la production annuelle est supérieure à la consommation française, tandis que sur le marché anglais, la plus répandue est la *T. américaine.*

entre l'Atlantique, la Garonne et l'Adour, mesurant plus d'un million d'hectares.

Historique. — Les grandes plantations des Landes sont l'œuvre de plusieurs générations. CHARLEROI DE VILLERS (1778) proposa le premier la culture du Pin pour la fixation du sable des dunes ; BRÉMONTIER, le premier, put réaliser le projet et obtenir la levée de ses graines (Pin, Ajonc, Genêt) en protégeant les semis contre les sables par une couverture de fagots. De 1803 à 1864, la dune est fixée, mais à l'intérieur, sur des surfaces énormes (plus de 500.000 hectares de landes étaient incultes en 1834), la culture du Pin restait impossible, parce que le sol, imperméable, est inondé l'hiver et brûlé l'été. CHAMBRELENT (1850) draine ces régions, rassemblant les eaux dans les crastes (fossés à ciel ouvert) et les évacuant dans le sous-sol par des puits filtrants.

Le sol, assaini, put se couvrir de ces merveilleuses forêts qui ont amélioré le climat et fait la richesse du pays. Au début, exploitation du bois (chauffage, construction) ; quelques rares paysans récoltent la gemme et distillent par des procédés tout primitifs.

En 1860, la guerre de Sécession prive l'Europe de produits résineux dont les prix sont triplés, la récolte et le traitement de la gemme se généralisent alors et se perfectionnent, et la valeur du sol, qui avait été de 5 francs l'hectare, et même moindre encore, ne cesse d'augmenter depuis dans d'énormes proportions.

Récolte et préparation. — Le Pin maritime est un grand arbre mesurant jusqu'à 20 à 30 mètres de haut et 2 mètres de circonférence de base ; tronc droit et élancé à tête élevée, toujours verte.

Espèce calcifuge, se plaisant surtout dans un terrain très sablonneux ; — à dix ans environ, l'écorce devient rugueuse et épaisse ; elle recouvre un aubier qui, mis à nu, laisse perler la *gemme*. Le bois est le plus résineux de toutes les Abiétinées indigènes, avec de nombreux et volumineux canaux que la résine concrétée colore en rouge-brun.

La forêt, constituée par semis ou par transplantation, est *éclaircie* à partir de l'âge de 4 ou 5 ans. On opère de façon que les branches des arbres voisins se touchent sans se pénétrer.

Vers 15 à 20 ans, l'arbre ayant environ 60 centimètres de circonférence peut être gemmé.

Les *pins de place*, les plus beaux, qui seront les arbres de la forêt définitive, seront *gemmés à vie* tous les quatre ans, et seulement quand ils auront à 1 m. 50 du sol environ une circonférence de 1 mètre.

Les *pins d'éclaircissage* seront *gemmés à mort*; ils disparaissent progressivement.

Le maximum de résine est donné vers 60 ans, puis la sécrétion décroît. Enfin, la forêt finit par être abattue après gemmage à mort. A 20 ans, on compte 750 arbres à l'hectare ; à 35 ans, les pins d'éclaircissage disparus, il reste 250 pins de place. Or, on trouve encore des pins gemmés à vie ayant de 120 à 140 ans, et dans les très vieilles forêts, il ne reste que 70 à 100 pins à l'hectare. Quand enfin on les gemme à mort, on les abat ensuite, on extrait les souches et on reconstitue la forêt.

Le gemmage commence en mars et se termine en octobre. Dès février, le résinier prépare les arbres, il amincit l'écorce sur un espace de 10 à 15 centimètres de large sur 60 à 80 centimètres de haut. En mars, avec le « hapchott », hache à tranchant courbe qui permet de faire des incisions concaves, il découvre l'aubier, l'entaille légèrement : cette entaille est la *Carre* ou *Quarre*, elle mesure 9 centimètres de large, 1 centimètre de profondeur dans l'aubier et 3 à 4 centimètres de haut.

Dès la blessure faite, la gemme s'écoule, mais cesse bientôt d'apparaître ; c'est l'*écoulement primaire* ou *physiologique* de TSCHIRCH, il vide les réserves de résine de l'arbre.

Puis il se forme autour de la blessure un bourrelet de bois nouveau, fort riche en canaux sécréteurs anastomosés tangentiellement, particulièrement abondants à la partie supérieure de la blessure et doués d'une grande activité sécrétrice ; ce nouvel écoulement provoqué, c'est l'*écoulement secondaire* ou *pathologique* de TSCHIRCH ; c'est une conséquence de la blessure, qui disparaît ainsi que les canaux de nouvelle formation si la blessure se cicatrise, mais qui, au contraire, va se poursuivre si on a soin d'aviver la plaie.

Ces expériences de TSCHIRCH paraissent justifier son hypothèse sur la nature de la matière résineuse qui serait une sécrétion de cicatrisation.

Toutes les semaines, le résinier pratique le piquage, c'est-à-dire qu'il enlève un léger copeau à la partie supérieure de la carre, ce qui débouche les orifices des canaux sécréteurs.

On s'élève ainsi peu à peu pour la hauteur de la carre à 0 m. 60 la première année jusqu'à 3 mètres pour la quatrième année. Dans le gemmage à vie, on laisse après quatre ans ordinairement une année de repos. La première carre est faite au levant, la deuxième à 120° de la première, etc.

Il faut parfois 20 ans pour faire le tour de l'arbre et gemmer ensuite sur les cicatrices, ce qui donne un excellent rendement.

Enfin, la dernière année, on gemme à mort, c'est-à-dire qu'on pratique des carres sur tous les côtés à la fois.

La résine était autrefois reçue dans un trou au pied de l'arbre (Térébenthine au crot) ; la perte était considérable.

Le procédé proposé par HUGHES en 1844 et adopté seulement après sa mort en 1860 est encore très employé aujourd'hui. La gemme est recueillie dans un pot vernissé (Térébenthine au pot), fixé par un crampon de zinc, lame formant gouttière, enfoncée au bas de la carre et dirigeant la gemme dans le récipient. Le pot est soutenu accroché au crampon par un clou ; le système est remonté chaque année pour le rapprocher de la blessure fraîche et diminuer le parcours entre la région sécrétrice et le récipient.

Le rendement en gemme est ainsi augmenté de 1/4 à 1/3 et le produit est plus pur et plus riche en essence.

A chaque piquage, le gemmeur vide l'eau qui a pu se collecter dans le pot.

La récolte de la gemme constitue l'*amasse* : le pot est rempli au début en cinq semaines, puis plus rapidement (deux semaines quand il fait chaud). Le pot est vidé par le gemmeur qui transvase le contenu dans une *escouarte* ou *quarte* (seau en bois de 17 litres) et la quarte pleine est vidée dans une *barque* ou *barcous* (fosse cimentée) de 500 litres ou dans une barrique enterrée.

En novembre, la gemme ainsi récoltée est mise en barriques (1) fermées par un tampon garni de mousse et conduite sur les marchés (Bordeaux, Labouheyre, Mont-de-Marsan, Dax.....) ou à la distillerie.

Il y a cinq à sept amasses par année ; à la dernière on recueille également le *galipot* (*officinal*) et le *baras*, dépôts résineux abandonnés sur la carre par évaporation de la gemme (voir pages 68 et 100).

Le rendement est fort variable avec l'âge du pin et le mode de gemmage ; par le gemmage à vie, chaque arbre peut donner de 1 à 5 litres de gemme, le rendement moyen étant de 1 l. 60 à 2 litres par année et par carre. Dans le gemmage à mort, un vieux pin peut donner jusqu'à 7 litres et plus.

Le rendement à l'hectare est fonction de l'âge et du nombre des arbres, il est en moyenne de 340 litres.

Il y a moins de gemme dans les années pluvieuses (mais proportionnellement plus d'essence) que dans les années sèches.

Les meilleures gemmes sont celles de La Teste, les plus riches en essence et à colophanes plus claires, et la qualité diminue au fur et à mesure qu'on s'éloigne du bassin d'Arcachon. Il y a ainsi comme pour le vin des premiers, deuxièmes..... crus, qui paraissent surtout devoir leurs qualités à la nature du sol : là où le sable est le plus pur est la gemme de meilleure qualité.

Le procédé Hughes n'est pas parfait ; on peut lui reprocher de laisser perdre 25 à 30 p. 100 de la gemme par évaporation de l'essence dans la proportion de 1/3, par entraînement hors des pots par l'eau de pluie et par transvasement ; de favoriser l'oxydation de l'essence, d'introduire des impuretés, de nécessiter de trop longues manipulations.

Nombreuses sont les modifications et améliorations proposées, sans qu'elles se soient encore imposées et sans qu'on se soit mis d'accord sur le meilleur procédé à préconiser en remplacement de l'ancien.

---

(1) Barriques de 340 litres dans les Landes, de 235 litres dans la Gironde.

Sans modifier ce dernier, il semble pourtant qu'une augmentation du nombre des amasses et surtout que l'emploi de pots couverts donnent d'excellents résultats, mais il faut compter avec la main-d'œuvre (1) et la gêne résultant pour le résinier de la présence d'un couvercle.

Les procédés proposés ont surtout en vue l'amélioration de la qualité de la gemme, qui actuellement ne compte guère dans le prix, ils sont donc sans intérêt pour le récoltant. Il n'en serait plus de même et l'intérêt du récoltant se confondrait avec l'intérêt général si le prix était fonction de la qualité.

Telle qu'elle est ainsi recueillie, la gemme est une masse épaisse, trouble, assez fortement colorée en jaune brun et contenant de nombreuses impuretés (poussières, copeaux de bois, débris d'écorce, de rameaux, etc.) ; elle contient en outre de 12 à 15 p. 100 d'eau.

Pour préparer la térébenthine officinale, une épuration est nécessaire. Quant à l'utilisation commerciale, on peut distiller directement la gemme (*distillation à cru*), on volatilise à la fois l'essence et l'eau, et celle-ci ne gêne pas, mais toutes les impuretés restent dans la colophane (sauf les plus volumineuses, enlevées par la filtration de celle-ci sur un tamis) et ces colophanes sont colorées par la cuisson en présence de ces impuretés. Ces colophanes impures et colorées sont les *brais*.

Pour obtenir des colophanes claires, la séparation des impuretés est nécessaire.

Autrefois, on épurait la résine par l'exposition au soleil qui la liquéfiait et le passage au travers de branchages qui la filtraient ; mais ce procédé, trop lent, est aujourd'hui abandonné presque partout.

Les procédés industriels actuels se classent en deux grandes catégories : 1° par filtration (ce qui élimine seulement les impuretés solides) ; 2° par fusion, repos et décantation (ce qui élimine en outre l'eau).

---

(1) Avec le procédé Hughes, un gemmeur travaille 4.000 à 6.000 arbres (soit 15 à 20 hectares) et peut gemmer de 200 à 300 arbres par jour. Il reçoit comme salaire la moitié de la gemme récoltée.

Ce dernier mode d'épuration est ordinairement appelé *préparation de la térébenthine* ou *térébenthinage*.

Dans la première catégorie, épuration par filtration, on distingue trois séries de méthodes : par pression à froid, par pression ou par essorage à chaud et enfin, par fusion, à chaud, sans pression.

Tous ces procédés ont le même inconvénient ; quelle que soit la finesse des filtres employés, il reste dans la gemme des impuretés pulvérulentes trop ténues pour être arrêtées par un filtre, et qui donnent aux produits secs l'aspect *poivré*.

Ces impuretés disparaissent avec les procédés de la deuxième catégorie, dans le *térébenthinage*, où la gemme fondue est abandonnée au repos. Les impuretés se déposent au fond en même temps que l'eau, on a ainsi en haut une couche de térébenthine, avec quelques légères impuretés de surface qu'un écrémage enlèvera, et en bas une couche aqueuse avec les impuretés lourdes, le « poivre » et certains corps dissous, comme les tanins dont l'oxydation à l'air aurait donné une coloration foncée de la colophane.

Ces eaux, chargées des impuretés et de la térébenthine entraînée, constituent le *grep*.

Les procédés d'obtention de la térébenthine par ce principe sont nombreux et variés : les uns utilisent une modification de la densité de la térébenthine par l'emploi d'alcool, de sulfure de carbone ou mieux d'essence de térébenthine, les autres un accroissement de la densité de l'eau par addition de substances salines, et on opère soit dans des appareils chauffés à feu nu (ce qui est le plus fréquent dans les Landes), soit dans des appareils chauffés au bain-marie, soit dans des appareils à vapeur. Le principe reste toujours le même, liquéfier la gemme, enlever les impuretés surnageantes, laisser par dépôt se former la couche aqueuse avec les impuretés solubles et insolubles, le *grep*, et décanter ensuite la térébenthine ainsi épurée, la filtration se faisant soit avant le repos, soit lors de la décantation.

La France vient au deuxième rang dans la production mondiale ; avec les Landes, la Sologne, la Provence et l'Algérie, la production française moyenne est de 25.000 tonnes d'essence e

100.000 tonnes de produits secs, dont 10.000 tonnes d'essence et 40.000 tonnes de produits secs sont exportés.

Description. — La *Térébenthine officinale*, dite *de Bordeaux*, est de consistance de miel épais, colorée, grenue, trouble et laiteuse ; — *saveur* âcre, amère, nauséeuse ; — *odeur* très forte, caractéristique ; — elle possède la propriété de se séparer au repos en deux couches : l'inférieure, moins volumineuse, résineuse et cristalline ; la supérieure, fluide, transparente, jaune foncé. — Toujours plus lourde que l'eau. — Très siccative, une couche mince durcit complètement à l'air en vingt-quatre heures. Mélangée avec 1/32 de son poids de magnésie calcinée, elle se solidifie en quelques jours ; avec 1/28, elle donne en douze heures la consistance pilulaire.

Insoluble dans l'eau, à laquelle elle cède un peu de principe amer et des traces d'acide formique. — Soluble dans l'alcool, l'éther, le chloroforme, l'acide acétique, le sulfure de carbone. Distillée, elle donne l'*essence de térébenthine* et la *colophane* comme résidu.

Analyse. — Appliquant à cette térébenthine la méthode décrite précédemment (page 69), Tschirch et Bruning avaient obtenu les résultats suivants :

Un premier traitement de la térébenthine (additionnée d'éther) par une solution à 1 p. 100 de carbonate d'ammonium en dissout, après 13 extractions, 6,5 p. 100 qu'on peut reprécipiter en une poudre blanche amorphe, présentant les réactions des cholestérines, c'est l'*acide pimarinique* $C^{22}H^{14}O^2$.

Un deuxième traitement par la solution à 1 p. 100 de carbonate de soude dissout, après 23 extractions, 51 p. 100 de la térébenthine.

Par cristallisation de ce produit brut dans l'alcool, on sépare l'*acide pimarique inactif* $C^{20}H^{30}O^2$; des eaux-mères, par l'acétate de plomb, on peut précipiter des sels dont l'un (de l'*acide β pimarolique*) est soluble dans l'alcool, l'autre (de l'*acide α pimarolique*) y étant insoluble ; ces acides peuvent en être régénérés par action de l'acide sulfurique, ils sont amorphes, fondent mal, et répondent pour Tschirch à la formule $C^{18}H^{26}O^2$.

De la partie insoluble dans les alcalis, on peut isoler ensuite 5 p. 100 environ d'un résène particulier, le Bordorésène (ou Bordeaux résène) et environ 25 p. 100 d'essence de térébenthine.

On sait que ces divers acides ne peuvent être donnés comme des espèces chimiques définies, il n'en est pas de même des suivants.

DUPONT a repris les travaux de VESTERBERG sur le galipot (au sens chimique) du Pin maritime, mais en employant l'acide acétique pour régénérer les acides des savons de soude, au lieu d'acide chlorhydrique qui amène l'isomérisation : il a montré que l'*acide pimarique* de VESTERBERG est exclusivement formé d'un mélange de 63 p. 100 d'*acide lévo-pimarique* et de 37 p. 100 d'*acide dextro-pimarique.*

Quant aux *acides sapiniques*, qui forment la plus grande partie de ce galipot, ils sont caractérisés par la grande solubilité de leurs sels de soude, ceux des acides pimariques étant pratiquement insolubles. Leur extrême instabilité n'a pas permis de les séparer en leurs constituants très purs, mais il semble démontré qu'ils contiennent deux constituants et seulement deux : les *acides* α et β *sapiniques*, dont la proportion totale, dans le galipot, atteint les deux tiers environ.

Pratiquement la Térébenthine de Bordeaux est un mélange de 64 p. 100 environ d'acides résiniques divers, de 5 à 6 p. 100 de résène, de 28 p. 100 d'essence de térébenthine lévogyre et 2 p. 100 d'un principe amer, d'eau, d'acides succinique, formique et acétique, de matière colorante et d'impuretés.

Essai. — Elle doit se dissoudre dans l'alcool en donnant une solution limpide.

Indice d'acidité I. A. — C'est le nombre de milligrammes de potasse pure (KOH) nécessaires pour saturer les acides libres de 1 gramme de térébenthine.

Il se détermine sur une solution alcoolique de térébenthine (Voir Codex 1908, p. 746) en présence de phénolphtaléine, et doit être compris entre 115 et 120.

Formes. — Pilules de térébenthine et sirop de térébenthine du

Codex 1908. — Après purification en fondant à douce chaleur au bain-marie et en passant avec expression à travers une toile.

TÉRÉBENTHINE DU PIN D'ALEP

Térébenthine de Grèce. — Térébenthine d'Algérie.
Térébenthine de Provence.

Origine. — Le Pin d'Alep, *Pinus halepensis* MILL, est un arbre assez élevé, dont l'écorce est d'abord d'un gris argenté, dont les feuilles filiformes, molles, lisses, vert clair, de 6 à 10 centimètres de long, sont ordinairement groupées par deux, rarement par trois à cinq, dans chaque gaine et dont les cônes, oblongs et pointus, longs de 8 à 12 centimètres, sont rouge brun, luisants, toujours réfléchis et à pédoncule épais.

Il se rencontre sur le pourtour de tout le bassin méditerranéen, en Grèce, en Italie, en Espagne, dans le midi de la France (Var, Bouches-du-Rhône, Hérault) et en Algérie.

En Grèce, où l'industrie résinière a quelque importance, les seuls pins gemmés sont les pins d'Alep.

En Provence, huit usines traitent actuellement les gemmes des forêts du Var et des Bouches-du-Rhône ; enfin, en Algérie, les forêts de pin d'Alep couvrent plus de 100.000 hectares.

Le Pin d'Alep résiste bien au gemmage à vie et ne subit de ce chef qu'un léger retard dans la végétation.

Diverses analyses de gemmes de Provence ont donné 73 à 79 p. 100 de colophane et 27 à 21 p. 100 d'essence de térébenthine *dextrogyre*.

Autres térébenthines communes.

TÉRÉBENTHINE D'AMÉRIQUE

T. de Boston.

Origine. — Les pins à résine des États-Unis se trouvent dans la région sud-est, le long des côtes de l'Atlantique et du golfe du Mexique (Caroline-Nord, Caroline-Sud, Géorgie, Floride, Alabama, Mississipi, Louisiane, Texas). On trouve des forêts de pins ailleurs, mais dans des climats trop froids pour permettre un écoulement suffisant de la gemme.

Les Pins de cette région sont répartis sur 30 millions d'hectares, ce sont :

Pinus palustris MILL (*P. australis* MICHX) ; Pin à longues feuilles, Longleaf Pine ; *Pinus echinata* MILL., Pin à courtes feuilles, *Shortleal Pine* ; *Pinus Tœda* L., Rosemary Pine ou Loblolly Pine ; *Pinus heterophylla,* Pin de Cuba, Cuban Pine ; *P. caribaca* MORELET ; *Pinus glabra* WALT, Spruce Pine ; *Pinus ponderosa* DOUGL, Yellow pine.

Le *Longleaf Pine* est le plus répandu et le plus important des pins du sud-est des États-Unis. (Il fournit une bonne partie du Pitch Pin utilisé en Europe.)

De croissance fort lente, il met environ 60 ans pour atteindre un diamètre de 25 centimètres, soit la dimension permettant le gemmage.

L'exploitation par l'ancien système (*box system*) est la suivante :

Ayant délimité une superficie forestière de 1.600 hectares environ, on installe au centre une distillerie, à proximité d'un point d'eau et d'une route ou voie de chemin de fer. Un vaste alambic de cuivre (30 à 40 hectolitres) est installé sous de grossiers hangars ; il reçoit 20 à 25 barils de gemme de 127 kilos et en deux opérations de six heures, on peut ainsi traiter par jour 4 à 5 tonnes de gemme, ce qui est la quantité normalement fournie par 1.600 hectares de forêt.

Ces 1.600 hectares sont divisés en 20 lots de 80 hectares environ ; à chaque lot est attaché un ouvrier résinier qui a à exploiter environ quatre à cinq mille arbres.

L'hiver de la première année d'exploitation est utilisé pour préparer les « boîtes » (*box*), cavités creusées dans le tronc des arbres à gemmer et destinées à recevoir la gemme comme autrefois le crot dans les Landes.

Cette boîte est à 25 centimètres du sol, sa base descend obliquement dans l'intérieur du tronc, la gemme sera donc protégée contre les impuretés. La hauteur est de 18 centimètres, la profondeur l'égale, et la largeur varie avec la dimension des troncs ; la capacité utile est d'un litre et demi en moyenne.

Si les pins de faible diamètre ne portent qu'une boîte, on en compte deux ou trois et même quatre tout autour de gros troncs.

Au printemps, le résinier prépare, au-dessus de la boîte, une surface d'exsudation jouant le rôle de la carre, mais de forme différente et beaucoup plus large. La surface dénudée par l'outil spécial (hacker) est limitée en V très ouvert et des piquages successifs font monter la région sécrétrice pendant toute la belle saison (une trentaine de piquages de mars à fin octobre).

La gemme accumulée est transvasée dans des seaux à l'aide d'une sorte de spatule (*dipper*) et les seaux sont vidés dans des barils de 110 kilos qu'on conduit à la distillerie.

Les sept amasses normales pendant la première année fournissent pour un lot de 80 hectares environ 31.000 kilos d'une gemme dite « gemme vierge » (*virgin dip*) presque complètement incolore et liquide, et fort riche en essence.

A la fin de la saison, on recueille la « résine dure » (*hard gum*) correspondant au baras landais. Cette gemme de première année donne de très belles colophanes peu colorées.

Mais pendant les années qui suivent, la carre ne cessera de s'élever par les piquages successifs ; à la fin de la quatrième année, elle sera à 1 m. 50 environ au-dessus de la boîte, aussi la gemme qui a un trajet de plus en plus long à parcourir perd de plus en plus d'essence, en même temps la sécrétion diminue, le nombre d'amasses se réduit et les produits sont de moins en moins beaux et de moins en moins abondants.

Le rendement ne serait plus suffisant au delà de la quatrième année et on abandonne la forêt, en laissant des troncs affaiblis au pied par les box et facilement abattus par les ouragans quand les incendies si fréquents ne les détruisent pas.

Ce système consommant un million d'hectares en quatre ans vouait à une ruine prochaine l'immense forêt naturelle américaine, sans reconstitution.

A ce système barbare, on cherche de plus en plus à substituer le procédé moderne : *Cup and Gutter-system*, assez généralement adopté, qui est un système mixte, comportant un pot analogue à celui de Hughes et la carre du *box system* : le *box* est remplacé par un pot, *cup* ; dans lequel la gemme est conduite par deux gouttières, *gutter*, de fer galvanisé disposées à la partie inférieure des rainures en V limitant la carre.

Les avantages sont nombreux, le gros danger d'incendie qu'offrait le *box* plein de résine à la base du tronc a disparu, les arbres ne subissent plus une grave dépréciation de leur bois et l'exploitation peut se faire pendant 15 ou 20 ans.

Enfin, en relevant le pot chaque année, on diminue les pertes par oxydation et par évaporation.

Un inconvénient toutefois a été signalé, c'est la destruction par les animaux, les porcs en particulier, d'un grand nombre de ces récipients qui étaient en terre au début et sont maintenant en fer galvanisé ou en zinc.

Description. — Térébenthine homogène, d'abord uniformément opaque, puis s'éclaircit ; — ne se sépare pas en deux couches comme celle de Bordeaux dont elle a la consistance sirupeuse, la couleur (un peu plus claire) et l'odeur.

Analyse. — I, A, voisin de 80.

Acide *palabiétique*, *acides palabiétinoliques*, résène, principe amer, et 20 à 30 p. 100 d'essence *dextrogyre*.

TÉRÉBENTHINE D'ESPAGNE

Origine. — *Pinus Pinaster* SOL., *P. halepensis* MILL., *P. Laricio* L., *P. sylvestris* L. (énumérés suivant leur importance).

Le Pin maritime produit la plus grande partie de la gemme, le Pin d'Alep, dont l'essence est particulièrement estimée, est l'espèce dominante dans la zone méditerranéenne.

Récolte. — Se fait dans les grandes lignes comme dans les Landes, mais tandis que les pins des Landes sont exploités surtout en vue de la gemme, les. pins de Castille le sont en même temps au point de vue du revenu du bois.

Ceci, joint à une croissance moindre de ces pins, explique que le gemmage n'est commencé pour les pins de place qu'entre 40 et 50 ans.

Bien que cette industrie soit récente, l'Espagne vient actuellement au troisième rang au point de vue production résinière, qui est 1/20 de celle des Etats-Unis et 1/4 de celle de la France.

Son importance sur les marchés européens s'accroît tous les jours, son principal débouché est l'Allemagne.

La ***TÉRÉBENTHINE PORTUGAISE*** doit également être mentionnée : la production annuelle est de 6.000 tonnes de gemme à peu près exclusivement fournie par le Pin maritime suivant les procédés des Landes. Le Portugal en consomme 400 tonnes et exporte le reste, surtout en Angleterre et en Belgique.

La ***TÉRÉBENTHINE D'AUTRICHE*** est produite par le *Pinus Laricio* POIRET, Pin noir ou Pin de Corse ; exploité surtout dans la Basse-Autriche, du sud de Voslau jusqu'à Neukirchen au sud et Hainfeld à l'ouest.

L'arbre n'est gemmé qu'à partir d'au moins 50 ans, par l'ancien procédé landais du « crot ».

Les 5 à 6.000 tonnes de térébenthine produites sont traitées dans seize usines et sont absorbées par la consommation autrichienne.

D'après Tschirch et Schmidt, cette térébenthine est une masse visqueuse, opaque, de consistance de miel épais, à odeur de térébenthine ordinaire, de saveur amère et un peu piquante. Elle est formée de 59 p. 100 d'acides résiniques, 2 p. 100 de laricorésène, 35 p. 100 d'essence, et 3 à 4 p. 100 d'un principe amer, d'eau et d'impuretés.

La **TÉRÉBENTHINE DE L'INDE** est extraite des différentes espèces de pins résinifères qui constituent d'importantes forêts dans les districts montagneux de la Birmanie et sur les pentes de l'Himalaya, à des altitudes variées, mais pouvant atteindre 3.000 mètres.

L'espèce la plus importante, qui forme de vastes peuplements, surtout dans les Etats du nord-ouest de l'Hindoustan, est le *Pinus longifolia* Roxb. (*Chil* ou *Chir Pine*) ; les autres espèces sont : le *Pinus Gerardiana* Wall., le *Pinus Khasya* Royle et une dernière moins importante le *Pinus Merkusii* Jungh et de Vriese.

Il y a une quarantaine d'années, le gouvernement anglais envisagea la possibilité d'exploiter ces pins, et vers 1888, il entreprit le gemmage des forêts de l'Himalaya, au nord-ouest de l'Hindoustan, et créa une première distillerie à Dehra-Dun.

Gemmage très primitif ; on entaille le tronc et on recueille la gemme qui s'écoule dans des récipients disposés à la base.

Les premiers essais n'eurent pas de suite à cause du manque de moyens de transport ; les usines suivantes furent installées plus près des voies ferrées ; en 1915, une usine tout à fait moderne fut installée à Jalo, dans le Punjab et une semblable vient d'être ouverte à Barcolly.

La gemme contient 21 p. 100 d'essence, 72,5 p. 100 de colophane et 6,5 p. 100 d'eau et d'impuretés.

La production actuelle est absorbée par la consommation locale, mais cette industrie nouvelle pourra se développer ; pourtant la présence d'une forte proportion de sesquiterpène dans l'essence en limite les débouchés.

La **TÉRÉBENTHINE D'INDO-CHINE** est due à diverses espèces (dont la principale est le *Pinus Thunbergii* Parl.) qui forment de vastes peuplements au Laos, dans le Sud-Annam et au Tonkin.

Seuls ces derniers paraissent avoir été exploités, la gemme produite est vendue à Haïphong et utilisée surtout pour la fabrication du savon.

TÉRÉBENTHINE DU MÉLÈZE

T. de Venise. — T. de Suisse. — T. de Briançon.
T. fine ordinaire.

Origine. — Elle provient du *Larix decidua* Mill. *(Larix europaea* D. C.) ; arbre pyramidal à écorce crevassée, à branches étalées ou réfléchies, dont les feuilles linéaires, *caduques* et *molles*, d'un vert clair, naissent sur de courts rameaux par groupes de 15 à 20. — Cônes dressés. — Arbre très répandu dans toute la partie montagneuse de l'Europe centrale où il s'élève jusqu'à 2.500 mètres.

Le nom de *T. de Venise* tient à ce qu'autrefois la drogue arrivait dans le commerce par cette ville ; celui de *T. de Briançon*, également répandu, correspondait à une origine réelle ; au maximum d'exploitation résinière du Mélèze, vers le milieu du xviiie siècle, la production s'étendait du Tyrol au Piémont et au Dauphiné. Elle est actuellement limitée au Tyrol (cantons de Meran, Bozen, Mals et Trient).

Récolte. — Procédés en rapport avec la disposition de l'appareil sécréteur : l'oléo-résine existe dans l'aubier et surtout dans le bois central.

Dans le Tyrol, on n'exploite que les arbres dont le diamètre à hauteur d'homme est d'environ 32 centimètres. Au printemps, on creuse dans le tronc, à 30 centimètres environ au-dessus du sol, un canal horizontal atteignant le cœur de l'arbre et mesurant environ 3 centimètres de diamètre.

L'intérieur du canal étant soigneusement nettoyé pour éliminer tous les copeaux, on obstrue hermétiquement l'orifice extérieur par un bouchon de bois de Mélèze bien sec et assez long pour faire une saillie de 7 à 10 centimètres au dehors.

Le canal se remplit de résine pendant l'été, on le vide en automne avec une sorte de cuiller de fer à bords tranchants et de forme allongée.

Le rendement ne dépasse pas 200 grammes de térébenthine par arbre et par saison.

En laissant ouvert l'orifice du canal, on atteint 450 grammes comme rendement, mais la térébenthine, partiellement privée de son essence, est moins belle et le bois de l'arbre en souffre.

Ces inconvénients sont encore plus marqués par le procédé français qui consistait à percer un certain nombre de trous en commençant à 1 mètre de terre et en continuant sur une hauteur de 2 à 3 mètres. Quand un orifice cesse de couler, on le bouche et on le rouvre au bout de 15 jours. Des tuyaux de bois conduisent la térébenthine dans une auge où elle se collecte. — On filtre. On peut ainsi obtenir jusqu'à 3 à 4 kilos de térébenthine par an, mais elle est de moins belle qualité, l'arbre est épuisé plus vite et son bois est impropre à la construction.

Au contraire, par le procédé tyrolien, le produit obtenu est très pur, utilisable en pharmacie et aussi dans la préparation des vernis de choix ; la main-d'œuvre est réduite, le même trou suffisant pour assurer l'écoulement pendant 20 à 30 ans, durée moyenne de l'exploitation de l'arbre dont le bois garde toute sa valeur.

Description. — Produit semi-liquide, sirupeux, filant, jaune pâle légèrement verdâtre et un peu fluorescent, sans apparence cristalline ou granuleuse et uniformément nébuleuse. — Ne doit pas montrer de cristaux au microscope. — *Odeur spéciale*, moins forte que celle des autres térébenthines, aromatique, rappelant la Noix Muscade ; — *saveur* résineuse, âcre et amère.

Elle ne s'épaissit pas à l'air ou seulement fort lentement ; le mélange avec 1/16 de son poids de magnésie ne se solidifie pas, elle est soluble dans cinq parties d'alcool à 90° et sa solution rougit faiblement le tournesol. Elle est également soluble dans l'éther, le chloroforme, l'acide acétique, et, pour la plus grande partie, dans le sulfure de carbone.

Densité = 1,185 ; I. A., 70 à 75.

Résine dextrogyre, essence lévogyre.

Analyse. — Les deux tiers sont formés par une résine acide que Tschirch et Weigel ont séparé en *acide laricinolique*, cristallisé (4 à 5 p. 100 de la térébenthine) et en acides α et β *larinoliques* amorphes (55 à 60 p. 100). Ces acides en apparence monobasiques peuvent fixer un second atome de métal alcalin par « saponification » à chaud, ils se comportent plutôt comme des diphénols que comme des acides proprement dits.

Le tiers restant est formé : *d'essence*, 20 à 22 p. 100 du poids total ; d'un corps jaune, visqueux, neutre et inattaquable par les alcalis, soluble dans tous les solvants organiques, mais que l'on n'a pu obtenir *ni cristallisé ni même solide*, car on ne peut lui enlever les dernières traces de térébenthine : c'est donc par analogie qu'on le range dans les résènes et on lui donne le nom de *Laricorésène*, (12 à 15 p. 100) ; — enfin de 4 p. 100 au plus d'impuretés, d'eau, de principe amer, de matière colorante et de traces d'acide succinique.

Emploi. — Alors que cette térébenthine était seule officinale pour le Codex de 1866, ceux de 1884 et 1908 la réservent pour l'usage externe.

Elle entre, après purification, dans les emplâtres de cantharides mitigés, diachylon gommé et mercuriel et dans les sparadraps de cantharidate de potasse, de thapsia et vésicant.

Térébenthines de Venise artificielles. — Produits commerciaux ayant des propriétés physiques voisines de la Térébenthine de Venise et ordinairement constitués par des solutions de colophane dans de l'essence vive de résine et un peu d'essence de térébenthine.

Tandis que le produit pur donne une solution limpide par 5 ou 6 volumes d'alcool à 95°, le produit artificiel donne une émulsion se séparant en deux couches par le repos.

TÉRÉBENTHINE D'ALSACE
T. de Strasbourg. — T. au Citron. — T. du Sapin. — T. des Vosges. Bigeon. — Huile de Sapin.

Origine. — Produite par le Sapin argenté ou Sapin blanc, *Abies pectinata* D. C. des montagnes d'Europe : Vosges, Alpes, Jura, etc.

Les canaux sécréteurs des *Abies* sont dans l'écorce, chaque pousse annuelle a son système de canaux indépendants, sans communication avec les autres (GODFRIN) ; il y a interruption à chaque nœud verticillaire. — Disposition régulière, en rapport avec celle des faisceaux libéro-ligneux primaires et avec la phyllotaxie.

Récolte. — A peu près complètement limitée à la région des Vosges. Les canaux, gonflés par le liquide très limpide et incolore, forment des sortes d'utricules, molles sous la pression du doigt, qui s'étendent dans la région externe de l'écorce, la soulèvent, et crèvent au moindre choc en laissant s'écouler le contenu. — La dimension des utricules varie de la grosseur d'un pois à celle d'un haricot.

On s'adresse à des arbres d'âge moyen, 25 à 50 ans, mesurant de 8 à 15 mètres de haut.

Le résinier **grimpe** le long de l'arbre avec des crampons de fer, ouvre et vide les poches à l'aide du bec d'un gobelet de fer blanc, ce gobelet s'emplit peu à peu et il le vide dans un récipient en fer-blanc qu'il porte suspendu à son côté.

Les résiniers qui se livraient à ce travail habitaient les villages les plus pauvres de la montagne. Ils l'effectuaient ordinairement à l'automne, vivant par groupes de 10 à 12 dans des cabanes de pâtre ou des fromageries, ou dans des huttes qu'ils se construisaient eux-mêmes.

Le soir, en se rassemblant, on versait le produit collecté dans de grands récipients de tôle abandonnés au soleil pendant la journée : il y avait ainsi une purification du produit par sédimentation des impuretés lourdes.

La purification s'achevait par filtration dans un entonnoir fait d'un morceau d'écorce souple à demi rempli d'aiguilles de pin.

Métier dangereux, pénible, peu rémunérateur, auquel, depuis une trentaine d'années, les habitants ont renoncé ; à l'heure actuelle la récolte ne se fait plus et la térébenthine, si employée depuis le XVIe siècle, n'est plus qu'une curiosité de collection dans certaines pharmacies des Vosges.

Description. — Liquide très fluide, à aspect d'huile. *Couleur* très pâle. (Le temps épaissit le liquide et fonce la couleur.) — *Odeur* suave, citronnée. — *Saveur* moins âcre et moins amère que celle de Venise. — *Siccative* : une couche mince sur le papier sèche en quarante-huit heures. Dans les flacons mal bouchés, pellicule dure et cassante. Consistance pilulaire par addition de 1/16 de magnésie (la solidification avec moins de 1/16 est un indice de falsification). — Incomplètement soluble dans l'alcool (liquide trouble). Aspect cristallin au microscope. — Lévogyre comme l'essence.

Analyse. — D'après TSCHIRCH et WEIGEL, 8 à 10 p. 100 d'*acide abiénique*, amorphe et monobasique ; 1,5 à 2 p. 100 d'*acide abiétolique*, cristallisé, 46 à 50 p. 100 d'acides α et β *abiétinoliques* amorphes, monobasiques ; 28 à 30 p. 100 d'*essence* ; 13 à 16 p. 100 d'*abiétorésène* ; enfin 1 à 2 p. 100 au plus d'eau, principe amer, matière colorante et traces d'acide succinique.

La térébenthine au citron ne figure plus au Codex.

La *TÉRÉBENTHINE DU JURA* n'est pas utilisée en nature, mais sert sur place à préparer la POIX DE BOURGOGNE (voir page 102).

TÉRÉBENTHINE DU CANADA

Origine. — Ce produit, improprement appelé BAUME DU CANADA, est la sécrétion résineuse d'un sapin du nord de l'Amérique et surtout du Labrador et du Canada, le Baumier du Canada, *Abies balsamea* MILL.

L'*Abies Fraseri* LINDL., autre sapin des montagnes du Tennessee et de la Caroline du Nord, aurait également été exploité autrefois fournissant un produit très analogue et on a cité aussi comme producteur le Sapin du Canada, *Tsuga canadensis* CARR (*Abies canadensis* MICHX).

Récolte. — La disposition des poches sécrétrices oblige à une récolte analogue à celle de la Térébenthine d'Alsace, récolte très pénible pratiquée seulement par les plus pauvres des indigènes. Le récolteur va camper en famille dans la montagne pendant deux mois environ, le père aidé de ses fils collecte la térébenthine qui sera rapportée le soir au campement et, pendant ce temps, les femmes filtrent au soleil, à travers un tissu, le produit recueilli et le versent dans des barils d'une contenance de cinq gallons (soit environ 22 kilos).

Un sapin, riche en baume, n'en fournit que 240 grammes au plus par jour. Un résinier, avec deux jeunes aides, peut récolter par jour environ 4 kilog. 500.

La sécrétion du baume s'arrête à la fin d'août quand apparaît la neige. Un arbre peut être exploité pendant deux ans, il demande ensuite deux ou trois ans de repos, sinon le rendement est fort diminué.

Les deux centres principaux d'exportation, Montréal et Québec, en expédient chaque année 20.000 kilos.

Description. — Oléo-résine transparente, jaune clair, parfois peu colorée, ambrée, de la consistance du miel.

Odeur spéciale, non citronnée, mais très agréable ; — *saveur* âcre, un peu amère. — Le produit, très siccatif, forme vite une pellicule et durcit rapidement en couche mince. — Solidifié par 1/16 de magnésie. — Incomplètement soluble dans l'alcool, soluble dans l'alcool amylique chaud, et en toutes proportions dans le chloroforme, la benzine, le xylol, l'éther, etc.

Xylol et chloroforme sont les dissolvants habituels pour son emploi en micrographie où il constitue un milieu de choix pour le montage des préparations bien déshydratées : Au microscope, il est en effet tout à fait diaphane, ni granuleux, ni cristallin et son indice de réfraction est très voisin de celui du verre.

Dextrogyre, à essence lévogyre.

Analyse. — 13 p. 100 d'*acide canadinique* amorphe, monobasique, 0,3 p. 100 d'*acide canadolique* cristall., 48 à 50 p. 100 d'acides α et β *canadinoliques* amorphes, monobasiques, 23 à 24 p. 100 d'*essence* ; 11 à 12 p. 100 de *canadorésène* et 1 à 2 p. 100 au plus de principe amer, traces d'acide succinique... etc... (TSCHIRCH et BRUNING).

Emploi. — Rare en médecine, fréquent en micrographie et dans l'industrie (vernis fins, instruments d'optique, etc.).

Action physiologique des Térébenthines.

La plupart de ces oléo-résines ont une action analogue.

A l'extérieur, légèrement irritants et rubéfiants ; à l'intérieur et à doses faibles, excitent les sécrétions ; à dose plus forte, modifient les muqueuses par élimination de l'essence, diminuent ou même tarissent les sécrétions ; à haute dose, on peut arriver aux effets toxiques : nausées, phénomènes nerveux, vertiges, abaissement de la respiration et de la circulation et même mort dans le coma.

Les principes volatils s'éliminent par la respiration et communiquent à l'haleine leur odeur propre, pendant que l'urine prend une odeur de violette.

On admet qu'une térébenthine a les propriétés de son essence, mais que celle-ci est quatre fois plus active.

Emploi thérapeutique. — Dans le catarrhe pulmonaire, et les maladies des voies génito-urinaires (*indiquées* dans les lésions inflammatoires et purulentes des voies d'excrétion, bassinet, uretère, vessie, urèthre, mais *dangereuses* dans le cas de lésions de l'appareil sécréteur, néphrites·interstitielles ou épithéliales, etc.).

Doses : 50 centigrammes à 2 grammes, jusqu'à 10 et même 15 grammes chez l'adulte (capsules, sirop, pilules). Diverses formes sont utilisées pour l'usage externe (voir Térébenthine du Mélèze).

Emplois industriels pour vernis, encaustiques, encres lithographiques, cire à cacheter, peinture, etc.

DAMMAR KAURI

D. Austral. — D. de Nouvelle-Zélande.

Origine. — Oléo-résine le plus souvent fossile ou demi-fossile, fournie par l'*Agathis australis* SALISB., ou *Dammara australis* DON, Conifère de la Nouvelle-Zélande.

On en distingue trois sortes :

1º La *Kauri ordinaire*, d'origine fossile très ancienne, recueillie surtout dans la province d'Auckland où elle est dans le sol en plusieurs couches superposées, mais assez profondes ; on l'exploite par galeries (850.000 hectares exploités). Jusqu'à l'heure actuelle, on en a extrait pour environ 100 millions de dollars et la résine restant, avec ses sous-produits, aurait une valeur double ou triple.

Toute une gamme de teintes du blond pâle au brun foncé. Le prix est en fonction de la pureté, du volume des morceaux et de la couleur.

Le *Pukau* est une gomme Kauri avariée, mais dont l'exploitation donne des produits industrialisables.

2º La *Kauri bush*, à demi fossile, recueillie dans le sol au pied des arbres, ayant séjourné relativement peu dans le sol ; morceaux parfois assez tendres, d'odeur aromatique.

3º La *Kauri récolte*, recueillie par incisions sur les arbres, assez propre et beaucoup plus tendre.

Description. — Le produit habituel est en gros morceaux de 7 à 8 kilos, de couleur jaune pâle ou jaune verdâtre ; opaques

TÉRÉBENTHINES	VENISE	STRASBOURG	BORDEAUX	CANADA	AMÉRIQUE	AUTRICHE
Arbre d'origine.	*Larix europaea.*	*Abies pectinata.*	*Pinus Pinaster.*	*Abies balsamea.*	*Pinus palustris, P. echinata, P. Tœda, etc.*	*Pinus Laricio.*
Pays.........	Savoie, Tyrol, bords de l'Adriatique.	Vosges surtout, Alpes.	Landes.	Canada.	États-Unis.	Europe centrale.
Aspect après repos.........	Homogène, légèrement nébuleux.	Homogène, très transparent.	A deux couches, dont l'une inférieure cristalline.	Homogène, très transparent.	Homogène, opaque, puis transparent.	Trouble granuleux.
Couleur......	Jaune, un peu verdâtre ou rougeâtre.	Jaune clair.	Jaune rougeâtre assez foncé.	Jaune très clair.	Jaune rougeâtre.	Blanc jaunâtre sale.
Odeur........	Spéciale, plutôt faible, agréable.	Très agréable, citronnée.	Résineuse, peu agréable.	Agréable, mais non citronnée.	Spéciale, analogue à la térébenthine de Bordeaux.	Forte, peu agréable.
Solubilité dans l'alcool.....	Complète, solution acide.	Incomplète, solution trouble.	Entièrement soluble.	Incomplètement soluble.	Complètement soluble.	Complètement soluble.
Siccativité.....	Très faible, pellicule très lente.	Siccative, pellicule assez rapide.	Très siccative.	Siccative, pellicule rapide.	Siccative.	Siccative.
Action de 1/16 de Magnésie.	Non solidifiée.	Consistance pilulaire.	Durcit déjà par 1/32.	Solidifiée.	Solidifiée par 1/32.	Solidifiée.
Action sur la lumière polarisée........	Dextrogyre.	Lévogyre.	Dextrogyre.	Dextrogyre.	Lévogyre, essence souvent dextrogyre.	Lévogyre.
Consistance....	Assez épaisse.	Plus fluide.	Épaisse, de miel, grenue.	Épaisse, de miel, non grenue.	Visqueuse, coulant mal.	Épaisse.

et terreux à la surface, transparents à l'intérieur. L'oléo-résine fond à la chaleur et se dissout complètement dans l'alcool bouillant et dans l'essence de térébenthine.

Analyse. — 70 à 75 p. 100 d'acides résinoliques, 12 p. 100 de Kaurorésène, 12,5 p. 100 d'essence à odeur citronnée agréable et 0,50 à 1 p. 100 d'un principe amer.

Usages. — Entre dans la préparation de l'emplâtre caoutchouté simple. La solution alcoolique sirupeuse a été proposée pour remplacer le collodion et la traumaticine dans les affections cutanées.

Intéressant pour la fabrication des vernis, peintures, linoléums.

AMBRE JAUNE

Succin. — Karabé.

Origine. — Résine fossile provenant de Conifères disparus (*Pityoxylon succinifer* KRAUSS. et autres) et dont les forêts, à l'époque oligocène, couvraient problablement le sol occupé actuellement par la mer Baltique en particulier.

On rencontre de l'Ambre en d'autres points, mais celui des côtes de la Baltique est la sorte commerciale ordinaire.

Il provient, d'après BOTTLER, du Samland où il se trouve dans une couche géologique dite « Terre bleue ».

Les jours de tempête, la mer l'arrache du sol qu'elle recouvre et le jette à la côte où on le pêche avec de grands filets fixés à de longues perches et on le recherche parmi les fucus.

On l'a recueilli aussi en mer à l'aide de scaphandre; enfin, on l'extrait directement du sol, par des dragages près de la côte, ou par des puits et des galeries, aux environs de Königsberg.

Le *Pityoxylon succinifer*, particulièrement riche en oléo-résine, l'a exsudée en masses qui paraissent avoir, par leur odeur aromatique, attiré insectes, araignées, etc., qu'on retrouve emprisonnés dans la résine, ainsi que de nombreux débris végétaux.

Description. — Morceaux de formes et de dimensions très variables, *couleur* jaune ou jaune rougeâtre, ordinairement recouverts d'une enveloppe terne, très durs, à cassure arrondie, conchoïdale, intérieur transparent, translucide ou opaque. *Saveur* presque nulle, exhale par la *chaleur* ou le *frottement* une faible *odeur* aromatique, en même temps qu'il permet d'observer ces phénomènes d'attraction électrique découverts par **Thalès**, 600 ans avant notre ère.

Les plus gros morceaux peuvent atteindre 10 kilos.

$$D = 1,052 \qquad I.\ A. = 97$$

Par la chaleur, fond, puis se décompose vers 280°-290°; brûle sur des charbons ardents en donnant d'agréables vapeurs aromatiques. Insoluble dans l'eau, en partie soluble dans l'alcool, l'éther, le chloroforme, etc.

Analyse. — Traces d'*essence*, BERZÉLIUS y trouva en outre de l'*acide succinique* (qui est beaucoup plus abondant dans l'ambre allemand que dans l'ambre italien) et trois résines séparables par l'alcool.

Résines α, β et γ, cette dernière ou *succine* insoluble dans l'alcool représente 70 p. 100 du poids total de l'ambre ; elle contient de la *succino-résine*, insaponifiable, et une partie saponifiable en *acide succinique* et *succinorésinol*.

Des solutions alcooliques, on a isolé l'*acide succoxyabiétique* et l'*acide succinoabiétolique* qui est un *éther acide* donnant par saponification de l'*acide succinosylvique,* du *succinoabiétol* et du *bornéol.*

Emploi. — Fabrication de colliers, en usage depuis les temps les plus reculés, — fabrication d'articles pour fumeurs. — Malgré sa grande dureté, l'ambre jaune est peu utilisé pour les vernis, à cause de sa fragilité. N'a plus aucun emploi en thérapeutique.

SANDARAQUE

Origine. — Provient de deux espèces de Cupressinées ; 1° le *Thuya articulata* Desf. (*Callitris quadrivalvis* Vent.), petit arbre atteignant 5 à 6 mètres de haut, croissant particulièrement au nord et à l'est de l'Afrique (Algérie et Maroc). On la retire surtout du sud du Maroc (Grand-Atlas et Sous) où le commerce déjà important pourrait en être fort augmenté. Les forêts de Thuyas de Korifla, de Mdakra, des Zaers, etc., ne sont pas exploitées et plus au sud l'exploitation tout à fait irrégulière ne donne qu'un faible rendement.

2° Le *Callitris verrucosa* R. Br. (*Frenela robusta* var. *verrucosa* A. Cunn.) C'est le *Cypress-Pine* du nord de la Nouvelle-Galles du Sud et du Queensland.

Récolte. — La Sandaraque s'écoule spontanément de l'écorce des arbres, mais on active souvent sa sécrétion par des incisions ; au Maroc, on entaille irrégulièrement et profondément l'arbre à la hache, traitement brutal qui tue beaucoup d'arbres.

Description. — Deux variétés commerciales : 1° Sandaraque en larmes, — belle qualité d'un jaune pâle, presque incolore : larmes recouvertes d'une pulvérulence blanche, mais brillantes et transparentes à l'intérieur.

2° Sandaraque commune, — qualité inférieure, en petites larmes foncées, opaques, et souvent chargées d'impuretés.

Tendre et friable, la Sandaraque se pulvérise sous la dent au lieu de s'y ramollir comme le mastic.

Complètement soluble dans l'alcool, l'alcool amylique, l'acétate d'amyle, peu soluble dans l'éther et dans l'essence de térébenthine.

$$D = 1{,}071. \qquad I.\ A. = 136{,}6.$$

Analyse. — 95 p. 100 de divers acides, 1,50 p. 100 d'impuretés, 1,84 p. 100 de principes amers, 0,57 p. 100 d'eau et 1 p. 100 d'essence (mélange de dipentène et de pinène droit).

Usages. — Très utilisée pour la fabrication de vernis à l'alcool, parce que peu colorée, mais elle est trop tendre pour s'employer seule.

Vernis pour photographie et pour les pilules d'iodure ferreux, mastics, etc.

POIX

Produits réunis par leur consistance en un groupe qui touche de si près aux Térébenthines qu'il pourrait sans inconvénient leur être réuni.

GALIPOT (1)

Résine commune. — Barras. — Encens marbré.

Origine. — Le Galipot officinal est constitué par la gemme du Pin maritime, durcie par évaporation le long des carres. Il est souvent considéré à tort comme la gemme qui s'écoule en fin de saison de la dernière blessure faite à l'arbre, il se forme au contraire pendant toute la saison aux dépens des plus anciennes blessures, sur toute la surface de la carre et au-dessous du récipient remonté. Il se concrète en masses stalactiformes, blanchâtres ou d'un jaune sale.

Récolte. — La dernière gemme récoltée, le résinier recueille le Galipot formé et le détache en longs morceaux facilement séparables.

Le *Barras* est un galipot impur, obtenu en raclant l'arbre avec une sorte de raclette, la *barrasquite* avec laquelle on gratte la carre et les dépôts formés autour : tandis que le Galipot est un produit

---

(1) Voir page 68 les remarques sur les différentes acceptions actuelles de cette dénomination.

pur, le Barras contient une foule d'impuretés (copeaux du bois, aiguilles de pin, fragments d'écorce, etc.)

C'est abusivement que ces deux termes sont souvent aujourd'hui employés l'un pour l'autre.

Description. — Masses blanc jaunâtre, fonçant avec le temps, grenues, solides, en croûtes ou en stalactites, de saveur amère et aromatique, d'odeur forte et térébenthinée. — Complètement soluble dans l'alcool. — Aspect cristallin au microscope. — Distillé, le Galipot donne une essence de térébenthine qui porte le nom particulier d'*Huile de Raze*, mais il est pauvre en essence, parce que la gemme en perd par évaporation en se desséchant et aussi parce qu'une partie de l'essence s'oxyde à l'air et se résinifie.

Le Galipot figurait encore au Codex de 1884 où il entrait dans l'Emplâtre de Ciguë.

Les divers Pins dont nous avons étudié les térébenthines fournissent naturellement des produits analogues, le plus important est celui du Pin sylvestre comme nous le verrons à propos des essences de térébenthine russes.

Le Galipot impur ou Barras, traité par les alcalis, donne la graisse végétale, communément utilisée pour l'entretien des machines, des essieux, etc.

La **POIX BLANCHE** est un produit industriel obtenu en brassant du Galipot fondu avec de l'eau et de la Térébenthine ordinaire ou de l'essence. Ce sont des masses résineuses, blanches, molles, très amères, à forte odeur de térébenthine.

Elle sert à falsifier très communément la poix de Bourgogne, qu'elle peut remplacer; mais elle devient beaucoup plus vite cassante, ce qui est un grave inconvénient pour la fabrication des emplâtres.

POIX DE BOURGOGNE

Le Sapin de Norvège, Pesse, Epicéa, Faux sapin, Sapin rouge, (*Picea excelsa* POIR. ; *Picea vulgaris* LINK.) est un arbre particulièrement répandu dans les forêts du nord et du centre de l'Europe ; très abondant en Suède où il atteint le 65° de latitude nord, en Norvège où il va jusqu'au 67° et en Finlande où il s'élève jusqu'au 69°. — Dans l'Europe centrale, on le trouve surtout en Suisse, sur les contreforts du Jura (jusqu'à 1.500 mètres) et des Alpes (jusqu'à 2.000 mètres).

Ce bel arbre, pouvant atteindre 50 mètres de haut, a une écorce épaisse, d'abord lisse et brun rougeâtre, puis s'exfoliant et passant au gris.

Son exploitation résinière date du XVIIe siècle où elle avait lieu dans le Jura français, le Jura suisse et la Forêt noire. Limitée aujourd'hui au Jura bernois, en particulier dans les forêts communales de Soulce et de Tramelan, dans la vallée de Délémont.

Au moyen d'une hache droite, on pratique dans l'écorce de l'arbre, à 50 centimètres du sol, quatre incisions allant jusqu'au bois.

L'année suivante, l'écorce s'est disjointe par l'effet de la croissance de l'arbre et la térébenthine, d'abord demi-fluide, s'est amoncelée entre l'écorce et le bois.

Les quatre entailles donnent par arbre et par an environ 500 grammes de produit brut ; un arbre peut supporter cette exploitation pendant une centaine d'années, il est alors complètement épuisé et doit être abattu (Dr DUCOMMUN).

La térébenthine est récoltée dans un récipient formé de deux bandes d'écorce de Tilleul cousues ensemble et formant un cornet qui est placé au-dessous de l'entaille. L'ouvrier y fait tomber la gemme à l'aide d'une sorte de racloir à bords aiguisés fixé à l'extrémité du manche de la hache. Ce récipient est vidé dans un sac étroit, en toile, de 2 à 3 mètres de long, pouvant contenir jusqu'à 30 kilos de matière. Ce sac rempli, l'ouvrier le plie en deux et le descend sur sa tête de la montagne jusqu'au point de la vallée où se fera la cuisson.

Ce produit brut, de couleur fleur de pêcher, d'odeur aromatique, est souillé par des feuilles et des fragments de bois et d'écorce ; traité par l'éther, il abandonne 1/3 environ d'impuretés.

Par évaporation de la solution éthérée, on obtient un liquide épais, jaune d'or. La solution alcoolique rougit faiblement le tournesol.

Analyse. — 53 p. 100 d'acides résiniques ; 2 à 3 p. 100 d'*acide picéapimarinique*, amorphe ; 1,5 à 2 p. 100 d'*acide picea pimarique* cristallisé, 48 à 50 p. 100 d'*acides* α et β *picéapimaroliques*, amorphes et monobasiques. En outre, 32 à 33 p. 100 d'essence ; 10 à 12 p. 100 de *Jurorésène*, et pour 1 à 2 p. 100 au plus, de l'eau, de la matière colorante, un principe amer et des traces d'acide succinique. (TSCHIRCH et BRUNING).

Préparation. — Tel qu'il est recueilli, le produit n'est pas commercial, mais il est transformé sur place. On opère dans la vallée, dans une hutte proche d'un ruisseau. La térébenthine est fondue avec de l'eau dans une grande chaudière, puis versée dans un sac de toile grossière soutenu par une fourche au-dessus d'une auge creusée dans un tronc d'arbre abattu et à demi remplie d'eau froide. Elle est ainsi filtrée, on achève l'extraction du sac par pression à l'aide d'un levier de bois à l'extrémité duquel est posée une lourde pierre.

Le produit purifié se rassemble au fond de l'auge sous une couche d'eau avec laquelle on le pétrit.

On obtient ainsi le produit commercial qui est logé dans des tonneaux ; c'est la *Poix de Bourgogne* ou *Poix jaune*.

Description. — Substance résineuse, amorphe, fauve foncé, avec des taches lie de vin, opaque, solide et cassante, mais se moulant peu à peu sur les vases ; *odeur* assez forte, spéciale, presque balsamique, *saveur* douce, parfumée, non amère ; soluble dans l'acide acétique et dans l'acétone, incomplètement soluble dans l'alcool absolu.

Falsifications. — Fréquentes. On lui substitue la poix blanche ou des mélanges de Galipot et de Térébenthine de Bordeaux ou de Galipot et d'essence de térébenthine, brassés avec de l'eau.

Ces mélanges ont une saveur amère, l'odeur de la Térébenthine de Bordeaux et sont entièrement solubles dans l'alcool.

Le mélange de Colophane fondue et d'huile de **Palme** brassé avec de l'eau donne des masses criblées de vacuoles, à odeur spéciale, dont l'alcool enlèvera la Colophane et laissera la **matière** grasse.

Usages. — La Poix de Bourgogne adhère à la peau, mais a le défaut de couler et doit être mêlée de cire pour la fabrication des emplâtres.

Employée dans l'Emplâtre de Cantharide mitigé, E. de Poix de Bourgogne, E. diachylon gommé, Sparadrap de Thapsia.

POIX NOIRE

Substance complexe produite par la combustion lente et imparfaite réalisée dans les fours à pègle (fours sans courants d'air) de divers résidus d'extraction ou d'épuration de la térébenthine et en particulier des griches (1).

On allume par en haut, le produit obtenu coule en bas, liquide épais et noir qu'on conduit dans une cuve d'eau où il se divise en deux couches : 1° supérieure, *huile de poix* ou *pisselæon* ; 2° inférieure, plus solide (colophane, goudron, noir de fumée, essence, etc.). On enlève l'essence par évaporation dans des chaudières (essence perdue) ou dans un alambic (essence recueillie) et on coule dans des moules le [goudron concentré formant le résidu, c'est la *Poix noire*.

En Russie, l'opération se fait en grand :

---

(1) Les *griches* sont les déchets organiques fortement imprégnés de térébenthine que la filtration sépare dans l'épuration de la gemme.

On verse dans l'alambic environ deux tonnes et demie de goudron, on ajoute 1 p. 100 de chaux et on chauffe. On remplace généralement une partie du goudron par des résidus (*croûtes*) de la distillation du galipot dans la fabrication de l'essence.

Il passe, à la distillation, de l'eau et l'*essence de térébenthine rouge* (ainsi nommée à cause de sa couleur due à des huiles pyrogénées) et il reste dans l'alambic une matière noire, fondue : la *Poix noire.*

On la vidange, encore liquide, dans un récipient spécial, puis dans des tonneaux de 250 kilos où elle se solidifie.

Le rendement varie avec le produit utilisé : goudron de four goudron de fosses ou croûtes.

	Goudron de four (1) p. 100	Goudron de fosses p. 100	Croûte p. 100
Poix	76	65	80
Essence	8	22	2
Eau et perte	16	13	18

L'arrondissement des Apanages de Velsk produisait en 1900 3.000 tonnes environ dont les 4/5 étaient exportés par Arkhangel.

Description. — La Poix noire est cassante à froid, de cassure conchoïdale, mais facilement ramollie et adhérant alors fortement.

Se ramollit vers 37° (dans la main) ; fond dans l'eau chaude qui devient acide. — *Couleur* très noire, luisante, brun rouge sur faible épaisseur. — Homogène sans cristaux. — Brûle avec flamme fuligineuse et éclairante. — Saveur presque nulle. — Odeur faible, empyreumatique. — Soluble dans les alcalis avec odeur forte, désagréable ; en grande partie soluble dans l'alcool à 75°.

Très rarement pure. La Poix du goudron de houille s'en distingue par les mêmes caractères que le Goudron de houille du Goudron de bois, mais le mélange est difficile à déceler.

Utilisée dans la préparation de divers onguents (Onguent de la mère, Onguent basilicum, Emplâtre céroène, etc.).

---

(1) Voir page 107, ces différentes sortes de goudron.

GOUDRONS

Il existe des goudrons minéraux (G. de houille, Coaltar), animaux (Huile animale de DIPPEL) et végétaux ; ces derniers seuls nous intéressent ici.

Ce sont des produits épais, colorés, obtenus par distillation sèche des bois. Ils sont fournis par des Conifères et par d'autres arbres, mais ceux des Conifères se rattachent aux Térébenthines, avec toutefois une constitution bien plus complexe.

GOUDRON DE PIN

G. végétal. — G. de Norvège. — G. d'Arkhangel.

Origine. — En France, *Pinus Pinaster* SOL.; en Suède, Norvège, Russie du Nord, *P. sylvestris* L, *P. Ledebourii* ENDL. ; aux États-Unis, *P. australis* MICHX, *P. rigida* et aussi *Abies canadensis* MICHX et *A. nigra*, DESF.

A l'inverse des autres produits résineux, le Goudron est importé en grande quantité en France, surtout de Finlande et de Russie.

Préparation. — Par deux procédés : combustion et distillation. 1º *Combustion.* — Les bois résineux gemmés et épuisés sont débités en fragments et disposés dans une fosse en cône renversé creusée dans le sol, puis suivant un cône extérieur opposé au premier par sa base, avec cheminée d'appel au centre, le tout recouvert de mottes et de gazon. Allumage par le centre. — Combustion lente (une à quatre semaines) ; les bûches se transforment en charbon de bois et il se fait une distillation du Goudron *per descensum.*

Le liquide gagne le fond du cône inférieur d'où il s'écoule dans un récipient latéral.

Ce *goudron de fosses* est un produit excellent, relativement très liquide, mais rendement médiocre, 45 kilos seulement de goudron par mètre cube de bois.

2° *Distillation.* — Procédé plus rapide et de meilleur rendement. — On distille le bois dans des alambics en fer forgé munis de condensateurs à réfrigérant, ce qui permet de recueillir, en même temps que le goudron, de l'essence de térébenthine, de l'acide pyroligneux, de l'alcool méthylique, de l'acétone...

En Russie, dans l'arrondissement des Apanages de Velsk, sauf sur quelques points isolés où persiste le premier procédé, on opère partout par distillation sèche.

On se sert de fours de 2 à 7 mètres cubes, généralement munis d'un réfrigérant destiné à la condensation de l'essence de térébenthine (tuyau de cuivre immergé dans une cuvé pleine d'eau).

Le rendement, par mètre cube de bois distillé, est de 6 à 8 kilos d'essence dite *essence de térébenthine de four* ou *térébenthine jaune* et 60 à 70 kilos de goudron, dit *goudron de fours*, plus dense, moins liquide et de moindre valeur que le *goudron de fosses*.

La quantité produite par an dans cette région de Velsk, de 1894 à 1898, a été en moyenne de 105.000 barils de 130 kilos, soit 13.650 tonnes. 27.000 barils étaient transformés sur place en Poix noire et 67.500 barils exportés par Arkhangel.

Le Goudron de Conifères, recueilli, se divise en deux couches, l'une supérieure, très fluide, brune, c'est l'*Huile de Cade vétérinaire* (nom fâcheux, prêtant à confusion), l'autre est le Goudron proprement dit.

Description. — Le Goudron est semi-liquide, épais, noir ou brun foncé, rougeâtre en lame mince, amer, granuleux parfois (cristaux de pyrocatéchine) ou non ; d'odeur spéciale, forte et tenace.

Réaction nettement acide. D = 1,06 à 1,15 à 20°.

Solidifié assez vite par 1/16 de magnésie.

A l'air, il se dessèche en une croûte très adhérente au bois ou à la pierre, d'où de nombreuses applications industrielles (bois de marine). L'eau le dissout très peu, mais en prend la saveur, la réaction acide et une couleur jaune clair qui passe au rouge par le perchlorure de fer très dilué (0,1 p. 100) ce qui est une différence avec l'huile de cade vraie.

Par évaporation, la solution aqueuse abandonne des cristaux : les Goudrons sans cristaux de pyrocatéchine ont été problablement lavés. Mieux vaut, pour faire l'eau de Goudron, choisir les produits granuleux.

L'eau bouillante en dissout un peu plus. Soluble dans l'alcool, l'éther, les essences, les alcalis...

Par la chaleur, il se ramollit, puis se liquéfie, il bout à 87°, s'enflamme à 105° et brûle avec une flamme rouge, fuligineuse et éclairante.

La distillation fractionnée donne des produits variés, assez complexes, parfois mal définis, où on peut reconnaître : acide acétique, phénol, benzène, toluène, essence de térébenthine, créosote, paraffine, etc. La créosote y est moins abondante que dans d'autres goudrons végétaux.

(Voir, page 111, la réaction avec l'acétate de cuivre).

Action physiologique et toxicologie. — Plus astringent et moins stimulant que les Térébenthines.

Localement, il fait pâlir puis rougir la peau et finit même par l'irriter. — *A l'intérieur,* stimulant général et irritant local ; diurétique, diaphorétique, digestif ; il s'élimine par les urines qu'il colore en rouge en leur donnant une odeur spéciale, et aussi par les sécrétions bronchiques et la sueur qu'il rend odorantes.

A forte dose, gastro-entérite, vomissements, coliques, diarrhée, inflammation rénale.

A dose très élevées, a pu amener la mort avec des symptômes rappelant l'empoisonnement par l'acide phénique.

Il a des propriétés antiseptiques et antiputrides qu'il doit à la créosote et aux produits pyrogénés.

Emploi thérapeutique. — Vieux remède populaire contre parasites, dermatoses, etc. (usage externe) et à l'intérieur contre les maladies pulmonaires.

Actuellement on admet qu'il modifie favorablement la muqueuse

du poumon et celle des voies urinaires (catarrhe, cystite, blennor-
rhée.) En général, indiqué dans les affections catarrhales,
surtout bronchiques, et à l'extérieur dans les dermatoses à marche
chronique (eczéma chronique, sans suintement, et psoriasis).

Formes. — Eau de goudron, pilules ou capsules, émulsion,
sirop, pastilles. — A l'extérieur, pommade à 1/10.

Nombreux emplois industriels : toiles, câbles, cordages, calfa-
tage, etc., mais certains textiles ne prennent pas le goudron.

D'autres substances, résineuses ou non, peuvent fournir des
goudrons : Bouleau, Hêtre, Chêne-Liège, marc de Pommes, etc.,
pour la plupart inusités en médecine.

Le *Goudron de Hêtre* sert à l'extraction de la créosote.

Le *Goudron de Bouleau* est préparé avec l'écorce de *Betula alba* L.,
surtout en Russie. L'écorce reste en tas de mai à décembre, puis
est distillée dans des caisses quadrangulaires en tôle, à feu d'abord
lent, puis de plus en plus actif.

Ce goudron est d'ordinaire mêlé sur place avec du goudron de
conifères.

Pur, il est vert, d'odeur agréable de cuir de Russie. Distillé, les
dernières portions sont remarquablement dichroïques, rouges par
transmission, vertes par réflexion. Essence d'odeur agréable :
essence de Bouleau ou Huile russe.

Utilisé en médecine contre les affections cutanées et dans l'industrie pour la préparation des peaux.

Substitué parfois au Goudron de Pin. Il est plus léger, 0,92 à
0,94 ; sa solution aqueuse est presque incolore, passant au vert par
Fe^2Cl^6 ; sa solution alcoolique est trouble ; enfin, il ne donne pas
la réaction à l'acétate de cuivre.

HUILE DE CADE

Goudron de Genévrier.

Origine. — Goudron liquide retiré du bois de *Juniperus Oxycedrus* L. soit par distillation sèche, soit par combustion incomplète (Codex).

Le Genévrier Cade est une espèce plus méridionale que le Genévrier commun (abondante dans les garrigues du Midi de la France (1), Corse, Région méditerranéenne). Le Cade devient très vieux et se distingue du Genévrier commun par ses gros fruits rouges et ses feuilles à deux sillons blanchâtres de part et d'autre de la nervure médiane.

Les fabricants admettent que les jeunes sujets ne fournissent pas assez d'huile, et que le rendement n'est rémunérateur qu'avec le cœur des vieux arbres (grosses branches, troncs et surtout racines).

PÉPIN a constaté que plus le bois est divisé, plus le rendement est élevé.

Le bois, coupé en petite bûchettes, remplit une marmite de fonte qu'on renverse et qu'on lute sur une dalle concave dont le fond est muni d'un orifice assez large auquel s'adapte un tuyau d'écoulement. Un feu ardent est allumé, qui enveloppe complètement la marmite.

La distillation *per descensum* produit des vapeurs de plus en plus épaisses et le liquide épais coule par le tuyau au milieu de fumées âcres et fuligineuses. Le rendement est de près de 30 p. 100.

La fabrication a lieu surtout de septembre à mai.

Le produit brut recueilli est laissé au repos au moins 15 à 20 jours, il se sépare alors en trois couches : au fond un dépôt de bourbe goudronneuse, au-dessus une couche aqueuse et enfin toute la partie supérieure surnageant, qui est l'huile de Cade vraie.

---

(1) L'huile de Cade est préparée surtout dans le Gard, près d'Alais et dans le Var.

Description. — Liquide moins épais que le goudron, brun noirâtre, limpide en couche mince, homogène ; d'une forte odeur empyreumatique, presque repoussante ; saveur âcre et brûlante.

Agitée avec l'eau, l'huile de Cade forme des globules qui ne remontent que lentement à la surface ; la densité de l'huile est en effet un peu plus faible que celle de l'eau. Massy a cependant obtenu (1925) des huiles de Cade de densité légèrement supérieure à 1.

A peu près insoluble dans l'eau, elle lui communique une réaction acide (l'acidité de l'huile de Cade, exprimée en acide acétique, ne doit pas dépasser 1,5 p. 100).

Incomplètement soluble dans l'alcool, soluble dans l'éther, l'acide acétique cristallisable, la benzine, le chloroforme, l'éther de pétrole, le sulfure de carbone, l'aniline (différence avec le goudron de Bouleau).

Par distillation fractionnée, sous pression ordinaire, elle doit donner 65 p. 100 de distillat entre 150 et 300° (Pépin), et, si elle a été privée de ce qu'elle cède à la soude, elle ne doit pas distiller sensiblement au-dessus de 200°, tandis que plus de 50 p. 100 doivent passer entre 250 et 300° (Huerre).

Falsifications et essais. — L'huile de Cade paraît avoir toujours été falsifiée, soit que l'on ait ajouté ou substitué d'autres espèces à l'Oxycèdre (souvent, semble-t-il, des Genévriers ou d'autres conifères), soit qu'on l'ait très fréquemment additionnée de cette huile légère de goudron de Pin fâcheusement appelée huile de Cade vétérinaire (1).

Le Codex indique la réaction de Hirschsohn et Pépin :

« Agitez fortement 1 centimètre cube d'huile de Cade avec 15 centimètres cubes d'éther de pétrole et filtrez. Dans une ampoule à décantation introduisez 10 centimètres cubes de liquide filtré avec 10 centimètres cubes d'une solution d'acétate neutre de

---

(1) Les importations annuelles d'huile de Cade en France sont de 180.000 à 190.000 kilos, une partie vient de Norvège où n'existe pas le *J. Oxycedrus*, l'autre partie vient de Syrie.

cuivre à 5 p. 100 ; laissez déposer, séparez la solution cuprique et ajoutez à l'éther de pétrole deux fois son volume d'éther officinal, filtrez après agitation.

« Le liquide obtenu ainsi devra présenter une coloration brun marron. »

La présence de goudron de Pin serait décelée par une belle coloration d'un *vert intense*, mais le goudron de Bouleau, par exemple, ne donnerait pas cette coloration due aux résinates de cuivre ; cet essai est donc insuffisant (1).

Une huile pyrogénée, de densité voisine de 1, de réaction acide dans les limites indiquées, ne donnant pas la coloration verte avec l'acétate de cuivre et dont le fractionnement donne des chiffres voisins de ceux cités plus haut est vraisemblablement une huile de Cade vraie.

Pourtant les huiles pyrogénées faites avec le *Juniperus virginiana* L., le *Cedrus Libani* BARR., ou le *Cedrus Atlantica* MANET présenteraient également ces caractères.

HUERRE ayant constaté que le *Cadinène gauche* principal composant de l'essence de Cadier, passait en grande partie inaltéré dans l'huile de Cade, l'y caractérise à l'état de cristaux de dichlorhydrate obtenus sous l'action d'acide acétique cristallisable saturé d'acide chlorhydrique.

Dans les mêmes conditions précisées par l'auteur, le goudron liquide du *Cedrus atlantica* ne donne pas de cristaux, bien qu'il contienne du *Cadinène droit* ; la réaction n'a pourtant de valeur absolue que si elle est positive, car HUERRE n'a pu l'obtenir avec certaines huiles de Cade fabriquées avec des Cadiers fort pauvres en essence.

Enfin, MASSY, pour distinguer l'huile de Cade du goudron liquide de *Cedrus atlantica*, propose d'en extraire les essences et de les examiner au polarimètre : la rotation est de — 5°4 à — 12°6 pour

____

(1) MASSY fait remarquer que le produit employé pour falsifier l'huile de Cade n'est pas le goudron de Pin, mais l'huile de goudron de Pin du commerce, extraite par distillation du goudron au-dessous de 300°, ne contenant pas de résine libre et par conséquent ne donnant pas la coloration verte.

l'essence retirée de l'huile vraie, de $+ 23°6$ à $+ 43°3$ pour celle provenant du goudron liquide du Cèdre.

Emploi thérapeutique. — Très ancien remède populaire en médecine vétérinaire (parasiticide surtout).

Introduit en 1846 dans la thérapeutique humaine par SERRE D'ALAIS, il est encore employé dans diverses dermatoses, en particulier dans le psoriasis, mais l'odeur en a restreint l'emploi.

Employé quelquefois à l'intérieur contre les vers intestinaux à la dose d'une vingtaine de gouttes ou en capsules.

Formes. — De 0 gr. 25 à 1 gramme (*intus* en capsules). Pommades, glycérés, liniments à 1/4 ou 1/2 ; ou application directe.

RÉSINES DE CONIFÈRES

Certains des produits précédents (Galipot, Poix blanche, Poix de Bourgogne..... et surtout la Sandaraque et l'Ambre jaune) font le passage à ces résines complètement privées d'essence.

COLOPHANE

Résine de Colophon (ville d'Asie Mineure), *Arcanson, Brai sec, Pix græca, Résine de Violon,* etc.

Origine et préparation. — La Colophane est le résidu de la distillation des térébenthines des Conifères. Quand on en a retiré toute l'essence, quel qu'ait été le procédé de distillation, la température a été portée vers 160° (*cuite*) pour chasser l'eau, et les produits secs restent en fusion dans l'appareil. On les filtre alors au moyen de fines toiles de laiton ou mieux de bronze phosphoreux et on les coule dans des récipients où se fait la solidification.

Les procédés sont variables, leurs perfectionnements tendent à réduire le plus possible, pendant la cuite, la filtration et la coulée, le contact de la Colophane fondue avec l'air.

L'action de l'oxygène atmosphérique n'est sans inconvénient pour la colophane qu'au-dessous de 100° ; à 160°, la vitesse d'oxydation est très grande et la Colophane prend rapidement à l'air une coloration foncée qu'il faut éviter.

Description. — Résine solide, fragile, friable, plus ou moins foncée, variant du jaune clair au brun, mais toujours vitreuse et transparente ; reflets légèrement verdâtres. Se ramollit vers 70° et devient de plus en plus fluide et foncée quand la température s'élève, franchement liquide vers 120°.

Insoluble dans l'eau (mais cède à l'eau chaude des traces de pyrocatéchine et d'acide protocatéchique) entièrement soluble dans la benzine, l'essence de térébenthine, l'alcool, l'éther, l'acide acétique, l'acétone.

L'éther de pétrole, de $d = 0,65$ à $0,70$, laisse une proportion d'insoluble en rapport avec l'état d'oxydation de la Colophane.

I. A. = 165 à 175 pour les Colophanes françaises. D = 1,070 à 1,085. — Inodore, insipide. — Rend les doigts un peu adhérents. — Poudre blanc jaunâtre. — Se mêle aux corps gras, à la cire, à l'emplâtre simple et déplace l'acide carbonique des carbonates alcalins, ce qui permet l'obtention des résinates de soude et d'ammoniaque (savons de résine).

Formes commerciales. — Fondées sur la couleur : Colophanes, Brais clairs, Brais demi-noirs et noirs, allant du jaune clair au noir.

En Amérique, il existe une classification officielle représentée par une série de 14 petits cubes de Colophane d'environ 2 cent. 5 de côté, réalisant tous les types commerciaux, et on a créé des séries types en verre coloré.

La désignation se fait par des lettres :

A, B, C, D, E, F, G, H, J, K, M, N, WG, WW, le cube A étant le plus coloré, le cube WW le plus clair.

En France, il n'y a pas de classification officielle, la plus courante est la suivante :

DD, CC, BB, AB, 2A, 3A, 4A, 5A, 6A, 7A, 8A, 9A, le type 9A correspondant aux types les plus clairs.

Les Colophanes françaises (1) fournissent les plus claires, très supérieures aux colophanes américaines ; aussi sont-elles très recherchées dans l'industrie des vernis.

Cela tient à la méthode de gemmage et à certains procédés de décoloration comme l'ensoleillage.

Chimie. — On a vu, page 71, les constituants normaux de la Colophane : *résène*, *acide dextro* et *lévopimarique* et surtout *acide abiétique* $C^{20}H^{30}O^2$, en appelant de ce nom le mélange de constituants cristallins isomorphes (dont SCHULTZ a isolé un constituant pur). On peut admettre que la plupart des éléments de la Colophane proviennent d'isomérisation plus ou moins avancée des acides dextropimarique, lévopimarique, α sapinique et β sapinique de la térébenthine ; l'isomérisation complète, obtenue par la chaleur prolongée ou par l'action d'un acide minéral, aboutit à l'acide abiétique cristallisable.

Si, en effet, on fait passer dans de la Colophane fondue maintenue à 150° un courant d'acide chlorhydrique pendant un quart d'heure, on peut, en amorçant, obtenir au refroidissement une prise en masse de cristaux d'acide abiétique (80 à 90 p. 100) que l'on peut faire recristalliser dans l'alcool.

Chauffée, la Colophane, vers 250°, commence à se décomposer en donnant divers produits gazeux ou liquides dont les *huiles de résine* et de la *pinoline* (ou *essence vive*).

Usages. — 1° *Pharmaceutiques*. La Colophane entre dans divers emplâtres (mercuriel, etc.), onguents (basilicum, vésicatoire vétérinaire.....), pommades (styrax...) et sparadraps (thapsia, vésicant).

---

(1) Provenant du Pin maritime, car celles du Pin d'Alep sont toujours beaucoup plus colorées.

La poudre est hémostatique (piqûres de sangsues).

2° *Industriels*, multiples et importants :

Savons de résine, encollage des papiers, vernis, cire à cacheter, soudures, graisse noire pour machines, noir de résine, résine jaune, huiles de résine, etc.

La *résine jaune* qui sert pour la fabrication des torches, la soudure, etc., est un simple mélange de Colophane fondue avec 10 p. 100 d'eau.

Les *huiles de résine* représentent une industrie considérable, qui, née en France (1), n'y est guère développée, mais est fort importante à l'étranger.

Avant la guerre, l'Allemagne importait environ 100.000 tonnes de brai sec d'Amérique (soit l'équivalent de la production landaise) et en transformait la plus grande partie en huiles pyrogénées dans plus de cinquante usines !

100 kilos de brai sec donnent en moyenne à la distillation 10 à 15 kilos de gaz et d'eau acide, 1 à 2 kilos d'essence vive, 80 à 84 kilos d'huiles de résine et 4 à 5 kilos d'une sorte de coke résiduel.

Ces huiles sont dites blonde, bleutée, bleue et verte.

L'étude de leurs multiples emplois sortirait trop du cadre de cet ouvrage, le principal est dans la fabrication de lubrifiants et de graisses consistantes employées pour le graissage des roues de voitures, de wagons, etc., elles servent à la fabrication des vernis, des encres d'imprimerie, de noir de fumée, de certaines cires à bouteilles, etc. L'huile de résine est *siccative*, d'où son emploi comme succédané de l'huile de lin ; bien purifiée, elle est insipide et sert à falsifier les huiles grasses, même l'huile d'olive comestible.

---

(1) Le 30 mai 1822, Étienne DIVE, pharmacien à Mont-de-Marsan, prit un brevet d'invention « pour la distillation des matières résineuses..... », ce fut le point de départ de cette florissante industrie.

ESSENCES DE CONIFÈRES

ESSENCE DE TÉRÉBENTHINE

S'obtient par distillation des térébenthines qui laisse comme résidu sec la Colophane.

Elle semble avoir été connue dès le VIIIe siècle (*aqua ardens* de MARCUS GRAECUS), et peut-être avant.

Préparation. — Fabrication en grand dans presque toute l'Europe, surtout en France, et plus encore en Amérique. Procédés très variés, dont le principe seul peut être exposé ici.

Autrefois, on opérait la distillation de la térébenthine à feu nu, dans un grossier appareil en plein vent. Or la térébenthine bout à 184° et la température d'ébullition augmente pendant toute la durée de l'opération, la distillation de l'essence enrichissant constamment en colophane la térébenthine résiduelle.

A ces températures élevées, non seulement la colophane fixant de l'oxygène se colore de plus en plus, mais elle commence à s'altérer et émet des produits pyrogénés qui distillent avec l'essence, la colorent et la rendent maladorante. La condition essentielle au point de vue de la qualité des produits, c'est de ne pas dépasser 150°. Cette condition ne pouvait être remplie quand on distillait simplement la térébenthine sous la pression atmosphérique.

Actuellement les procédés permettant de séparer dans des conditions convenables l'essence et la colophane rentrent dans les trois types suivants :

1° Distillation en présence d'eau ou entraînement par la vapeur d'eau.

Ce type comprend tous les appareils généralement employés autrefois, depuis l'appareil primitif distillant un mélange de gemme et d'eau jusqu'aux appareils modernes où l'entraînement se fait par de la vapeur sèche, provenant d'un générateur à 8 kilos.

2° Entraînement par un gaz inerte.

3° Distillation dans le vide.

A ces deux derniers types correspondent les appareils récents, qui donnent de beaux produits avec économie de combustible et de main-d'œuvre.

Description. — L'essence de térébenthine est un liquide incolore très mobile, très fluide, limpide et très réfringent ; l'essence française a ordinairement une faible odeur d'ozone, elle prend à l'air une odeur forte et caractéristique qu'elle doit à la formation d'une aldéhyde $C^{10}H^{16}O^3$; elle a une saveur âcre et brûlante. — Elle doit commencer à bouillir, sous pression normale de 760 millimètres, entre 152° et 156° et fournir à la distillation au moins 80 p. 100 de son poids au-dessous de 164° ; elle est beaucoup plus soluble dans l'alcool à 95° que ce dernier dans l'essence. Insoluble dans l'eau, elle est très soluble dans l'éther, le chloroforme, le sulfure de carbone, la benzine, l'éther de pétrole, l'acide acétique anhydre.

Son pouvoir rotatoire varie suivant son origine.

Elle peut contenir, du fait de sa fabrication, de petites quantités d'huile de résine et de colophane (dites adultérants normaux) dont le total ne doit pas excéder 2,5 p. 100.

Neutre ou peu acide, la limite tolérée étant celle que sature, vis-à-vis de la phtaléine du phénol, 1 gr. de potasse pure (KOH) par kilogramme d'essence.

Certaines essences, bien que non falsifiées, peuvent être plus riches en huile de résine ou en colophane ou plus acides qu'il n'a été dit ou d'une densité plus élevée que la densité normale.

Ces défauts les rendent non marchandes et proviennent d'une fabrication défectueuse ou d'une oxydation trop prononcée.

On ne les considérerait comme fraudées qu'au delà d'une acidité correspondant à 5 grammes de potasse par kilogramme ou avec plus de 5 p. 100 d'huile de résine et de colophane, ou si la densité à +25° dépasse 0,8650 (essences françaises) ou 0,8690 (essences américaines).

L'essence de térébenthine, abandonnée à l'air, s'épaissit et se colore en s'oxydant ; elle donne alors non des acides résiniques comme on l'avait cru, mais des corps analogues aux résines et après une longue oxydation des acides liquides différents de ceux de la résine et dont TSCHIRCH attribue l'origine aux résènes.

En outre, il se forme de l'acide formique, un peu d'acide acétique, d'acide camphorique et de cètte aldéhyde odorante déjà signalée.

Une propriété importante de l'essence de térébenthine, c'est que tout en s'oxydant elle entraîne l'oxydation d'autres corps, action précieuse pour les peintures et les vernis où l'essence agit ainsi comme accélérateur d'oxydation vis-à-vis de l'huile de lin dont elle exalte les propriétés siccatives (1).

ESSENCES DE TÉRÉBENTHINES DIVERSES

1° *ESSENCE FRANÇAISE*

a) *Essence de térébenthine de Bordeaux.* — Obtenue par la gemme d'une seule espèce, le *Pinus Pinaster* SOL., elle présente des qualités très constantes.

Rectifiée, c'est l'essence officinale, le Codex indique les constantes suivantes : densité à +15° 0,864, indice de réfraction 1,4648 à +25° ; bout vers 156° et se volatilise sans résidu si récemment rectifiée ; donne des vapeurs très inflammables et brûle avec une flamme éclairante, très fuligineuse. — Lévogyre (pouvoir rotatoire moléculaire spécifique $[\alpha]_D = -40°32$).

Soluble dans sept parties d'alcool à 90° et miscible en toutes proportions dans l'alcool absolu et l'éther. — Dissout les corps gras, la cire, le caoutchouc et nombre de substances organiques. — Avec l'eau, surtout à l'air, dépose des cristaux de terpine hydratée. — Par les agents oxydants (NO^3H par exemple) attaque facile, même violente, produisant inflammation et même explosion. —

---

(1) C'est pourquoi l'essence de pétrole et les corps analogues qui n'agissent que comme dissolvants ne donnent que des résultats très inférieurs quand on les substitue à l'essence de térébenthine.

L'iode agit violemment, lui enlève l'hydrogène et la change en Cymène.

A l'air, elle fixe de l'oxygène et devient acide, jaune, visqueuse.

Elle est surtout composée de *pinène gauche*, 62 p. 100, mêlé de *nopinène*, son isomère, et de produits d'oxydation.

Falsifications et essais. — Le Codex exige que l'essence soit neutre au tournesol, qu'elle se volatilise sans résidu trop sensible, et que traitée par l'acide azotique concentré, elle soit complètement transformée en acides de la série grasse et de la série aromatiques solubles dans l'eau alors que le pétrole resterait inattaqué.

En dehors du type officinal caractéristique, l'essence de térébenthine peut être fraudée soit par addition volontaire des adultérants normaux décrits plus haut (p. 118), soit par addition d'adultérants anormaux que seuls des procédés complexes d'analyse pourront déceler.

Il n'est pas possible de donner une méthode uniforme d'analyse ; les procédés classiques de recherches ont servi aux fraudeurs de critérium pour la fabrication et le choix des succédanés de jour en jour plus nombreux et plus difficiles à déceler.

Les falsifications peuvent être divisées en trois groupes :

1° *Dérivés du pétrole.* — Le principal est constitué par les fractions de pétrole bouillant vers 160° et convenablement désodorisées, c'est le *white spirit*, à odeur masquée par celle de l'essence de térébenthine dont certaines qualités sont physiquement fort voisines.

2° *Dérivés de la houille.* — Fractions d'huiles benzéniques distillant vers 150° et à propriétés voisines du white spirit.

Les Allemands ont multiplié ces succédanés, ils offrent actuellement deux produits obtenus par le traitement de la naphtaline par l'hydrogène en présence de nickel : la *tétraline* et la *décaline* dont les propriétés sont voisines de celles de l'essence ; ces corps sont d'ailleurs d'excellents solvants pour les cirages et encaustiques.

Dérivés du pétrole et dérivés de la houille ne contiennent pas de terpènes, leur caractéristique est donc relativement aisée, il n'en est pas de même des suivants.

3° *Essences résiduaires et huiles de pin.* — Ce ne sont pas des essences de térébenthine, mais elles sont constituées par des terpènes ; on peut citer : les essences de bois de pin ou kiénöl (v. p. 123), les essences résiduaires de certaines fabrications dérivées de l'essence de térébenthine (terpine, camphre synthétique), les essences vives de résine (pinoline) (signalées p. 115) qui ne peuvent être découvertes que par des méthodes délicates de recherche qui ne sauraient être exposées ici.

Action physiologique. — Analogue à celle de la Térébenthine de Bordeaux, mais beaucoup plus énergique.

A l'extérieur, rubéfiant et révulsif ; antiseptique puissant. Absorbée par la muqueuse pulmonaire et même par la peau qu'elle irrite, éliminée par tous les organes excréteurs et sécréteurs, donne à l'urine une odeur de violette.

A l'intérieur, à dose moyenne, elle excite les centres nerveux ; à forte dose, elle les paralyse.

Son élimination partielle par la voie pulmonaire provoquerait une hypersécrétion de la muqueuse trachéale et bronchique.

De faibles doses augmentent toutes les sécrétions, y compris la sécrétion urinaire ; de doses plus élevées diminuent cette dernière en provoquant une violente irritation de l'appareil génito-urinaire (albuminurie, urines sanguinolentes, mictions douloureuses, etc.), 15 grammes, ont tué un enfant.

L'essence ancienne (donc ozonisée) est l'antidote classique du phosphore.

Emploi thérapeutique. — Contre les calculs biliaires, l'helminthiase, le phosphorisme, les affections pulmonaires (catarrhe chronique des bronches, gangrène pulmonaire, bronchite fétide) ; le catarrhe de la vessie, les cystites, etc.

Préconisée pour la formation des « abcès de fixation ».

A l'extérieur, contre les névralgies et en particulier la névralgie sciatique.

Formes. — Inhalations, soit d'air saturé de vapeurs d'essence, soit de vapeur d'eau chargée de ces mêmes vapeurs.

A l'intérieur, 4 à 8 perles ou capsules de 0 gr. 25 par jour ; soit 1 à 2 grammes, qu'on peut aussi donner en sirop, rarement en potion. Dans le phosphorisme, on donne jusqu'à 25, 30 et même 40 grammes par jour.

Elle entre dans l'emplâtre caoutchouté simple, l'emplâtre diachylon gommé, le topique à l'huile de Croton et le topique de Lebas.

Quant à l'essence industrielle, ses multiples emplois ont été signalés : vernis, couleurs, cirages, encaustiques......, jusqu'aux produits chimiques nombreux : terpine, terpinéol....., camphre synthétique.

b) *Essence de térébenthine d'Alep.* — Elle est fabriquée en Provence, en Algérie, en Grèce, avec la térébenthine du *Pinus halepensis* MILL.

Elle est d'une remarquable homogénéité chimique, presque totalement formée de *pinène α droit*, à peu près exempt de racémique.

Dextrogyre, $[\alpha]_D = + 38°$ à $+ 41°$; sa densité à 25° n'est jamais inférieure à 0,8550.

Sa composition est la suivante :

Pinène α droit, 95 p. 100 ; acétate de bornyle inactif ; 1,14 p. 100, sesquiterpène, 3,80 p. 100.

2° *ESSENCE AMÉRICAINE*

On a vu que la térébenthine américaine provient de diverses espèces de Pins (v. p. 83), aussi cette essence a des propriétés variables suivant l'origine. Elle est en général dextrogyre comme l'essence de *longleaf pine,* mais si elle est riche en essence de *spruce pine,* elle est lévogyre. Elle est formée ordinairement d'un mélange en proportions variables de Pinène α droit et de pinène β gauche (ou Nopinène).

3° *ESSENCE DE TÉRÉBENTHINE ALLEMANDE*

Tirée de la gemme du *Pinus sylvestris* L.

Elle est dextrogyre, d'un pouvoir rotatoire moyen de $+ 13°$ et composée de 72 p. 100 de Pinène droit et de 28 p. 100 de Nopinène.

4° *ESSENCE ESPAGNOLE*

Étant fournie par des térébenthines tirées soit du Pin maritime soit du Pin d'Alep, elle a les caractères d'un mélange où l'une de ces deux essences domine.

5° *ESSENCES RUSSES*

Ce ne sont plus de véritables essences de térébenthine, car elles ne proviennent pas de la distillation de la gemme récoltée à l'état frais.

L'arbre exploité est le Pin sylvestre, le résinage consiste à enlever l'écorce sur un mètre de haut et sur tout le pourtour, sauf une bande verticale de 5 centimètres de large (appelée courroie) qui assure la circulation de la sève. On fait chaque année, pendant cinq ans, une semblable opération sur une nouvelle hauteur d'un mètre et, la cinquième année, on enlève aussi la courroie et on abat l'arbre.

Les nuits très froides de cette région (Schenkoursk, Velsk) solidifient la gemme qui ne peut s'écouler et on récolte à chaque automne la résine ainsi solidifiée, sorte de baras qu'on détache au couteau, avec environ un cinquième de son poids de bois.

La distillation à feu nu et sans eau de ce baras impur donne l'*essence de térébenthine de résine*, jaunâtre et d'odeur désagréable : les autres produits semblables ont été signalés : l'*essence de térébenthine de fours* ou térébenthine jaune s'obtient dans la préparation du goudron en distillant le bois des pins gemmés abattus, et l'*essence de térébenthine rouge* a été signalée dans la préparation de la poix noire (v. pp. 105 et 107). Ces divers produits, de composition complexe, doivent aux produits pyrogénés et leur couleur et leur odeur désagréable, la rectification peut atténuer la coloration mais non enlever l'odeur et le produit final est toujours de qualité inférieure.

Il en est de même des *Kienöl* de Finlande provenant de la distillation sèche des souches de pins d'anciennes forêts aujourd'hui détruites qui existent dans d'immenses territoires de plusieurs millions d'hectares.

Des produits analogues, préparés de même avec le bois et les souches de pin, sont obtenus actuellement soit en Amérique (*pine oil*), soit en Allemagne et en Autriche, et se rapprochent beaucoup plus de l'essence de térébenthine vraie.

ESSENCE D'AIGUILLES ET DE CONES DE CONIFÈRES

La distillation à la vapeur de jeunes branches hachées, de bourgeons, de jeunes cônes ou de cônes mûrs des diverses espèces de Pins et de Sapins donne de petites quantités d'essences que leurs qualités spéciales font préférer à l'essence de térébenthine.

Leur odeur agréable et balsamique les fait utiliser en parfumerie : savons, bains, pulvérisations dans les appartemants ou les salles de malades, confection de bonbons ou sirops balsamiques, etc.

Toutes contiennent des proportions variables de Pinènes α et β, des sesquiterpènes et de l'*acétate de bornyle* auquel elles doivent la majeure partie de leur odeur.

On trouve en outre de l'aldéhyde laurique dans l'essence d'aiguilles d'*Abies pectinata* D. C., du Cadinène dans celle d'aiguille de *Pinus montana* MILL, et de l'alcool phényléthylique, identique à celui de l'essence de rose, dans celle d'aiguilles du Pin d'Alep.

ESSENCES DE CONIFÈRES
employées comme succédanés de l'Essence de Santal.

Les hauts prix et la rareté de l'essence de Santal ont ramené l'attention sur une essence dont les propriétés antiblennorragiques avaient été établies par TRABUT en 1889, celle de Cèdre de l'Atlas (*Cedrus atlantica* MAN.) dont l'étude a été reprise par MASSY et dont l'expérimentation clinique a confirmé la valeur antigonococcique au moins égale à celle de l'essence de Santal.

L'essence de *Juniperus virginiana* L., (improprement appelée essence de Cèdre (1), parce que l'arbre producteur est communément nommé Cèdre rouge au lieu de Genévrier de Virginie, qui est le nom exact) s'est montrée également active, ce qui était à prévoir, car elle contient du *Cédrène* sesquiterpène voisin des santalènes et un alcool sesquiterpénique, le *Cédrol* (c'est-à-dire des constituants voisins de ceux de l'essence de Santal).

Le Genévrier Cade (*J. Oxycedrus*) a une essence plus voisine encore de l'essence de Santal, aussi HUERRE l'a-t-il signalée pour être également essayée comme succédané de cette dernière.

____

(1) C'est l'*huile de Cèdre* utilisée en micrographie (objectifs à immersion).

ANGIOSPERMES

MONOCOTYLÉDONES

GRAMINÉES

Immense famille distribuée sur tout le globe et d'un rôle important pour l'industrie et surtout l'alimentation de l'homme et des animaux.

Les fruits sont des *caryopses* : achènes dont le péricarpe paraît confondu avec l'épisperme. Volumineux albumen, gorgé de grains d'amidon caractéristiques pour chaque espèce, accompagné vers sa base par un embryon excentrique et extraire.

Les tiges aériennes sont fistuleuses et noueuses (*chaumes*) à entre-nœuds ordinairement creux, rarement pourvus de moelle (sauf dans la Canne à sucre, le Sorgho, le Maïs, etc.). Quelques rhizomes sont utilisés.

A part la Canne à sucre et les *Andropogon*, toutes celles qui intéressent la Matière médicale viennent fort bien dans les régions tempérées ou froides.

Plantes généralement peu actives, il en est pourtant de toxiques, mais parmi celles-ci certaines doivent leur toxicité aux champignons qui les envahissent.

On utilise les rhizomes des Chiendents, l'essence d'Andropogon, etc., mais les espèces véritablement importantes pour l'alimentation sont les Céréales et la Canne à sucre.

Nombre d'autres Graminées sont encore utilisées industriellement (fourrages, literies, fabrication du papier de paille, sparterie, etc.).

RHIZOME DE CHIENDENT

Petit Chiendent.

Origine. — C'est le rhizome (improprement appelé racine) de l'*Agropyrum repens* Beauv. (*Triticum repens* L.), espèce officinale ; mauvaise herbe vivace, à rhizome traçant, envahissant rapidement les champs d'où elle est difficile à extirper.

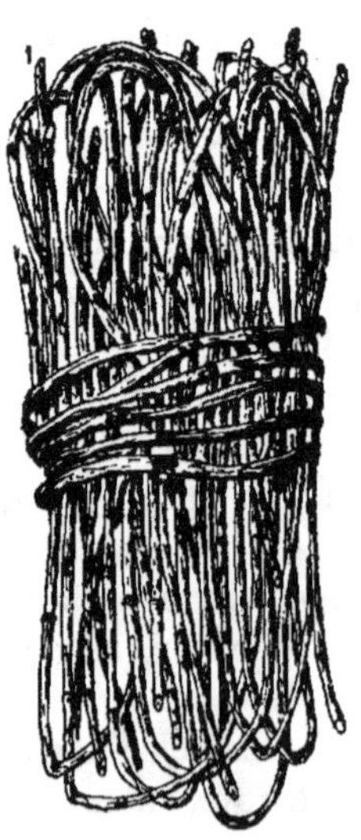

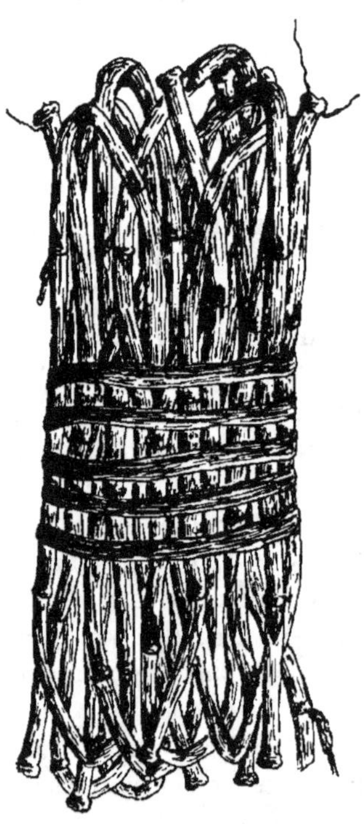

Fig. 27. — *Petit Chiendent.*   Fig. 28. — *Gros Chiendent.*

Espèce cosmopolite, abondante dans toute la France, récoltée surtout dans le Nord.

Récolte et préparation. — Les rhizomes sont arrachés, lavés, mondés des racines, souvent blanchis à l'anhydride sulfureux, rincés et séchés en petits paquets. On les trouve dans le commerce soit en petites bottes d'une trentaine de grammes, attachées par un de ces rhizomes, soit coupés en petits fragments de 1 centimètre de long environ.

Description. — Longs rhizomes noueux, à entre-nœuds de 2, 3 ou 4 centimètres de long, sillonnés longitudinalement, *couleur* jaune, *odeur* nulle, *saveur* un peu sucrée, mucilagineuse.

Sur les nœuds, on trouve les restes des écailles foliacées et quelques très grêles racines. La couche superficielle est assez résistante, le centre ordinairement creux.

Anatomie. — Epiderme à cuticule épaisse, hypoderme à plusieurs assises, *pas d'amidon* dans le parenchyme cortical où se trouvent des faisceaux foliaires, endoderme à cellules épaissies en U, sclérenchyme péricyclique auquel sont annexés les faisceaux libéro-ligneux normaux.

Analyse. — 5 p. 100 d'un hydrate de carbone, la *triticine*, soluble dans le suc cellulaire, pas très soluble dans l'eau et donnant du lévulose par hydrolyse. Ce corps semble exister dans d'autres Graminées.

En outre, lévulose, mucilage, inosite, malates, sels de potasse.

Falsifications. — On substitue communément au Petit Chiendent, le Gros Chiendent, ou *Chiendent d'Italie,* rhizome du *Cynodon Dactylon* PERS., aussi abondant que l'autre, plus volumineux et plus riche en extrait.

On le reconnaît à son diamètre, double de celui du précédent, à sa surface lisse, aux feuilles écailleuses persistant sur les nœuds ; et à la *présence d'un amidon abondant* dans les parenchymes ; l'endoderme n'est pas épaissi de même et de nombreux faisceaux sont épars dans la moelle, en dedans de ceux qui sont en rapport avec le sclérenchyme péricyclique.

Emploi thérapeutique et formes. — Couramment prescrit comme diurétique, mais certainement peu actif. L'action est due aux sels de potasse et surtout à l'eau dans la tisane (décoction à 20 p. 1.000). Extrait aqueux.

CANNE A SUCRE

Origine botanique. — *Saccharum officinarum* L. Herbe vivace, à port de roseau, dont le rhizome porte des tiges aériennes hautes de 2 à 5 mètres, sur 4 à 5 centimètres de diamètre, terminées par une panicule (la *flèche*) de 30 centimètres à 1 mètre de haut. Tige noueuse, entre-nœuds pleins, riches en saccharose (1).

Variétés innombrables, différentes suivant les régions culturales (une soixantaine en Nouvelle-Calédonie). On les groupe en trois séries : 1º Cannes *rouges, brunâtres* ou *violettes ;* 2º Cannes *blanches, jaunes* ou *verdâtres ;* 3º Cannes *rayées.*

Certaines de ces variétés ont une importance plus grande et ont même été considérées parfois comme des espèces : La *Canne créole* (ou *de Bourbon* ou *d'Otahiti*), verdâtre, à longues tiges souvent couchées, riche en sucre ; *Cannes de Batavia* et *de Java*, très répandues et diverses, dénommées par la coloration et les rayures de la tige ; *Canne du Bengale* ou *Canne rouge de Calcutta, Canne de Salangore*, etc. La *Canne de Chine* serait une espèce distincte (*Saccharum Chinense* Roxb.).

Origine géographique et expansion. — Originaire de l'Inde où elle paraît avoir poussé de temps immémorial (on la trouve signalée dans les plus anciens écrits sanscrits), la Canne à sucre se répandit à l'est et à l'ouest.

A l'est, elle fut introduite dans les Philippines et dans le Grand Archipel, puis à Samoa, Tahiti et les îles du Sud du Pacifique, Cook la trouva aux îles Hawaï. Nulle part, dans ces îles, on ne préparait de sucre, on consommait seulement la tige. Vers l'ouest elle fut transportée par les Perses, qui perfectionnèrent l'industrie

---

(1) Voir *Précis de Botanique*, t. I, 2ᵉ édition. page 392.

du sucre ; le mot candi viendrait du mot persan *Kand*, sucre dur, tandis que le sucre brut aurait été appelé *Schakar* (en anglais *Sugar*), venant du mot indien ou sanscrit originel *Sakhara*, d'où les anciens ont tiré le nom de *Saccharon* qu'ils donnaient au sucre.

Par les Arabes, elle gagna les vallées du Tigre et de l'Euphrate, puis l'Asie Mineure par la Palestine et l'Afrique du Nord par l'Égypte. De l'Asie Mineure, elle gagna Chypre, Rhodes, la Crète, Malte et la Sicile et fut introduite en Europe par l'Espagne. Le monde grec l'avait connue par les soldats d'Alexandre, et le moyen âge par les Croisades.

En 1420, les Portugais transportèrent la Canne à sucre de la Sicile à Madère, et de là aux Canaries et aux Açores.

En 1493, Christophe Colomb la transporta avec lui des Canaries à Saint-Domingue et elle se répandit alors très rapidement à Cuba, au Brésil, etc.

Un climat propice, un sol vierge et d'une rare fertilité et l'inhumaine exploitation de la main-d'œuvre noire amenée d'Afrique devaient ensuite permettre aux planteurs du Nouveau Monde l'édification de fortunes énormes grâce à cette culture.

Actuellement, les principaux pays producteurs de sucre de Canne sont : l'Inde anglaise, Cuba, Java, îles Hawaï, Louisiane et Texas, etc.

Culture. — Les limites de végétation sont comprises entre 35° latitude nord et 30° latitude sud.

La culture industrielle n'est rémunératrice qu'avec une température moyenne d'au moins 23° et surtout un minimum ne descendant pas au-dessous de 10°. L'altitude ne paraît pas devoir dépasser 500 mètres.

Les terrains d'alluvions lui sont très favorables, en tous cas elle aime les terres à la fois profondes et légères et exige de la chaux.

C'est une culture épuisante, elle ne restitue au sol que des déchets de feuilles. Il faut donc de la fumure ou des engrais minéraux et des engrais verts (légumineuses).

On multiplie peu par semis (les graines sont d'ailleurs rares) mais surtout par boutures taillées à la récolte dans la partie supérieure surtout riche en glucose ; cependant les pieds venus de semis résistent mieux aux diverses maladies dues à des parasites végétaux.

La plantation dure de sept à huit ans.

La récolte a lieu de onze à dix-huit mois après la plantation ; on constate la maturité à la dessiccation et à la chute des feuilles de la base, la tige est alors lourde et résonne quand on la frappe.

Récolte et préparation. — On coupe les tiges en biseau, au ras du sol et on porte au moulin sans retard, après avoir supprimé les feuilles et aussi le sommet pauvre en sucre et contenant encore du glucose qui dans le bas de la tige est transformé en saccharose dont il existe une proportion de 18 à 20 p. 100 du poids des tiges.

La préparation du sucre de Canne est hors des limites de ce *Précis*, rappelons simplement les opérations essentielles pour l'obtention du sucre brut.

Écrasement entre trois rolles (cylindres verticaux cannelés) tournant en sens inverse les uns des autres ; le jus sucré (*vesou*) contient au moins 20 p. 100 de saccharose, le résidu (*bagasse*) après épuisement et dessiccation servira d'engrais ou de combustible.

Élimination des albuminoïdes par la chaleur en neutralisant par un peu de lait de chaux ; on enlève l'écume (*défécation*) et on filtre sur le noir animal pour clarifier le jus.

Cristallisation par concentration : on évapore à 25° Baumé, puis après nouvelle filtration sur noir on concentre sous basse pression à 35° Baumé environ.

Ce sirop conduit dans les *rafraîchissoirs* est versé ensuite dans les *formes à cristalliser*, cônes en terre cuite où se fait la séparation des mélasses (restées à l'état de sirop incristallisable) et du sucre cristallisé. Le *terrage* facilite cette séparation, la base du cône renversé qu'est chaque forme est recouverte d'argile humide dont l'eau pénètre par les parois poreuses de la forme, délaye le sirop restant et permet son écoulement par la pointe de la forme où un orifice fermé d'une cheville a été ménagé.

Le sucre est pulvérisé grossièrement, tassé dans des barriques, puis expédié en Europe pour y être raffiné : c'est le *sucre terré* ou *Cassonade* que le raffinage transformera en *sucre blanc*.

Quant aux mélasses, jus visqueux et noirâtre incristallisable, elles seront soumises à la fermentation alcoolique, puis distillées et donneront le *Rhum* (on l'appelait autrefois le *Tafia*, le vrai rhum ou *Grappe blanche* était fourni par le vesou, aujourd'hui le rhum est souvent du tafia vieilli en fût).

Pour les Betteraves (*Beta vulgaris* L. Chénopodiacées) dont le sucre concurrence aujourd'hui fortement le sucre de Canne, la présence de sucre dans ces racines a été signalée, dès 1605, par OLIVIER DE SERRES. MARGRAF, chimiste prussien, l'isola en 1747 et vers 1799, ACHARD, petit-fils de réfugiés français à Berlin, obtint les premiers pains de ce sucre indigène qui depuis lors a constamment gagné du terrain dans sa lutte contre le sucre colonial.

Alors que certaines betteraves ne contiennent guère que 6 p. 100 de leur poids de sucre, bien que d'autres en contiennent jusqu'à 18 p. 100, il faut que la teneur moyenne, permettant l'exploitation, soit de 10 à 12 p. 100 au moins. On a obtenu ces chiffres en sélectionnant des races dont les principales sont issues de la *Betterave blanche de Silésie*.

L'extraction du jus sucré se fait en coupant les betteraves en fines rondelles ou en minces filaments (*cossettes*) que l'on traite par *diffusion* dans l'eau. Les solutions sucrées sont additionnées de chaux hydratée, 2 à 3 p. 100 (*calcification*). Le sucrate de chaux formé est décomposé par CO_2 (*carbonatation*) et par l'action combinée de la chaleur (sans atteindre l'ébullition) on précipite le carbonate de chaux et les matières albuminoïdes coagulées. On renouvelle l'opération, puis on décolore le sirop au noir, on concentre dans un appareil à triple effet et on fait cristalliser, etc.

A l'état brut, on peut distinguer l'origine du sucre : celui de Canne est légèrement acide, contient du glucose (1 à 8 p. 100), fort peu de sels (1 p. 100) et a une odeur agréable ; celui de Betterave est alcalin, ne contient que 0,1 p. 100 de glucose, renferme 2 à 3 p. 100 de sels et a une odeur peu agréable.

Après raffinage, ces deux sucres sont identiques.

La consommation mondiale actuelle de sucre est d'environ 16 millions de tonnes dont à peine un tiers de sucre de Canne.

Description, propriétés, essai et pharmacologie du Sucre.
(Voy. *Précis de Pharmacie chimique.*)

D'autres plantes fournissent également du sucre, parfois en quantités appréciables (Sorgho, Érables, Palmiers...), mais sans importance industrielle.

Cire de Canne à Sucre. — L'épiderme des tiges et feuilles de *Saccharum officinarum* L. est recouvert d'une épaisse couche de cire formée de bâtonnets serrés les uns contre les autres, perpendiculaires à la surface et dont l'extrémité libre peut être plus ou moins recourbée.

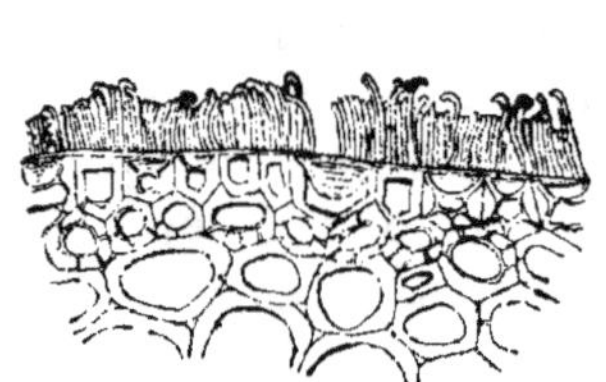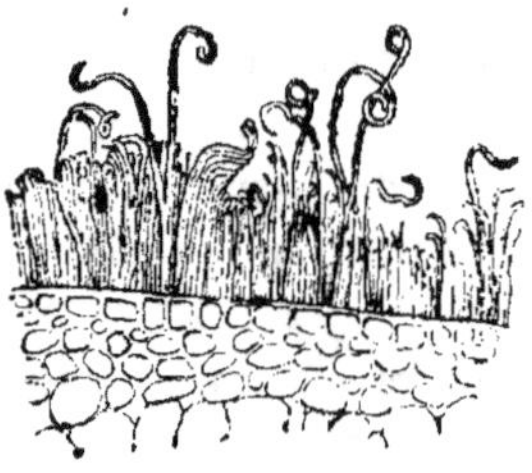

Fig. 29.

A, B, coupes transversales de la feuille de *Saccharum officinarum* montrant
l'épiderme recouvert de bâtonnets de cire (d'après De Bary).

Les Marcs de Canne à sucre contiennent bruts 4 p. 100 de cire et, desséchés, 12 p. 100. — Ces marcs desséchés, épuisés par un dissolvant approprié (C^6H^6, CS^2, CCl^4) lui cèdent leur cire qu'on isole ensuite facilement (Prinsen, Gerlach, Wynberg).

Cette cire brute, jaune ou brune, raffinée, donne une cire blanche, brillante, fusible au-dessus de 80° et qui est à tous points de vue très comparable à la Cire de Carnauba.

CANNE DE PROVENCE. — Rhizome d'*Arundo Donax* L., qui croît dans toute la région méditerranéenne. Se présente dans le commerce en tranches irrégulières de 3 à 4 millimètres d'épaisseur. — Médicament populaire, employé comme diurétique et antilaiteux.

CÉRÉALES. — FARINES. — AMIDONS

Les fruits des Graminées, si importants au point de vue alimentaire, le sont peu au point de vue médicinal. Il y a lieu d'étudier l'aspect et la structure générale des principales Céréales, leurs farines, les éléments étrangers qu'on peut y rencontrer et enfin les divers amidons ou fécules les plus communément employés.

Fruit. — Le caryopse des Céréales, où le péricarpe est intimement soudé à l'épisperme, se présente, débarrassé des « balles »,

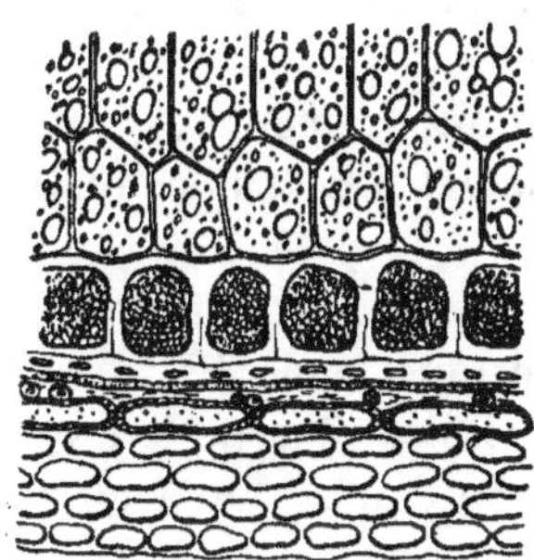

FIG. 30. — *Région extérieure d'un grain de Blé.*
(Coupe transversale).

comme un petit corps dur, ordinairement allongé, à surface lisse ou ridée, mais dont la structure anatomique est très constante.

On y trouve :

1º *Un épicarpe*, formé d'une assise de cellules ovales ou elliptiques qui, vues de face, sont allongées suivant le grand axe du fruit. Leurs parois longitudinales sont ordinairement épaissies et ponctuées. Dans la partie supérieure du fruit, cet épicarpe peut présenter des poils tecteurs particuliers suivant les espèces (ces poils peuvent se retrouver dans la farine).

2º *Un mésocarpe*, couche plus ou moins épaisse de cellules parfois semblables aux précédentes, mais souvent plus ou moins irrégulières, pouvant se sclérifier.

3º Une assise dont les éléments, épaissis ou minces, sont allongés perpendiculairement à l'axe du fruit (*cellules transversales*); contre cette assise s'applique une assise de cellules allongées suivant l'axe de fruit, plus ou moins sinueuses et ondulées, ne constituant plus dans le fruit mûr une assise continue et se présentant à la coupe transversale sous forme de petits cercles, ce sont les *cellules à tubes* ou *cellules tubulaires*.

4º *Les enveloppes de la graine*, formées de deux assises aplaties :
a première colorée, brunâtre ou pâle (*couche brune*), parfois double,
à cellules allongées suivant l'axe ; la seconde, incolore (*couche
hyaline*), à cellules polygonales très aplaties et qui représente les
restes du nucelle.

5º *La Couche protéique* (GUIGNARD) ou *Couche à aleurone* (anciennement couche à gluten) formée d'une ou plusieurs assises (1)
de cellules cubiques régulières, à parois épaisses et réfringentes, à
contenu granuleux, sans amidon, mais riche en granulations pro-
téïques et en matière grasse.

6º *L'albumen*, à grandes cellules polygonales à parois minces
plus ou moins régulières, contenant des grains d'amidon et une
matière granuleuse azotée (*gluten*) dont la quantité décroît de la
périphérie vers le centre.

L'amidon, très varié, ne montre pas ordinairement de zones
bien marquées, il est attaqué par la potasse à 2 p. 100, mais moins
que la fécule de pomme de terre.

7º *L'embryon*, qu'on peut observer dans une section faite à la
base de l'albumen, a une structure identique dans les divers
Caryopses, l'écusson (cotylédon) a des cellules plus petites que
celles de l'albumen et sans amidon, mais à contenu protoplasmique
granuleux, avec un peu de matière grasse et un gros noyau.

La valeur de ces divers éléments pour la distinction est très
inégale : l'embryon est négligeable, les caractères les plus faciles
à constater sont ceux de l'amidon, du mésocarpe et de la couche
protéique.

Quant à la balle, qui persiste autour de certains grains (Avoine,
Epeautres), sa présence dans la farine est tout à fait exceptionnelle.

Les Céréales importantes à connaître sont les Blés, les Orges, le
Seigle, l'Avoine, le Riz et le Maïs.

Les Blés. — Plusieurs espèces de *Triticum* (Voy. *Précis de
Botanique*, t. II, p. 52) représentées par un très grand nombre de
races fixées (environ 800) qui se reproduisent par le semis.

---

(1) Une dans le Blé et le Seigle, deux dans le Riz, trois dans l'Orge.

Les principales espèces cultivées en France sont :

Triticum vulgare VILL. (*T. sativum* LAMK.) ; *T. Spelta* L. ;
T. dicoccum SCHREB. ; *T. monococcum* L. ; *T. Polonicum* L. ;
T. durum DESF. ; *T. turgidum* L.

On peut distinguer parmi elles : 1º Les *froments* ou *vrais blés*,
à *fruits nus* (*T. vulgare* et ses variétés : *T. turgidum*, Gros blé,
Poulard ; *T. durum*, Blé dur...) ; 2º Les blés *à grains vêtus* (1)
ou *Epeautres* (*T. Spelta* ou Grande Épeautre, *T. dicoccum* ou
Amidonnier, *T. monococcum*, Engrain. Petite Épeautre, Locu-
lar).

Les Blés sont peu ou pas connus à l'état sauvage, le *T. vulgare*
est cultivé de date immémoriale, mais son développement paraît
dû à l'ancienne civilisation chaldéenne, tandis que les Épeautres
sont d'origine plus septentrionale (Europe orientale tempérée,
région de la Caspienne).

Au point de vue économique et commercial, on divise ordinairement les Blés en *Blés durs*, *Blés demi-durs* ou *miladins* et *Blés
tendres*.

Les *Blés durs* sont surtout cultivés dans les régions chaudes
Amérique, Asie, Afrique, Europe Sud).

Grains lourds, cassant sous la dent sans s'écraser, cassure translucide, aspect corné, de gros rendement en une farine jaune grisâtre (82 à 83 p. 100), riche en gluten. Recherchés pour la fabrication des pâtes.

Les *Blés demi-durs* ou *miladins* ou *glacés* sont cultivés dans le
Midi et dans une partie de l'est de la France. Durs, semi-transpa-
rents dans leur partie extérieure, moins consistants, blanchâtres,
opaques et farineux au centre, la mouture sépare ces deux parties
et donne avec la première une farine grise, riche en gluten, recherchée par les vermicelliers et avec le centre une farine plus blanche,
dite de « gruaux blancs ». Le rendement total en farine est de 72 à
80 p. 100.

Les *Blés tendres* ou *Blés blancs* (nord de la France, Angleterre,
Russie...) ont un grain plus léger, s'écrasant facilement ; donnent

____

(1) Ainsi nommés parce que le grain reste accompagné des glumelles.

moins de gluten, mais beaucoup de farine blanche (72 à 73 p. 100). Recherchés par les amidonniers.

Le blé en grains entre dans la composition des bouillons et tisanes de céréales. Sa farine, qui est à la base de notre alimentation, sert aux usages de l'amidon, elle entre dans la Pâte de Canquoin.

Le *Son* est essentiellement constitué par les débris des téguments qui entraînent avec eux l'assise protéique, il sert comme émollient, son usage principal étant la nourriture des animaux ; le *gluten*, riche en albumine végétale, s'emploie dans l'alimentation des diabétiques.

Les Orges. — Fournies par différentes espèces du genre *Hordeum*.

H. distichum L., Orge à deux rangs, de culture préhistorique; seule sauvage actuellement de la mer Rouge à la mer Caspienne, région d'où elle est originaire.

H. vulgare L., Orge ordinaire (dite à 4 rangs bien qu'il y ait 6 rangées d'épillets, mais 2 rangs opposés sont moins saillants) ; *H. hexastichum* L., Orge à 6 rangs, Escourgeon.

Céréale connue de tout temps. Nombreuses variétés.

La Chine la cultivait depuis la plus haute antiquité, les écrivains bibliques et tous les auteurs anciens en parlent et STRABON signale l'usage de la bière chez les Germains.

Bien que surtout cultivée dans le Nord, l'Orge a une aire géographique fort étendue parce que nulle céréale n'accepte des climats aussi variés.

Les variétés de printemps peuvent mûrir pendant les courts étés des régions les plus froides (jusqu'au 70e degré de latitude Nord) et les variétés d'hiver sont mûres avant les grandes chaleurs des climats torrides.

Grâce à la fabrication de la bière, la culture de l'Orge a conservé une grande importance.

Le laboratoire d'essai de semences de Svalof, en Suède, sous la direction de NILSSON, a obtenu des races d'orges améliorées d'une importance industrielle considérable, et des recherches semblables ont été faites en France, en Allemagne, aux États-Unis.

L'Orge est plus employée en pharmacie que le Blé. — Débarrassée de ses glumelles, c'est l'*Orge mondé* ; réduite au gruau central par le moulin, c'est l'*Orge perlé*, presque sphérique et d'un blanc un peu jaunâtre, légèrement translucide. Forme fréquemment envahie par les vers, les charançons... ; vérifier si un enrobage par un mélange d'un peu de talc avec de la farine d'Orge ne recouvre pas des produits altérés ou vermoulus.

Emploi très ancien en tisanes émollientes, en gargarismes. — Après torréfaction, succédané du Café. — L'Orge entre dans le bouillon de céréales.

Gros emploi industriel du malt (Orge germée) dans la fabrication de la bière.

Emploi de l'extrait de malt comme eupeptique et galactogène. — Usage des touraillons (petits germes d'orge recueillis dans les brasseries) contre le choléra et les diarrhées.

L'*Hordénine* ($C^{10}H^{15}NO$) s'extrait de l'Orge germée en traitant par de l'eau acidulée par HCl et en précipitant par addition d'un alcali. Le sulfate d'hordénine s'emploie en injections sous-cutanées (0 gr. 25 à 1 gr. ; 0 gr. 10 chez l'enfant jusqu'à cinq mois, augmenter de 2 centigr par mois jusqu'à un an), en potion ou cachets (0 gr. 50 à 2, 4 et même 6 gr. ; 0 gr. 25 à 0 gr. 60 chez l'enfant en fractionnant) ; en lavements (0 gr. 15 à 0 gr. 20 par litre d'eau) ; en injections intra-veineuses (solution isotonique à 5 p. 100 dans le sérum physiologique).

Modificateur des sécrétions intestinales dans les diarrhées infantiles et les diverses diarrhées et entérites et la dysenterie chez l'adulte.

Le Seigle. — *Secale cereale* L., moins anciennement connu. PLINE le signale le premier. — Semble originaire de la région comprise entre les Alpes d'Autriche et le nord de la mer Caspienne.

D'une croissance rapide, robuste et résistant bien au froid, le Seigle se cultive dans les pays du Nord et sur les montagnes.

Succédané du Blé dans l'alimentation, le Seigle est à peu près sans emploi en pharmacie. Émollient et légèrement laxatif (décoction à 60 p. 1.000). — Entre dans le pain d'épices. — Le pain de Seigle ou de Méteil (mélange de Blé et de Seigle) se conserve plus longtemps frais que celui de Blé ; brun et un peu visqueux, il est légèrement laxatif.

L'Avoine. — *Avena sativa* L., paraît originaire de l'Europe tempérée orientale et de la Tartarie.

Très utilisée pour la nourriture des chevaux, mais concourt çà et là à l'alimentation humaine.

Le *gruau d'Avoine* des pharmacies est le grain privé de ses téguments : aplati en lamelles entre deux cylindres, ce gruau donne les *flocons d'Avoine ;* en poudre grossière, c'est le *Malt d'Avoine* utilisé en bouillies ; en poudre fine, sert à préparer des potages.

Le pain d'Avoine est très lourd ; la bouillie faite avec le gruau ou la farine d'Avoine est fort employée en Écosse et en Amérique dans l'alimentation des enfants et des convalescents.

L'Avoine est un excito-moteur (action sur les chevaux).

Le Riz. — *Oryza sativa* L., originaire de l'Inde et peut-être de la Chine. — Vu à l'état spontané par LOUREIRO dans les marais de Cochinchine.

Cultivé en Indo-Chine, Chine, Cochinchine, Japon, Brésil États-Unis (Louisiane), Égypte (alluvions du Nil), Italie (Piémont), Espagne (delta de l'Ébre).

Exige beaucoup d'humidité et de chaleur. Culture insalubre, ordinairement faite en terrain à fond imperméable et constamment mouillé. Sur les 150 variétés cultivées, certaines (*Riz de montagne*) peuvent être cultivées en sol exondé, mais dans des régions chaudes et pluvieuses.

Le grain mûr est accompagné des glumelles persistantes mais non adhérentes (*riz paddy*). Ordinairement livré au commerce après *décorticage* (par pilonnage ou mécaniquement), *blanchissage* par usure des enveloppes dans des tambours en toile métallique munis d'un axe cylindrique en pierre, et *glaçage*, par frottement énergique sur des courroies paraffinées ou dans des tambours revêtus intérieurement de peau de mouton.

Le Riz est alors d'un beau blanc, translucide, à éclat nacré, il est réduit à l'albumen et est privé ainsi de substances indispensables à l'organisme humain, les *vitamines,* qui ont disparu dans la farine des couches externes, d'où ces maladies par carence (Béri-béri) fréquentes dans les populations se nourrissant à peu près exclusivement de riz glacé.

Usage alimentaire de premier ordre, surtout en Orient. — Vin de Riz (*Saki des* Japonais). — Eau-de-Vie de Riz, moins toxique que nos alcools de grains, parce qu'exempt d'alcool amylique.

Antidiarrhéique (eau de Riz) ; farine (poudre de Riz) utilisée contre les excoriations, dans la toilette et en cataplasmes ; amidon des repasseuses.

Le Maïs. — *Zea Mays* L., originaire d'Amérique, probablement de Nouvelle-Grenade. Cultivé au Mexique et au Pérou depuis des temps immémoriaux ; actuellement répandu partout où le climat le permet (culture méridionale). Grains caractéristiques. — Très nombreuses variétés (blanches, jaunes, rouges, violettes, noires et même bleuâtres).

Volumineux embryon extrait facilement séparable, très riche en matière grasse, d'où on extrait une huile douce (rendement 20 p. 100) servant à falsifier les huiles de table.

Farine à usages assez nombreux : alimentation des tuberculeux (en raison de la richesse en matière grasse) ; gruau pour convalescents...

On a accusé les fleurs mâles de provoquer des cystites chez les bestiaux ; la pellagre, si commune en Italie, est causée non par le Maïs, mais par l'*Ustilago maydis* Cord., Ustilaginée parasite des grains de Maïs. Les styles (*Stigmates* ou *Barbe de Maïs*) sont utilisés en tisane diurétique.

Le Maïs a une grosse importance alimentaire pour l'homme et les animaux, sa farine, difficilement panifiable pure, sert à la confection de bouillies et de pâtes (Polenta, Gaudes, Millias,...).

Le Sorgho. — Le Gros Millet ou Doura (*Sorghum vulgare* Pers., *S. saccharatum* Pers., *S. caffrorum* Beauv., *S. nigrum* Rœmer et

Schult, *S. cernuum* Willd., espèces qui ne seraient que des variétés de l'*Andropogon Sorghum* Brot.) est cultivé dans l'Amérique du Nord, l'Inde, l'Espagne, l'Italie, etc., mais il a une énorme importance culturale et alimentaire surtout en Afrique (moyen Niger, Soudan, Sénégal).

Diverses autres céréales, exceptionnelles en Europe, sont de grand usage ailleurs, surtout en Afrique (par exemple les divers Millets.....).

On peut rencontrer, mêlées aux farines de céréales, deux autres farines, savoir :

1º La farine de Sarrasin ou Blé noir (*Fagopyrum esculentum* Mœnch., Polygonacées) plante cultivée dans les régions granitiques et froides, pour lesquelles elle a constitué une précieuse ressource.

2º La farine de Légumineuses (Fèves, Pois, Haricots, Lentilles, etc...). Très riches en principes azotés, ces farines de Légumineuses sont souvent ajoutées à certaines farines de Blés pauvres en gluten ; elles facilitent la panification et sont tolérées dans la proportion de 3 p. 100 ; leur présence est très habituelle dans la farine de Blé du commerce et ne doit être considérée comme une fraude que pour un chiffre supérieur à 3 p. 100.

Le tableau suivant résume les caractères principaux des grains des Céréales et de leurs farines : les caractères des grains d'amidon trouveront leur place dans un résumé qui suivra l'étude des fécules (p. 150 et suivantes).

Les Céréales sont la base de l'alimentation humaine ; ce sont des aliments complets, le Blé surtout, et le pain suffit à la vie de l'homme.

	BLÉ	ORGE	SEIGLE	AVOINE	MAIS	RIZ
Forme du grain ..	Ovale, allongé, mousse ; large sillon ventral, houppe de poils à la pointe.	Ovale, allongé, mousse ; sillon ventral assez large. — Perlé, il est presque arrondi.	Plus long et plus effilé que le blé, parfois un peu plissé ; sillon ; houppe de poils.	Allongé, lancéolé, très aminci aux extrémités ; sillon étroit ; touffe de poils. En gruau, grains plus pâles, souvent tronqués.	Polyédrique, en pyramide, à base convexe ; pas de sillon.	Dépouillé des enveloppes, il est comprimé latéralement et ovoïde.
Couleur	Jaune paille.	Jaune plus clair.	Jaune grisâtre.	Brun noir ou jaune grisâtre, lisse, luisant.	Ordinairement jaune (parfois rouge ou violacé) ; pointe blanchâtre mate, le reste luisant vernissé.	Blanc, translucide, aspect corné.
Farine	Blanc jaunâtre, uniforme, douce au toucher, sèche, d'odeur spéciale ; saveur de noisette ; lourde, se pelotonne en adhérant aux doigts ; pas de ponctuations colorées.	Jaune grisâtre, douce au toucher ; rancit facilement, se pelotonne.	Grisâtre ou gris jaunâtre, plus rude au toucher, sèche ; saveur et odeur spéciales.	Grise, douce au toucher, hygroscopique ; peu odorante ; souvent pelotonnée.	Jaune clair, rude au toucher, sèche ; jaunit par les alcalis ; peu odorante, facilement rance.	Blanc éclatant, douce, presque inodore, non pelotonnée.
Mésocarpe	A cellules scléreuses, sur deux rangs, ponctuées, puis parenchyme ordinaire.	Épais ; très scléreux en dehors, parois minces ensuite.	Cellules scléreuses peu abondantes.	A peu près nul, entouré par les tissus de la balle.	A cellules nombreuses, épaissies.	Très réduit, ordinairement absent.
Couche protéique.	Un rang de cellules cubiques, à membrane épaisse.	A deux ou trois rangs, quelquefois quatre ; cellules plus petites que dans le blé, carrées ou rectangulaires.	Un rang de cellules rectangulaires.	Un seul rang, rarement deux ; cellules allongées radialement ; parois plus minces.	Une seule assise, souvent deux ; cellules un peu allongées radialement, presque carrées.	Une seule assise, rarement deux ; cellules un peu allongées, zone ordinairement enlevée.
Gluten	Séparable sous un filet d'eau ; 27 à 33 % (humide) ; 10 à 17 % (sec) ; brun clair.	Non séparable, non visqueux, sec, brun rougeâtre.	Non séparable, noirâtre, visqueux.	Jaune brun.	Non séparable, jaunâtre.	Très peu, farine non panifiable.

La composition moyenne des fruits des céréales est ainsi résumée (d'après Kœnig).

POUR CENT	BLÉ	ORGE	SEIGLE	AVOINE	MAIS	RIZ
Eau	13,65	13,77	15,06	12,37	13,12	13,11
Matières azotées	12,35	11,14	11,52	10,41	9,85	7,85
— grasses	1,75	2,16	1,79	5,23	4,62	0,88
— sucrées	1,45	1,56	0,95	1,91	2,46	
Gomme et Dextrine	2,38	1,70	4,86	1,79	3,38	76,52
Amidon	64,08	61,67	62	54,08	62,57	
Cellulose	2,53	5,31	2,01	11,19	2,49	0,63
Cendres	1,81	2,69	1,81	3,02	1,51	1,01

FARINES

Les farines sont le résultat de la mouture des fruits des céréales et du blutage qui sépare la farine panifiable du son et des issues.

Le *taux d'extraction* est la proportion de farine panifiable extraite de 100 parties de grains, le *taux de blutage* est, au contraire, la quantité de sons et issues qui ont été séparés de 100 parties de grains, après avoir extrait la farine.

On ne retrouve dans les farines que fort peu des éléments extérieurs des grains, mais leurs caractères ne sont pas négligeables bien que, dans l'étude microscopique d'une farine, l'importance capitale reste à l'amidon.

Le *son* renferme : enveloppes des fruits, épisperme, un peu d'amidon ; la *farine* : amidon, dextrine, glucose, matières grasses, gluten, matières albuminoïdes complexes et quelques fins débris.

L'étude d'une farine comprendra : 1° l'examen de ses propriétés organoleptiques et physiques (couleur, odeur, saveur, densité, agglomération, caractères de la macération aqueuse à un pour cinq pendant une heure, etc.) ; 2° la détermination microscopique des éléments anatomiques (amidons, enveloppes) ; 3° la recherche microscopique des farines étrangères ou des impuretés organiques (graines diverses, Ergot...) ; 4° le dosage du gluten ; 5° le dosage de

l'eau ; 6° l'examen et la détermination des substances inorganiques (analyse des cendres...).

La plupart de ces déterminations sont du domaine de l'analyse
chimique.

Pour pratiquer l'examen microscopique d'une farine suspecte,
on en délaye un peu dans un grand verre à expériences et on laisse
reposer : les éléments de même densité se déposent ensemble
chacun dans une même zone du dépôt, facilement déterminables
grâce à leur abondance, alors qu'ils peuvent échapper à un examen
direct (1) ; à la surface du dépôt sont les éléments légers, le son ;
tout au fond les farines lourdes (amidon de Pomme de terre, de
Légumineuses, etc.). On peut faire des séparations analogues
par des décantations successives.

Collin recommande de ne jamais effectuer les essais au microscope sur la farine entière, mais toujours sur l'amidon provenant
de la lixiviation du pâton qui sert au dosage du gluten.

En laissant déposer, dans un vase conique, après agitation,
l'eau de lavage qui a entraîné l'amidon, on obtiendra une sédimentation en couches distinctes et la farine de Riz sera dans la
couche moyenne.

On peut également employer le procédé Bellier, qui utilise la
différence de résistance des amidons de Riz et de Blé à l'action
d'une solution de potasse (5 gr. potasse pure, 85 gr. eau
distillée, 15 gr. glycérine). On peut suivre sous le microscope
le gonflement et la disparition rapide, en une ou deux heures, de
l'amidon de Blé, alors que celui de Riz persiste encore (2).

---

(1) Cet examen direct, suffisant pour déterminer la présence et, dans une
certaine mesure, la proportion de farine de Seigle dans une farine de Blé,
ne doit jamais servir à la recherche des farines de Riz, de Maïs, de Sorgho.

(2) Voy., *Précis de Botanique*, t. I, 2ᵉ édit., l'étude de la résistance des
amidons dans des solutions potassiques plus ou moins concentrées.

AMIDONS ET FÉCULES

On réserve le nom d'*amidons* aux substances amylacées retirées des Céréales et on donne le nom de *fécules* aux amidons de toutes autres provenances, l'étude des fécules ne saurait donc être séparée de celle des farines.

Pomme de terre. — Tubercule du *Solanum tuberosum* L. (Solanacées) connu de tout le monde avec ses innombrables variétés. — Originaire d'Amérique, où elle était cultivée depuis fort longtemps du Chili à la Nouvelle-Grenade, lors de la découverte de l'Amérique, mais sans avoir encore pénétré au Mexique.

Importée en Europe vers 1580 par les Espagnols, puis par les Anglais (WALTER RALEIGH) en 1585 ; et répandue en Europe par le botaniste CLUSIUS.

En France, « on l'accusait de donner la lèpre », et la culture ne se répandit que grâce aux efforts de PARMENTIER, XVIIIe siècle ; elle prit alors, au point de vue alimentaire, un développement qui n'a cessé de s'accroître.

La culture en a produit 1.600 à 1.700 variétés depuis PARMENTIER qui en connaissait seulement 13... C'est une espèce d'une extrême plasticité.

Dans l'espoir de rajeunir ces vieilles pommes de terre affaiblies par plus de trois cents ans de culture, on a essayé de provoquer des « mutations » avec les types sauvages pour obtenir de nouveau des formes alimentaires ; le type actuel n'existe pas à l'état sauvage.

Le *Solanum tuberosum* BAK. (nec L.) de la région continentale moyenne, a été trouvé à l'état sauvage en Bolivie et au Pérou, en particulier par VERNE ; le *S. Maglia* SCHLECHT est de la côte ouest, le *S. Commersonii* DUN. est de l'Uruguay, Paraguay, Argentine, Brésil et même Venezuela. Ces trois espèces spontanées de l'Amérique du Sud ont été l'objet de cultures suivies par HECKEL, LABERGERIE, L. PLANCHON, etc., pour les transformer en variétés alimentaires.

Les résultats auraient été très concluants surtout avec *S. Commersonii* dont les tubercules très petits et immangeables de l'espèce sauvage sont devenus des tubercules excellents du type linnéen cultivé.

L'emploi de la Pomme de terre dans l'alimentation est considérable, aussi les maladies qui menacent cette culture sont-elles de véritables fléaux. (Voy. l'histoire du Mildew de la pomme de terre, *Phytophtora infestans*, in *Précis de Bot.*, t. I, 2ᵉ éd., p. 590.)

Actuellement, un ennemi nouveau, importé d'Amérique, le Doryphore (*Leptinotarsa decemlineate* SAY), petit Coléoptère-chrysomèle, originaire du Colorado, insecte polyphage s'attaquant aux Solanées, cause les plus vives inquiétudes.

Extraction de la fécule (1). — Les tubercules lavés sont pulpés, soit mécaniquement, soit par division en tranches, puis macération dans l'eau un peu chaude et fermentation.

La pulpe est malaxée avec de l'eau au-dessus d'une toile métallique, le liquide laiteux chargé de fécule est purifié par décantation ; après dépôt, égouttage et par dessiccation ordinairement achevée à l'étuve à 60°, on obtient une masse qui, écrasée et blutée, est la fécule sèche.

Usage alimentaire des tubercules. — Cataplasmes de la pulpe (brûlures, etc.) ou de la fécule (légers, mais sèchent trop vite). — Fabrication de la dextrine, du glucose, de l'alcool amylique.

Les germes de Pomme de terre contiennent de la Solanine. La fécule n'est guère falsifiée, mais elle sert à des substitutions fréquentes (Tapioca, Sagou...).

Manioc. — Deux espèces du genre *Manihot* (Euphorbiacées) sont utilisées pour la production de fécule : *M. utilissima* POHL, Manioc amer, et *M. dulcis* BAILLON, Manioc doux. Les racines tubérisées du premier contiennent de l'acide cyanhydrique dont on les débarrasse par la chaleur.

---

(1) Voy. dans *Précis de Botanique*, t. I, 2ᵉ édition, pp. 410 et 411, l'extraction des Amidons et des Fécules.

Originaires d'Amérique (Brésil), ces espèces sont cultivées depuis longtemps dans tous les pays tropicaux.

On prépare la fécule en râpant les racines et, après vingt-quatre heures de fermentation, on place cette pulpe aqueuse dans des sacs de crin à larges mailles ; un poids attaché au bas comprime par traction et fait-écouler le suc avec la fécule fine, on laisse déposer celle-ci, on la lave et on la fait sécher, c'est la *Moussache*.

La pulpe restant dans le sac est tamisée, puis chauffée sur une plaque de fer (dessiccation, mais non cuisson), en remuant constamment on a ainsi une fécule en tous petits grains, le *Couac* ou la *Couaque*.

La *Moussache* projetée humide, en petits grains, sur des plaques chauffées, constitue le *Tapioca*.

Industriellement, le *Tapioca* s'obtient en partant de la pulpe dont on extrait la fécule à peu près comme pour la fécule de Pomme de terre et on projette cette farine humide sur des plaques chauffées en mouvement.

Elle est roulée jusqu'à dessiccation et fragmentée par des granulateurs mécaniques : on uniformise par criblage dans des tamis de différents numéros.

Le *tapioca du Brésil* est une sorte en grumeaux durs, transparents, formés par l'agglomération de grains d'amidon et dus à la surprise de la fécule humide par la température élevée des plaques (100 à 120°).

Les tapiocas viennent du Brésil, de Singapour, de Java, de la Réunion..... Exportés de Rio de Janeiro (barils de 80 kilos), ils nous arrivent par Bordeaux.

Grosse importance alimentaire du Tapioca et de la fécule de Manioc.

Arrow-roots. — Fournis par les rhizomes tubéreux de plusieurs Zingibéracées, Marantacées et Cannacées.

Préparation par râpage et lavage au tamis. Les espèces productrices sont assez nombreuses, et plusieurs peuvent contribuer à fournir une même sorte ; les usages sont d'ailleurs identiques.

Caractères communs. — La fécule, blanche, inodore, insipide, assez pure, crie quand on la presse entre les doigts et a tendance à s'agglomérer. Les grains d'amidon (surtout ceux des Cannacées) ressemblent un peu à ceux de Pomme de terre, mais plus plats, plus transparents surtout, avec un hile de forme variée, souvent plus central, et, surtout chez les *Curcuma*, des zones plutôt excentriques que concentriques. Toujours un côté du grain présente une saillie (très accentuée chez les *Curcuma*). Enfin, ces grains sont plus ou moins gros mais ont rarement les dimensions extrêmes fréquemment rencontrées dans la Pomme de terre.

On verra plus loin les caractères généraux de ces amidons sans distinction entre eux.

Les sortes les plus répandues sont :

1º L'*Arrow-root des Antiiles, de la Jamaïque, des Bermudes, des Indes occidentales*, etc., fourni par le *Maranta arundinacea* L. (Marantacées), cultivé dans divers régions tropicales (Asie, Amérique, Antilles).

2º L'*Arrow-root des Indes orientales*, ou *du Malabar*, ou *Tichir* fourni par divers *Curcuma* dont le *C. leucorhiza* Roxb. (Zingibéracées). Exploité au Malabar. — celui de *Travancore*, du même type, est dû au *C. rubescens*.

3º L'*Arrow-root du Queensland* ou *fécule de Tolomane*. — *Canna e lulis* Edw., *C. indica* L., etc., se fabrique en Australie par quantités considérables.

Beaucoup d'autres, utilisés dans les régions tropicales, n'ont pas d'intérêt commercial (1).

Les Arrow-roots sont d'excellentes fécules, analeptiques et alimentaires, de digestion facile, très utilisées pour le sevrage des enfants.

Sagou. — Fécule extraite de la moelle de divers Palmiers (Sagoutiers) du genre *Metroxylon* (*M. Sagu* Rottr. ; *M. Rumphii*

---

(1) On désigne sous le nom d'*Arrow-root de Taïti* une fécule extraite des bulbes du *Tacca pinnatifida* Forst. Taccacée de l'Archipel indien.

L'*Arrow-root de Portland* est la fécule retirée des tubercules d'*Arum* (*A. maculatum* L ; *A. italicum* Lamk.).

Rottb. ; *M. lœve* Mart., etc.), originaires des Indes néerlandaises, de Malacca, des Moluques, du Siam.

Les fécules de certains Cycas (Cycadacées) sont souvent mêlées au Sagou, surtout à celui des Moluques.

Préparation. — Abatage de l'arbre avant l'épanouissement du spadice (la moelle disparaît alors) ; on enlève la moelle (300 à 400 kilos environ par arbre, donnant la moitié en Sagou perlé) ; délayage dans l'eau de la pulpe écrasée ; tamisage parfois à travers un linge ; dépôt ; lavage et dessiccation. — On obtient ainsi la farine de Sagou, ordinairement expédiée de Singapour.

Très sensible à l'humidité, elle se conserve mal, c'est pourquoi, pour l'exportation, on la transforme en perles ou en granules. Pour cela, la farine humide est passée, avec pression, à travers un tamis à mailles plus ou moins larges. On l'obtient ainsi en petits grains anguleux qui sont arrondis mécaniquement et desséchés sur plaques peu chauffées. On tamise pour enlever la poussière et séparer par grosseurs (1, 2, 4 millim. de diamètre), c'est le *Sagou granulé* ou *perlé*.

Le *Sagou granulé grillé* est obtenu par grillage sur feu doux, dans des poêles de fer.

Le Sagou commercial est en petits grains arrondis, blancs, blanchâtres, gris ou rosés, durs, élastiques, demi-transparents, ou bien en grains irréguliers à aspect de Tapioca (*Sagou Tapioca*, souvent fait avec de la fécule de Pomme de terre).

Le Sagou se gonfle peu à peu dans l'eau, sans que les grains adhérent. Il contient, outre l'amidon décrit plus loin, de l'oxalate de chaux, quelques débris de parenchyme médullaire et quelquefois des sclérites.

L'étude des Fécules et pour une large part celle des Farines revient en somme à celle de l'Amidon (v. *Précis de Botanique*, t. I, 2ᵉ éd., p. 403).

L'étude d'un amidon au microscope doit porter sur l'ensemble des grains et non sur quelques grains isolés, qui peuvent être anormaux ou accidentels.

Les caractères essentiels des principaux amidons sont résumés ci-après :

Amidon de Blé. — Nombreux gros grains (30 à 40 μ), très nombreux petits grains (2 à 8 μ), peu d'intermédiaires. — Gros grains lenticulaires, arrondis de face, fusiformes de profil et alors souvent sillonnés par une fente ; petits grains arrondis ou ovales, parfois polyédriques par pression réciproque (mais se distinguant toujours de ceux de riz par *absence de hile*). — Grains toujours isolés ; bords à contour circulaire, facilement fendillés par écrasement ; pas de zones concentriques visibles.

Amidon d'Orge. — Nombreux gros grains (25 à 35 μ), très nombreux petits grains (2 à 8 μ), peu d'intermédiaires. — Grains lenticulaires, arrondis, mais à contour ordinairement un peu sinueux, bosselé et à profil moins régulier que dans le blé.

Grains toujours isolés, à bords légèrement ondulés, fendillés par écrasement, pas de hile apparent, pas de zones concentriques visibles.

Amidon de Seigle. — Gros grains plus volumineux que ceux de Blé (jusqu'à 50 μ, 40 μ en moyenne), petits grains également abondants, intermédiaires plus nombreux. — Lenticulaires, arrondis et très réguliers de face, moins réguliers de profil, on en voit d'assez nombreux dans les moyens et les petits, en forme de cloche ou de calotte (forme rare dans le Blé). — Bords circulaires, par écrasement on provoque la formation d'une étoile centrale. — Hile absent, ou fente en grande étoile caractéristique. — Zones concentriques non visibles.

Amidon d'Avoine. — Grains agrégés, mêlés à une masse égale de grains simples, à peu près égaux, très petits. — Grains isolés polyédriques, de 4 à 8 μ un peu plus gros que les constituants des grains composés, et à contours arrondis, un grand nombre sont fusiformes. — Grains composés ovales, arrondis ; formés de 5 à 200 grains à contours anguleux réunis, mesurant dans l'ensemble de 35 à 40 μ en moyenne, parfois jusqu'à 50 à 60 μ. — Hile ordinairement peu visible. Pas de zones concentriques apparentes.

Amidon de Riz. — Grains simples et grains agrégés. Grains simples assez réguliers, 4 à 6 μ, quelques-uns 9 μ. Polygonaux et presque toujours anguleux, comme coupés au couteau. — Grains agrégés, en masses irrégulières et variables (10 à 200 grains), à contour légèrement ondulé, grains agrégés bien moins nombreux que dans l'avoine.

Hile punctiforme, peu apparent (1) ; pas de zones.

Amidon de Maïs. — Gros grains et petits grains mélangés, de forme et dimensions variant suivant l'origine : ceux de la partie externe cornée du grain sont anguleux, polyédriques, souvent hexagonaux, et mesurent de 15 à 20 μ quelques-uns 27 à 28 μ : ceux de la partie centrale, farineuse, moins comprimés, sont plus variables, plus arrondis, mesurant de 10 à 25 μ, soit 13 à 15 μ en moyenne. — Hile central plus ou moins large, arrondi, fissuré ou étoilé. — Zones concentriques parfois visibles.

Amidon de Manioc. — Grains irréguliers, inégaux, les plus gros de 25 à 35 μ, les petits de 5 à 15 μ.

Arrondis en cloche d'un côté, tronqués de l'autre (une ou deux faces). — Parfois déformés par la chaleur (Tapioca). — Isolés parfois accolés par deux. — Bords régulièrement arrondis sur les trois quarts de la surface, droits sur les troncatures. — Hile arrondi très gros et bien visible, situé à l'extrémité arrondie. — Stries ordinairement non visibles.

Amidon de Sagou. — Grains irréguliers comme formes et dimensions suivant qu'ils étaient isolés ou plus ordinairement

---

(1) En déshydratant complètement la farine de Riz, d'une façon lente et méthodique, on rend ce hile très apparent en l'examinant sous une goutte d'huile essentielle transparente ou de baume du Canada (GASTINNE).

agrégés dans la moelle. — Gros grains 50 à 70 μ, moyens 35 à 50 μ, petits 10 à 20 μ. — Ovoïdes, pyriformes, allongés ou plus ou moins courbes, avec une extrémité convexe et l'autre tronquée, à 2 ou 3 faces. — Ordinairement isolés, mais ont souvent été agrégés (un gros grain et deux ou trois petits). — Hile très apparent, excentrique, vers l'extrémité convexe. — Stries concentriques, bien visibles (surtout par contact avec solution d'acide chromique à 1/50).

Le Sagou perlé (qui a été chauffé) a des grains déformés, à hile très dilaté.

Amidon d'Arrow-root. — Grains assez inégaux, mais tous assez gros ; peu de petits grains ; 20 à 60 μ. — Ovoïdes, pyriformes ou presque triangulaires, à angles mousses ; ordinairement simples. — Bords arrondis, quelquefois un peu irréguliers ; souvent une extrémité prolongée. — Hile ordinairement excentrique (mais moins que dans la Pomme de terre) et de forme variée (point, fente ou étoile). — Stries très nettes. — Grains très transparents.

Amidon de Pomme de terre. — Grains en partie visibles à l'œil nu, de grosseur très variable. Les uns très gros, 150 et même 185 μ (70 à 100 μ en moyenne) ; il en est beaucoup de petits, mais jamais très petits (15 à 25 μ) ; 45 à 65 μ pour les moyens. — Ovoïdes ou plus souvent pyriformes. — Presque toujours isolés, quelques-uns composés ou semi-composés, doubles ou triples. — Bords régulièrement arrondis. — Hile punctiforme, bien visible, sombre, très excentrique. — Stries concentriques très nettes, serrées autour du hile, de plus en plus espacées, parallèles aux bords. — Grains assez transparents.

Amidon de Légumineuses. — Grains variables, mais généralement assez uniformes pour une espèce donnée. — Pas d'extrêmes. — Grains toujours allongés, ordinairement réniformes, isolés, à bords arrondis, non anguleux. — Hile allongé, en longue fente parallèle aux bords et ramifiée (caractéristique). — Stries parfois bien visibles.

Amidon de Sarrasin. — Grains simples ou agrégés. Les grains isolés ont un diamètre variant de 2 à 12 μ, 4 à 6 μ en moyenne. — Polyédriques. — Isolés, rarement réunis en grains agrégés irréguliers. — Bords droits, angles nets. — Hile apparent, arrondi. — Stries non visibles. — Présence constante de quelques grains anormaux, plus volumineux que les autres, à forme bosselée, tortueuse, rappelant un sablier ou un S.

Altérations des farines et fécules. — Elles sont nombreuses et ne peuvent être étudiées ici que très superficiellement.

1º INSECTES ET ACARIENS. — Les farines qui viennent d'être préparées donnent de moins bons résultats à la panification que celles préparées depuis deux ou trois mois ; mais des farines vieillies ont généralement subi de graves altérations qui les rendent impropres à la consommation. D'autre part, des farines en trop grosses provisions risquent d'être attaquées par les animaux (Chenille de l'*Ephestia Kuehniella*, importée avec les farines américaines : Ver de farine, larve d'un petit Coléoptère, le *Tenebrio molitor ;* Acariens, comme l'Acarus de la farine, Mite ou Ciron (*Tyreglyphus farinae*, etc...)

2º HUMIDITÉ. — Elle amène : échauffement, fermentation ; agglomération en pelotes ou grumeaux (marrons) ; développement de champignons (odeur de moisi) ; destruction du gluten (odeur nauséabonde, putride) ; diminution des matières sucrées ; augmentation de l'acidité...

La saveur devient peu à peu amère, la couleur se modifie. — Le microscope montrera des moisissures (Penicillium, Aspergillus, Mucor).

Enfin, la panification devient difficile.

Tenir au sec, en magasins aérés, examiner souvent l'odeur. Ne pas oublier que la farine contient beaucoup d'eau.

L'altération débute toujours par le son et est plus rapide dans les farines à taux d'extraction élevé ; on peut améliorer les farines par un nouveau blutage, surtout en ajoutant d'abord du son frais (BALLAND).

3º MATIÈRES ÉTRANGÈRES INORGANIQUES. — Peuvent provenir

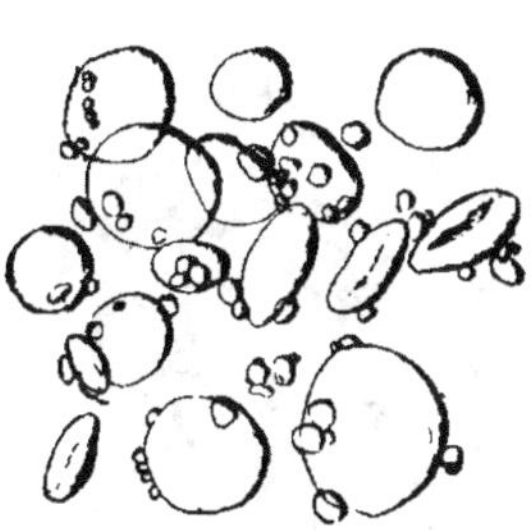

Fig. 31. — *Blé.*

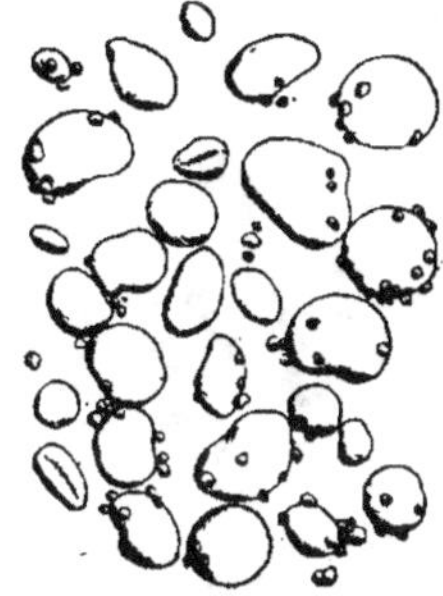

Fig. 32. — *Orge.*

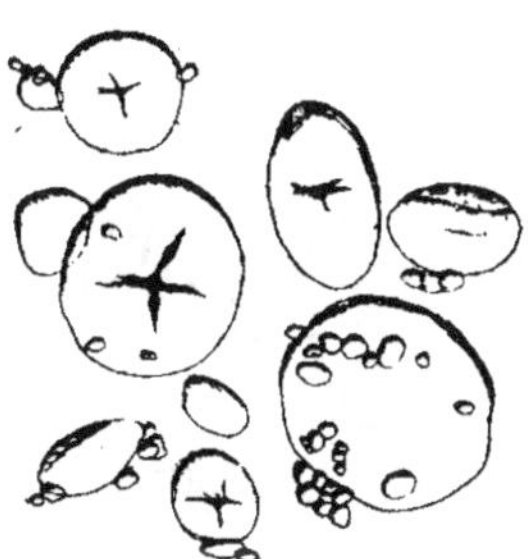

Fig. 33. — *Seigle.*

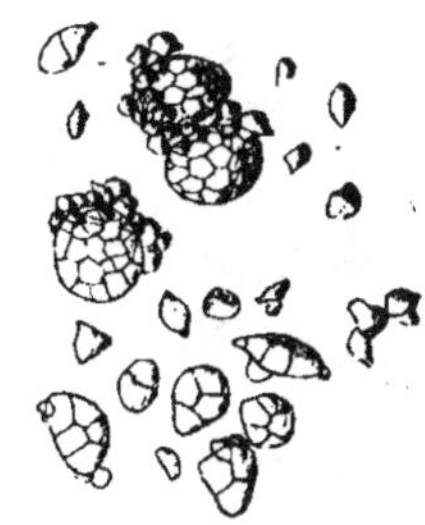

Fig. 34. — *Avoine.*

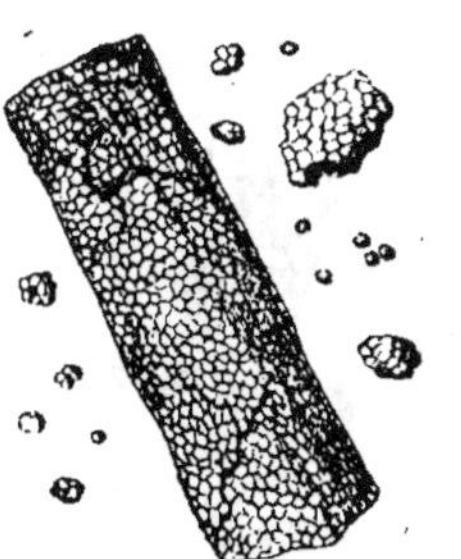

Fig. 35. — *Riz.*

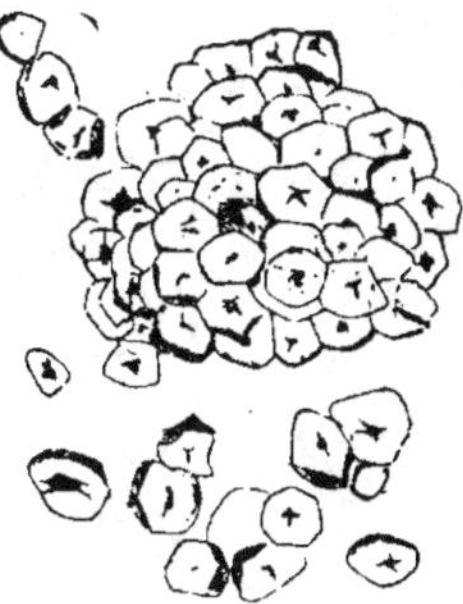

Fig. 36. — *Maïs.*

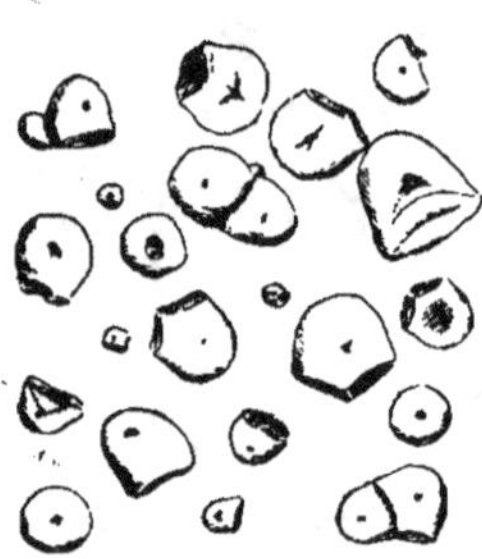

Fig. 37. — *Manioc.*

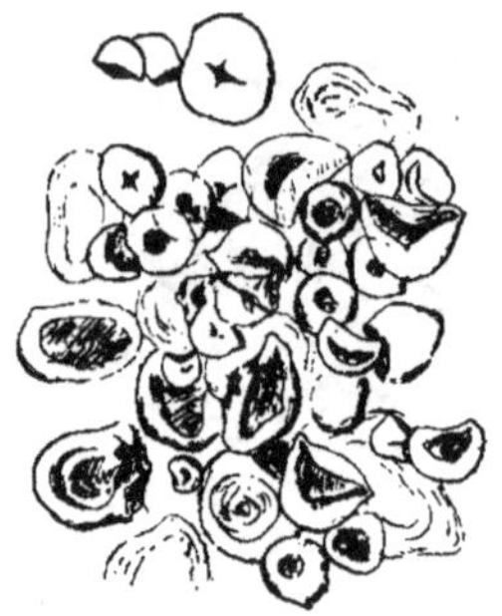

Fig. 38. — *Tapioca.*

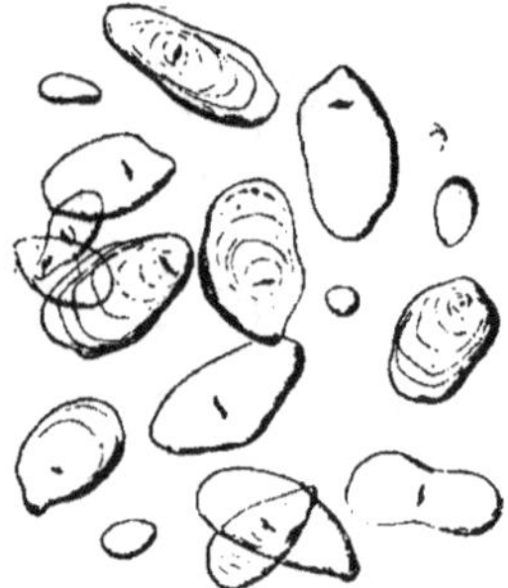

Fig. 39. — *Arrow-root des Antilles.*

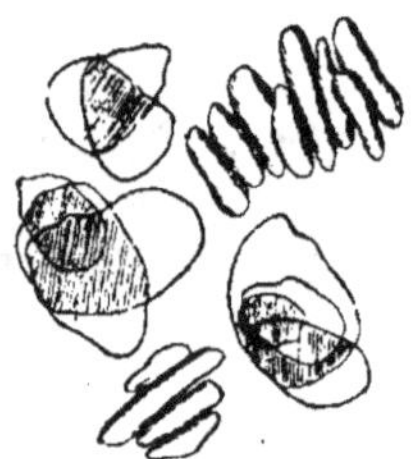

Fig. 40. — *Arrow-root de Travancore.*

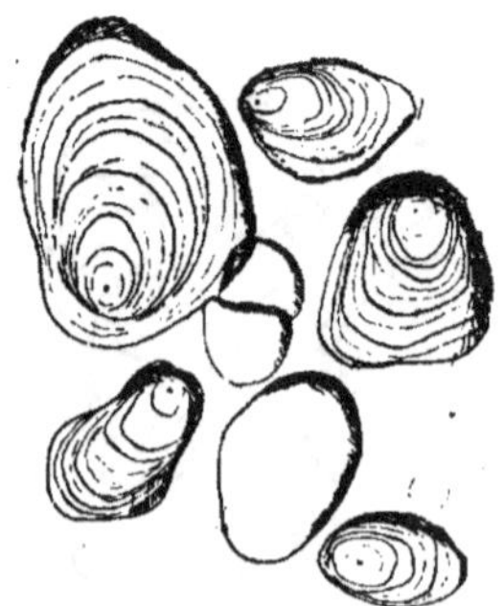

Fig. 41. — *Pomme de terre.*

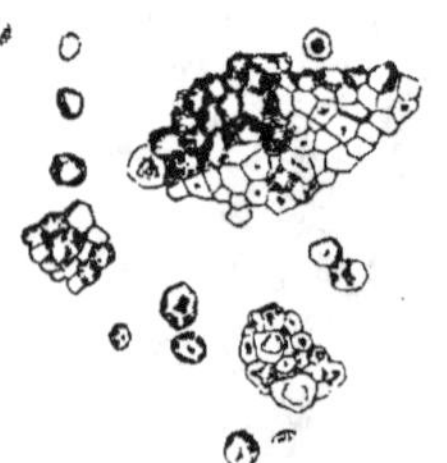

Fig. 42. — *Sarrasin.*

de meules neuves ou trop friables (silice) bien que les farines commerciales proviennent aujourd'hui de mouture par cylindres ; peuvent aussi provenir de petites pierres laissées dans le grain mal nettoyé.

Examiner au microscope avec de l'iode. — Analyse des cendres. — Essai au chloroforme (v. p. 160).

4º GRAINES ÉTRANGÈRES. — Récoltées avec les céréales, restent avec le grain si le nettoyage est insuffisant. Les principales sont : celles d'Ivraie (*Lolium temulentum* L.), de Rougeole des Blés (*Melampyrum arvense* L.), d'*Adonis* annuels, de Pied d'Alouette (*Delphinium Consolida* L.), de Moutardes, de Grateron (*Galium aparine* L.), de Minette *(Medicago Lupulina* L.), de Nielle des Blés (*Agrostemma Githago* L.), de *Coronilla scorpioides* L., de Mélilot, Coquelicot, Renoncule des Champs, Vesces, Gesses, Bleuet, Liserons, Carotte, Folle Avoine, etc.

Impuretés d'ailleurs variables et parfois caractéristiques ; Ail dans les blés de la vallée de la Loire,... *Cephalaria syriaca* dans les blés d'Égypte et de Syrie, etc.

Ces graines étrangères, qui souvent gênent le travail de mouture, nuisent à la qualité de la farine et du pain dont elles modifient le goût et peuvent les rendre toxiques : deux d'entre elles sont surtout importantes :

a) La *Nielle* donne une farine grisâtre, rude, sèche, irritante, âcre et malfaisante, 1/50 dans la farine de Blé la rend âcre, contient de la *Sapotoxine* ou *Githagine* qui la rend toxique ; pourtant, le pain le serait proportionnellement beaucoup moins que la farine parce que la haute température de cuisson décomposerait en grande partie le principe toxique (LEBEDEFF).

L'amidon est en grains polyédriques fort petits (1 à 2 μ) mais souvent réunis en masses allongées, fusiformes ou arrondies. — Cette farine donne avec l'éther une huile jaunâtre, âcre, à saveur désagréable.

Les débris de spermoderme par la dimension considérable des cellules scléreuses, leur teinte brun foncé et leurs sinuosités profondes sont également caractéristiques.

En agitant à une douce chaleur un mélange de 2 grammes de

farine avec 10 centimètres cubes d'alcool à 70° renfermant un demi-centimètre cube d'acide chlorhydrique concentré et en laissant reposer, on a, pour le liquide au-dessus du dépôt, une coloration violacée avec 10 p. 100 de Nielle, jaune orangé avec 5 p. 100.

b) L'*Ivraie* (*Lolium temulentum* L.) a de tout temps été considérée comme dangereuse et l'Ecriture recommande de séparer le bon grain de l'ivraie. — Le *grain*, tel qu'il se trouve dans le Blé, est toujours muni de sa « balle », dont on retrouvera les éléments anatomiques dans la farine.

La *farine* est un peu grisâtre, douce au toucher, à odeur de farine de Blé. — Les grains simples d'*amidon* sont tout petits, très anguleux, polyédriques, mesurant en moyenne de 3 à 5 μ, à hile très apparent ; les grains composés, de forme et de dimensions variables, mesurent généralement de 15 à 65 μ. En somme, analogues à ceux du Riz, mais très petits, avec des fragments rappelant l'Avoine.

Au microscope, on reconnaîtra l'Ivraie aux caractères suivants : 1° Débris de l'épiderme externe de la balle, dont les cellules montrent des parois sinueuses ou lisses suivant qu'elles proviennent de la base ou du sommet, et portent soit des cicatrices d'insertion de petits poils coniques, soit ces poils eux-mêmes, courts et élargis à la base, soit, dans la partie moyenne, des poils et des stomates du type habituel des Graminées. — 2° Cellules sinueuses caractéristiques du parenchyme de la balle. — 3° Cellules tubulaires de l'endocarpe, ordinairement pourvues d'étranglements assez rapprochés. — 4° Dimensions et forme des grains d'amidon. — 5° Filaments provenant d'un *feutrage de mycelium de champignon* entourant l'assise protéique.

Par l'alcool faible (35°), on obtient avec la farine d'Ivraie une coloration verdâtre et une saveur désagréable, nauséeuse, que ne donnent pas les Céréales.

5 à 6 p. 100 d'Ivraie dans la farine rendent celle-ci dangereuse, 10 à 11 p. 100 empêchent la fermentation du pain ; toutefois les accidents sont peu graves d'ordinaire, vu la quantité d'Ivraie qui serait nécessaire pour amener la mort.

Symptômes chez l'homme : action sur le système nerveux et sur le tube digestif, céphalalgie, vertiges, bourdonnements d'oreilles, parfoitroubles visu els, so mnolence, délire, angoisse précordiale, phénomènes gastro-intestinaux (vomissements, diarrhée ou constipation) · souvent tremblements des membres, mictions fréquentes et douloureuses. Ordinairement guérison, parfois mort dans les convulsions.

Les chevaux sont très sensibles, les chiens très peu.

Premiers soins : vomitif, — purgatif, — stimulants.

Cette action a été très diversement expliquée, elle paraît devoir être attribuée non à l'Ivraie elle-même, mais à ce champignon dont le feutrage mycélien a été signalé plus haut, qui existe d'une manière constante dans ce fruit (1) auquel il donnerait des propriétés toxiques (P. Guérin).

5° CRYPTOGAMES. — La plus importante à connaître est l'*Ergot*.

Le Sclérote du *Claviceps purpurea* TUL. peut rendre les farines de Blé ou de Seigle dangereuses au point de donner lieu à des épidémies, comme on l'a vu (p. 2).

L'examen microscopique de la poudre montre des fragments faiblement colorés, de grosseur variable, formés par des cellules arrondies ou allongées, sans amidon, peu colorées pour la plupart, tandis que d'autres contiennent une matière colorante brune et prennent, par l'ammoniaque, une coloration rouge violet.

Cette poudre a une saveur âcre et prend vivement à la gorge. La farine renfermant 1 p. 100 d'ergot prend une teinte rosée quand on la mouille ; traitée ensuite par la potasse caustique, elle dégage une odeur de saumure (mise en liberté de triméthylamine).

De nombreux procédés ont été indiqués en outre pour caractériser l'Ergot dans les farines :

1° L'Ergot contenant 30 p. 100 d'huile, sa présence augmentera notablement la teneur en huile de la farine (0,90 à 1,40 p. 100 dans la farine de Blé). Doser par le sulfure de carbone.

2° Faire macérer pendant 5 à 6 heures 10 grammes de la farine

---

1) Ce champignon parasite les fruits d'Ivraie depuis des siècles, puisqu'il a été trouvé dans des fruits d'Ivraie provenant de tombeaux égyptiens et vieux de 4.000 ans ! (LINDAU).

suspecte dans 20 grammes d'éther additionnés de X gouttes d'acide sulfurique dilué au quart. Filtrer, laver à l'éther pour obtenir 20 centimètres cubes de filtrat. Additionner ce dernier de 10 à 15 gouttes d'une solution saturée à froid de bicarbonate de soude, agiter vigoureusement le mélange.

S'il y a de l'Ergot, la liqueur aqueuse est colorée en violet plus ou moins intense. La réaction permet de déceler 0 gr. 01 p. 100 d'Ergot (HOFFMANN).

3° Placer dans un tube à essai volumes égaux de farine suspecte et d'éther acétique, ajouter un peu d'acide oxalique et chauffer à l'ébullition : coloration rouge du liquide par refroidissement, s'il y a de l'Ergot (BÔTTCHER).

4° En vue de l'examen microscopique, on met 5 grammes de farine suspecte dans 60 grammes d'un mélange de chloroforme et d'alcool absolu, environ 10 pour 1, de densité de 1,435 à la température du moment.

On agite, on laisse reposer, l'Ergot surnage, on l'enlève par décantation. On ajoute de l'alcool au liquide décanté : l'Ergot tombe au fond, on le recueille et on le sèche pour examen microscopique qui fera reconnaître l'Ergot aux caractères de la poudre donnés plus haut. En outre, les parois cellulaires ne seront pas colorées en bleu par l'iode et l'acide sulfurique.

5° Essayer l'action physiologique sur les animaux.

On peut aussi trouver dans les Céréales les urédospores et téleutospores de la Rouille des Blés (*Puccinia graminis* PERS.), les spores de la Carie (*Tilletia Caries* TUL.), du Charbon (*Ustilago Carbo* TUL.) et de diverses autres Ustilaginées (v. *Précis de Botanique*).

Falsifications. — Trop nombreuses pour être toutes énumérées ici; on peut les grouper en :

1° *Matières inorganiques.* — Ajoutées, les unes pour modifier la qualité des farines (sulfate de cuivre, alun, carbonates alcalins), les autres pour en augmenter le poids (sable, craie, plâtre, talc, os calcinés.....).

Faire les cendres : le poids en sera notablement augmenté et l'analyse indiquera la nature de la fraude.

On peut séparer les substances minérales par le procédé CAILLETET :

Dans un tube de verre de 20 centimètres de hauteur et 2 à 3 centimètres de diamètre, muni d'un robinet de verre à la partie inférieure, on introduit 10 grammes de farine et quantité suffisante de chloroforme pour remplir à peu près le tube. On bouche et on agite pendant une minute. On laisse reposer verticalement en lieu frais.

En l'absence de substances minérales, il n'y a aucun dépôt au fond du tube, la farine surnageant ; dans le cas contraire, on entraîne le dépôt en ouvrant le robinet et après élimination du chloroforme on détermine la nature du résidu.

Le procédé est sensible à un millième. On peut opérer de même avec le tétrachlorure de carbone (agiter 4 grammes de farine et 20 centimètres cubes de CCl^4 dans un tube de 20 centimètres de haut et 2 centimètres de diamètre et laisser reposer).

Enfin, on a également préconisé l'emploi des rayons X (BLEUNARD).

2° *Matières organiques.* — Toutes les farines et fécules de prix moins élevé que le Blé (Orge, Avoine, Seigle, Légumineuses, Fécule de Pomme de terre) lui ont été substituées.

Dans des farines de qualité très inférieure, on a pu trouver de la sciure de bois, facilement reconnaissable au microscope surtout après emploi de réactifs colorants.

Pour la détermination des farines étrangères, on fera intervenir l'examen microscopique des amidons, débris d'enveloppes, poils, etc. ; le dosage des cendres ; les caractères et le dosage du gluten.

Les essais de farines ressortissent à l'analyse chimique.

L'examen microscopique gagnera en sécurité s'il est fait par comparaison avec des grains de même provenance que celle attribuée à la farine. On se souviendra d'autre part qu'une tolérance de 3 p. 100 de farine de légumineuses est admise dans la farine de Blé commerciale, et que les Blés de Russie et les Blés de l'Inde renferment toujours une notable proportion de Seigle, qui peut atteindre 5 p. 100 dans les premiers et 7 p. 100 dans les seconds.

Quand l'incorporation de certaines farines succédanées est autorisée dans la farine de Blé, elle est toujours réglementée de façon
précise : c'est ainsi qu'en cas de pénurie de récolte, l'addition de
10 p. 100 de farine de Seigle, d'Orge, de Manioc ou de Riz est
autorisée ou prescrite par décret.

Diverses espèces odorantes d'*Andropogon* (*Cymbopogon*) fournissent des huiles essentielles employées en Europe en parfumerie
mais très usitées aux Indes comme médicaments (en frictions
contre rhumatisme et névralgies, à l'intérieur comme stimulant).

L'ESSENCE DE VERVEINE DES INDES ou de LEMONGRASS est
obtenue aux Indes par la distillation à la vapeur de l'*Andropogon
citratus* L. (plante entière).

C'est la véritable source du *Citral*

$$CH^3—C=CH—CH^2—CH^2—C=CH—CHO$$
$$\quad\quad\;\; CH^3 \quad\quad\quad\quad\quad\quad CH^3$$

dont elle contient 75 p. 100.

L'ESSENCE DE CITRONNELLE est fournie de même à Ceylan,
presqu'île de Malacca, Indo-Chine, par les feuilles linéaires
d'*A. Nardus* L., dont il existe deux variétés, le « Maha pangiri »
et le « Lana-Batu », qui donnent une essence riche en *Géraniol*,
alcool correspondant au Citral et dont elles contiennent, la première 80 à 90 p. 100, la seconde, de Ceylan, 50 à 60 p. 100.

On extrait le Géraniol après avoir privé l'essence de Citronnellal
$C^{10}H^{18}O$.

L'ESSENCE DE GERANIUM DES INDES ou de PALMAROSA fournie
par les feuilles de l'*A. Schœnanthus* L., *A. Martini* ROXB, des
Indes orientales, des Antilles et des régions tropicales de l'Afrique
occidentale, contient 75 à 95 p. 100 de *Géraniol* dont 5 à 11 p. 100
à l'état d'éthers.

Dans une essence d'*A. Schœnanthus* provenant de la Nouvelle-
Calédonie, CHARABOT a trouvé 43 p. 100 de Citral, 7 p. 100 de
Citronnellal et seulement 10 p. 100 de Géraniol.

Sert à falsifier l'essence de Geranium rosat et l'essence de Rose.

VÉTIVER. — L'*A. muricatus* RETZ de l'Inde, est cultivé dans tous les pays chauds pour ses racines odorantes. La drogue est formée par une sorte de chevelu de fines racines, tortueuses, brun jaunâtre pâle, finement striées dans toute leur longueur qui varie de 10 à 40 centimètres.

Parfois appelé *chiendent odorant.* — Odeur aromatique très forte, rappelant la Myrrhe. Sert à parfumer le linge et à éloigner les insectes. On en fait des brosses au Tonkin et en Annam, dans l'Inde, des stores, parasols (tutty), etc.

CYPÉRACÉES

Famille peu importante en Matière médicale. — A citer simplement :

les divers SOUCHETS dont les tubercules radicaux ont été parfois utilisés comme analeptiques et aphrodisiaques (Souchet rond, *Cyperus rotundus* L., Souchet long. *C. longus* L., Souchet comestible, *C. esculentus*) ;

et la LAICHE DES SABLES ou SALSEPAREILLE D'ALLEMAGNE, qui est le rhizome mondé et coupé en menus fragments du *Carex arenaria* L.

La structure est celle d'un rhizome de Monocotylédone ; contient de l'amidon, une essence et un peu de résine.

A été utilisé comme dépuratif et antisyphilitique (succédané de la Salsepareille).

ARACÉES

RHIZOME D'ACORE VRAI

Origine. — *Acorus Calamus* L. — Plante vivace croissant dans les marécages du Nord et du Centre de l'Europe, en Asie et dans l'Amérique du Nord.

Le rhizome est récolté à l'automne, surtout en Prusse et en Galicie ; on le monde, on le coupe en morceaux, parfois on le fend longitudinalement et on le sèche.

Description. — Morceaux de longueur variable (quelques centimètres) et de 1 à 2 centimètres d'épaisseur.

Surface extérieure rugueuse à profondes rides longitudinales ; — couleur brun jaunâtre ou rougeâtre ; — nombreuses côtes annulaires ; cicatrices foliaires triangulaires ponctuées ; — à la face inférieure, ligne en zig-zag de petites traces des racines sectionnées ; — cassure courte, spongieuse, brun pâle ou blanchâtre ; — agréable odeur aromatique ; — saveur piquante et un peu amère.

Anatomie. — Caractérisée par de vastes méats dans le parenchyme cortical comme dans la zone interne, par des glandes unicellulaires à contenu jaune brun, par les nombreux faisceaux libéro-ligneux caulinaires et foliaires dont le bois peut entourer complètement le liber. — Amidon, pas de cristaux.

Chimie. — 1,5 à 3,5 p. 100 d'*essence* contenant de l'*asarone* (propényltriméthoxybenzène) et de l'*aldéhyde asarylique* ; un glucoside, l'*Acorine* ; de l'amidon, de la gomme, un peu de tanin, une résine et des traces de bases organiques (méthylamine...).

Usages. — Ce médicament nous est venu de l'Inde où il est extrêmement employé (stimulant, tonique et aromatique). — A été donné avec succès en Allemagne contre la fièvre intermittente. — En Chine, se place au chevet du lit pour éloigner les punaises.

L'emploi de la fécule des tubercules d'*Arum maculatum* L. d'*A. italicum* L. et d'*A. esculentum* sous la forme dite Arrow-root ou Sagou de Portland, a été signalé (v. p. 148).

PALMIERS

NOIX D'AREC

Origine. — Graines de l'*Areca Catechu* L., cultivé dans l'Inde et dans toutes les îles de l'Archipel malais.

Les fruits, de la grosseur et de la forme d'un œuf, sont blanchâtres, puis jaune orangé. Leur péricarpe fibreux renferme une seule graine.

Description. — Graines dures et lourdes, ovoïdes, coniques-arrondies ou hémisphériques, à base aplatie et déprimée au centre ; d'environ deux centimètres de longueur et de largeur. — Au milieu de la base, petite touffe fibreuse qui attachait la graine au péricarpe. — Surface extérieure réticulée, brun cannelle. — Les téguments minces pénètrent en plis profonds à l'intérieur de l'albumen (albumen ruminé) et, à la coupe, se détachent en brun sur sa surface blanchâtre. — Petit embryon. — Odeur de fromage quand on brise la graine, saveur astringente et légèrement amère.

Analyse. — 15 p. 100 de tanin, 14 p. 100 de graisses et divers alcaloïdes : l'Arécoline, l'Arécaïdine, l'Arécaïne, la Guvacine et la Choline.

Le principal est l'*Arécoline* ou *Méthylarécaïdine* $C^8H^{13}NO^2$, principe actif de la graine qui en contient 0,1 p. 100. Liquide huileux, incolore, inodore, très alcalin, bouillant à 220°, donnant avec les acides des sels cristallisés. — Action physiologique rappelant la Pelletiérine, la Muscarine et la Pilocarpine.

Par ébullition avec l'acide chlorhydrique, donne de l'Arécaïdine et du chlorure de méthyle :

$$\begin{array}{c}
CH \\
\diagdown \\
H^2C \quad C\!-\!COOH \\
| \qquad | \\
H^2C \quad CH^2 \\
\diagdown \quad / \\
N \\
| \\
CH^3
\end{array}$$

Arécaïdine.

On peut régénérer l'Arécoline depuis l'*Arécaïdine* qui s'obtient synthétiquement depuis la Trigonelline ou depuis l'acide nicotianique, car c'est de l'acide méthyltétrahydronicotianique ; on l'obtient aussi depuis l'acroléine qui peut donner la β picoline puis l'acide nicotianique.

L'*Arécaïne* est de la Guvacine méthylée et la *Guvacine* réduite par la poudre de zinc se transforme en β picoline.

Usages. — A Ceylan, Travancore et Mysore, les indigènes préparent avec ces graines deux sortes d'extraits, dits *Kassu* ou *Cassou* et *Coury*, que l'on trouve encore dans les droguiers, le premier dit *Cachou orbiculaire de Ceylan* et le second *Cachou en boules*, ce sont des *Cachous sans catéchine*.

La poudre fraîche de noix d'Arec est administrée comme vermifuge (4 grammes), en particulier pour les chiens. — Le masticatoire, dit *Bétel*, universellement employé dans l'Inde et la Malaisie, est à base de noix d'Arec (v. Pipéracées).

SANG-DRAGON

Fourni par divers palmiers grimpants, à longues tiges flexibles, qui croissent à Sumatra et à Bornéo : *Daemonorops* (*Calamus*) *Draco* WILLD., *D. propinquus* BECC, etc.

Leurs nombreux petits fruits, de la grosseur d'une cerise, sont à maturité englués d'une couche de résine rouge si abondante qu'elle cache les écailles imbriquées de leur surface.

Ces fruits, grattés ou battus dans un sac, abandonnent cette résine friable qu'on tamise pour la séparer de diverses impuretés (écailles, débris, etc.).

Soit par la vapeur d'eau, soit par la chaleur du soleil, elle est ensuite ramollie et moulée en bâtons ou en boules qu'on enveloppe dans une feuille de palmier (*D. Draco*, *Licuala spinosa*).

D'autres formes se rencontrent également : par exemple en gâteaux plats et arrondis, de 10 centimètres au moins de diamètre sur 5 centimètres d'épaisseur, ou en grosses masses pesant plusieurs kilos, etc.

Une sorte inférieure est obtenue par ébullition dans l'eau des fruits écrasés ; la résine se sépare et peut se rassembler en une masse, souvent additionnée de substances étrangères, qui est livrée au commerce sous forme de gâteaux ou de galettes (1).

Les échantillons de bonne qualité sont compacts, cassants et friables; leur surface, brun rougeâtre sombre, montre les traces des nervures de la feuille d'enveloppe ; les fragments minces sont translucides et d'un beau rouge cramoisi brillant.

La cassure laisse souvent voir des écailles : cassure résineuse, irrégulière, rugueuse, rouge vif. — Frotté sur le papier, le Sang-dragon laisse une trace brune.

Saveur presque nulle, puis légèrement âcre, odeur nulle. — Soluble dans l'alcool, le sulfure de carbone, le chloroforme, la benzine, etc., très peu soluble dans l'éther et l'essence de térébenthine. — Fond vers 120°.

Composé de *dracorésinotannol* (à l'état d'éthers benzoïque et benzoylacétique), de *dracorésène*, de *dracoalbane* et de traces d'essence.

Dans les sortes inférieures, le résidu insoluble (écailles, substances terreuses) peut atteindre 40 p. 100.

Inusité actuellement comme astringent et tonique, sert à la préparation de dentifrices, d'emplâtres et surtout industriellement pour colorer des vernis.

---

(1) On prétend que le Sang-dragon est ordinairement additionné du suc laiteux du *Garcinia parviflora* MIQ. (TREUB, 1891).

Ce nom de Sang-dragon est abusivement donné à d'autres produits analogues, mais d'origine différente, en particulier à un Sang-dragon de Socotora, importé par Bombay et Zanzibar et dû au *Dracaena Cinnabari* BALF.

Il se reconnaît à l'absence d'écailles, à ce qu'il ne sent pas l'acide benzoïque quand on le chauffe et à son insolubilité dans la benzine et le sulfure de carbone.

BEURRE DE COCO

Origine. — Matière grasse retirée de l'albumen de diverses espèces de *Cocos*, le *C. nucifera* L. (1), Cocotier du Brésil, et le *C. butyracea*, Cocotier des Indes, sont les deux principales.

Les Cocotiers se rencontrent partout sous les tropiques ; exploités surtout au sud de l'Inde, à Ceylan, au Brésil et sur la Côte occidentale d'Afrique.

Les fruits (noix de Coco) sont des drupes dont la région externe est fibreuse et l'endocarpe très dur, elles sont arrondies et mesurent en moyenne 15 à 20 centimètres de diamètre. L'endocarpe scié ou cassé met à nu la graine dont le volumineux albumen liquide avant maturité (*lait de coco*), se concrète ensuite à la face interne de l'endocarpe et autour de l'embryon en une couche solide, riche en matière grasse.

On expédie moins les noix que les amandes (*Coprahs*) qui arrivent ordinairement coupées en tranches et après dessiccation, soit au soleil, soit dans des séchoirs ou des étuves. Marseille les reçoit du Sénégal et du Dahomey.

Les Coprahs donnent par expression à chaud à la presse hydraulique environ les 2/3 de leur poids d'une graisse blanche, liquide dans les régions chaudes, mais solide chez nous.

Les tourteaux sont utilisés pour la nourriture du bétail ou comme engrais. Les fibres du mésocarpe de la noix de Coco donnent le *coïr* utilisé pour faire des brosses, des tapis, des cordages, etc.

------

(1) Voy., *Précis de Botanique*, pour les multiples emplois du Cocotier.

Description. — Préparé avec soin, le beurre de Coco est une graisse blanche, sinon il est jaune rougeâtre, opaque et dur, **car** il rancit très facilement ; odeur douce, saveur fade.

Densité à $+15°$ = 0,9210 ; point de fusion 22° à 22°5 ; point de solidification 22° ; point de fusion des acides gras 24°65 ; point de solidification des acides gras 20°4 ; déviation à l'oléo-réfracto-mètre — 54 ; indice d'iode 8,9 : indice de saponification 258-268.

Composition. — C'est un mélange d'éthers de la glycérine ; les acides isolés sont les acides laurique, myristique, palmitique, stéarique, oléique, caproïque, caprylique et caprique. C'est donc une matière grasse assez voisine du beurre de vache, en raison de la proportion importante d'acides gras solubles dans l'eau et d'acides gras volatils.

L'acide coccinique qu'il contient peut être caractérisé par l'odeur spéciale du coccinate d'éthyle.

Usages. — L'huile de Coco sert dans les régions tropicales pour l'alimentation et l'éclairage, mais son trop facile rancissement en a longtemps limité l'emploi en Europe à la fabrication des savons (qu'il rend mousseux) et des bougies.

Depuis 1897 a été créée en France l'industrie du beurre de Coco, qui a débarrassé ce produit, par expression, de ses éléments les plus altérables et les plus fusibles et a fait une graisse alimentaire d'un beau blanc d'une grande conservation parce qu'absolument neutre. C'est la VÉGÉTALINE, ou COCOSE dont l'emploi se répand de plus en plus et nécessite l'importation en France de quantités énormes de Coprahs.

Ce beurre de Coco est un succédané du beurre de vache et des graisses animales, il est d'une digestibilité parfaite et d'un prix moins élevé, ne rancit guère, fond vers 28°, mais sert aussi à falsi-fier le beurre de vache et est parfois partiellement substitué au beurre de Cacao dans le chocolat. Il peut servir dans la préparation de suppositoires et de pommades.

HUILE DE PALME et HUILE DE PALMISTE

Le Palmier à huile (*Elœis guineensis* L.) est un grand palmier africain dont le régime porte environ un millier de drupes, de la grosseur d'une noix, dont le mésocarpe et l'amande sont riches en matière grasse.

De la pulpe charnue et fibreuse du mésocarpe on extrait l'*Huile de Palme*. Pour cela, au Dahomey, on soumet les fruits à une fermentation de quelques jours, on les triture, on en extrait les noyaux et on fait bouillir la pulpe dans de grands récipients pleins d'eau.

L'huile vient surnager, se recueille par décantation et se purifie par un traitement prolongé par l'eau à l'ébullition.

L'huile (ou beurre) de Palme n'est liquide que vers 40°; de couleur jaune orangé, elle a, à l'état frais, une légère odeur de violette et les indigènes en font une grande consommation alimentaire, malheureusement elle rancit très vite. En Europe, elle est employée pour la stéarinerie et la savonnerie ; mêlée à du suif et à un peu de lessive de soude, elle sert aussi au graissage des machines.

Les noyaux, ainsi débarrassés de leur pulpe, sont épais et fort durs. En les brisant entre des cailloux où à l'aide de marteaux, on en extrait l'amande (*palmiste*) que l'on fait sécher et que nos colonies de la Côte occidentale d'Afrique nous expédient par milliers de tonnes. On en extrait par pression, à chaud, 42 à 45 p. 100 d'*huile de Palmiste*, blanche, liquide au-dessus de + 25° et qui est employée en grandes quantités dans la fabrication des savons.

Elle sert, au même titre que le beurre de Coco, à la préparation, par séparation de l'oléine, d'une stéarine qui constitue un beurre végétal comestible et qui peut se retrouver aussi substitué au beurre de vache ou, dans le chocolat, substitué au beurre de Cacao.

La composition et les constantes de l'huile de Palmiste la rapprochent beaucoup du beurre de Coco, en particulier l'indice élevé de saponification 245 et la proportion assez grande des acides volatils.

CIRE DE CARNAUBA

Le *Copernicia cerifera* Martius est un palmier originaire du Brésil dont les feuilles sont couvertes de cire, en petites houppes d'environ 5 millimètres de longueur.

Après dessiccation des feuilles au soleil, les écailles de cire se détachent facilement par frottement ou battage.

On recueille cette poussière cireuse, on la fond dans l'eau bouillante et on filtre en passant à travers un linge. — On sépare la cire qu'on coule en pains de 1 à 2 kilos.

Couleur variable, gris, jaune verdâtre, blanc jaunâtre.

Cire dure, sèche, très cassante, brillante et facile à pulvériser. — Densité à $+15°$, 0.999 ; fond à 83-86°. — Peu soluble dans l'alcool froid, entièrement soluble dans l'éther et l'alcool bouillants d'où elle se sépare par refroidissement en une masse blanche cristalline.

Elle est formée d'*alcool mélissique* libre ou surtout éthérifié par l'*acide cérotique* (qui existe aussi à l'état libre) ou par d'autres acides dont l'un est l'*acide carnaubique*.

Nombreux usages, cette cire se substitue couramment à la cire d'abeilles, elle sert à faire des bougies dures, en la mélangeant à de la stéarine et de la paraffine, des cirages, encaustiques, etc.

La ***CIRE DE PALMIER***, produite dans des conditions analogues est récoltée sur les tiges et gaines foliaires du *Ceroxylon andicola* Humb. L., grand palmier de l'Amérique tropicale. Les indigènes la fondent avec un tiers de suif pour en fabriquer des bougies et des cierges.

Sans parler des innombrables usages des divers palmiers, il convient de rappeler l'origine de certains produits importés en Europe et d'un emploi si fréquent :

L'IVOIRE VÉGÉTAL ou ***COROZO***, utilisé pour la fabrication de boutons et de menus objets de tabletterie n'est autre que l'albumen, très dur, des graines de *Phytelephas macrocarpa* Ruiz et Pavon.

Le **RAPHIA,** communément utilisé comme lien d'attache, en horticulture, est produit par l'épiderme de la partie supérieure des feuilles non complètement développées de divers Palmiers dont le principal est le *Raphia pedunculata* Beauv., de Madagascar.

Le **CRIN VÉGÉTAL,** exporté annuellement d'Algérie par 40 millions de kilos environ, est produit par les fibres des feuilles du *Chamœrops humilis* L., etc.

LILIACÉES

Vaste famille de plantes ordinairement herbacées mais vivaces par leurs bulbes ou leurs rhizomes.

Grande variété d'organes employés : racines, bulbes, rhizomes, feuilles, graines, sucs, etc.

Même diversité de composition chimique (mucilage, résine, essences, alcaloïdes) et partant de propriétés.

Drogues nombreuses, quelques-unes très importantes.

ALOÈS

Origine. — L'Aloès est une sorte d'extrait préparé sur place par concentration du suc des feuilles de plusieurs espèces du genre *Aloe*, Liliacées à port de plantes grasses (1), tantôt acaules, tantôt à tige assez élevée, tantôt enfin arborescentes. Les feuilles, en rosette terminale, sont charnues, vertes ou rougeâtres, sessiles, à large base, subulées, terminées en pointe aiguë.

Principales espèces productrices :

L'*Aloe vulgaris* LAMK., (*A. vera* L. nec MILL, *A. Barbadensis* MILL.) habite l'Afrique du Nord, Gibraltar, Madère, les bords de la mer Rouge, l'Inde et les Antilles (où il a été problablement introduit, ainsi que dans l'extrême sud de l'Europe).

Il fournit l'ALOÈS dit des BARBADES, l'A. DE CURAÇAO, L'A. DE L'INDE.

L'*A. ferox* L. et ses hybrides avec *A. africana* MILL., *A. spi-*

---

(1) Ne pas confondre avec l'*Agave americana* L., Amaryllidacée mexicaine qui est communément désignée sous le nom d'Aloès et qui fournit ses fibres textiles dites à tort fibres d'Aloès.

cata Thunb., *A. perfoliata* L. et diverses autres espèces, habitent l'Afrique méridionale et donnent l'Aloès du Cap, sorte la plus importante.

L'*A. Perryi* Bak., de l'île de Socotora et l'*A. Socotrina* L. (*A. vera* Mill. nec L.) des bords sud de la mer Rouge, de Socotora et autres îles de l'Océan indien, ainsi que certaines de ses variétés (*A. officinalis* Forsk, par exemple), fournissent l'Aloès soccotrin ou Succotrin.

L'origine botanique de l'A. du Natal n'est pas certaine, il est peut-être dû à l'*A. succotrina* Garsault.

En somme : Afrique orientale, du sud au nord et jusqu'en Arabie, Indes anglaises et hollandaises, Amérique et quelques Antilles.

L'anatomie de la feuille d'Aloès, analogue dans toutes les espèces, est la suivante :

La *Section* est convexe en dessous, plane ou concave en dessus, suivant les espèces. Elle montre, en dehors et des deux côtés, une zone étroite verte, à chlorophylle et à raphides, et au centre une **région incolore**, mucilagineuse, à suc visqueux constituée par un parenchyme lâche.

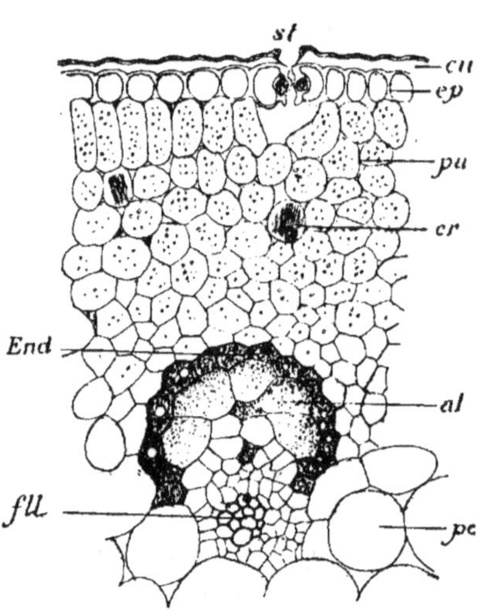

Fig. 43. — *Coupe transversale dans la région superficielle de la feuille de l'Aloe socotrina L.*

cu, cuticule. — *ep,* épiderme et stomate (*st*). — *pa,* parenchyme gorgé de chlorophylle. — *cr,* cellule à raphides. — *end,* endoderme. — *al,* péricycle (tissu aloïfère). —*fll,* faisceau libéro-ligneux. — *pc,* parenchyme central. (Beille d'après Tschirch.)

Au contact des deux zones sont les faisceaux libéro-ligneux, à section ovoïde, dont la région externe, élargie, s'enfonce dans la zone chlorophyllienne, tandis que la région interne, rétrécie en coin, pénètre dans la zone incolore.

Ces faisceaux comprennent :

1° Du *bois*, peu développé, deux ou trois vaisseaux entourés de quelques fibres.

2° Du *liber* en dehors du bois, un peu de tissu criblé, peu développé aussi.

3° En dehors du liber, le *péricycle* en arc large, en croissant (*tissu aloïfère* de MACQRET), formé de très grandes cellules polyédriques, allongées dans le sens de l'axe de la feuille, à parois très minces et dont le suc incolore devient violet à l'air, surtout par la chaleur ou par l'ammoniaque : c'est dans ce tissu qu'est localisé le suc qui donne l'Aloès.

4° Autour des éléments conducteurs et du tissu péricyclique aloïfère est l'*endoderme*, en un cercle plus ou moins complet de cellules hexagonales, un peu allongées tangentiellement, contenant chacune, en dehors de leur noyau, un gros globule jaune, réfringent surtout formé de tanin.

Historique. — D'après une tradition rapportée par le géographe EDRISI (XIIe siècle), l'Aloès aurait été très anciennement connu et, à l'instigation de son maître Aristote, Alexandre aurait passé à Socotora, revenant de l'Inde, et en aurait enlevé tous les habitants pour les remplacer par une colonie ionienne qui aurait, dans la suite, prospéré et amassé de grandes richesses grâce à l'Aloès.

Ignoré de THÉOPHRASTE, l'Aloès semble avoir été bien connu de CELSE, DIOSCORIDE et PLINE. Propriétés vulnéraires et purgatives vantées au moyen âge par l'école de Salerne.

Jusqu'au XVIe siècle, l'Aloès de Socotora ou de la Mer Rouge est seul connu, puis l'Espagne en produit d'assez bon ; en 1695 apparaît celui des Barbades, vers 1780 celui du Cap et seulement vers 1870 celui du Natal.

Le nom vient de l'arabe *Alua*, substance amère.

Récolte et préparation. — Suivant des procédés variant avec le pays, on recueille le suc des feuilles coupées et on l'évapore jusqu'à solidification.

A. — PROCÉDÉ DU CAP. — Section des feuilles. Arrangement en

tas de 1 mètre de hauteur au-dessus d'un trou creusé dans le sol et tapissé d'une peau de chèvre ou de cheval : les rangées de feuilles surplombent de plus en plus, afin que le suc tombe dans le trou.

Enlèvement des feuilles et concentration du suc dans un chaudron, sans soin suffisant : l'opération est rendue pénible par l'âcreté des vapeurs ; trop poussée, elle risque de brûler l'Aloès ; pas assez, celui-ci se ramollira plus tard. Aussi, le suc est-il souvent vendu à des usines qui le concentrent.

La sorte *de l'Ouganda* ou *de la Couronne* est obtenue en desséchant le suc au soleil après fermentation. L'Aloès du Cap est expédié en caisses de bois.

B. — PROCÉDÉ DE CURAÇAO. — Section des feuilles. Arrangement immédiat, la section en bas, dans des auges en bois, à parois divergentes, en V ; le suc suit le fond incliné et se recueille dans un vase. Comme au Cap, il n'y a ni compression, ni infusion, ni décoction : le suc obtenu est recueilli par *écoulement libre.* — Évaporation faite soit immédiatement, soit un peu plus tard, dans des vases en cuivre dont le fond est disposé pour qu'on puisse enlever les impuretés de temps en temps. — Le suc, suffisamment concentré, est versé dans des calebasses ou des boîtes de 20 à 60 livres, où il se solidifie par refroidissement.

C. — AUTRES PROCÉDÉS. — Les feuilles étant hachées, pilées et exprimées, on laisse déposer pendant vingt-quatre heures le jus ainsi obtenu, puis on décante, c'est le *Suc par expression*, moins actif, parce que mélangé à d'autres parties de la feuille. L'évaporation se fait ensuite soit au soleil (procédé lent et peu rémunérateur) soit par la chaleur artificielle.

Les feuilles hachées et pilées peuvent être mises à macérer dans l'eau, on sépare le produit de cette macération et on fait bouillir le marc dans une nouvelle quantité d'eau ; on passe et on réunit le produit de la *décoction* à celui de la *macération* ; la liqueur est ensuite évaporée au feu.

Enfin les feuilles coupées en morceaux peuvent être placées dans des paniers de fil de fer que l'on plonge pendant 10 minutes dans des chaudières pleines d'eau bouillante.

On les enlève pour les remplacer par d'autres qui sont traitées de la même façon et ainsi de suite jusqu'à ce qu'on ait
obtenu un liquide noir et épais qu'on laisse déposer et qu'on
décante.

Cette liqueur, obtenue *par décoction*, est ensuite concentrée au
feu, l'emploi de l'eau donnant toujours un produit trop dilué pour
une évaporation spontanée au soleil.

On conçoit que des procédés aussi variés donnent des Aloès
de caractères très divers ; la même espèce suivant la méthode
de préparation employée et les soins apportés aux opérations
successives pourra donner des Aloès de valeur très inégale.

Description. — *Aspect*. — Les Aloès sont en masses amorphes,
mais les uns sont brillants et translucides en lames minces (*Aloès
translucides*), les autres, opaques et foncés, rappellent l'aspect du
foie (*Aloès hépatique*). Cette différence n'est pas toujours en rapport avec l'origine et tous les Aloès peuvent présenter les deux
aspects bien que chaque sorte appartienne ordinairement à un
de ces types. Il en est de même des mixtes, où l'on trouve asso-
ciés les deux aspects précédents, avec des parties translucides dans
la masse opaque ou inversement (*Aloès mixte*) ; d'après PÉREIRA,
l'*Aloès* demi-fluide pourrait se séparer en deux couches, la supérieure translucide et l'inférieure opaque.

On attribue l'opacité à la forme cristalline de l'Aloïne qui est
amorphe dans l'Aloès translucide ; LÉGER pense que l'opacité est
due au moins partiellement à la présence de l'eau et de l'air dans
la masse ; on admet aussi que la structure cristalline des aloès
hépatiques indique une évaporation lente, sinon spontanée.

Les deux formes ont la même valeur et la même activité. Enfin,
l'*Aloès Caballin* est une masse brune renfermant de nombreuses
impuretés.

Couleur. — Varie du brun au noir suivant les sortes (noter les
reflets des fragments, verdâtres chez l'A. du Cap, rouge rubis
chez l'A. soccotrin).

Consistance. — Un Aloès bien desséché est dur, sec, cassant,
très friable, de pulvérisation facile. — Par *la chaleur*, il fond, puis

brûle avec une flamme éclairante, s'éteint hors de la flamme, se boursoufle sans couler. Peu de cendres (1 à 1,5 p. 100).

Solubilité. — Presque complète dans l'alcool (maximum pour l'alcool à 80°) ; partielle dans l'eau froide (1 /2), complète dans l'eau alcalinisée, ou dans l'eau bouillante en donnant une solution qui abandonne un dépôt de *résine d'aloès* par refroidissement. — Peu soluble dans le chloroforme, insoluble dans l'éther, le sulfure de carbone, l'essence de pétrole. — Solutions acides.

Densité : 1,33. — *Saveur* : d'une amertume extrême et caractéristique (chicotin serait, dit-on, une corruption de soccotrin). — *Odeur* : caractère très important, permettant même de distinguer des variétés voisines par l'aspect.

Cette odeur s'exalte en soufflant l'haleine chaude sur les fragments ; elle est spéciale, ordinairement désagréable, prenant à la gorge. Celle du Soccotrin a été comparée à celle de la Myrrhe et du Safran, l'A. du Cap sent la souris, l'A. de Curaçao, la sueur de nègre.

Sortes. — On peut les grouper en trois catégories :

A. du Cap., *A. de l'Ouganda* et *A. du Natal* (Sud et Est africains).

Aloès de l'Est africain : *A. Soccotrin* et *A de Zanzibar.*

Aloès des Indes occidentales : *A. des Barbades* et *A. de Curaçao.*

I. — ALOÈS DU CAP. — Principale sorte officinale. Expédié en grandes quantités du Cap de Bonne-Espérance en Angleterre où il arrive en énormes caisses. Masses brun noirâtre à reflets verdâtres, cassure conchoïdale brillante, lames minces rougeâtres ou ambrées, transparentes, ne montrant pas de cristaux au microscope. Saveur très amère et nauséeuse, odeur forte, spéciale, peu agréable, de souris et de rance. La poudre est jaune verdâtre.

Cet Aloès doit répondre aux essais énumérés plus loin (Voy. Codex 1908) et donner au moins 40 p. 100 d'extrait aqueux.

TSCHIRCH et HOFBAUER estiment qu'il doit être préféré aux autres sortes, parce que c'est lui qui est le plus pauvre en matières résineuses inactives.

ALOÈS DE L'OUGANDA. — Forme hépatique du précédent, fragments brun jaunâtre à cassure bronzée. A l'odeur de la sorte du Cap.

Cet Aloès est pratiquement sans grande importance.

ALOÈS DU NATAL. — Préparé dans les districts supérieurs du Natal, il arrive en Angleterre dans des caisses de bois.

Aloès ordinairement hépatique, de couleur verdâtre, terne ou brun grisâtre ; son odeur rappelle celle de l'Aloès du Cap.

Il s'éloigne par sa composition des autres Aloès et doit être écarté des officines, on le distingue par sa poudre vert grisâtre ou jaunâtre, qui se colore en bleu vif par addition d'acide sulfurique et exposition aux vapeurs d'acide azotique.

II. — **ALOÈS SOCCOTRIN**. — Apporté de la côte orientale d'Afrique, de l'île Socotora et peut-être aussi de l'Arabie à Bombay d'où il est expédié en Europe. La drogue arrive en petits barils, elle a une consistance pâteuse, semi-liquide ou même sirupeuse. Elle est jaune brunâtre et opaque. Si la viscosité n'est pas suffisante, elle se sépare par le repos en un liquide, brun sombre, surnageant un dépôt jaune foncé constitué par des cristaux prismatiques microscopiques d'aloïne. Fraîche, elle a une odeur désagréable, mais elle finit par avoir une odeur de Myrrhe et de Safran.

Cet Aloès ne peut être utilisé qu'après en avoir achevé la dessiccation, ce qui se fait à température modérée, encore reste-t-il souvent mou, au moins à l'intérieur de la masse.

Masses dures, brun foncé noirâtre, à cassure cireuse irrégulière, souvent poreuse. Poudre jaune doré.

Aloès hépatique, où l'on peut observer les cristaux microscopiques.

Cet Aloès, entièrement soluble dans l'alcool, doit céder à l'eau la moitié de son poids.

ALOÈS DE ZANZIBAR. — Souvent considéré comme une variété du précédent; on a admis longtemps que l'Aloès Soccotrin était la forme translucide et l'Aloès de Zanzibar, la forme opaque de la même drogue.

En réalité, ces deux variétés, qui sont ordinairement hépatiques, peuvent exister sous la forme translucide, mais ne sont guère exportées sous celle-ci.

Cet Aloès de Zanzibar est expédié dans des peaux enfermées dans des caisses (Aloès de peaux de singe). La drogue est rarement molle et bien prise en masse dans les caisses. Couleur de foie, brun rougeâtre, cassure terne, cireuse, mais presque unie, ce qui distingue du Soccotrin. Odeur forte, caractéristique, non désagréable.

III. — **ALOÈS DES BARBADES** (1). — Masses opaques et dures, de couleur variant du brun jaunâtre ou rougeâtre au brun chocolat ou presque noir. Hépatique (cassure terne et cireuse et fragments opaques) ou translucide (cassure lisse et vitreuse et fragments transparents).

Poudre jaune rougeâtre devenant rouge brun à la lumière.

L'odeur rappelle à la fois celle de la Myrrhe et de l'iode.

L'Aloès des Barbades vrai est maintenant fort rare, l'île de la Barbade n'en produisant presque plus, et on continue de désigner sous ce nom un Aloès qui arrive quelquefois dans des calebasses comme celui des Barbades, mais plus ordinairement dans des caisses de 15 à 30 kilos et qui provient de Curaçao et des îles voisines Aruba et Bonaire ; c'est la sorte suivante, produite par l'*Aloe chinensis* Bak. variété de l'*A. vulgaris* Lam.

ALOÈS DE CURAÇAO. — Est hépatique le plus souvent, quelquefois vitreux et cette forme peut, avec le temps et par une cristallisation lente de l'aloïne, devenir opaque. (Les deux aspects peuvent se rencontrer dans la même caisse.)

La couleur varie du brun jaunâtre au brun chocolat, la couleur noire est celle des produits inférieurs, brûlés.

Cet Aloès ressemble beaucoup dans sa forme hépatique à l'Aloès

---

(1) Le Codex de 1908 dit : « On peut aussi employer l'Aloès des Barbades (et les sortes analogues de la Jamaïque, des Antilles ou de Curaçao) extraites de l'*Aloe vera* L. (*Aloe vulgaris* Lamk) et probablement aussi d'autres espèces. »

de Zanzibar, il s'en distingue par cette odeur désagréable, spéciale (sueur de nègre), qui permet également de le distinguer de l'Aloès des Barbades.

Analyse. — Les Aloès contiennent :

1º *Essence.* — En faible quantité, mais importante, car elle donne à la drogue son odeur spéciale. Elle varie avec chaque sorte.

2º *Résine.* — (12 à 13 p. 100), insoluble dans le chloroforme, partie non purgative de l'Aloès. Elle est constituée par l'éther d'un *Résitannol* (1) combiné avec un acide aromatique :

Les résines des Aloès du Cap, de l'Ouganda, du Natal et problablement de Zanzibar et Soccotrin, sont formées de *Capalorésitannol* combiné à l'*acide paracoumarique* ; celle des Aloès des Barbades et de Curaçao sont formées de *Barbalorésitannol* combiné à l'*acide cinnamique.*

3º Une émodine, l'*Aloé-émodine*, qui existe en petite quantité à l'état libre (0 gr. 15 à 0 gr. 25 p. 100) mais se trouve à l'état de glucosides (2) ou aloïnes.

Cette Aloé-émodine serait un isomère de la Frangula-émodine qui est une *méthyltrioxyanthraquinone* de formule $C^{15}H^{10}O^5$.

Les oxyméthylanthraquinones permettent de caractériser les drogues qui les contiennent par la réaction dite de BORNTRAEGER (v. plus loin p. 184) que ne donnent les glucosides anthraquinoniques qu'après un préalable dédoublement. HÉRISSEY a signalé ce fait que certains Aloès ne contenant pas d'Aloé-émodine à l'état libre ne peuvent donner cette réaction que quand on a obtenu d'abord une libération d'émodine aux dépens de l'aloïne.

On trouvera dans l'étude des Aloïnes la formule de constitution de l'Aloé-émodine.

---

(1) Voy. *Précis de Botanique*, t. I, 2ᵉ éd., p. 519.

(2) Voy. *Précis de Botanique*, t. I, 2ᵉ édit., p. 456, les Glucosides anthracéniques, et p. 460, les Emodines et Aloïnes des Aloès. On verra plus loin, avec les Rhubardes, les Sénés, la Bourdaine, le Cascara, ... que l'action purgative de ces drogues est également attribuée soit à des *oxyméthylanthraquinones* libres, soit surtout à des glucosides les contenant et appelés pour cela *anthraglucosides*.

4° *Aloïnes.* — Corps très importants, qui ont été l'objet des belles recherches de LÉGER.

En 1846, ROBIQUET isola de l'Aloès Soccotrin une substance amorphe, amère, l'Aloétine. En 1851, TH. et H. SMITH, d'Edimbourg, retirent de l'Aloès des Barbades un produit cristallisé, amer, purgatif, qu'ils nomment *aloïne*. Des divers autres Aloès, on retira ensuite des aloïnes auxquelles on donna des noms rappelant leur origine pour les distinguer de la première dite *Barbaloïne*, ce fut la *Socaloïne* de l'Aloès Soccotrin, la *Curaçaloïne*, etc.

LÉGER a démontré que tous les Aloès (celui du Natal excepté) renfermaient les mêmes glucosides, savoir : la *Barbaloïne* et ses deux isomères, la β-*barbaloïne* et l'*Isobarbaloïne*.

L'Aloès du Natal contient des glucosides voisins, de propriétés différentes : la *Nataloïne* et son homologue inférieur l'*Homonataloïne*.

Le produit du commerce vendu sous le nom d'Aloïne est un mélange de Barbaloïne, d'Isobarbaloïne et d'Aloïne amorphe ou β-barbaloïne.

La *Barbaloïne* $C^{26}H^{18}O^9$ cristallise en belles aiguilles prismatiques jaunes brillantes. Elle est soluble à chaud dans l'alcool méthylique et l'eau. Elle se dissout facilement dans les acides chlorhydrique, bromhydrique, acétique.

Grâce à ses fonctions phénoliques, elle est solubilisée par les alcalis caustiques et l'ammoniaque.

Ces solutions alcalines rougissent, puis noircissent par suite de leur oxydation sous l'influence de l'oxygène de l'air.

En solution dans l'acétate d'éthyle, elle est lévogyre $[\alpha] D = -10°4$. Dans l'eau, le sens de la rotation est inversé, elle est dextrogyre $[\alpha] D = +21°4$.

Elle ne se colore pas en rouge par l'acide nitrique à froid ; elle ne donne pas la réaction de KLUNGE.

L'*Isobarbaloïne* est en petites aiguilles prismatiques jaune pâle, peu solubles dans l'eau à froid, plus solubles à chaud.

Elle se colore en rouge par l'acide nitrique, à froid.

C'est elle qui donne la réaction de KLUNGE qui est le résultat d'un phénomène d'oxydation que l'on peut provoquer avec la laccase ou le ferment du *Russula delica*.

Cette réaction s'obtient ainsi : Cinq centigrammes d'isobarbaloïne en solution dans 10 centimètres cubes d'eau sont traités par une goutte de solution saturée de sulfate de cuivre, par 0 gr. 50 de chlorure de sodium pur et 3 centimètres cubes d'alcool. Il se développe une belle coloration rouge groseille (v. p. 183).

L'isobarbaloïne est lévogyre en solution dans l'acétate d'éthyle, $[\alpha]\,D = -19°4$. Dans l'eau, son activité optique disparaît, puis s'inverse et on peut observer une légère déviation droite.

Ces glucosides des Aloès sont difficilement dédoublables. Pour isoler le sucre qui entre dans leur molécule, il faut faire agir longtemps à chaud de l'alcool éthylique additionné d'une forte proportion d'acide chlorhydrique, ce sucre a été caractérisé comme étant du *d-arabinose*.

Pour obtenir le résidu non sucré, il faut avoir recours au bioxyde de sodium qui brûle la majeure partie du sucre en laissant subsister une certaine quantité d'*aloé-émodine*.

Nous avons vu que la formule de celle-ci est $C^{15}H^{10}O^5$.

C'est le *dioxy* 1-8 *anthraquinoylcarbinol* 3.

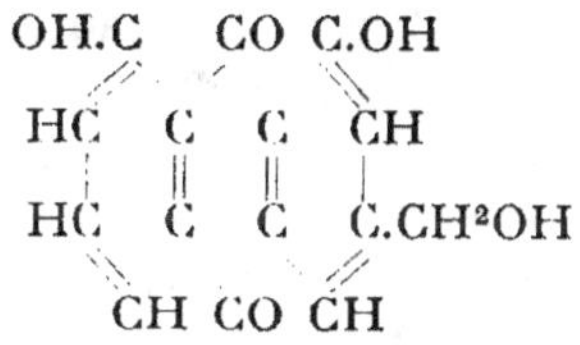

$$
\begin{array}{ccc}
\text{OH.C} & \text{CO} & \text{C.OH} \\
\text{HC} & \text{C} \quad \text{C} & \text{CH} \\
\text{HC} & \text{C} \quad \text{C} & \text{C.CH}^2\text{OH} \\
& \text{CH} \quad \text{CO} \quad \text{CH} &
\end{array}
$$

qui cristallise en aiguilles rouge orangé.

Comme ces aloïnes réduisent la liqueur de Fehling, il faut admettre que la molécule sucrée ne se fixe pas sur le noyau anthraquinonique par sa fonction aldéhydique, mais par un de ses chaînons alcooliques, c'est pourquoi LÉGER propose pour la Barbaloïne la formule suivante :

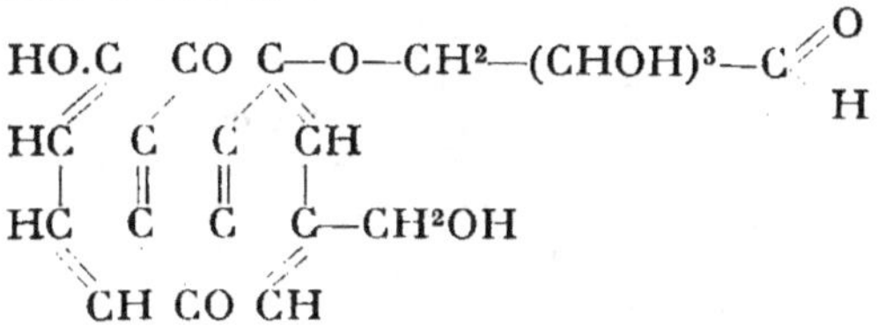

$$
\begin{array}{ccc}
\text{HO.C} & \text{CO} & \text{C—O—CH}^2\text{—(CHOH)}^3\text{—C}\!\!\diagup\!\!\diagdown\!\!\begin{array}{l}\text{O}\\\text{H}\end{array} \\
\text{HC} & \text{C} \quad \text{C} & \text{CH} \\
\text{HC} & \text{C} \quad \text{C} & \text{C—CH}^2\text{OH} \\
& \text{CH} \quad \text{CO} \quad \text{CH} &
\end{array}
$$

La *Nataloïne* $C^{23}H^{24}O^{10}$ et son homologue inférieur l'*Homona-taloïne* $C^{22}H^{22}O^{10}$ ont une importance moindre, l'Aloès du Natal étant inusité, surtout en France.

Elles ont une constitution chimique très voisine de celle de la Barbaloïne et de ses isomères.

Elles donnent au dédoublement de l'arabinose et l'éther oxyde méthylique d'une émodine isomère de l'Aloé-émodine.

Un Aloès cède au chloroforme l'ensemble de ses principes actifs et en particulier ses Aloïnes.

Chaque sorte se dissout dans le chloroforme en proportion variable : 86 p. 100 pour l'Aloès du Cap, 72 p. 100 pour celui des Barbades, 66 p. 100 pour celui de Curaçao.

Or, un bon Aloès du Cap renferme environ 16 p. 100 d'Aloïnes qui ne sont pas les seuls principes actifs puisque, à poids égaux, leur pouvoir purgatif et celui de l'Aloès sont sensiblement identiques (1).

Réactions et essais. — Certaines réactions sont communes aux divers Aloès (2).

1º Réaction de SCHOUTETEN. — A une solution de 0 gr. 10 d'Aloès dans 10 centimètres cubes d'eau bouillante, on ajoute un égal volume de solution saturée de borate de soude, le mélange doit prendre une fluorescence verte due à la Barbaloïne.

2º Réaction de KLUNGE. — Indiquée plus haut pour l'Isobarba-loïne à laquelle elle est due, mais se pratique en partant de l'Aloès : à 20 centimètres cubes d'une solution aqueuse d'Aloès à 5 /1.000, placés dans un petit ballon de verre, on ajoute une goutte de solution saturée de sulfate de cuivre, puis 1 gramme de chlorure de sodium pur cristallisé et 10 centimètres cubes d'alcool à 90º. La liqueur d'abord trouble s'éclaircit et prend, avec les Aloès

---

(1) D'après HANS KIEFER (1925), la majeure partie de l'action purgative de l'Aloès du Cap devrait être attribuée à trois résines, dont deux sont solubles dans le bicarbonate de sodium et une dans le carbonate de sodium.

(2) Le Codex indique la plupart de ces réactions pour l'essai de l'Aloès du Cap. Il fait opérer sur la solution jaune pâle obtenue en dissolvant, 0 gr. 50 d'Aloès pulvérisé dans 100 grammes d'eau tiède et en filtrant le liquide refroidi et additionné de 3–4 grammes de talc.

du Cap et Soccotrin, une couleur rouge vineux qui disparaît peu à peu pour faire place, au bout d'une heure, à une coloration jaune définitive ; avec l'Aloès de Curaçao, la coloration est rouge groseille et dure douze heures.

3° Réaction de HIRCHSOHN. — 10 centimètres cubes de solution d'Aloès à 1 /1.000 additionnés d'une goutte de solution saturée de sulfate de cuivre et de 2 à 3 gouttes d'eau oxygénée donnent, après ébullition du mélange, dans la liqueur refroidie, une coloration rouge groseille, puis lie de vin et enfin un précipité brun.

4° Réaction de BORNTRAEGER. — Dissoudre 0 gr. 10 d'Aloès dans de l'eau bouillante, refroidir, ajouter 10 centimètres cubes de benzine et agiter vigoureusement pendant une minute, séparer la solution benzénique et l'agiter avec de l'eau ammoniacale, celle-ci devra se colorer en rouge cerise (1).

5° En chauffant, à 80°, 20 centimètres cubes de la solution d'Aloès à 5 /1.000 et en ajoutant peu à peu quelques décigrammes de bioxyde de sodium, la coloration d'abord brune passe au rouge cerise au fur et à mesure que l'on agite le bioxyde de sodium. (Réaction de l'Aloé-émodine).

6° Réaction de l'acide chrysaminique. — On chauffe 1 gramme d'Aloès avec 20 centimètres cubes d'acide azotique au bain-marie pendant 2 heures, en remplaçant le liquide évaporé, puis on évapore à siccité, on obtient un résidu brun qui se dissout dans l'eau ammoniacale en donnant une coloration violette.

Les divers essais proposés pour l'Aloès sont :

1° La détermination de l'extrait aqueux, qui doit être d'après le Codex d'au moins 40 p. 100 pour l'Aloès du Cap.

2° La détermination de l'extrait au chloroforme.

On fait macérer 5 grammes d'Aloès dans 5 centimètres cubes

---

(1) La réaction n'est positive que si l'Aloès contient de l'Aloé-émodine libre, ce qui est le cas habituel.

En opérant sur une teinture alcoolique d'Aloès ne donnant pas la réaction immédiate, HÉRISSEY a constaté, en employant l'éther au lieu de benzène, qu'il suffisait de laisser la couche éthérée et l'eau ammoniacale en contact pendant 12 à 15 heures en agitant quatre ou cinq fois pendant ce temps pour voir la partie aqueuse se colorer en rouge cerise.

d'alcool méthylique pendant douze heures, on porte à 55°-60° et on ajoute peu à peu, en agitant énergiquement, 30 centimètres cubes de chloroforme ; on laisse déposer et on décante. On renouvelle l'opération trois ou quatre fois, on réunit les liqueurs chloroformiques, on filtre dans un ballon taré, on distille, on sèche à 100° et on pèse.

Le poids obtenu, variable avec les diverses sortes, doit être d'au moins 80 p. 100 pour l'Aloès du Cap.

On peut ensuite doser l'Aloïne dans cet extrait en appliquant la réaction de SCHOUTETEN. On reprend l'extrait chloroformique par l'eau chaude, on décante et on étend la liqueur avec 400 centimètres cubes de solution aqueuse saturée de borax. On dilue jusqu'à ce que la fluorescence obtenue soit égale à celle d'une solution type contenant 1 partie d'Aloïne pour 250.000 de solution de borax. Un calcul très simple permettra la détermination (évidemment approximative) de la teneur en Aloïne.

Falsifications. — Les substances résineuses (Poix, Colophane, etc.) et les matières minérales (ocre) ou animales (poudre d'os, charbon animal, etc.) seront insolubles dans l'eau chaude ou dans l'eau froide additionnée de carbonate de soude.

La Gomme et le suc de Réglisse, falsifications coûteuses et problablement exceptionnelles, sont insolubles dans l'alcool à 80°.

Action physiologique et toxicologie. — L'Aloès a deux actions : à faible dose (5 à 10 centigrammes), il est tonique, digestif, stomachique, problablement parce qu'il excite légèrement la muqueuse intestinale et empêche ainsi le séjour des résidus dans l'intestin.

A forte dose, c'est un drastique, comme tous les purgatifs du groupe anthraquinonique, mais à action lente ; il détermine une congestion intense des organes abdominaux, surtout du gros intestin, il provoque ou augmente les flux sanguins, d'où des contre-indications (grossesse, hémorroïdes...).

On peut, suivant la dose, obtenir le degré de purgation que l'on veut. Il agit lentement, après dix à quinze heures et plus, et donne des selles molles, en bouillie, non aqueuses, précédées de peu de coliques, mais souvent accompagnées d'un léger ténesme.

On admet généralement son action cholagogue, la présence de la bile paraît nécessaire à son action (SOULIER) ce qui en expliquerait la lenteur.

Un lavement d'Aloès n'agit guère que comme un lavement d'eau tiède ; si l'on ajoute un peu de bile de bœuf, l'action est intense.

De très fortes doses (8 grammes de poudre d'après LEWIN) peuvent amener la mort (selles abondantes, faiblesse générale avec ralentissement du pouls et abaissement de la température...).

Emploi thérapeutique. — Dyspepsies atoniques (faible dose). Comme dérivatif dans la céphalée rebelle, la congestion pulmonaire, les congestions viscérales (dose forte). — Comme laxatif et purgatif, l'effet est plus doux et plus prompt si on prend l'Aloès à la fin des repas. — Comme anthelminthique (oxyures). — Donné aussi pour ramener les hémorroïdes et les menstrues.

Ne doit jamais être employé dans la médecine infantile.

Vulnéraire et antiseptique, c'est un excellent cicatrisant (pansement des plaies, des ulcères, surtout en médecine vétérinaire ; brûlures).

Formes. — Poudre (rarement seule). Les pilules (avec miel, savon, conserve de roses, etc.) sont la forme recommandée, elles ne s'altèrent pas et évitent l'amertume. Dose stomachique 0 gr. 05 à 0 gr. 10 ; purgative 0 gr. 15 à 1 et même 2 grammes. — Lavement (émulsion) 50 centigrammes à 10 grammes ; y ajouter du fiel de bœuf. — Suppositoires 0 gr. 50. — Teinture à 1/5, de 5 à 20 grammes (peu usitée) ; ordinairement usage externe. — Teinture d'Aloès composée ou Elixir de longue-vie, remède populaire, stomachique ou purgatif suivant la dose. — Extraits (aqueux sec, ou par l'alcool à 60°) mêmes doses, jusqu'à 0 gr. 10 comme stomachique, de 0 gr. 15 à 0 gr. 50 comme purgatif.

Entre dans la composition de l'Alcoolat de Garus, de l'Alcoolat de Fioravanti, des Pilules d'Aloès et extrait de Quinquina (ante

cibum) d'Aloès et de Gomme gutte (Anderson, écossaises),
d'Aloès et de savon, les Teintures d'Aloès, d'Aloès composée,
balsamique (Baume du Commandeur), etc.

SCILLE

Origine. — *Urginea Scilla* STEINH. (*Scilla maritima* L.) La
plante forme un énorme bulbe tuniqué, parfois épigé, atteignant
18 à 20 centimètres de haut sur 15 centimètres de diamètre,
pesant jusqu'à 3 et parfois jusqu'à 7 à 8 kilos.

Les écailles externes sont membraneuses,
sèches, fines et brunes, les moyennes sont
épaisses et charnues, âcres, les intérieures
sont charnues aussi, mais mucilagineuses et
moins actives. Ces écailles sont roses ou
blanches, portées sur un plateau muni de
racines; quelques-unes se prolongent en larges
feuilles vertes.

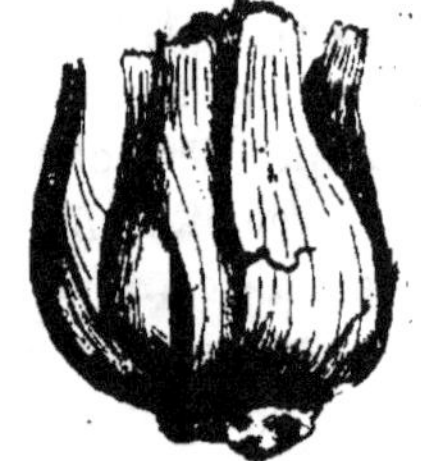

FIG. 44. — *Bulbe
de Scille.*

La plante habite les sables maritimes de
la région méditerranéenne, parfois assez loin
dans les terres. Elle abonde dans l'Afrique du Nord, sur les plages
de l'Atlantique, de la Bretagne au Cap, Canaries, Sicile, île de
Malte, etc.

Historique. — Plante médicinale employée de tout temps. Le
Crétois EPIMÉNIDE l'avait fait connaître aux Grecs 584 ans avant
Jésus-Christ. Les Égyptiens lui avaient élevé un temple. PLINE con-
naissait les deux variétés.

Récolte et préparation. — On arrache les gros bulbes à
l'automne, on ne conserve que les larges écailles moyennes que l'on
coupe en lanières étroites, ordinairement transversales. La variété
rouge (Scille d'Espagne, S. mâle) cultivée en Algérie est préférée
en France ; la variété blanche très cultivée en Sicile et à Malte

(S. d'Italie, S. femelle) est recherchée en Angleterre. Les deux variétés ont la même valeur. On sèche à l'étuve ou au soleil et on emballe en barils. Conserver au sec, les squames sont hygroscopiques et les fragments s'agglutinent.

Description. — Lanières rosées ou jaunâtres, sèches, d'aspect un peu translucide, courbées, anguleuses, épaisses, de 3 à 6 centimètres de long sur 1/2 à 1 centimètre, à section aplatie ou carrée, flexibles ou cassantes suivant le degré de dessiccation.

Odeur à peu près nulle. — *Saveur* âcre et amère.

Anatomie. — Aux deux faces, épiderme blanc rosé, à cuticule assez épaisse et à stomates. — Parenchyme, au sein duquel sont disséminés les faisceaux libéro-ligneux, il est formé de cellules à parois minces qui contiennent du mucilage, une matière colorante ou des cristaux d'oxalate en raphides, quelquefois longs d'un millimètre et entourés de mucilage. Il existe aussi de l'oxalate en longs cristaux prismatiques isolés.

Analyse. — Sucre, tanin, mucilage, oxalate, etc. Les principes actifs ont été diversement indiqués, mais il semble que l'étude de MERCK reste la plus complète (1879). Il avait isolé : la *Scillitoxine*, la *Scillipicrine* et la *Scilline*, substances à propriétés glucosidiques.

La *Scillitoxine* est une poudre amorphe, brun cannelle, insoluble dans l'eau et l'éther, soluble dans l'alcool. Ce serait le glucoside actif de la Scille.

La *Scillipicrine* est une substance amorphe, jaunâtre, très amère, soluble dans l'eau.

La *Scilline* (1) est une poudre jaunâtre, transparente, insipide, soluble dans l'alcool et l'éther bouillants, cristallisée mais inactive physiologiquement.

VOGEL, SCHMIEDEBERG, JAMMERSTEDT, WALIZEWSKI, et plus

---

(1) Ce nom a été appliqué à divers autres corps : RICHE et RÉMOND (1880) ont appelé ainsi un hydrate de carbone se transformant en lévulose et, la même année, WALIZEWSKI avait appelé *Scilline* sa *Scillinine* de 1893 qui est un glucoside.

récemment Kopaczewski, puis Buschmann, ont extrait des bulbes de Scille des corps différant par le nom et parfois par une pureté plus grande de l'un ou l'autre des trois corps de Merck dont ils conservent les propriétés.

La *Scillaïne* (Jammerstedt, 1881) ne semble être ainsi qu'une forme plus pure de la *Scillitoxine*. Waliszewski (1893) a séparé une *Scillinine*, une *Scillopicrine* et une *Scillamarine* ; en 1914, Kopaczewski a isolé une *Scillitine* et une *Scillidiurétine* ; la Scillitine (0 gr. 20 à 0 gr. 37 p. 100) paraît être une forme très purifiée et extrêmement amère de la Scillitoxine et est sans doute le plus pur des principes actifs isolés jusqu'ici dans la Scille.

Pouchet a retiré de la Scille la *Saposcilline*, glucoside du groupe des saponines.

Enfin, Schmiedeberg (1881) a décrit une *Sinistrine*, substance mucilagineuse hydrocarbonée qui doit être rapprochée de la Scilline de Riche et Rémond (v. la note p. 188) et aussi de la triticine.

Action physiologique et toxicologie. — La Scille fraîche est rubéfiante ; appliquée sur la peau, elle amène de la rougeur et même de la vésication ; l'action sur les muqueuses est encore plus vive ; on a attribué l'action irritante aux raphides d'oxalate de calcium.

Pour Schroff, ce sont les raphides qui blessent et permettent la pénétration du suc par les petites plaies ; le rôle des raphides est discutable, car on peut préparer des papiers révulsifs en imprégnant du papier non collé par une teinture concentrée et filtrée de Scille fraîche.

La Scille est un poison cardiaque à la manière de la Digitale ; elle ralentit le pouls et augmente la tension artérielle. A doses toxiques, tachycardie, arythmie et arrêt du cœur en systole.

L'action diurétique est analogue à celle de la Digitale, pourtant on accorde à la Scillipicrine une action élective et directe sur l'épithélium rénal. Enfin, non seulement le volume des urines serait augmenté, mais aussi la quantité d'urée (Pic et Bonnamour).

On admet que la Scille augmente toutes les sécrétions, en particulier les sécrétions bronchiques, et parfois la sueur, cette action paraît variable et inconstante.

A doses toxiques, la Scille provoque de l'irritation du tube diges- tif, des vomissements et de la diarrhée qui supprime la diurèse (la Scille est donc contre-indiquée si le rein ou l'intestin sont enflammés).

L'intoxication se produit par excès ou prolongation de dose, ou chez les animaux qui pourtant mangent rarement la plante, mais la poudre entre dans des compositions employées pour la dératisa- tion. Le cheval est très sensible.

Hématurie, anurie. — Nausées, vomissements, diarrhée, coli- ques, accélération et petitesse du pouls, agitation, phénomènes ataxiques, convulsions, puis mort par paralysie du cœur.

A l'autopsie, intestin parfois sphacélé, mais toujours très irrité.

Emploi thérapeutique. — Comme diurétique azoturique, dans les néphrites à rétention azotée.

L'association Digitale-Scille-Scammonée souvent prescrite pro- voque généralement une énergique action dérivative.

Comme expectorant, dans l'emphysème, la coqueluche, l'adéno- pathie trachéo-bronchique, les bronchites, etc.

Formes. — La poudre (qui doit être récente et bien conservée car elle est hygroscopique) se donne de 0 gr. 10 à 0 gr. 75 par jour en pilules ou en prises.

Oxymel scillitique, de 10 à 50 grammes. — Vinaigre scillitique, par macération, 2 à 5 grammes (s'altère). — Teinture à 1/5, de 1 à 5 grammes, intus, souvent usage externe. Vin diurétique de la Charité, ou vin de Scille composé (10 à 100 grammes) ; Vin de Digitale composé, de Trousseau ou de l'Hôtel-Dieu (30 à 45 grammes). — Extrait de Scille (2 à 20 centigrammes).

AIL

Ail cultivé. — Allium sativum L.

Bulbe composé de petits bulbes ou caïeux groupés en une masse commune.

Originaire du S.-O. de la Sibérie, l'Ail est actuellement cultivé partout et s'est naturalisé dans l'Europe méridionale, mais y fleurit rarement.

Chevastelon (1894) a trouvé, dans les caïeux d'Ail, une *inuline* particulière, ne donnant pas de sphéro-cristaux par l'alcool ; Rundquist (1909) a identifié cet hydrate de carbone avec la Sinistrine ; son hydrolyse par les acides dilués donne du lévulose.

Ce même auteur a signalé : 1° un ferment, l'*allisine*, qui colore en bleu la teinture de gaïac, et 2° un glucoside sulfuré, l'*alliine*, renfermant du lévulose ; l'essence d'Ail serait produite par l'action hydrolysante de l'allisine sur l'alliine..

Mlle M. Braecke (1921) a montré l'existence dans le parenchyme du bulbe d'un *glucoside sulfuré* à double liaison dédoublable par hydrolyse en essence d'Ail et en lévulose et d'un *ferment hydrolysant* localisé dans les cellules de la gaine endodermique des faisceaux libéro-ligneux.

Elle a aussi démontré l'existence de l'Inuline.

L'essence est constituée par des sulfures et polysulfures de vinyle, d'allyle et d'allyl-propyle, dont 60 p. 100 de disulfure d'allyle $C^{16}H^{10}S^2$.

En dehors de son emploi universel comme condiment, l'Ail, très employé comme médicament par les anciens, est resté dans la médecine populaire pour ses propriétés révulsives et comme antiseptique, antispasmodique et anthelminthique.

Il a été considéré comme un spécifique de la peste, puis du choléra

Son étude a été reprise et son pouvoir bactéricide vérifié ; l'étude expérimentale de l'essence montre qu'elle rentre dans les essences formant le groupe excito-stupéfiant établi par Lesieur dans ses études de toxicité expérimentale des essences usuelles.

On admet l'action de l'essence d'Ail dans diverses affections pulmonaires (tuberculose, gangrène, coqueluche) ; les propriétés vermifuges sont assez marquées et l'action hypotensive de la teinture ou de l'alcoolature a été également indiquée.

Après absorption du médicament (XX à XL gouttes de teinture par jour en 2 ou 3 fois) on obtiendrait un effet hypotenseur persistant même le lendemain et l'indice oscillométrique prendrait une valeur double, triple ou quadruple de l'indice initial (LŒPER et DEBRAY).

Le suc d'Ail en solution à 1/10 dans l'eau distillée (+ 1 à 2 p. 100 d'alcool pour assurer la conservation de la solution) a été expérimenté avec succès contre la suppuration des plaies.

ASPERGE

La *Racine d'Asperge* est formée par le rhizome et les longues racines de l'*Asparagus officinalis* L.

Le rhizome est écailleux, les racines, de la grosseur d'une plume d'oie, sont flasques, à écorce aplatie contre le cylindre central, grisâtres en dehors.

Odeur nulle. — *Saveur* fade et douceâtre.

Analyse. — Résine, sucre, mannite, asparagine et coniférine.

Emploi. — Diurétique, entre dans les *Cinq racines*.

Les turions frais servent à préparer le suc pour sirop de pointes d'asperges.

PETIT HOUX

Rhizomes (et racines) du *Ruscus aculeatus* L. (Europe centrale et méridionale).

Rhizome en fragments noueux, articulés, longs de 5 à 10 centimètres, épais de 7 à 8 millimètres, gris jaunâtres et à surface marquée d'anneaux frangés caractéristiques et très rapprochés. Racines pleines, ligneuses, de 2 à 3 millimètres de diamètre.

Odeur légèrement térébenthinée ; *Saveur* douceâtre, puis âcre. — La drogue contient une essence, une résine, des sels de potasse et de chaux.

Diurétique. — Fait partie des *Cinq racines*.

MUGUET

Origine. — *Convallaria maialis* L. Plante vivace, à rhizome, à grappe unilatérale de fleurs blanches, campanulées, odorantes, printanières, s'élevant à 20 centimètres ou plus au-dessus des deux feuilles, ovales, lancéolées, entourées elles-mêmes par plusieurs gaines membraneuses.

Bois ombragés de presque toute l'Europe.

Historique. — Remède fort ancien en Russie (hydropisies, affections cardiaques), étudié en Russie en 1880-1882 et en France par G. Sée en 1882.

On a d'abord utilisé les fleurs, comme en Russie, puis des extraits de fleurs, de feuilles, ou de la plante entière.

Récolte et préparation. — Les fleurs, cueillies en mai, doivent être séchées rapidement (à l'étuve) et préservées avec soin. Les feuilles sont de conservation facile. Les portions souterraines (rhizome et racines) peuvent être arrachées en toute saison.

Le Muguet peut se cultiver facilement dans les jardins, il demande de l'ombrage et un sol frais.

Description. — Feuilles. — Ovales-lancéolées, vertes, pétiolées, à limbe entier, très atténué en bas, à nervures parallèles et un peu saillantes. Après dessiccation, coloration vert brunâtre.

Elles mesurent en moyenne 12 à 15 centimètres de long sur 4 à 6 de large. — *Saveur* amère.

Fleurs. — 6 à 10 sur la hampe, en grappe, toutes pendantes du même côté, à fin pédicelle assez long.

Périanthe en petite clochette blanche, gamophylle, à 6 petites

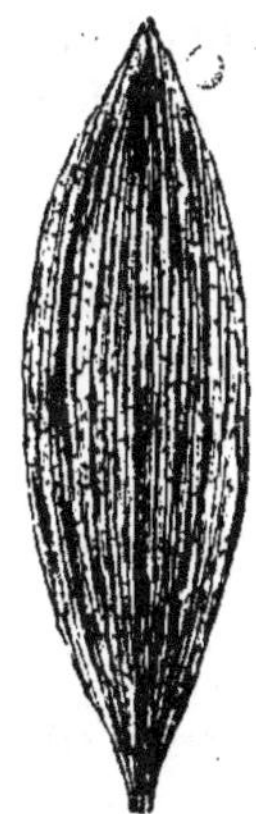

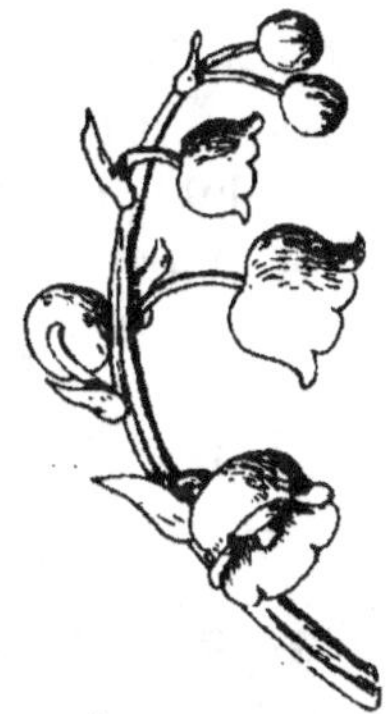

Fig. 45. — *Feuille de Muguet de Mai*   Fig. 46. — *Fleurs de Muguet*
(réduite à un tiers).   *de Mai.*

dents. Jaunit par la dessiccation et perd l'odeur suave de la fleur fraîche, mais conserve la saveur amère.

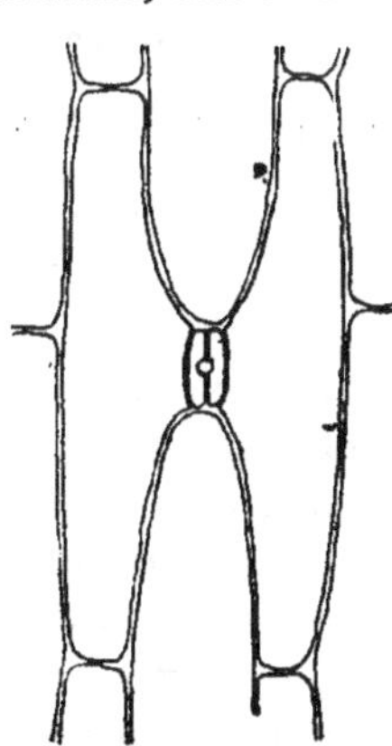

Fig. 47. — *Stomate du Muguet de Mai.*

Le commerce actuel demande surtout la plante entière (feuilles et fleurs).

Anatomie. — On notera : la disposition a'ignée des stomates, petits, entre deux cellules allongées (fig. 47) ; l'absence de parenchyme en palissade (parenchyme homogène à cellules arrondies) ; les faisceaux allant d'un épiderme à l'autre et pourvus d'un péricycle fibreux très développé.

Ces caractères permettent, en cas d'hésitation, de distinguer les feuilles de Muguet d'autres feuilles de Monocotylédones plus ou moins semblables.

Analyse. — Deux glucosides cristallisés : 1° *Convallamarine*

$C^{23}H^{44}O^{12}$ surtout dans les fleurs ; action cardiaque ; poudre cristalline blanche, inodore, amère, à arrière-goût spécial, lévogyre ; soluble dans l'eau, l'alcool ; insoluble dans l'éther, le chloroforme ; donne avec l'acide sulfurique une coloration violette, hydrolysée par les acides dilués, donne du glucose et de la *Convallamarétine*.

2° *Convallarine* $C^{34}H^{62}O^{11}$, surtout dans les feuilles et les rhizomes ; drastique ; cristallise en prismes incolores ; peu soluble dans l'eau, très soluble dans l'alcool ; la solution aqueuse mousse par agitation. La Convallarine hydrolysée donne du glucose et de la *Convallarétine* ; se retire de l'extrait alcoolique ; sans intérêt thérapeutique.

Il y aurait, d'après Kobert, une *Convallarine acide* et une *neutre*.

Action physiologique et toxicologie. — On a connu d'abord l'action purgative, due à la Convallarine, puis on étudia l'action cardiaque.

La Convallamarine détermine un ralentissement et un renforcement des battements cardiaques, avec légère baisse de la pression sanguine. A dose faible, ralentissement des mouvements respiratoires ; à doses moyennes, dyspnée intense et accélération cardiaque ; à forte dose, accélération énorme avec chute de la tension sanguine et arrêt du cœur en systole.

La Convallarine, qui paraît rentrer dans le groupe des Saponines, a une action irritante spéciale quand elle a été convenablement extraite, irritant du rein et purgatif drastique.

Elle amène d'abord une chute de la pression sanguine avec ralentissement cardiaque et respiratoire, puis un peu plus tard ces phénomènes s'inversent, il se produit des convulsions et, à dose suffisante, l'arrêt du cœur en diastole, précédant l'arrêt de la respiration.

Le suc de Muguet, d'une activité double de celle de l'extrait, produit du ralentissement et du renforcement cardiaque, avec une légère augmentation de la tension sanguine et amène de la diurèse plus accentuée qu'avec la Convallarine seule.

A dose toxique, accélération des battements, irrégularités, faux pas du cœur, dyspnée, arrêt du cœur en diastole (Chevalier, 1903).

Emploi thérapeutique. — Préconisé par G. SÉE comme diurétique puissant s'adressant aux lésions mitrales accompagnées d'hydropisie, à employer aussi dans l'arythmie, les dyspnées cardiaques..... RICHAUD reproche aux préparations de Muguet leur inconstance qui tient d'après CHEVALIER à un mode défectueux de préparation, et ce dernier préconise le suc de plante fraîche. Le Muguet reste un médicament utilisé surtout dans les périodes où on ne peut donner la Digitale.

Formes. — Extrait aqueux de plante entière (Codex 1908) de 1 à 3 grammes par jour. — Il semble que les Russes avaient raison d'employer surtout les fleurs, l'infusion de fleurs fraîches paraît la plus active des préparations.

La poudre de fleurs sèches est un sternutatoire.

Le RHIZOME DE SCEAU DE SALOMON est fourni par le *Polygonatum vulgare* DESF. et aussi par le *P. multiflorum* DESF., parfois considéré comme une simple forme du précédent.

La drogue ne figure plus au Codex, mais est restée en usage dans la médecine populaire ; la pulpe obtenue avec le rhizome frais est appliquée sur les panaris, anthrax et furoncles ; légèrement astringent et vomitif, le rhizome sec a été employé aussi comme antigoutteux et antirhumatismal ; enfin, en médecine vétérinaire, les cultivateurs l'utilisent avec quelque succès, à l'état frais, coupé en tranches et mêlé à du son, contre la toux et la pousse chez le cheval.

JUMEAU (1915) a trouvé dans ce rhizome du glucose, du mucilage, des traces de tanin et une *Saponine* qui justifierait l'emploi en médecine vétérinaire.

Cette Saponine, qui existe dans toute la plante, est localisée dans le rhizome, dans le parenchyme cortical.

SQUINE

Smilax China L. (Japon, Chine, Perse, bords de la mer Caspienne).
— On emploie le rhizome, à écorce gris rougeâtre et luisante, à intérieur de couleur blanc rosé et de consistance ordinairement dure et pesante, parfois spongieuse et grenue.

Saveur peu sensible, farineuse ; odeur nulle.

A joui autrefois d'une grande réputation comme dépuratif, antigoutteux et antisyphilitique.

Renferme de l'amidon, une résine, une Saponine.

A peu près inusité.

SALSEPAREILLES

Origine botanique. — Racines de diverses espèces américaines du genre *Smilax*, plantes vivaces, souvent épineuses, sarmenteuses et grimpantes.

Les espèces productrices sont mal connues pour des causes variées : fausseté des noms d'origine ; difficulté de pénétrer dans les régions malsaines et marécageuses où elles croissent et d'obtenir des échantillons complets, plantes entières comprenant la souche avec des racines et des fragments de tiges fleuries (fleurs dièques) ; confusion entre des plantes voisines ; réunion sous un même nom d'espèces variées, etc.

On peut indiquer seulement avec certitude le *Smilax medica* SCHLECHT. et CHAM. pour la Salsepareille de la Vera-Cruz (bien rare actuellement !) et *S. ornata* LEM. pour la Salsepareille de la Jamaïque ; les autres espèces indiquées comme productrices sont *S. officinalis* H. B. K., *S. papyracea* DUHAM., *S. syphilitica* HUMB. et BONPL., etc.

S. Sarsaparilla L., qui a été inscrite dans la plupart des pharmacopées, serait une espèce douteuse, non productrice, de Virginie.

Origine géographique. — Les Salsepareilles médicinales sont toutes de l'Amérique chaude, du Mexique, de l'Amérique centrale, de la Colombie et du Brésil. Le *Smilax medica* croît sur les pentes orientales du Mexique, le *S. officinalis* en Colombie (cours du Magdalena), le *S. syphilitica* près du Rio Cassiquiare et du Rio Negro; le *S. papyracea* au Brésil (Amazones, Rio Negro), *S. ornata* dans l'Amérique centrale.

Noter que le nom des sortes indique ordinairement non pas l'origine géographique réelle mais le point d'exportation ou le port ; d'autre part, ce dernier a pu varier avec le temps et les conditions nouvelles, si bien que ce nom de sorte peut être un simple souvenir historique, sans aucune précision (1). (V. Salsepareille de la Jamaïque.)

Historique. — Le nom vient de l'espagnol *Sarza*, ronce, et *Parilla*, petite vigne. Introduite en Europe par les Espagnols au milieu du xvie siècle, la Salsepareille a toujours été utilisée, bien que fort discutée comme valeur thérapeutique.

Récolte et préparation. — Récolte pénible, il faut suivre l'une après l'autre les multiples racines horizontales et les dégager des racines d'autres végétaux.

Après les avoir découvertes à la main, on les dégage avec un bâton pointu. Généralement on n'arrache pas complètement, on laisse le rhizome avec quelques racines ou on le remet en terre, ceci obligatoirement, pour permettre d'exploiter à nouveau au bout de deux ou trois ans.

Une seule plante peut fournir 30 kilos de drogue, mais ceci est fort variable.

On fait sécher soit au soleil, soit dans la fumée d'un feu doux.

Desséchées au soleil, les racines ont une teinte gris rougeâtre clair :

---

(1) Le professeur HARTWICH, de Zurich, a insisté sur les difficultés d'identification des Salsepareilles et montré que le mode d'emballage n'a aucune importance, et que les désinences par points d'exportation sont souvent erronées, car les apports se font d'endroits très éloignés dans les ports où le marché cote le mieux la drogue.

desséchées au feu, elles ont une teinte brune plus ou moins foncée.

Elles sont ensuite assemblées de façons diverses, suivant un mode d'emballage qui est assez constant pour une même origine. On les trouve en France soit en bottes d'origine, soit en fragments de quelques centimètres souvent fendus en long.

Description. — Caractères généraux communs : les racines n'arrivent qu'assez rarement avec le rhizome, qui est gros et très court. Elles sont en paquets, tantôt en bottes régulières, bien liées et bien serrées, de racines coupées à longueur égale, tantôt en bottes plus volumineuses de longues racines plusieurs fois repliées sur elles-mêmes et à extrémités toujours cachées.

Formes et dimensions. — Racines le plus souvent sinueuses, ondulées, presque jamais bifurquées, toujours coupées à l'extrémité distale ou aux deux bouts.

La grosseur, qui ne dépasse guère celle d'une plume d'oie, est très régulière sur toute la longueur qui peut atteindre 1 m. 50.

Surface. — Radicelles toujours très fines et tantôt présentes, sauf vers la pointe (Salsepareilles *barbues*), tantôt rares ou absentes. — La surface peut être presque lisse, simplement striée, mais le plus souvent la dessiccation a creusé de profonds sillons, séparés par des crêtes saillantes. Caractère très variable, suivant le moment de la récolte ou la région de la racine plus ou moins amylacée. — *Couleur*, varie du gris au rouge et au brun foncé, ordinairement gris brun ou gris jaunâtre. — *Consistance*, racines flexibles, faciles à déchirer en long, mais à cassure transversale très difficile.

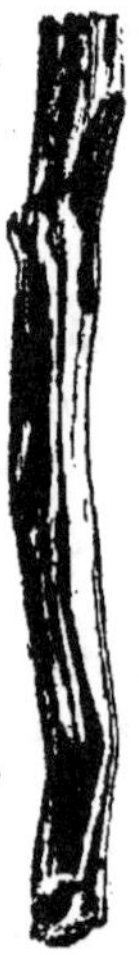

Section transversale importante. Forme arrondie, ou ordinairement très sinueuse, presque étoilée (sillons extérieurs).

Fig. 48.
Salsepareille de la Vera-Cruz.

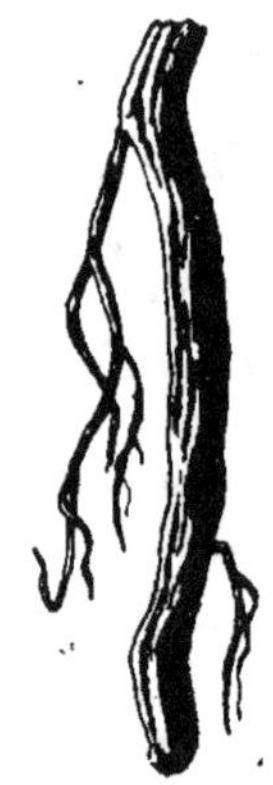

Fig. 49.
Salsepareille rouge barbue.

Fine ligne brune extérieure ; au-dessous, région corticale plus ou moins rosée ou blanc jaunâtre, amylacée ; puis cercle très net et régulier, formé par l'endoderme, le péricycle, les faisceaux et le sclérenchyme dans lequel ils sont inclus (zone poreuse) ; au centre, une moelle blanche, à limite sinueuse ou non. — L'important est de considérer la proportion des régions : les bonnes sortes (Vera-

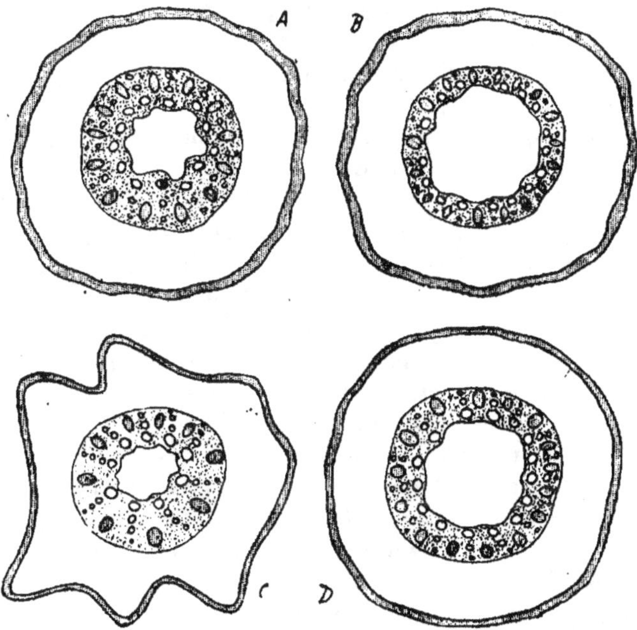

Fɪɢ. 50. — *Sections schématiques de Salsepareilles.*
A, Rouge barbue. — B, Caraque. — C, Vera-Cruz. — D. Honduras.

Cruz) ont une petite moelle et une zone ligneuse épaisse ; les mauvaises (Caraque) montrent des proportions inverses pour ces deux régions (fig. 50).

Odeur nulle à sec, spéciale par ébullition. — *Saveur* faible, un peu terreuse, amylacée, un peu âcre.

Anatomie. — Quelques détails particuliers sont caractéristiques de telle ou telle sorte, mais le type général est partout le même.

1° En dedans des restes d'une *assise pilifère,* la zone externe est constituée par 2-4 assises de cellules formant le *subéroïde* (ou *épibléma* des anciens auteurs) et à parois épaissies surtout du côté extérieur, colorées en brun ou jaune brun, avec des couches concentriques et des ponctuations. Lumen très excentrique, réduit et arrondi.

En coupe longitudinale, ces cellules sont très allongées.

Cette zone, quoi qu'on en ait dit, ne donne pas un élément suffisant de distinction entre les sortes.

2° Un *parenchyme cortical,* blanc ou rosé, à cellules polyédriques ou arrondies, avec méats, et à parois assez minces. — Amidon en proportion variable, ordinairement abondant, surtout dans les parties jeunes de la racine, en grains moyens, très souvent unis

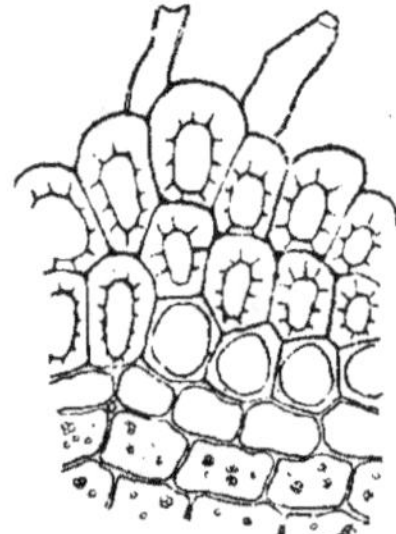

Fig. 51. — *Epibléma d'une Salsepareille.*

par 2-4 ou parfois plus, offrant des faces planes ; hile étoilé.

Nombreuses raphides, en paquets parallèles à l'axe.

Cette zone est semblable dans toutes les Salsepareilles.

3° *Endoderme* important (*Kernscheide* des anciens auteurs) ; formé d'une seule rangée de cellules jaunâtres, allongées parallèlement à l'axe. Sur la coupe transversale, elles sont : ou bien allongées radialement, très épaissies en fer à cheval, à paroi externe mince, à lumen très étroit, triangulaire, à pointe tournée en dedans (type Vera-Cruz, fig. 52) ; ou bien carrées, faiblement et régulièrement

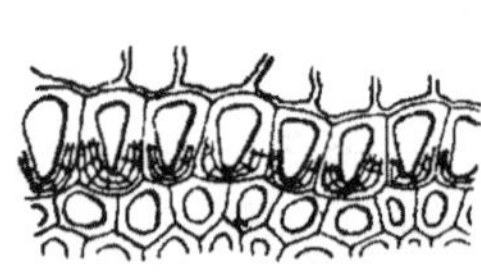

Fig. 52. — *Endoderme de la Salsepareille de la Vera-Cruz.*

épaissies, à large lumen quadrangulaire (caractère très accentué dans les sortes inférieures).

Entre ces types extrêmes, on trouve de nombreuses transitions.

La forme générale des cellules endodermiques, l'épaississement plus ou moins inégal de leurs parois, la forme de la cavité sont des caractères assez nets pour chaque sorte, mais qui doivent être notés sur l'ensemble et non sur un élément isolé.

4º *Péricycle* : 3 ou 4 rangées de cellules plus ou moins tangentielles, à parois épaisses et ponctuées.

5º *Cercle de faisceaux conducteurs* : Racine à l'état primaire, le bois et le liber sont en faisceaux séparés.

A. — *Faisceaux libériens*, se détachent, avec leurs éléments à parois minces et cellulosiques, sur le fond de cellules à parois épaissies et sclérifiées ; apparaissent en plages ovales, allongées radialement, dont les éléments sont de plus en plus grands en allant de dehors en dedans.

B. — En alternance avec eux sont les *faisceaux ligneux*, beaucoup plus grands et pénétrant profondément vers le centre pour se rejoindre au-dessous du liber. Leurs gros vaisseaux, en série plus ou moins radiale, de plus en plus grands vers le centre, sont entourés de cellules scléreuses, ponctuées.

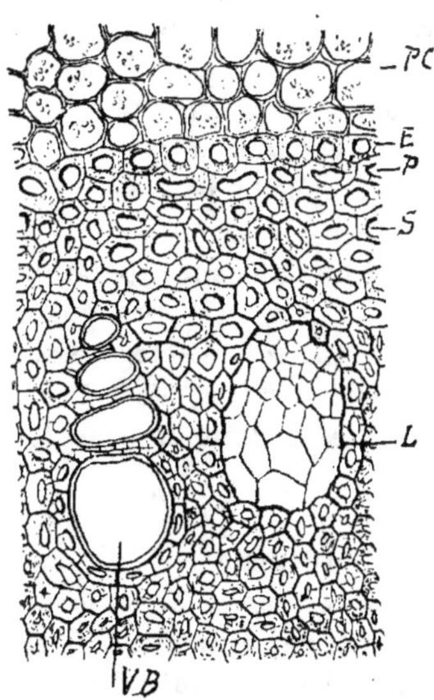

FIG. 53. — *Salsepareille de Honduras, région moyenne.*
PC, parenchyme cortical. — E, endoderme. — P, Péricycle. — S, cellules scléreuses. — L, liber.— V B, vaisseaux ligneux.

Tout ce qui, dans cette zone, n'est pas le liber, est fortement lignifié et épaissi, surtout vers l'extérieur.

6º *Moelle*. — La structure se rapproche de celle du parenchyme cortical, amidon, raphides, etc.

Tous les éléments constitutifs de cette racine sont plus ou moins allongés suivant l'axe ; d'où facile déchirure de la drogue dans le sens de la longueur.

Sortes. — Ont été autrefois fort nombreuses, et dénommées d'après leur provenance ou plus souvent leur point de départ pour l'Europe.

« Pour établir les classifications commerciales, on se rapporte surtout à l'apparence extérieure et certains auteurs ont accordé soit aux caractères histologiques fournis par l'endoderme, soit à la présence plus ou moins abondante d'amidon ou à la forme des grains et à leur groupement une importance exagérée » (PERROT). Il semble bien, en effet, que la proportion d'amidon soit sans importance et varie dans la même racine, la division en *farineuses* et *non farineuses* (PÉREIRA) ne saurait donc être conservée ; mais avec les caractères extérieurs, ceux de l'endoderme peuvent être envisagés de même que les proportions de moelle, de zone ligneuse et d'écorce, sur la section transversale.

Au surplus, l'importance des Salsepareilles a beaucoup diminué ; quelques sortes arrivent seulement en Europe et elles ont une importance variable suivant chaque pays. Ces sortes actuelles sont : la Salsepareille du Mexique (avec ses deux variétés, Vera-Cruz ou Tuspan, et Tampico), la Salsepareille de la Jamaïque anglaise, la Salsepareille de Honduras.

SALSEPAREILLE DU MEXIQUE. — Officinale en France. Le Codex la nomme ainsi, avec en sous-titre *Salsepareille de la Vera-Cruz.* — Racines très longues, attachées généralement à des tronçons de souches, et portant pour la plupart des radicelles grêles. Sillons profonds, dont la teinte est grise ou rougeâtre, quand on a enlevé la terre qui y restait. — Section transversale sinueuse et irrégulière, montrant une zone ligneuse plus développée que la moelle et plus épaisse que l'écorce.

Peu d'amidon. Endoderme à cellules rectangulaires allongées radialement, avec paroi fortement épaissie du côté interne et cavité triangulaire dont le sommet est tourné vers le centre de la racine.

Cette Salsepareille, qui arrivait en balles de 75 à 100 kilos fortement liées et riche en impuretés, a à peu près disparu du marché français ; comme Salsepareille du Mexique, il n'arrive plus que la suivante :

Salsepareille de Tampico, qui est expédiée de Tampico à New-

York, d'où elle nous arrive par le Havre. Elle est en bottes formées par les racines repliées sur elles-mêmes. L'aspect extérieur est à peu près celui de la précédente, mais, sauf exceptions provenant d'un mélange fréquent, les caractères des cellules endodermiques sont différents : elles sont plus ou moins rectangulaires, un peu allongées dans le sens radial, mais sans épaississement marqué de la paroi interne.

SALSEPAREILLE JAMAIQUE ANGLAISE. — Récoltée sur la côte de Mosquito, dans le voisinage de Costa-Rica ; elle venait autrefois par la Jamaïque, actuellement elle vient à Londres par New-York. — C'est la sorte la plus estimée en Angleterre où elle est officinale.

Elle est en paquets de 50 centimètres de long sur 12 centimètres de diamètre, pesant environ 1 kilogramme. Les longues racines sont donc repliées plusieurs fois sur elles-mêmes, elles sont retenues par l'une d'elles, enroulée plusieurs fois autour du paquet.

Ordinairement sans rhizomes, ni tiges, ces racines sont d'une couleur rouge brun, portent un chevelu de radicelles (*S. rouge barbue*) et sont assez profondément ridées et sillonnées longitudinalement.

La coupe transversale (fig. 50) montre une écorce étroite, brun rougeâtre foncé, à contour plus ou moins arrondi suivant la richesse en amidon, entourant le cylindre central formé d'un anneau de bois jaunâtre, dont les larges vaisseaux sont disposés radialement, et une moelle blanche, riche en amidon.

SALSEPAREILLE DE HONDURAS. — C'est une salsepareille « farineuse ». Vient de Belize et des autres ports de la baie de Honduras ; se vend à Londres. — Elle est en balles réunissant des paquets de 75 centimètres de long et 5 à 6 centimètres d'épaisseur, qui sont étroitement serrés par une racine enroulée plusieurs fois autour d'eux.

Couleur brunâtre ou jaunâtre pâle. Cette racine est plus ou moins garnie de radicelles, ordinairement grosse, lisse et farineuse, mais parfois assez profondément sillonnée ; la forme du contour est donc un peu variable et en rapport avec la teneur en amidon.

La section transversale montre une écorce pâle, amylacée (fig. 53) et une zone ligneuse ordinairement moins épaisse que l'écorce et la moelle.

Falsifications. — *Corps étrangers.* — Il ne doit y avoir que des traces de terre au fond des sillons. Ouvrir les paquets qui peuvent renfermer des cailloux au centre.

Racines épuisées par l'eau. — L'épibléma se détache souvent, la couleur intérieure est uniforme, aucune saveur.

Fausses Salsepareilles. — Nombreuses, mais sauf pour la substitution d'une sorte à l'autre, aucune difficulté, les caractères généraux cités plus haut étant très nets.

Une falsification actuellement très répandue consiste dans une racine dite Salsepareille indigène, S. du Midi, S. de Provence, S. d'Italie, S. d'Espagne, etc.

Cette drogue provient de divers Smilax, en particulier du *S. aspera.* Les fragments sont de couleur terne, gris foncé ou gris noirâtre, sans rides longitudinales ni sillons. Contrairement aux Salsepareilles vraies, cette Salsepareille indigène est riche en tanin facile à mettre en évidence par le perchlorure de fer.

Analyse. — Amidon, Oxalate, *Essence* (très peu) (PÉREIRA, 1855) donnant odeur et saveur ; un peu de *Résine* âcre et amère : enfin on a décrit divers glucosides du groupe des Saponines dont le principal est la *Sarsasaponine* $C^{44}H^{76}O^{20}7H^2O$, glucoside cristallisé donnant par hydrolyse de la Sarsasapogénine et du glucose.

D'autres Saponines (parilline, smilacine) ne seraient que des mélanges et non des espèces chimiques.

Action physiologique et toxicologie. — Médicament de tout temps discuté. A joui d'une réputation considérable comme antisyphilitique, sudorifique et surtout dépuratif. Puis a été abandonné, peut-être sans grande raison, comme inactif, la plante fraîche a, même à dose peu élevée, une activité qui pourrait même être dangereuse.

A faible dose, la Salsepareille exciterait l'appétit et activerait la digestion ; à haute dose, nausées, vomissements, dégoût des aliments, engourdissement, prostration (GUBLER).

Emploi thérapeutique. — Sans aucune certitude, on continue à l'employer par habitude, en particulier dans les maladies de peau, mais comme adjuvant. — Elle reste un médicament populaire.

Formes. — Tisane (à 50 p. 1.000). Extrait hydro-alcoolique, 0 gr. 50 à 1 gramme, extrait fluide de 4 à 12 grammes. Sirop simple ou composé 50 à 100 grammes.

En pharmacie, la Salsepareille est en menus morceaux obtenus en la coupant transversalement après l'avoir fendue en long.

Pour faciliter cette dernière opération, on l'humecte légèrement.

COLCHIQUE

Safran des prés. — Safran bâtard.

Origine. — *Colchicum autumnale* L. On emploie depuis fort longtemps le *bulbe* et les *semences*.

Le Colchique d'automne est une plante herbacée vivace qui croît dans tous les prés et pâturages de l'Europe moyenne et méditerranéenne, depuis l'Angleterre et l'Irlande jusqu'en Asie-Mineure. En Suisse, il s'élève jusqu'à 1.600 mètres.

Les fleurs, rosées ou lilas, très fugaces, se montrent à la fin de l'été ; les feuilles apparaissent au printemps suivant, larges, d'un vert foncé et brillant, elles entourent la capsule qui se développe au ras du sol, puis se dessèchent au milieu de l'été. Cette capsule, à trois loges, contient de nombreuses petites graines anatropes (60 à 80 par loge) ; elle est oblongue, fragile, surmontée par les restes des styles et de couleur brun jaunâtre clair.

Les trois carpelles se séparent par septicision sur la moitié de la hauteur et les trois loges s'ouvrent par des fentes ventrales.

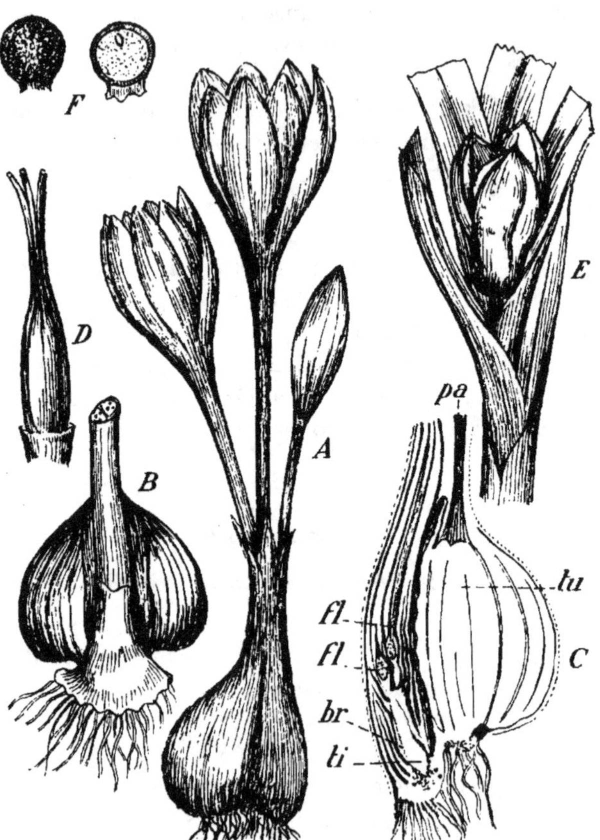

Fig. 54. — Colchicum autumnale.

A, port (1/2). — B, bulbe, face dorsale (1/1). — C, *id.*, coupe longitudinale :
tu, tubercule situé à la base de la pousse desséchée et flétrie de l'année
précédente (*pa*), et servant au développement de la tige de l'année
(*ti*) dont la base s'épaissira et donnera un nouveau tubercule. — *br*, bourgeon de la future tige. — *fl*, *fl*, fleurs. — D, gynécée × 2. — E, fruit (1/2).
— F, graine entière et coupée longitudinalement (× 2). D'après
Beille.

La plante doit sa pérennité à un gros bulbe solide, situé profondément dans le sol.

Historique. — THÉOPHRASTE connaissait les propriétés toxiques du Colchique ; DIOSCORIDE l'indique en Colchide ; au moyen âge, les médecins arabes employaient le Colchique ou, aussi, le bulbe de *Colchicum variegatum* L. (*Hermodacte*) ; jusqu'au XVIIIᵉ siècle, la toxicité du Colchique a restreint son emploi. — STORCK, de Vienne, en fit connaître les propriétés antigoutteuses (1763). — Très employé en Angleterre depuis le commencement du XIXᵉ siècle. Le bulbe est inscrit au Codex en 1818 ; les graines, introduites dans la thérapeutique par WILLIAMS (1820) figurent au Codex de 1837.

BULBES

Récolte et préparation. — La saison est fort importante. Optimum en août, après la chute des feuilles et avant la floraison ; il faudrait repérer au printemps la position des bulbes que rien n'indique plus ; aussi, d'ordinaire, arrache-t-on en juillet, ou même plus tôt, mais la teneur en alcaloïdes est moins grande, elle est plus faible encore au printemps où à la fin de l'automne.

On enlève la tige florale, les racines et les deux tuniques extérieures, brunâtres, minces et sèches et on sectionne le bulbe au couteau, ordinairement en travers, puis on fait sécher. Il est vraisemblable que les préparations faites avec l'organe frais seraient plus actives.

Description. — Le bulbe entier mesure 3 à 4 centimètres de long sur 2 à 3 de large ; il a les dimensions et la forme générale d'une petite châtaigne. La base est un peu déprimée. La face plane ventrale montre une large et profonde gouttière, *sillon* creusé par la tige de l'année qu'on enlève. Au bas du sillon, une *cicatrice* : c'est l'insertion de cette tige ; puis en bas encore, mais du côté dorsal, une autre *cicatrice* : c'est la jonction avec l'ancien bulbe ; tout en haut, une troisième *cicatrice* : c'est la trace de la tige de l'année précédente qui s'est renflée en bas pour former le bulbe actuel ; on peut voir, un peu au-dessous d'elle, la trace d'un *bourgeon* qui ne s'est pas développé.

Surface brun clair, gris jaune ; stries longitudinales de dessiccation, convergentes en haut et en bas. Frais, le bulbe est charnu et laisse sortir par pression un suc assez abondant, amer, et que l'abondance d'amidon rend laiteux.

Section : La coupe transversale a la forme d'un croissant ; elle est blanche, farineuse, montrant une ligne brunâtre en dehors, puis une écorce blanche, et dans la région centrale, souvent un peu colorée, des faisceaux libéro-ligneux gris jaunâtre.

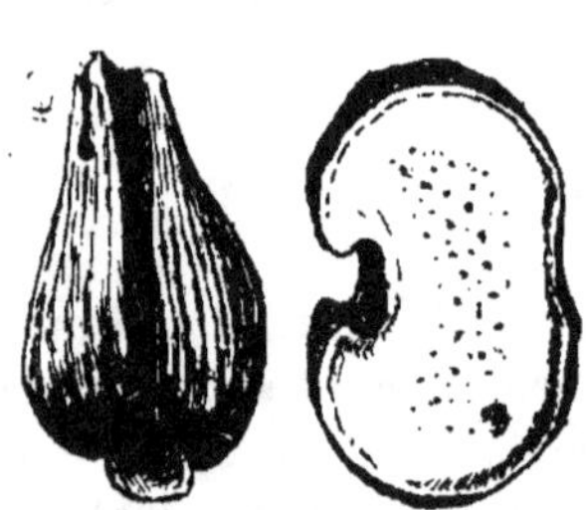

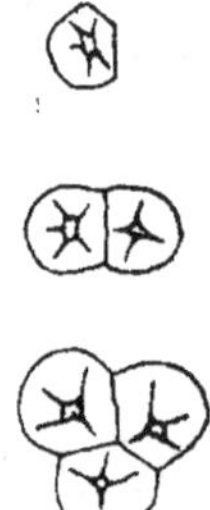

Fig. 55. — *Bulbe de Colchique entier et section transversale.*

Fig. 56. — *Amidon de Colchique.*

Dans les pharmacies, les tranches sont ordinairement minces (2 à 4 millimètres), dures et cassantes. — *Odeur* assez forte, un peu vireuse sur le frais, nulle sur le sec. — *Saveur* très âcre sur le frais, puis sur le sec, douceâtre, mucilagineuse, à peine amère.

Ce bulbe finit par s'altérer, la cassure se colore.

Anatomie. — Parenchyme amylacé, contenant des faisceaux ovales, sans éléments scléreux.

Amidon en grains simples ou agrégés, sans zones, mais avec un hile étoilé très visible (fig. 56). — La gouttière latérale, visible sur le bulbe entier et sur les tranches et la forme particulière des grains d'amidon sont caractéristiques.

GRAINES

Récolte. — A maturité; dessiccation sans difficulté. De bonne conservation (contrairement au bulbe), et d'une activité constante, tandis que celle du bulbe est fort variable.

Ce dernier ne figure plus au Codex de 1908 qui, conformément à la Convention internationale de Bruxelles, mentionne seulement les graines.

Description. — Petites graines sub-globuleuses, de 2 millimètres de diamètre, légèrement acuminées par un petit arille charnu développé autour du hile mais peu marqué après la dessiccation. *Couleur* d'abord pâle, puis brune sur le sec et terne. — *Surface* un peu visqueuse (si les graines ne sont pas trop anciennes, on peut les agglomérer par pression, à cause d'une exsudation de glucose), rugueuse, chagrinée, grossiè-rement ponctuée. — *Consistance* dure (pulvéri-sation difficile). — *Section* : une ligne noirâtre entoure un albumen grisâtre dur et corné; tout petit embryon. — *Odeur* nulle. — *Saveur* âcre et amère.

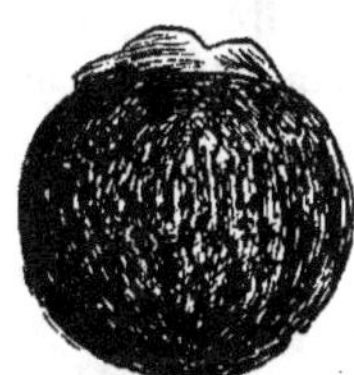

Fig. 57. — *Graine de Colchique.*

Anatomie. — *Tégument séminal :* brun, formé de trois enve-loppes successives d'aspect différent ; amidon dans l'épaississement charnu vers le hile. *Albumen* : cellules à parois très épaisses, très ponctuées, renfermant des gouttelettes d'huile, mais pas d'amidon.

Confusions et substitutions. — On les reconnaîtra en consi-dérant la forme, la couleur, la viscosité, l'aspect chagriné, la pré-sence de l'arille, la saveur, etc.

Les graines de Moutarde noire sont plus petites, plus rougeâtres. sans arille, sans albumen, avec un gros embryon, leur saveur piquante est bien spéciale. Les graines de Jusquiame sont réni-formes, finement réticulées, sans arille, à embryon courbe, etc.

Analyse. — Dans les *bulbes* : amidon, sucre, gomme, tanin, résine et *Colchicine*.

Dans les *graines* : acide gallique (traces), tanin, huile, sucre et *Colchicine*.

Cette *Colchicine* est un alcaloïde qui avait été vu par Pelletier et Caventou, mais ils l'avaient pris pour la Vératrine; isolé par Geiger et Hesse (1833), il a été obtenu cristallisé par Houdé (1884), c'est une *méthylcolchicéine*, de formule $C^{22}H^{25}NO^6$.

La Colchicine est presque insoluble dans l'eau, peu soluble dans l'éther, très soluble dans l'alcool et le chloroforme ; elle cristallise au sein de ce dernier avec deux molécules de chloroforme de cristallisation $C^{22}H^{25}NO^6 + 2\ CHCl^3$, en donnant des aiguilles jaunâtres qui, écrasées dans l'obscurité, ont une fluorescence bleue.

Ces cristaux perdent leur chloroforme lentement à l'air ; rapidement par l'eau chaude, privés de chloroforme ils constituent la *Colchicine* officinale, masse jaunâtre, gommeuse, amorphe, de saveur amère et persistante et lévogyre.

Par les acides minéraux étendus, ou par l'eau de baryte, elle se décompose en alcool méthylique et en *Colchicéine* $C^{21}H^{23}NO^6$.

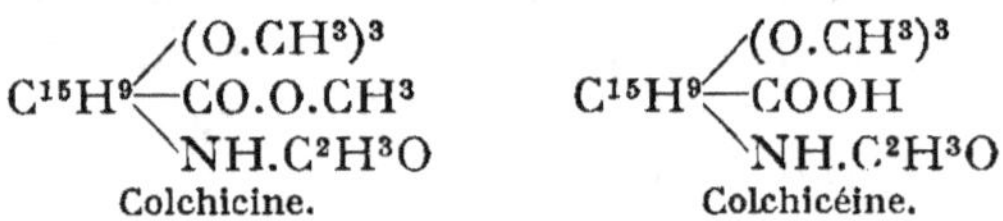

$$C^{15}H^9 \diagdown \begin{matrix} (O.CH^3)^3 \\ CO.O.CH^3 \\ NH.C^2H^3O \end{matrix} \qquad C^{15}H^9 \diagdown \begin{matrix} (O.CH^3)^3 \\ COOH \\ NH.C^2H^3O \end{matrix}$$

Colchicine.   Colchicéine.

La Colchicine jaunit par l'acide sulfurique, et l'acide azotique la colore en violet passant au bleu indigo (1).

On obtient successivement ces deux réactions sur le résidu d'évaporation d'une décoction filtrée de semences ou de bulbes, l'extrait additionné d'acide sulfurique passe au jaune et devient rouge violet par addition d'acide azotique fumant.

Localisation. — Dans le bulbe, la Colchicine serait dans les cellules épidermiques et dans celles qui entourent les faisceaux (Errera). Dans les semences, elle serait, d'après Blau, dans les enveloppes, il serait donc inutile de les pulvériser.

---

(1) Voy. pour les réactions le *Précis de Pharmacie chimique*.

La teneur des semences en Colchicine est d'environ 3 p. 1.000 ; celle des bulbes (variable suivant la saison) serait de 0,50 p. 1.000 ; les fleurs beaucoup plus riches que les bulbes le sont moins que les graines.

Action physiologique et toxicologie. — La Colchicine et le Colchique sont toxiques. Les divergences d'opinion sur l'action physiologique s'expliquent par la diversité des préparations et la variabilité de la teneur du bulbe en principes actifs.

L'action diurétique a été discutée, c'est ainsi que MAIRET et COMBEMALE considèrent le Colchique comme un puissant diurétique, tandis que GARROD aurait constaté sous son influence une diminution des urines. On admet généralement qu'il provoque une diminution de l'acide urique du sang et une augmentation de l'acide urique éliminé par les urines.

L'action sur le tube digestif paraît également certaine ; sur le chien, par exemple, on observera, sous l'influence de la Colchicine, des selles diarrhéiques précipitées, nombreuses, fétides, puis sanguinolentes avec ténesme et violentes coliques. On observe aussi des vomissements réitérés, glaireux et bilieux.

La toxicité varie suivant l'animal, chez les carnivores plus sensibles, le système gastro-intestinal est surtout atteint. Les herbivores et surtout les animaux à sang froid sont peu sensibles.

Comme réactifs biologiques dans la recherche de minimes quantités de Colchicine, on utilise des souris qui succombent en vingt-quatre minutes, après avoir absorbé 1/10 de milligramme de Colchicine.

On peut aussi employer les grenouilles, à condition de les réchauffer ; à 30º-32º, 1/10 de milligramme les tue en deux à quatre jours (H. FUHNER).

Les animaux s'empoisonnent souvent avec le foin, car les fleurs ou les feuilles restent malfaisantes, même sèches. — Pourtant, LEWIN a observé que les vaches en mangent sans inconvénient dans les Alpes (accoutumance ?). — Mort par 8 à 10 grammes de feuilles par kilogramme d'animal ; 30 centigrammes de bulbe frais par kilogramme tuent le porc. Dose mortelle pour l'homme, environ 1 milligr. 25 de Colchicine par kilogramme (LEWIN). — L'action est d'autant plus dangereuse qu'elle se produit lentement.

Symptômes. — Cholériformes : abondante salivation, dyspepsie, nausées, vomissements, coliques, diarrhée, douleurs, prostration, refroidissement, polyurie, respiration difficile. — Dans les cas graves : pouls petit, intermittent, respiration arrêtée avant le cœur. Intelligence ordinairément intacte. — Parfois mort lente, après 8 ou 10 jours, ordinairement après 1 ou 2 jours. — Mécanisme mal connu, l'action n'est pas directe, les injections intraveineuses produisant les mêmes effets.

Lésions du tube digestif et des reins : non caractéristiques.

La Colchicine agit aussi lentement : deux à cinq heures après l'ingestion, elle excite les nerfs moteurs, accélère puis ralentit le cœur. La mort arrive par arrêt de la respiration et asphyxie. Ces empoisonnements par la Colchicine amènent 90 p. 100 de décès (LEWIN).

Premiers soins. — Évacuer. — Diurétiques. — Émollients (lait, mucilage). — Révulsifs (Sinapismes, ventouses). — Opium contre la douleur. — Respiration artificielle. — Oxygène pur.

Emploi thérapeutique. — Employé depuis longtemps contre la goutte ou mieux contre l'accès de goutte aiguë, il a dans ce cas une action réelle (dont on ignore totalement le mécanisme) diminuant la durée de l'accès et calmant la fièvre et les douleurs.

Ne pas prolonger le traitement, il pourrait y avoir une accumulation dangereuse ; la Colchicine s'élimine lentement par le rein, aussi chez les sujets porteurs de lésions rénales, on peut avoir rapidement des accidents.

En général, on emploie dès le premier jour une dose élevée (2 grammes de teinture de semences); puis, suivant l'effet, on renouvelle ou on diminue d'un tiers le lendemain ; puis le troisième et le quatrième jour, on donne la moitié de la dose initiale.

Inversement, une autre méthode fait commencer par des doses faibles (1 gramme de teinture, par exemple), on augmente ensuite progressivement jusqu'à apparition des premiers phénomènes gastro-intestinaux.

De quelque façon qu'on le donne et quelle que soit la période d'administration, on cessera immédiatement l'emploi du Colchique à ces premiers phénomènes, surtout s'il y a de la diarrhée !

Formes. — *Deux* préparations de Colchique existent seulement au Codex actuel : l'extrait hydro-alcoolique et la teinture de semences (à 1/10).

Celle-ci se donne, comme plus haut, à la dose de 1 à 2 grammes ; l'extrait, en pilules, de 1 à 10 centigrammes par jour (1).

ELLÉBORE BLANC

Varaire blanc.

Origine. — Rhizome et racines du *Veratrum album* L., plante herbacée vivace des montagnes de l'Europe centrale et méridionale et de l'Asie tempérée.

Récolte. — On arrache le rhizome à l'automne, on le débarrasse des débris de feuilles et de la terre et on fait sécher soit entier, soit fendu longitudinalement en deux ou en quatre, soit enfin débarrassé des racines et coupé transversalement (ce dernier procédé est fâcheux, les racines étant plus actives que le rhizome).

Description. — Le rhizome entier est à peu près cylindrique, long de 5 à 10 centimètres, épais de 2 centimètres à surface d'un noir terne ; il porte à une extrémité une couronne de nombreuses bases de feuilles dont les plus externes sont brunes et fibreuses. La *surface*, rude et ridée, est couverte de fossettes et de cicatrices

---

(1) Le Codex indique comme doses maxima 0 gr. 05 par dose et 0 gr. 20 par vingt-quatre heures. Ces doses nous semblent trop élevées, car, si, comme on l'admet, un extrait bien préparé renferme 3 gr. 50 de Colchicine p. 100, 20 centigrammes correspondront à 7 milligrammes de Colchicine. Or, le Codex fixe à 4 milligrammes la dose maxima de Colchicine pour les vingt-quatre heures (RICHAUD).

et est garnie de nombreuses racines qui cachent complètement
le rhizome et forment avec lui une masse volumineuse.

Ces *racines* sont ridées, brun clair ou jaunâtre, assez épaisses,
molles et un peu flexibles, tandis que le rhizome proprement dit
est très dur. — *Section* transversale : montre deux zones séparées
par une ligne jaune à contour légèrement sinueux, limitant au dehors
l'*écorce* dont l'épaisseur est d'environ 1/4 du rayon, d'une couleur
grisâtre et au dedans le *cylindre central* dont toute l'épaisseur
montre des faisceaux libéro-ligneux sous forme de sortes de ponctuations plus ou moins régulièrement arrondies. — *Saveur* âcre,
amère et brûlante ; *Odeur* faible ; *Poudre* fortement sternutatoire.

Anatomie. — *Epiderme* brun ; *parenchyme cortical* à cellules
arrondies amylifères, dont quelques-unes plus grandes, contiennent
des raphides, quelques faisceaux foliaires ; *endoderme* avec épaississements et ponctuations des parois latérales et internes ;
cylindre central rempli de faisceaux libéro-ligneux plus développés
et coupés plus ou moins obliquement.

Faisceaux foliaires et caulinaires n'ont pas de fibres et le bois
entoure à peu près complètement le liber.

Analyse. — De 0 gr. 50 à 1 p. 100 d'alcaloïdes : la *Protovéra-
trine* $C^{32}H^{51}NO^{11}$, qui est la plus toxique, obtenue en petits cristaux fondant à 245-250° ; la *Jervine* $C^{26}H^{72}NO^3$, $2H^2O$, également
cristallisée, moins toxique que la précédente ; la *Rubijervine* et la
Pseudojervine qui seraient peu ou pas toxiques ; en outre de la
résine et de l'amidon.

Localisation des alcaloïdes. — Dans le rhizome et dans les racines,
les alcaloïdes sont localisés dans les cellules du parenchyme cortical
amylifère et en particulier autour de l'endoderme (BORCOW et
RUNDQUIST).

L'épiderme, l'endoderme, le cylindre central en seraient dépourvus.

Propriétés physiologiques et toxicologie. — Sternutatoire, sialagogue, éméto-cathartique, analgésique, ce rhizome est
fortement toxique.

Ses préparations : macération aqueuse, teinture... (ordinairement absorbées par erreur) provoquent dans la bouche, à l'arrière-gorge et le long de l'œsophage une vive sensation de brûlure : malaise général, salivation, vomissements et selles douloureuses, ralentissement du pouls, refroidissement des extrémités, convulsions, hallucinations, dyspnée, cyanose et enfin collapsus (1).

Premiers soins. — Tanin, iodure de potassium iodé, vomitif ; acétate d'ammoniaque, opium.

Usages. — Était employé en Angleterre contre la goutte, rarement employé actuellement contre les affections cutanées ou nerveuses. (Doses maxima, Poudre : 0 gr. 03 pour une dose, 0 gr. 10 en vingt-quatre heures ; Teinture à 1/5 (Codex 1884) : X à XXX gouttes par jour).

Employé à l'extérieur dans les pédiculoses et diverses affections cutanées.

L'Ellébore vert *(Veratrum viride* Ait*)* qui n'est peut-être qu'une forme américaine, à feuilles plus étroites, de notre *V. album*, croît communément à l'est des États-Unis et fournit un rhizome qui ressemble à la drogue européenne et qui, avec une composition chimique très voisine, serait cependant plus actif.

CÉVADILLE

Origine. — Graines de *Schœnocaulon officinale* Asa Gray. Plante vivace par son bulbe, à grande hampe florale de 2 mètres et à fruits capsulaires. Mexique, Guatémala et Venezuela.

---

(1) Rothéa et Rouyer (1912) ont retrouvé la plupart de ces symptômes dans un empoisonnement où un soldat avait absorbé le produit d'une macération aqueuse de racine fraîche de Varaire blanc, récoltée au lieu de racine de Gentiane jaune.

La confusion était due à la ressemblance des feuilles et au voisinage des deux plantes qui poussent côte à côte dans les Alpes, mais le Varaire blanc a des feuilles alternes et la Gentiane jaune a des feuilles opposées.

Historique. — Au temps de la conquête espagnole, la drogue était utilisée par les Indiens pour la guérison des plaies, comme caustique, mais elle n'était pas exportée. Par exception pour les drogues exotiques, la plante a été connue avant le produit. — Vantée, sans grand succès, comme parasiticide en France et en Allemagne dans la première moitié du XVIIe siècle. En 1824, la Vératrine est introduite en thérapeutique et la Cévadille eut alors une vogue qui n'a pas duré.

Le nom vient de *Cebada*, Orge (= petite Orge).

Récolte. — On recueille les fruits à maturité, autrefois on se bornait à les dessécher et on les expédiait ensuite, actuellement on envoie ordinairement les graines séparées.

Description. — *Fruit :* capsule à trois loges, de couleur grisâtre ou brun rougeâtre clair, dont la septicision libère en grande partie les trois carpelles qui s'ouvrent ensuite chacun par une fente ventrale. Ces carpelles sont oblongs, pointus, et à leur base on peut encore voir des restes de périanthe.

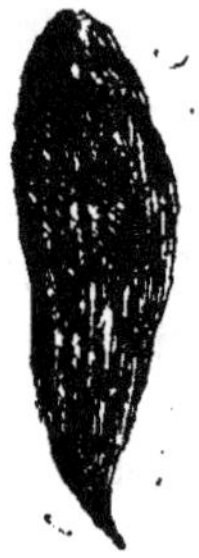

Graines : De une à six, mais plus ordinairement deux ou trois par carpelle, allongées (6 à 8 millimètres sur 2), anguleuses, un peu courbées, atténuées et mucronées à la pointe, brillantes, brun foncé ou presque noires, rugueuses et ridées. — On les a comparées à des excréments de souris. — *Section :* tégument épais, noirâtre, amande (albumen) blanchâtre, huileuse. — *Odeur* nulle, mais provoque l'éternuement. — Saveur très âcre, amère, amenant la salivation.

Fig. 58.
*Graine
de Cévadille.*

Leur couleur sombre et leur aspect luisant, — la forme allongée, étroite, anguleuse et pointue, — les rides superficielles et la saveur âcre sont caractéristiques.

Analyse. — Plusieurs alcaloïdes : la *Cévadine* ou *Vératrine cristallisée*, $C^{32}H^{49}NO^9$, le plus important et le plus toxique ; chauffée avec de la soude alcoolique, elle est hydrolysée en *Cévine* $C^{27}H^{43}NO^8$

3 1/2 H^2O et en acides angélique et tiglique ; la *Vératridine* ou *Véra-trine amorphe* $C^{37}H^{53}NO^{11}$, qui donne par hydrolyse de l'acide vératrique et de la *Vérine* ; la *Cévadilline* ou *Sabadilline* $C^{34}H^{53}NO^8$; la *Sabadine* $C^{29}H^{51}NO^8$ et la *Sabadinine* (qui est la *Cévine* signalée plus haut).

La *Vératrine commerciale* est un mélange de ces divers alcaloïdes (1) et surtout de *Cévadine* et de *Vératridine*. (On peut en isoler la Cévadine en dissolvant le mélange dans l'alcool, puis en addition-nant d'eau la solution alcoolique jusqu'à faible opalescence et en laissant cristalliser.)

En 1895, KELLER trouva dans ces graines 4,25 p. 100 d'alca-loïdes.

Action physiologique et toxicologie. — Parmi les effets physiologiques de la Vératrine, le plus important et le plus carac-téristique est celui qu'elle exerce sur les muscles striés : la courbe myographique d'un muscle de grenouille vératrinisée montre une ascension plus grande et plus brusque, suivie d'une descente exagé-rée au point de vue de sa longueur et de sa durée qui peut être égale à plusieurs secondes ou même dépasser une minute. PRÉVOST, PÉCHOLIER et RÉDIER ont démontré qu'il s'agissait d'une action excitante exercée directement sur le muscle et pouvant s'y produire sans l'intermédiaire du système nerveux.

Quant aux effets sur le cœur et sur la pression, la plupart des auteurs signalent chez les mammifères, après action de la Vératrine, de l'accélération avec élévation de pression, de peu de durée, sui-vie de ralentissement avec longueur de plus en plus grande des systoles (action directe sur la fibre cardiaque).

Dans la respiration, l'inspiration est aisée et l'expiration très difficile, ce qu'on explique par une action sur les muscles respi-rateurs. L'expiration est pénible parce que les muscles inspirateurs contractés se relâchent lentement.

La Cévadille est très toxique ; ses graines sont fortement purga-

---

(1) C'est ce mélange qui avait été isolé en 1818 par MEISSNER, sous le nom de *Vératrine*.

tives, très irritantes (picotement et chaleur à la peau humide, brûlure sur les muqueuses).

La teinture (en pommade) donne d'abord brûlure, puis froid et anesthésie. — Violent sternutatoire, même par voie hypodermique. — A dose toxique, on a : Salivation, constriction au pharynx, nausées, vomissements, hématurie, strangurie, diarrhée sanguinolente, convulsions, prostration, collapsus.

Premiers soins. — Évacuer. — Éliminer (diurétiques). — Caféine, etc.

Emploi thérapeutique. — En France, la Cévadille est à peu près abandonnée, sauf peut-être pour l'usage externe. — Employée pourtant avec succès dans les névralgies, surtout faciales, la sciatique, la goutte, le rhumatisme, le prurit généralisé, etc.

Sert surtout à l'extraction de la Vératrine.

Formes. — Poudre de Capucin, avec Staphisaigre (parasiticide) ; poudre (*intus*) 10 à 30 centigrammes.

Vératrine : en pommade, pour l'usage externe, 0 gr. 10 à 0 gr. 50 pour 10 grammes d'axonge ; en potion ou pilules 5 à 10 milligrammes (pas plus de 5 milligrammes en une fois).

IRIDACÉES

Plantes herbacées vivaces ordinairement à rhizomes (Iris) ou à bulbe (Safran).

La plupart, des régions tempérées ou extratropicales, particulièrement abondantes dans l'Afrique australe et l'Amérique du Sud.

Peu sont utilisées en médecine.

IRIS

Origine. — Les rhizomes d'*Iris* sont fournis par diverses variétés d'Iris des jardins se rattachant à trois types : *Iris germanica* L., *I. pallida* Lam. et *I. florentina* L., dont les fleurs varient du bleu violet au blanc. Les rhizomes sont horizontaux, peu profonds, irréguliers, noueux, se ramifiant chaque année, portant en dessous des racines, en dessus des feuilles ou leurs traces. Gris à la surface, charnus, faciles à couper, d'odeur assez désagréable et de saveur âcre.

L'*I. pallida* Lam. spontané sur plusieurs points de l'Europe centrale, dans le Tyrol en particulier, est ordinairement reconnu comme une espèce pure.

L'*I. germanica* L., si répandu, est d'une origine encore obscure, il paraît être un hybride dont l'*I. aphylla* L., de Hongrie, serait un des parents et l'autre serait l'*I. Kochii* Kerner, originaire de l'Istrie.

Enfin, l'*I. florentina* L., assez rarement cultivé, prospère mieux dans le Midi que dans le Nord, où il donne des formes moins élevées, moins florifères et moins vigoureuses.

Deux grandes régions de culture en Italie et une en France. — Aux environs de Vérone, *I. pallida*, *I. germanica* et une grande forme ayant le corps végétatif du premier et se rapprochant du second par les fleurs. — Autour de Florence, presque exclusivement *I. pallida*, très rarement *I. florentina.* — En France, entre Seyssel et Anglefort (Ain), *I. pallida* type, avec quelques formes à fleurs plus grandes et à gros rhizomes de ramification facile (culture depuis 1835).

Récolte et préparation. — On arrache tous les deux ans, en août ou septembre (en août le rhizome se pèle beaucoup plus facilement). — Les rhizomes mondés et pelés sont jetés dans un baquet de *bois* plein d'eau. *On sèche à un soleil très ardent* (1), on rentre les rhizomes la nuit ; au bout d'une semaine, on les place dans un grenier aéré où ils achèvent leur dessiccation en attendant la vente. Le parfum de violette, d'abord nul, n'est complètement développé qu'au bout de deux ans. Le rhizome est assez facilement piqué par les insectes.

Sortes. — Iris de Florence, le plus apprécié, peut-être plus par tradition que par supériorité réelle, 600 à 700 tonnes par an. Puis Iris de Vérone (dont une notable partie expédiée à Florence, vient ensuite par Livourne comme Iris de Florence) ; également 600 à 700 tonnes ; Iris de Seyssel, 12 à 15 tonnes, rhizomes très parfumés,

Le Maroc exporte, par Mogador et Safi, environ 6 tonnes et demie d'un rhizome à parfum violent.

Description. — Rhizome sec, dur, lourd ; en fragments irréguliers, de 5 à 12 centimètres de long sur 2 à 3 cent. 1/2 d'épaisseur (diamètre irrégulier) formé d'articles renflés inégalement, atténués aux extrémités, souvent ramifiés ou bifurqués, un peu aplatis, quelquefois concaves en dessous.

---

(1) Pour attendre ce soleil, on peut maintenir dans l'eau courante, ou au moins renouvelée chaque jour, pendant huit jours au plus. Faute de grand soleil, on sèche au four, à température pas trop élevée.

Couleur blanche (après raclage), mate, crétacée, parfois un peu jaunâtre, la face inférieure est criblée de ponctuations annulaires limitées par un cercle brun (section des racines). Supérieurement, points plus petits, alignés (faisceaux foliaires). — *Cassure* grenue. — *Section* transversale blanche ; une région jaunâtre indique le cylindre central, à faisceaux plus ou moins visibles. — *Odeur* fine et agréable de violette. — *Saveur* amylacée, encore un peu âcre, mais sans rapport avec celle du rhizome frais.

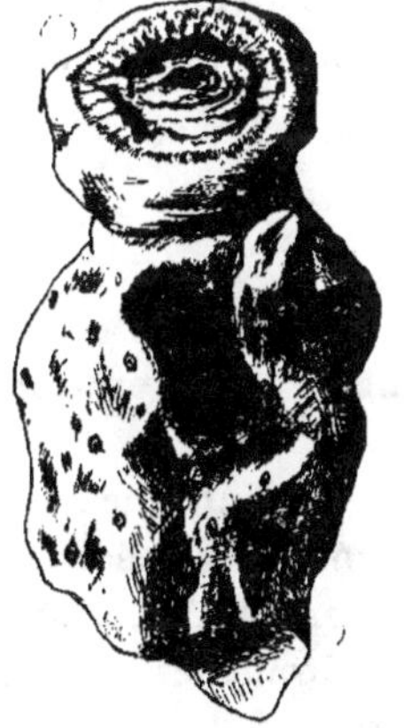

Fig. 59. — *Rhizome d'Iris.*

Anatomie. — Parenchyme à cellules polyédriques à méats, à parois épaisses, divisé en deux parties par un endoderme à cellules tangentielles et un péricycle à une seule assise.

Dans les méats, longs cristaux rhomboédriques, dans les cellules, nombreux grains d'*amidon*, de formes variées, ordinairement allongés, à hile étoilé.

Dans le cylindre central, surtout vers la périphérie, faisceaux concentriques, à liber central, entourés chacun par un endoderme.

Analyse. — Résine âcre, huile fixe, tanin et un glucoside, l'*Iridine.* L'*Essence* ou *Camphre d'Iris* ou *Beurre d'Iris*, n'existe qu'en faible quantité : 0,10 à 0,20 p. 100, masse butyreuse formée surtout (85 p. 100) d'acide myristique, d'acide oléique et de leurs éthers méthyliques... et d'un peu d'*Irone*, cétone à agréable et puissante odeur de violette de formule $C^{13}H^{20}O$, et de constitution indiquée ci-dessous.

$$\begin{array}{c}
CH^2 \\
\diagup\ \diagdown \\
HC\quad CH-CH^3 \\
\|\quad\ | \\
HC\quad CH-CH=CH-CO-CH^3 \\
\diagdown\ \diagup \\
H\ C \\
\diagup\ \diagdown \\
CH^3\ CH^3
\end{array}$$

Irone

Merling et Welde en ont fait la synthèse (1).

Emploi. — En pharmacie, pois à cautères ; bâtonnets cylindriques donnés à mâcher aux nourrissons ; poudre dentifrice ;
consommation très restreinte.

En liquoristerie, pour parfumer le vermouth, les liqueurs et
même certains vins.

La consommation vraiment importante est faite par la parfumerie ; elle est annuellement d'environ 1.000 tonnes par les maisons de Grasse.

SAFRAN

Origine. — *Crocus sativus* L. Plante bulbeuse à floraison
automnale.

Du bulbe solide s'élève une gaine de feuilles membraneuses,
blanches, réduites ; puis, plus au centre, les feuilles normales linéaires ;
enfin deux ou trois fleurs violettes, grandes, ornementales. Dans
l'axe de la fleur, un style jaune, à trois grandes branches rouges
(stigmates). La drogue est constituée par l'extrémité du style et
par les stigmates.

On ne peut affirmer son origine géographique exacte, mais
actuellement, le Safran croît à l'état spontané en Asie-Mineure,
en Perse et en Grèce. La forme type, communément cultivée, est
peut-être un hybride ; sans fécondation artificielle elle ne produit
presque jamais de graines. On distingue à côté d'elle cinq autres
variétés, dont le tableau suivant, d'après Holmes donne les
caractères.

---

(1) Langlois et Goby (1924) ont trouvé dans l'essence concrète d'Iris,
en plus des constituants déjà signalés, les acides caprylique, pélargonique,
caprique, undécylique, laurique et tridécylique

Stigmates beaucoup plus longs que les étamines et — Fleurs dressés :
- pendants : Grandes fleurs violettes....... C. sativus type.
- dressés : Fleurs
  - Grandes, violet foncé (Italie)... Var. *Orsinii*.
  - Moyennes
    - violet pâle (Grèce). Var. *Cartwrightianus* (ou *Graecus* des fleuristes).
    - blanches (Perse). Var. *Hausknechtii*.

Stigmates < les étamines ou les dépassant à peine, rarement. — Fleurs pâles.
- Très petites (de l'Italie à la Crimée). Var. *Pallasii*.
- Grandes (Smyrne, Tmolus)....... Var. *Elwesii*.

Les centres principaux de culture sont l'Espagne (provinces de Teruel, Albacete, Cindad Real, Cuenca et Toledo) ; l'Italie (Abruzzes), l'Autriche, la Grèce (1) (Macédoine, district de Kosani), la Perse, les États-Unis (Pensylvanie), la France (surtout Loiret, Seine-et-Marne et Eure-et-Loir).

Notre Safran du Gâtinais devrait sa réputation à la multiplication d'hybrides obtenus par Chappellier (1873) par fécondation croisée entre le type et les variétés *Cartwrightianus* et *Hausknechtii*.

Historique. — Connu et utilisé depuis l'antiquité grecque pour sa couleur, son parfum, ses propriétés médicinales. Son nom viendrait de l'Arabe *Assfar*, jaune.

Cultivé en Espagne dès le xe siècle, puis en France et en Allemagne à la suite des Croisades. Introduit dans le Comtat, puis dans le Gâtinais (par un gentilhomme français, Porchaires ?) à la fin du xive siècle. Introduit en Angleterre à la même époque, on ne l'y cultive plus actuellement et les cultures françaises ont également beaucoup diminué.

Culture. — Dans le Gâtinais, on plante les bulbes de Safran de la mi-juillet à la fin d'août, dans un sol préparé depuis l'automne par plusieurs labours et binages-sarclages.

On plante dans des sillons larges de 0 m. 20 environ, profonds de 0 m. 18 et séparés par une distance de 0 m. 18.

---

(1) Celui qui vient à Smyrne, par petits lots, des îles de Naxos, Mycomi, Dimi et Tinos ne paraît pas être cultivé.

Les bulbes sont placés en ligne bien droite, côte à côte, à 1 ou 2 centimètres les uns des autres.

Une première floraison a lieu l'année suivante, en septembre, ou octobre, puis chaque bulbe est remplacé par un ou plusieurs autres, nés à la partie supérieure ; ces nouveaux bulbes sont ainsi à 2 centimètres environ plus haut que les précédents et chaque année les jeunes bulbes montent d'autant et finissent par être trop près de la surface.

On arrache les bulbes au cours de la quatrième année, en mai ou juin ; après avoir donné trois récoltes, ils ont à peu près doublé comme nombre.

On choisit les plus beaux, mesurant ordinairement 23 à 25 millimètres de haut et 30 à 36 de diamètre ; les bulbes arrondis donnent moins de caïeux, mais sont plus florifères. On les débarrasse de leur tunique de filasse et de l'ancien bulbe desséché, on rejette les caïeux altérés ou trop petits.

Les bulbes triés sont entassés sous de la paille à une extrémité du champ, ou mieux disposés dans un grenier en attendant la plantation.

Chappellier a vainement montré qu'on obtenait un meilleur résultat par l'arrachage tous les deux ans ; il a également prouvé l'importance des engrais ; il faut en particulier de la potasse et de l'acide phosphorique.

La plus grave maladie du Safran est la « maladie de la mort », due à un champignon, le *Rhizoctonia violacea* Tul., qui fait pourrir les bulbes.

Plus encore que la culture, la cueillette exige une main-d'œuvre abondante. On cueille le matin, à la rosée, et on met dans des paniers, puis dans des hottes où des mannes et on apporte à la maison où l' « épluchage » doit être fait dans les vingt-quatre heures ; la fleur est prise de la main gauche par les éplucheurs, jeunes et vieux réunis, les stigmates entre le pouce et l'index de la main droite et, avec l'ongle du pouce gauche, on coupe à la fois la base du périanthe et le style, à hauteur convenable pour n'avoir pas trop de filets jaunes. On réunit les stigmates ainsi détachés.

La dessiccation se fait à chaud : on met 500 grammes de stigmates dans un tamis de crin qu'on place à 0 m. 45 au-dessus d'un réchaud à charbon de bois. On retourne au bout d'une demi-heure pour hâter la dessiccation qui est achevée (en 40 à 45 minutes) quand le Safran se brise aisément à la main.

On laisse refroidir et on conserve en lieu sec.

90.000 à 100.000 fleurs donnent 5 kilogrammes de Safran frais, soit 1 kilogramme de produit sec.

Description. — La drogue est formée par une masse de « filaments de couleur rouge orangé foncé, constitués par les stigmates, mélangés, dit le Codex, à un plus petit nombre de filaments jaunes formés par l'extrémité du style ». Cette masse est lâche, souple, élastique, hygroscopique, de pulvérisation difficile, agréablement odorante, colorant vivement l'eau en jaune (1 milligramme colore 700 grammes d'eau); mâchée, elle colore la salive.

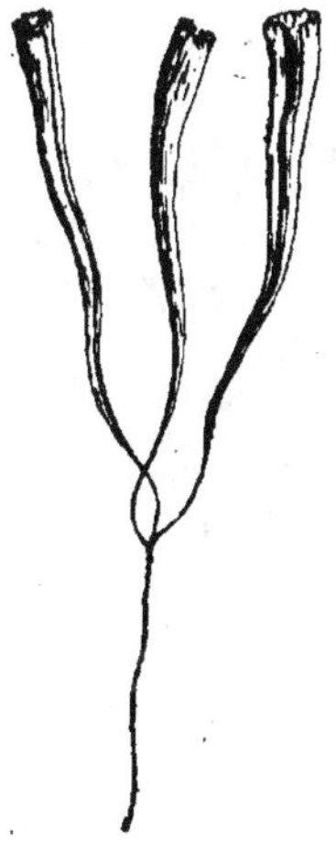

Isolé, un des éléments (complet) est formé d'un filament fin, jaune vif, sauf vers le haut où il devient plus rouge, c'est le reste du style, qui se divise en trois branches divergentes, les trois stigmates, rouge vif ou rouge orangé; très fins à leur base, ils se renflent peu à peu en un long cône, bientôt fendu sur un côté, et enroulé en une sorte de cornet. Le cornet terminal est strié en long, dentelé, fimbrié au bord; étalé, il a la forme d'un éventail.

Fig. 60. — *Safran.*

D'après ADRIAN, la teneur en cendres d'un Safran pur ne doit pas excéder 7,145 p. 100 (7 p. 100 au maximum pour le Safran desséché, dit le Codex) et 50 filaments complets, présentant chacun une partie du style avec les trois stigmates, pèsent à peu près 337 milligrammes.

Le style jaune, coupé plus ou moins bas, varie de longueur, il peut atteindre 7 à 8 centimètres, dans les bonnes sortes il est très court, parfois presque nul. Les branches ont de 2 à 4 centimètres de long. Dès leur base, chacune est aussi grosse que le style d'où elle part (les falsifications ne sauraient présenter ce caractère).

Odeur forte, aromatique, spécifique ; *Saveur* amère et un peu piquante.

Anatomie. — Avec un faible grossissement, on peut suivre les faisceaux qui se subdivisent dans les branches ; sur le bord, on aperçoit les dentelures garnies de papilles assez larges, cylindriques, retenant parfois de gros grains de pollen arrondis, sans protubérances. — A un grossissement plus fort, on voit des vaisseaux spiralés fins, et des cellules à parois minces, allongées suivant l'axe, sinueuses et contenant de la matière colorante solide, rouge (passant au bleu foncé, puis au violet, au rouge cerise, puis au brun par l'acide sulfurique concentré), des gouttes huileuses, etc. — Enfin, sur une coupe, tissu de cellules parenchymateuses, polygonales, avec ce même contenu. Une petite saillie au centre de chaque cellule épidermique.

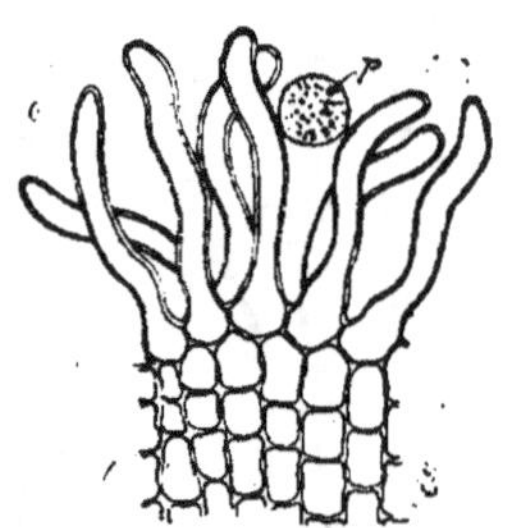

Fig. 61. — *Safran,
papilles stigmatiques.*
P, grain de pollen.

Sortes. — Désignées d'après l'origine. — Très nombreuses, et d'inégale qualité, en raison d'une abondance voulue d'impuretés.

Les Safrans de Perse, de Russie, d'Autriche étaient excellents, formés seulement de stigmates. Celui du Gâtinais, qui était très estimé, est ctuellement divisé en qualités diverses ; les Safrans d'Espagne continuent à être fort inégaux, etc.

Analyse. — Le Safran contient : une *essence* incolore, surtout formée d'un terpène, avec un peu d'un composé aromatique oxygéné ; le Safran lui doit son odeur ; — la *Picrocrocine* (KAYSER, 1885), cristaux incolores fondant à $+154°$-$155°$, glucoside amer que l'hydrolyse dédouble en glucose et en une cétone $C^{10}H^{14}O$ problablement terpénique (WINTERSTEIN et TELECKY, 1922) ; la *Crocine* (WEISS) dont la *Polychroïte* n'était qu'une forme impure, matière colorante du Safran, glucoside de formule $C^{44}H^{70}O^{28}$, soluble dans l'eau, dans l'alcool dilué, peu dans l'alcool absolu, insoluble dans l'éther, dédoublable par hydrolyse en glucose et en une autre matière colorante rouge foncé, la *Crocétine*, très soluble dans les alcalis, insoluble dans l'eau. La Crocine donne avec l'acide sulfurique concentré la coloration bleue, puis violette et enfin brune signalée plus haut, mais cette réaction est beaucoup plus nette encore avec la Crocétine ; enfin de la *cire*, de la *matière grasse*, des *matières minérales* (4,5 à 7 p. 100 de cendres). Le Safran officinal ne doit pas perdre plus de 13 p. 100 d'eau par dessiccation à 100° ; son eau de lavage ne doit pas réduire la liqueur de Fehling. — La teneur en azote est remarquablement constante, 2.22 à 2.43 p. 100 (PIERLOT) et un Kjeldahl donnera une idée de la valeur d'un Safran (sous réserve de la recherche de nitrate frauduleusement ajouté).

Falsifications. — Constantes depuis l'antiquité ! Très fréquentes actuellement en raison du prix extraordinairement élevé. Faciles à déceler si l'on n'achète pas de Safran en poudre, mais seulement du Safran entier.

Ces falsifications sont de trois ordres :

1° *Safran épuisé et recoloré.* — Examiné à la loupe après macération dans l'eau chaude, le Safran épuisé donnera bien l'aspect du Safran pur, mais l'acide sulfurique ne donnera pas la coloration bleue intense caractéristique, et l'on recherchera la matière colorante (1) (acide picrique, colorants de la houille sont très rapidement solubles dans l'eau, la Crocine l'est seulement lentement). Un safran épuisé ne donnera pas les 55 à 60 p. 100 d'extrait aqueux exigés par le Codex. 10 centigrammes de Safran pur doivent donner à 50 centimètres cubes d'eau distillée la même coloration que 0 gr. 275 d'anhydride chromique.

2° *Safran chargé ou enrobé.* — Les substances ajoutées sont fort variées : l'*eau*, par séjour dans une cave humide, les 13 p. 100 seront dépassés, et le produit risquera d'être fermenté et altéré ; l'*huile* (minérale ou végétale) tachera le papier ; *miel, glucose,*

---

(1) Voy. au Codex l'essai par la floche de soie blanche.

servant de supports à diverses substances minérales (*sable, plâtre, craie, sulfate de baryte, borax...*). Ces Safrans enrobés sont ordinairement résistants, et non souples et flexibles ; ils font entendre un bruit spécial quand on les brise.

On dosera les cendres, l'azote, on recherchera les matières réductrices de la liqueur de Fehling, les matières minérales solubles et insolubles dans l'eau, etc. ; on déterminera l'extrait sec.

Les Safrans nitratés, ordinairement d'origine espagnole, ont perdu l'odeur spéciale du produit pur, et sentent l'huile rance ; ils renferment du *borax*, du *nitrate de potasse* et de la *glycérine*, celle-ci destinée à former un glycéro-borate et à empêcher la cristallisation ultérieure du nitrate.

D'après PIERLOT, la falsification la plus courante est une charge obtenue au moyen de sucre (et quelquefois de sulfate de soude pour rétablir la teneur normale en cendres). Diverses analyses ont montré que la charge pouvait représenter 1/3 du poids total. L'odeur n'est pas modifiée, la saveur non plus et l'aspect l'est fort peu, le produit est seulement un peu plus sec et plus cassant.

Alors que le Safran pur donne à la flamme une coloration violette, ces Safrans ainsi chargés la colorent en jaune ou en jaune orange. On recherchera le sucre dans la macération aqueuse faite à froid.

On pourra rechercher et doser le sulfate de soude ; enfin, on déterminera le pourcentage de falsification par la formule de PIERLOT (1).

$$x = \frac{2,30 - n}{2,30} \times 100$$

ou x représente la fraude, et n la teneur trouvée en azote.

3° *Falsifications végétales du Safran.* — Par des éléments empruntés soit aux fleurs de Safran, soit à des végétaux étrangers. On peut trouver un excès de *féminelles* (styles jaunes de Safran) ou des étamines, résidu industriel du triage du Safran, dit *Safran jaune*

---

(1) Cette formule s'applique au *Safran courant*, pour un Safran supérieur, entièrement privé de styles jaunes, à teneur normale en azote plus élevée, il conviendrait de prendre comme chiffre moyen 2,40 au lieu de 2,30. — La présence d'étamines relève la teneur en azote.

de Salonique ou *fleurs jaunes*. Celles-ci forment des filaments jaunes recroquevillés qui reprennent leur forme dans l'eau. La teneur ne doit pas excéder 2 à 3 p. 100; or, on vend des Safrans dits à 90, à 75, à 50 p. 100, contenant 10, 25, 50 p. 100 de ces « fleurs jaunes ».

Quant aux éléments végétaux provenant d'autres espèces, le nombre est illimité :

Carthame : ce sont des fleurons du *Carthamus tinctorius* L., corolle tubuleuse avec cinq étamines synanthérées et un style à deux branches; cette corolle, au contact de l'eau, perd sa couleur jaune; mais retient énergiquement une matière d'un beau rouge carminé.

Grains de pollen garnis de petits tubercules et portant trois pores apparents.

Fleurs de Souci. — Demi-fleurons de *Calendula officinalis* L., au contact de l'eau reprennent leur forme normale et lui cèdent la couleur étrangère qui les imprègne. Diverses fleurs de Composées peuvent être ainsi employées, demi-fleurons de *Chrysanthemum*, etc., qui sont teints avec des dérivés de la houille. COLLIN (1910) a signalé la fraude très commune en Espagne consistant dans la substitution parfois totale par des fleurons de *Cynara Cardunculus* L., artificiellement colorés et enrobés de sulfate de baryte, une falsification analogue et de même provenance a été maintes fois constatée depuis quelques années. Il suffit d'une macération aqueuse pour déceler la fraude.

Fleurs de *Lyperia crocea* ECKL., Scrofulariacée du Cap à odeur de Safran. Couleur beaucoup plus foncée, noire, structure toute différente.

Enfin, on a signalé divers débris de tiges, de racines, des fibres, etc., artificiellement colorés.

Action physiologique et toxicologie. — Eupeptique par son principe amer; excitant du système nerveux par son essence, il exerce cependant une action sédative, tout au moins sur la périphérie. Emménagogue populaire. Il a été accusé d'amener des métrorragies et même l'avortement. Ses propriétés semblent avoir été fort exagérées. Il ne paraît pas toxique : F. ARLOING et MAIGNON en ont fait ingérer, sous forme d'extrait, 36 grammes en dix-huit jours à un chien qui n'a présenté aucun phénomène d'intoxication.

Emploi thérapeutique. — Dans l'aménorrhée atonique, l'atonie nerveuse, l'insomnie par éréthisme cérébral, les spasmes divers, les douleurs de la dentition.

Très usité comme condiment dans les pays méridionaux.

Formes. — Infusion : 0 gr. 20 par litre. — Teinture à 1/10. Alcoolat et Elixir de Garus. — Laudanum de Sydenham. — Teinture d'Aloès composée. — Emplâtre mercuriel.

Employé surtout en cuisine, confiserie et liquoristerie.

ZINGIBÉRACÉES

En général, herbes vivaces à rhizome rampant, assez volumineux. Les fruits, souvent capsulaires, renferment de nombreuses graines à albumen double (petit albumen et abondant périsperme).

Plantes tropicales et, d'ordinaire, asiatiques. Rhizomes féculents et aromatiques, parfois riches en matière colorante. Graines aromatiques, riches en essence et en résine, à goût piquant. Les cellules oléo-résineuses sont localisées dans le tégument des graines ; on les rencontre dans toute l'épaisseur des rhizomes.

Nombre de produits des Zingibéracées sont des épices.

RHIZOMES

On peut les caractériser d'après leur aspect extérieur :

1º **Comprimés**............................ *Gingembres.*

2º **Non comprimés** à franges circulaires.... *Galangas.*
sans franges jaune foncé... *Curcumas.*
blanc ou jaune *Zédoaires.*

GINGEMBRE

Origine. — *Zingiber officinalis* Rosc. — Grande herbe vivace à port de roseau, à rhizome ramifié irrégulier. Sauvage en Asie, mais cultivé dans nombre de pays tropicaux.

Employé de tout temps dans l'Inde, bien connu des Grecs et des Latins, l'usage s'implanta en Europe et en Angleterre au ixe et au xe siècles : ce fut une des épices les plus connues du moyen âge. — MARCO POLO le vit sur place dans ses voyages, au XIIIe siècle. — Introduit en Amérique au XVIe siècle. — Très utilisé en Angleterre, relativement peu en France. — Il vient des Antilles, de l'Inde (Cochin), de Java, du Japon (1) et de Sierra-Leone.

Culture, récolte et préparation. — A la Jamaïque, où il est très cultivé, on multiplie le Gingembre en divisant les rhizomes en fragments pourvus chacun d'un bourgeon, choisis aussi sains que possible et on les plante à 0 m. 33 environ les uns des autres. Chaque nouveau pied pousse rapidement et fleurit à l'automne. Quand les portions aériennes se flétrissent, on arrache les rhizomes, on les débarrasse de leurs petites racines et on les agite longtemps dans une sorte de petit baquet suspendu : le frottement réciproque enlève les régions superficielles saillantes ; on dessèche après avoir ordinairement échaudé.

Souvent, l'opération ne s'arrête pas là et les rhizomes sont mondés au couteau ; on décortique soit partiellement sur les faces, soit complètement ; dans ce dernier cas, les rhizomes décortiqués sont blanchis soit par l'hypochlorite de chaux, soit en les passant dans l'eau de chaux et en les exposant après dessiccation aux vapeurs d'anhydride sulfureux, soit par un badigeonnage à la chaux, etc.

De là les aspects variés des rhizomes du commerce.

Description. — Morceaux ramifiés dans un même plan (*mains de Gingembre*), de dimensions variables, toujours aplatis, formés d'articles faciles à casser à la jonction ; chaque article, un peu irrégulier, est atténué aux extrémités, plus large au milieu, assez rugueux, à écorce striée, de couleur grise, souvent enlevée sur les côtés où la teinte passe au noir (surface lisse, si le rhizome est décortiqué).

Les articles ont de 3 à 6 centimètres de long sur 1 1/2 à 2 de

---

(1) Celui du Japon a des grains d'amidon agrégés et une essence différente. Il serait dû au *Z. Mioga* Rosc.

large et 1 d'épaisseur moyenne : les mains entières ont parfois 10 à 12 centimètres ou plus (très variable).

Consistance dure ; densité assez grande ; assez compact ; facilement piqué par les insectes. — A l'extrémité des ramifications, on voit souvent la cicatrice des tiges aériennes tombées.

Cassure courte, granuleuse, chamois ou blanc grisâtre, avec fibres rares et fines (dans le cortiqué surtout).

Section nette. — Écorce épaisse de un millimètre environ, très riche en cellules oléorésineuses, visibles en ponctuations brillantes, nettement distincte du cylindre central parcouru par de nombreux faisceaux (fig. 67, A, p. 243).

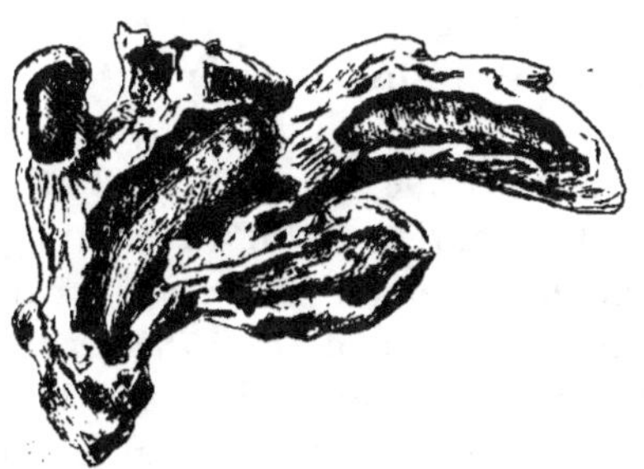

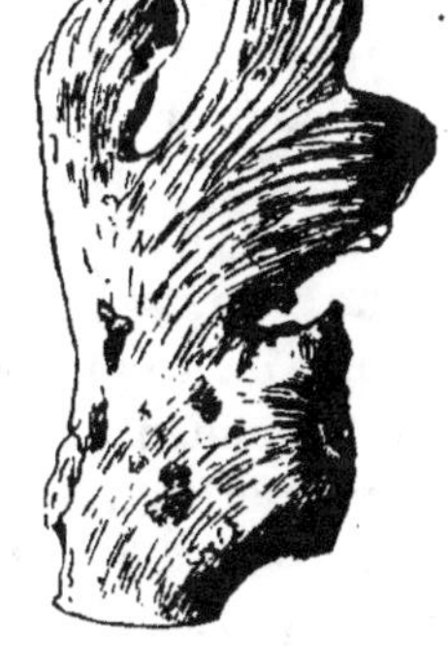

FIG. 62. — *Gingembre gris.*　　　FIG. 63. — *Gingembre blanc.*

Odeur forte, aromatique, agréable. — *Saveur* chaude, pénétrante, très piquante, non désagréable.

Anatomie. — Souvent, reste d'hypoderme. — Suber épais ; parenchyme cortical externe dense, à parois assez épaisses, très riche en glandes volumineuses, surtout en dehors (cette région manque dans le G. décortiqué) ; parenchyme cortical interne formant la moitié du rayon, avec des cellules à parois plus minces, des faisceaux en cercles et des glandes. — Endoderme sans amidon et péricycle visibles en une ligne plus foncée, de deux assises régulières. — Cylindre central de monocotylédone, avec faisceaux appliqués contre le péricycle, et d'autres épars sur un parenchyme analogue au précédent, contenant également des glandes. — Les

faisceaux libéro-ligneux, arrondis ou ovoïdes (fig. 68, A, p. 244),
à liber entourant plus ou moins le bois, renferment de petits canaux
sécréteurs et possèdent ordinairement quelques éléments scléreux.
— Toutes les cellules parenchymateuses sont pleines d'*amidon*
en grains simples, ovoïdes, aplatis, allongés, irréguliers avec un
hile excentrique, entouré de stries.

Sortes. — Variétés multiples suivant la provenance (1), mais
pouvânt en réalité se ramener à deux : le *G. blanc* ou décortiqué,
et le *G. gris* ou cortiqué (en réalité ce terme n'est que partiellement
exact, car ce G. gris est pelé sur les faces planes, le véritable
G. cortiqué, ou *G. noir* ou des Barbades a disparu du commerce).

Le Codex dit de préférer le G. gris ou cortiqué au G. blanc
dont l'écorce externe riche en oléo-résine a été enlevée.

Analyse. — Le Gingembre renferme : une *essence* (2 à 3 p. 100),
mélange de camphène de phellandrène et d'un sesquiterpène ;
elle est abondante surtout dans le gris, jaune pâle, d'odeur camphrée,
de saveur aromatique, mais non brûlante, $d = 0,878$, très lévogyre ;
— des *Résines* (5 p. 100), une neutre et deux acides. L'oléo-résine
forme 8 p. 100 dans le G. gris, 5 p. 100 dans le blanc ; en outre,
matières grasses, amidon, oxalate, mucilage, 3 à 5 p. 100 de cendres,
etc. Les principes piquants sont la *Zingérone* et le *Gingérol*.

La *Zingérone* que l'on a retirée en traces de l'extrait alcoolique
est la 4 — *hydroxy* 3 — *méthoxy phényl-éthylméthyl cétone ;* elle
a été obtenue synthétiquement (Nomura, Lapworth, 1917) par
hydrogénation du produit de condensation de la Vanilline et de
l'acétone.

$$C^6H^3\begin{matrix}\diagup OH \\ -O-CH^3 \\ \diagdown CHO \end{matrix} \longrightarrow C^6H^3\begin{matrix}\diagup OH \\ -O-CH^3 \\ \diagdown CH{=}CH-CO-CH^3 \end{matrix}$$

$$\longrightarrow C^6H^3\begin{matrix}\diagup OH \\ -O.CH^3 \\ \diagdown CH^2-CH^2-CO-CH^3 \end{matrix}$$

---

(1) De toutes les variétés commerciales, celle de la Jamaïque est la plus
aromatique et celle d'Afrique la plus astringente.

Le *Gingérol*, liquide visqueux, inodore qui est le principe piquant, est un mélange de substances phénoliques homologues $C^{18}H^{28}O^4$, $C^{17}H^{26}O^4$, etc. ; ces composés optiquement actifs sont (LAPWORTH, 1917) les dérivés d'une combinaison moléculaire de *zingérone* et d'une aldéhyde aliphatique $CH^3—(CH^2)^n—CHO$. Le principal constituant est l'*heptaldéhyde* ou $n = 5$, puis le second ou $n = 4$, etc.

Action physiologique. — Stimulant aromatique assez énergique ; le Gingembre rubéfie la peau, irrite les muqueuses ; antiscorbutique ; carminatif ; emménagogue ; aphrodisiaque.

Emploi thérapeutique. — Fort réduit en France, c'est surtout une épice.

Formes. — Poudre 0 gr. 25 à 1 gramme (ordinairement associée à de la cannelle). — Teinture alcoolique 1/5, de 1 à 10 grammes. — Infusion à 10 p. 1.000. — Bière à 20 p. 1.000. — Associé quelquefois à l'Anis et à la Menthe comme carminatif.

Entre dans le Baume de Fioravanti et l'Electuaire diascordium.

Emploi industriel très important. — Bières de Gingembre, en Angleterre et aux États-Unis. Grand usage culinaire en Angleterre sous toutes les formes possibles (conserves, gâteaux secs (*gingiber cakes*), etc. Gingembres confits de Chine, etc.

GALANGA

G. de la Chine. — Petit Galanga.

Origine. — Rhizome de l'*Alpinia officinarum* HANCE. C'est le seul Galanga actuel, le *G. léger* de GUIBOURT n'a jamais eu d'importance et le *Grand Galanga* (*Alpinia Galanga* SWARTZ) n'est plus employé.

Indigène dans l'île de Haï-Nan, où on le cultive et dans le sud-ouest de la Chine. Cultivé dans plusieurs provinces chinoises.

Exporté en grand par Canton, surtout pour l'Inde et la Russie (fabrication de boissons aromatiques).

La plante productrice n'a été connue que de nos jours (HANCE, 1870), 1.000 ans après l'introduction en Europe des Galangas qui ont ensuite été très répandus comme épices pendant tout le reste du moyen âge.

Récolte et préparation. — Arrachage des rhizomes ; mondage des racines et des bases de feuilles, dont il reste seulement des traces sous forme de fines franges circulaires ; section en courts fragments ; dessiccation et mise en balles.

Pendant la dessiccation, la couleur pâle du rhizome frais passe au brun rougeâtre.

Description. — *Forme* : petits fragments de 4 à 8 centimètres sur 1 à 2 1/2 de diamètre, assez irréguliers, contournés, souvent bifurqués ou ramifiés ; extrémité coupée, courtement fibreuse, dont le centre

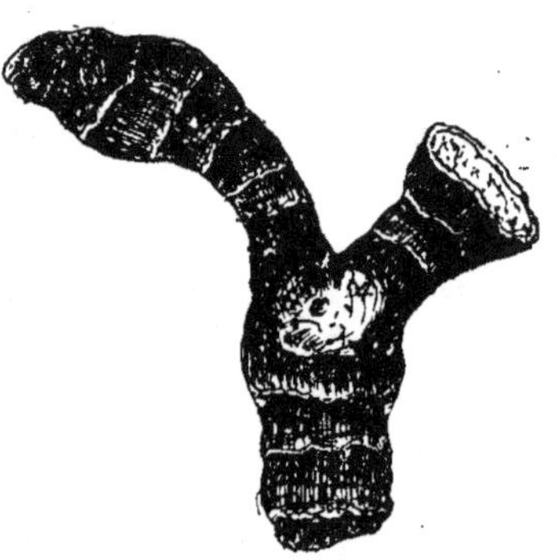

FIG. 64. — *Petit Galanga.*

déborde la surface de section. — *Couleur* générale brun rouge, brique, rouille, mate. — *Franges* en collerettes circulaires, beaucoup plus pâles, blanc jaunâtre, inégalement espacées, mais toujours assez rapprochées ; ce sont des restes d'écailles foliacées. — *Stries* longitudinales fines. — *Cassure* difficile, très fibreuse. — *Consistance* presque ligneuse ; pourtant la section au couteau est facile. — *Section nette*, fauve rougeâtre, à deux zones séparées par une ligne circulaire brune bien visible, l'écorce très épaisse, plus pâle, à nombreux faisceaux, cylindre central très réduit à faisceaux très rapprochés (fig. 67, B, p. 243). *Odeur* forte, aromatique, agréable. — *Saveur* piquante, âcre, brûlante, aromatique.

Anatomie. — *Epiderme.* — Parenchyme cortical, renfermant un amidon abondant (grains volumineux, en forme de bouteille ou de massue, avec un hile et des zones empilées). — Nombreuses petites cellules à contenu brun rouge d'oléo-résine qui se colore en noir par le perchlorure de fer (comme les résinotannols). Nombreux faisceaux corticaux. — Endoderme net. — Cylindre central à très nombreux faisceaux libéro-ligneux, développés, épars, mais plus serrés vers l'extérieur, entourés chacun par un péricycle épais et sclérifié (fig. 68 *B*, p. 244).

Poudre rougeâtre, colorant l'eau et l'alcool.

Falsifications. — Aucune n'est possible pour le rhizome entier. Le GRAND GALANGA, espèce javanaise cultivée dans l'Inde, quelquefois importé en Angleterre, se distingue facilement par sa taille plus grande, sa teinte extérieure rouge violacé, sa couleur intérieure blanche ou chamois pâle, son odeur et sa saveur moins aromatiques, etc.

Analyse. — 0 gr. 50 à 1 p. 100 d'*essence* (cinnamate de méthyle, forte proportion de Cinéol, Eugénol et pinène). — Résine âcre. — Galangol (TRESH). — La *Kaempféride* (BRANDES, 1839), produit neutre, inodore, a été reconnue complexe par JAHNS qui y a distingué : la *Kaempféride* proprement dite, la *Galangine*, l'*Alpinine* ; depuis, l'*Alpinine* a été considérée comme un mélange de *Kaempféride* et de *Galangine*, mais celle-ci est accompagnée de son éther monométhylique.

La *Galangine* est du *dioxy flavonol*, elle a été préparée par synthèse. — La *Kaempféride* est du

$$1. \ 3 - dioxy \ 4 - méthoxy \ flavonol.$$

Action physiologique et thérapeutique. — Propriétés excitantes et stimulantes analogues à celle du Gingembre. — Carminatif, employé dans les dyspepsies flatulentes. — Antiodontalgique (mâcher le rhizome). — Poudre sternutatoire. — Comme beaucoup de Zingibéracées, il est plus employé à l'étranger qu'en France. — Utilisé en médecine vétérinaire.

Formes. — Sont celles du Gingembre. — Il entre dans le baume de Fioravanti. — Très employé comme condiment en Russie et par les brasseurs, vinaigriers, liquoristes (surtout à l'étranger).

CURCUMA

Safran des Indes. — Turmeric des Anglais.

Origine. — *Curcuma longa* L. (nec *C. rotunda* L.) = *C. tinctoria* Guib. = *Amomum Curcuma* Jacq. — La plante sort d'un rhizome arrondi ou ovoïde, à ramifications latérales tubéreuses, de la dimension du doigt ; des racines ordinaires partent aussi de ces tubercules.

C'est la même plante qui fournit le *Curcuma rond* (tubercule central, ou *matrix radicis*) et le *Curcuma long* ou *oblong* (tubercules latéraux ou articles digités).

Paraît originaire du sud de l'Asie et n'existe plus à l'état sauvage. — Très cultivée dans l'Inde, en Chine, à Java et dans presque tous les pays tropicaux.

Historique. — Dioscoride a décrit le Curcuma comme différant du Gingembre par sa couleur jaune et sa saveur amère. — Dans l'Inde, utilisé de tout temps. — A toujours été moins apprécié en Europe que les autres épices. C'était le *Crocus Indicus* au xvie siècle ; on le nomme encore *Safran des Indes* (1) en épicerie et *Safran coolie* aux Antilles. L'usage a toujours persisté en Extrême-Orient.

Récolte et préparation. — Dans l'Inde, on arrache les tubercules âgés, la matière colorante se développant tard. On les

----

(1) Cette dénomination permet aux fraudeurs d'essayer de vendre la poudre de Curcuma comme poudre de Safran vrai. L'intention frauduleuse est alors établie par le prix de vente de ce prétendu Safran, vu l'énorme différence entre le prix du Curcuma et celui du Safran.

sépare des racines et, pour détruire leur vitalité très tenace, on les soumet à une véritable cuisson, soit dans leur propre suc, soit par une longue ébullition au sein de l'eau (6 à 12 heures).

On égoutte et on sèche ensuite soit au four, soit au soleil par une exposition de plusieurs jours.

Les indigènes ajouteraient de la bouse de vache à l'eau pour assurer, disent-ils, une meilleure conservation (JUMELLE).

Description. — *Forme :* varie suivant deux types principaux. Le *C. rond* est en tubercules ovoïdes, de la grosseur d'un œuf de pigeon, à deux pointes mousses dont une parfois avec traces de la base des feuilles ; le *C. long*, beaucoup moins épais, est en fragments plus ou moins cylindriques ou fusiformes, parfois incurvés, atténués, arrondis ou coupés aux extrémités et mesurant de 3 à 7 centimètres de long sur 1 à 2 de diamètre. — Quelques ramifications courtes, ou plus souvent de larges cicatrices, ou des saillies en indiquant la place. — Toujours lourd, compact ; le rond parfois coupé en deux. — *Surface* gris jaunâtre ou gris brunâtre ou gris légèrement verdâtre, souvent poussiéreuse ; chagrinée finement, marquée d'impressions circulaires (pas de vraies franges) ; sillons, stries parfois obliques.

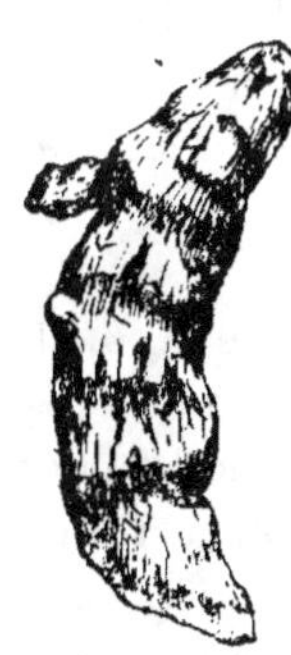

FIG. 65.
Curcuma long.

— *Cassure* nette, non fibreuse, résinoïde, un peu granuleuse, brillante, fortement colorée, du jaune chrome au jaune brun très foncé ; d'ordinaire aspect de Gomme Gutte. — Par les alcalis, coloration rouge ; par l'acide sulfurique, coloration violette.

Section nette, divisée en deux zones par une ligne circulaire plus claire. Écorce formant la moitié du rayon. Ponctuations. (fig. 67, C, p. 243).

Odeur aromatique, forte, spéciale. — *Saveur* chaude, aromatique et amère. La salive est colorée en jaune.

Anatomie. — Hypoderme, suber (comme dans le Gingembre). — Parenchyme cortical homogène, à cellules polygonales ou arron-

dies laissant entre elles de petits méats et gorgées d'amidon qui,
à l'état frais, est en grains de même forme que ceux de Gingembre,
mais qui dans la drogue est transformé en empois. Quelques cellules
plus grandes sont remplies de matière colorante (*Curcumine*) ;
d'autres, plus petites, à essence. Faisceaux très petits, de quelques
vaisseaux entourés de liber, mais sans sclérenchyme (fig. 68 *C*).
Endoderme peu net. — Cylindre central en tout comparable au
parenchyme cortical ; les faisceaux seulement plus nombreux :
ligne extérieure de faisceaux plus serrés.

Poudre jaune vif.

Sortes. — Plusieurs variétés commerciales d'après l'origine
géographique, mais la distinction est peu importante. La plus
grande partie vient de l'Inde et la drogue de Madras est la plus
estimée.

Analyse. — *Essence* jaunâtre, odorante (5 p. 100) constituée
par du Phellandrène et du Turmérol, alcool de formule $C^{19}H^{28}O$. —
Résine colorée en jaune. — *Curcumine* (1) (VOGEL et PELLETIER,
1815), obtenue cristallisée (DAUBE, 1870). Cristaux brun rougeâtre,
à reflets violets, insolubles dans l'eau, solubles dans l'alcool, l'éther,
le chloroforme ; ces solutions jaunes ont une fluorescence verte
La *Curcumine* est soluble dans les acides (coloration rouge vif),
dans les alcalis (coloration rouge sang foncé, devenant violacée),
dans les corps gras (colorant des matières grasses).

Le papier trempé dans la teinture de Curcuma est jaune et sert
de réactif (alcalis) : dans l'acide borique, il devient orangé foncé
par dessiccation, et les alcalis font virer au bleu violacé.

Usages. — En Europe, le Curcuma est presque inusité dans
la thérapeutique, il sert à colorer des pommades (Pommade
épispastique jaune).

---

(1) KOSTANECKI a proposé comme formule :

$$\begin{array}{c} H^3C.O \\ HO \end{array}\!\!>\!C^6H^3\!-\!CH\!=\!CH\!-\!CO\!-\!CH^2\!-\!CO\!-\!CH\!=\!CH\!-\!C^6H^3\!<\!\!\begin{array}{c} O.CH^3 \\ OH \end{array}$$

L'Inde l'emploie beaucoup pour la teinture de la laine et de la soie. C'est un condiment très employé en Extrême-Orient.

En Polynésie (archipels des Marquises et Wallis), il est utilisé par les indigènes pour se teindre le corps et les cheveux.

Matière colorante industrielle.

La poudre de Curcuma se caractérise par les réactions de la Curcumine, elle est d'ailleurs rarement falsifiée (parfois par des matières minérales, ocre, craie colorée), faciles à reconnaître, mais elle sert surtout à de nombreuses falsifications. On l'a signalée dans les poudres de Moutarde, de Cannelle, de Piment et de Safran.

En dehors de ses réactions, on la reconnaîtra aux cellules sécrétrices et à leur contenu brun, et aux cellules parenchymateuses contenant l'amidon à l'état d'empois.

D'autres espèces (*C. angustifolia* Roxb., *C. leucorhiza* Roxb.) donnent des rhizomes plus pâles qu'on utilise aux Indes pour préparer des Arrow-roots (v. Fécules aux Graminées).

ZÉDOAIRE

Origine. — *Curcuma Zedoaria* Rosc. ou *C. Zerumbet* Roxb., originaire de l'Inde. Comme le *Curcuma*, la plante produit des tubercules de deux sortes, la *Z. ronde* et la *longue* sont donc comparables aux deux Curcumas. L'origine spécifique a été longtemps discutée : les Codex français de 1866 et de 1884 mentionnaient la *Z. longue* (*C. Zedoaria* Rosc) et la *Z. ronde* (*C. aromatica* Rosc).

La Zédoaire ronde vient seule en France.

La plante est cultivée dans l'Inde, en Cochinchine et dans les îles de la Malaisie.

Description. — *Forme :* ordinairement fragmentée, coupée au couteau, en rouelles aplaties de 1 /2 centimètre d'épaisseur, ou en quartiers ou morceaux hémisphériques (1 à 4 cm.) plus ou moins déformés souvent, mais non ramifiés. — *Surface* gris jaunâtre, avec stries circulaires ; bases fines de radicelles sous forme de toutes petites pointes. — *Cassure* cornée, compacte, d'un blanc grisâtre. — *Section transversale* montrant un endoderme net (ligne circulaire) divisant la surface en deux zones inégales, l'extérieure beaucoup plus mince (fig. 67, D). — *Consistance* dure, dense. — *Saveur* aromatique et amère, camphrée. — *Odeur* aromatique de Gingembre et de Cardamome, mais plus faible (pulvériser).

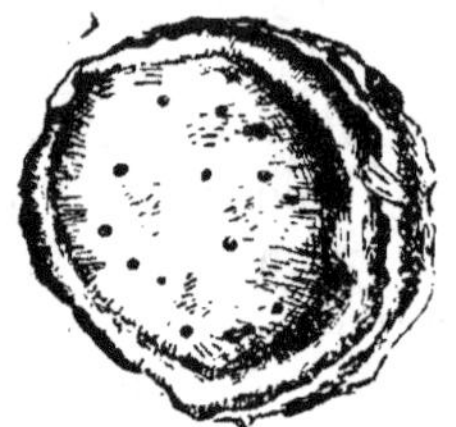

Fig. 66. — *Zédoaire ronde.*

Anatomie. — Poils épidermiques courts, coniques, 1-2 cellules, pouvant caractériser la poudre (TSCHIRCH) ; parenchyme uniforme de part et d'autre

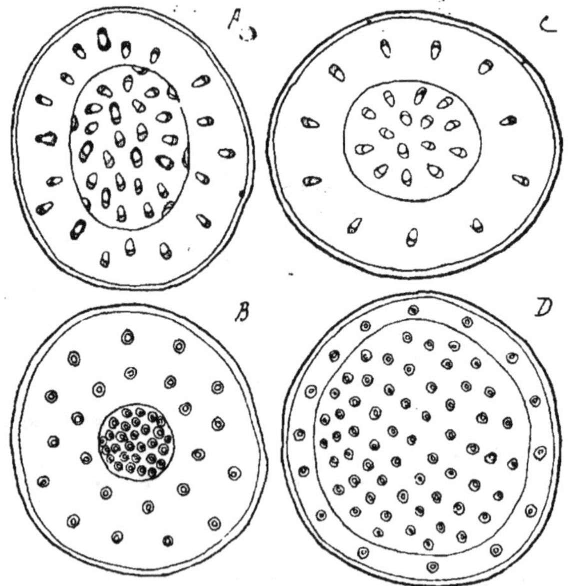

Fig. 67. — *Rhizomes de Zingibéracées, sections schématiques.*
A, Gingembre. — B, Petit Galanga. — C, Curcuma. — D, Zédoaire.

de l'endoderme visible ; faisceaux petits, sans éléments sclérifiés autour (Fig. 68 *D*, p. 244).

Amidon abondant, en grains volumineux, ovoïdes, un peu prolongés d'un côté, à hile très excentrique, à zones parallèles nettes. Nombreuses glandes oléo-résineuses dans les parenchymes.

Analyse. — *Résine*, 3,5 p. 100 ; *Essence*, 1,5 p. 100, jaune verdâtre, épaisse, d = 0,982, odeur et saveur camphrées, renferme une forte proportion de cinéol.

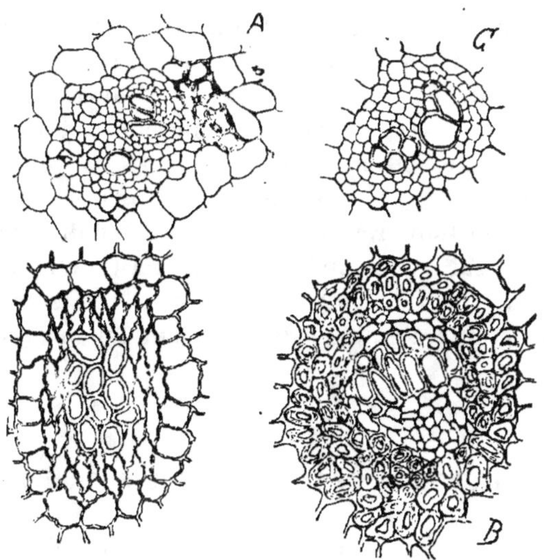

Fig. 68. — *Rhizomes de Zingibéracées, faisceaux libéro-ligneux.*
A, Gingembre. — B, Petit Galanga. — C, Curcuma. — D, Zédoaire.

Emploi thérapeutique et usages. — La Zédoaire est stimulante et aromatique, elle a les mêmes usages que les autres rhizomes de Zingibéracées, mais est fort peu employée.

Entre dans le baume de Fioravanti et l'élixir de longue vie.

———

Les quatre rhizomes ci-dessus étudiés ont quelques caractères communs qui les distinguent de tous les autres rhizomes tubéreux :

Tous sont durs, ont une section transversale où l'écorce est nettement séparée du cylindre central par un endoderme visible (fig. 67) ; tous ont des faisceaux dans l'écorce ; tous montrent sur la section des ponctuations (faisceaux) et des points plus ou moins brillants (glandes à oléo-résine) ; tous sont riches en amidon de forme spéciale : en grains assez gros, asymétriques, souvent prolongés en col ou en cône d'un côté avec un hile excentrique à l'extrémité, et avec des zones concentriques visibles, bien différentes de celles de l'amidon de Pomme de terre, la plupart ne font pas le tour du hile, elles sont parallèles entre elles, à faible courbure et comme empilées les unes au-dessus des autres ; enfin tous ont de l'essence et de la résine, une saveur piquante et aromatique, tous ont des propriétés stimulantes.

Le tableau (p. 232) permet de les distinguer par l'aspect extérieur ; les proportions relatives de l'écorce et du cylindre central (fig. 67) et les caractères anatomiques décrits, en particulier ceux des faisceaux libéro-ligneux avec ou sans sclérenchyme (fig. 68) et ceux des grains d'amidon ne sauraient laisser aucun doute.

FRUITS ET GRAINES DE ZINGIBÉRACÉES

CARDAMOMES

Origine. — On désigne sous ce nom un certain nombre de fruits des genres *Elettaria* et *Amomum* dont les graines aromatiques, à saveur piquante, sont utilisées comme condiments.

Ils viennent d'Extrême-Orient ou de l'Inde, où les plantes productrices sont soit spontanées, soit cultivées (Inde, Ceylan, Siam, Cambodge, Cochinchine, Tonkin...).

Les fruits du commerce proviennent de plantes cultivées, ils sont récoltés un peu avant la complète maturité, desséchés à l'air libre, puis blanchis au soufre.

I. — *CARDAMOME DU MALABAR* (Moyen et petit Cardamome)
fournis par l'*Elettaria Cardamomum* Mat., plante vivace à rhizome
qui croît spontanément dans les forêts de l'Inde méridionale, surtout près de la côte de Malabar et qui a été également rencontrée
à l'état sauvage dans le Haut-Tonkin (Eberhardt). — Capsule
triloculaire, à placentation axile, ovoïde ou oblongue, trigone
(grandes sortes) ou arrondies (petites sortes); une extrémité mousse
peut montrer un court pédicelle (base) et l'extrémité opposée
(sommet) est terminée par une sorte de bec court (restes du périanthe). — Dimensions variant de .10 à 20 millimètres sur 5 à 9 millimètres. — Couleur blanc jaunâtre paille. — Surface presque lisse
ou striée longitudinalement. Le péricarpe mince et parcheminé
contient dans chaque loge 7 à 9 graines attachées sur deux rangs dans l'angle interne et
qui, dans les bonnes sortes, sont agglomérées
en une masse dans chaque loge du fruit non
ouvert; dans les fruits plus ou moins ouverts
et moins estimés, les graines sont moins aromatiques.

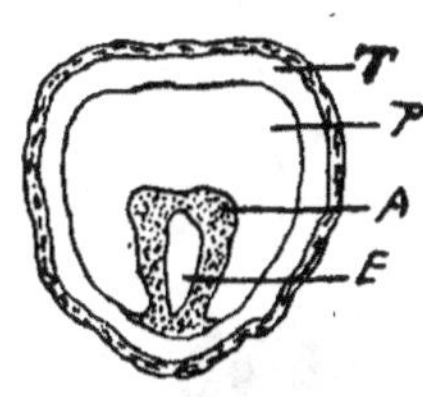

Fig. 69. — *Graine
de Cardamome.*
T, Téguments. — P,
périsperme. — A,
Albumen. — E, Em-
bryon.

Graines anatropes, comprimées, anguleuses,
irrégulières, grossièrement chagrinées, d'un
brun rougeâtre, longues d'environ 3 millimètres. — *Odeur* forte et aromatique. —
Saveur fine, agréable, très aromatique.

Embryon logé dans un petit albumen entouré d'un volumineux
périsperme (fig. 69).

Caractères anatomiques : à noter : 1º une assise de grandes cellules
à parois minces qui sont les cellules à essence, elle forme la couche
moyenne des téguments ; 2º l'assise la plus interne des téguments, formée de cellules scléreuses très fortement épaissies, dont
la paroi externe seule est restée mince, cavité très réduite ; chaque
cellule contient un petit nodule de silice ; 3º les petits grains
d'amidon des cellules du périsperme, agglomérés en une masse
compacte enfermant un ou plusieurs petits cristaux prismatiques
d'oxalate de chaux.

Variétés. — L'*Elettaria Cardamomum* fournit les Cardamomes du Malabar, de Mysore et de Mangalore.

La principale sorte commerciale est celle de Mysore, qu'on distingue par sa forme ovale, sa couleur crème et sa surface presque lisse.

Celle du Malabar est plus courte et souvent moins lisse. Ces

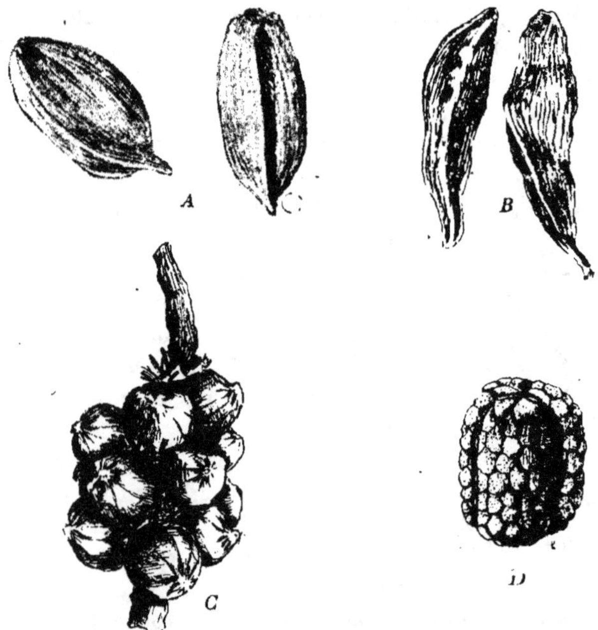

Fig. 70.

A, Grand Cardamome (grossi). — B, Cardamome officinal. — C, Amome en grappe. — D, Cardamome xanthioïde (grossi).

deux sortes seraient, malgré leurs noms, importées de Ceylan (GREENISH).

Celle de Mangalore, importée de l'Inde, ressemble beaucoup à celle de Malabar, mais les fruits sont plus gros, presque ronds et ont une surface rugueuse, presque écailleuse.

Analyse. — Ces graines contiennent 2 à 8 p. 100 d'*essence*, une *résine*, de la *matière grasse*, etc.

L'essence est un mélange de cinéol, de terpinéol, d'acétate de terpinyle, etc.

II. — **CARDAMOME DE CEYLAN** (Grand Cardamome) fourni par l'*Elettaria Cardamomum* var. β *major*, SMITH ou *Elettaria major* SMITH.

Importé de Ceylan. — Fruit trigone, aminci aux deux extrémités, souvent courbe. — Dimensions plus grandes que celles des précédents, 25 à 50 millimètres sur 6 à 10. — *Couleur* brun grisâtre. — *Surface* bosselée, avec stries longitudinales très marquées. — Péricarpe plus épais. — Nombreuses *graines* dans chaque loge (14 à 16), de forme irrégulière, très anguleuses, surface fortement bosselée. — *Couleur* brun pâle. — *Odeur* et *saveur* très aromatiques, mais moins fines que celles de la sorte précédente.

III. — **CARDAMOME ROND** ou *C. en grappe*, fourni par l'*Amomum Cardamomum* ROXB. (nec D. C.), importées surtout de Java.

Fruits globuleux, de 10 à 15 millimètres de diamètre, souvent réunis en grappe spiciforme. — Péricarpe de couleur jaunâtre, plus foncée souvent d'un côté, à surface légèrement plissée en long et un peu velue çà et là. Chaque loge renferme 9 à 12 graines serrées, brunes, cunéiformes, à surface chagrinée et de saveur âcre, pénétrante, térébenthinée-camphrée.

IV. — **CARDAMOME XANTHIOIDE** ou *C. velu*, ou *C. sauvage*, fourni par l'*Amomum xanthioides* WALL. (vient surtout du Siam).

Fruits ovoïdes, vaguement trigones, de 15 à 20 millimètres × 12 à 15. — Péricarpe rougeâtre, à surface hérissée de longues pointes, assez épais mais le plus souvent absent dans la forme commerciale, où toutes les graines (12 à 18 par loge) restent ordinairement unies en une masse ovoïde trilobée. Graines irrégulières, plus ou moins cunéiformes, à surface couverte de rugosités très fines et de couleur gris-brun. Odeur à la fois fine et forte, térébenthinée.

On peut encore rencontrer dans le commerce le *Cardamome du Bengale* (*Amomum aromaticum* ROXB.), venant de l'Inde, gros fruit ailé, dont les graines mesurent 3 millimètres de long et ont une saveur aromatique camphrée, et un *Cardamome d'Abyssinie* (*Amomum Korarima* PÉR.), fruit ovale, pointu, à graines plus larges que celles d'*Elettaria Cardamomum*, mais à saveur identique.

Usages. — Utilisés autrefois en médecine comme stomachiques, stimulants et carminatifs, les Cardamomes ne sont plus guère employés que comme condiments.

Utilisés dans la fabrication des liqueurs (bitter) et très employés en Angleterre et en Allemagne pour épicer les gâteaux, mais le grand consommateur est le Chinois pour qui le Cardamome est une véritable panacée.

MANIGUETTE

Graine de Paradis.

Origine. — *Amomum Granum paradisi* L. (*A. grandiflorum* SM.). et *A. Meleguetta* ROSC.

Ces deux espèces sont très répandues sur les côtes de l'Afrique tropicale occidentale, depuis Sierra-Leone jusqu'au Congo.

Très estimées comme épices au XIIe et au XIIIe siècles, ces graines venaient alors en Europe par Tripoli, elles furent ensuite importées directement de la côte occidentale d'Afrique, d'abord par des marchands dieppois, puis par des Portugais.

Le fruit est une baie ovoïde ou pyriforme, ayant l'aspect d'une figue sèche non aplatie, long de 4 à 5 centimètres sur 2 1/2 à 3, de couleur brun grisâtre, à surface rugueuse, ridée en tous sens, et contenant de fort nombreuses graines.

Description. — Les graines viennent ordinairement sans le fruit ; elles sont petites, dures, brillantes, de forme variable, mais souvent subpyramidale, à angles obtus ou arrondis, leur surface, légèrement chagrinée, est d'un brun rougeâtre luisant.

La structure interne est analogue à celle des graines de Cardamome, avec périsperme et albumen.

Écrasées, l'odeur est légèrement aromatique, mais la saveur très âcre, piquante et brûlante rappelle celle des Capsicum.

Analyse. — 0 gr. 30 à 0 gr. 75 p. 100 d'*essence ;* un corps jaunâtre, huileux, extrêmement âcre, le *Paradol* (TRESH, 1884) que NELSON (1917) a trouvé presque identique au *Gingérol* (v. page 235). Tous deux donnent l'essai de SECKER (coloration bleu azur intense par mélange avec de la Vanilline et de l'acide sulfurique et dilution avec un peu d'eau) ; tous deux donnent des dérivés méthyliques cristallisés ayant même point de fusion (65°-65°5), mais par ébullition avec une solution alcoolique double-normale de potasse, le Gingérol perd sa saveur âcre et piquante, tandis que celle du Paradol est à peine attaquée.

Propriétés et usages. — Sans emploi actuel en pharmacie, les graines de Maniguette sont utilisées surtout comme épices et aussi comme falsification du Poivre en poudre.

ORCHIDACÉES

La plupart sont tropicales (surtout du Nouveau-Monde) et épiphytes ; quelques-unes s'avancent jusque dans les régions tempérées, elles sont alors ordinairement bulbeuses (Ophrydées).

Plantes intéressantes par leurs fleurs singulières, par leur biologie et par leurs principes chimiques ; beaucoup sont aromatiques : là préparation ou la dessiccation y développe de la Coumarine, de la Vanilline et autres produits odorants.

Quelques espèces à alcaloïdes, d'autres, plus nombreuses, à glucosides. GUIGNARD (1905) a démontré l'existence générale de l'émulsine chez les Orchidées.

VANILLE

Origine. — Fruit du *Vanilla planifolia* ANDR., la seule des quelques espèces productrices de Vanille qui ait un intérêt économique et celle qui est presque exclusivement cultivée.

Plante épiphyte, longue et mince liane verte, à racines aériennes. Les fleurs en épi court donnent de longues capsules (improprement appelées gousses) vertes, puis jaunes, s'ouvrant à maturité en deux ou trois valves inégales.

Assez grand nombre de variétés. D'autres espèces donnent des produits inférieurs ; ainsi : — *V. Guyanensis* SPLIT., de Surinam, à fruits gros et courts ; *V. palmarum* LINDL, de Bahia ; *V. aromatica* SWARTZ, des Antilles (peut-être la moins bonne de toutes) ; *V. Pompona* SCHIEDE, donnant le Vanillon, assez important.

V. planifolia croît spontanément dans les bois humides de la côte orientale du Mexique (terres chaudes). Cultivée de bonne heure et ensuite propagée dans diverses régions tropicales et particulièrement à Madagascar, la Réunion, Ceylan, Java, Tahiti, la Guadeloupe...

Plante des régions basses, des vallées ombragées, des forêts côtières de Palétuviers. Elle fructifie très bien dans nos serres chaudes.

Historique. — La première indication relative à la Vanille se trouverait dans un ouvrage publié vers 1570 par BERNHARDINO DE SAHAGUN, religieux franciscain, qui la désigne par son nom mexicain de « Thixochitl » et indique son emploi en mélange avec le Cacao. Premières indications botaniques par Ch. de l'ECLUSE (CLUSIUS) en 1602. — Semble avoir longtemps été très rare en Europe où elle venait par l'Espagne.

L'usage d'en parfumer le chocolat ou le tabac se répandit beaucoup en France au XVIIe siècle. — De nouveau peu connue pendant la seconde moitié du XVIIIe siècle, puis le commerce en devient définitivement important et les cultures se répandent dans les tropiques.

En 1819, le commandant PHILIBERT et PERROTTET, botaniste de la marine, transportèrent à la Réunion des boutures de Vanille (*V. Guyanensis*) provenant de Cayenne.

En 1820, PERROTTET introduit de nouvelles lianes provenant de Manille, mais celles-ci disparurent.

Enfin, MARCHANT, en 1822, introduisit le *Vanilla planifolia* par des boutures provenant du service des cultures du jardin des Plantes.

Ce fut l'origine de la culture du Vanillier dans l'Océan Indien. Jusqu'en 1841, le Vanillier resta à la Réunion une simple plante d'ornement par suite de l'absence de l'insecte nécessaire pour la pollinisation ; la fécondation artificielle (1) pratiquée alors permit

______

(1) On attribue au nègre Edmond ALBIUS le mérite de la découverte de cette méthode (vers 1840). Or, la fécondation artificielle était connue depuis plus de dix ans en Europe, pratiquée couramment par NEUMANN dans les serres du Muséum et PERROTTET aurait, en 1839, fait connaître la méthode à divers habitants de la Réunion. Ces dernières indications ne sont sans doute pas étrangères à la découverte d'ALBIUS.

de récolter des fruits et la culture ne cessa depuis de se développer dans l'île.

Culture, récolte, préparation. — Le Vanillier demande un climat chaud, dont les températures minima ne s'abaissent pas au-dessous de +10°, et qui soit moyennement humide.

L'aire de culture est ainsi comprise entre les 20e parallèles Nord et Sud, et dans la partie de cette zone située entre le niveau de la mer et 350 à 400 mètres d'altitude.

Le Vanillier affectionne les terres riches en humus, il réussit surtout sur les sols volcaniques (La Réunion, Tahiti, les Comores, Nossy-Bé, etc.) mais s'accommode des sols argileux (certains points de la Réunion et de la côte Est de Madagascar).

A demi-sauvage au Mexique (1), le Vanillier est ailleurs (La Réunion, Tahiti, Madagascar...) l'objet d'une culture demandant beaucoup de soins.

Au Mexique, on plante en sol vierge, au milieu d'arbres laissés comme tuteurs, et pour l'ombrage léger nécessaire, après avoir abattu les autres et nettoyé.

Les tuteurs chargés de lianes donnant prise aux vents violents, si la plantation n'est pas naturellement abritée, il faut créer des rideaux d'arbres disposés perpendiculairement à la direction des vents dominants et plantés à 40 ou 50 mètres d'intervalles.

A la Réunion, ce sont des *Casuarina equisetifolia* FORST. (Filao) qui servent à la fois de tuteurs et d'arbres d'ombrage. Si les tuteurs perdent leurs feuilles en saison sèche (comme les Pignons d'Inde, *Jatropha Curcas* L.), il faut des arbres d'ombrage spéciaux.

On utilise aussi des tuteurs-morts, ordinairement des tiges de bambous dressées et reliées entre elles transversalement ; pourtant, en 1904, JACOB DE CORDEMOY a établi l'existence de mycorhizes passant de la racine aérienne du Vanillier dans l'écorce du support vivant, ce qui explique la nécessité de l'adhérence parfaite des

---

(1) Au Mexique, la Vanille est surtout cultivée dans les districts de Papantla et Misantla, dans l'État de Vera-Cruz, la région la plus productive est au sud-est de Tuxpan, entre les rivières Nantla et Tuxpan. 50.000 travailleurs s'occupent de la culture et de la récolte.

racines de la liane contre le support, et de l'emploi de supports vivants.

Le Vanillier se multiplie par bouturage des tiges ; il faut prendre, sur des rameaux de un à deux ans, des boutures de premier choix, longues d'au moins 1 m. 40 à 1 m. 50, l'emploi de boutures plus courtes retarderait d'un an la fructification.

On couche la bouture dans une petite fosse, et la partie hors du sol (1 m. environ) est relevée et fixée au tuteur.

La première floraison sérieuse a lieu au cours de la troisième année. A l'état spontané, au Mexique, la fécondation se fait par les insectes, ailleurs la fécondation artificielle est nécessaire : il faut amener les pollinies en contact avec le stigmate.

Ce procédé est suivi partout, dans les cultures mexicaines comme ailleurs ; il permet de choisir les fleurs à féconder et d'en limiter le nombre. En une matinée, un bon ouvrier peut féconder de 800 à 1.000 fleurs.

Dans la grappe d'une vingtaine de fleurs qui s'épanouissent successivement en quelques jours, on féconde un nombre de fleurs en rapport avec la vigueur de la liane, un nombre trop grand de fruits ne donne que des fruits plus courts et on épuise rapidement la plantation.

Les « gousses » mettent huit à dix mois à mûrir ; il faut récolter quand le sommet prend une teinte jaune clair, sinon la déhiscence qui se produira enlèvera au fruit presque toute sa valeur. Ne pas récolter non plus trop tôt, les gousses n'auraient pas de parfum.

Le rendement très variable est de 65 à 200 kilogrammes de Vanille marchande à l'hectare ; des récoltes de 100 à 150 kilogrammes sont de belles récoltes.

Il faut 3 kg. 500 à 4 kilogrammes de Vanille verte pour donner 1 kilogramme de Vanille marchande. Enfin une plantation bien conduite est en pleine production de la troisième à la septième année, et il faut la renouveler dès la dixième année.

Tels qu'on les cueille, les fruits ne possèdent aucune odeur ; le parfum se développerait ensuite pendant la dessiccation (1),

____

(1) La formation de l'arome paraît liée à des phénomènes diastasiques.

mais on les soumet à une préparation qui amène le développement de l'arome tout en empêchant la déhiscence.

La préparation est confiée à des spécialistes, elle varie un peu suivant les pays ; les méthodes de la Réunion et des pays voisins paraissent les plus rationnelles : procédé au *jour* et procédé à l'*eau chaude ;* ce dernier est exclusivement employé à Madagascar, c'est le plus simple, le voici décrit sommairement :

On tue les gousses cueillies chaque jour et placées dans des corbeilles de rotin par des immersions dans l'eau chaude : 15 à 20 secondes pour une seule immersion ou 6 à 8 secondes pour deux ou trois immersions successives, dans de l'eau à 85°, ou 1 m. 1/2 à 2 minutes pour une immersion dans de l'eau à 70° au plus ; c'est là l'*ébouillantage* qui évitera la déhiscence. — On égoutte sur nattes et on laisse jusqu'au lendemain dans des caisses tapissées de couvertures de laine. — Les jours suivants, les gousses, placées en couches minces entre des couvertures de laine grise ou noire sont exposées au soleil pendant les heures chaudes du jour puis roulées dans l'après-midi dans ces couvertures chaudes et placées jusqu'au lendemain dans des caisses bien closes et doublées de laine. — La durée de l'exposition varie suivant l'ardeur du soleil et la dimension des fruits. Cependant, les gousses se fanent, noircissent, s'assouplissent ; on les retire au fur et à mesure qu'elles arrivent à la souplesse voulue. — Séjour au séchoir, sur étagères, pendant 15, 20, 30 ou même 60 jours suivant l'état du temps. — Jusqu'à l'empaquetage, conservation en vrac dans de grandes boîtes bien closes avec visite hebdomadaire et triage des fruits qui ont tendance à moisir.

Pour l'empaquetage, on trie les gousses en trois ou quatre catégories, suivant la qualité ; puis dans chaque catégorie on trie suivant la longueur.

On fait des paquets de 50 gousses, les 16 plus belles étant réservées pour la surface, on attache par trois liens, un à chaque extrémité et un au milieu.

LECOMTE (1903) a montré que toute la plante contient une oxydase et un ferment hydratant.

On réunit les paquets par 10 à 12 kilogrammes dans des boîtes de fer-blanc, sans papier ni enveloppes, et on soude ces boîtes qui sont placées par trois dans des caisses de bois pour être expédiées en Europe.

Description. — Gousses de 15 à 25 centimètres de long sur 8 à 10 millimètres de diamètre, assez aplaties ; *extrémités* un peu atténuées ; *base* recourbée (*crosse*) ; *surface* sillonnée, ridée longitudinalement et souvent plus ou moins recouverte de petites aiguilles cristallines brillantes de Vanilline (Vanille givrée) ; *couleur* brun

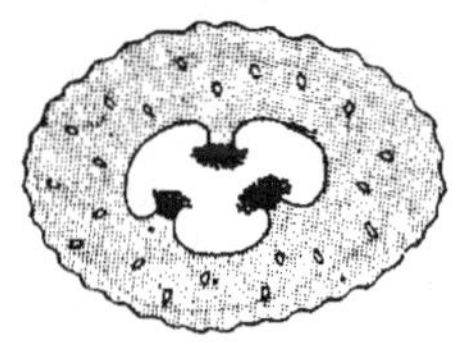

FIG. 71.
Section transversale schématique de la Vanille.

sombre ou presque noire (de café torréfié); aspect onctueux, luisant; *consistance* souple; *section* transversale vaguement triangulaire ou elliptique ; paroi épaisse, charnue, brune ; cavité irrégulière, anfractueuse, à trois branches; trois placentas bilobés, avec des graines d'une extrême finesse, engluées d'une substance sirupeuse, balsamique, jaune brun sécrétée par les poils serrés unicellulaires qui tapissent la surface entre les placentas ; odeur suave, caractéristique ; saveur douce, aromatique, sucrée, particulière.

Anatomie. — *Epicarpe*, avec stomates, formé d'une assise de cellules à parois épaisses, ponctuées, contenant une matière jaune brun et des cristaux prismatiques ou octaédriques. — Même contenu dans les deux assises sous-épidermiques collenchymateuses. — *Mésocarpe* épais, parenchyme à parois minces et sinueuses dont les cellules renferment des gouttelettes jaunes, huileuses, et des granulations brunâtres; certaines contiennent des paquets de raphides, les plus internes contiennent de petits cristaux de Vanilline. — Les *faisceaux libéro-ligneux* qui parcourent ce parenchyme sont entourés par une gaine péricyclique formée de fibres à large cavité et à parois ponctuées. — *Endocarpe* porte de nombreux poils unicellulaires très allongés mesurant 300 μ de long sur 15 μ de large environ, à parois minces et à contenu oléo-résineux en gouttelettes.

Par l'emploi de divers réactifs (1), on peut constater que la Vanilline est localisée dans toutes les cellules et dans les membranes cellulaires du fruit et aussi, à l'état de dissolution, dans le liquide visqueux qui entoure les graines.

Analyse. — *Matières grasses*, 11 à 12 p. 100 ; sels minéraux, 4 à 5 p. 100 ; matières noires, résineuses mucilagineuses et divers produits aromatiques parmi lesquels la *Vanilline*, substance principale.

Longtemps confondue ,avec l'acide benzoïque (BUCHOLZ et VOGEL), VÉE puis GOBLEY (qui en proposa le nom) indiquèrent les premiers ses caractères, CARLES détermina sa composition et les plus importantes de ses propriétés, enfin TIEMANN et HAARMANN fixèrent sa constitution et réalisèrent sa synthèse en partant de la Coniférine. La *Vanilline* est l'*éther méthylique de l'aldéhyde protocatéchique.*

$$(3)\quad CH^3.O$$
$${\Large\diagdown}\ C^6H^3{-}CHO\quad(1)$$
$$(4)\quad HO{\Large\diagup}$$

De nombreux procédés synthétiques ont été indiqués (v. *Précis de Pharmacie chimique*). Le procédé habituel consiste dans l'oxydation de l'eugénol de l'essence de Girofles)

La proportion de Vanilline (1,70 à 2,90 p. 100) est souvent moins élevée dans les bonnes sortes que dans les médiocres, c'est que l'arome de la Vanille dépend également d'autres principes.

La Vanilline est en fines aiguilles blanches, très solubles dans l'eau bouillante, peu solubles dans l'eau froide, solubles dans l'alcool, le chloroforme, l'éther, les huiles, etc. ; saveur très aromatique, chaude et piquante. Elle fond à 80-81° (distinction facile avec la Coumarine, 68°; l'acide benzoïque, 120° : l'acide cinnamique, 129°).

La Vanilline n'apparaît dans la Vanille que lors de la préparation ; il se produirait d'après LECOMTE une fermentation spéciale et complexe : le ferment hydratant transformerait l'amidon en

---

(1) Phloroglucine + acide chlorhydrique, coloration rouge ; — orcine + acide sulfurique, coloration rouge carmin intense ; — résorcine + acide sulfurique, coloration rouge carmin foncé ; — solution aqueuse à 1/1.000 de sulfate de thallium, coloration jaune ou jaune orangé, tandis que la Coniférine ne donne rien avec ce réactif.

glucose qui donnerait de la Coniférine ; l'hydrolyse de ce glucoside donnerait de l'alcool coniférylique qui, par action de l'oxydase, serait transformé en Vanilline.

En étudiant l'origine et la formation du parfum de la Vanille, GORIS (1924), a trouvé dans les fruits verts trois glucosides : 1º la *glucovanilline* fondant à 192º ; — 2º l'*alcool glucovanillique* caractérisé par son produit de dédoublement, l'alcool vanillique ; — 3º un glucoside à isoler, donnant par dédoublement un éther à odeur forte et suave.

La Vanilline existe dans d'autres végétaux et d'autres produits naturels : semences de Lupin blanc, fleurs de *Nigritella suaveolens*, Baume du Pérou, Opoponax, Styrax, etc.

La *Vanilla Pompona* contient de la Vanilline et du Pipéronal qui rend le fruit inutilisable, sauf en parfumerie.

WALBAUM (1909) n'a pas retrouvé le Pipéronal dans la Vanille de Tahiti, mais en a extrait de l'alcool anisique et un peu d'aldéhyde anisique. RIVIÈRE (1912) y a démontré la présence de Vanilline et l'absence de Pipéronal.

Sortes. — En raison des très grandes variations dans les prix et la qualité, les gousses de Vanille doivent toujours être vendues suivant la dénomination géographique d'origine : *Vanille du Mexique, de la Réunion* ou *Bourbon* (très brune, la plus répandue), *de la Guadeloupe, de Madagascar, de Tahiti,* etc...

Dans chaque sorte, il y a des catégories, ainsi celle du Mexique, la plus recherchée, est divisée en quatre classes : la grande-belle, la petite-belle, la zacate et la basura.

Le Mexique en a exporté, en 1919, 197.403 kilogrammes.

Celle de Tahiti est divisée en trois sortes : la première provient du *V. planifolia* type, la seconde de sa variété *angusta*, la troisième du *V. Tiarei*, elle a fait son apparition il y a environ quinze ans (J. LAURENT). C'est tout à fait à tort que la Vanille de Tahiti est considérée comme un produit inférieur (1).

---

(1) L'odeur particulière, non désagréable d'ailleurs, qui modifie parfois l'arome de la V. de Tahiti est due au bois de Cèdre dont sont faites les caisses où séjourne cette Vanille ; d'ailleurs les belles qualités nᵒˢ 1 et 2 sont couramment vendues comme Vanille Bourbon ou Mexique.

Falsifications. — Consistent surtout dans la vente de Vanille épuisée soit par un premier usage, soit par l'alcool, et ne contenant plus qu'une faible proportion de Vanilline.

Ordinairement le pédicelle est enlevé, l'odeur est faible, la coloration moins foncée.

Le plus souvent ces gousses épuisées sont recouvertes d'une légère couche de Benjoin ou de Baume de Tolu, ce qui tend à leur rendre l'aspect primitif, mais si on enlève ce vernis par un lavage avec quelques gouttes d'éther, on peut, après évaporation, caractériser la substance ajoutée. Ordinairement ce vernis a pour but de permettre le givrage artificiel, obtenu en roulant ensuite les gousses dans une poudre cristalline (acide benzoïque, acide salicylique, etc.).

Or les cristaux fins et longs de Vanilline qui forment le givre naturel sont perpendiculaires à la surface de la gousse : les cristaux accolés artificiellement, plus gros et plus courts, sont appliqués *à plat* sur la gousse.

Le point de fusion, les réactions colorées de la Vanilline permettent de déceler la fraude.

Enfin, certaines Vanilles inférieures et non aromatiques sont givrées par trempage dans une solution alcoolique de Vanilline, mais la saveur reste fort différente.

La substitution d'autres espèces est en général facile à reconnaître.

Le VANILLON, fruit du *V. Pompona* SCHIEDE, Bova ou Pompona des Espagnols, est aussi cultivé au Mexique; cette sorte vient surtout des Indes Occidentales et est exportée par la Guadeloupe et la Martinique.

La gousse, plus courte et plus grosse (10 à 12 cm. de long sur 1 à 2 de large) a des côtés nettement anguleux, d'où sa forme triangulaire. Elle est foncée, souvent ouverte et attachée par un lien spiral qui la marque fortement. Brune ou rouge brun ; ridée longitudinalement, jamais de givre.

Odeur et saveur fortes, mais moins fines (dues à la Vanilline et au Pipéronal). C'est le vrai Vanillon, rare en Europe, facile à reconnaître, utilisé en parfumerie et servant à parfumer les cigares de la Havane.

Il est fâcheux que dans le commerce européen ce nom de *Vanillon* soit souvent appliqué à des Vanilles courtes, mal préparées, de mauvaise qualité et qui n'ont pas les caractères du vrai Vanillon.

Choix. — Rejeter les Vanilles trop grosses pour leur longueur, sèches et cassantes, d'odeur faible ou de parfum grossier ; on les recherchera autant que possible de belle taille, givrées (il y en a pourtant d'excellentes qui ne le sont pas), munies de leur crosse, de couleur foncée, à surface luisante, onctueuse.

Production. — La Vanille est l'objet d'un commerce considérable ; or, nos colonies détiennent, concurremment avec le Mexique, la presque totalité de la production mondiale. Le montant de leur production, en 1921, a été de 749 tonnes : Madagascar, 491 ; la Réunion, 136 ; Tahiti, 98 ; la Guadeloupe, 21 (et 11 de Vanillons) ; la Martinique, 3 ; et l'Afrique équatoriale, 1.

Action physiologique et toxicologie. — Regardée autrefois comme stimulante, aphrodisiaque et antispasmodique, la Vanille n'est plus utilisée que comme condiment aromatique et pour aromatiser diverses préparations.

LAYET (1883) a signalé le *Vanillisme* professionnel, fréquemment observé depuis lors chez les manipulateurs de Vanille ; *accidents cutanés :* éruption papuleuse ou papulo-érythémateuse, avec œdème siégeant sur le dos des mains, à la face et aux paupières, prurit intense, puis desquamation furfuracée ; *accidents généraux :* violente céphalalgie, vertiges, irritation génito-urinaire, etc. (1).

On a prétendu que des symptômes analogues apparaissent chez tous ceux qui séjournent dans des milieux chargés de substances volatiles odorantes ; cela paraît exact pour les phénomènes généraux, mais les accidents cutanés sont bien dus à la Vanille : toute la plante est douée de semblables propriétés, tiges, feuilles, fleurs et fruits verts sont également caustiques (2).

---

(1) Cf. Ph. BRETIN. De l'origine végétale de certaines dermatites. Lyon, 1909.

(2) On a également incriminé un petit Acarien, le *Tyroglyphus farinæ* DE GEER que portent les Vanilles moisies.

Formes. — Sucre vanillé 1 /10e. — Poudre de Vanille. —Teinture.
alcoolique, 25 à 30 gouttes. Entre dans l'Élixir de Garus.

FAHAM

Thé de l'Ile Bourbon. — Thé de Madagascar.

Feuilles et tiges feuillées de l'*Angraecum fragrans* Dup. Th.,
qui croît abondamment dans les bois élevés des îles Mascareignes
et qu'on trouve aussi dans l'Inde. — Leur limbe allongé, entier,
se termine au sommet par deux lobes inégaux. — Elles prennent
par dessiccation une odeur agréable due à la Coumarine.

Aromatique, diaphorétique, la drogue aurait une action sédative
nette sur le système nerveux.

Infusions théiformes.

L'*Aceras anthropophora* Rob. Br. (des pelouses et coteaux cal-
caires d'une grande partie de la France, Corse, Europe centrale
et méridionale, Afrique septentrionale), a été proposé comme succédané du précédent (*Faham d'Algérie*) car ses feuilles contiennent
aussi de la Coumarine.

Ce corps a été également signalé dans six autres Orchidées :
Orchis purpurea Huds., *O. Simia* Lam., *O. militaris* L., *O. odora-
tissima* L., *O. coriophora* L., et *Nigritella nigra* Rich., où l'on a émis
l'hypothèse de l'existence de glucosides donnant de la Coumarine
par dédoublement. Hérissey et Delauney (1922) ont constaté
que chez les trois premières espèces, la Coumarine n'existe pas
dans la plante fraîche mais apparaît lors de l'hydrolyse d'un
glucoside par l'acide sulfurique dilué et bouillant ou par l'émulsine.

Ce glucoside est différent de la Loroglossine qui semble être
répartie de façon uniforme chez nos Orchidées indigènes, le glucoside à Coumarine étant au contraire distribué de façon fort
irrégulière.

SALEP

Retiré autrefois de la Turquie, de la Perse, etc., le Salep est maintenant récolté aussi en France. Il est constitué par des tubercules de diverses Orchidées qui sont ébouillantés puis desséchés. Ils deviennent alors durs et cornés. Les grains d'amidon sont plus ou moins transformés en empois et les grandes cellules à mucilage sont déformées ou déchirées.

Vanté pendant longtemps comme aphrodisiaque (en vertu de la théorie de la *signature*), le Salep est encore utilisé en Orient comme un excellent analeptique.

Les espèces utilisées sont : *Orchis mascula* L., *O. Morio* L., *O. militaris* L., *O. pyramidalis* L. et *O. coriophora* L., *Ophrys Arachnites* LAM., *O. apifera* HUDS, *Aceras anthropophora* ROB BR., etc., etc.

En dehors de ces espèces à tubercules arrondis, on utilise également certaines à tubercules palmés ou lobés, comme les *Orchis maculata* L. et *latifolia* L. que l'on rencontre dans toute l'Europe et jusque dans l'Asie occidentale et boréale.

Le coûteux Salep des bazars de l'Inde (*salib misré*) est fourni surtout par les *Eulophia campestris* et *herbacea* LINDL.

La falsification du Salep par les petits rhizomes brun jaunâtre, souvent réniformes, de *Cyperus esculentus*, se reconnaît par l'aspect et par la présence dans ces souchets de cellules oléo-résinifères que la teinture d'Orcanette colore en rouge.

DICOTYLÉDONES

Apétales

SALICACÉES

Petite famille de végétaux ligneux ne comprenant que deux genres : *Salix* et *Populus*. Glucosides dans les écorces, feuilles et bourgeons de certaines espèces.

BOURGEONS DE PEUPLIER

Origine. — Fournis par le *Populus nigra* L., grand arbre pouvant atteindre 25 mètres de haut, communément planté en France et répandu dans toute l'Europe, et aussi par le *P. pyramidalis* ROZIER, dit Peuplier d'Italie, bien qu'originaire de l'Himalaya et qui est considéré souvent comme une variété à rameaux dressés parallèlement au tronc du précédent.

On récolte dès la fin de l'hiver (février-mars) et on sèche sur des claies.

Description. — Bourgeons ovoïdes, aigus, légèrement courbes, luisants, de couleur brun clair. Longueur : 1 à 3 centimètres ; largeur : 5 à 8 millimètres ; 5-8 écailles imbriquées, dont les trois externes seules sont visibles au dehors et sont inégales, coriaces, cassantes et comme engluées de matière résineuse, de couleur jaune verdâtre, d'odeur balsamique et de saveur aromatique.

Écailles internes brunes et minces, recouvrant un axe d'inflorescence (chaton unisexué), cylindrique, brun et velu. — En réalité, on ne récolte pas que ces bourgeons floraux latéraux, mais également les bourgeons végétatifs terminaux. — *Odeur* aromatique, *saveur* amère un peu sucrée.

Analyse. — *Chrysine* (qui par les alcalis à chaud donne de la phloroglucine, de l'acide benzoïque et de l'acide acétique) ; *Tectochrysine*, qui est une méthylchrysine ; *Populine* $C^{20}H^{22}O^8$, glucoside que l'eau de baryte dédouble en Salicine et acide benzoïque, *Salicine*, glucoside qui, hydrolysé par l'émulsine, donne du glucose et de la Saligénine $C^6H^4\!\begin{cases}CH^2OH\ (1)\\OH\quad\ (2)\end{cases}$. (V. *Précis de Ph. chimique*); enfin un peu d'*essence* et de la *cire*.

Emploi. — Pommade de bourgeons de peuplier (*onguent populeum*). Préparation d'un charbon très léger, antiputride et absorbant.

SAULES

L'écorce de *Salix alba* L. et de diverses espèces (1) est utilisée comme fébrifuge et tonique. — Contient de la *Salicine*, du tanin, etc. Action réelle, mais faible.

L'écorce de *Salix nigra* L. a été vantée pour son action sédative sur les organes génitaux.

____

(1) V. *Précis de Botanique*, t. I, 2ᵉ éd., p. 449.

CASTANÉACÉES

Famille très importante pour l'agriculture et l'industrie, par ses bois (Chêne, Hêtre, Bouleau, Charme, etc.) ; l'huile de ses graines (noisettes, faînes) ; les produits pyrogénés (Goudron de Hêtre, de Bouleau), ses substances alimentaires pour l'homme et les animaux (Châtaignes, glands) ; ses matières colorantes (Quercitrin) ; et surtout par la richesse en tanin de diverses espèces (écorces de Chêne, de Bouleau, bois de Châtaignier, Noix de Galle, etc.).

Les Castanéacées habitent les régions tempérées des deux mondes et surtout l'hémisphère Nord ; abondent en Amérique ; forment de vastes forêts dans l'Europe méridionale et centrale.

BOULEAUX

L'Écorce de *Betula lenta* L. est officinale aux États-Unis depuis plus de vingt ans pour l'essence qu'on en retire et qui est riche en salicylate de méthyle naturel.

W. PROCTER (1843) a démontré que cette essence est identique à celle de Winter-green, des feuilles de *Gaultheria procumbens* L. ; il a reconnu ensuite que l'écorce de *Betula lenta* L. renferme un glucoside générateur de cette essence et l'a nommé *Gaulthérine* pour rappeler qu'il donnait par hydrolyse une essence identique à celle de *Gaultheria*.

En 1894, SCHNEEGANS et GEROCK ont réussi à extraire de l'écorce de *Betula lenta* L. le glucoside à salicylate de méthyle à l'état cristallisé et lui ont conservé le nom de *Gaulthérine*, de même qu'on a appelé *gaulthérase* l'enzyme hydrolysant contenu dans cette écorce et dédoublant ce glucoside sur lequel l'émulsine est sans action ; la formule attribuée à ce glucoside ($C^{14}H^{18}O^8$) correspondait par fixation de H^2O à une molécule de salicylate de méthyle et une de glucose.

BRIDEL (1924) a montré que cette formule n'est pas exacte, que le glucoside en question est identique à la *Monotropine* ($C^{19}H^{26}O^{12}$) isolée par lui (1923) du *Monotropa hypopitys* L. et donnant par hydrolyse, en fixant 2 H^2O, une molécule de salicylate de méthyle, une de glucose et une de xylose.

L'écorce fraîche contient 2 grammes de Monotropine par kilogramme.

L'écorce de Bouleau blanc, *Betula alba* L. (*Betula verrucosa* EHRH., et *B. pubescens* EHRH.) (Europe, Asie) fournit par combustion lente un liquide vert brunâtre ou brunâtre qui est le goudron de Bouleau, étudié p. 109.

ÉCORCE DE CHÊNE

Origine. — Fournie par le Chêne blanc *(Quercus Robur* L., divisé en deux formes : *sessiliflora* SM., *pedunculata* EHRH. et qu'on trouve dans toute la zone forestière). On la détache facilement au printemps, sur de jeunes rameaux, au moment de la poussée de la sève et on fait sécher.

Description. — Fragments de dimensions et d'épaisseur variables ordinairement cintrés. L'écorce des rameaux de deux ans au plus a environ 2 millimètres d'épaisseur ; sa *surface* est lisse, luisante, d'un gris plus ou moins foncé, souvent à reflets blanc bleuté, taches brunes par places, et traces de lichens. *Face interne* caractéristique (fig. 72) à fortes saillies longitudinales plus ou moins parallèles ; teinte jaune rougeâtre ou brun rouge, rouille. — *Cassure* grossière, courte et fibreuse. — *Section* transversale feuilletée ; *saveur* fortement astringente et un peu amère ; *odeur* presque nulle si l'écorce est sèche, odeur de tan très prononcée si elle est mouillée. — Toutes les réactions du tanin.

Anatomie. — *Suber* assez épais. — *Parenchyme cortical* avec petits groupes de sclérites et cristaux étoilés d'oxalate ; dans la portion moyenne les cellules scléreuses forment un *anneau continu* en dedans duquel on retrouve le parenchyme avec des amas plus ou moins volumineux de ces sclérites et les mêmes cristaux. — Le *liber* montre des bandes transversales de liber dur (fibres et sclérites) et de liber mou. — Fins rayons médullaires unisériés. — Autour des amas scléreux, cellules à cristaux prismatiques.

Dans les écorces plus âgées (à

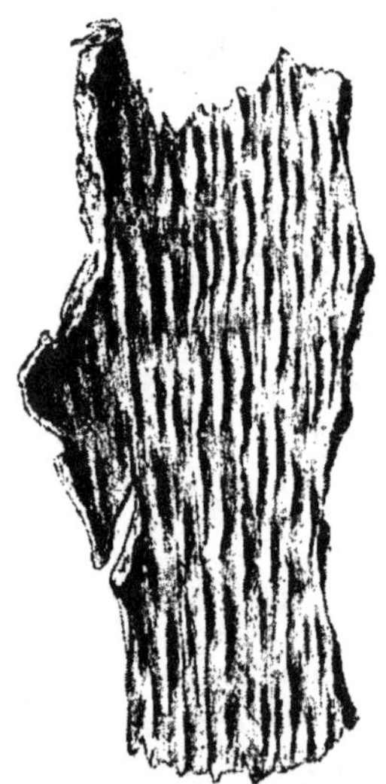

FIG. 72. — *Écorce de Chêne.*
Face interne.

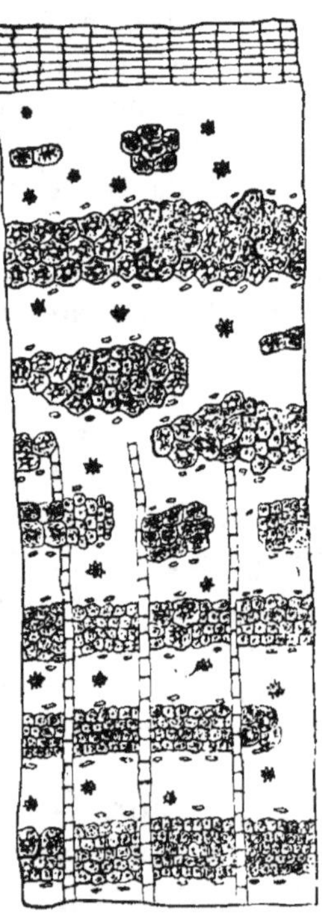

FIG. 73. —- *Schéma anatomique*
de l'écorce de Chêne.

rejeter), bandes plus ou moins obliques de suber (préparant l'exfoliation).

Analyse. — Un tanin physiologique, *l'acide quercitannique* $C^{17}H^{16}O^9$ (15 à 20 p. 100 dans ces jeunes écorces, 5 à 10 p. 100 dans les écorces âgées) ; de *l'acide ellagique*, $C^{14}H^6O^8$; de *l'acide gallique* ;

de la *Quercine*, [principe amer ; une matière sucrée la *Quercite* $C^6H^{12}O^5$; de la *phloroglucine* $C^6H^3(OH)^3$, etc.

L'acide quercitannique est un tanin non glucosidique du groupe des tanoïdes à phloroglucine (1).

Poudre amorphe, rougeâtre, soluble dans l'eau et dans l'alcool, donnant par ébullition avec l'acide sulfurique dilué, non de l'acide gallique comme le tanin de la Noix de Galle, mais un phlobaphène, le Rouge de Chêne, $C^{38}H^{26}O^{17}$, brun rougeâtre, insoluble dans l'eau, l'alcool et l'éther.

Propriétés, usages et formes. — Trop vantée autrefois, peut-être trop délaissée aujourd'hui, l'écorce de Chêne a les propriétés du tanin, mais ce dernier doit lui être préféré pour l'usage interne, à cause des troubles digestifs possibles par l'emploi de l'écorce. — Antiseptique. — Au besoin, antidote (alcaloïdes, divers poisons métalliques, plomb, cuivre, antimoine, etc.).

Diarrhées, leucorrhées, angines, pansement des plaies de mauvais aspect. — On emploie la poudre en nature, et en décoction ou infusion, de 30 à 60 p. 1.000, pour lotions, injections ou gargarismes.

Très grande importance industrielle (tannerie).

L'écorce du Chêne vert (*Q. Ilex* L.) est utilisée dans le Midi aux mêmes usages.

Le Chêne blanc (*Q. alba* L.) donne par ses jeunes rameaux une écorce très pâle qui a été fort longtemps officinale aux États-Unis.

L'écorce de racine de Chêne Kermès (*Q. coccifera* L.), la plus active des DBAR'AT, ou écorces tannantes des Arabes, est recherchée par les médecins arabes pour le traitement des plaies, de la diarrhée, de la dysenterie. ARNOLD (1917) y a trouvé 19,2 p. 100 de tanin et phlobaphènes fixables par la peau, 16,5 p. 100 de tanin précipitable par l'acétate de zinc ; il en a préconisé l'emploi aux lieu et place de Ratanhia et les recherches et observations cliniques de

------

(1) V. *Précis de Botanique*, t. I, 2ᵉ édit., pp. 475 et suiv. Les Tanoïdes et leur classification.

PÉTREMANT (1921) ont montré que cette écorce a une action plus grande et une saveur plus agréable que le Ratanhia.

NOIX DE GALLE

Galles d'Alep. — Galles de Chêne.

Origine. — Productions pathologiques qui se développent sur les bourgeons du Chêne des teinturiers, le *Quercus infectoria* OLIV. (1) à la suite de la piqûre d'un hyménoptère, le *Cynips Gallæ tinctoriae* OLIT., accompagnée du dépôt d'un œuf au bout du petit canal ainsi creusé.

On les récolte surtout en Turquie d'Asie.

Description. — Ces galles, globuleuses, presque sphériques, atténuées à la base en un court pédoncule, mesurent de 12 à 20 millimètres de diamètre ; la surface, surtout vers le sommet, montre des aspérités obtuses représentant les extrémités des écailles du bourgeon modifié.

a) *Galles noires :* de couleur noire, verte ou jaune verdâtre foncé, très lourdes et très astringentes ; récoltées avant la sortie de l'insecte.

b) *Galles blanches :* de couleur jaune pâle sont plus légères, elles montrent l'orifice de sortie de l'insecte, sont, dit-on, moins astringentes et sont moins estimées que les noires.

Ces galles d'Alep brisées au marteau, car elles sont très résistantes, ont au centre une petite cavité limitée par une paroi scléreuse ressemblant à un noyau et contenant les reste de l'insecte.

Odeur nulle ; saveur très astringente puis légèrement douceâtre.

Les *Galles de Smyrne* ou *d'Asie mineure* sont plus grosses, moins lourdes que les précédentes et plus riches en Galles blanches (sorte moins estimée que celle d'Alep.).

----

(1) Ou *Q. lusitanica* LAMK var. *infectoria* OLIV.

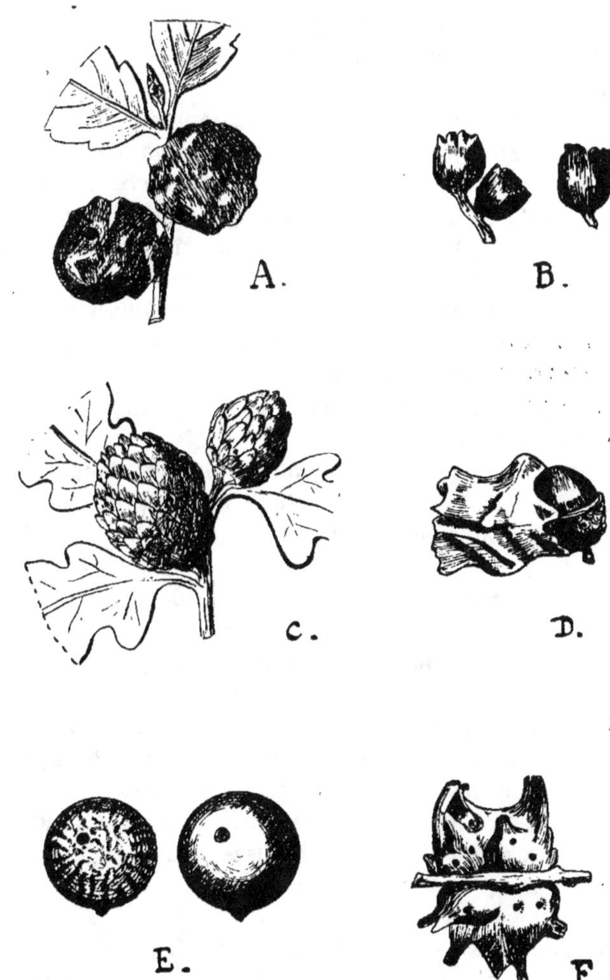

Fig. 74.

A, Galle de Smyrne. — B, Petite galle couronnée d'Alep. — C, Galle en artichaut. — D, Galle de Hongrie. — E, Galle ronde de l'Yeuse. — F, Galle corniculée.

Analyse. — 60 à 70 p. 100 de tanin *(acide gallotannique)* qui est le principal constituant, un peu d'*acide gallique*, 2 à 4 p. 100, et d'*acide ellagique*, de l'*acide cyclogallipharique*, du sucre, de l'amidon.

Le tanin de la Noix de Galle a été longtemps regardé comme un *anhydride de l'acide gallique* et appelé *acide digallique :* il se transforme en effet en acide gallique par ébullition avec l'eau acidulée, et aussi sous l'action de certains champignons (*Aspergillus niger, Penicillium glaucum*), dans des conditions que l'on trouvera dans le *Précis de Botanique*, t. I, 2ᵉ édit., p. 758. Ces moisissures sécrètent une diastase particulière, la *tannase*. Or, à l'hydrolyse par la tannase, ce tanin de la noix de Galle fournit toujours du glucose accompagnant l'acide gallique.

D'autre part, l'acide digallique est inactif alors que tous les tanins sont dextrogyres.

Pour NIERENSTEIN (1911), ce tanin serait un mélange : 1º d'acide digallique ; 2º d'un *acide déhydrodigallique* (leuco-tanin) qui contiendrait un carbone asymétrique, ce qui expliquerait l'activité optique.

E. FISCHER et FREUDENBERG (1912) considèrent le tanin comme un glucoside.

Soigneusement purifié, le tanin fournit à l'hydrolyse sulfurique 90 à 94 p. 100 d'acide gallique et 7 à 8 p. 100 de glucose. Ce serait un glucoside particulier, ne s'hydrolysant que lentement et dans lequel le glucose serait éthérifié par ses cinq oxhydryles. Cette hypothèse d'un *pentadigallylglucose* est assez vraisemblable. Ces deux auteurs ont d'ailleurs obtenu synthétiquement un *pentagallylglucose* qui a de nombreuses analogies avec le tanin naturel.

Falsifications. — Nombreuses et variées : mélange avec des sortes très inférieures ; Galles piquées dont les trous sont bouchés à la cire ; Galles légères, claires, colorées au sulfate de fer ; Galles factices, boulettes d'argile colorées au sulfate ferreux.

Ces dernières, plongées dans l'eau bouillante, vont se déliter ; une macération dans l'eau distillée permettra de rechercher le sulfate ferreux ; l'eau chaude fera fondre la cire et les trous seront visibles ; les galles légères, colorées, sont moins denses que l'eau ; un examen attentif révèlera les sortes inférieures. — Titrage du tanin.

Usages. — La Noix de Galle n'est guère employée directement en pharmacie, sauf en pharmacie vétérinaire, mais le tanin qu'on en retire est d'un emploi fréquent.

Utilisation industrielle pour la préparation du tanin officinal de l'acide gallique, des encres noires, et pour la teinture des tissus.

GALLES DIVERSES (fig. 74).

PETITE GALLE COURONNÉE D'ALEP. — Due à la piqûre du *Cynips polycera;* elle est de la grosseur d'un pois, pédiculée et porte à la partie supérieure une couronne de petits tubercules. — Est mélangée à la Galle d'Alep.

GALLE DE HONGRIE ou **DU PIÉMONT.** — Se rencontre actuellement dans le commerce, venant de Yougo-Slavie ; très employée en tannerie. — Galle très irrégulière développée sur la cupule du gland du *Q. Robur* L. par la piqûre du *Cynips calycis* GIR.

GALLE EN ARTICHAUT, ressemble à un cône de Houblon, due à la piqûre de l'*Andricus pilosus* sur ce même Chêne.

GALLE RONDE DE L'YEUSE, ou *Galle de France,* produite par le *Cynips Hungarica* sur le *Q. Ilex.*

GALLE CORNICULÉE, à plusieurs loges, se trouve sur le *Quercus pubescens* et est due au *Cynips coronata.*

JUGLANDACÉES

Plantes ligneuses, à grandes feuilles composées, pennées, généralement astringentes et odorantes, qui croissent dans l'hémisphère Nord, dans la zone tempérée ou même chaude, mais alors plutôt sur les montagnes.

FEUILLES DE NOYER

Origine. — *Juglans regia* L., bel arbre à bois veiné, recherché pour l'ébénisterie ; *graines* comestibles, donnant une huile alimentaire. — Le péricarpe vert (*brou*) sert à la teinture des bois, etc. Toutes les parties de la plante, froissées, noircissent par exposition à l'air et colorent les doigts d'une teinte indélébile. Les *feuilles* intéressent surtout la Matière médicale, mais la seconde écorce (liber) est utilisée en médecine populaire comme tonique, dépurative et purgative.

Spontané du sud-est de l'Europe jusqu'au Japon, le Noyer est cultivé dans toute l'Europe tempérée.

Récolte. — Pendant toute la belle saison, mais de préférence en juin-juillet. On choisit les feuilles bien vertes, en bon état ; on les détache avec ou sans rachis et on fait sécher (1) en couche assez mince

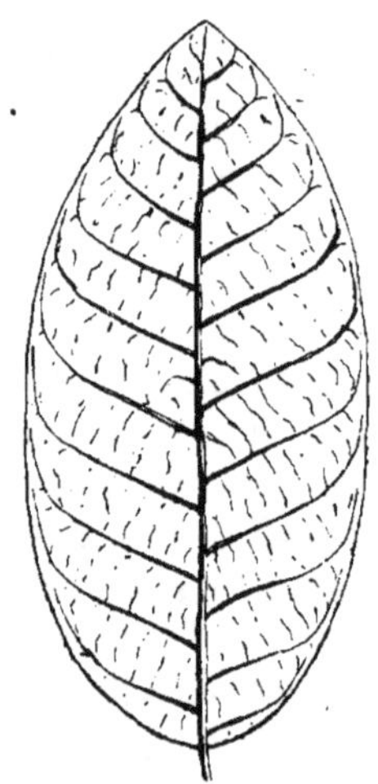

Fig. 75. — *Foliole de Noyer.*

(1) Il serait préférable de les employer fraîches ; le Codex de 1866 contenait

pour n'avoir pas à les remuer. Ne· pas récolter les feuilles tombées, ni les feuilles automnales, car elles sont altérées.

Description. — Feuilles composées, imparipennées, grandes, longues de 20 à 30 centimètres, formées : d'un *rachis* allongé à base renflée en bourrelet creusée en gouttière en dessus et très légèrement engaïnante ; de sept à neuf folioles, à peu près sessiles, de 6 à 15 centimètres de long sur 3 à 5 (les supérieures plus grandes), ovales, acuminées au sommet, entières, parfois un peu sinueuses ;

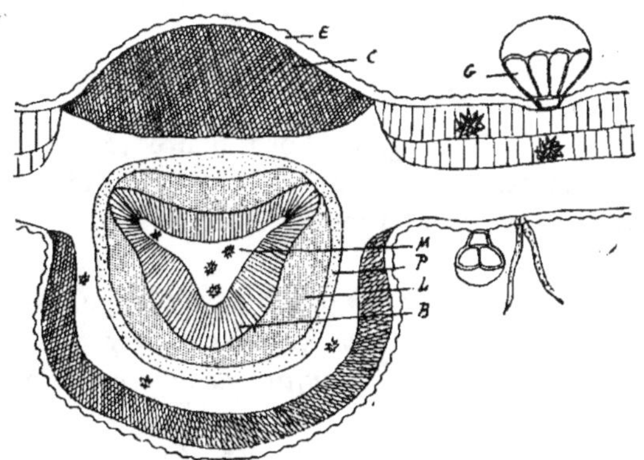

Fig. 76. — *Schéma anatomique de la feuille de Noyer.*
E, Épiderme. — *C*, Collenchyme. — *P*, Péricycle. — *L*, Liber. — *B*, Bois. — *M*, Moelle. — *G*, Glande.

d'abord vert clair et tendres, puis vert foncé et coriaces ; glabres (sauf les jeunes à l'aisselle des nervures secondaires) ; d'odeur spéciale sur le frais (froisser) ; très amères et astringentes. — Forte *nervure médiane* d'où partent les nervures secondaires bien parallèles d'abord, puis arquées vers le bord de la foliole.

Ces feuilles doivent être conservées à l'abri de l'humidité : abandonnées à l'air libre, elles s'altèrent rapidement, brunissent et perdent leur odeur aromatique et leur amertume.

---

une excellente formule de sirop de noyer préparé avec le suc de feuilles fraîches et riche en principes actifs non altérés.

Anatomie. — Poils tecteurs, assez rares sur les deux épidermes, coniques, souvent deux à deux. — Poils sécréteurs pluricellulaires, petits ou volumineux, tantôt sessiles ou même enfoncés dans le tissu, tantôt avec pédicelle plus ou moins long. Ces glandes ont une base cellulaire et une cuticule soulevée en hémisphère par la sécrétion. — Parenchyme palissadique (deux rangs) avec oxalate en volumineux oursins. — Parenchyme lacuneux sans cristaux.

Nervure médiane à faisceaux spéciaux, doubles (moelle au centre), deux arcs ligneux opposés, en continuité, recouverts par deux libers cristalligènes et le tout entouré par un péricycle fibreux continu.

Confusions possibles. — Faciles à éviter : faces velues (Sumac), épaisseur (Jaborandi), bord denté (Frêne), forme du pétiole, etc. La saveur, la nervation, le rachis (s'il existe) et au besoin l'anatomie lèveraient tous les doutes.

Analyse. — *Essence*, 0 gr. 30 p. 1.000, solide, jaunâtre. — *Inosite* 3 p. 100 environ. — *Juglandine*, substance âcre et amère ; de la *Juglone* (qui, à l'air, donne de l'*oxyjuglone* ou *dioxynaphtoquinone*).

Emploi thérapeutique. — Antiscrofuleux et surtout anti-leucorrhéique très employé. — Bon amer astringent.

Les feuilles de Noyer, broutées par les vaches, tarissent la sécrétion lactée. Les tourteaux, provenant de l'extraction de l'huile de Noix, ordinairement un peu rances, communiquent à la chair des animaux (porcs, volailles) une saveur rance et une odeur forte, désagréable.

Le Brou de Noix remplacerait les feuilles avec avantage.

Formes. — Infusion agréable, peu colorée, aromatique 20 p. 1.000. — Décoction : brune, laisse déposer des flocons : 50 p. 1.000 (injections, gargarismes). — Extrait hydro-alcoolique. — Sirops.

URTICACÉES

Vaste famille à subdivisions très tranchées.

Plantes des régions intertropicales, mais avec d'assez nombreuses exceptions : le Houblon, les Ormes remontent très haut, les Orties sont cosmopolites, etc.

Propriétés très variées, mais la subdivision en sous-familles permet quelques groupements : ainsi les *Artocarpées* ont toutes du latex (dans des laticifères inarticulés) et souvent du caoutchouc, — les *Morées*, très voisines, ont les mêmes laticifères, dont le contenu peut être alimentaire ou âcre, caustique et vénéreux, ou riche en caoutchouc ; bois jaune, fréquemment industriel ; — les *Urticées* ont souvent des poils irritants ; cystolithes dans l'épiderme ; — les *Celtidées* sont riches en tanin ; — les *Ulmées* en mucilage ; — les *Cannabinées* en essence, elles contiennent également des cystolithes. — Ces données, très générales, souffrent naturellement de nombreuses exceptions.

Propriétés utiles fort nombreuses : le seul genre *Ficus*, par exemple, contient des espèces comestibles, astringentes, tænifuges, vermifuges ; d'autres fournissent du caoutchouc exploitable, de la Laque, etc. Usages locaux pour la plupart.

Certaines (Pariétaires), d'emploi courant, sont sans intérêt et presque sans action ; d'autres, à latex fortement toxique (*Antiar*), sont des poisons célèbres mais sans utilisation en Europe ; d'autres enfin (*Ramie*, etc.) sont essentiellement industrielles.

En somme, emploi pharmaceutique fort limité.

La **PARIÉTAIRE** (*Parietaria officinalis* L., avec ses deux formes *P. diffusa* MERT. et KOCH et *P. erecta* MERT. et KOCH, se trouve partout sur les murs et les décombres.

On emploie les tiges aériennes, feuillées et fleuries, de cette plante herbacée vivace. (V. description dans *Précis de Botanique*, t. II.)

Les feuilles sont caractérisées anatomiquement par des *poils tecteurs unicellulaires* (les uns recourbés en hameçons, les autres coniques et droits), des *poils glanduleux* à tête pluricellulaire brièvement pédicellée et des *cystolithes* à l'épiderme supérieur.

D'un usage quotidien, surtout dans la médecine populaire ; diurétique dont on explique l'action en invoquant la présence d'un peu de nitrate de potassium.

HOUBLON

Origine. — *Humulus Lupulus* L., plante herbacée vivace à tiges annuelles volubiles, s'enroulant de gauche à droite autour des supports.

On n'emploie que les inflorescences femelles, formées de bractées qui recouvrent les fruits et portent des glandes à leur surface.

Le développement de ces glandes a été surtout étudié par Trécul ; on peut le résumer ainsi :

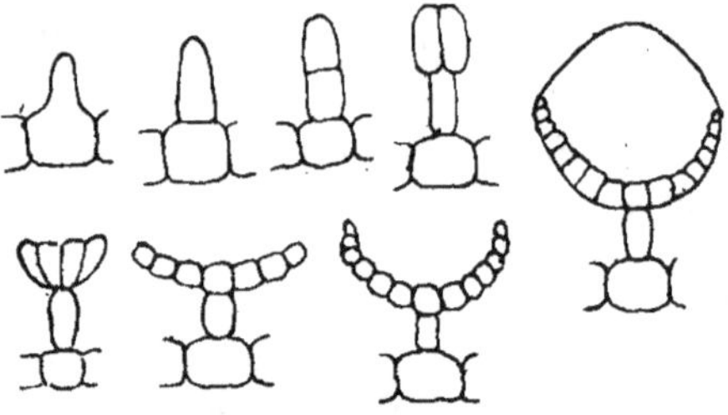

Fig. 77. — *Développement des glandes du Houblon.*

1º prolongement au dehors d'une cellule épidermique ; 2º isolement de la saillie ; 3º cloisonnement transversal en deux cellules, une pour le pied et une pour la glande ; 4º division de la cellule supérieure par de multiples cloisons, toutes verticales, d'où formation d'une lame horizontale, d'un plateau cellulaire ; 5º creusement en coupe de ce plateau par relèvement des bords ; 6º sécrétion sous la cuticule commune qui est soulevée par le liquide ; la glande est alors hémisphérique en bas (limitée par l'assise cellulaire unique), conique en haut par la cuticule décollée ; dans la cavité intermédiaire est le liquide sécrété. L'examen superficiel de la cuticule fait croire à une assise cellulaire sous-jacente, parce que cette membrane a conservé l'empreinte des cellules sur lesquelles elle reposait tout d'abord (fig. 77). Sur le frais, le froissement rompt facilement la cuticule, d'où sortie du liquide et odeur. Même phénomène par l'action de l'eau, de l'alcool, etc.

Peut-être d'origine asiatique, mais d'extension fort ancienne dans toute l'Europe, et en Asie, du sud de la Sibérie au sud de la Caspienne.

Très cultivé en France (Alsace, Lorraine, Bourgogne, Nord, Pas-de-Calais, Seine-Inférieure, Maine-et-Loire) ; en Angleterre, en Allemagne, dans l'Amérique du Nord, le Brésil et l'Australie. Des tentatives récentes d'introduction ont été faites en Italie.

L'emploi du Houblon était ignoré des anciens ; s'il paraît avoir été cultivé et utilisé pour la fabrication de la bière dès le VIIIe siècle en France et en Allemagne, cet usage a été longtemps discuté ; en Angleterre aux XVe et XVIe siècles, on le considérait comme nuisible et l'emploi pour la bière était interdit.

Culture, récolte et préparation. — Le Houblon est une plante dièque dont on cultive seulement les pieds femelles. On donne comme habituelle la pratique de l'arrachage des pieds mâles qui peuvent se rencontrer dans les houblonnières ou à l'état sauvage aux environs.

On éviterait ainsi la fécondation des fleurs femelles et la production de graines, les cônes non fécondés étant préférés. Pourtant, dans les houblonnières du Nord, on plante un pied mâle pour cent pieds femelles, estimant que la fécondation hâte la maturité et augmente la quantité de la récolte.

La multiplication se fait rarement par semis, surtout par division des touffes, au printemps. L'hiver suivant, on place les perches, hautes de 7 à 8 mètres, pour faire grimper la plante dont les inflorescences latérales sont abondantes au sommet des tiges. On remplace fréquemment les perches, qu'il faut arracher à chaque récolte, par des appareils en fil de fer verticaux et horizontaux.

Cueillette en septembre-octobre ; des tiges coupées, on détache les cônes qu'on sèche dans des séchoirs à air chaud (comme les *t·urailles* du Nord) à feu direct, sans dépasser 38°. Le Houblon séché est légèrement soufré par combustion dans le foyer de 4 à 5 kilos de soufre pour 1.000 kilos de Houblon. Le produit obtenu est de meilleure conservation et d'aspect plus marchand.

Le Houblon, séché et soufré, est ensuite comprimé en balles de 100 kilos environ (1).

Description. — Les *Cônes* (strobiles) de Houblon sont des inflorescences ovoïdes, offrant : 1° un petit axe, en zig-zag, de 2 centimètres ; 2° sur l'axe, des bractées ; 3° à l'aisselle des bractées, de petits achènes lenticulaires, de la couleur et de la forme

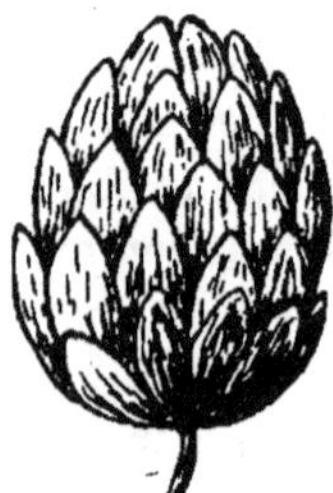

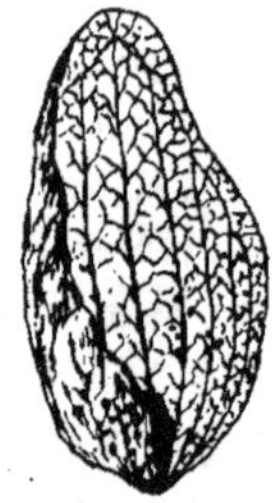

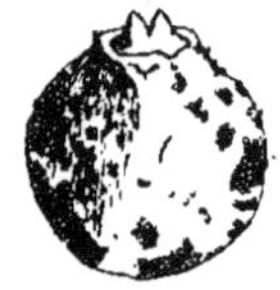

·Fig. 78. — *Cône de Houblon.*　　Fig. 79. — *Bractée de Houblon.*　　Fig. 80. — *Fruit de Houblon.*

d'un grain de mil ; 4° sur les achènes et les bases des bractées de nombreuses petites glandes jaunes facilement détachables : c'est le *Lupulin.*

Les *Cônes*, d'environ 2 cm. 1 /2 à 3 centimètres sur 2 centimètres sont ordinairement commmprimés et aplatis ; ils adhèrent aux doigts.

Les· *bractées* sont nombreuses, d'un jaune verdâtre, plus jaunes avec le temps (mais à rejeter quand elles sont devenues brunâtres), élargies, ovales, de 1 centimètre sur 7 mm. 1/2 en moyenne ; minces, papyracées, faciles à détacher de l'axe. Nervation en éventail en bas, puis en réseau. Base tantôt symétrique, tantôt avec un repli

---

(1) Dans certains centres français et belges, les Houblons sont soumis à un contrôle local qui en authentifie l'origine, ce qui en augmente la valeur.

entourant l'ovaire (fig. 79). L'*achène,* souvent avorté, est un peu aplati, caréné, à surface lisse. En haut (à la loupe), base réduite des styles entourée d'un léger bourrelet (calyce accrescent) (fig. 80). Péricarpe mince, fragile, 2 à 3 millimètres. Embryon enroulé.

Fruits, base des bractées, repli induvial surtout, sont couverts de petites glandes jaunes, arrondies, bien visibles à l'œil nu. Leur abondance permet d'apprécier la valeur relative du Houblon.

Odeur agréable, aromatique sur le frais, forte et valérianique après trop longue conservation. *Saveur* chaude et amère.

Nombreuses variétés ou races (tardive, hâtive, Houblon rouge, vert, jaune, etc.).

Lupulin. — Par battage des cônes, on détache les g'andes, et le tamisage donne de 8 à 12 p. 100 d'une poussière granuleuse, jaune ou brun doré, qui constitue le Lupulin. On lave et par décantation on sépare du sable et de la terre, on sèche et on conserve en flacons secs, bien bouchés.

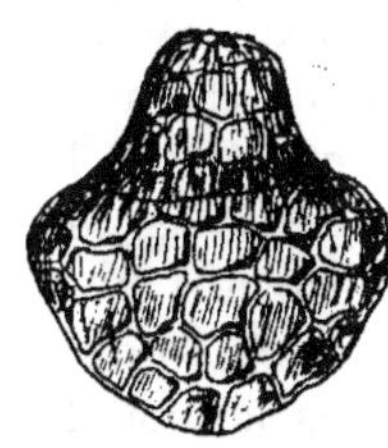

Le Lupulin brûle avec une flamme éclairante. Broyé dans un mortier, il finit par s'agglomérer en masse, par rupture des glandes et sortie du contenu. Un peu visqueux au toucher. — *Odeur* et *saveur* du Houblon. Au microscope, aspect d'un tout petit champignon renversé, dont le pied élargi en haut est le cône cuticulaire rétréci par évaporation de l'essence. Intérieurement, masse brunâtre (oléo-résine desséchée).

FIG. 81. — *Lupulin.*

Les glandes, très inégales, mesurent 160 à 300 μ sur 140 à 280. (PERSONNE).

Falsifications et essai. — *a*) CÔNES. — Peuvent être privés de Lupulin (examiner à la loupe). — Houblon épuisé. — Les résines amères du Houblon ayant une réaction acide, on a proposé un dosage acidimétrique pour apprécier la valeur du produit.

b) LUPULIN. — Aspect caractéristique au microscope. Projeter dans l'eau, qui ne le mouille que lentement, les matières minérales tombent au fond ou se dissolvent.

Doser les cendres.

Analyse. — Cônes. — Constitution sans intérêt, un tanin (acide humulotannique), des matières pectiques, des sels de potasse, de la triméthylamine, et le Lupulin.

Lupulin. — Une essence, des résines, des principes amers, de la cire, des traces d'alcaloïdes...

La *Cire* est du palmitate de myricyle. — L'*Essence* (1 à 2 p. 100) est l'élément principal. Verdâtre ou rougeâtre suivant qu'elle provient de cônes frais ou de cônes âgés, très odorante, neutre, légère (0,880 à 0,885), bouillant entre 150° et 160°, ne se solidifie pas à — 20°. — Si elle contient de l'acide valérianique, c'est qu'elle est altérée, car celui-ci ne préexiste pas. — D'après Chapmann (1903) elle serait formée d'un sesquiterpène, l'*Humulène*, partie principale, et d'un terpène aliphatique qui a été identifié avec le *Myrcène*. Deussen (1911) a montré que l'Humulène $C^{15}H^{24}$ est de l'α *Caryophyllène* inactif. Humulène et Myrcène forment 80 à 90 p. 100 de l'essence. Personne y a indiqué un éther valérianique, le *Valérol* qui est la source de l'acide valérianique dans le produit ancien.

Alors que le Lupulin pur cède à l'éther 80 p. 100 de son poids et ne laisse que 2,5 p. 100 de cendres, les produits commerciaux donnent de 10 à 25 p. 100 de cendres et cèdent à l'éther de 70 à 40 p. 100.

Action physiologique et toxicologie. — Le Houblon possède trois sortes de propriétés : tonique et stomachique par son principe amer, sédatif par son essence, anaphrodisiaque par le Lupulin.

Alors que ses propriétés narcotiques avaient été tantôt niées, tantôt comparées à celle de l'Opium, le Houblon, d'après les expériences de Méhu, serait à fortes doses comparable par ses effets au Haschich à doses faibles, engourdissant, sans hallucinations.

Irritant pour les muqueuses (ophtalmie des ouvriers des houblonnières). — A haute dose : nausées, céphalalgie, vomissements, circulation ralentie, mydriase. — Il aurait un rôle dans l'alcoolisme des grands buveurs de bière (POUCHET).

Emploi thérapeutique. — Comme amer, dans l'inappétence, la dyspepsie atonique, la débilité. Comme anaphrodisiaque (surtout le Lupulin), pour calmer l'éréthisme génital (érections, spermatorrhée, onanisme), en rapport ou non avec une affection de la muqueuse génito-urinaire.

Emploi très fréquent en médecine populaire. L'emploi industriel pour la fabrication de la bière est de premier ordre.

Formes. — CÔNES. — Infusion à 10 p. 1.000, extrait alcoolique, 0 gr. 20 à 2 grammes ; sirop, 20 à 80 grammes.

LUPULIN. — 0 gr. 50 à 2 grammes, en cachets, prises ou pilules.

CHANVRE INDIEN

Origine. — On admet généralement une seule espèce, *Cannabis sativa* L., mais elle est très polymorphe, ce qui explique les diverses espèces décrites autrefois.

La plante peut être herbacée ou suffrutescente, ramifiée ou non dès la base, très riche ou très pauvre en résine, etc., suivant les conditions de sol, de climat, d'altitude, etc.

Ces variations influent même sur la sexualité, alors que la plante est normalement dièque, elle peut dans des conditions particulières devenir monèque, et SCHAFFNER (1921) a établi que cultivée sous une faible intensité lumineuse, la plante produisait des fleurs hermaphrodites.

Parmi toutes les variétés, on peut distinguer trois types :

Var. *vulgaris* : plante herbacée, dont les feuilles palmatiséquées ont 5-7 segments ; inflorescences peu fournies ; achène grisâtre dont le tégument porte un réseau blanc peu visible. Hauteur maximum, 1 m. 70.

Var. *sinensis* (1) : plante suffrutescente, 5-7-9 segments, inflorescences et achènes comme la précédente. Tige très élevée (4-6 m.) surtout pour les pieds femelles.

Var. *indica* ; plante suffrutescente, 5-7-9 segments, inflorescences très fournies, condensées et contractées ; petit achène, à tégument jaunâtre avec taches noires. — Tiges assez élevées (2 à 3 m.) pour les sujets cultivés en plaine dans les climats chauds, moins (1-2 m.) pour les pieds sauvages ou cultivés en pays élevés et froids.

Aspect touffu, dû à la ramification dès la base, plante robuste, ramassée. Segments plus dentés que dans les deux autres variétés.

Toutes ces variétés donnent, après rouissage, des fibres textiles, et leurs fruits servent à la nourriture des oiseaux et à l'extraction d'une huile, dite de Chènevis, d'odeur forte, désagréable, de couleur verdâtre, siccative, que l'on a utilisée pour l'éclairage et la fabrication de savons mous.

Toutes ces variétés donnent de la résine, mais cette production est liée à l'habitat, le *C. indica* se sépare des autres variétés par son abondante sécrétion de résine physiologiquement active.

« Le maximum de production de résine s'observe dans les chanvres des pentes de l'Himalaya, de l'Altaï et des hauts plateaux du Turkestan chinois (Thibet occidental) ; elle est encore considérable en Perse, dans le Liban et dans les régions montagneuses de Grèce, moins importante à Zanzibar, dans l'Afrique septentrionale et dans l'Amérique du Nord, elle devient très minime dans les chanvres de nos pays. » (J. Bouquet.) L'odeur particulière qui se dégage de nos chénevières au moment de la floraison et les phénomènes de vertige ou même d'ivresse qu'elle provoque si on la respire assez longtemps sont bien connus ; mais ces effets ne sauraient être comparés à ceux de la variété indienne, et celle-ci, cultivée chez nous, ne donne que peu de résine active, et, en deux ou trois ans, revient au type *vulgaris*.

Le Chanvre est considéré comme originaire de l'Asie centrale et occidentale (Himalaya, sud de la Sibérie, région Aralo-Cas-

____

(1) Introduite en France depuis 1827, cette variété y réussit très mal, mais végète mieux en Italie.

pienne) ; de là, il se serait propagé à l'est, vers la Chine, à l'ouest, vers l'Europe, enfin vers l'Afrique orientale puis occidentale et il aurait été introduit en Amérique par des fruits apportés par des esclaves nègres.

Historique. — Le Chanvre aurait été transporté par les Scythes, qui le connaissaient (HÉRODOTE), au moment de leurs invasions, dans l'Europe occidentale, 1.500 ans avant J.-C. Vers la même époque, le *Rh-ya*, traité de botanique chinois, décrit les deux sortes dont l'une seulement fructifie. Il est également mentionné dans des ouvrages sanscrits d'origine fort ancienne sous le nom de *B'hanga* (la racine *an* se retrouve dans le nom du Chanvre chez presque tous les peuples).

Ni les Hébreux, ni les Égyptiens ne le possédaient. Médicament employé de longue date par les Hindous et les Chinois, mais non par les Grecs et les Romains; les Arabes ne le connurent également qu'assez tard, venant de la Perse, mais l'usage s'en répandit très vite et leurs plus célèbres médecins (1) vantèrent l'usage du « haschich » ou « hachich ».

Histoire ou légende, le *Vieux de la Montagne* et ses successeurs auraient en Perse, puis en Syrie, exalté le fanatisme sanguinaire de leurs compagnons à l'aide de breuvages au haschich ; notre mot « assassin » viendrait de ces *Haschichins* (hommes du Haschich) dont la férocité et la bravoure inspiraient tant de terreur aux Croisés.

A partir du XVIᵉ siècle, tous les voyageurs en Orient parlent de l'usage du Chanvre comme substance inébriante, il ne fut bien connu qu'au début du XIXᵉ siècle par la campagne d'Égypte (2).

LAMARCK décrit la plante (1809) d'après des échantillons rapportés des Indes par SONNERAT.

En 1838, O'SHAUGNESSY fait à Calcutta les premiers essais de

---

(1) IBN-AL-AWAM et IBN-BAITER.

(2) Le 17 vendémiaire an IX, un ordre du jour du général commandant en chef les armées d'Égypte interdit aux soldats français l'usage du haschich, qui se répandait rapidement parmi eux. En 1906, le général commandant la division de Tunisie a dû défendre aux troupes de fumer le chanvre.

thérapeutique ; en même temps, RALEIGH, ESDALE, O'BIREST commencent l'étude chimique de la résine et MOREAU DE TOURS (1840) étudie le Haschich au point de vue physiologique.

Ensuite les travaux chimiques, physiologiques et thérapeutiques se multiplient et divers littérateurs célébrèrent l'ivresse psychique procurée par la drogue orientale.

Culture, récolte et préparation. — La culture de la plante productrice de, fibres textiles et de semences oléagineuses est encore très répandue, mais sans intérêt spécial. C'est surtout dans les zones tropicales et subtropicales de l'Inde que le Chanvre est cultivé pour ses propriétés inébriantes, fort développées, à l'inverse de ses fibres textiles qui sont alors médiocres et mal formées.

Au Bengale, où la qualité est supérieure, la culture, faite sous le contrôle rigoureux du gouvernement britannique, est fort délicate.

Les semis (en août) et les repiquages (en septembre) sont faits dans un sol abondamment fumé et plusieurs fois labouré et hersé. Sarclage (en octobre). Émondage des rameaux inférieurs, binage et nouvelle fumure (en novembre) puis arrachage des pieds mâles déjà mûrs qu'on secoue au-dessus des inflorescences femelles pour assurer la fécondation. On récolte du 15 février à fin mars.

On obtient trois sortes de produits :

1º Le **Bhang,** produit obtenu par dessiccation du chanvre *encore vert,* sauvage ou cultivé, mâle ou femelle. Dans certaines sortes, on ne trouve que des feuilles, d'ordinaire on trouve des sommités femelles, des inflorescences mâles et quelques feuilles.

Autrefois, le Bhang était utilisé par les fumeurs, actuellement il sert surtout à confectionner soit des électuaires de formules plus ou moins compliquées, soit des boissons par macération aqueuse de la drogue broyée (1).

---

(1) Le *lutki* est une macération de Bhang dans de l'alcool faible ; le *mudra* est du lutki additionné d'Opium et de Datura.

2º Le **Gunjah** ou **Ganja** des Hindous, le **Guaza** du marché de Londres, forme plus active, plus riche en résine. Les tiges coupées assez longues (parfois jusqu'à 1 m.) sont débarrassées des grandes feuilles, on ne conserve que les inflorescences femelles qui les terminent et dont les fleurs ont été fécondées. Les sommités sont engluées de matière résineuse. Odeur très prononcée. Dans l'Inde, on en distingue trois formes : le *flat-ganja* où les tiges et inflorescences sont liées en bottes et foulées aux pieds, ce qui aplatit les sommités accolées par la résine; après dessiccation à l'ombre, les bottes sont coupées en tronçons. — le *round-ganja* où les sommités accolées sont roulées entre les mains et forment des sortes de magdaléons, et le *chur-ganja* ou *rora*, variété, en menus fragments ou en poudre, formée par des inflorescences femelles plus ou moins brisées.

Le *bhang* et le *flat-ganja* viennent seuls en Europe, les deux autres formes restent dans l'Inde (l'un et l'autre sont nommés *Quinnaz* ou Haschich par les Arabes).

3º Le **Charas, Charrus** ou **Churus,** résine brute obtenue soit en frottant avec les mains, soit en pressant sur des étoffes rudes les sommités résineuses et en détachant ensuite le produit qu'on agglomère ; ou bien encore on fait circuler dans les chènevières, à la maturité des inflorescences, des hommes vêtus de vêtements de cuir sur lesquels se fixe la résine que les récolteurs détachent avec une sorte de spatule courbe.

L'Hindoustan, qui produit en abondance *Bhang* et *Ganja*, importe de grosses quantités de *Charas* provenant d'Afghanistan, du Turkestan russe, de Perse et surtout du Turkestan chinois.

Le *Charas* est fumé ou forme la base de préparations diverses qui peuvent contenir : miel, sucre, Cannelle, farine, Opium, solanées vireuses, Noix vomique, Musc, substances aphrodisiaques, etc. ; d'autres fois la résine est simplement mêlée à du beurre.

En Tunisie, la culture et la vente du Chanvre sont strictement réglementées par la direction des Monopoles de la Régence à la façon de la culture et de la vente du Tabac.

Le produit, débarrassé de grosses tiges, est haché en fragments de 3 à 5 millimètres de long et divisé en paquets de 5 grammes vendus sous bande dans les bureaux de tabac.

(Le vrai nom nord-africain du chanvre destiné à être ingéré ou fumé est *takrouri* ou *tekrouri* ; le *kif* ou *kief* est l'ivresse particulière obtenue par l'emploi de la drogue et s'appliquant par extension à la drogue elle-même ; enfin la plante est encore désignée sous le nom de *hachich-el-fokkara*, ou herbe aux fakirs).

Le *takrouri* tunisien est fumé soit pur, soit additionné de tabac, ou d'un fragment de *Chira*, résine qui n'est jamais préparée sur place, dont l'importation est interdite, mais qui entre en contrebande venant surtout d'Égypte ou de Malte.

En Algérie, où la vente du Chanvre n'est pas autorisée, on fume soit le *takrouri* des Monopoles tunisiens, soit les sommités sèches provenant des cultures de l'Atlas algérien.

Au Maroc, la régie vend le *kif haché* en petits paquets renfermant 10 grammes d'un mélange de un tiers de tabac et deux tiers de chanvre, mais les indigènes lui préfèrent le produit de contrebande plus riche en résine.

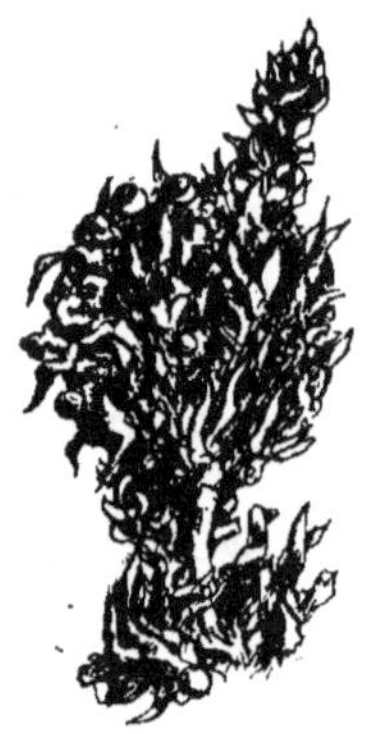

Description. — Pratiquement, en Europe, le Bhang et la Ganja sont les seules formes importées.

FIG. 82. — *Bhang.*

Elles diffèrent surtout par la richesse en résine et par une présence plus ou moins grande de feuilles. Masses rugueuses, comprimées, aplaties, résineuses au toucher, de longueur variable (les plus courtes sont les meilleures) ; couleur vert jaunâtre, odeur très spéciale, un peu vireuse, non désagréable ; saveur faible, aspect glutineux. On y trouve une tige principale portant des axes secondaires dressés, appliqués plus ou moins contre elle, des feuilles ou des bractées alternes (les feuilles de la base sont opposées), les bractées sont allongées, dentées, lancéolées et velues, un peu rudes au toucher, on trouve encore quelques fleurs et des achènes (plus nombreux) verdâtres, lisses, ovales, un peu aplatis et huileux.

Le tout est plus ou moins englué de résine.

Anatomie. — Les feuilles ont un parenchyme hétérogène asymétrique, avec une assise de cellules en palissade et cinq ou six assises de parenchyme lacuneux.

A la face supérieure, poils cystolithiques ; à la face inférieure, poils tecteurs unicellulaires et poils glanduleux.

1° *Poils cystolithiques :* gros poils très courts, enfoncés par la base, recourbés à la pointe et contenant une grosse masse cristalline (fig. 83 *A*).

2° *Poils tecteurs unicellulaires :* répandus sur toutes les parties vertes et surtout sur les axes d'inflorescences ; la cellule unique, un peu renflée à la base, est allongée et terminée en pointe aiguë ; ils sont plus ou moins incrustés de carbonate de chaux (fig. 83 *B*).

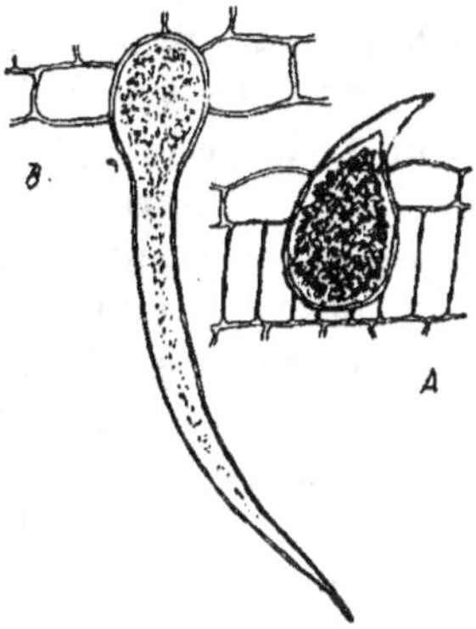

FIG. 83. — *Poils de la feuille de Chanvre indien.*
A, face supérieure. — *B*, face inférieure.

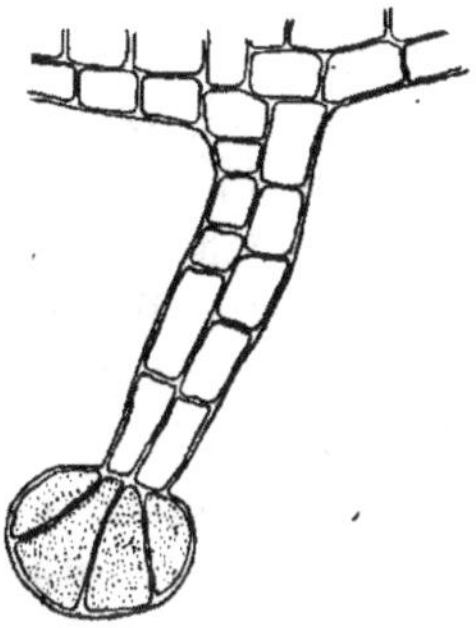

FIG. 84. — *Poil glanduleux de la bractée du Chanvre indien.*

3° *Poils glanduleux :* ils apparaissent à l'époque de la floraison et en particulier les sommités femelles couvertes de ces points brillants semblent luisantes de rosée.

Tantôt la tête glanduleuse, formée de 4 cellules, est insérée sur un court pédicelle et paraît sessile, tantôt, surtout sur les bractées (fig. 84), le pédicelle est allongé et formé de plusieurs rangées de cellules.

Enfin, il existe des *laticifères inarticulés* dans les tiges, surtout dans le liber et dans les feuilles au voisinage des nervures ; leur contenu homogène a le même aspect que celui des poils glanduleux, ils renferment de la résine, mais en faible quantité (J. Bouquet).

Analyse. — Nombreuses analyses :

1° Résine — (Smith, 1846, *Cannabine brune* ou *Hachichine ;* Decourtive, 1847, Gastinel, 1849, *Cannabine verte*) molle, brune ou verte (chlorophylle), de saveur âcre, poivrée, tenace ; soluble dans l'alcool, l'éther, le sulfure de carbone, les huiles, les essences, etc., mélange qui en raison même de sa complexité possède les propriétés physiologiques du Chanvre indien.

En partant de la résine brute indienne, du Charas, Wood, Spivey, Easterfield (1896) ont extrait le *Cannabinol* à qui l'on rapporte l'action physiologique spéciale du Chanvre indien. Le premier produit obtenu était encore un mélange, un produit défini fut obtenu en 1899 par Barlow, Wood et Easterfield ; Fraenkel (1902) l'obtint en partant du Chanvre : c'est un liquide épais, jaune, à violente odeur de Chanvre qui provoque rapidement des étourdissements. Il possède toutes les propriétés du Hachich, mais il s'altère si rapidement par oxydation qu'il est pratiquement inutilisable. Cette même altération se produisant dans la drogue sous l'action d'oxydases explique l'inactivité du Chanvre ancien, et c'est avec raison qu'aux Indes les consommateurs refusent celui qui a plus d'un an.

Czerkis attribue au *Cannabinol* la formule brute $C^{21}H^{30}O^2$: c'est une aldéhyde-phénol avec trois noyaux benzéniques, un oxhydryle alcoolique et un oxhydryle phénolique.

Les autres produits précédemment obtenus, *Cannabinone* de Merck, *Cannabindone* de Lapin, etc., sont mal connus ou complexes.

2° Essence. — Ambrée, assez fluide, plus légère que l'eau ; Personne (1857) la divisa en deux parties : le *Cannabène*, liquide, incolore, très odorant, et l'*Hydrure de Cannabène*, solide, inodore, d'aspect gras et ambré. Du Cannabène, produit complexe et actif, on a isolé un *sesquiterpène*. — Pas d'alcaloïdes, semble-t-il, bien qu'on en ait indiqué plusieurs : *Cannabinine* de Siebold, *Télano-cannabine* de Mattew Hay, etc.

Action physiologique et toxicologie. — Le Chanvre indien agit sur le système nerveux en excitant d'abord l'intelligence, la sensibilité, la motilité; à plus forte dose, anesthésie, ataxie motrice et intellectuelle, puis stupeur. L'abus amène rapidement la cachexie, l'hébétude, avec des accès de folie furieuse. — Quelques personnes sont réfractaires. Les femmes et les enfants sont fort sensibles. — Le maximum d'action s'obtient par l'absorption le matin à jeun, ou le soir quelques minutes avant un léger repas. — Le Chanvre est fumé dans l'intervalle des repas. — Le Café est un excellent adjuvant, l'alcool diminue beaucoup son action, les boissons acides font cesser l'ivresse.

Le Chanvre indien produit une vivacité délirante de l'imagination, une extraordinaire stimulation de la mémoire et un état d'exhilaration et d'euphorie très marqué.

Ordinairement, son action comprend quatre périodes :

1º *Excitation* (besoin de bruit, de mouvement, éclats de rire, tremblements nerveux, sensation de légèreté) ;

2º *Incoordination* des actes intellectuels (1) (discours incohérents, intelligence atteinte, mais persistance de la sensation de la personnalité) ;

3º *Période extatique* (hallucinations et extase) (2) ; les sensations varient absolument suivant l'état d'esprit du sujet au moment de l'ingestion, la composition de la drogue, etc. ;

4º *Sommeil.*

Tous ces phénomènes varient avec l'individu qui réagit suivant sa propre intellectualité et suivant les suggestions du moment. — Il n'y a pas d'action aphrodisiaque, à moins d'ingestion d'un mélange contenant, outre le chanvre, de la cantharide par exemple.

A noter le phénomène d'inversion de la sensibilité qui transforme en sensations agréables les coups et les supplices et est mis à profit par les fanatiques et les fakirs pour supporter mutilations et tortures.

En cas d'empoisonnement, donner de l'émétique et des boissons acides.

---

(1) La Fantasia des Arabes.
(2) Le kief des Arabes.

Emploi thérapeutique. — Comme stimulant nerveux et antispasmodique. — Comme sédatif et hypnotique dans les douleurs des lésions stomacales et intestinales, contre les troubles d'origine psychique, contre le tétanos, les convulsions, la coqueluche, etc.

Les résultats très variables tiennent à l'incertitude sur la valeur de la matière première utilisée, pour laquelle des essais préalables sont nécessaires :

1º Le rendement en extrait sec alcoolique doit être de 10 à 11 p. 100 (1) (le chiffre de 8 p. 100 exigé par les Codex autrichiens et américains est trop faible, celui de 12,5 p. 100 du Codex anglais paraît trop élevé);

2º Le taux des cendres ne doit guère dépasser 15 p. 100;

3º La poudre de Chanvre doit faire vivement effervescence quand on l'humecte avec de l'acide chlorhydrique dilué;

4º Le produit doit donner les réactions d'identité du Cannabinol et en particulier la réaction de BEAM (production, déjà signalée par FRAENKEL, d'une coloration violette quand le Cannabinol est mis au contact d'une solution alcoolique de potasse ou de soude). Le produit à examiner est épuisé par l'éther de pétrole : la solution éthérée est décantée, filtrée et évaporée et le résidu est additionné goutte à goutte d'une solution alcoolique de potasse (2 à 5 gr. dans 100 cc. alcool à 95º). La coloration violet-pourpre ou lie de vin très durable passe au bleu par addition d'eau. — Cette coloration est due à un composé d'oxydation du Cannabinol. La réaction très sensible permet de caractériser de faibles quantités de Chanvre ou de résine, mais elle réussit mal ou fait défaut avec les produits officinaux obtenus à l'aide de l'alcool.

Enfin, la Pharmacopée américaine prescrit un essai biologique ; on administre, simultanément et dans les mêmes conditions, la drogue à examiner à un chien de poids connu et une même dose d'un produit type déjà physiologiquement dosé à un autre chien

---

(1) Par évaporation de la colature obtenue soit par une macération de quatre ou cinq jours (avec agitations fréquentes), soit par un épuisement à chaud (WEITZ et DARDANNE).

d'essai. L'opération est renouvelée deux jours après en donnant au premier chien la préparation type et au second le produit à essayer. On détermine la dose qui par kilogramme d'animal produit l'ataxie locomotrice.

Sont de bonne qualité, un extrait alcoolique ferme, un extrait fluide et une teinture (1) qui donnent ce résultat le premier à la dose de 4 milligrammes, le second à la dose de 3 centigrammes et la troisième à la dose de 3/10 de centimètre cube, par kilogramme d'animal.

Formes. — Teinture à 1/10ᵉ (par lixiviation, avec l'alcool à 90°), au plus 0 gr. 50 par dose et un gramme en 24 heures ; extrait alcoolique, 5 à 10 centigrammes par voie stomacale, au plus dans les 24 heures ; Extrait fluide, 30 à 60 centigrammes ; Résine : Cannabine verte, 5 à 20 centigrammes ; Cannabine brune (plus active) 3 à 5 centigrammes.

La poudre, presque toujours inerte par l'oxydation rapide du Cannabinol, est pratiquement inutilisable.

ORMES. — L'écorce d'Orme champêtre (*Ulmus campestris* L.) détachée au printemps, mondée de son suber et desséchée est en minces et étroites lanières brun rougeâtre avec des stries surtout sur la face externe plus foncée. — Saveur mucilagineuse, âpre et légèrement amère. — Contient du mucilage du tanin. — Astringent (*Méd. populaire.*)

L'écorce d'Orme roux (*Ulmus fulva* MICHX., du Canada et des États-Unis) est en larges plaques mesurant jusqu'à 1 mètre de long, mais épaisses au plus de 3 millimètres, mondées du suber et d'une partie du phelloderme, striées longitudinalement sur les deux faces dont l'externe est jaune rougeâtre et l'interne brun jaunâtre. Cassure fibreuse, odeur forte (rappelant celle du Fenugrec), saveur mucilagineuse.

Le liber qui en forme la presque totalité contient en abondance

---

(1) La teinture américaine est à 1 gramme pour 10 centimètres cubes d'alcool à 95° ; l'extrait fluide est préparé avec l'alcool à 80° et 1 centimètre cube correspond à 1 gramme de sommités.

de grosses cellules à mucilage, si bien que 1 gramme de poudre gélifie 50 grammes d'eau.

Emploi : émollient, cataplasmes, gelées.

MURIERS. — Le Mûrier noir (*Morus nigra* L.) produit des capitules de fleurs femelles qui se transforment en un fruit composé violet noirâtre formé d'achènes entourés par le calyce accrescent et charnu : la mûre noire qui sert à préparer le *suc*, puis le *sirop de mûres*.

Le Mûrier blanc (*Morus alba* L.) est particulièrement utilisé par ses feuilles pour la nourriture des vers à soie. — Ces feuilles sont employées en infusion comme diurétiques.

LES FIGUES sont produites par le *Ficus carica* L. (V. Précis de Botanique, t. II).

Diverses espèces de *Ficus* (*F. elastica* Roxb., *Ficus religiosa* L., *F. laccifera* Roxb, *F. obtusifolia* Rosc., *F. annulata* Bl....), renferment un latex exploité pour la fabrication du Caoutchouc, ainsi que le *Castilloa elastica* Cervant., le *C. Markhamiana* Coll., le *Cecropia pellata* Meyer et l'*Artocarpus elastica* L. (Voyez **Caoutchouc.**)

L'*Antiaris toxicaria* Lesch est un arbre de l'Archipel Malais extrêmement vénéneux par son latex utilisé pour la préparation d'un poison sagittaire, l'**Upas antiar.**

Ce latex forme la base des poisons « **ipoh** », employés dans toute la presqu'île et l'archipel malais.

Pelletier et Caventou en ont isolé l'*Antiarine* (1824) poison cardiaque violent, c'est un glucoside dédoublable par hydrolyse en rhamnose et en antiarigénine (Kiliani, qui a en outre isolé un deuxième glucoside, la β-*antiarine*).

EUPHORBIACÉES

Très variées de port et d'organisation florale.

Laticifères très fréquents et généralement *inarticulés* (articulés dans quelques genres). Ces laticifères inarticulés sont de longs tubes continus qui existent dès l'embryon, s'allongent et se ramifient à l'infini, mais sans s'anastomoser ; surtout abondants près du liber ; leur paroi d'abord mince s'épaissit, par apport de couches concentriques, dans les tiges âgées. — *Latex* quelquefois incolore ou opalin, ordinairement blanc, laiteux, souvent très caustique, de composition fort complexe ; en solution, peptones, sucre, tanin, malate de chaux, etc. ; en suspension : amidon (bâtonnets en *tibias*), globoïdes, globules émulsionnés dont l'agglutination donne le Caoutchouc.

La composition du latex varie avec la saison.

Très répandues dans l'Amérique équatoriale, plus rares dans le Nouveau Monde en dehors des tropiques, les Euphorbiacées sont au contraire plus abondantes sur l'Ancien Continent, dans la région méditerranéenne et l'Asie tempérée que dans la région intertropicale.

Plantes ordinairement fort actives (huiles, résines, alcaloïdes), dangereuses ou utiles, mais souvent seulement dans leur pays d'origine ; beaucoup restent sans emploi malgré leur activité certaine : purgatives, émétiques, vésicantes, etc.

On utilise : des *plantes entières :* Mercuriales (médecine populaire). Tournesol (matière colorante) ; des *racines* : Manioc (voir aux fécules) ; des *écorces* : Cascarille et autres *Croton ;* des *fruits* : Myrobalans emblics ; ou leur glandes : Kamala ; des *graines* : Ricin, Croton, Curcas et leurs huiles ; enfin, le *latex* dont l'usage direct est d'ailleurs rare (Résine d'Euphorbe), dont le contact même est souvent dangereux (Mancenillier, Sablier élas-

.tique, *Excœcaria*, etc.), et qui, coagulé, constitue un précieux Caoutchouc.

MERCURIALE ANNUELLE

Origine. — *Mercurialis annua* L., ou Foirolle. — Plante herbacée, dièque, répandue dans tous les endroits cultivés (Europe, Orient, Afrique du Nord), et ses variétés, *M. Hueti* et *M. ambigua.*

Description. — Plante annuelle de 25 à 50 centimètres de haut, portant feuilles et rameaux opposés.

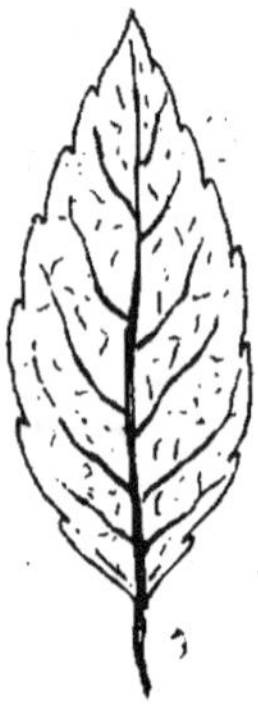

Feuilles simples, stipulées, pétiolées, penninerves, dentées, ciliées sur les bords.

Pieds mâles, à longs épis axillaires, grêles et dressés ; pieds femelles à fleurs solitaires ou géminées, presque sessiles à l'aisselle des feuilles supérieures ; fruits bi-coques, hérissés de petites pointes vertes.

Odeur spéciale, nauséeuse, qui s'atténue beaucoup par la dessiccation ; *saveur* amère et salée.

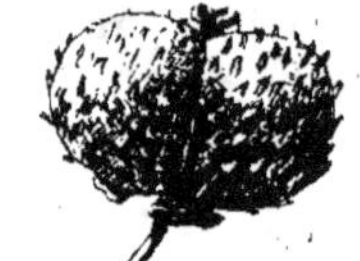

Fig. 85.
*Feuille
de Mercuriale.*

Analyse. — Mono et triméthylamine ; une matière colorante qui n'apparaît qu'à la mort des cellules ; un principe amer, etc.

Fig. 86.
*Fruit
de Mercuriale.*

Ces corps n'expliquent pas l'action purgative.

Action physiologique et toxicologie. — La Mercuriale n'agit que fraîche ; sèche, elle peut être consommée sans inconvénients par les animaux. — Purgatif énergique ou même drastique à dose un peu élevée ou par répétition des doses, car le principe s'accumule.

La coction détruit l'activité, et la plante devient alors émolliente.

Dans certaines régions, on la mange cuite. La chair des animaux empoisonnés est comestible.

Intoxication toujours par imprudence (dose excessive). — L'action porte : 1º sur le tube digestif : indigestion, douleurs intestinales, diarrhée quelquefois suivie de constipation (observation sur les animaux) ; 2º sur le système urinaire : miction fréquente et douloureuse, hématurie (CORNEVIN). Le cœur bat fort et rapidement. Le malade est très faible.

Lésions de gastro-entérite et de néphrite.

En somme, plante inutilement dangereuse, d'action et de composition mal connues. — A rayer du Codex.

Premiers soins. — Évacuer par le procédé le plus rapide ; émollients pour le tube digestif ; stimulants généraux.

Emploi thérapeutique. — Purgatif cholagogue et hydragogue diversement jugé, ce qui tient aux modes de préparation ; la plante fraîche étant seule active, en particulier le suc frais, la plante sèche l'est peu ou pas.

Purgatif populaire employé chez les femmes enceintes et comme antilaiteux.

Formes. — Sous forme de Miel ou Mellite de Mercuriale, en lavements (10 à 40 gr. chez les enfants, et 30 à 60 gr. chez les adultes) ; fait avec la plante sèche, le médicament n'a guère que l'action laxative du miel.

La *Mercuriale vivace, M. perennis* L., à tige simple, non ramifiée, à feuilles, vert foncé, portant des poils aux deux faces, bleuit par dessiccation ; plus active et plus dangereuse.

CASCARILLE (1)

Origine. — *Croton Elutheria* BENN (nec SWARTZ), petit arbre originaire des îles Bahamas dont l'une (Eleuthera) a donné son nom à l'espèce.

Importée au XVIIe siècle, prônée comme fébrifuge, elle fut adoptée par la Pharmacopée anglaise en 1746.

Description. — Écorce en fragments assez courts épais de 1 mm. 5 environ, longs de 5 à 10 centimètres ; cintrée ou plus souvent enroulée en tubes étroits de 1/2 à 1 centimètre de diamètre.

Face externe : peut être brun chocolat, mais est souvent d'un blanc pur à fines mouchetures noires.

Cette couleur blanche serait due à une multitude de petits cristaux d'oxalate contenus dans les parois cellulaires.

La surface extérieure des jeunes écorces est souvent recouverte d'un lichen (*Verrucaria albissima* ACHAR). La zone blanche forme une croûte fendillée en tous sens et se détachant par plaques avec le suber, surtout sur les écorces vieilles, plus craquelées et plus rugueuses. — *Face interne* foncée, lisse ou finement striée. — *Cassure* aisée, nette, compacte, résineuse, un peu grenue. — *Section* vaguement rayonnée en dedans. — *Consistance* dure, écorce compacte et pesante. — *Odeur* aromatique, agréable, spéciale, augmentant par la chaleur ou la combustion. — *Saveur* aromatique, âcre, amère. — *Poudre* brune.

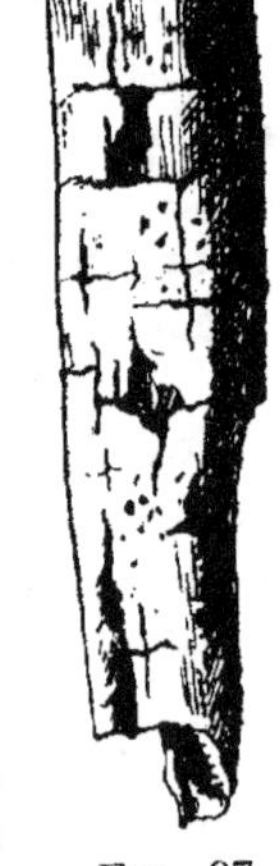

FIG. 87.
*Écorce
de Cascarille.*

---

(1) Ce nom vient de la confusion faite autrefois entre cette écorce et celle de Quinquina gris appelée alors Cascarilla. Ne pas confondre avec les *Cascarilla* (*C. magnifolia* WEDD. et autres) qui sont de faux quinquinas (Rubiacées). Tous ces noms dérivent de l'espagnol *Casca* (écorce).

Anatomie. — *Suber* épais dont les parois inégales contiennent de minuscules cristaux d'oxalate de chaux. — *Parenchyme cortical* à cellules allongées tangentiellement, avec essence, résine, amidon, cristaux, pas de cellules scléreuses épaissies, mais laticifères nombreux et petits, à contenu brun. *Liber* en coins, à petits éléments avec d'assez nombreuses mâcles et des laticifères.

Fibres libériennes fines, ordinairement isolées, ou en petits groupes rayonnants. *Rayons médullaires* à un seul rang de cellules contenant chacune une mâcle. Dans tout le liber, amidon et résine.

Falsifications. — Divers *Croton* de la même région et d'espèces voisines donnent des

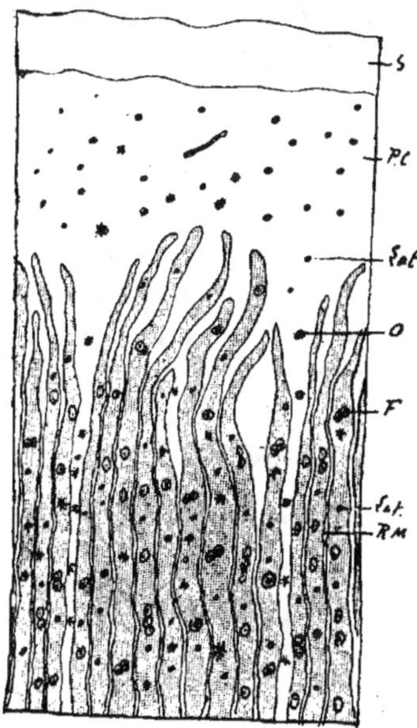

Fig. 88. — *Schéma anatomique de l'écorce de Cascarille.*

S, Suber. — *P. C.*, Parenchyme cortical. — *Lat.* Laticifères. — O, Oxalate F, Fibres. — *R. M.*, Rayons médullaires.

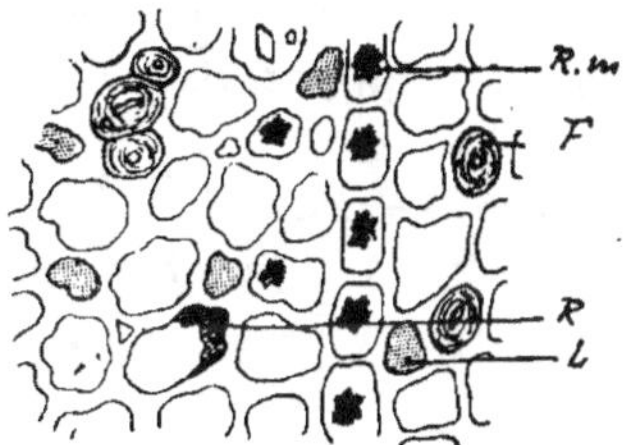

Fig. 89. — *Cascarille, détail anatomique.*

R. m, Rayons médullaires. — F, Fibre. — R, Résine. — L, Laticifère.

produits inférieurs, peu odorants, ces écorces plus grosses que la Cascarille en diffèrent plus ou moins par l'aspect ou l'anatomie.

L'écorce de *Croton lucidus* L. a une cuticule grise fortement adhérente, la face interne est striée et brun rosé ; la coupe transversale montre de nombreux îlots de sclérenchyme.

L'écorce de Copalchi (*Croton niveus* Jacq.) des Indes occidentales et du Venezuela est en longs morceaux biseautés beaucoup plus gros. De même, l'écorce de MALAMBO (*Croton Malambo* JACQ.) se distingue par sa grande taille.

Analyse. — *Essence* (1 à 3 p. 100) compléxe, contenant de l'eugénol, des terpènes (18 p. 100), des sesquiterpènes (43 p. 100), du cymène (13 p. 100), un alcool sesquiterpénique (11 p. 100), etc., et des acides non volatils (FENDLER, 1900) ; *Résines* (15 p. 100), l'une acide, l'autre neutre; un principe amer cristallisé, la *Çascarilline* et deux alcaloïdes dont l'un est la bétaïne ; 11 p. 100 de cendres très riches en chlorure de potassium (1) (KUNZ-KRAUZE).

Emploi thérapeutique. — Tonique amer, astringent et stimulant surtout, la Cascarille n'est plus guère donnée (et rarement) que comme antidysentérique et stimulant digestif. De trop fortes doses provoquent de la gastro-entérite.

On la fume quelquefois avec le tabac, ce qui peut suffire à donner de l'embarras gastrique ; l'odeur de cette fumée, recherchée par les uns, est insupportable à d'autres.

Formes. — Poudre, 2 à 4 grammes ; teinture, 3 à 4 grammes ; infusion 1 à 2 p. 100 ; pastilles pour fumigations ; extrait aqueux.

Usage en parfumerie : parfum à brûler.

KAMALA

Origine. — *Mallotus Philippinensis* MÜLL ARG. (*Rottlera tinctoria* ROXB.). Arbre à fruits capsulaires, trigones, petits (1 cm. de diamètre), recouverts d'une sorte de poussière rouge (glandes et poils), qui constitue la drogue. Les autres parties du végétal (feuilles, etc.) en portent aussi, mais on ne la recueille pas.

---

(1) L'extrait aqueux contiendrait 9 à 15 p. 100 de KCl, ce qui expliquerait la prise en cristaux des extraits.

Ce petit arbre est très répandu en Arabie, en Abyssinie, aux Indes, à Ceylan, dans l'archipel Malais, en Australie, etc.

Probablement utilisée aux Indes comme tinctoriale depuis des siècles, car l'existence de plusieurs noms sanscrits indique son antique usage, la drogue était connue des Arabes au xᵉ siècle sous le nom de *Wars* qu'elle porte encore dans les bazars de l'Inde. Employée en Europe comme matière colorante près d'un siècle avant l'usage médical pour son action tænifurge (MACKINNON. 1854-1856).

Récolte et préparation. — Surtout à Orissa (sud-ouest de Calcutta), au Bengale et à Bombay.

Les capsules mûres sont coupées en mars, séchées, placées dans un panier où on les frotte avec les mains, la poussière rouge se détache, passe à travers le panier et tombe sur une toile placée au-dessous.

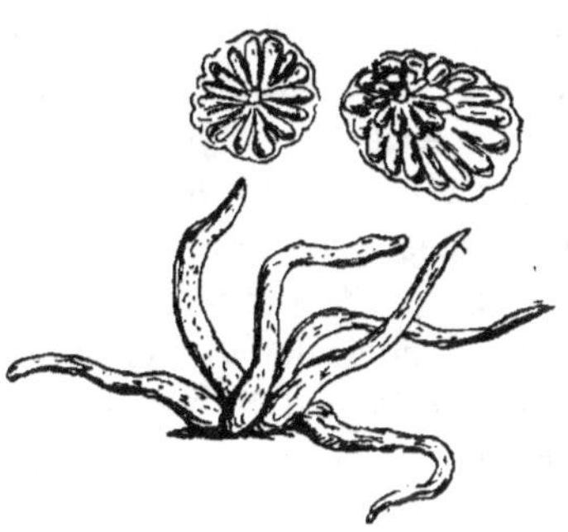

FIG. 90. — *Glandes et poils de Kamala.*

Description. — Poudre fine, mobile, d'aspect velouté, tantôt rouge terne, un peu grisâtre (K. naturel), tantôt d'un rouge brique uniforme (K. épuré, débarrassé en partie des poils) ; inodore, à peu près insipide ; flambant brusquement, à la façon du Lycopode. Dans l'eau, la poudre surnage et dégage, si l'on chauffe, une odeur aromatique ; l'eau jaunit et la poudre fonce.

Par le sulfure de carbone, l'éther, le chloroforme, la benzine, l'alcool, on enlève la résine, d'un brun rouge.

Les alcalis se colorent en rouge, les acides ne l'attaquent qu'à chaud.

Vue au microscope, la poudre de Kamala se montre formée par :

1º Des *poils*, dont on doit enlever le plus possible par le tamisage, mais il en reste toujours beaucoup.

Parfois isolés, ordinairement réunis en touffes, unicellulaires, incolores, subulés, à pointe mousse, à paroi épaisse, portés sur de petits fragments d'épiderme.

2° Des *glandes*, globuleuses et déprimées, formées de quarante à soixante cellules, renflées en massue en dehors ; toutes les pointes convergent et les cellules centrales du massif sont les plus grandes. De profil, aspect d'éventail, de face, aspect de rosace. Cuticule souvent soulevée par la sécrétion ; contenu résineux, jaune rougeâtre, homogène. On peut séparer les cellules par pression, après traitement successif par l'alcool et la potasse.

Analyse. — Le corps principal est la *Rottlérine* (ANDERSON) qu'on peut extraire à chaud par le sulfure de carbone. Elle serait identique à la *Mallotoxine* de PERKIN et à la *Kamaline* de MERCK. Elle cristallise en lamelles minces, de couleur saumon. Par action des alcalis caustiques, à chaud, elle donne de la *méthylphloroglucine* et par réduction par la soude caustique et le zinc de la *diméthylphloroglucine* (elle donne donc les mêmes produits que donnent dans les mêmes conditions la kosotoxine et la filmarone, ce qui montre que ces trois tænifuges sont des dérivés de la phloroglucine), L'*Isorottlérine* (PERKIN) ne serait que de la Rottlérine impure. — En outre, une *résine* jaune, une *résine* rouge, une substance cristallisée jaune et de la cire.

Une drogue tout à fait pure ne laisserait que 1,5 p. 100 de cendres, mais une bonne qualité peut en donner de 3 à 5 ou même 10 p. 100; on tolère ordinairement 6 p. 100.

Falsifications. — Nombreuses, malgré la netteté des caractères microscopiques. — *Amidons* torréfiés et colorés (réactions micro-chimiques). — *Carthame;* — *feuilles* pulvérisées de la plante (se distinguent facilement au microscope) ; *substances minérales* ou *terreuses :* sable, oxyde de fer, argile rouge (jusqu'à 60 p. 100) ; doser les cendres.

En jetant un peu de poudre à la surface de l'eau, le *Kamala* flotte, les impuretés minérales ou terreuses vont au fond rapidement.

Le *Kamala d'Aden*, décrit par FLUCKIGER, vient du sud de l'Arabie et de l'Afrique et est fourni par les fruits du *Flemingia congesta* ROXB (Légumineuses), c'est le véritable *Wars;* il noircit par la chaleur (vers 100°), les poils sont isolés et les glandes ont leurs cellules en plusieurs étages successifs. Il contient de la *Flémingine*, analogue mais non identique à la *Rottlérine*, des résines rouge et brun orangé et de l'*Homoflémingine*.

Emploi thérapeutique. — Purgatif, mais surtout anthelminthique; serait à la fois tænifuge et tænicide, surtout employé en Angleterre où on le considère comme égal au Kousso, or il est plus agréable à prendre que la plupart des autres tænifuges, ne provoquant ni nausées, ni coliques.

Son action propre dispense d'un autre purgatif. Il est surtout efficace contre le *Bothriocéphale*.

Formes. — Poudre, 2 grammes (enfants); 6 à 12 grammes (adultes) dans du pain azyme ou en cachets, en deux fois, à une demi-heure d'intervalle. — Teinture, 4 à 15 grammes en potion aromatisée à l'eau de menthe (DAVAINE). — Électuaire avec du Tamarin.

Très employé dans l'Inde pour la teinture des soieries en orangé.

RICIN

Origine. — *Ricinus communis* L., belle plante à variétés nombreuses : annuelle chez nous (2 m. au plus), vivace, arborescente (5 à 12 m.), dans les climats chauds. Le fruit sec, capsule tricoque, épineuse (1), s'ouvre élastiquement en projetant ses trois graines ; certaines variétés sont indéhiscentes.

Les graines sont utilisées pour l'extraction de l'huile.

---

(1) La variété *inermis* MILL. a des capsules munies de tubercules mais non épineuses.

Les feuilles palmées (*Palma-Christi*) étaient employées comme galactagogue (*intus et extra*). Elles passent pour tuer les mouches qui s'y posent et pour éloigner les moustiques.

La plante est probablement originaire de l'Afrique tropicale (DE CANDOLLE), mais cultivée de bonne heure dans l'Inde et dans tout l'Orient. Répandu sous sa forme annuelle jusque dans le nord de l'Europe, et cultivé partout. La plante et les graines qu'elle produit varient beaucoup. Dans le nord de l'Europe, la plante ne mûrit pas toujours ses graines ; la forme arborescente donne de plus grosses graines que la forme annuelle.

Récolté en grand dans l'Inde, en Amérique (sud et nord), en Syrie, en Égypte, en Algérie, au Maroc, au Sénégal, aux Açores, dans l'Afrique du Sud ; les graines venant d'Italie sont très estimées.

Pendant la guerre 1914-1918, la pénurie d'huile de ricin a amené le développement de la culture dans toutes les régions chaudes et des stocks importants sont ensuite restés pour compte aux colons.

Le Ricin est une *plante épuisante*, sa culture ne doit donc être conseillée qu'avec prudence.

Au Maroc, le service forestier a utilisé le Ricin dans la fixation des dunes, dans la région assez éloignée de la mer : les pieds vigoureux y vivent de cinq à dix ans, le Ricin s'y sème maintenant de lui-même. On peut envisager le développement de cette culture dans ces conditions avantageuses.

L'huile de Ricin était connue des Egyptiens, des Hébreux, des Grecs et des Romains.

Employée en France pendant tout le moyen âge et jusqu'au xvie siècle, puis oubliée jusqu'en 1764 où elle reparaît définitivement. La fabrication industrielle de l'huile en France date du blocus continental.

Récolte et préparation. — Les graines sont séparées des enveloppes et desséchées.

L'extraction de l'huile se fait soit dans le pays de récolte, soit plus souvent à l'arrivée. Les graines viennent surtout des Indes (production annuelle, 100.000 tonnes) et du Brésil (10.000 tonnes). Nos colonies et en particulier les colonies africaines en fournissent également, le Ricin du Sénégal, à petits grains, est très apprécié.

L'huile officinale doit être préparée par expression à froid des graines décortiquées ; elle est alors presque incolore. Industriellement, les graines, triées suivant la grosseur, sont ordinairement débarrassées des enveloppes qui représentent 30 p. 100 de la graine. Les amandes sont écrasées, puis pressées. On arrête l'expression quand le poids de l'huile est égal aux 3/10 environ du poids des graines : c'est l'*huile de première pression* (d'une acidité moyenne de 1 p. 100). Les tourteaux sont ensuite réduits en farine, chauffés et exprimés, ils donnent l'*huile de deuxième pression* (acidité moyenne, 5 p. 100) ; on obtient encore 10 p. 100 du poids des graines.

Pour épurer l'huile ainsi obtenue, on traite par l'acide sulfurique (2 à 3 p. 100) qui élimine des matières colorantes, albumineuses et résineuses, puis on la filtre sur de la terre à foulon et on l'expose au soleil pour la blanchir, enfin on désodorise par injection de vapeur d'eau.

Cette fabrication, en France, est essentiellement marseillaise.

Pour l'extraction de l'huile, les usines françaises n'emploient que la méthode par pression, à l'exclusion de la méthode aux dissolvants (1).

Divers modes de préparation donnent, avec un rendement plus considérable, des huiles âcres, fortement colorées.

Cette huile a reçu des noms divers (*Huile d'Amérique*, de *Paume-Dieu*, etc.). Le nom d'huile de Ricin est le plus général. C'est le *Castor Oil* des Anglais : ce nom vient de ce qu'à la Jamaïque, au siècle dernier, on cultivait beaucoup de Ricin qui rappelle un peu le *Vitex Agnus Castus*, *Casto* des Espagnols dont les Anglais ont fait *Castor* (d'après DE CANDOLLE).

1° GRAINES

Description. — *Dimensions* très variées suivant les sortes, 10 à 12 millimètres en moyenne, mais parfois 7 à 9, parfois 15 à 20 ;

---

(1) Par certains procédés mal connus (ébullition avec alun et sucre ?), les Chinois transforment cette huile en huile comestible.

largeur 6 à 9 millimètres ; épaisseur, 5 à 8. — *Forme générale :* ovoïde, un peu aplatie, convexe sur le dos ; avec une arête longitudinale (*raphé* de ces graines anatropes) sur la face plane.

Extrémité supérieure avec une caroncule (arille micropylaire) un peu oblique en avant, un peu bilobée, blanchâtre, charnue, complétant la ressemblance avec la Tique du chien, déjà signalée par Dioscoride ; au-dessous de cet arille, surface noire montrant le micropyle, hile immédiatement au-dessous, du hile part le raphé qui va à la chalaze, à l'autre extrémité.

Surface lisse et brillante, vernissée, variant du brun grisâtre au gris, à marbrures brun rougeâtre ou noirâtre. — Par grattage ou macération dans l'eau, on enlève cette fine membrane mar-brée et on trouve une enveloppe dure, très résistante, noire en dehors, grise en dedans. — Enfin une troisième enveloppe, mince pellicule blanche, nacrée, qui recouvre l'amande blanchâtre. Celle-ci est formée d'un volumi-neux albumen huileux contenant un embryon dicotylédoné et droit,

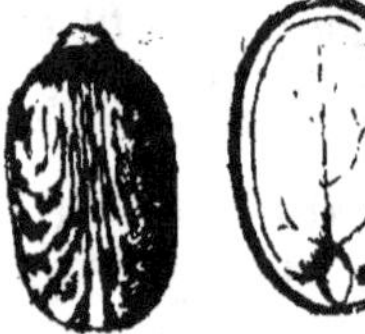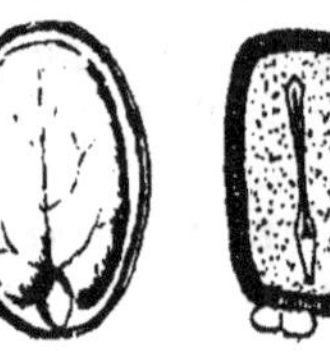

Fig. 91. — *Graine de Ricin, entière et en sections longitudinales.*

de longueur et largeur égales à celles de l'albumen, mais d'une faible épaisseur : les deux cotylédons sont plats, foliacés, char-nus, à nervures palmées déjà visibles (fig. 91).

Odeur douce. — *Saveur* huileuse, très peu âcre.

Anatomie. — Tégument très complexe : 1° assise externe séparable, formée d'un seul rang de cellules tabulaires aplaties, les unes incolores, les autres remplies d'une matière colorée plus ou moins foncée (ce qui correspond aux marbrures). Vues de face, elles paraissent polygonales et sont incrustées d'un réseau cellulo-sique particulier; 2° une couche parenchymateuse (quelques assises de cellules aplaties, à méats; 3° une assise de cellules en palissade ; 4° une assise scléreuse formée d'un seul rang de cellules en palissade, douze à quinze fois plus longues que larges, fortement colorées en brun foncé et dont les parois très épaisses montrent des plissements transversaux caractéristiques ; 5° une enveloppe interne, **zone** parenchymateuse dont les éléments aplatis contiennent de nombreux cristaux. — *Albumen* à grandes cellules polygonales contenant de l'huile et des grains d'aleurone ovoïdes renfermant chacun un globoïde et un cristalloïde.

Toutes ces particularités serviraient à caractériser les divers éléments du tourteau qui ne doit être employé que comme **engrais** mais est parfois mélangé aux tourteaux alimentaires et provoque alors de graves accidents d'empoisonnements.

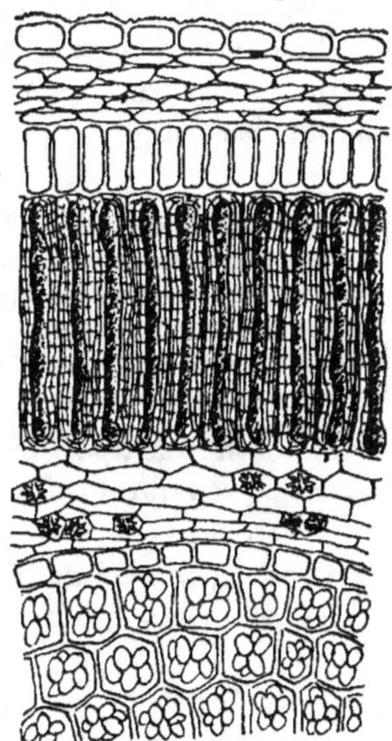

Fig. 92. — *Graine de Ricin.*
Anatomie du tégument.

Sortes. — Très nombreuses, caractérisées par la taille : gros (Amérique centrale) ; moyens (Égypte, Bombay, France) ; petits (Afrique occidentale) etc. ; ou par la couleur plus ou moins pâle (France, Syrie etc.), ou foncée (Inde, Sénégal, etc.).

Falsifications. — Inexistantes pour les graines entières, mais celles-ci pourraient être mêlées ou confondues avec celles du *Croton Tiglium* ou du *Curcas*. (Voy. page 313.)

Analyse. — Huile (v. plus loin), environ 50 p. 100 ; matières albuminoïdes 26 p. 100 ; acide malique, sucres, sels, cellulose, etc.

STILLMARCK (1889) a isolé la *Ricine* qui existe dans les graines et reste dans le tourteau et qui est problablement identique à la *Ricinone* de BÜBNOW (1887) et de DIXSON (1887). La *Ricine* est une substance extrêmement toxique dont 0 mg. 002 par kilogramme suffiraient pour tuer un lapin ; elle est capable de produire une antitoxine (*Antiricine* d'EHRLICH, 1891) ; ce serait la cause de la toxicité des graines et des tourteaux : 3 grammes de tourteau tuent un veau de 100 kilogrammes. Sa propriété d'agglutiner les globules rouges des oiseaux et des mammifères permet la recherche du ricin dans les tourteaux par la méthode des agglutinines (1) (BRIOUX et M. GUERBET, 1920). On extrait du tourteau par l'eau salée, on précipite par le sulfate d'ammoniaque et on redissout dans l'eau salée ; cette solution concentrée est utilisée sur les globules rouges de lapin en opérant à l'étuve à 37°.

La *Ricine* voit son activité détruite à 100° ; elle forme avec l'*Abrine* de l'*Abrus precatorius*, la *Crotine* du *Croton Tiglium*, la *Curcine* du *Jatropha Curcas*, etc., un petit groupe de toxines analogues aux toxines bactériennes, toxalbumoses et phytalbumoses. Elle est insoluble dans l'huile.

La *Ricinine* de TUSON (1864) que MAQUENNE et PHILIPPE (1904) ont dédoublée en alcool méthylique et acide ricinique est amère et non purgative, SPARTH et KOLLER (1923) en ont précisé la constitution : c'est le

$$3—cyano—4—méthoxy—1—méthyl—2—pyridone.$$

Il existe encore dans la graine divers enzymes dont une *lipase* qui a été l'objet de tentatives industrielles pour la préparation de la glycérine par saponification des huiles par cette lipase.

La réversibilité de l'action de cet enzyme (*lipaséidine* de NICLOUX, lipase de TANAKA) a été démontrée par ARMSTRONG.

Toxicologie. — La toxicité des graines n'a été vraiment reconnue qu'au XVIe siècle. Les cas mortels sont relativement peu nombreux, mais les accidents graves abondent (BEAUVISAGE 1894) (graines mangées par des enfants ou comme purgatif). Une seule graine, broyée et prise en émulsion, peut produire des effets purgatifs, nauséeux et émétiques ; trois ou quatre peuvent tuer un enfant ; les animaux périssent par les tourteaux de Ricin. Les graines sont déjà toxiques avant maturité. La cuisson prolongée

---

(1) En présence de tourteaux de Soja, la réaction perdrait sa valeur, le Soja contenant lui aussi une agglutinine, mais le Soja est rarement rencontré, et les tourteaux de Ricin contiennent presque toujours des téguments caractéristiques.

détruit la toxicité (CORNEVIN). On cite pourtant des cas d'immu-
nité inexpliquée. La Ricine contenue dans la graine est très toxique,
coagulant énergique du sang dans les vaisseaux (ulcérations
intestinales) agissant sur l'intestin même en injections hypodermiques, la dose mortelle pour un homme de 60 kilogrammes est
de 18 centigrammes, soit environ 3 grammes de tourteau ou une
dizaine de graines (STILLMARCK, 1889). — CORNEVIN (1897) a
montré qu'on pouvait faire disparaître la toxicité par l'épandage
des tourteaux, et vacciner les animaux par la Ricine longtemps
chauffée.

Symptômes. — Aucun mauvais goût à l'ingestion, ce qui augmente
le danger, puis douleur épigastrique, nausées, vomissements
violents, anurie, pâleur, fréquentes évacuations intestinales
d'aspect muco-sanguinolent (non constantes), crampes, tremblements, hypothermie (après période de fièvre), prostration, pouls
misérable ; mort parfois dans les convulsions.

Il y a toujours de graves lésions intestinales : taches noires,
ecchymoses, hémorragies, muqueuse décollée, etc., causées par la
Ricine ; congestion du foie et des poumons.

Premiers soins : favoriser ou provoquer les vomissements.
Émollients pour le tube digestif et stimulants généraux.

Diurétiques. Opium.

2° HUILE

Description. — Liquide épais, visqueux, limpide, incolore
ou très légèrement teinté de jaune, d'odeur fade mais très peu
marquée, de faible saveur douceâtre, puis désagréable, nauséeuse. Densité à +15°, 0,950 à 0,970. Refroidie à 0°, elle se trouble
par séparation de flocons de matière cristallisée. A —18°, elle
gèle en une masse butyreuse, jaune, transparente. Réaction acide.

Soluble en toutes proportions dans l'acide acétique cristallisable,
dans l'éther, dans l'alcool absolu ; soluble dans son volume d'alcool
à 95°, dans deux parties d'alcool à 90° ; soluble dans le benzène,
mais insoluble dans l'éther de pétrole.

Par les alcalis, savons durs, onctueux, inaltérables. A 270°, par distillation, on obtient un liquide complexe (acroléine, aldéhyde et acide œnanthyliques, etc.).

Analyse. — Contient un peu de stéarine, de palmitine, surtout de la *Ricinoléine*, glycéride de l'*acide ricinoléique* et divers autres glycérides.

On tend à admettre que l'action purgative est due à la *Ricinoléine* ou à l'*acide ricinoléique* qui est lui-même purgatif, de même que les ricinoléates alcalins.

Falsifications et essai. — Cette huile est surtout falsifiée par addition d'huiles de graines et d'huile de résine, dont le Codex prescrit ainsi la recherche : mêler 3 centimètres cubes d'huile de ricin, 3 centimètres cubes de sulfure de carbone et 1 centimètre cube d'acide sulfurique concentré ; agiter pendant quelques instants et, si l'huile est pure, le mélange ne doit pas se colorer en brun noir. (En réalité, une huile pure peut donner une légère coloration rose ou rougeâtre mais ne passant jamais au brun noir).

La solubilité complète de l'huile de Ricin dans l'alcool absolu et dans l'acide acétique permet de déceler les huiles de graines, mais l'huile de résine a la même solubilité.

On peut aussi avoir une huile de Ricin mêlée avec une huile de graine additionnée de quelques gouttes d'huile de Croton pour renforcer l'action purgative.

Dans un tube à essai contenant 7 à 8 centimètres cubes d'eau, on met un peu de grenaille de zinc et on verse au-dessus de l'eau un mélange de 10 centimètres cubes d'huile et 5 centimètres cubes d'alcool ; par un tube effilé, on fait arriver sur le zinc quelques gouttes d'acide sulfurique et au bout de quelques instants on perçoit s'il y a lieu l'odeur d'ananas caractéristique de l'huile de Croton, l'acide crotonique réduit par l'hydrogène naissant a donné de l'acide butyrique d'où la formation de butyrate d'éthyle.

Emploi thérapeutique. — Purgatif doux et sûr. Ingérés à jeun, 10 à 30 grammes produisent en trois ou quatre heures une ou plusieurs selles abondantes, sans coliques ; avec 30 à 50 grammes, les effets se continuent pendant cinq à six heures. Cette huile ne produit aucune irritation intestinale. A l'aide des rayons X, on a constaté qu'elle augmentait les contractions de l'intestin grêle et du gros intestin (LEBON).

C'est le purgatif de choix au cours de la grossesse.

A doses souvent répétées, elle amène l'anorexie, un état saburral et même de la fièvre.

Son action serait une sorte d'indigestion, sans effet spécial sur la muqueuse.

Formes. — 10 à 15 grammes (enfants) ; 30 à 50 grammes (adultes) ; en dissimulant souvent sa saveur écœurante à l'aide d'excipients divers (Bière, Café, Jus d'Orange, etc.). — BOUCHARDAT et CHOMEL, SOULIER ont prétendu que 10 grammes purgeaient aussi bien que 30 grammes à condition de les prendre avec très peu de liquide et de ne rien boire pendant deux heures.

En lavement, doses plus fortes nécessaires.

L'huile de Ricin entre dans la préparation du Collodion élastique, auquel elle donne de la souplesse, du Liniment de Rosen, du Sparadrap de cantharidate de potasse.

Usages industriels : de plus en plus importants ; en dehors de l'emploi pour la fabrication des savons de toilette transparents, pour l'assouplissement des cuirs en mégisserie, sous forme de sulforicinate dans les filatures, le tissage, la teinturerie, etc., les deux emplois principaux sont comme lubrifiant et comme combustible.

C'est le lubrifiant de choix pour les moteurs d'aviation et son emploi s'étendra avec le développement des moteurs à explosion ou à combustion.

C'est un combustible excellent dont des essais concluants justifient l'emploi concurremment avec les fuels-oils et les gas-oils dans les moteurs à combustion interne.

CROTON

Petit Pignon d'Inde. — Graine de Tilly.

Origine. — *Croton Tiglium* L. Arbuste ou petit arbre, atteignant 4 à 5 mètres de haut ; propriétés énergiquement purgatives ; bois (Bois de Pavane) et surtout feuilles autrefois très employés et fort actifs.

Le fruit est une capsule à trois coques monospermes, de la grosseur d'une noisette, glabre, à trois côtés déprimés.

L'arbre fournit un kino renfermant 65 p. 100 de tanin (Hooper, 1905).

Originaire de l'Inde, Extrême-Orient, Malaisie, etc. Introduit aux Mascareignes et en Amérique (Antilles). Récolté en Indo-Chine, à Malacca, à Ceylan, aux Moluques et surtout à Amboine.

Employé de tout temps dans l'Inde ; en Europe, l'emploi thérapeutique date du XVIIe siècle, il fut ensuite abandonné et n'a été repris que lors de la préparation de l'huile en Europe, le produit venant de l'Inde étant d'une pureté souvent douteuse.

Récolte et préparation. — Les graines mûres sont récoltées, séchées et expédiées en Europe surtout par Bombay.

L'extraction de l'huile se fait :

1º *par expression*, soit après séparation des enveloppes et torréfaction (procédé indien donnant huile peu active), soit après broyage de la graine entière (procédé industriel), par compression entre des plaques de fer chauffées. — On filtre après repos de quinze jours ;

2º *par lixiviation à l'éther* de d. = 0,758 (1). — On évapore ou on distille ensuite l'éther (V. Codex 1884).

Par expression, l'huile est limpide, jaune clair, fluorescente,

---

(1) L'éther de d = 0,758 du Codex de 1884 correspond au mélange de 300 grammes alcool à 90º et 700 grammes éther rectifié indiqué pour l'épuisement des graines de Croton par le Codex de 1908.

légèrement visqueuse. — Par lixiviation, elle est plus épaisse, plus filante, plus colorée, plus acide.

GRAINE

Description. — *Forme :* analogue à celle du Ricin, ovoïde un peu aplatie. — *Dimensions :* 10 à 13 millimètres de long sur 7 à 9 de

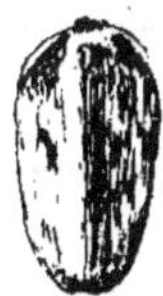

Fig. 93. — *Graine de Croton.*

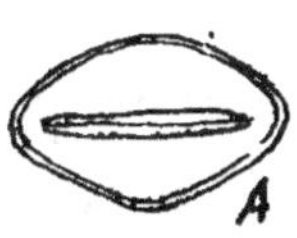
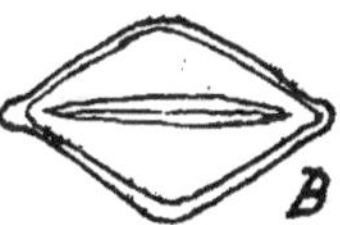

Fig. 94. — *Sections transversales.* A, du Ricin. — B, du Croton.

large et 6 à 8 d'épaisseur. — *Face ventrale* avec arête assez marquée (raphé). — *Face dorsale* convexe, très légèrement anguleuse. — Bords assez anguleux constituant deux nervures nettes du sommet à la base où elles forment deux petites saillies caractéristiques, — *Caroncule* presque toujours tombée. — *Surface* jaune sale, terreuse, mate, souvent noire par places ou complètement parce que par le frot-

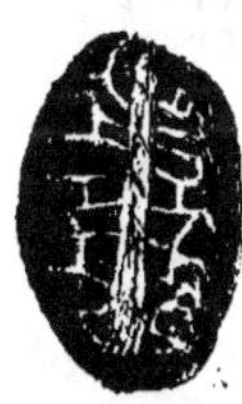

Fig. 95. *Graine de Curcas.*

tement des graines les unes sur les autres, tout ou partie du tégument externe est enlevé. La pellicule externe, mince et fragile, contient une substance âcre, aussi la poussière des bocaux où les graines sont conservées est fortement sternutatoire.

Au-dessous, coque noire, cassante et dure, doublée intérieurement d'une pellicule mince et délicate. Amande semblable à celle du Ricin.

Odeur nulle, s'il n'y a pas de poussière. — *Saveur* douceâtre, puis bientôt âcre et brûlante (à n'expérimenter qu'avec les plus grandes précautions).

Anatomie. — Parallèle à celle du Ricin. L'assise externe du tégument a des cellules à parois assez épaisses, avec matière colorante jaune dans toutes les cellules.

L'enveloppe scléreuse, dure, a des cellules analogues à celles du Ricin, mais plus larges et moins allongées.

Falsifications et confusions. — Les graines du *Jatropha Curcas* (1) L. (*Curcas purgans* ADAMS). Gros Pignon d'Inde, Médicinier, Purgère ou Pulghère (Amérique du Sud, Inde, Côte occidentale d'Afrique) sont parfois substituées à celles de Croton.

GRAINES DE	RICIN	CROTON	CURCAS
Dimensions.......	Très variables.	Celles des petits Ricins .	Celles des plus gros Ricins
Section transversale...........	Ovale, légèrement anguleuse sur une face.	Vaguement tétragonale.	Ovale, à peine anguleuse sur la face ventrale.
Bord...........	Arrondi.	A 2 nervures fines.	Arrondi.
Caroncule........	Développée, rarement absente.	Presque toujours absente.	Affaissée, peu visible.
Surface.........	Lisse, brillante, gris marbré de brun ; pellicule superficielle adhérente.	Mate, jaunâtre avec régions noirâtres ; pellicule superficielle fragile.	Noirâtre, aspect craquelé par lignes jaunâtres nombreuses.
Consistance du tégument........	Fragile.	Plus dur.	Très dur.

Analyse. — Les graines de Croton contiennent environ 50 p. 100 d'huile grasse et des matières résineuses qu'on retrouve

---

(1) Ces graines donnent une huile qui a des propriétés purgatives et drastiques, X à XII gouttes produisent le même résultat que 30 grammes d'huile de Ricin. Peu utilisée en médecine (sauf en Amérique), cette huile sert à la fabrication de savons durs et pour l'éclairage ; en Chine, on en fait un excellent vernis par ébullition avec l'oxyde de fer. La graine contient des phytalbumoses (*Curcine*) analogues à la *Ricine*. Divers empoisonnements se sont produits au Havre en 1923, causés par ces graines trouvées sur les quais (par ingestion de 10 à 15 semences). (LOIR et LEGANGNEUX.)

dans l'huile. Ainsi que le Curcas (1), le Croton contient des albumoses toxiques, analogues à la Ricine (STILLMARCK). Celles du Croton sont la Croton-albumine et la Croton-globuline souvent réunies sous le nom de *Crotine*, poison protoplasmique, agglutinant du sang, perdant ses propriétés par la chaleur.

HUILE

Description. — A la température de 15°, l'huile de Croton est un liquide oléagineux, entièrement limpide, ne déposant pas, même par un repos prolongé.

Couleur jaune, tirant sur le brun. — Huile siccative, s'épaississant à l'air et cependant rancissant vite. — *Odeur* faible, désagréable ; *saveur* très âcre et brûlante ; se congèle complètement à —7° ; réaction acide (rougit le papier de tournesol humecté avec de l'alcool).

Soluble dans l'éther, le sulfure de carbone, le chloroforme, soluble en toutes proportions dans l'éther de pétrole en donnant des liqueurs complètement limpides.

Partiellement soluble dans l'alcool ordinaire (environ les deux tiers) en donnant une solution active et en laissant un résidu inactif ; l'huile ancienne est plus soluble (résinification).

1 volume d'huile dissout 0 vol. 8 d'alcool absolu en donnant un mélange limpide à + 15°.

En présence d'une plus grande quantité d'alcool absolu, le mélange fraîchement agité est trouble, cependant l'alcool absolu dissout au moins 1/10ᵉ de son volume d'huile à + 15°. (Propriétés particulières de solubilité dues à la présence de résines, d'acides-alcools, d'acides gras libres.)

D à + 15°, de 0,940 à 0,950. — L'indice de réfraction à + 15° est compris entre 1,4787 et 1,4795 ; l'indice de saponification entre 200 et 215, l'indice d'iode entre 103 et 108, l'acidité (en acide

---

(1) Les phytalbumoses du Curcas (Curcine) seraient surtout localisées dans l'embryon, puisqu'en enlevant ce dernier on atténue beaucoup la toxicité de la graine.

oléique) peut atteindre 8 p. 100, le pouvoir rotatoire, dextrogyre, est voisin de + 9° au tube de 20 centimètres à + 15°.

Une goutte qui tombe de 2 à 3 millimètres de haut sur l'eau s'étale brusquement en formant des cercles concentriques irisés ; l'huile de Ricin s'étale plus lentement (SIGALAS).

Par l'hydrogène naissant, en présence d'alcool et d'huile de Croton, on perçoit l'odeur d'ananas (butyrate d'éthyle).

Sortes. — L'huile française (par lixiviation) plus épaisse et plus colorée est beaucoup plus active, celle de l'Inde, venant par l'Angleterre, est plus claire et souvent falsifiée.

Analyse. — Très complexe : palmitine, stéarine, myristine, laurostéarine, acides crotonique, angélique, acétique, butyrique, valérique, tiglique. — Le *Crotonol* est un liquide visqueux, huileux, vésicant, mal connu, qu'on en extrait ; on lui a attribué le principe vésicant, puis à l'*acide crotonoléique*, mais ce dernier paraît être un mélange complexe d'acides gras inertes et seulement d'une petite partie vésicante ; on sépare celle-ci par précipitation fractionnée à l'état de sel de plomb, c'est la *résine de Croton*, à très grand pouvoir vésicant. Elle se ramollit entre 80° et 90°, est peu soluble dans l'eau, soluble en toutes proportions dans les solvants organiques, sauf les pétroles légers (BOEHM). C'est elle qui donne à l'huile l'activité optique ; en enlevant la résine par l'alcool méthylique, l'huile qui reste est optiquement inactive.

Falsifications. — Assez fréquentes : huile de Ricin, huile de Curcas, etc., elles seront décelées par l'examen des constantes physiques et par la solubilité dans l'alcool absolu.

Parfois, on substitue à l'huile de Croton une huile quelconque additionnée de résine d'Euphorbe; cette mixture donne une solution alcoolique qui précipite par l'eau. On peut également avoir à rechercher l'huile de Croton dans une huile (v. huile de Ricin).

COMTE (1916) indique la réaction suivante pour caractériser chimiquement l'huile de Croton dans le petit groupe des huiles denses solubles dans l'alcool :

Traiter l'huile de Croton par le double de son volume d'alcool absolu, faire couler un peu de la solution limpide dans un tube de verre sur une solution très concentrée de soude ou de potasse, porter pendant 30 secondes le tube au bain-marie bouillant, retirer et mettre au repos ; on constate au point de contact la formation d'un bel anneau rouge brunâtre ou rouge violacé suivant la provenance ou l'ancienneté de l'huile.

Action physiologique et toxicologie. — Un des plus puissants révulsifs connus. *Sur la peau*, on observe : 1° cuisson et rubéfaction; 2° vésicules; 3° transformation en pustules; 4° dessiccation des pustules ; 5° desquamation.

Effet assez lent (vingt-quatre heures avant l'apparition du pus) et toujours superficiel. Les croûtes tombent sans laisser de cicatrices, sauf si les doses ont été trop fortes ou répétées. Sur la peau durcie (vergetures, cicatrices, pelade, œdème dur, etc.), l'action est presque nulle, enfin certains sujets sont réfractaires.

A l'intérieur, purgatif énergique à très faible dose (de 1/2 goutte à 2 gouttes) et d'effet rapide (en une demi-heure à une heure). On provoque ainsi de cinq à dix selles d'abord solides, puis aqueuses, avec des coliques plus ou moins violentes, des gargouillements et une sensation de cuisson anale.

A dose plus élevée, au delà de 2 gouttes, il se produit une violente inflammation intestinale et des accidents toxiques, choifériformes : vomissements violents, selles abondantes, parfois même convulsions, cyanose, sueur froide, collapsus et mort, 10 à 20 graines tuent un cheval.

Premiers soins. — Évacuer au plus tôt. — Émollients pour le tube digestif. — Frictions énergiques. — Alcool. — Bains chauds. — Lait. — Opium. — Traitement du choléra.

Emploi thérapeutique. — *Comme révulsif :* sciatique, arthrites, rhumatisme, bronchites, pneumonies, entérite, péritonite, etc. Indiqué quand on a besoin d'une action énergique sur la peau.

Sur le ventre, on garantira l'ombilic avec un carré de sparadrap.

La glycérine ou l'amidon apaisent les démangeaisons et activent la guérison.

Comme drastique : dans la constipation opiniâtre ayant résisté aux autres purgatifs et résultant d'un défaut de contractilité de l'intestin.

Ce dérivatif puissant peut aussi être utile dans les maladies du cerveau ou de la moelle épinière.

Contre-indications : inflammation intestinale, maladies vésicales, hémorroïdes, grossesse, etc.

Son extrême toxicité et ses effets violents font que l'huile de Croton est rarement utilisée et demande beaucoup de prudence dans son administration et son emploi.

Formes. — *A l'extérieur :* VI à VIII gouttes en frictions, ordinairement diluées dans l'huile d'Olive ou d'Amandes douces. — Éviter de la toucher. — Oindre une surface moindre que celle où l'on veut produire l'éruption.

Entre dans des liniments révulsifs complexes et dans le *Topique à l'huile de Croton* (vétér.)

A l'intérieur : une goutte correspond à 30 grammes d'huile de Ricin. — On dilue dans de l'huile, ou par une émulsion ou on divise en pilules avec de la mie de pain (on évite, avec les pilules, le principal inconvénient, la saveur). Toujours bien diviser.

EUPHORBE

Résine d'Euphorbe. — Euphorbium.

Origines. — Résine (latex desséché) de l'*Euphorbia resinifera* BERG., espèce cactiforme de 2 mètres et plus de haut, à tige épaisse, quadrangulaire, sans feuilles développées, verte en haut, brunâtre en bas, et d'où sort le latex à la moindre piqûre.

Les quatre angles saillants des rameaux portent de loin en loin des *coussinets* brunâtres, subtriangulaires, ovalaires, armés de quatre épines, deux très courtes (souvent peu visibles), aux angles supérieurs, deux plus longues aux angles inférieurs (stipules épineuses, qui se retrouvent souvent dans la drogue).

Les laticifères abondent dans le parenchyme cortical, plus serrés au voisinage du liber, très nombreux dans les coussinets ; quelques-uns dans la moelle.

Africaine comme les autres Euphorbes cactiformes, *E. resinifera* croît au Maroc, en abondance dans le haut bassin de l'Oum-er-Rebia et dans tout le massif des Entifa.

Extraite principalement autour de Tanant, la résine s'exporte par Mogador.

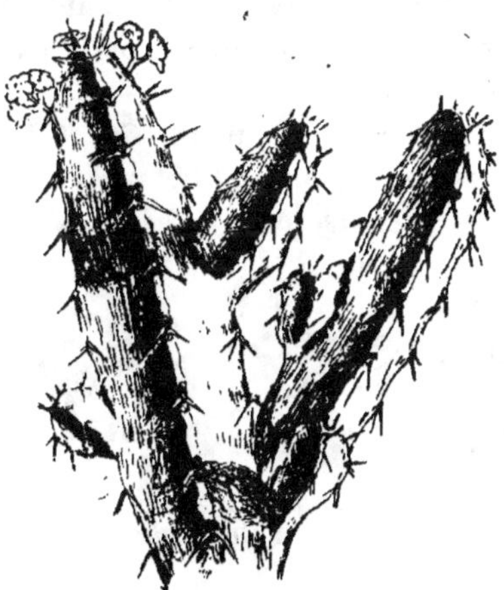

Fig. 96. — *Rameau d'*Euphorbia resinifera.

Historique. — Dioscoride

et Pline savaient que cette drogue provenait de l'Atlas, mais l'origine botanique ne fut connue que très tard.

D'abord attribuée (Jackson) à *E. canariensis* L., à tiges quadrangulaires mais à épines courtes ; mais l'examen des débris végétaux, fleurs, graines et épines, trouvés dans la drogue fit écarter cette détermination (1849) et Berg créa (1863), avec ces seuls débris, l'espèce *resinifera* qui fut ensuite récoltée par Grace et envoyée par le consul anglais Cartensen. Curieux exemple d'une plante nommée et décrite exactement avant d'avoir été vue !

Récolte et préparation. — Les Marocains obtiendraient la

résine par de multiples incisions pratiquées sur les branches de la plante. Il s'écoule en abondance un latex blanc, visqueux, d'une extrême âcreté ; une partie tombe sur le sol, le reste se concrète sur la plante elle-même, en se moulant plus ou moins sur les épines et les inflorescences. De grandes précautions sont nécessaires pour protéger les yeux de l'action irritante de la drogue, les collecteurs se couvrent la bouche et les narines.

La résine d'Euphorbe arrive dans des sacs mêlée à beaucoup d'impuretés : fragments de la plante, terre, etc.

Description. — *Larmes* irrégulières, arrondies ou anguleuses, de 1 à 2 centimètres de long et un peu moins larges, souvent en tronc de cône, d'ordinaire parcourues par une cavité, fréquemment double au sommet, et dans laquelle on peut trouver un petit axe ligneux (stipule épineuse ou pédoncule).

Base assez large, souvent à bord mince, déchiqueté. Çà et là, dépressions irrégulières. — *Couleur* jaune-brun clair, mate. — *Aspect* cireux, demi-translucide. — *Consistance* assez friable, cassante, pourtant assez molle pour être coupée au couteau. — *Odeur* faible à froid, désagréable à chaud, irritante. — *Saveur* d'abord faible, puis âcre et même corrosive. — *Poudre* jaunâtre, mate, amorphe, irritante, provoquant facilement le larmoiement, l'éternuement et la toux.

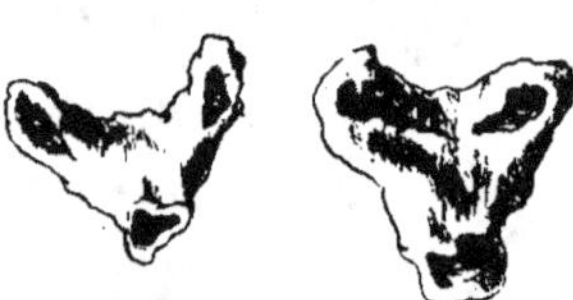

Fig. 97. — *Résine d'Euphorbe.*

Partiellement soluble dans l'alcool à 90° (62 p. 100), dans l'éther (52 p. 100) et dans l'eau (32 p. 100), mais presque entièrement soluble dans l'acide acétique.

L'éther de pétrole en dissout 36 p. 100. Cette solution filtrée donne, au contact de l'acide sulfurique renfermant 1 goutte d'acide azotique pour 20 centimètres cubes, une zone rouge sang. Par agitation, cette coloration se communique à l'acide et persiste un ou deux jours avant de passer au brun. (*Réaction d'identité* due à l'*Euphorbone.*)

Analyse. — Le produit ne renferme ni gomme, ni essence, ce n'est donc pas une gomme-résine comme on l'a cru longtemps.

0,7 p. 100 d'*acide euphorbique*, soluble dans le carbonate d'ammoniaque ; 40 p. 100 d'*Euphorbone* et 21 p. 100 d'un autre résène amorphe l'*Euphorborésène* ; 25 p. 100 de malates (toutes les plantes grasses contiennent du malate de chaux); du *mucilage* soluble dans l'eau ; un *principe* extrêmement *âcre*, soluble dans l'alcool, un peu de tanin et de caoutchouc.

Action physiologique et toxicologie.

— La Résine d'Euphorbe est un rubéfiant énergique, qui peut devenir vésiculant ou vésicant, mais elle n'est cependant pas aussi active que la Cantharide. Insoluble dans les corps gras, elle agit moins sur la peau. L'adjonction d'Euphorbe au vésicatoire prolonge et augmente l'action en diminuant l'intoxication (SOULIER).

A l'intérieur, drastique et toxique à dose élevée (gastro-entérite, vomissements, arythmie, convulsions). — Sternutatoire des plus énergiques. — La poudre, respirée dans les manipulations, peut donner de l'hémoptysie; la conjonctivite et même la kératite s'observent souvent. Les propriétés irritantes et toxiques du latex d'Euphorbe sont suffisantes pour permettre l'emploi comme poison de flèches chez les Lukarets (A. SAPIN, 1905).

Emploi thérapeutique et formes.

— L'usage interne est abandonné avec raison. — La teinture (à 1/5 par l'alcool à 80°) est utilisée à l'extérieur (1 à 2 gr. sur un emplâtre), pour produire la vésication.

La résine entre dans diverses préparations vétérinaires, comme *l'onguent vésicatoire vétérinaire.*

En Angleterre, on la mêle à la peinture dans le revêtement de la coque des navires ; elle éloigne les animaux qui rongent le bois immergé.

Les Arabes emploient peu la Résine d'Euphorbe ou *Forbion,* trop dangereux pour l'usage interne si ce n'est comme anesthésique contre les maux de dents et comme purgatif en mélange avec d'autres drogues qui en amoindrissent la causticité. Ils emploient le miel butiné par les abeilles sur l'*Euphorbia resinifera* comme remède guérissant rapidement la blennorragie.

De nombreuses espèces d'Euphorbes contiennent un latex âcre de composition analogue (HENCKE, 1886) ou peuvent être utilisées à divers titres :

Les GRAINES D'EPURGE, qui ressemblent à de petites graines de Ricin, proviennent d'une espèce européenne, l'*E. Lathyris* SCOP., elles ont des propriétés drastiques et constituent un purgatif populaire dangereux. — Huile purgative à la dose de 20 à 25 gouttes. — Tourteaux toxiques.

L'*E. Ipecacuanha* L., espèce américaine, a une racine vomitive qui est un faux Ipéca.

L'IPÉCA DE SAINT-DOMINGUE est constitué par les racines vomitives du *Pedilanthus tithymaloïdes* POIT. (= *Euphorbia myrtifolia* LAMK.), la plante est utilisée comme emménagogue et antisyphilitique.

L'*E. pilulifera* L. est une espèce des régions équatoriales. On récolte les parties aériennes (tiges feuillées, fleuries et partiellement fructifiées). Tiges grêles et arrondies portant des feuilles opposées, dentées, brièvement pétiolées, oblongues, lancéolées, mesurant 2 à 4 centimètres de long, vert sombre, souvent tachées de rouge ; tiges et feuilles sont poilues.

Les minuscules capsules tricoques contiennent dans chaque loge une seule graine tétragonale et ridée.

La drogue est surtout exportée de l'Inde ; les feuilles sont fréquemment brisées.

L'étude chimique a été faite par F. B. POWER et H. BROWNING (1913) sur 20 kilogrammes de plante sèche récoltée dans les îles Fidji, mais n'a pas permis d'isoler de principe ayant l'action physiologique de la drogue : on croit à l'existence d'un glucoside toxique, qui amène l'arrêt des mouvements respiratoires et cardiaques.

Antidyspnéique employé dans les accès causés par l'asthme, l'emphysème et la bronchite chronique ; ne réussit pas dans les dyspnées d'origine cardiaque.

ARTAULT DE VEVEY a constaté (1908) qu'une de nos Euphorbes indigènes, l'*E. Peplus* L. aurait les mêmes propriétés que l'*E. pilulifera*, mais avec une plus grande activité, tenant peut-être à ce que nous disposons d'une plante plus fraîche.

L'*E. Peplus* est une petite plante annuelle, à port dressé, très abondante dans les jardins et les lieux cultivés. Les feuilles caulinaires sont pétiolées et alternes, celles situées sous les inflorescences sont sessiles et opposées ; feuilles entières, obovales. Inflorescences en ombelles ordinairement à trois branches plusieurs fois bifurquées ; graines de 1/2 millimètre, gris perle, hexagonales, avec sillons et fossettes.

Le principe actif est soluble dans l'eau et dans l'alcool, on peut donc employer la plante en décoction, teinture ou extrait comme l'*E. pilulifera*; par exemple, en décoction obtenue avec 5 grammes de plante sèche pour 1 litre d'eau, après un quart d'heure d'ébullition, le volume étant ramené au litre ; trois ou quatre grandes tasses à thé par jour du décocté filtré.

La drogue aurait une action élective sur les dyspnées d'origine pulmonaire ou pneumo-gastrique.

CAOUTCHOUC

Substance contenue dans de nombreux latex dont un certain nombre seulement ont pu être pratiquement utilisés. Ils appartiennent à diverses familles, mais ce chapitre contiendra l'étude des Caoutchoucs quelle qu'en soit l'origine ; l'espèce de beaucoup la plus importante parmi les végétaux producteurs est d'ailleurs une Euphorbiacée, l'*Hevea brasiliensis*.

Le Caoutchouc industriel n'est produit que par les familles à laticifères inarticulés : EUPHORBIACÉES, URTICACÉES-ARTOCARPÉES, APOCYNACÉES et ASCLÉPIADACÉES ; les COMPOSÉES sont cependant représentées par l'exploitation occasionnelle d'une espèce.

Dans ces diverses familles, les principaux genres et espèces utilisés sont :

Euphorbiacées.

Hevea brasiliensis Mull. Arg. (Caoutchouc Para. — Brésil ; et Caoutchouc d'Indo-Malaisie) ; *H. guyanensis* Aublet et divers ; *Manihot Glaziovii* Mull. Arg. (Caoutchouc Céara. — Brésil) et divers ; *Euphorbia Intisy* Drake (Caoutchouc Intisy. — Madagascar) ; *E. Pirahazo* Jumelle et divers ; *Micrandra siphonioides* Benth (Caoutchouc Tapuru. — Brésil) ; *Sapium tolimense* Hort. (Caoutchouc Caucho blanco. — Équateur, Colombo), etc.

Urticacées. — Artocarpées.

Ficus elastica Roxb. (Assam. Birmanie) ; et divers.
Castilloa elastica Cervant. (Caoutchouc Caucho. — Amérique centrale).

Apocynacées.

1° Lianes. — Les plus importantes sont des *Landolphia* : *Landolphia Heudelotii* D C, *L. owariensis* Pal. de Beauv., *L. Klainei* Pierre, *L. Kirkii* Dyer, etc. (Caoutchouc de lianes. — Afrique).

L. Thollonii Dewevre, *L. humilis* Schlecht., *L. Henriquesiana* (Caoutchouc des herbes, ou des racines) ; *L. Perrieri* Jumelle, *L. sphœrocarpa* Jumelle, *L. Mandrianambo* Pierre qui appartiennent à la flore de Madagascar...

En outre, *Parameria glandulifera* Bentham, *Xylinabaria Reynaudi* Jumelle, etc. (du Tonkin et du Laos) ; *Willughbeia firma* Blume (Malaisie).

2° Arbres. — *Fontumia elastica* Stapf. (Afrique occidentale et centrale) ; *Mascarenhasia elastica* K. Schumann (Caoutchouc Guidroa, Madagascar) ; *Hancornia speciosa* Gomez (Caoutchouc Mangabeira ou Pernambouc, Brésil) ; *Dyera costulata* (Caoutchouc Djelutong, Malaisie).

Asclépiadacées.

Ne fournissent qu'un Caoutchouc ordinairement de médiocre qualité.

Cryptostegia madagascariensis Bojer (Caoutchouc Lombiro. — Liane) ; *Marsdenia verrucosa* Decaisne (Arbrisseau, Caoutchouc Bokalahy) et quelques autres sont de Madagascar ; *Raphionacme utilis* (Bitinga) est de l'Angola.

Composées.

Parthenium argentatum (1) Asa Gray (Caoutchouc Guayule. — Mexique).

Bon nombre de ces espèces n'ont plus qu'un intérêt historique, celles qui présentent actuellement un intérêt économique sont beaucoup moins nombreuses.

Historique. — Le mot « caoutchouc » vient de *Caûchû*, du nom donné par les Indiens Cambibas du cours supérieur des Amazones à cette substance qu'ils extrayaient de l'*Hevea* depuis des temps reculés. Les Mexicains le connaissaient également : Pierre Martyr d'Anghiera le mentionne vers 1525 ; en 1524, Sahagun parle de cette matière élastique qui provient d'un arbre appelé « Ulequahuitl » (probalement le *Castilloa elastica*) et Torquemada donne à ce sujet des renseignements plus précis : l'Ulequahuitl fournissant par incisions un lait qui, par évaporation ou par traitement à l'eau bouillante, donne une matière avec laquelle on confectionne des objets divers (balles, cuirasses, chaussures, vêtements imperméables).

En 1723, une lettre du P. de la Neuville indique les propriétés

---

(1) Dans cet arbre nain, le Caoutchouc se forme dans les cellules bordantes des canaux sécréteurs, dans les cellules ordinaires du parenchyme (écorce, rayons médullaires et moelle), de la tige et de la racine, ainsi que dans le parenchyme du bois (Jumelle).

de cette substance. — En 1736, LA CONDAMINE, en mission astronomique au Pérou, envoie à l'Académie des Sciences quelques échantillons de « Cahûchû » et une note paraît sur ce sujet dans les *Mémoires* de l'Académie en 1751. A la même époque, FRESNEAU envoyait à LA CONDAMINE, rentré en France, de nouveaux échantillons d'objets fabriqués par lui avec cette substanee recueillie à la Guyane, et précisait la méthode de récolte par incisions et de coagulation par la fumée. L'arbre était l'*Hevea guyanensis* qu'AUBLET décrivit en 1762. On découvrit plus tard les caoutchoucs d'Asie, puis enfin ceux d'Afrique.

En 1770, PRIESTLEY signale la propriété du Caoutchouc d'effacer les traces de crayon sur le papier et ce fut pendant quelque temps son seul usage (c'était l'Indià rubber, ou « frotteur indien »).

GROSSART (1791) indique à l'Académie de Dijon divers procédés de fabrication d'objets de caoutchouc, destinés à des usages médicaux ou pharmaceutiques, et CHAMPION (1811) tente de faire des couvertures imperméables, HANCOCK (1821) installe aux environs de Londres la première usine pour le traitement et le laminage du Caoutchouc et produit la « feuille anglaise » par un procédé à la scie encore en usage aujourd'hui.

En 1823, MAC INTOSH crée véritablement l'industrie du caoutchouc par son procédé d'imperméabilisation des tissus, et, en 1828, la première usine de Caoutchouc français est installée à Saint-Denis, près de Paris.

En 1840, l'Américain GOODYEAR remarqua par hasard qu'un morceau de Caoutchouc mêlé de soufre et ayant subi l'action de la chaleur ne perdait plus son élasticité par le froid : la *vulcanisation du Caoutchouc* était découverte (1) et ce fut une véritable révolution industrielle.

Enfin, en 1851, MOREY indiqua la préparation du Caoutchouc durci ou *ébonite*, ce qui augmenta les possibilités d'emploi.

---

(1) HANCOCK ayant acheté et analysé les échantillons envoyés en Europe par GOODYEAR, découvrit ainsi le rôle du soufre et prit un brevet en 1843, décrivant sous le nom de *vulcanisation* l'opération que GOODYEAR avait appelée *métallisation*. Ce dernier perdit ainsi le bénéfice de sa découverte.

Les applications devinrent si nombreuses qu'en 1857 le nombre de brevets délivrés en Angleterre formait au « Patent office » un volume de plus de 700 pages in-8°, mais c'est de nos jours surtout que se sont considérablement accrus les besoins industriels, en particulier par le développement de l'automobile.

Culture. — Après avoir recherché tous les végétaux susceptibles de fournir du Caoutchouc, on s'est adressé à la culture qui a donné en vingt-cinq ans les résultats considérables que montre le tableau suivant. Cette culture se limite de plus en plus à un seul arbre, l'*Hevea brasiliensis*, nettement supérieur à tous les autres arbres à Caoutchouc.

ANNÉES	CAOUTCHOUC SAUVAGE		CAOUTCHOUC DE PLANTATIONS	TOTAL	POURCENTAGE du C. DE PLANTATIONS
	BRÉSILIEN	AUTRE			
1900	26.750 tonnes	27.136 tonnes	4 tonnes	53.890 tonnes	—
1905	35.000 —	27.000 —	145 —	62.145 —	—
1910	40.800 —	21.500 —	8.200 —	70.500 —	12 %
1915	37.220 —	13.615 —	107.867 —	158.702 —	68 %
1916	36.500 —	12.448 —	152.650 —	201.598 —	76 %
1917	39.370 —	13.258 —	213.070 —	265.698 —	80 %
1918	30.700 —	9.229 —	215.950 —	296.579 —	86 %
1919	34.825 —	7.350 —	285.225 —	326.860 —	87 %
1920	30.790 —	8.125 —	304.816 —	343.731 —	89 %
1921	18.429 —	3.000 —	300.592 —	322.021 —	98 %
1922	22.696 —	3.000 —	382.979 —	408.675 —	93 %
1923	28.000 —	3.000 —	383.000 —	414.000 —	90 %
1924	24.000 —	5.000 —	405.000 —	434.000 —	91 %
1925	25.000 —	6.000 —	469.000 —	500.000 —	94 %

En 1920, la superficie totale des plantations était de 1.300.000 hectares dont 900.000 en pleine production ; la Malaisie britannique représente un peu plus de la moitié de ces chiffres, les Indes néerlandaises environ le quart.

Plus de trois milliards de francs-or sont engagés dans ces cultures d'*Hevea* en Indo-Malaisie.

En Indo-Chine, grâce à l'initiative du pharmacien de marine RAOUL (1897), près de 35.000 hectares sont actuellement plantés en *Hevea* (production de 1923 : 5.590 tonnes).

Enfin, la culture de l'*Hevea* paraît devoir se développer aux Philippines, au Brésil, en Guyane.

Les premières tentatives de culture ont été faites avec le *Castilloa elastica*, le *Manihot Glaziovii*, le *Ficus elastica* et l'*Hevea brasiliensis.*

Actuellement, c'est l'Hevea qui est le seul cultivé dans toute l'Indo-Malaisie où il a admirablement réussi et a donné de si prodigieux résultats que le caoutchouc sauvage américain et africain est en voie de disparition : la culture tue la cueillette.

PRINCIPAUX MARCHÉS. — Avant 1910, le plus grand fournisseur de Caoutchouc du monde était le Brésil : *Manaos*, sur l'Amazone, à 1.500 kilomètres de la mer, recueillait tout le Caoutchouc de l'intérieur et *Para*, près des embouchures du fleuve, était le port d'exportation.

En Afrique, toute une série de ports (entrepôts plutôt que marchés) centralisaient le Caoutchouc acheté à l'intérieur avant le transport en Europe : Saint-Philippe de Benguella pour l'Angola, Matadi pour le Congo belge, Libreville pour le Gabon, Douala pour le Cameroun, Lagos pour la Nigeria, Porto-Novo pour le Dahomey, Lome pour le Togo, Grand-Bassam pour la Côte d'Ivoire.

Le premier marché d'importation était Liverpool, qui recevait (1912-1913) plus de 57 p. 100 de la récolte mondiale ; les autres marchés étaient Le Havre et Bordeaux, Anvers, Rotterdam, Hambourg et Lisbonne.

Actuellement, les grands marchés d'exportation sont en Extrême-Orient : ce sont les ports des grandes zones de plantation : Colombo pour l'Inde et Ceylan, Batavia et Sœrabaya pour Java, et surtout Singapour qui reçoit tout le Caoutchouc de la péninsule de Malacca et même une partie de celui de Java, Sumatra et Ceylan.

De nouveaux marchés d'importation se sont ajoutés aux précédents : New-York est devenu le plus grand marché mondial : en France, Marseille a pris une place prépondérante, recevant presque tous les Caoutchoucs de plantation qui règlent les cours.

Bordeaux reçoit surtout les Caoutchoucs africains (nos colonies africaines qui produisaient 6.000 tonnes en 1905 n'en ont produit ue 500 en 1922).

Récolte et préparation. — Très variables suivant les pays et les végétaux (lianes ou gros arbres), mais tendent à s'unifier avec la prédominance de l'Hévéa.

EXTRACTION DU LATEX. — Par des incisions obliques ou transversales. Dans l'Hévéa (1), tous les organes sont parcourus par des laticifères, mais le réseau n'a d'importance que dans le tronc et seulement au voisinage du cambium dans le parenchyme libérien où son épaisseur totale est de 5 millimètres et où la partie profonde, la plus riche, a seulement *deux millimètres*.

Or, la saignée doit intéresser cette partie profonde sans léser l'assise génératrice qui doit régénérer l'écorce enlevée.

Alors que le « seringueiro » du Brésil, armé de sa hachette ou « machadinho » entaillait les troncs d'Hevea sans autre souci que celui d'une abondante production, en Asie et en Malaisie le planteur cherche le maximum de rendement avec le minimum d'altération de l'arbre.

Il est acquis qu'un arbre saigné (l'Hévéa en particulier) s'habitue à la saignée et finit par donner plus de latex qu'au début, mais d'autre part des saignées trop fréquentes, trop profondes ou mal conduites tuent les individus.

La connaissance exacte du rôle du latex serait importante à ce point de vue, or, ce rôle est encore mal défini. W. Bobilioff (1922), après Van Tieghem, Warning, Pasking, etc., considère les laticifères comme des réservoirs de déchets, le latex étant un produit d'excrétion ; pour d'autres, Treub, Spence, Vernet, etc., le latex jouerait un rôle dans la nutrition.

---

(1) Le genre *Hevea* comprend des Euphorbiacées-Jatrophées dont toutes les espèces ne sont pas encore décrites. L'*Hevea brasiliensis* Mull. Arg. est l'espèce de l'État de Para qui a été introduite en Extrême-Orient par Wickham ; il y aurait, d'après Warburg, une confusion entre cette espèce et celle trouvée par Humboldt et Bonpland le long des affluents du Haut-Orénoque, mais le nom est consacré par l'usage. Il y aurait deux sous-espèces, l'Hévéa noir de la Haute-Amazonie, et l'Hévéa blanc de la Basse-Amazonie, ce dernier aurait 4 variétés, et ce serait la meilleure, la *morada* (violette), qui serait cultivée en Extrême-Orient. C'est un grand et bel arbre atteignant 30 mètres de haut et 2 à 3 mètres de circonférence à 1 mètre du sol.

Le latex des jeunes arbres contient très peu de caoutchouc, 15-18 p. 100, et beaucoup de résines.

Faible au début, le rendement en latex augmente chaque jour jusqu'au moment où il devient constant si l'on rafraîchit chaque jour l'incision de l'Hévéa. C'est le phénomène du *Wound response*, la « réponse à la blessure » découvert à Ceylan par J. C. WILLIS et PARKIN (1897).

Après cette découverte on saignait les Hévéas tous les jours ; l'arbre étant incisé de quatre ou cinq encoches en demi-arête de poisson aboutissant à une rainure longitudinale, on enlevait chaque matin, à la gouge, une nouvelle lame d'écorce de 1 millimètre d'épaisseur au maximum pour aviver la plaie.

Aujourd'hui on ne fait que deux encoches, ou même une seule et on fait alterner les périodes de saignée et celles de repos.

Le latex collecté dans de petits récipients métalliques est ensuite rassemblé dans un grand récipient et transporté dans la case (*defumador*) du seringueiro ou à l'usine de la plantation pour y subir la coagulation.

COAGULATION. — Le latex est une émulsion naturelle ordinairement blanche, contenant jusqu'à 52 à 55 p. 100 de Caoutchouc, et des résines, des gommes, des matières azotées, un peu de matières grasses, des hydrates de carbone (sucres surtout) et divers sels (phosphates surtout) d'acides minéraux et organiques, sels de potassium, de sodium, de calcium, de magnésium et de fer.

Le Caoutchouc y est contenu à l'état de globules extrêmement ténus (0 μ 5 à 3 μ), qui sont animés de mouvements browniens au sein du sérum. Ces globules sont ovales (*Hevea*) ou globuleux (*Fontumia*, *Ficus*) ou allongés en baguettes de tambour (*Manihot*).

VICTOR HENRI a compté 50 millions de globules par millimètre cube.

Le latex se sépare en deux couches ; un *caillot* de Caoutchouc, formé par la réunion des globules, et une couche liquide, incolore, le *sérum*.

Les causes de la coagulation ont donné lieu à de nombreuses hypothèses dont voici les deux principales (1) :

1° La coagulation résulterait de l'insolubilisation des albuminoïdes qui entraîneraient les globules de caoutchouc (SPENCE et WEBER, VERNET) ; elle serait donc conditionnée par la nature de ces albuminoïdes et leur sensibilité aux divers réactifs (acides, sels, alcool, formol, acétone, tanin, fumée, chaleur, etc.).

Dans la coagulation naturelle, il y a formation d'acides aux dépens des sucres du latex, d'où la coagulation des albuminoïdes (VERNET).

2° Les globules de caoutchouc seraient entourés d'une mince pellicule de résine dont la disparition ou la rupture (chaleur, pression, dissolution...) déterminerait la coagulation (HEIM et MARQUIS).

La première théorie répond le mieux à tous les faits d'expérience, mais diverses causes peuvent intervenir (2).

Les méthodes principales utilisées sont :

1° Méthode brésilienne des *seringueiros,* par enfumage, donnant les *bolachas* (galettes) ou les *bolas* (boules) de caoutchouc ;

2° Méthode brésilienne perfectionnée par enfumage à l'aide du « tambour » de Mendes, donnant des plaques de caoutchouc, ou de divers machines à enfumer ;

3° Coagulation naturelle, suivie ou non d'enfumage ;

4° Coagulation par l'acide acétique à différentes concentrations, suivie ou non d'enfumage ;

5° Coagulation par divers produits chimiques (dont certaines formules brevetées).

6° Méthode par centrifugation.

---

(1) Cette question non encore parfaitement résolue des processus de coagulation est importante en raison des qualités très différentes de caoutchouc données par les divers procédés pour un même latex ; il faut déterminer la meilleure méthode pour chaque espèce.

(2) VICTOR HENRI ayant montré que le latex d'*Hevea* pouvait être considéré comme une émulsion colloïdale négative, dans le champ électrique, les globules en suspension allant à l'anode, on a également invoqué l'électrolyse.

De même, on a attribué la coagulation à des enzymes du latex, les pegnymases.

L'enfumage est surtout utilisé pour l'Hévéa brésilien, l'acide acétique pour l'Hévéa de plantation.

Au Brésil, le *seringueiro*, ayant recueilli le latex qui a coulé de chaque arbre incisé dans les gobelets disposés à cet effet, verse le contenu de chaque gobelet dans un seau qu'il transporte dans la case (*defumador*) où se fera la coagulation.

Au centre de la case est un trou dans lequel est allumé un feu entretenu avec des noix de palmiers et du bois résineux, une fumée abondante s'en dégage par le tuyau d'une sorte de grand entonnoir renversé (ou *boiao*), placé au-dessus du foyer. Le seringueiro verse sur une pelle ou une palette un peu de latex et expose en tournant la pelle ou la palette à la fumée. Le latex se coagule en une mince pellicule de caoutchouc sur laquelle un peu de latex est versé à nouveau, puis coagulé de même, et l'opération est renouvelée jusqu'à obtention d'une boule ou *bolacha* de poids variable (de 2 à 12 et même à 50 kilos). Par une incision latérale, on dégage le support.

Bien préparées, ces boules donnent le *borracha*, caoutchouc fin, ou *fine Para* ; la deuxième qualité (*entrefina*) a été moins bien enfumée et contient des parties d'aspect caséeux ; le *sernamby*, ou *negro heads*, n'a pas subi l'enfumage, il résulte de l'agglomération de tous les déchets de coagulation recueillis sur les bords des incisions, gobelets, etc.

Le rendement d'un arbre est très variable, suivant l'âge et le degré d'épuisement, le climat, le sol, l'habileté et l'activité du seringueiro, etc.

La production moyenne d'un Hévéa, pour une campagne (soit 140 journées de travail) est d'environ 5 kilos, mais ce chiffre peut être largement dépassé. Un seringueiro, pendant ce temps, récolte en moyenne 400 kilos de Caoutchouc, il peut presque doubler ce chiffre s'il est habile.

Ce Caoutchouc brut, pour être travaillé industriellement, doit être purifié : c'est la *régénération*, fondée sur la propriété qu'a le Caoutchouc de se souder à lui-même. Ramolli par un séjour de 12 à 24 heures dans de l'eau à 50°, puis découpé en fragments et déchiqueté sous une pluie d'eau par de puissants appareils mécaniques, le Caoutchouc ainsi purifié est ensuite pétri, puis soudé en plaques homogènes qui sont transformées en blocs par pression.

Dans les plantations (Indo-Malaisie, etc.) le latex amené dans l'usine est généralement coagulé par l'acide acétique après avoir été amené par dilution à une densité uniforme. La proportion d'acide acétique employée varie suivant qu'on fait une coagulation immédiate, ou lente, en trois ou quatre heures, ou même seulement en vingt-quatre heures.

Une fois le coagulum obtenu, on le lave soigneusement et on le fait passer entre des cylindres métalliques cannelés ou lisses pour obtenir soit des *crêpes*, soit des *sheets*.

Les *crêpes* sont de larges bandes minces, gaufrées, longues de plusieurs mètres et enroulables ; elles sont faciles à sécher en raison de leur faible épaisseur (variable suivant les échantillons : *crêpes épais ou minces*).

Les *sheets* sont des feuilles un peu plus épaisses (5 à 8 millimètres), beaucoup moins longues et ne s'enroulent pas ; elles sont obtenues par coagulation dans des cuvettes rectangulaires, puis passées entre des rouleaux lisses ; entre des rouleaux possédant un gaufrage, on obtient le *sheet gaufré*.

En utilisant des récipients ronds, on obtient les *biscuits* ; enfin les *scraps* sont les lanières de caoutchouc coagulé spontanément sur l'arbre, on les enlève à chaque saignée, et on les comprime en balles. Ils sont ordinairement calandrés ensuite dans des machines sous courant d'eau et agglomérés en crêpes.

Crêpes et *sheets* sont ensuite séchés ou fumés (la fumigation est surtout employée pour les *sheets*).

Le *block rubber* est le résultat d'un découpage en fines lamelles séchées à l'air chaud, puis placées dans un moule et comprimées.

Un marché national du Caoutchouc, créé à la Bourse du Commerce de Paris en 1923, a admis comme sortes standard : les *crêpes non fumés*, type *first latex* et les *feuilles fumées* de toutes provenances.

Enfin, depuis peu, certains industriels américains achètent le latex pur, non coagulé et préservé par divers moyens (surtout par l'ammoniaque (1) de toute altération. Ce latex, transporté à New-York en vaisseaux-citernes, sert à préparer le Caoutchouc en particulier par un nouveau procédé de dessiccation par pulvérisation dans le vide, mais il est aussi utilisé pour divers usages industriels (incorporation au papier, imprégnation des tissus, fabrication du linoléum, etc.). En 1923, 20.000 tonnes de latex ont été ainsi exportées et il est problable que les usines d'Europe recevront bientôt le Caoutchouc sous cette forme.

Description. — *Forme.* — Autrefois, l'aspect du Caoutchouc était très varié suivant l'origine.

Actuellement, le Caoutchouc de plantation se présente sous les formes de *crêpes* ou de *sheets* indiquées plus haut, et le Caoutchouc sylvestre est encore en pains, boules, cubes, feuilles, etc., parfois de poids considérable, mais on ne voit plus les formes singulières d'autrefois, comme celles du Para (figurines d'hommes ou d'animaux, souliers, etc.).

La fig. 98 montre une forme habituelle du C. d'Afrique, en petites boules de quelques centimètres de diamètre, à aspect de pelotons enroulés (et même parfois déroulables), dont les lanières sont très variées de dimensions.

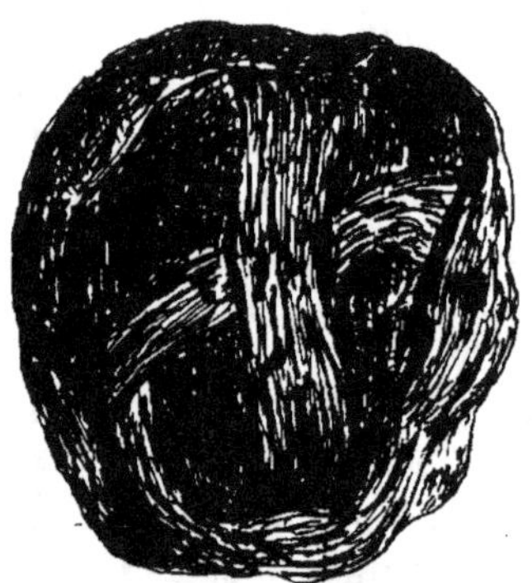

FIG. 98. — *Caoutchouc d'Afrique.*

Couleur: Le Caoutchouc pur est blanc, mais en fait il est toujours blond, brunâtre ou noirâtre (l'addition de 1 à 2 p. 1.000 de bisulfite de sodium au latex avant coagulation donne un produit plus clair en empêchant l'action des oxydases). Il est demi-transparent en lames minces. — *Odeur* et *saveur* nulles s'il est pur, odeur empyreumatique spéciale s'il a été soumis à la fumée, quelquefois odeur

---

(1) On emploie l'ammoniaque en solution concentrée à raison de 2 à 3 p. 100 en volume : une partie sature le latex et l'excès agit comme parasiticide.

infecte (par fermentation des albuminoïdes). — *Consistance* caractéristique : très élastique, s'allongeant de cinq fois sa longueur pour revenir à sa forme première dès que cesse la traction.

Action de la température. — A + 10°, il commence à durcir ; à 0°, il a la consistance du cuir. Chauffé, il se ramollit ; à 145°, il devient gluant, visqueux, très adhérent, et perd son élasticité ; de 170 à 180° il fond en un liquide noirâtre et reste visqueux par refroidissement. — Il brûle avec une flamme blanche, fuligineuse, odorante. — Distillé, il donne l'Huile de Caoutchouc, fluide et légère qui est son meilleur dissolvant (mélange d'hydrocarbures liquides parmi lesquels l'isoprène C^5H^8).

Densité, 0,910 à 0,958. — *Soluble* dans le mélange de sulfure de carbone (100 p.) et d'alcool absolu (6 p.); partiellement, dans le benzène, le sulfure de carbone, l'essence de térébenthine, le toluène, le chloroforme, etc.; l'alcool n'enlève qu'un peu de résine amère : insoluble dans l'eau, mais il peut, par un contact prolongé, en absorber de 18 à 26 p. 100 ; il se gonfle par l'eau bouillante.

Les acides dilués, les alcalis sont à peu près sans action, le chlore le rend cassant peu à peu. Les acides forts, concentrés, l'attaquent lentement ; quelques métaux aussi, surtout le cuivre. Nombre de sels le détériorent. L'action simultanée de l'air, de la lumière et de l'humidité le rend à la longue visqueux. Il se soude à lui-même par simple pression des surfaces récentes ; il est mauvais conducteur de la chaleur et de l'électricité.

Il s'unit au soufre pour donner le *Caoutchouc vulcanisé* ou le *C. durci* suivant la proportion de soufre.

C. VULCANISÉ. — C'est du Caoutchouc uni à 7 à 10 p. 100 de soufre par divers procédés :

— Vulcanisation à froid par le chlorure de soufre en solution dans le sulfure ou le tétrachlorure de carbone.

— Vulcanisation à chaud : 1° En incorporant mécaniquement le soufre dans le Caoutchouc, puis en transformant le mélange en objets manufacturés que l'on chauffe ensuite; 2° ou en manufacturant les objets avec du Caoutchouc pur et en les vulcanisant par immersion dans un bain de soufre fondu.

— Vulcanisation par le soufre doré d'antimoine, à 130°. Le pentasulfure d'antimoine se transforme en trisulfure en donnant du soufre libre qui produit la vulcanisation, le trisulfure reste dans le Caoutchouc en lui communiquant sa couleur rouge et en en augmentant le poids (charge).

Diverses substances (litharge, pipéridine, paranitrosodiméthylaniline, etc.), sont des *accélérateurs* de la vulcanisation.

Le C. vulcanisé est moins soluble, moins fusible que le C. naturel, il est moins altérable par l'oxygène de l'air, beaucoup plus résistant à l'action des réactifs et ne perd pas son élasticité par le refroidissement, il reste souple à 0°.

A la longue, il devient cassant (formation de SO_4H_2).

Il est souvent *chargé* par du talc, du sulfate de baryte, du sulfate de chaux anhydre, de l'oxyde de zinc, du caoutchouc factice ou caoutchouc des huiles, etc.

C. DURCI. — (*Ebonite*, s'il est noir, *Vulcanite* (1), s'il est coloré). C'est un caoutchouc vulcanisé avec une forte proportion de soufre, variant de 20 à 35 p. 100, par chauffage à 135°.

Corps dur, cassant, susceptible d'être travaillé au tour et de prendre un beau poli, insoluble dans les dissolvants ordinaires du caoutchouc et très résistant à l'action des acides minéraux, même concentrés.

Deux théories sont en présence pour expliquer la vulcanisation : la *théorie chimique* (WEBER) admettant différentes modalités de fixation du soufre, et la *théorie de l'adsorption* (OSTWALD) d'après laquelle le phénomène de vulcanisation est le résultat d'une adsorption isotherme sans réaction chimique.

Analyse. — On admet pour le caoutchouc soit la formule $(C_5H_8)_n$, soit la formule $(C_{10}H_{16})_n$; il est essentiellement constitué par des hydrocarbures polyterpéniques ; il renferme en outre des

____

(1) Dans la *Vulcanite*, très employée en prothèse dentaire, il entre également le plus souvent de la silice et de la gutta.

résines oxygénées (1 à 10 p. 100) qui absorbent facilement le soufre,
ce qui explique que certaines sortes riches en résine **exigent plus de**
soufre pour leur vulcanisation.

On a réalisé divers procédés de synthèse du Caoutchouc (1); **mais**
les produits obtenus sont inférieurs aux produits **naturels** si **abon**-
damment donnés par les plantations et la quantité d'hydrocarbures (isoprène, butadiène) fournie par le pétrole du **monde**
entier ne donnerait que 1/25 du Caoutchouc annuellement consommé.

Sortes commerciales. — Bien que le Caoutchouc des
Hévéas de culture provenant de la Malaisie britannique, des Indes
néerlandaises, de Ceylan, du sud de l'Inde anglaise, de Bornéo, de
la Birmanie, du sud de l'Indo-Chine, etc., représente les 9 /10 de la
production mondiale, on trouve encore dans le commerce une
foule d'autres variétés qui ne sauraient être décrites ici.

La production du Caoutchouc de Para a été décrite (p. 331);
on peut encore signaler :

— Le *Caoutchouc de Céara* (Brésil) du *Manihot Glaziovii* MULL.
ARG., dont le latex se coagule spontanément à l'air, on le retire
sur l'écorce en longues lanières qui sont roulées en boules parfois
énormes.

— Le *Caoutchouc de l'Amérique centrale* (Caoutchouc Caucho),
du *Castilloa elastica* CERVANT., dont le latex acide doit être coagulé
par du sel de cuisine, du bicarbonate de soude, ou, comme au
Nicaragua, par le suc d'un liseron (*Ipomaea Bona-Nox* L.).

Il est aggloméré en masses de 50 à 60 kilos.

— Le *Caoutchouc d'Assam*, du *Ficus elastica* ROXB., dont on fait
coaguler le latex par ébullition, est en masses inégales. Excellent
Caoutchouc, nerveux, clair et peu poissant, mais les Ficus ont un
faible rendement, exigeant au moins deux ans de repos après
une campagne de saignée.

— Le *Caoutchouc de l'Ouest africain*, du *Funtumia elastica*

---

(1) C'est G. BOUCHARDAT qui, en 1879, obtint par l'action des hydracides
sur l'*isoprène* une matière qu'il put considérer comme du Caoutchouc.

STAPF., dont le latex est coagulé par ébullition, et aussi des *Landolphia*, etc.·

Usages. — Le Caoutchouc sert en pharmacie à la préparation de l'Emplâtre caoutchouté simple, de divers sparadraps caoutchoutés et des sinapismes en feuilles.

On en fait des tubes, des tétines, des bandes et des bas compresseurs pour varices, des poires, etc., ainsi que de nombreux appareils de chirurgie et d'orthopédie.

Quant aux usages industriels, ils sont trop nombreux et trop connus pour qu'il soit besoin d'insister.

LORANTHACÉES

GUI

Origine. — *Viscum album* L. Sous-arbrisseau parasite sur de nombreux arbres, et en particulier sur les Pommiers et les Peupliers (1), sur lesquels il vit en formant des touffes arrondies, toujours vertes et très rameuses.

Description. — Rameaux dichotomes portant des feuilles épaisses opposées, oblongues, obtuses au sommet, atténuées à la base ; on y trouve souvent soit des fleurs (unisexuées) en petits glomérules, soit des fruits (baies blanches, sphériques, avec une graine située dans un suc visqueux). — *Odeur* nauséabonde à l'état frais ; feuilles et fruits, de *saveur* âpre et amère.

Historique. — Employé autrefois (DIOSCORIDE, GALIEN) comme remède de l'épilepsie et résolutif des tumeurs. — Préconisé de nouveau par MATHIOLE, le Gui avait été abandonné par la médecine officielle, sans cesser d'être utilisé comme remède populaire et par les empiriques dans les névroses, les albuminuries, etc. R. GAULTIER (1907), ayant eu l'occasion de constater les résultats obtenus par des empiriques en Sologne au moyen du Gui contre les hémoptysies tuberculeuses, étudia et fit connaître les propriétés de cette plante dont les feuilles sont devenues d'un emploi courant en thérapeutique.

---

(1) On le trouve sur plus de 50 espèces d'arbres, mais, en Europe, il est rare sur les Chênes, où les Druides le coupaient, dit-on, avec une faucille d'or.

Analyse. — De l'écorce et des fruits, on retire une substance gluante, la *viscine* ; on a retiré des feuilles des sels de potasse, de chaux, de magnésie ; de l'*inosite* (G. TANRET), un alcaloïde (LEPRINCE), deux saponines, une *saponine acide* et une *sapotoxine* (CHEVALIER).

Action physiologique et toxicologie. — R. GAULTIER, qui a constaté cliniquement les propriétés hypotensives du Gui, a fixé la dose toxique pour le chien à 5 grammes de plante fraîche en décoction aqueuse, injectés à dose maxima de 2 gr. 50 chaque fois. — La dose toxique d'un bon extrait de Gui varie de 0 gr. 18 à 0 gr. 20 par kilogramme d'animal chez les animaux à sang chaud (LESIEUR).

A doses toxiques, la mort se produit par paralysie bulbaire déterminant l'arrêt du cœur et de la respiration, et à l'autopsie, on trouve les organes abdominaux complètement gorgés de sang. D'après BARDIER et MARTIN-SANS (1920), le Gui de Peuplier serait beaucoup plus toxique que celui de Sapin ou de Pommier ?

Le Gui a une action générale hypotensive qui serait due aux deux saponines, la saponine acide étant beaucoup moins hypotensive et beaucoup moins toxique que la sapotoxine (CHEVALIER) ; ce sont également ces saponines qui ont une action diurétique. D'après BONNAMOUR et NAZ, et BERGÈS, le Gui, et surtout le Gui d'Aubépine, est un diurétique azoturique.

Indications thérapeutiques. — Les propriétés hypotensives du Gui ont été utilisées dans l'artério-sclérose et l'hypertension, dans les troubles de la ménopause, les hémorragies congestives, les néphrites chroniques et l'épilepsie.

Formes. — *Macération* de feuilles de Gui dans du vin blanc (30 à 40 grammes pour 1 litre) ; 130 grammes par jour ; *poudre* de feuilles, 1 gramme à 1 gr. 50 en vingt-quatre heures, en cachets ou pilules ; *extrait aqueux*, 0 gr. 20 à 0 gr. 30 en pilules ou potion ; *intrait*, etc.

SANTALACÉES

Herbes ou arbres presque tous exotiques, à biologie intéressante : parasites au moins pendant une partie de leur vie, mais ayant de la chlorophylle.

Une seule espèce, dont on utilise l'essence, intéresse la Matière médicale.

SANTAL

Santal blanc. — Santal citrin.

Origines. — *Santalum album* L. nec LOUR (= S. myrtifolium ROXB.) Arbre originaire de l'Inde, de l'Archipel malais et de l'Indo-Chine où il devient de plus en plus rare : Sumba, entre Timor et Java, était appelé l'*Ile au Santal*.

Petit arbre atteignant 10 mètres de haut et 80 à 90 centimètres de circonférence.

Cultivé dans l'Inde, introduit en Chine, en Égypte et dans l'Amérique du Sud. — Il vient surtout en Europe par Bombay.

Historique. — Connu et employé de tout temps comme parfum par les Orientaux, le bois de Santal figure dans les plus anciens textes des Védas (ve siècle av. J.-C.). Apporté en Europe par les Arabes, la première indication remonte au xie siècle, les propriétés antiblennorragiques n'y furent connues qu'en 1750 (RUMPHIUS).

Récolte et préparation. — L'usage de brûler le Santal dans les temples ou dans les cérémonies funéraires a presque épuisé les arbres dans les pays de production, sauf dans l'Inde où la culture est protégée depuis 1770 ; elle est surtout localisée dans le gouvernement de Mysore dont elle constitue un monopole.

Pour être riche en essence, le bois doit croître lentement, dans des sols arides, pauvres et pierreux. On sème, à côté, des *Capsicum* sur lesquels la jeune plante vit d'abord en parasite. On exploite vers 30 ans, ou un peu avant ; on arrache l'arbre, car on utilise aussi les racines. On ébranche, on enlève l'écorce et même tout ou partie de l'aubier, on débite en bûches pour l'expédition et on classe par qualités.

Les copeaux de racines sont distillés sur place, mais la distillation se fait aussi en Europe (France, Angleterre) et le produit est meilleur. Les copeaux pulvérisés sont distillés dans l'eau ou dans la vapeur d'eau surchauffée ; l'essence, reçue dans une série de récipients florentins, est filtrée au papier après repos.

BOIS

Description. — *Santal blanc* et *Santal citrin* sont des formes commerciales différant par la teinte. On a cru à deux espèces différentes, puis que le blanc était de l'aubier, le cœur donnant le citrin ; il s'agit problablement de simples variations culturales ; le Santal officinal est le Citrin, plus coloré, plus lourd et à grain plus serré (pores moins visibles) que le blanc.

Bûches cylindriques, très lourdes, de 15 à 20 centimètres de diamètre, longues d'environ 1 mètre. *Couleur* jaune brun pâle ; *surface extérieure* raboteuse (l'aubier étant enlevé à la hache). — *Section* transversale : stries radiales très rapprochées (rayons médullaires) cou-

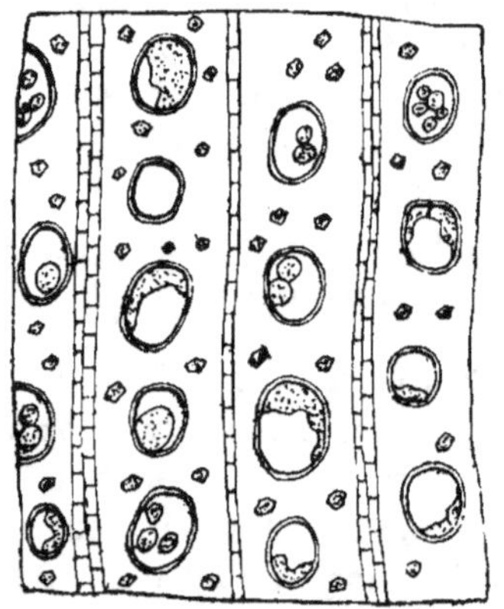

Fig. 99. — *Schéma anatomique du bois de Santal.*

pées de distance en distance par les stries concentriques plus pâles. A la loupe, vaisseaux visibles sous forme de pores très fins, disposés en files radiales. — *Aspect* huileux de la surface, dû à l'abondance de l'essence. — *Odeur* forte, agréable, s'exaltant en frottant avec un corps dur, se développant par la combustion, rappelant celle du Musc et de la Rose. — *Saveur* aromatique, forte, légèrement amère.

Anatomie. — Tissu ligneux divisé par des rayons médullaires uni ou bi-sériés ; les bandes de tissu sont formées de fibres allongées, à parois épaisses, entourant de larges vaisseaux arrondis, isolés, alignés radialement. Les cellules à oléo-résine, nombreuses et cubiques, sont réparties dans tout le tissu. Les rayons médullaires sont formés de cellules ponctuées.

L'oléo-résine se trouve non seulement dans ces cellules, mais elle abonde aussi dans les vaisseaux, surtout vers le centre de la tige, et elle se présente en gouttelettes brunes, très réfringentes, qui peuvent remplir tout l'orifice du vaisseau ou être seulement condensées sur les bords.

Il en existe aussi dans les rayons médullaires.

ESSENCE

Le bois de Santal contient du tanin, une résine, mais le principe le plus important est l'*essence* (2 à 5 p. 100) ; les racines seraient plus riches que les branches.

Liquide dont la *couleur* varie du jaune pâle au jaune foncé, épais, dichroïque ; d'*odeur* spéciale, faible, mais très persistante ; de *saveur* désagréable et piquante. Densité à $+ 15°$, 0,975 à 0,985. — Lévogyre ($[\alpha]_D = -17°$ à $-19°$ (1) dans le tube de 10 cent.).

Une partie d'essence doit donner avec *cinq* parties d'alcool à 70° une solution limpide, qui ne se trouble pas par addition de véhicule : les essences de Cèdre, de Térébenthine, de Copahu, de Santal des Indes occidentales, l'huile de Ricin, etc., ne donnent pas de solution claire dans ces conditions, mais une vieille essence de Santal ne donne aussi qu'une solution trouble.

---

(1) De — 13° à — 20°, suivant GREENISH ; DOHME et ENGELHARDT (1908) avaient insisté pour l'abaissement du chiffre à — 12°.

Composition chimique complexe : elle renferme, d'après GUERBET, deux carbures sesquiterpéniques, le *santalène* α et le *santalène* β (6 p. 100), deux alcools sesquiterpéniques, $C^{15}H^{26}O$, le *santalol* α (surtout) et le *santalol* β (de 90 jusqu'à 98 p. 100), le *santalal*, aldéhyde, les *acides santalique* et *térésantalique* éthérifiés et divers produits indéterminés auxquels l'essence doit son odeur.

Falsifications et essai. — Falsifications très fréquentes, en particulier par l'essence de Cèdre (qui a des propriétés analogues) mais aussi par des huiles fixes (Ricin, graines de Santal), des baumes de Copahu, de Gurjun, etc.

La densité, le pouvoir rotatoire, la solubilité dans l'alcool à 70°, le coefficient de saponification (qui ne doit pas être supérieur à 13°) donnent de précieuses indications, mais le Codex prescrit le dosage du Santalol :

On chauffe dans un ballon, pendant une heure et demie, à une douce ébullition 15 centimètres cubes d'essence, un égal volume d'anhydride acétique et 2 grammes d'acétate de sodium fondu. Les alcools libres sont ainsi éthérifiés.

Après refroidissement, on lave le produit de la réaction d'abord avec de l'eau, puis avec une solution de carbonate neutre de sodium au vingtième, puis de nouveau avec de l'eau et on dessèche sur du sulfate de sodium anhydre.

On prélève 5 grammes d'essence ainsi acétylée et desséchée (ou un poids approchant q qu'on détermine) et on mélange dans un ballon avec 50 centimètres cubes d'une solution alcoolique N de potasse. Après une heure d'ébullition, on laisse refroidir, on ajoute 1 centimètre cube de solution alcoolique à 1 p. 100 de phénol-phtaléine et on titre par la solution N d'acide sulfurique la quantité de potasse libre, non utilisée dans la saponification. On a ainsi la quantité n de centimètres cubes de potasse employée.

Le poids P d'alcools, calculé en Santalol, contenu dans l'essence employée sera $P = \dfrac{n \times 22,2}{q - (n \times 0,042)}$.

Le poids P ne devra pas être inférieur à 90 p. 100.

Emploi thérapeutique. — Antiblennorragique d'une réelle activité ; si elle est pure, l'essence de Santal s'absorbe par le tube digestif et s'élimine par les urines qui en prennent légèrement l'odeur. Bien toléré par l'estomac et l'intestin, le médicament, à dose trop élevée, produit une sensation de chaleur épigastrique, une soif vive, parfois des nausées et des vomissements.

Le Santal s'emploie comme le Copahu et le Cubèbe, lorsque les accidents inflammatoires du début ont diminué.

Médicament également employé dans la cystite et le catarrhe fétide de la vessie ; a été vanté dans les bronchites chroniques : GUBLER a préconisé le Santal comme astringent dans les diarrhées rebelles.

Formes. — Ordinairement capsules de 0 gr. 25 d'essence, de 4 à 32 par jour (le plus souvent une douzaine).

Le bois de Santal entre dans le *Sirop de Rhubarbe composé.*

Variétés. — Le nom de Santal est appliqué par le commerce à des plantes très diverses, et, en dehors du Santal rouge, bois d'une Légumineuse-Papilionacée (v. tome II), de nombreuses espèces ont été ou sont importées en Europe comme Santal.

Le *Santal des Indes occidentales* est fourni par l'*Amyris balsamifera* L. (Térébinthacées). Son essence, dextrogyre ($+24°$ à $+29°$), a une densité de 0,960 à 0,967.

Le *Santal de l'Australie méridionale* est fourni par le *Santalum Pressianum* MIQ. (= *Fusanus acuminatus* R. BR.) ; l'essence a une odeur de Rose et une densité de 1,022.

Le *Santal de l'Australie occidentale* est fourni par le *Fusanus spicatus* R. BR. (= *Santalum Cygnorum* MIQ). L'essence a une densité de 0,953 à 0,965, elle est dextrogyre ($[\alpha]_D = +5°$) et elle contient 75 p. 100 de Santalol.

Le *Santal des Iles Viti* est fourni par le *Santalum Freycinetianum* GAUD (= *S. Yasi* SEEM.), espèce inscrite dans la Pharmacopée espagnole, l'essence, d'odeur légère, est lévogyre ($[\alpha]_D = -25°5$), la densité est de 0,9768.

THYMÉLEACÉES

Arbustes ou arbrisseaux à liber tenace et résistant. Plantes dangereuses ou suspectes, âcres, parfois vésicantes. Surtout répandues dans les régions extra-tropicales chaudes de l'hémisphère austral (Afrique et Australie en particulier).

On n'utilise en Europe que les écorces vésicantes de deux ou trois espèces indigènes du genre *Daphne*, mais les fibres libériennes et péricycliques de diverses espèces, longues, minces et résistantes, sont utilisées comme fibres textiles et papyrifères (Asie, Japon).

GAROU

Sain-Bois. — Trintanelle.

Origine. — *Daphne Gnidium* L. Arbuste de 1 à 2 mètres de hauteur, dont les tiges sont feuillées sur toute la longueur. Ces nombreuses feuilles éparses laissent en tombant leur empreinte sur la tige, dont on n'utilise que l'écorce bien que toute la plante soit active.

Espèce de la région méditerranéenne, commune dans le midi de la France et en Algérie.

Historique. — Les Grecs, chez qui la plante abondait, en employaient surtout les fruits (*Cocca Gnidia*), vingt baies formaient un violent purgatif. Pour en empêcher l'action sur la gorge et en atténuer l'activité, ils les enveloppaient dans de la farine, des grains de raisin et du miel. On employait également les feuilles, pulvérisées et administrées dans du jus de raisin.

Le moyen âge et les temps modernes ont employé l'écorce de

Garou à l'intérieur, non sans imprudence, dans les maladies de la peau et les maladies vénériennes ; peut-être ce médicament est-il trop - resté à ce titre dans la médecine populaire, les médecins ne l'emploient plus que fort rarement et uniquement pour l'usage externe (pommades épispastiques) ; cet emploi comme vésicant s'est développé à partir de la fin du XVIIIe siècle.

Récolte. — On coupe les tiges au printemps ou à l'automne. On effeuille et on écorce, puis on enroule en paquets qu'on fait dessécher. Il faut prendre quelques précautions pour cette préparation, la manipulation de l'écorce sèche cause des picotements insupportables dans le nez et l'arrière-gorge.

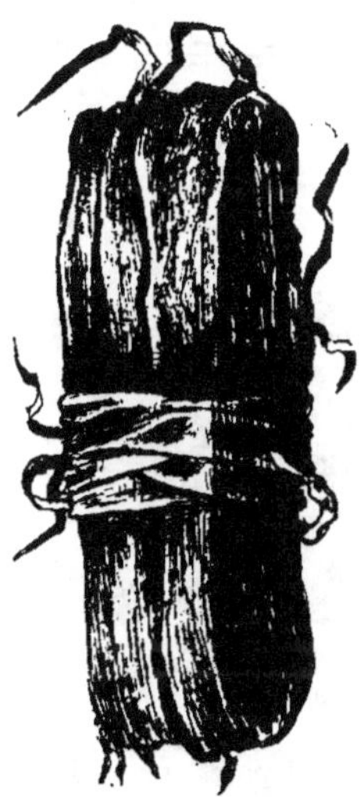

FIG. 100. — *Ecorce de Garou.*

Description. — L'écorce de Garou se présente en longues lanières, minces et flexibles, pliées plusieurs fois, formant de petits paquets de 10 centimètres de long, attachés par un morceau de l'écorce. Les écorces les plus larges sont en dehors, et le liber toujours vers l'extérieur.

Les anciennes formes en pelotons sphériques de 6 à 8 centimètres de diamètre, ou en paquets de 20 à 30 centimètres de long ne se rencontrent plus guère.

Écorce mince et souple. — *Surface externe* gris brun, ou cendré, lisse, à épiderme facilement détaché, demi-transparent ; marquée d'anneaux ou de rides transversales assez serrés et de taches blanchâtres, transversalement elliptiques (cicatrices foliaires). — *Face interne* lisse, jaunâtre ou parfois foncée. — *Division en long* très facile. — *Cassure* transversale très difficile, très fibreuse, filandreuse même à fibres prurientes. — *Odeur* désagréable et nauséabonde, irritant les muqueuses. — *Saveur* très âcre, cuisante, prenant à la gorge et très persistante.

Anatomie. — *Epiderme* (souvent tombé) portant quelques poils unicellulaires, cylindriques, allongés, terminés en pointe plus ou moins obtuse et dont la paroi épaisse, plus ou moins granuleuse en dehors, limite une faible cavité ; *suber* assez developpé et coloré ; *parenchyme cortical* formé en dehors par quelques assises de collenchyme passant peu à peu au parenchyme ordinaire : dans celui-ci, faisceaux de *fibres péricycliques* (arrangées d'abord en un anneau complet dans les jeunes écorces), fines, longues, à paroi très épaisse, blanc nacré, à section arrondie et à lumen punctiforme ; *rayons médullaires* unisériés et étroits ; *liber* divisé par eux en bandes de tissu à éléments mous, contenant de nombreuses *fibres* isolées ou groupées, à parois relativement peu épaisses, à section irrégulière, à lumen sinueux, plus large que celui des fibres péricycliques.

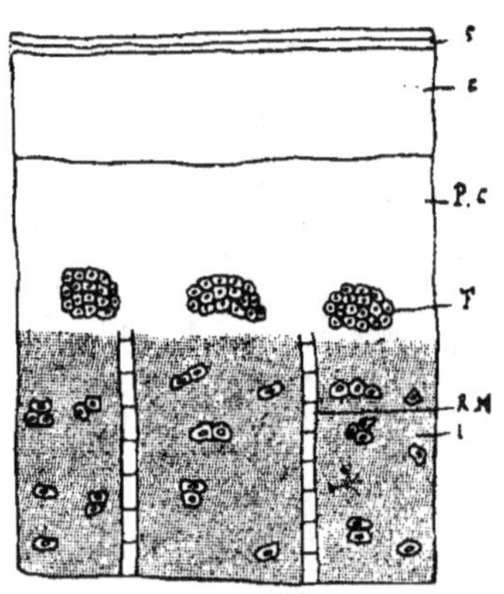

Fig. 101. — *Schéma anatomique de l'Ecorce de Garou.*

S, Suber. — C, Collenchyme. — P. C., parenchyme cortical. — F, Fibres. L, Liber. — R. M., rayons médullaires.

Substitutions. — Alors que le Codex français n'admettait plus que l'écorce du *Daphne Gnidium* L., celle de *D. Mezereum* L., était adoptée par un grand nombre de pharmacopées et celle de *D. Laureola* L. l'était par quelques-unes.

Ces substitutions sont sans grande importance, l'action physiologique étant sensiblement la même,

Le *Bois-Gentil* ou Lauréole femelle (*Daphne Mezereum* L.) est une plante plus septentrionale que le Garou ; ses tiges dressées, grisâtres, très souples, portent des feuilles alternes, terminales, qui apparaissent après les fleurs d'un beau rose et d'odeur agréable. Son écorce diffère de celle du Garou surtout par son suber beaucoup plus épais et par ses fibres libériennes plus abondantes et plus ordinairement groupées.

La Lauréole (*Daphne Laureola* L.) croît dans une grande partie de l'Europe, en Algérie et en Asie Mineure ; assez commun en France, cet arbrisseau toujours vert a une rosette de feuilles serrées à l'extrémité de chaque pousse de l'année, les cicatrices foliaires de l'écorce sont donc plus espacées que dans les deux autres et serrées en groupes, de loin en loin. Son écorce a des fibres libériennes groupées, mais le suber est moins épais que dans l'écorce de *D. Mezereum*.

Ces trois écorces sont indifféremment utilisées en Angleterre. On a proposé (HÉTET) de remplacer l'écorce de Garou par celle d'une autre Thyméléacée, le *Passerina Tartonraira* TRAG., plus active, mais qui n'est guère utilisée qu'en Sardaigne.

Analyse. — L'écorce de Garou contient : 1° une *résine* (GMELIN et BAER), la *Mézéréine* verdâtre, âcre, amère, drastique, vésicante et sternutatoire. Ce serait l'anhydride mézéréinique, facilement transformable en acide mézéréinique qu'on trouve dans les extraits éthérés ou alcooliques. Il y en aurait 7 à 9 p. 100 dans le Garou français ; 2° une matière grasse verte ; 3° une *matière colorante* jaune ; 4° de la *Daphnine*, glucoside isomère de l'esculine, se dédoublant par hydrolyse en glucose et en *Daphnétine*, isomère de l'esculétine. La Daphnine est très soluble dans l'alcool, peu soluble dans l'eau froide, insoluble dans l'éther. Elle paraît inerte.

De ces différents principes, la résine seule serait active.

Action physiologique et toxicologie. — Vésicant. Sur la peau l'écorce appliquée du côté du liber amène : rougeur, douleur, phlyctènes, et même pus, si l'action est prolongée ; dans l'estomac brûlures, nausées et vomissements. A haute dose, inflammation intestinale. Active les sécrétions urinaire et sudorale. N'a pas l'action génito-urinaire de la Cantharide, au moins en applications externes.

Les animaux ne broutent pas les *Daphne*.

Symptômes de l'empoisonnement : prostration, syncope, mydriase, inflammation de la bouche et du tube digestif, coliques, purgation :

puis guérison très lente ; ou : dysenterie, hématurie, convulsions, troubles respiratoires et circulatoires, mort avec d'horribles souffrances (CORNEVIN). Mais les cas sont fort rares.

Les intoxications peuvent se produire par dose excessive (médecine populaire), ou chez les enfants par les fruits.

Premiers soins. — Évacuation au plus tôt, émollients internes, frictions stimulantes.

Emploi thérapeutique. — Vésicant populaire. — On emploie l'écorce fraîche, ou on en fait tremper un fragment dans le vinaigre (une demi-heure) et on l'applique sur la peau pendant vingt-quatre heures.

A l'intérieur, elle a été employée contre le rhumatisme, la goutte, la syphilis : usage dangereux et généralement abandonné.

Formes. — On employait une tisane à 15 p. 1.000 (inusitée).

Pommade épispastique au Garou. — Papier épispastique. — Onguent révulsif. — Pois suppuratifs (tissu d'albédo d'Orange plongé dans une solution d'extrait alcoolique de Garou).

Le fruit est parfois rencontré dans les poivres falsifiés.

LAURACÉES

Arbres ou arbrisseaux aromatiques des contrées chaudes et tropicales (Asie et 'Amérique surtout, rares en Afrique ; *Laurus nobilis* L. est la seule espèce européenne).

Les Lauracées contiennent des cellules à essence (*glandes unicellulaires*) disséminées dans tous les organes ; et des glandes à mucilage, surtout dans l'écorce.

Les écorces, souvent employées, sont pourvues d'un anneau scléreux plus ou moins complet, d'origine péricyclique, formé de fibres et de sclérites ; les dimensions, la proportion ou l'époque de formation de ces éléments varient et peuvent servir à la distinction, non des genres, mais des espèces (PERROT, 1890). Ce péricycle scléreux se retrouve dans les feuilles.

Propriétés dues à l'essence presque uniquement. Les unes, stimulantes ; d'autres, plus rares, sédatives (Camphre). Beaucoup sont des épices ou même des aliments par leurs fruits. — Excellents bois d'ébénisterie, très durs, bien veinés et à grain serré.

La Matière médicale européenne utilise des écorces (Cannelles), des bois (Sassafras), des feuilles (Laurier), des essences (Camphre). Chaque pays emploie largement les espèces actives indigènes.

CANNELLES

Écorces aromatiques provenant de plusieurs *Cinnamomum*, grands et beaux arbres des Indes ou d'Extrême-Orient, mais par extension, on a donné ce nom à différentes écorces aromatiques provenant d'autres genres (Cannelle Giroflée provenant d'un *Dicypellium*) ou même d'autres familles (Cannelle blanche, du *Canella alba*, Cannelle brûlante de *Drimys*, etc.).

Le commerce distingue deux types principaux, la Cannelle de Ceylan et la Cannelle de Chine, mais autour de chacun d'eux, du second surtout, se groupent divers produits.

Historique. — Les Chinois connaissaient, dit-on, la Cannelle 2.700 ans avant J.-C. Les textes hébreux la mentionnent et la Cannelle faisait partie des cadeaux offerts à Salomon par la reine de Saba.

Les Égyptiens connaissaient les propriétés de l'essence de Cannelle, la drogue venait d'Arabie et d'Afrique, et l'origine première n'était pas Ceylan, mais très problablement déjà le sud de la Chine. Les Perses la nommaient *Darchini*, c'est-à-dire écorce chinoise.

Introduite en France à l'époque romaine, ce fut pendant tout le moyen âge une épice chère, mais répandue partout.

(Autrefois, les anciens recevaient le *Cassia*, qui était une écorce, et le *Cinnamomum* qui était une tige pleine, forme encore commerciale en Chine). Le premier était le *Cassia fistularis*, ou *Syrinx* (flûte), indiquant une écorce roulée. Quand plus tard la Casse (Légumineuses) fut appelée *Cassia fistula*, la Cannelle devint le *Cassia lignea*, mais ce nom, bien qu'appliqué successivement à des produits un peu différents, a généralement désigné des sortes inférieures, les mots *Cannelle* ou *Cinnamome* restant aux beaux produits).

CANNELLE DE CEYLAN

Origine. — Uniquement fournie par le *Cinnamomum Zeylanicum* BREYNE *(Laurus Cinnamomum L.)* petit arbre à feuilles opposées, persistantes ; l'écorce est jaune pâle, un peu verdâtre. L'espèce est indigène dans les régions méridionales et occidentales de l'Inde et à Ceylan, où elle est cultivée, de même que dans l'Inde, à Java, dans la Guyane française, au Brésil, etc., mais nulle part l'écorce n'est comparable à celle de Ceylan pour l'odeur fine et la saveur franchement aromatique.

Culture. — La Cannelle n'est pas signalée à Ceylan avant le XIIIᵉ siècle ; elle y existait à ce moment, tandis·qu'au Malabar était une sorte très inférieure valant quarante fois moins : les Portugais abordant à Calicut purent voir les deux (1498). A leur arrivée à Ceylan (1518), la plante était seulement sauvage ; la culture en est relativement récente, en 1770, un colon, DE KOKE, fit des plantations qui réussirent fort bien, c'était le début de ces « Jardins de Canneliers » qui prirent ensuite tant de développement et contribuèrent à la fortune de l'île. Aujourd'hui on visite encore à Colombo les célèbres *Cinnamomom Gardens*.

Les Hollandais firent de cette culture un rigoureux monopole, suivant leurs procédés restrictifs habituels à cette époque ; ils brûlaient la Cannelle en Hollande quand les arrivages trop abondants auraient pu faire baisser les prix. En 1796, les Anglais occupèrent les côtes de l'île ; leur exploitation fut meilleure, et le marché de la Cannelle passa d'Amsterdam à Londres. Jusqu'en 1833, cette exploitation fut soumise au monopole de la Compagnie des Indes.

Les plantations de Canneliers à Ceylan se trouvent surtout au sud (district de Galle) et à l'ouest de l'île (district de Colombo).

Les meilleurs résultats ont été donnés par un terrain d'alluvion très sableux, ou dans des sables quartzeux, blancs, à riche sous-sol, à des altitudes inférieures à 500 mètres (1) sur la côte sud-ouest, entre Negumbo, Colombo et Matura.

Les arbres exposés directement au soleil donnent une meilleure écorce que ceux qui ont poussé à l'ombre. Les engrais recommandés sont le tourteau de coprah et le fumier de vache.

La multiplication est très facile par semis, boutures ou marcottes.

La surface des plantations dans l'île a subi de nombreuses variations suivant le développement d'autres cultures, en particulier le Thé et le Café : les plantations de Caféier ayant été dévastées par l'*Hemileia vastatrix*, la culture des Canneliers a été reprise, elle

---

(1) Le Cannelier à Ceylan s'élève jusqu'à 900 mètres, et certaines formes se rencontrent beaucoup plus haut. Cultivé en terrain marécageux, il donne une écorce pauvre en essence et de saveur amère et désagréable.

décroît à nouveau depuis la plantation des Cocotiers et des Hévéas.

Les Canneliers occupaient 47.906 acres en 1909 (soit environ 20.000 hectares), et seulement 34.000 acres environ en 1922.

Récolte et préparation. — On ne récolte plus guère que les pieds cultivés ; mais avant d'exploiter les pieds sauvages, on goûte l'écorce pour éviter les sortes inférieures.

Dans les cultures, la première récolte se fait quatre ans après le semis. On coupe au ras du pied d'où repoussent des rejets qu'on peut couper deux ans après, puis tous les deux ans presque indéfiniment, car les vieilles plantations sont les meilleures. On ne laisse sur chaque souche que cinq ou six rejets choisis très droits.

On récolte au moment des pluies (mai et octobre à Ceylan). Les branches, de 1 m. 50 à 2 mètres de longueur, ont alors perdu leur épiderme vert et pris un suber grisâtre. La récolte est faite par une main-d'œuvre spéciale ; à Ceylan, les peleurs de Cannelle forment la caste des *Chaliyas*.

Les opérations sont les suivantes : 1º enlèvement des feuilles et des petits rameaux (ceux-ci seront ensuite vendus comme *raclures de cannelle* ; les feuilles sont distillées), puis premier raclage superficiel au couteau (1) ; — 2º sections circulaires au voisinage des nœuds, distantes d'environ 30 centimètres, puis fentes longitudinales d'une

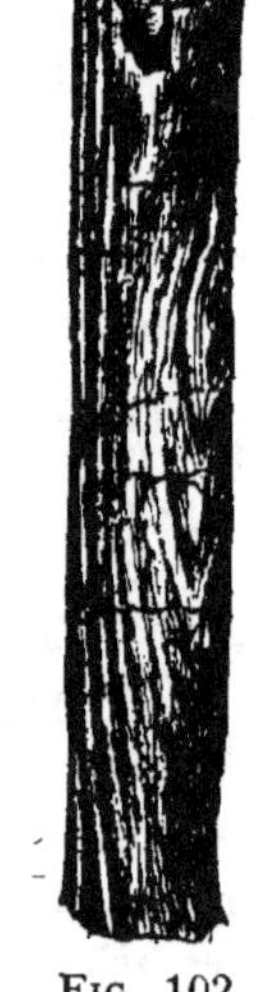

Fig. 102.
*Cannelle
de Ceylan.*

section à l'autre et battage des entrenœuds au maillet de bois ; — 3º écorçage par bandes ; — 4º emboîtage des tubes les uns dans les autres, mise en faisceaux et fermentation en tas (un à deux jours) ce qui facilitera l'enlèvement du suber ; — 5º nouveau raclage, jusqu'à la zone scléreuse, chaque écorce étant à cet effet

---

(1) Les couteaux qui servent à ces opérations sont en forme de serpe ou de faucille et sont en laiton ou en cuivre pour éviter le noircissement par le fer et le tanin.

placée sur une baguette de bois ; — 6° léger séchage de vingt-quatre heures, triage et, suivant la taille et l'assortiment, réemboîtage des morceaux les uns dans les autres, introduction des petits fragments dans les interstices, et formation des baguettes commerciales de la grosseur du petit doigt et de 80 centimètres à 1 m. 20 de long ; — 7° dessiccation sur des claies d'osier d'abord à l'ombre, puis au soleil ; — 8° emballage en faisceaux cordés entourés d'étoffe. Souvent les intervalles sont remplis de Poivre. — Expédition en Angleterre. En déballant, les nombreux débris sont mis à part et constituent la *Petite Cannelle* (excellente).

Les écorces de branches plus âgées, un peu épaisses, ont en grande partie perdu leur parfum.

La production moyenne est d'environ 170 kilogrammes d'écorce par hectare (1).

Description. — Baguettes de 1 mètre de long en moyenne, sur 2 à 3 centimètres de diamètre, formées d'écorces étroitement emboîtées, enroulées par un seul bord ou souvent par les deux. Chaque écorce séparée est en gouttière d'une trentaine de centimètres de long et a *au plus un demi-millimètre d'épaisseur.*

Surface externe fauve, pâle (couleur cannelle) ; avec çà et là des cicatrices ou des orifices (origine des feuilles ou des rameaux) et surtout de fines lignes plus pâles, presque blanches, sinueuses, longues, nombreuses, anastomosées à angle aigu, caractéristiques. — *Face interne* plus foncée, brune. — *Consistance* : très fragile ; cassure esquilleuse, avec quelques fibres courtes, blanches et saillantes. — *Odeur* franche, spéciale, très aromatique, fine, délicate. — *Saveur* piquante, aromatique et chaude, sucrée et agréable, bien particulière, *jamais âpre ni mucilagineuse.*

Anatomie. — Le suber et le parenchyme cortical externe ont disparu, ces régions étaient identiques à celles que montre la Cannelle

---

(1) On distingue à Ceylan quatre variétés principales de *C. Zeylanicum,* mais, dans toutes, les portions médianes des branches fournissent les écorces les plus estimées.

de Chine. On trouve : 1° deux ou trois assises parenchymateuses, souvent interrompues qui ont échappé au raclage ; — 2° une *zone scléreuse continue*, formée de trois ou quatre rangées de sclérites incolores ou jaunâtres, allongés tangentiellement, à parois fortement épaissies, canaliculées et à lumen très réduit, dans cet anneau scléreux sont enchâssés, vers l'extérieur, des paquets de fibres, longues et fines, à parois très épaisses, qui sont problablement des fibres péricycliques. Ce sont ces faisceaux de fibres qui

forment les lignes blanches de la surface externe ; — 3° une *zone parenchymateuse* (région interne du parenchyme cortical), avec cellules à parois colorées remplies d'amidon et glandes à essence et à mucilage ; — 4° *Liber* à petites cellules assez régulièrement disposées dans leur ensemble en files radiales ; faisceaux séparés par des rayons médullaires bi-sériés s'élargissant vers le parenchyme cortical. Ce liber contient : *a*) des fibres, plus grosses et plus courtes que celles de l'anneau scléreux, isolées ou en amas, sou-

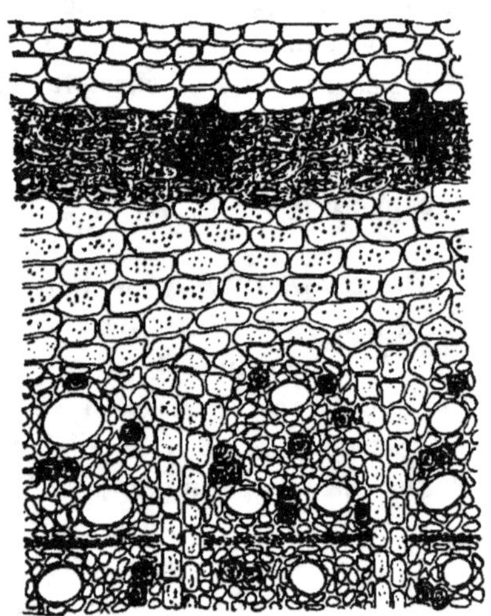

Fig. 103. — *Anatomie de la Cannelle de Ceylan.*

vent vaguement en séries radiales ; *b*) de grandes cellules arrondies, à mucilage ; *c*) des cellules à essence, un peu plus petites ; *d*) de l'amidon dans le parenchyme lâche. Le liber devient de plus en plus serré vers la profondeur ; il est traversé de loin en loin par des bandes de kératenchyme. — L'amidon peut se trouver partout, jusque dans les sclérites, mais il est moins abondant que dans la Cannelle de Chine. Grains très petits, de 5 à 10 μ, non attaqués par la potasse à 2 p. 100.

Enfin, il existe dans certaines cellules de la région libérienne de fins cristaux aiguillés.

Sortes commerciales. — On distinguait huit qualités de Cannelle de Ceylan, désignées par les chiffres 4, 3, 2, 1, 0, 00, 000, 0000, ces dernières étant les plus minces et les plus suaves.

Actuellement ces qualités supérieures deviennent de plus en plus rares (1), la production à Ceylan ayant diminué, on vend sous ce nom des écorces provenant du même arbre, cultivé ailleurs, préparées de même mais n'ayant pas la finesse de parfum de l'écorce cingalaise et étant ordinairement beaucoup plus épaisses (v. p. 361).

Analyse. — La Cannelle de Ceylan contient du sucre, de la mannite, du mucilage, du tanin, de l'amidon et environ 1 p. 100 d'essence, qui est le principe le plus important. Incinérée, elle laisse de 2,5 à 5 p. 100 au plus de cendres dont 1/5 est insoluble dans l'acide chlorhydrique et qui renferment 1 p. 100 de manganèse.

L'ESSENCE doit se préparer par distillation avec l'eau de l'écorce de Cannelle de Ceylan.

Dans les pays d'origine, à Colombo, etc., on opère avec les débris de préparation des écorces commerciales, macérées dans l'eau salée et on distille dans le même liquide.

De plus, très souvent, ces débris sont additionnés d'une certaine proportion de feuilles, ce qui modifie la composition du produit.

Liquide limpide, jaune pâle si elle est récente, puis jaune d'or et enfin brun rougeâtre.

D à 15° = 1,024 à 1,040 ; inactive ou faiblement lévogyre, légèrement acide ; assez soluble dans l'eau, soluble en toutes proportions dans l'alcool à 90°. Bout à 220°-225° en s'altérant un peu.

Odeur fine et agréable, saveur douce et chaude.

Elle renferme 65 à 75 p. 100 d'*aldéhyde cinnamique*, 4 à 8 p. 100 d'*eugénol*, du *phellandrène*, de petites quantités de *safrol* et de *furfurol*, etc.

---

(1) On trouve dans le commerce, sous le nom de « débris de Cannelle », des produits très différents comme valeur : les « chips », déchets de préparation des écorces expédiées en Europe surtout pour préparer l'essence, constituent une sorte qui doit être rejetée de la consommation pharmaceutique.

WALBAUM et HUETING (1903) y ont trouvé de la méthylamyl-cétone normale, de la benzaldéhyde, de l'aldéhyde cuminique, du linalol, du térébenthène gauche, du cymène et du caryophyllène, composés qui ont été identifiés dans les produits de tête de distillation de l'essence.

Par l'acide azotique, elle rougit et déflagre violemment.

On la falsifie : par l'essence de Cannelle de Chine, d'odeur bien moins suave ; par des essences étrangères (Girofle), du Copahu, des substances résineuses (Colophane, résine), de l'huile de paraffine, etc.

D'après le Codex : IV gouttes d'essence, dans un tube à essai, en refroidissant vers 0° et en ajoutant IV gouttes d'acide azotique officinal, doivent donner une masse cristalline sensiblement blanche.

Les résines précipitent par une solution alcoolique d'acétate de plomb ; la distillation permet de déceler Colophane, résine, huile de paraffine, etc.

L'essai du Codex (dosage de l'aldéhyde cinnamique) que l'on pourrait compléter par le dosage de l'eugénol, permettra de reconnaître l'addition d'essence de feuilles (1) riche en eugénol (70 à 75 p. 100) et pauvre (à peine 3 p. 100) en aldéhyde cinnamique.

Pour doser cette aldéhyde, on opère dans un matras à col gradué en 1/10 de centimètre cube, on engage 10 centimètres cubes d'essence dans une combinaison bisulfitique, soluble dans l'eau, l'essence non dissoute surnage et après dilution convenable, on lit le volume non combiné ; par différence on a le volume de l'aldéhyde combiné ; il doit être de 65 à 75 p. 100.

Le dosage de l'eugénol pourra se faire en utilisant la méthode indiquée par le Codex pour l'essence de girofle. En agitant un volume connu d'essence avec une solution alcaline (potasse à 5 p. 100), on dissout l'eugénol ; on mesure le volume d'essence non dissous, la diminution de volume correspond à l'eugénol.

---

(1) Cette essence de feuilles, préparée en grande quantité avec les feuilles du *C. Zeylanicum* et autres espèces, est très utilisée par l'industrie, en raison de sa richesse en eugénol, pour faire la *Vanilline*.

CANNELLE DE CHINE

Origine. — L'écorce de Cannelle de Chine est produite par le *Cinnamomum Cassia* BLUME (= *C. aromaticum* NEES, *Laurus Cassia* NEES), qui croît au Malabar, dans les îles de la Sonde, et qu'on cultive surtout dans les provinces sud-est de la Chine (Kwang-Si et Kwang-Tung). D'après FORD, c'est la seule espèce des régions à Cannelle de Chine, et il ne l'a rencontrée nulle part à l'état sauvage (1).

La meilleure Cannelle de Chine provient d'arbres cultivés près de Tai-Wu, province de Kwang-Si, à l'ouest de Canton. Les cultures sont faites sur des terrasses établies artificiellement à flanc de coteau, entre 100 et 350 mètres d'altitude.

Récolte et préparation. — On exploite à partir de la sixième année. Section des tiges, mondage (branches et feuilles) ; entailles circulaires de 40 en 40 centimètres ; écorçage par deux fentes longitudinales. Raclage superficiel du suber ; séchage des écorces isolées et emballage en gros paquets.

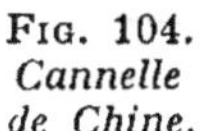

FIG. 104.
*Cannelle
de Chine.*

Description. — Écorces roulées (ou cintrées) isolément, de 30 à 40 centimètres de longueur sur 2 centimètres de diamètre ; épaisseur de l'écorce, au moins 1 millimètre, souvent plus. — *Face externe* fauve foncé, un peu rougeâtre parfois. Çà et là, impressions cicatricielles de feuilles alternes et de bourgeons. Aucune strie blanche. Quelques taches plus foncées, variables, et quelques régions grisâtres (restes de périderme). —

----

(1) D'après PERROT et EBERHARDT, le *C. Cassia* BLUME n'est qu'une variété du *C. obtusifolium* NEES, qui est l'espèce sauvage d'Indo-Chine ; le Cannelier de Cochinchine, *C. Loureirii* NEES, en serait une deuxième variété.

Face interne de couleur plus foncée. — *Cassure* facile, courte, grenue et nette. — Sur la *section*, on peut voir (mouiller) une ligne blanchâtre (anneau scléreux). — *Odeur* forte, rappelant la Coriandre, moins fine, moins agréable que dans la C. de Ceylan. — *Saveur* chaude et piquante, sucrée, moins aromatique, plus mucilagineuse.

Anatomie. — *Suber :* dont la couche interne est à cellules à parois épaissies colorées en brun. — *Parenchyme* avec : *a)* cellules scléreuses isolées ou en paquets ; les unes, les plus externes, à parois moyennement épaissies et à large lumen ; les autres, plus internes, à paroi très épaisse et canaliculée et à lumen réduit ; ces *sclérites* arrivent à former un *anneau* comme dans la C. de Ceylan, mais moins régulier, interrompu çà et là par du parenchyme et montrant de gros paquets de *fibres* saillants en dehors ; *b)* grosses cellules à mucilage ; *c)* glandes à essence.

Le *parenchyme* sous-jacent, très peu développé, est analogue à celui qui précède la

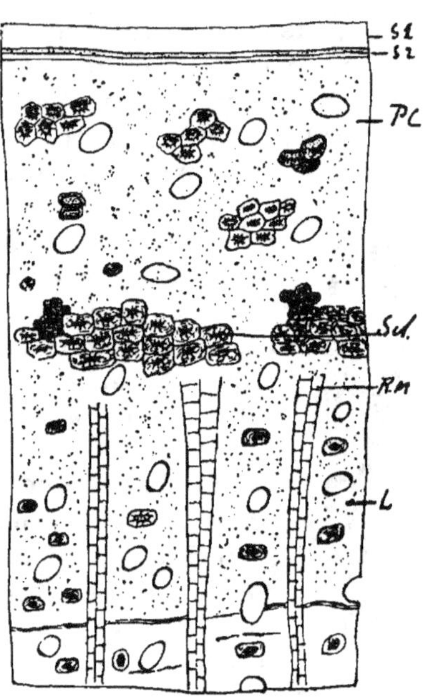

Fig. 105. — *Schéma anatomique de la Cannelle de Chine.*

S_1, Suber superficiel. — S_2, Suber profond, coloré. — *Pc*, Parenchyme cortical. — *Scl*, Zone scléreuse. — *R. m.*, Rayons médullaires. — *L.* Liber.

zone scléreuse : cellules amylifères allongées tangentiellement. — Le *liber*, très épais, a des rayons médullaires ordinairement bisériés ; il renferme des glandes unicellulaires ; des cellules à mucilage, volumineuses et très nombreuses ; quelques sclérites ; des fibres libériennes isolées, moins abondantes et moins stratifiées, mais un peu plus grosses que dans la C. de Ceylan. — L'amidon, en grains beaucoup plus gros (1), existe en abondance dans tous les **parenchymes** jusque et dans les sclérites. Il est gonflé et détruit **par** la potasse à 2 p. 100. Il a un hile étoilé.

Plus les sortes sont inférieures, plus le mucilage est abondant.

Poudres. — Bien que formées à peu près des mêmes **éléments** anatomiques, les poudres de Cannelles peuvent se distinguer ainsi : Les grains d'amidon sont plus nombreux et plus **volumineux** dans la poudre de C. de Chine que dans celle de Ceylan ; celle-ci ne montre pas les plaques de suber de l'écorce chinoise qui **est en** outre caractérisée par les fibres libériennes plus grosses et **plus** courtes, et les cellules scléreuses externes à parois moins épaissies.

La saveur est aussi très importante.

Analyse.

Analyse. — Mêmes éléments que dans la C. de Ceylan, **mais** l'essence y est près de deux fois plus abondante, en **revanche** moins agréable et d'un prix moins élevé, qui reste **fonction de** la teneur en aldéhyde cinnamique (80 à 85 p. 100, jusqu'à 95 p. **100** dans les sortes les plus estimées). Cette essence contient en outre **de** l'aldéhyde orthométhylcoumarique et c'est un peu d'**acétate de** cinnamyle qui nuirait à la finesse de son odeur.

Action physiologique et toxicologie.

Action physiologique et toxicologie. — Stimulant, excitant, vaso-moteur et antiseptique par l'essence. La cannelle accélère les battements du cœur et la respiration, augmente les mouvements péristaltiques de l'intestin, provoque une légère élévation de la température et une sécrétion salivaire, lacrymale et nasale. A cette phase d'excitation succède une phase dépressive (tristesse, somnolence). De fortes doses sont convulsivantes.

D'après AUDHOUI, elle dissipe la fatigue des accouchements laborieux et réveille l'irritabilité de la fibre utérine. B. TEISSIER l'avait recommandée dans les métrorragies. On l'a même accusée d'être un abortif.

La Cannelle est astringente par son tanin.

---

(1) Les grains simples mesurent de 3 à 15 μ. ; les grains agrégés **atteignent** 18 à 20 μ. (COLLIN).

Emploi thérapeutique. — Dyspepsies, diarrhées ; adynamie ; adjuvant des potions hémostatiques (métrorragies, hémoptysies). Aromatique.

Formes. — La Cannelle de Ceylan sert à préparer une eau distillée, une teinture à 1/5 et entre dans de nombreuses préparations : Alcoolats de Garus, de Mélisse composé et de Fioravanti ; Électuaire diascordium ; Sirops de Raifort composé, de Rhubarbe composé ; Pilules d'Aloès et d'extrait de Quinquina.

L'essence de C. de Ceylan entre dans l'Elixir dentifrice et le Laudanum de Sydenham.

Grand usage des deux Cannelles dans les épices, la liquoristerie et la parfumerie.

CANNELLES DIVERSES

A côté de la Cannelle de Ceylan et de la C. de Chine, on trouve dans le commerce diverses Cannelles qui se rapprochent plus ou moins de l'un ou de l'autre de ces deux types et sont également désignées par le nom du pays d'origine.

CANNELLE DE JAVA. — Elle paraît devoir être rapportée au *C. zeylanicum* et par son apparence extérieure comme par sa structure anatomique, elle correspond à la Cannelle de Ceylan, mais elle est environ deux fois plus épaisse et est moins fine, quoique de bonne qualité (1).

CANNELLE DES SEYCHELLES. — Le *C. Zeylanicum* fut introduit aux Seychelles vers 1775 par POIVRE et cultivé dans les

---

(1) D'après *Bull. of the Imp. Institute*, 1921, les écorces de Cannelle des Indes néerlandaises proviendraient pour une petite part du *C. Cassia*, pour la plus grande part du *C. Burmanni*, qui existerait à l'état sauvage dans tout l'Archipel Malais et fournirait les écorces très appréciées de Padang, Macassar, Sumatra et Timor. La Cannelle des Philippines, exportée par Manille, aurait la même origine botanique.

jardins royaux de Mahé. Ces cultures furent abandonnées, mais les Canneliers se répandirent dans les forêts. On a repris l'exploitation depuis 1908 en s'efforçant, sans y avoir complètement réussi, de donner à l'écorce l'aspect de celle de Ceylan. Elle est décrite comme épaisse et douce d'arome. Dès 1911, l'exportation était de 964 tonnes.

Depuis 1916, les feuilles sont distillées ; en 1920, quarante-quatre distilleries ont produit 50.000 litres d'essence.

CANNELLE DE SAIGON. — Inscrite depuis 1893 à la Pharmacopée des États-Unis, sans nom d'espèce botanique. Considérée comme de qualité bien supérieure à la C. de Chine, elle proviendrait en partie de cultures existant en Cochinchine.

CANNELLE D'ANNAM ET DU TONKIN. — Fournie par le *C. obtusifolium* NEES qui croît à l'état sauvage en Indo-Chine et n'est cultivé qu'en quelques points. La production augmente peu à peu, mais pendant longtemps elle a entièrement été consommée soit sur place, soit en Chine.

L'odeur est pénétrante, la saveur très aromatique, chaude, agréable, très spéciale et bien distincte de celle de la Cannelle de Ceylan.

La première qualité (*Cannelle royale*) obtenue dans le Thanh-Hoa, par écorçage du tronc de vieux arbres sauvages, est extrême-ment recherchée et atteint des prix considérables.

Les **FLEURS DE CANNELIER,** en raison de leur odeur et saveur très prononcées de Cannelle, sont recherchées comme condiment et pour la préparation de liqueurs.

CAMPHRE

Origine. — *Cinnamomum Camphora* NEES et EBERM. (*Laurus Camphora* L., *Camphora officinarum* NEES). Camphrier du Japon. Très bel arbre, toujours vert, à bois odorant. Peut atteindre un très grand âge (jusqu'à 2.000 ans) et présente ordinairement des dimensions considérables, 40 à 50 mètres de haut avec 2 mètres et plus de diamètre.

Deux variétés, l'une à rameaux verts, l'autre à rameaux rouges, mais les deux sortes de rameaux peuvent se recontrer sur le même arbre (EBERHARDT).

Le Camphrier est originaire du Japon, de Chine et de Formose. Spontané entre 10-34° de latitude nord et 105°-130° de longitude est. On le trouve dans toute la Chine centrale et les îles de l'Archipel Japonais. Surtout très abondant à Formose, où il couvre toute la chaîne de montagnes nord-sud. Il prospère dans les pays ayant des saisons de pluie bien marquées, le long des fleuves et sur les pentes des montagnes jusqu'à 2.000 mètres.

Le Camphre est un produit solide, cristallisable, résultant de la transformation par oxydation d'une essence localisée dans des cellules sécrétrices spéciales disséminées dans toutes les parties de l'arbre (TSCHIRCH et SHIRASAWA, 1902).

Ces éléments ne contiennent pas tout d'abord l'essence, mais une masse granuleuse qui les distingue des cellules voisines ; en dedans de la membrane, se différencie bientôt une *couche résinogène* d'abord imprégnée du produit sécrété qui plus tard apparaît dans la cellule en gouttelettes jaunes (essence liquide) et bien plus tard encore (parfois plusieurs années après) se transforme en Camphre incolore, volatil et cristallisable qui se répand dans toute la plante et vient cristalliser, parfois en grande abondance, dans les fissures de l'arbre. Mais ce sont là dépôts secondaires, la formation primitive ne paraît s'effectuer que dans les cellules oléifères.

BEILLE et LEMAIRE ont précisé l'origine de ces cellules qui dérivent du cloisonnement tangentiel de l'assise sous-épidermique.

Elles sont localisées dans le parenchyme cortical de la racine, dans l'écorce, la moelle, le parenchyme ligneux et les rayons médullaires des tiges, le parenchyme du limbe des feuilles dont les pétioles en contiennent en grand nombre et on en trouve aussi dans les écailles des bourgeons. Le nombre de ces cellules spéciales varie avec le climat et les conditions générales de la végétation.

L'essence la plus riche en Camphre est celle provenant des

souches, celle du tronc est moins riche, et encore moins celle des rameaux et des feuilles.

Plus l'arbre est vieux et le bois compact, plus il est riche en Camphre ; l'âge, la saison et la température sont des facteurs du rapport Camphre solide et essence ; la distillation de jeunes sujets donne plus d'essence et moins de Camphre ; il en est de même par les temps chauds.

Historique. — Inconnu des Grecs et des Latins ; première indication par les Arabes au VIe siècle. On l'employait en médecine (AÉTIUS), mais c'était avant tout un parfum rare, dont on faisait des dons précieux aux souverains. Le nom de *camphre* (Camphora) vient sans doute du sanscrit *Karpura* qui vient dire « blanc ». On ignore à quelle époque les Chinois commencèrent à exploiter le Camphrier pour extraire le Camphre. Le premier Camphre connu semble avoir été celui de Bornéo (Diptérocarpées), mais les Chinois distinguaient les deux Camphres. MARCO POLO, au XIIIe siècle, voit le Camphrier dans le sud-est de la Chine et le Camphre de Bornéo à Sumatra. BARBOSA (1516) parle du prix du Camphre chinois, cent fois moins cher que celui de Bornéo.

Les Hollandais ont commencé d'importer le Camphre brut en 1641 et le faisaient raffiner en Hollande, par des procédés longtemps tenus secrets.

Formose semble n'en avoir fourni que bien plus tard.

Culture. — Les Camphriers introduits en Italie il y plus de cent ans se sont parfaitement acclimatés ; le Camphrier croît bien dans le Midi de la France ainsi qu'en Algérie où depuis plus de trente ans TRABUT en a préconisé la culture. A Madagascar, le Camphrier est assez répandu et y prospère ; enfin on le trouve encore à l'Ile Maurice, aux Canaries, en Égypte et dans l'Afrique orientale. Il croît parfaitement à la Jamaïque, au Brésil, au Mexique, en Floride, aux Indes occidentales, en Australie, etc. ; mais il était cultivé dans tous ces pays comme arbre d'ornement, et ce n'est que depuis vingt-cinq ans environ qu'on a commencé à songer à le cultiver pour la production industrielle du Camphre, à cause de la hausse constante du prix et du quasi monopole du Japon, depuis l'annexion de l'île de Formose.

Les plus importants essais, en dehors du Japon, ont été faits en Floride, aux États fédérés malais, à Ceylan, à Amani (Afrique orientale), et en Algérie.

Les plantations de la Floride sont particulièrement importantes. Au Japon et à Formose, soit par l'État, soit par l'initiative privée, les arbres sont plantés par millions, l'État fournissant les plants obtenus à l'aide d'arbres porte-graines choisis et conservés dans ce but.

Les arbres plantés en montagne seront exploités après 40-50 ans, mais ceux des plaines basses sont disposés pour la récolte des feuilles en vue de l'extraction du Camphre.

En Floride, la distillation des feuilles a également donné des résultats encourageants. Les arbres plantés de préférence dans des terrains argileux lourds (Hood) atteignent 2 mètres à 2 m. 50 cinq ou six ans après la mise en place; ils sont alors taillés en haie et on commence la première récolte des feuilles et jeunes rameaux qui se fait en Floride au moyen d'une moissonneuse spéciale.

Récolte et préparation. — L'exploitation du bois des arbres de quarante à cinquante ans au moins est la base de l'industrie camphrière au Japon et à Formose. L'exploitation à Formose est rendue difficile et liée à de grands dangers, les indigènes qui vivent au centre de l'île attaquent les ouvriers qui s'avancent trop profondément en forêt.

L'arbre abattu est haché (racines, tronc et grosses branches), en menus copeaux qui sont soumis à la distillation avec de l'eau.

Les appareils autrefois très primitifs, encore employés en Chine, ont été perfectionnés par les Japonais.

L'installation comprend :

Un four en pierres brutes sur lequel on place une chaudière plate; — une cuve (tronc conique), en bois, dont le fond (grande base) percé de trous sert de couvercle à la chaudière sur laquelle il s'adapte exactement ; cette cuve porte une ouverture latérale permettant le rechargement en cours d'opération ; — un réfrigérant situé à 2 mètres de cette cuve, à laquelle il est relié par un tube de bambou placé immédiatement au-dessous du couvercle supérieur de la cuve.

Ce réfrigérant est formé de deux caisses s'emboîtant l'une dans l'autre, la supérieure sert à la condensation du Camphre, l'inférieure reçoit l'eau de réfrigération. L'appareil condenseur a son fond supérieur muni d'un rebord qui forme un réservoir pour l'eau froide. Intérieurement, cet appareil est divisé en compartiments où circuleront les vapeurs de Camphre grâce à des ouvertures, ce qui constitue ainsi une sorte de serpentin. Le dernier compartiment, muni d'un petit tube de bambou légèrement obturé avec de la paille, donne issue aux vapeurs non condensées.

La chaudière étant pleine d'eau, on charge la cuve de copeaux de Camphrier, puis on adapte le couvercle supérieur, on lute soigneusement et on chauffe à feu modéré.

La vapeur d'eau échauffe les copeaux et entraîne les produits volatils dans l'appareil condenseur.

Pendant la distillation, on alimente la chaudière en eau par un tube latéral, de même que les copeaux épuisés sont remplacés par l'ouverture de la cuve.

On recueille ainsi un peu de Camphre pur et blanc, en particulier sur le fond supérieur du condenseur, mais le produit de l'opération est surtout une masse cristalline grumeleuse plus ou moins colorée en jaune brun par l'essence de Camphre. A la surface de l'eau, on trouve l'essence, colorée en jaune ou en brun noirâtre et mêlée de Camphre grumeleux. On sépare le Camphre de l'essence, soit par filtration à travers de la paille, soit par centrifugation.

Le Camphre ainsi obtenu est le Camphre brut, on doit le raffiner.

Raffinage. — Se faisait autrefois seulement en Amérique et en Europe, actuellement se fait en grande partie au Japon et à Formose.

En Europe, on raffine le Camphre dans de grands matras en verre mince (« bomboloes » des Anglais), qu'on emplit à moitié d'un mélange de Camphre, de charbon et de chaux (pour retenir les traces de matières empyreumatiques et de résine) et de limaille de fer (pour fixer le soufre). Ces appareils sont plongés dans un bain de sable et on chauffe rapidement à 120°, puis 150°, pour chasser l'eau, puis à l'ébullition (240°) pendant vingt-quatre heures. On découvre peu à peu le haut du récipient, le Camphre s'y condense en une sorte de calotte concave-convexe, fendillée, craquelée intérieurement et percée d'un trou qui correspond au goulot du matras. On brise le ballon et on conserve dans des vases en verre ou en fer-blanc, bien clos.

En raison de l'inflammabilité du produit, le raffinage est une opération délicate. La température demande à être bien réglée pour que le Camphre sublimé se dépose non en cristaux épars, mais en masse compacte.

On peut aussi recevoir la vapeur de Camphre dans de grandes chambres froides où se déposent de petits cristaux (fleurs de Camphre) que l'on peut comprimer à la presse hydraulique en gâteaux plats rectangulaires.

Description. — Le Camphre officinal est le Camphre raffiné, corps solide, blanc, transparent, fendillé intérieurement, à cassure grenue et cristalline. Dextrogyre, $[\alpha]_D = +43°$ en solution à 10 grammes pour 100 centimètres cubes dans l'alcool absolu. D à 12° = 0,99 ; D à 6° = 1. Volatil à la température ordinaire (cristaux sur la paroi des flacons). — *Odeur* forte, caractéristique, servant de terme de comparaison. — *Saveur* piquante, brûlante, un peu âcre et amère. — Neutre au tournesol. — Friable et pourtant élastique; se raye à l'ongle, se laisse débiter au couteau en minces lames cireuses ; pour le pulvériser, arroser de quelques gouttes d'alcool ou d'éther. — Fond à 175°, bout à 204° et brûle avec une flamme blanche et fuligineuse à fumée odorante, sans laisser de résidu. Très peu soluble dans l'eau (1/840); très soluble dans l'alcool, l'éther, le chloroforme, l'acétone, l'acide acétique, l'huile, les essences ; ses solutions sont précipitées par l'eau (procédé pour obtenir le Camphre en poudre fine).

Il agit sur les phénols en donnant des combinaisons liquides.

Il ramollit certaines résines (Benjoin, Tolu, Mastic, Gomme-

Ammoniaque), et en durcit d'autres (Gomme-Gutte, Jalap, Euphorbe, Encens). Sa tension de vapeur est considérable à la température ordinaire ; aussi de petits fragments projetés sur l'eau sont-ils animés de mouvements giratoires, ces mouvements cessent quand les fragments sont imbibés d'eau et alors s'enfoncent (la moindre trace d'huile arrête instantanément ce mouvement, BATTANDIER).

Analyse. — Le Camphre est la cétone du Bornéol (1), sa formule est :

$$C^{10}H^{16}O =
\begin{array}{ccc}
CH^2 \!\!-\!\!-\!\!-\!\! CH \!\!-\!\!-\!\!-\!\! CH^2 \\
| \quad CH^3 \!\!-\!\! C \!\!-\!\! CH^3 \quad | \\
CH^2 \!\!-\!\!-\!\!-\!\! C \!\!-\!\!-\!\!-\!\! CO \\
CH^3
\end{array}$$

Sa synthèse a été faite depuis l'acide camphorique par HALLER (1887) et la synthèse totale par KOMPPA (1903) (v. *Précis de Chimie organique*, l'étude du Camphre).

Un de ses dérivés de substitution, le Camphre monobromé $C^{10}H^{15}BrO$ est utilisé en thérapeutique.

Falsifications. — On a signalé le sel ammoniac, mais il est soluble dans l'eau, insoluble dans l'alcool et dégage facilement son ammoniaque.

---

(1) Le nom de *Camphre* a été longtemps employé pour désigner toute une série de produits naturels, solides, cristallisés, doués d'une odeur et de propriétés physiques particulières : camphres de Menthe, d'Anis, d'Aunée, de Bergamote, de Cubèbe, etc. Aujourd'hui, ce terme Camphre a une signification beaucoup plus restreinte et plus précise, il s'applique à des corps en $C^{10}H^{16}O$, qui ont une fonction cétonique et sont saturés. Ils existent dans le Camphrier, dans les essences de Romarin, de Sauge, de Sassafras, de Marjolaine... ; il y a là une seule espèce chimique, mais douée de pouvoir rotatoire et existant sous trois formes : le *Camphre droit* du Camphrier, qui se trouve dans la plupart des essences citées, son *isomère gauche*, à pouvoir rotatoire égal et de sens contraire, le *Camphre de Matricaire*, et le *racémique par compensation*, qui aurait été trouvé dans certaines essences de Sauges. C'est donc abusivement que l'on dit encore : Camphre de Cubèbe, etc...

Le, Camphre artificiel (chlorhydrate de térébenthène) serait caractérisé par la mise en évidence de son chlore. Quant au Camphre synthétique, il est inactif et ne donne pas, avec l'acide chlorhydrique et la Vanilline, la coloration vert bleuâtre que donne le Camphre naturel. (V. *Précis de Pharmacie chimique.*)

La solution de Camphre dans la benzine doit être limpide (sinon présence d'eau) ; elle doit demeurer colorée après addition d'eau bromée (sinon huile de camphre).

Action physiologique et toxicologie. — Le Camphre a été considéré comme parasiticide et antiseptique.

Bien qu'il entrave certaines fermentations, on ne songe plus à l'employer comme antiseptique ; les insectes et les animaux inférieurs paraissent sensibles à l'action toxique de ses vapeurs.

Son action anaphrodisiaque est douteuse ou tout au moins infidèle. Son action sur les sécrétions est mal connue, il passe pour augmenter la sécrétion sudorale et diminuer la sécrétion lactée.

Excitant local, irritant les muqueuses, les plaies, mais non caustique ; absorbé par les muqueuses et même par la peau. — Excitant cutané (rhumatismes). — Analgésique (odontalgies, etc.). — Hypothermisant, aussi bien chez les sujets sains que chez les fébricitants.

Le Camphre est surtout un excitant du système nerveux central (exaltation psychique, convulsions, puis si les doses ont été trop fortes, phénomènes de paralysie).

Doses mortelles incertaines, semblant varier avec l'âge, le sexe et les individus. MEYER et GOTTLIEB estiment qu'on peut sans danger injecter 4 ou 5 grammes de Camphre, par voie souscutanée, en vingt-quatre heures (doses devant être considérées comme dangeréuses).

On observe, dans cette intoxication, des vomissements, des coliques, des convulsions, de l'hémoglobinurie, des syncopes, du délire, de la défaillance cardiaque et enfin l'arrêt du cœur.

Premiers soins. — Lavage d'estomac ou, à défaut, vomitif ; café noir ; respiration artificielle ; frictions, massages, boules d'eau chaude (si le malade a absorbé le Camphre en nature, éviter les stimulants riches en alcool).

Emploi thérapeutique. — A l'extérieur comme topique, antiseptique, résolutif et stimulant. Médicament fort populaire (RASPAIL).

Peu employé actuellement *per os* ; on le donnait comme antiseptique, antipyrétique, antispasmodique, parasiticide, anaphrodisiaque (érections douloureuses).

Employé fréquemment sous forme d'huile camphrée, en injections sous-cutanées et en injections intraveineuses, en particulier pour ranimer le myocarde et lutter contre le collapsus et les phénomènes d'adynamie. La voie intraveineuse est dangereuse.

Formes. — En poudre, 0 gr. 50 à 1 gramme, en pilules. *Elixir parégorique.* Injections huileuses hypodermiques — Cigarettes de Camphre. — Pour l'usage externe ; *Huile camphrée, Alcool camphré, Eau-de-Vie camphrée, Pommade camphrée, Huile de Camomille camphrée, Baume opodeldoch, Baume nerval, Pierre divine, Eau sédative,* etc.

CAMPHRE SYNTHÉTIQUE. — Les besoins de l'industrie en Camphre étant considérables, surtout pour la préparation du Celluloïd, que le Japon paraît vouloir également monopoliser comme le Camphre, on a cherché à rendre industrielle la synthèse du Camphre.

Si l'on compare les formules du Camphre, du Bornéol et du Camphène, on voit les relations entre ces trois corps :

$$C^8H^{14} \diagdown \begin{matrix} CH^2 \\ | \\ CO \end{matrix} \qquad C^8H^{14} \diagdown \begin{matrix} CH^2 \\ | \\ CHOH \end{matrix} \qquad C^8H^{14} \diagdown \begin{matrix} CH \\ || \\ CH \end{matrix}$$

Camphre.   Bornéol.   Camphène.

le Camphre hydrogéné donne du Bornéol, alcool secondaire correspondant, et le Bornéol déshydraté donne du Camphène.

La préparation industrielle comprend les temps inverses : production du Camphène, hydratation du Camphène en Bornéol et oxydation du Bornéol ; chacun de ces temps s'obtient par des procédés variés qui sont l'objet de brevets spéciaux.

En traitant l'essence de térébenthine (pinène) par l'acide chlorhydrique, on obtient un monochlorhydrate solide (en opérant avec du gaz chlorhydrique sec, à basse température, on diminue, sans l'éviter, la formation de dichlorhydrate liquide de dipentène).

Par essorage, on isole le monochlorhydrate solide ; or, quand on veut lui enlever les éléments de l'acide chlorhydrique, au lieu de régénérer le pinène, on obtient le Camphène. La réaction se fait soit par la soude ou la potasse alcoolique, soit par le phénate de soude, soit par l'ammoniaque, soit par les amines et la pyridine.

En somme, c'est l'essence de térébenthine qui est la matière première nécessaire et c'est son prix qui conditionne le prix de revient du Camphre artificiel.

On transforme ensuite le Camphène en Bornéol en fixant de l'eau à l'aide d'acides ; ordinairement on chauffe au bain-marie le Camphène avec l'acide acétique glacial additionné d'environ 2 p. 100 d'acide sulfurique. On obtient un peu d'acétate de bornyle et surtout de l'acétate d'isobornyle ; en saponifiant par la soude aqueuse sous pression, on régénère l'isobornéol mêlé d'un peu de Bornéol.

Ces deux alcools oxydés donnent la même cétone : le Camphre.

L'oxydation peut se faire par de nombreux procédés ; le plus souvent, c'est par l'acide chromique avec entraînement du Camphre par la vapeur d'eau.

Enfin une méthode simplifiée consiste dans la transformation directe du chlorhydrate de pinène en acétate de bornyle sans passer par le Camphène, par l'acétate de plomb qui élimine l'acide chlorhydrique sous forme de chlorure de plomb.

Le produit synthétique obtenu est identique au produit naturel, mais inactif au polarimètre.

Il ne doit pas être employé dans les préparations pharmaceutiques, le Camphre officinal étant le Camphre du Japon ; cependant, d'après divers essais (LANGGAARD et MAAS, 1907 ; LÉVY et WOLFF, 1915), son action physiologique serait identique à celle du camphre naturel, mais c'est en vue de l'emploi industriel et de la préparation du celluloïd que cette production est intéressante.

HUILE DE CAMPHRE. — La distillat'on du bois de Camphrier donne l'essence, improprement appelée « huile de Camphre ». L'essence totale est la bouillie plus ou moins épaisse contenant le Camphre dans un liquide ou le liquide plus ou moins parsemé de Camphre, mais on entend habituellement par huile ou essence de Camphre le liquide résultant de la filtration ou de l'expression du produit brut.

Apparue dans le commerce en 1885, elle contenait alors en solution une assez forte proportion de Camphre qu'on pouvait en retirer par fractionnement et réfrigération, mais actuellement l'essence exportée du Japon en est soigneusement privée.

On en distingue trois sortes :

1° *Essence brute*, qui reste après la séparation du Camphre solide : Liquide variant du jaune clair au jaune brun.

Usages : huile d'éclairage dans la classe pauvre du Japon, dissolvant des résines dans la fabrication des laques, vernis, etc., parfum des belles encres de Chine.

Au Japon, on la fractionne en essence blanche, essence rouge et Camphre.

2° *Essence blanche*, portion de tête de la distillation.

3° *Essence rouge* ou *essence noire*, formée des parties ayant un point d'ébullition plus élevé que le Camphre ; elle renferme du safrol, des phénols et des sesquiterpènes. — Arrivées en Europe ou en Amérique, ces essences sont soumises à une nouvelle distillation fractionnée pour en extraire le *safrol* (21 p. 100 dans l'essence rouge).

Le Safrol sert à la fabrication de savons bon marché et de certains produits synthétiques comme l'héliotropine (v. page 374).

Les sous-produits sont : *l'huile légère de Camphre* succédané de l'essence de térébenthine (vernis) ; *l'huile lourde de Camphre*, et *l'huile bleue*, qui dissolvent toutes les résines, même le Caoutchouc, et sont employées à divers usages industriels.

SASSAFRAS

Origine. — *Sassafras officinale* NEES (*Laurus Sassafras* L.). Arbre pouvant atteindre 10 mètres de haut, très répandu dans l'Amérique du Nord, à l'est du Canada jusqu'à la Floride.

On emploie le bois de la racine et l'essence préparée sur place ; l'écorce et la moelle sont utilisées en Amérique, mais l'écorce nous arrive également.

Usage indiqué par les Indiens aux Français, à la conquête de la Floride (1562). Introduit en Angleterre en 1597, grand succès.

Récolte. — L'arbre est arraché à l'automne, on sépare les racines, on les écorce plus ou moins complètement, et on

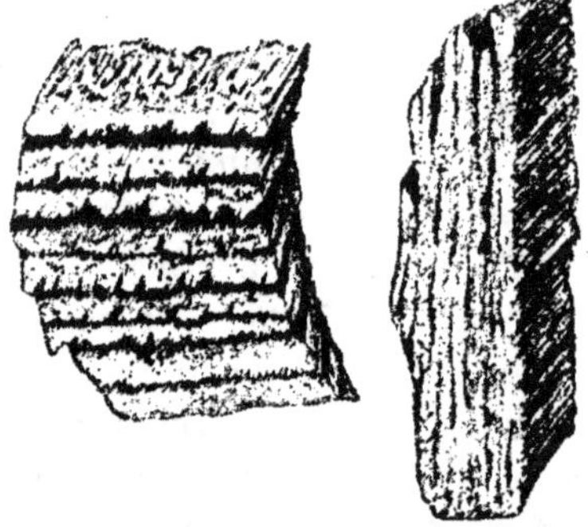

FIG. 106. — *Copeaux de Sassafras.*

débite en fragments ou en copeaux qu'on expédie (surtout à Baltimore) ou qu'on distille sur place.

Description. — TRONÇONS. — Très irréguliers, souvent très gros, bifurqués ou fendus, légers à écorce gris brun, rugueuse (ordinairement absente, ainsi que l'aubier). Bois de *couleur* brun clair ou brun rougeâtre, terne, uniforme, à *cassure* fibreuse : *section* à couches concentriques nettes, striées, à pores visibles à la loupe. — *Odeur* agréable, assez forte, rappelant le Fenouil et l'Anis. — *Saveur* aromatique, astringente.

COPEAUX. — Forme courante des pharmacies : courts et lâches, assez épais, à fibres tranchées obliquement, ils sont peu cohérents, en général faciles à fragmenter, grossièrement fibreux (fig. 106), brun clair, d'odeur assez fraîche.

Anatomie. — *Tissu fibreux* fondamental, à [cellules assez épaisses, divisé par des rayons médullaires le plus souvent bisériés (parfois trisériés).

Vaisseaux en zones annuelles nettes, isolés ou rapprochés par deux ou trois.

Glandes unicellulaires, oléo-résineuses, dispersées entre les zones de vaisseaux. *Amidon* abondant partout, sauf dans les vaisseaux.

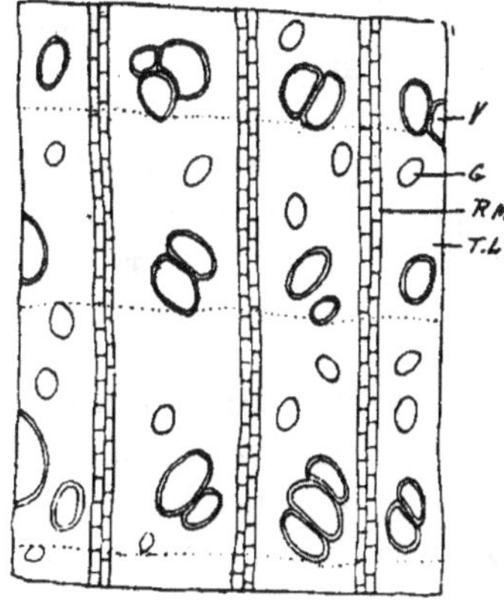

Fig. 107. — *Schéma anatomique du Bois de Sassafras.*

V, Vaisseaux. — G, Glande. — R. M., Rayon médullaire. — T. L, Tissu ligneux.

Analyse. — Environ 2 p. 100 d'*essence*, qu'on obtient par distillation après macération préalable et en cohobant. (Aux États-Unis, on s'adresse surtout à l'écorce, beaucoup plus riche, (6 p. 100). Essence lourde (d = 1,070 à 1,076), très fluide, soluble dans quatre fois son volume d'alcool, à peine lévogyre, neutre, de saveur âcre, d'odeur forte, aromatique.

Elle renferme 80 p. 100 au moins de *Safrol*, du *pinène* et du *phellandrène*, 10 p. 100, un peu d'*eugénol*, 0,50 p. 100 ; du Camphre droit, 0,80.

Le Safrol est le produit important, il cristallise en gros cristaux fusibles à + 12° (avec surfusion), bouillant à 233°, soluble dans l'alcool et dans l'éther.

Par simple chauffage avec la potasse alcoolique, il donne son isomère propylénique, l'*Isosafrol*, dont l'oxydation ménagée donne le *Pipéronal*, éther méthylénique de l'aldéhyde protocatéchique, qui est l'Héliotropine du commerce

$$C^6H^3 \begin{cases} CH^2-CH=CH^2 \ (1) \\ O \\ O \end{cases} CH^2 \qquad (3)$$
$$(4)$$

Safrol.

$$C^6H^3 \begin{cases} CH=CH-CH^3 \\ O \\ O \end{cases} CH^2$$

Isosafrol.

$$C^6H^3\begin{cases} CHO \\ O \\ O \end{cases}CH^2 \quad \begin{matrix} (1) \\ (3) \\ (4) \end{matrix}$$

Pipéronal.

d'où l'importance en parfumerie et la raison de la grosse fabrication américaine de cette essence (1).

Action physiologique et toxicologie. — Stimulant : l'essence serait tétanisante ; le Sassafras se rapprocherait à la fois de l'Opium, de la Strychnine et de l'Ergot (BARTLETT, 1886) comme narcotique, tétanisant et excitant de l'utérus, mais il faut de fortes doses. Sudorifique énergique : l'essence, en trop forte dose, produit une sueur abondante et constitue un irritant violent des reins.

Emploi thérapeutique. — Comme sudorifique et dépuratif, surtout dans les maladies vénériennes et la goutte. Antirhumatismal. L'essence a été vantée comme antidote des Solanées vireuses et contre les morsures ou piqûres venimeuses (SHELBY).

Formes. — Poudre, 4 grammes ; infusion à 10 p. 1.000 ; décoction. — Un des quatre bois sudorifiques des anciens.

LAURIER

Laurier-sauce. — Laurier d'Apollon.

Origine. — *Laurus nobilis* L. Arbre spontané en Asie-Mineure, Syrie, Grèce, Italie, sud de la France.

Cultivé dans l'Europe moyenne et occidentale. Les baies commerciales viennent d'Italie et du Levant.

A. FEUILLES. — Feuilles lancéolées, à bords entiers, un peu

---

(1) Le Safrol est actuellement retiré en grandes quantités de l'Huile de Camphre (essence rouge ou essence noire), comme on l'a vu plus haut.

ondulés ; courtement pétiolées, de 8 à 14 centimètres sur 2,5 à 4,5 ; vert foncé, plus pâles en dessous ; glabres, brillantes, luisantes, raides, coriaces ; nervures pennées, saillantes. Rougissent à la longue par la lumière. *Odeur* aromatique (froisser). — *Saveur* très aromatique, un peu âcre et amère.

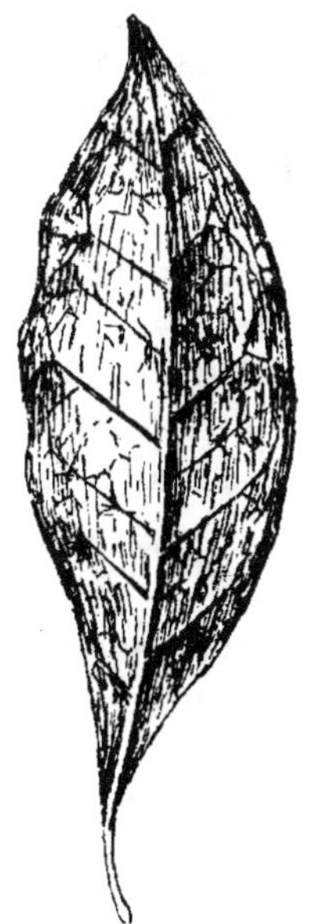

Anatomie. — *Épiderme* avec stomates à la face inférieure ; *Parenchyme hétérogène asymétrique*, avec deux rangées de cellules en *palissade* ; *collenchyme* de part et d'autre de la nervure médiane bi-convexe ; *faisceau* libéro-ligneux peu arqué, avec *péricycle* fibreux entourant complètement le cordon libéro-ligneux. Dans

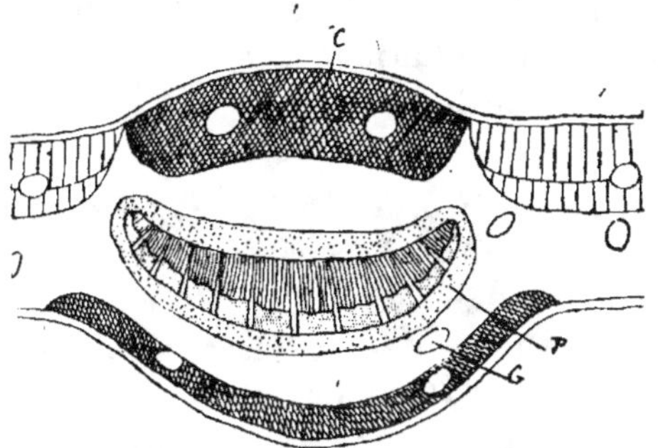

FIG. 108.
Feuille de Laurier.

FIG. 109. — *Schéma anatomique
de la Feuille de Laurier.*
C, Collenchyme. — P, Péricycle. — G, Glande.

le parenchyme et le collenchyme, grosses *glandes unicellulaires*, arrondies ou ovales, surtout localisées au voisinage des épidermes.

Renferment : tanin, essence, principe amer.

B. FRUIT. — Baies ovoïdes, noir violacé, luisantes et charnues sur le frais, ridées sur le sec. Le péricarpe charnu, très mince, se détache facilement d'une graine volumineuse, unique, à mince tégument, à deux gros cotylédons plan-convexes, jaunâtres, huileux, amers et aromatiques.

Abondantes glandes à essence dans tout le mésocarpe ; beaucoup d'huile et d'amidon dans l'embryon. (V. p. 477, la distinction avec la Coque du Levant.)

Huile ou beurre de Laurier. — Desséchés, pulvérisés, exposés à la vapeur d'eau bouillante et exprimés, ces fruits donnent 30 p. 100 d'une huile verte, de consistance butyreuse, grenue, très odorante, balsamique. Elle est surtout formée de *laurostéarine*, blanche, cristallisable, glycéride de l'acide laurique (acide gras), fond à 45° et est soluble dans l'alcool et l'éther chauds ; cette huile contient en outre de la *chlorophylle*, de l'*amidon*, une *résine* et environ 1 p. 100 d'essence.

Cette essence contient surtout du Cinéol (50 p. 100), avec du pinène, de l'acide laurique et des cétones indéterminées.

Les falsifications sont nombreuses et grossières : axonge colorée en vert (sels de Cuivre, Indigo et Curcuma, bleu de Prusse et Curcuma, etc.), et additionnée d'essence de Laurier (ou parfumée par macération de feuilles).

Usages. — *Feuilles :* épices et en médecine populaire, sudorifique et anticatarrhal. Servaient, avec les baies, à préparer la Pommade de Laurier.

Essence de feuilles. — Utilisée comme irritant dans les dermatoses chroniques (GUBLER) et comme carminatif.

Fruits. — Baume de Fioravanti, Pommade de Laurier.

Huile de Laurier. — Employée surtout par la médecine vétérinaire comme parasiticide. Donne de bons résultats en frictions sur les foulures, ou comme stimulant local. — Médicament à la fois actif et inoffensif, trop peu employé.

PRODUITS SECONDAIRES DES LAURACÉES

FEUILLES DE MALABATHRUM. — Grandes feuilles à limbe coriace, inodores, mais à saveur de Cannelle, utilisées dans l'Inde et récoltées à Mysore sur divers Cinnamomum sauvages, dont le *C. Malabathrum* BATK.

ÉCORCE DE BÉBÉERU, du *Nectandra Rodiœi* Schomb, arbre de la Guyane anglaise. Ecorce non aromatique. — Amer fébrifuge. — L'alcaloïde, la Bébéérine, serait identique à la Pélosine, du Pareira Brava (v. p. 483), et distinct, quoique voisin, de la Buxine ; succédané de la Quinine.

NOIX DE RAVENSARA, baies subglobuleuses, de la grosseur d'une cerise. Fruits du *Ravensara aromatica* Sonnerat, grand arbre aromatique de Madagascar. Écorce, feuilles et surtout fruits sont utilisés comme condiments.

ÉCORCE DE CULILAWAN, du *Cinnamomum Culilawan* Blume. Arbre des Moluques. — L'écorce est aromatique, amère et antiscorbutique, riche en essence (aldéhyde cinnamique, eugénol, safrol).

CANNELLE GIROFLÉE, écorce du *Dicypellium caryophyllatum* Nees, du Brésil, a une odeur et saveur de Cannelle et de Girofle.

De nombreux produits des Lauracées sont également plus ou moins employés comme aromatiques.

MONIMIACÉES

BOLDO

Origine. — *Peumus Boldus* Mol. (*Boldea fragrans* Gay ; *Peumus fragrans* Pers). Petit arbre à feuilles opposées. — 6 à 8 mètres. — Uniquement du Chili (1), sur les montagnes et les coteaux ; Valparaiso, Santiago, etc. Les feuilles, employées par les indigènes, ont été introduites en Europe en 1868.

Description. — Feuilles coriaces, courtement pétiolées, largement ovales, à sommet mousse, de 4 à 6 centimètres sur 3 à 5 ; dures, cassantes, très âpres au toucher, de couleur gris verdâtre pâle, ou gris brun, entières, à bord un peu replié en dessous, à surface rude, grenue, portant des poils espacés. — *Nervures* : médiane saillante ; secondaires anastomo-

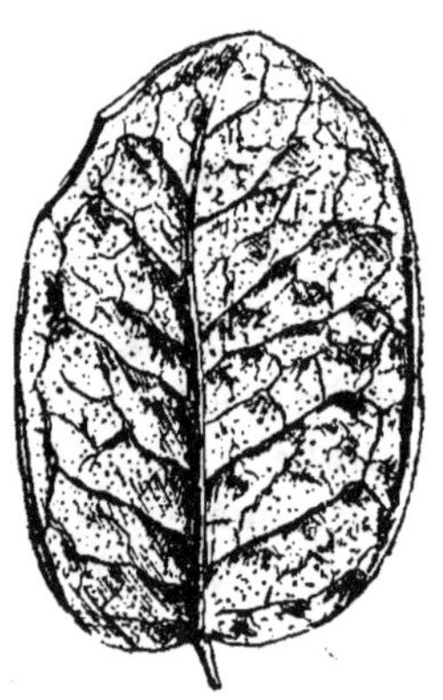

Fig. 110. — *Feuille de Boldo.*

sées en arc assez loin du bord ; réseau à larges mailles (fig. 110). — *Odeur* aromatique, très manifeste par le froissement (rappelant la Coriandre et aussi certaines Labiées). — *Saveur* très aromatique.

Anatomie. — Parenchyme hétérogène asymétrique. — *Épiderme supérieur* à poils étoilés (7 à 9 branches), à base enfoncée, à paroi très épaisse (souvent tombés dans les coupes). — *Hypoderme* à une seule assise. — *Épiderme inférieur* avec poils étoilés et sto-

---

(1) Essai de culture en Afrique.

mates nombreux, enfoncés. *Mésophylle* : deux rangs de cellules en palissade ; dans le parenchyme, grosses *glandes* à essence, *unicellulaires*. — *Nervure médiane* saillante en dessous, avec faisceau

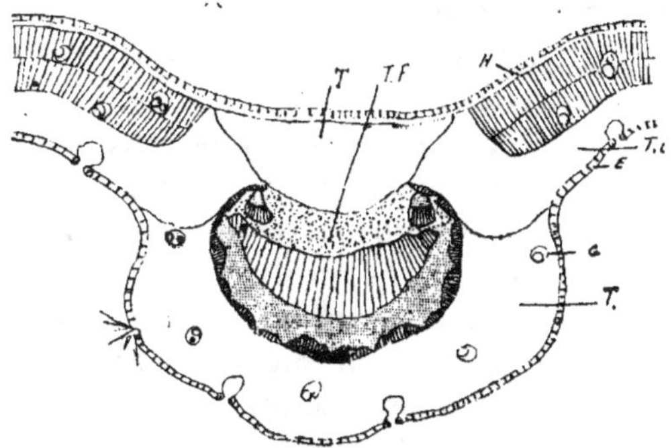

FIG. 111. *Schéma anatomique du Boldo.*
E, Épiderme. — *H*, Hypoderme. — *T. F.*, Tissu fibreux. — *T. C.*, Tissu chlorophyllien. — *T*, Tissu sans chlorophylle. — *G.* Glande.

arqué et péricycle fibreux entourant le liber. Au-dessus du faisceau, massif fibreux occupant toute la concavité de l'arc ligneux et deux petits faisceaux libéro-ligneux opposés au faisceau principal (absents vers le haut de la feuille) (1).

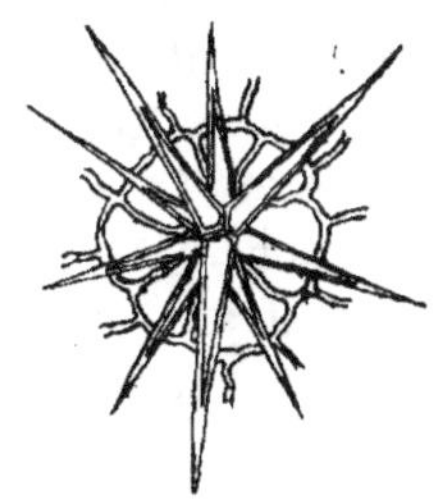

FIG. 112. — *Poils en étoile du Boldo.*

Analyse. — *Essence* (2 p. 100), jaune clair, un peu verdâtre, odorante ; renferme deux carbures terpéniques, l'un divalent dextrogyre, l'autre tétravalent lévogyre, un sesquiterpène, un peu d'aldéhyde cuminique, d'acide acétique, de terpinéol et d'eugénol (TARDY, 1904). — *Boldine*, alcaloïde (VERNE et BOURGOIN, 1872), deux centigrammes par kilogramme,

----

(1) Les feuilles du Laurier-Tin (*Viburnum Tinus* L.) ressemblent à celles de Boldo, bien que les nervures secondaires soient moins marquées et moins régulièrement en arc et la face supérieure non granuleuse ; l'absence d'arome et la différence de structure anatomique suffiraient à les distinguer.

amer, peu soluble. — *Boldoglucine,* glucoside (CHAPOTAUT, 1884), liquide, aromatique, non amer.

Action physiologique. — Complexe, non complètement élucidée, bien qu'étudiée par DUJARDIN-BEAUMETZ et VERNE, LABORDE, QUINQUAUD, GLEY et JURANVILLE, etc. — La Boldine, à doses espacées, est un excitant des fonctions digestives et agit sur la cellule hépatique en augmentant la sécrétion biliaire et l'élimination de l'urée. Par doses fractionnées mais rapprochées, serait un hypnotique procurant un sommeil analogue au sommeil normal. — La Boldoglucine, d'après LABORDE, exciterait la fonction biliaire, mais agirait surtout sur le système nerveux central en provoquant une anesthésie générale et un sommeil qui, d'après GLEY, s'accompagne problablement d'anémie cérébrale.

L'essence (30 à 40 centigrammes) donne des nausées ; au-dessus, vomissements et diarrhée.

Emploi thérapeutique. — Comme stimulant général et stimulant de la digestion gastrique. — Cholagogue et hypnotique.

Au Chili, remède populaire (affections du foie et affections catarrhales des voies génito-urinaires), mais on y préfère l'écorce.

Formes. — Vin à 30 p. 1.000, 30 grammes par jour. — Teinture alcoolique à 1/5, un à trois grammes. — Extrait fluide, XXV gouttes deux fois par jour. Infusion, 5 à 10 p. 100, deux à trois tasses.

Boldine, 4 à 6 milligrammes en deux ou trois fois.

MYRISTICACÉES

Petit groupe de plantes généralement arborescentes, à arille charnu et à albumen ruminé ; toutes tropicales.

Propriétés excitantes et aromatiques dues à une essence contenue dans de grosses glandes unicellulaires.

Cellules tannigènes fusionnées entre elles en une sorte d'appareil en réseau (THOUVENIN), localisé dans le parenchyme cortical et à la périphérie de la moelle (divers *Myristica.*)

MUSCADE

Origine botanique. — La Noix muscade, *Muscade des Moluques* ou Muscade vraie (M. ronde, M. femelle, etc.) est la graine du *Myristica moschata* THUNB. (*M. fragrans* HOUTT., *M. aromatica* LAM., *M. officinalis* L. f.), arbre dièque, de 8 à 10 mètres de haut, toujours vert. Fruit drupacé, déhiscent, charnu, jaunâtre, pyriforme, de 5 à 6 centimètres, se fend à maturité en laissant voir une graine unique, à coque dure, entourée par un arille charnu, rouge orangé, brillant, découpé depuis la base en lanières irrégulières dont la trace se retrouve sur la coque brune de la graine : c'est le MACIS.

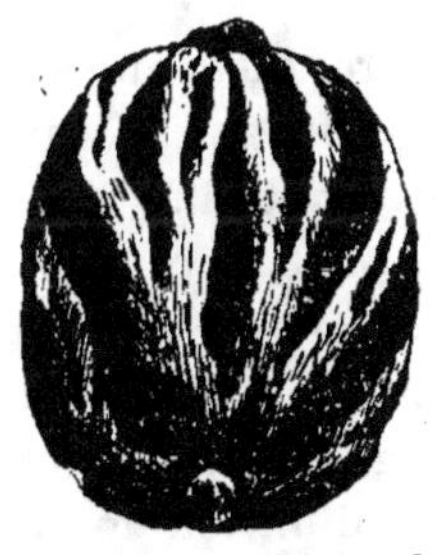

FIG. 113. — *Muscade en coque avec le Macis.*

Origine géographique. — Bien localisée : Nouvelle-Guinée occidentale, Gilolo, Céram, Amboine et surtout le petit groupe des îles Banda (Parcs à Muscades) ; en somme, les Moluques et les îles les plus voisines. Le Muscadier a été introduit plus ou moins heureusement sur de nombreux points des tropiques voisins du lieu d'origine (Sumatra, Malacca, etc.) ou plus éloignés (Indes, Mascareignes, Antilles, Brésil, Guyane, etc.).

Le centre principal de production reste aux îles Banda et à Bengkœlen (côte occidentale de Sumatra).

Historique. — N'a probablement pas été connu des anciens, mais l'a été de bonne heure des Arabes et on en recevait au nord de l'Europe au XIIᵉ siècle ; Constantin Africanus nomme la Muscade et le Macis au XIᵉ siècle ; leur prix était fort élevé. Les îles Banda furent découvertes vers 1512 et passèrent aux mains des Portugais, puis, un siècle plus tard, des Hollandais. Ceux-ci organisèrent le monopole comme pour la Cannelle, le Giroflier, etc., localisèrent l'arbre à Amboine et à Banda ; les Muscadiers des îles voisines furent détruits et les Noix muscades trempées dans la chaux pour tuer le pouvoir germinatif (précaution inutile, une semaine de simple dessiccation au soleil suffisant pour le détruire). Comme pour le Giroflier, c'est Poivre qui parvint à s'emparer de quelques pieds et à les transporter aux Mascareignes (1769), d'où la culture se répandit ensuite.

Récolte et préparation. — Le Muscadier produit vers sa septième année, donne son maximum vers vingt-cinq ans et vit de soixante à quatre-vingts ans. — Entre dix et vingt-cinq ans, il peut donner annuellement 1.500 à 2.000 noix, soit 8 à 10 kilogrammes. Il produit presque toute l'année, mais surtout en décembre et en mai. On cueille à la déhiscence ; on rejette le péricarpe ; on sépare le Macis qu'on fait sécher (après macération dans l'eau salée) ; les noix, exposées sur des châssis, au-dessus d'un feu doux, dans un courant d'air, sont remuées tous les deux jours. Au bout de deux mois, l'amande devenue mobile « sonne » dans la coque quand on l'agite. On brise la coque, on assortit par grandeurs et on chaule (1) (parfois en Europe). Les Hollandais laissent

---

(1) Le chaulage n'est pas la vaine survivance de la pratique hollandaise, il empêche, dans une certaine mesure, les piqûres d'insectes et l'altération des amandes.

inutilement séjourner trois mois dans un lait de chaux. Les Chinois préfèrent acheter en coque.

On expédie en caisses qui sont ouvertes à l'arrivée et le contenu jeté sur une grille de fer. On sépare celles qui sont brisées ou endommagées (elles servent à préparer l'essence et le beurre de Muscade) ; celles intactes sont triées suivant leur poids et classées par numéros : 65, 80, 110..., nombres indiquant combien de noix sont nécessaires pour faire une livre.

Enfin, le plus souvent, on les passe de nouveau à la chaux.

Nous étudierons séparément : la Muscade, le beurre de Muscade, le Macis.

A. — *MUSCADE*

Description. — Enveloppe. — Rare dans le commerce européen. C'est une coque dure, cassante, brune, un peu luisante, presque sphérique, avec des sillons sinueux partant de la base, peu profonds, ramifiés (impressions du Macis). — Raphé visible. — Face interne lisse, grisâtre.

Noix. — Ovoïde ou subarrondie, 20 à 25 millimètres sur 15 à 20 : surface ridée, sillonnée, blanche dans les sillons (chaulage), gris rougeâtre sur les saillies, grise dans l'ensemble ; pesante ; de consistance assez dure, mais pourtant facile à entamer au couteau).

Sur un côté, sillon accentué correspondant au raphé ; aux extrémités, petites dépressions peu marquées (chalaze, hile).

Section transversale caractéristique : à l'extérieur, ligne brune un peu sinueuse (tégument interne). En dedans, surface grisâtre (*albumen*), marbrée abondamment de lignes brunes, sinueuses, irrégulières, partant ou non de la surface : ce sont des prolongements du tégument interne, tegmen, pénétrant dans l'amande (albumen ruminé). A l'extrémité, *embryon* avec cotylédons évasés en coupe, enfoncés dans l'albumen. — *Odeur* spéciale. — *Saveur* très piquante, âcre, huileuse, aromatique.

Anatomie. — Peu utile, les caractères étant très nets : nécessaire seulement pour l'examen de la poudre, où le *testa* scléreux (coque) se rencontre rarement. — *Tegmen.* Cellules plus ou moins aplaties, peu colorées et lâches en dehors, plus serrées et brunes au-dessous. Dans les prolongements qui pénètrent dans l'albumen, ces cellules sont polyédriques, d'abord petites et serrées à la base de ces prolongements, puis plus grandes et plus lâches, mais toujours brunes et renfermant de nombreuses glandes à essence isolées ou groupées ; parfois cristaux de matière grasse ; quelques petits faisceaux.

Albumen à cellules polyédriques, irrégulières, renfermant : une abondante matière grasse, parfois en cristaux ; de l'aleurone avec gros cristalloïdes ; de l'amidon en petits grains arrondis,

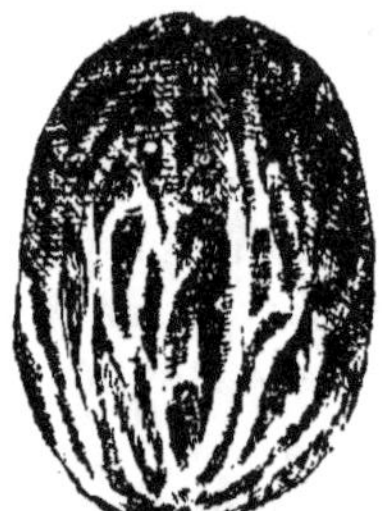

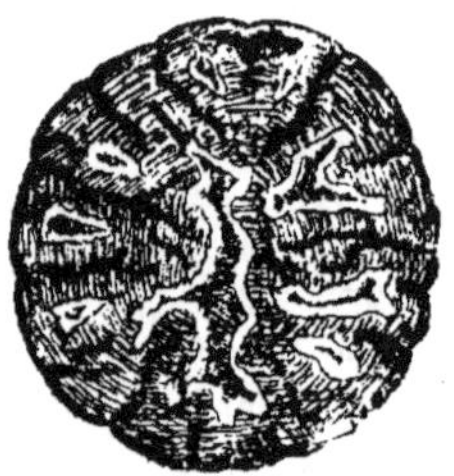

Fig. 114. — *Noix muscade décortiquée.*

Fig. 115. — *Section transversale de la Noix muscade.*

isolés ou unis, à hile visible (pour observer l'amidon et l'aleurone, enlever la matière grasse par l'alcool absolu chaud).

La *poudre* ne devra contenir que des plaquettes de tegmen brunâtre, des fragments d'albumen blanchâtre avec leur contenu cellulaire, et quelques très rares éléments vasculaires (trachées).

Variétés. — *Noix de Penang,* largement ovoïdes, très aromatiques.

Noix de Singapour, plus profondément sillonnées de fines rides, avec des traces fréquentes de brûlures.

Noix des Indes occidentales, allongées et souvent marquées de taches sombres.

Falsifications. — *Muscades piquées* (fréquentes) ; très diminuées comme parfum. Les trous, bouchés par une pâte au beurre de muscade, réapparaissent par l'eau chaude.

Muscades longues des Moluques, M. de Macassar (Muscades sauvages, M. mâles, fausses Muscades, etc.), produites par le *Myristica argentea* WARB., sont exportées en réalité par la Nouvelle-Guinée, longues, plus étroites (4 centimètres sur 2 cent. 1/2), toujours en coque, impression d'un Macis beaucoup moins ramifié. Ressemblent, dans leur coque, à une grosse datte très dure. Saveur âcre, peu aromatique. Qualité très inférieure.

Muscades de Bombay produites par le *Myristica malabarica* LAM., longues, étroites et sans arome.

Muscades épuisées par l'alcool ou par la distillation ; faiblesse du parfum, moindre teneur en corps gras, aspect de la cassure.

Muscades non mûres, petites et très ridées.

Muscades artificielles. — Fort bien imitées extérieurement, sont faites avec de la poudre de Muscades avariées et épuisées, mêlée à diverses substances (argile, son, farine, huile, etc.); cette pâte épaisse est pressée ensuite dans des moules. Ces fausses muscades laissent des cendres abondantes (11 à 25 p. 100) tandis que les vraies en donnent au plus 4,5 p. 100 ; leur section est homogène ; elles se désagrègent par l'eau bouillante.

POUDRE DE MUSCADE. — Ne se vend guère toute faite. Elle peut être falsifiée avec des *farines* ou des *coques* pulvérisées (le microscope montrerait les amidons divers et les cellules scléreuses du tissu des coques).

Analyse. — Amidon ; matières albuminoïdes ; environ 40 p. 100 de *matière grasse* solide, 8 à 15 p. 100 d'*essence* et 3 à 4 p. 100 de *résine*.

L'*essence* est un liquide incolore ou légèrement jaunâtre, d'odeur aromatique, de saveur chaude, brûlante, constitué par un mélange de pinène et de camphène droits (80 p. 100), de dipentène (8 p. 100); alcools terpéniques (linalol, bornéol, terpinéol et géraniol) (6 p. 100), un peu d'eugénol et de safrol, de la myristine (4 p. 100), etc.

Densité, 0,870 à 0,925. — Dextrogyre $[\alpha]_D = +16°$ à $+30°$.

B. — *BEURRE DE MUSCADE*

Préparation. — Les Noix Muscades sont pilées ou moulues et la poudre assez fine obtenue est exposée à l'action de la vapeur d'eau, sur un tamis de crin, jusqu'à complète liquéfaction du corps gras. On exprime ensuite rapidement entre des plaques en fer étamées, préalablement chauffées à l'eau bouillante. On sépare de l'eau par refroidissement et on filtre au papier à la température de l'eau bouillante. (D'après le Codex de 1884.)

Préparé sur place par expression à chaud avec les Muscades non marchandes, il arrive ordinairement dans le commerce en pains rectangulaires d'environ 250 grammes, recouverts de feuilles de palmier et expédiés par les Moluques ou par Singapour.

Description. — Matière grasse solide, jaunâtre, à marbrures rouges ; d = 0,990 à 0,995 ; fond entre 40° et 50° (chiffre assez variable) ; onctueux au toucher, de consistance friable, d'odeur forte, agréable, de Muscade, de saveur aromatique ; montre au microscope des masses cristallines ; soluble à chaud dans l'alcool à 90° et dans l'éther éthylique.

Il rancit à la longue, se décolore plus ou moins et devient cassant.

Analyse. — 70 à 75 p. 100 de *Myristine*, qu'on isole facilement par suite de sa faible solubilité dans l'alcool à froid, 20 p. 100 d'*oléine* et 1 p. 100 de *butyrine*. En outre, assez forte proportion d'*essence*, 2 à 3 p. 100 (d'où l'odeur), de la résine et des matières colorantes.

La Myristine, saponifiable en acide myristique et glycérine, est un corps gras solide, blanc, inodore, pouvant cristalliser.

Falsifications. — Fréquentes. On ajoute d'ordinaire une graisse inodore, colorée au Curcuma et aromatisée à l'essence de Muscade. L'alcool qui dissout à chaud le beurre de Muscade dissout peu les autres matières grasses. Cette solution alcoolique doit être incolore, elle est plus ou moins colorée avec les falsifications.

C. — *MACIS*

Origine. — Arille charnu et lacinié qui entoure la Noix muscade. Détaché, immergé dans l'eau salée, puis desséché. — Expédié le plus souvent de Java et de Padang (Sumatra), surtout en Hollande et aux Etats-Unis.

Description. — Il forme à la base de la graine, depuis le hile, le micropyle et une partie du raphé, une enveloppe complète se divisant bientôt en quatre parties qui se ramifient vers le haut en lanières sinueuses, irrégulières, anastomosées çà et là, et se rapprochant vers le sommet de la graine. Frais, il est rouge vif, charnu et mou, laissant, à la moindre pression, suinter de l'essence en abondance.

Le produit commercial est en fragments d'un jaune orangé plus ou moins rougeâtre, lustrés, un peu translucides, assez épais, surtout en bas (1 à 2 mm.), ramifiés, sinueux, plats, membraneux, à la fois souples et cassants, à cassure nette. Pressé avec l'ongle, le Macis laisse encore exsuder de l'essence, s'il n'est pas trop ancien. Il se gonfle dans l'eau. — *Odeur* forte, agréable, rappelant la Muscade, mais spéciale. — *Saveur* chaude, aromatique, assez âcre.

Anatomie. — Épidermes épaissis à cellules allongées parallèlement à l'axe. Entre eux, tissu homogène, à cellules polyédriques contenant de l'*amylodextrine* granuleuse, à petits faisceaux libéroligneux à bois central et à nombreuses glandes unicellulaires, assez volumineuses, contenant de l'oléo-résine.

Falsifications. — *Macis de Bombay*, du *Myristica malabarica*, importé en assez grande quantité, est en morceaux plus longs, plus étroits, d'un rouge sombre, nombreux lobes étroits roulés ensemble au sommet. Presque sans odeur, mauvaise qualité.

Sa poudre, après épuisement à l'essence de pétrole, cède à l'éther 30 p. 100 d'extrait, alors que le vrai Macis n'en donne que 3,5 d'après GREENISH).

Macis de Macassar (du *M. argentea*), fragments ternes, brunâtres, à surface poussiéreuse ; lobes peu nombreux et larges ; saveur nettement âcre.

Analyse. — Une *essence*, 8 p. 100, ordinairement préparée sur place, des matières résineuses et pectiques.

L'essence incolore ou jaune rougeâtre, très fluide, dextrogyre, d'odeur et saveur suaves, est semblable à celle de Muscade.

Action physiologique et toxicologie. — Muscade et Macis sont des stimulants aromatiques actifs. Les doses excessives seraient dangereuses (CADÉAC et MEUNIER); une noix entière est déjà toxique. Après une courte phase d'excitation, l'essence produit rapidement de l'engourdissement et de la somnolence. PURKINJE éprouva un état de stupeur extraordinaire après ingestion de Noix muscade.

Emploi thérapeutique. — Surtout condiment aromatique, sert à fabriquer des liqueurs cordiales et digestives. Stimulant gastrique (digestions paresseuses) et cutané (rhumatisme).

Formes. — La *Muscade* entre dans l'Alcoolat de Garus, l'Eau de Mélisse des Carmes, l'Alcoolat de Fioravanti.

Le *beurre* entre dans le baume Nerval, le liniment de Rosen et est parfois employé seul, en frictions stimulantes.

Le *Macis* n'a guère d'usage médical, il entre cependant dans le Vin de Scille composé.

PIPÉRACÉES

Plantes des pays chauds, dépassant rarement la ligne des tropiques, abondantes dans les contrées chaudes de l'Amérique, dans l'Archipel Indien (îles de la Sonde) et au sud de l'Asie, assez rares en Afrique.

Port varié, souvent des lianes. Généralement riches en essence et en résine, contenues dans de grosses glandes ovales, unicellulaires, isolées, répandues dans tous leurs organes.

Propriétés stimulantes assez générales (condiments, masticatoires). Beaucoup sont couramment employées dans leur pays d'origine, mais l'Europe, où il n'en existe aucune, n'en emploie que quelques espèces : les Poivres, les Cubèbes, le Matico et trois ou quatre drogues secondaires.

POIVRE

Poivre noir. — Poivre blanc.

Origine. — *Piper nigrum* L. Liane à longue tige ligneuse portant des grappes de petits fruits globuleux, au nombre de 20 à 30 sur un pédoncule commun, pendant. D'abord verts, puis rouges, enfin jaunes une fois mûrs, ces fruits constituent, suivant le moment de la récolte et le procédé de préparation, le Poivre noir ou le Poivre blanc du commerce.

Le pays d'origine est la péninsule Indienne, dans la région de Travancore et du Malabar (*Malé* = poivre ; *Malabar* = côte du Poivre). Introduit sans doute de bonne heure dans tout l'Extrême-Orient, depuis l'Inde jusqu'aux Philippines et aux îles de la Sonde. Cultivé au Siam, en Cochinchine, dans la péninsule Malaise (une variété de Bornéo porte le nom de *Maluakka*), à Sumatra, Bornéo, Java et aussi aux Mascareignes et aux Antilles.

Dans notre Indo-Chine, quatre provinces productrices au Cambodge ; celles de Kampot, de Péam et de Bantay-Méas, dans la résidence de Kampot, et celle de Tréang, dans la résidence de Takéo ; en Cochinchine, deux grands centres : province de Ha-Tien ; près du Cambodge, et province de Bien-Hoa, dans l'ouest.

Historique. — Introduit en Europe à la suite de l'expédition d'Alexandre aux Indes (ive siècle avant notre ère).

Théophraste en indique deux sortes et Dioscoride connaît le Poivre blanc. Pline, qui en cite trois espèces, savait qu'il venait de l'Inde ; il était déjà falsifié !

De bonne heure, on connut la plante (Cosmas Indicopleustes 540) et les voyageurs du moyen âge la trouvent depuis le cap Comorin et Ceylan jusqu'à la ville actuelle de Goa (Heyd).

Le Poivre, lourdement imposé, était alors l'épice la plus estimée (*cher comme poivre !* disait-on) ; le commerce en était concentré à Venise ; aucune drogue n'a peut-être joué dans l'histoire un rôle comparable à celui du Poivre, car le désir d'accaparer un aussi fructueux commerce stimula Génois et Portugais dans la recherche d'une route de l'Inde ; c'est ainsi que Vasco de Gama, en 1498, doubla le Cap et atteignit l'Inde.

Dès lors, malgré les guerres avec les Arabes, le commerce s'établit et le prix s'abaisse. Les Portugais conservent le monopole jusqu'au xviiie siècle.

Actuellement, le centre du commerce du Poivre est Singapour d'où s'exporte la moitié de la consommation mondiale.

Le Poivre blanc, connu des anciens, semble oublié au moyen âge ; il était surtout consommé en Orient.

Culture, récolte et préparation. — Le *Piper nigrum* L. est l'espèce type, mais il existe diverses variétés : dans l'Inde, on en cultive trois : *Balamcotta, Kallivali* et *Cheriakodi*. — La première est une variété vigoureuse, à poivre lourd dont tous les fruits mûrissent en même temps ; le *Kallivali* donne un excellent poivre, mais à maturation progressive, ce qui complique la récolte ; enfin le *Cheriakodi* est une petite variété, donnant une récolte abondante à maturation rapide.

On multiplie par boutures, espacées de 2 mètres en tous sens, soit 2.500 pieds à l'hectare ; cependant les lianes venues de semis sont plus vigoureuses et résistent mieux à la sécheresse, mais leur ramification est plus tardive. En Indo-Chine et souvent à Singapour, on utilise des pieux comme tuteurs (tuteurs morts), dans l'Inde et en Malaisie, ce sont des arbres (tuteurs vivants).

Le Poivrier de bouture commence à fleurir à l'âge de trois ans, ordinairement on supprime ces premières fleurs et on ne laisse mûrir les fruits qu'à partir de la quatrième année ; de six à vingt ans, la liane est en plein rapport, puis le rendement décroît et à trente ans, sauf de rares exceptions, on renouvelle la plantation.

Le rendement moyen d'un pied de six à quinze ans est de 1 kg. 750 de Poivre sec (Cochinchine).

En général, il y a deux récoltes par an, leur époque varie suivant la région.

On cueille dès que les baies vertes passent au rouge, donc avant maturité complète ; on égrène et les fruits sont desséchés, soit au soleil pendant quelques jours, soit (méthode chinoise) dans des séchoirs où ils sont étendus sur des dalles chauffées à feu doux. La dessiccation rétracte et plisse le péricarpe et donne la teinte noire : le grain est assez sec lorsqu'il casse sous la dent.

On trie d'après le degré de maturité; les grains de *Poivre noir* sont d'autant plus lourds et moins ridés qu'ils étaient plus mûrs, et on emballe en sacs d'environ 60 kilogrammes.

Pour le *Poivre blanc*, que l'on a longtemps cru produit par une plante différente, on récolte les fruits complètement mûrs et on les met dans des paniers qu'on laisse pendant trois ou quatre jours dans l'eau courante. Par un frottement énergique, la partie externe de la pulpe se détache et on sèche ensuite au soleil.

Le Cambodge et la Cochinchine suffisent presque à la consommation française. Ces pays ont exporté, en 1921, par Saïgon, 3.541 tonnes de Poivre noir et de Poivre blanc ; la Guadeloupe en a exporté deux tonnes, et Madagascar une tonne.

Description. — Le grain de *Poivre noir* est une petite baie sèche, sphérique, de 4 à 5 millimètres de diamètre, de couleur noirâtre ou gris foncé, fortement et grossièrement ridée. A la base, le point d'insertion du pédicelle (peu distinct) ; au sommet, une petite saillie (reste, peu visible, du court style qui était divisé en trois branches stigmatiques).

Sur la *section longitudinale* : mince zone corticale (péricarpe) sombre, brun rouge,

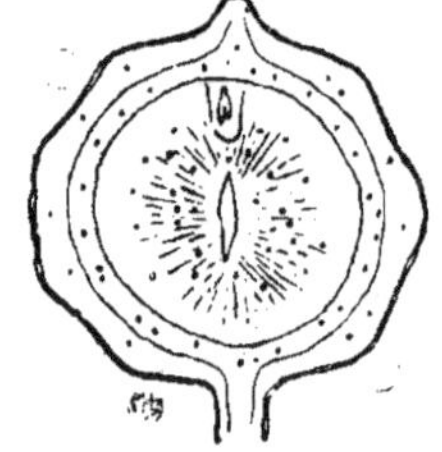

Fig. 117. — *Section longitudinale d'un grain de Poivre.*

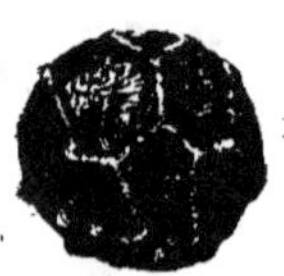

Fig. 116.
Poivre noir.

adhérant fortement à la *graine* unique qui est au centre ; graine orthotrope, contenant un volumineux albumen nucellaire (*périsperme*) formant la masse blanc grisâtre qui occupe presque toute la graine ; vers le haut (région micropylaire) un petit *albumen* réduit entoure un minime *embryon*. En fait, le Poivre noir étant cueilli avant maturité, ces dernières parties sont souvent détruites, résorbées, et le grain offre une petite cavité. Le périsperme est farineux au centre, plus dur, plus jaunâtre en dehors. — *Saveur* piquante, caractéristique. — *Odeur* spéciale aussi, irritante, sternutatoire.

Le *Poivre blanc* est un peu plus gros, sphérique, non ridé, blanc jaunâtre un peu gris ; on voit mieux l'insertion du pédicelle et la trace du style, parfois sous forme d'une légère dépression.

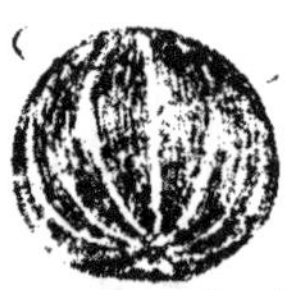

Fig. 118.
Poivre blanc.

De la base au sommet, fines nervures longitudinales plus claires (faisceaux) formant des sortes de méridiens.

Le commerce classe les poivres d'après la densité, en *Poivres lourds* à gros grains, pesants (plongent dans l'eau), peu ridés, colorés, farineux et pleins, constitués par des fruits presque mûrs ; *P. demi-lourds*, plus petits, moins lourds (surnagent), plus ridés, moins pleins ; *P. légers*, inégaux, gris cendré, très ridés, légers, creux, s'écrasant entre les doigts, souvent poussiéreux et mal préparés.

Anatomie. — Très importante, à cause des nombreuses falsifications du Poivre en poudre (faire macérer dans l'eau ou dans une solution alcaline faible).

A. PÉRICARPE. — 1º *Épiderme* (épicarpe) : une seule assise. Cellules carrées ou un peu allongées ; à parois colorées, épaissies, surtout l'externe ; à contenu brun résineux. — (Dans la poudre, on les voit de face, en petites lames, à éléments polygonaux. (Fig. 120, *E*).

2º Au-dessous, *zone pierreuse* à peu près continue : cellules sur un à trois rangs, inégales, carrées ou allongées radialement. Parois jaunes, très épaissies, fortement canaliculées ; cavité étroite, contenu résineux très coloré. — (Dans la poudre, on les trouvera souvent séparées, quelquefois groupées, très souvent accolées à l'épicarpe ; retenir la couleur de la paroi et du contenu (fig. 120, *S*).

3º *Mésocarpe parenchymateux.* — Complexe, pouvant se diviser en deux régions, une *région externe*, formée de cellules brunes, polygonales, irrégulières, à parois minces, allongées tangentiellement, contenant de l'amidon et surtout de la chlorophylle, on y voit des glandes unicellulaires avec des gouttelettes d'oléo-résine ; une *région interne*, séparée de la première par le cercle des faisceaux libéro-ligneux, formée de petites cellules polygonales, à parois minces, finement ponctuées, surtout au voisinage de l'endocarpe. Ces cellules, en coupe longitudinale, sont allongées dans le même sens que les faisceaux. Ce tissu renferme d'abondantes glandes oléifères, moins arrondies que les premières et rarement isolées. Les *faisceaux*

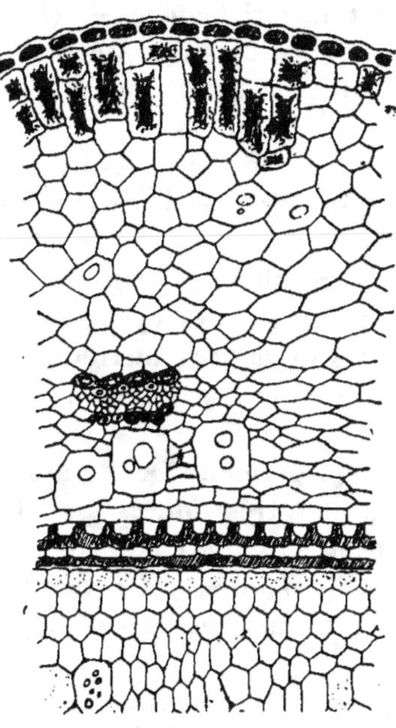

FIG. 119. — *Anatomie du Poivre noir.*

libéro-ligneux contiennent quelques vaisseaux, un liber abondant et sont recouverts extérieurement par des fibres péricycliques à parois épaisses, parfois accompagnées de cellules scléreuses rectangulaires, fort allongées, à parois moyennement épaisses et canaliculées. Ce cercle des faisceaux qui sépare les deux zones du mésocarpe est complété par de petites cellules aplaties, parenchymateuses, allongées tangentiellement. — (Dans la poudre, ce mésocarpe donnera quelques fibres, quelques vaisseaux, quelques cellules à essence, libres ou réunies à des cellules parenchymateuses).

4° *Endocarpe* (ou épiderme interne). — Une seule assise sclérenchymateuse (1), à cellules en U, les parois jaunes étant épaissies en dedans et latéralement. (Dans la poudre, on les voit de face, en petites lames de cellules polyédriques régulières, à parois égales et jaunes, canaliculées). Elles diffèrent des cellules épidermiques par les parois plus épaissies, des sclérites de la zone pierreuse par un lumen plus large et des unes et des autres par l'absence de contenu coloré.

B. GRAINE. — 1° *Enveloppes* (épisperme). Deux assises minces : la première très aplatie, à parois très minces, difficiles à voir sans réactif ; la seconde allongée suivant l'axe du fruit, avec un contenu brunâtre. — (Dans la poudre, cette dernière assise se montre en petites lames de cellules polygonales allongées à parois légèrement épaissies.)

2° *Périsperme* : forme à lui seul presque toute la masse de la graine ; il montre extérieurement une ou deux rangées de petites cellules polygonales, régulières, contenant de l'aleurone et tout le reste est formé de cellules irrégulières mais plus ou moins allongées radialement et de plus en plus grandes, de moins en moins cohé-

---

(1) D'après TSCHIRCH, cette assise scléreuse serait appelée à tort endocarpe, car elle ne serait pas la partie la plus interne du péricarpe ; dans les jeunes baies, cette assise scléreuse serait recouverte intérieurement par une, deux ou trois rangées de cellules aplaties, à parois peu épaisses ; pendant la maturation elles se résorbent en partie et dans le poivre du commerce elles se rencontrent en une ou rarement deux assises parfois entièrement soudées à l'assise scléreuse et à la graine, ce serait là le véritable endocarpe.

rentes vers le centre, d'où l'aspect farineux. La plupart ont un aspect granuleux caractéristique dû aux tout petits grains d'amidon (6 μ) polygonaux et serrés dont elles sont pleines. Sur ce fond de parenchyme amylifère, on voit des glandes unicellulaires arrondies à gouttelettes d'oléo-résine colorée.

Si l'on plonge dans la glycérine quelques très minces sections du périsperme, on voit de nombreux cristaux de Pipérine. Prismatiques, aiguillés, ou en forme de pierre à aiguiser, ils sont parfois isolés, plus souvent agglomérés en masses et sont surtout très apparents dans les glandes oléifères. (Dans la poudre, les éléments du périsperme séparés ou groupés forment la masse générale. (Fig. 120, *P*).

3° *Albumen vrai* et *embryon* souvent absents, sans intérêt.

Dans le POIVRE BLANC, même structure, mais la décortication allant jusqu'à la zone des faisceaux, on ne trouvera ni l'épicarpe, ni la couche pierreuse, ni la zone externe du mésocarpe. D'ordinaire même, les fibres péricycliques et le liber des faisceaux ont disparu ; on ne voit que le bois. — Le périsperme, plus dur, est plus riche en amidon.

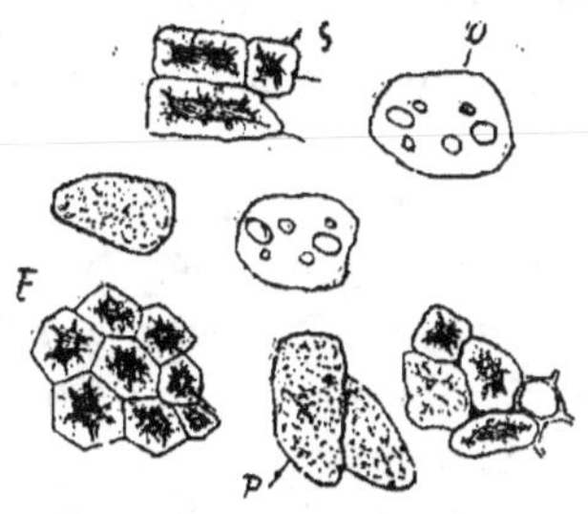

FIG. 120. — *Quelques éléments de la poudre de Poivre noir.*
E, Épiderme. — S, Sclérites. — O, cellules à essence. — P, Cellules du périsperme.

Analyse. — Les principaux constituants sont : l'*Essence* (1,5 à 2,2 p. 100) ; donne l'odeur plus que la saveur ; surtout dans le mésocarpe, donc moins abondante dans le Poivre blanc ; jaunâtre ou verdâtre lévogyre ; constituée surtout par des hydrocarbures : phellandrène et cadinène.

La *Résine* âcre, donnant la saveur brûlante (1), soluble dans l'alcool, l'éther, les corps gras, se solidifiant vers 0° (appelée par-

---

(1) D'après STAUDINGER et SCHNEIDER (1923), la saveur du Poivre est due à la présence de la Pipérine, et la saveur poivrée ne se développe que par une très grande division de la Pipérine.

fois *Chavicine*). Se trouve surtout dans les parties externes aussi, le Poivre blanc est bien moins âcre.

La *Pipérine*, alcaloïde, $C^{17}H^{19}O^3N$, base faible, isomère de la Morphine, cristaux incolores, inodores, d'abord insipides, puis âcres ; saveur piquante en solution alcoolique ; insoluble dans l'eau bouillante, très soluble dans l'alcool chaud.

Chauffée avec une solution de potasse alcoolique, elle donne de l'*acide pipérique* et un alcaloïde volatil, liquide, non oxygéné, la *pipéridine*.

$$C^{17}H^{19}O^3N + H^2O = C^5H^{11}N + C^{12}H^{10}O^4$$

Pipérine.   Pipéridine.   Acide pipérique.

L'acide pipérique traité par le permanganate de potasse donne le Pipéronal.

Pour doser la *Pipérine*, on mélange 10 grammes de Poivre et 20 grammes de chaux éteinte, on fait avec de l'eau une pâte liquide qu'on fait bouillir pendant un quart d'heure. On sèche à 100° et on épuise par l'éther ; la solution éthérée abandonne par évaporation la Pipérine cristallisée. On sèche et on pèse.

On peut aussi traiter la poudre de Poivre par de l'alcool à 95° bouillant, on distille et l'extrait obtenu est privé de résines par agitation avec une solution de potasse caustique. Le résidu après lavage à l'eau est dissous dans l'alcool à 95° bouillant, la solution décolorée au noir animal, refroidie et additionnée d'eau, laisse déposer la Pipérine.

La teneur paraît fort variable, on admet de 5,5 à 9 p. 100.

Le Poivre noir contient en moyenne 11 p. 100 d'eau, 14 p. 100 d'extrait sec, 38 p. 100 de cellulose (1), et laisse environ 5 p. 100 de cendres ; dans le Poivre blanc, on trouve en moyenne 13 p. 100 d'eau, 11 p. 100 d'extrait alcoolique, 25 p. 100 de cellulose et 1,5 p. 100 de cendres.

Falsifications. — A. Poivre en grains. — Falsifications assez rares.

---

(1) On désigne sous ce nom le résidu inattaqué par l'action à chaud de l'acide sulfurique étendu.

1° *FRUITS ÉTRANGERS* : *Drupes de Nerprun.* — Elles ont un petit pédoncule et la section transversale montre les nucules intérieurs.

Baies du Daphne Mezereum L. — Péricarpe succulent peu épais, graine presque sphérique ; anatomie différente.

Fruit d'Embelia Ribes BURM. — Grande ressemblance extérieure, mais calyce et style persistants, pédicelle ; anatomie différente.

Myrsine africana L. — Plus petit, petit pédicelle, graine séparable.

Baies de Genièvre. — Plus grosses, section transversale toute différente, saveur, etc.

Graines d'Erviop (anagramme de Poivre). — Sous ce nom de fantaisie, on a vendu comme succédanés pouvant être mêlés au Poivre des graines de diverses Légumineuses (*Ervum Ervilia* L., *Vicia sativa* L., *V. alba* L.). Les deux premières sont mises à macérer dans une solution étendue de sel de fer pour les noircir et les rider par dessiccation, la saveur poivrée leur est donnée par la teinture de Capsicum ou par une solution de Capsicine.

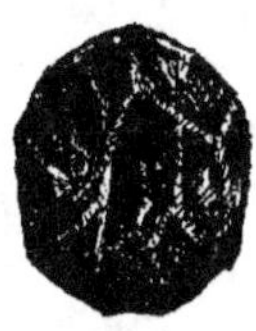

FIG. 121.
Erviop.

La graine de *Vicia alba*, qui doit se substituer au Poivre blanc, ne devant pas être ridée, est seulement traitée au Capsicum.

La distinction est facile, en particulier par les deux gros cotylédons de l'amande.

2° *POIVRES ARTIFICIELS*. — Pâtes diverses ; mélanges de poudre de Poivre avec des résidus de féculeries, des grabeaux, de l'argile, des tourteaux, du charbon, etc., et une substance agglutinante (dextrine, etc.). Ressemblance toujours éloignée ; délitement par l'eau.

3° *POIVRES CHARGÉS*. — Les grains humectés avec une solution gommeuse sont roulés dans une poudre lourde pour donner du poids : en traitant par l'eau, la poudre se détache et se précipite.

B. Poivre en poudre. — Aucune substance n'a été autant falsifiée. On ne peut trouver ici que les principales falsifications, avec un ou deux caractères importants pour chacune, et on consultera pour le détail les traités spéciaux.

On examinera d'abord dans l'eau glycérinée un peu de poudre tamisée pour rechercher l'amidon étranger. On fera ensuite bouillir, dans de la potasse étendue, un peu de ce poivre pulvérisé ; pour les examens ultérieurs, on opérera parallèlement avec une poudre type, et on examinera l'action décolorante de la liqueur de Labarraque sur l'échantillon suspect et sur la poudre type, après action de la potasse.

Grabeaux. — On vend directement sous ce nom ou on mélange frauduleusement au Poivre les résidus des sacs de Poivre : épicarpe détaché, pédoncules, bûchettes, terre, etc., le tout pulvérisé. Le Poivre en contient toujours un peu (5 p. 100 d'après Pennetier). La fraude est révélée par la présence de nombreuses fibres, ligneuses ou péricycliques, vaisseaux, débris terreux, etc., par l'abondance des éléments extérieurs du Poivre (épiderme et sclérites jaunes à contenu brun), par la rareté ou l'absence des cellules du périsperme Le poids des cendres est augmenté.

Piments. — Poudre de *Capsicum* (v. aux Solanacées) ou *Paprika* des Allemands. — Plaques rouges, à granulations colorées caractéristiques ; cellules scléreuses, sinueuses, incolores, en îlots entourés de cellules minces (endocarpe) ; épisperme des graines à cellules dont les parois sont jaunâtres, épaissies, sinueuses, à aspect caractéristique (*cellules cérébroïdes*).

Maniguette (v. p. 249). — Masque les autres falsifications par sa saveur. Cellules du périsperme rappelant celles du poivre, mais très reconnaissables, beaucoup plus allongées et fusiformes. Plaques rougeâtres (spermoderme) à deux rangs de cellules superposées, le rang externe formé de longues cellules à parois épaisses, colorées en brun, le rang sous-jacent, de cellules régulières à parois minces, isodiamétriques, à direction perpendiculaire aux premières.

Cette falsification, commune autrefois, est rare aujourd'hui.

Moutarde noire. — Enveloppe de la graine, avec les trois réseaux superposés (fig. 177). Gouttelettes d'huile fixe dans les cellules des cotylédons et dans la préparation.

Feuilles de Laurier. — Teinte verdâtre ; chlorophylle ; stomates ; amas verts avec glandes ; trachées ; longues fibres fusiformes.

Tourteaux de graines oléagineuses. — (Lin, Colza, Chénevis, Arachides, Faînes). Odeur désagréable, rance. — Huile grasse. — De plus éléments spéciaux à chacun (cellules géliflables du Lin, etc.)

Amidons et fécules. — Reconnaissables au microscope (v. Farines); glands, Légumineuses, résidus de féculerie, fleurage de Pomme de terre, etc.

La farine de Sarrasin se rapproche davantage, mais les grains d'amidon régulièrement polyédriques sont deux fois plus gros que ceux du Poivre et ont un petit hile.

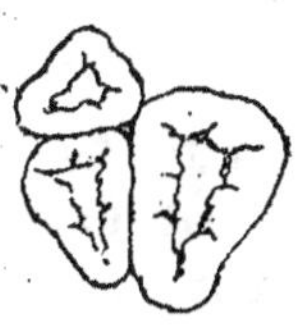

Fig. 122.
*Sclérites
de Grignons
d'Olives.*

Coques de Noix, Noisettes, Amandes, etc. — Abondance d'éléments scléreux (fibres et sclérites), diversement agencés, incolores.

Grignons d'Olive (Noyau de l'Olive pulvérisé). — Poivrette. — Falsification la plus fréquente ; on en a trouvé jusqu'à 95 p. 100. — Nombre d'éléments scléreux, verdâtres en paquet, incolores isolés ; longues *fibres* incolores, très différentes de celles du Poivre, qui sont rares, petites et jaunes ; *sclérites* un peu allongés et d'ordinaire pointus (ceux du Poivre ont une paroi jaune, un contenu brun et une forme plus ou moins cubique, jamais pointue). — Par la teinture d'iode à 5 p. 100, coloration jaune du grignon et brune du Poivre (GILLET). — Par la diméthylparaphénylènediamine, coloration rose vif des éléments scléreux des grignons, ceux du Poivre ne sont pas colorés (PABST).

Cendres 1,40 p. 100, extrait 2,40 p. 100, cellulose 80 p. 100.

Sciure de bois. — Vaisseaux et fibres ligneuses.

Noyaux de Dattes. — Grosses et longues cellules de l'albumen à parois blanches, cellulosiques, moniliformes, très reconnaissables.

Substances minérales. — Délayer dans l'eau, analyser l'eau et le dépôt. — Doser les cendres.

Balayures d'épicerie. — Éléments divers, surtout minéraux.

Poudre d'Orangette. — Contient des particules d'hespéridine dont l'hydrolyse donne finalement de la phloroglucine, qu'on peut caractériser par des réactions colorées.

L'examen microscopique, souvent suffisant, sera complété par l'essai chimique non négligeable : dosage de l'humidité, des cendres, de l'extrait alcoolique, de la cellulose, et, malgré les variations, de la pipérine.

Action physiologique. — Irritant et stimulant, le Poivre cause de la chaleur et de la rubéfaction à la peau. A dose élevée, il peut donner de la fièvre, de la gastrite, de l'irritation uro-génitale et même de l'hématurie ; antiseptique ; parasiticide ; sternutatoire. — A faible dose, tonique et stomachique. Son odeur éloigne les insectes (usage pour la conservation des lainages).

Emploi thérapeutique. — Presque inusité en médecine, entre dans la formule des *Pilules asiatiques.* — Stimulant digestif et des muqueuses en général. — Contre-indiqué par diverses inflammations, par les hémorroïdes, les dartres, la tuberculose.

Poudre 5 centigrammes à 2 grammes ; teinture à 1/5, quelques gouttes. Pilules arsenicales (dites asiatiques) ; Thériaque.

CUBÈBE

Poivre à queue.

Origines. — *Cubeba officinalis* Miq. (*Piper Cubeba* L. f.). Liane grimpante et noueuse, portant, sur des infructescences analogues à celles du Poivre, 40 à 80 fruits (baies), d'abord sessiles, mais dont la base s'étire ensuite en un faux pédicelle mince.

Originaire de Java, de Sumatra et de Bornéo, où il est encore récolté, soit de culture, soit sur des pieds sauvages.

Introduit en médecine au moyen âge par les médecins arabes, peu usité comme médicament, mais surtout comme épice moins coûteuse que le Poivre noir.

Du reste, peu employé; encore confondu au xiv° siècle avec le *Piper (Cubeba) Clusii* Miq. d'Afrique, qui est une de ses falsifications. L'emploi médical ne date réellement que du xix° siècle, quand les propriétés spéciales furent indiquées aux médecins anglais par les médecins de Java.

Récolte et préparation. — Récolté sur les pieds sauvages ou sur les pieds cultivés, en particulier dans les plantations de Caféiers, au pied des arbres destinés à donner de l'ombre.

On cueille comme le Poivre noir, un peu plus mûr, mais sans attendre la maturité complète.

Fig. 123.
Cubèbe.

Dessiccation, emballage et vente sur place aux négociants chinois qui revendent à Singapour (pour Londres) ou à Batavia (pour Amsterdam).

Description. — Fruits secs, un peu plus gros que ceux du Poivre noir (5 à 6 millimètres de diamètre), globuleux, prolongés en bas par une sorte de faux pédicelle, non articulé, qui n'est en réalité que le prolongement grêle du péricarpe (Poivre à queue). — *Surface* marquée de rides de dessiccation plus ou moins fortes, en réseau saillant polygonal irrégulier, les unes partant du pédicelle, les autres convergeant au sommet indiqué par une petite pointe mousse. — *Couleur* allant du brun gris au brun noir ; souvent une fine pulvérulence grise recouvre le fruit. — *Section longitudinale* analogue à celle du Poivre, mais le péricarpe est ici bien séparé de la graine et assez épais (1/2 millimètre). Graine blanc grisâtre, à peu près sphérique, a un périsperme blanc, un peu jaune à la périphérie, et un tégument lisse et rougeâtre. Albumen vrai et embryon très petits. Dans nombre de fruits cultivés, cueillis avant maturité, la graine est mal formée et le fruit à peu près vide. — *Odeur* aromatique, forte, spéciale, non désagréable. — *Saveur* un peu amère et âcre, aromatique et tenace. — Les fruits pulvérisés traités par l'acide sulfurique concentré donnent une coloration cramoisie caractéristique (réaction de la Cubébine).

Anatomie. — A. — Péricarpe. — *Épiderme* (épicarpe) et *couche scléreuse* externe analogues aux mêmes régions du Poivre noir ; *mésocarpe* également à deux zones séparées par le cercle de faisceaux ; la *zone externe* contenant de l'amidon, de nombreuses et grosses cellules à oléo-résine et à cristaux de Cubébine ; la *zone interne* sans amidon ni oléo-résine.

Endocarpe : deux ou trois rangs de sclérites en zone continue, épaissis sur toutes les faces, très canaliculés, jaunâtres, plutôt allongés radialement.

B. — Graine. — *Téguments* analogues à ceux du Poivre, la première couche un peu plus épaisse. — *Périsperme* comme celui du Poivre : amidon, glandes à oléo-résine et cristaux de Cubébine (pas de Pipérine). Amidon en fins granules polyédriques inégaux, les petits de 2 à 3 µ, les gros de 8 à 14 µ.

La Poudre contiendra surtout des cellules du périsperme et les lames scléreuses caractéristiques venant du tissu sous-épidermique et de l'endocarpe.

Choix. — On refusera la drogue trop mêlée de grabeaux ou de bûchettes ; le Cubèbe *grabelé* du commerce est incomplètement trié ; le pharmacien doit achever le triage et ne pulvériser que les fruits.

Les baies pâles, très sèches, non plissées, ont été cueillies trop mûres et sont pauvres.

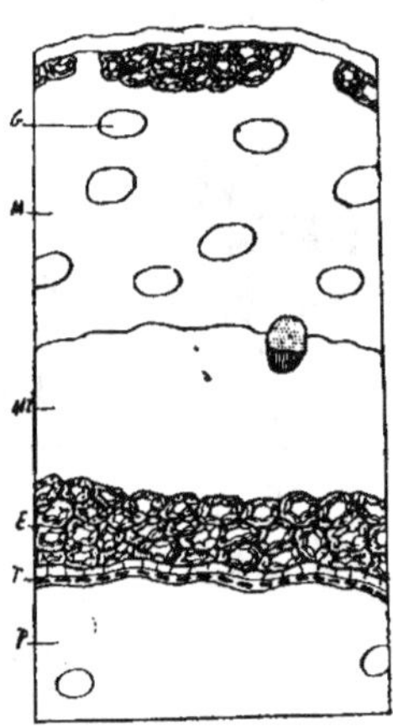

Fig. 124. — *Schéma anatomique de Cubèbe.* *O*, glandes oléifères ; *M*, mésocarpe ; *M. i*, mésocarpe interne ; *E*, endocarpe ; *T*, tégument ; *P*, périsperme.

Très légers, très plissés et s'écrasant entre les doigts, les fruits sont trop jeunes et peu actifs. Un Cubèbe noir, presque inodore et insipide, donnant peu d'extrait, a été épuisé par l'alcool. Tout cela est à rejeter.

Les Cubèbes sauvages, cueillis à divers états de maturité, montrent des variations dans la taille, les rides et la consistance. En général, plus gros que les Cubèbes ordinaires (7 à 8 millimètres de diamètre, queue de 8 à 10 millimètres), mais il en est de petits. Ils se distingueraient anatomiquement par la présence de sclérites à parois épaisses, isolés ou groupés, dans le mésocarpe.

Analyse. — *Essence* (10 à 18 p. 100) (1) ; une *résine acide* (*acide cubébique*) (1 p. 100) ; une résine neutre, de la *Cubébine* (2,5 p. 100), de l'huile fixe, de la gomme et des sels de chaux, 6 p. 100 de cendres (8 p. 100 au maximum) ; 20 à 22 p. 100 d'extrait éthéré.

L'essence est un liquide verdâtre, incolore après rectification, aromatique, de saveur camphrée et épicée, d = 0,910 à 0,913. — Lévogyre, $[\alpha]_D = -25°$ à $-40°$.

Elle laisse déposer lentement ou par réfrigération du Camphre de Cubèbe, qui est un alcool sesquiterpénique $C^{15}H^{26}O$; n'existant pas dans les jeunes fruits et apparaissant avec le temps. L'essence des jeunes fruits renferme du dipentène et du cadinène.

La *Résine acide* (*acide cubébique*) est blanche et amorphe ; donne avec l'acide sulfurique une coloration rouge pourpre ; donne la saveur à la drogue, aurait comme la *Résine neutre* une action diurétique.

La *Cubébine* $C^{10}H^{10}O^3$ a été obtenue en cristaux neutres, incolores, inodores, insipides ; elle est physiologiquement inerte. Soluble dans le chloroforme, dans l'alcool chaud, dans l'alcool absolu, peu soluble dans l'éther, insoluble dans l'eau ; donne avec l'acide sulfurique une coloration rouge cerise.

Falsifications. — L'expédition du Cubèbe en Europe a été soumise à des à-coups fréquents, et quand le produit se raréfiait, il était falsifié.

On distingue, parmi ces *Faux Cubèbes* :

1° Ceux qui appartiennent à d'autres genres ou à d'autres familles ; ainsi les fruits de *Rhamnus*, ceux du *Vepris lanceolata* Comm. ou Cubèbe africain (Xanthoxylées), du *Daphnidium Cubeba* Nees, du *Pimenta officinalis* Lindl. et d'autres encore.

---

(1) La présence d'impuretés, grabeaux, etc..., peut abaisser fortement ce titre, le rachis par exemple, ne contient que 1,7 p. 100 d'essence.

Tous ces fruits n'ont qu'une vague analogie d'apparence. La plupart ont plusieurs graines, ou un noyau dur, ou pas d'albumen, ou n'ont pas de faux pédicelle, etc. ; au besoin, l'anatomie éclairerait tout de suite.

2º Ceux qui appartiennent aux genres *Cubeba* ou *Piper* ; *Piper crassipes* KORT., à baies noires, plus grosses, plus ridées, à pédicelle long et courbe, aplati à la base ; *P. ribesioïdes* WALL., baies brunes, plus volumineuses que le vrai Cubèbe, à saveur moins aromatique et plus amère, à cellules sclérenchymateuses dans le mésocarpe ; *P. mollissimum* BLUME, baies volumineuses, longuement pédicellées, sans cellules scléreuses dans la couche interne du péricarpe ; *P. Clusii* MIQ., petits fruits à queue courbe à saveur très poivrée, importés du Congo (Cubèbe du Congo ou Cubèbe d'Afrique), etc. Très anciennement connu, et confondu à l'origine avec le Cubèbe vrai. Contient de la Pipérine et non de la Cubébine.

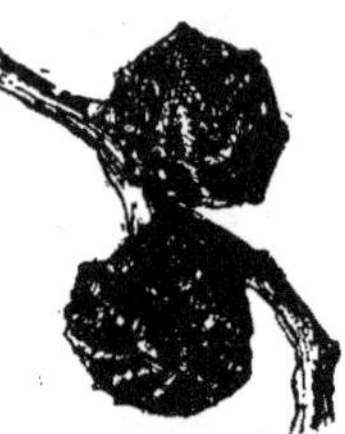

FIG. 125.
Cubèbes de Java sauvages.

Les *Cubèbes Java sauvages* n'ont pas leur péricarpe étiré en un faux pédicelle, ils sont riches en résine. Odeur différente de celle du vrai Cubèbe. Pas de zone scléreuse de l'endocarpe.

Un autre *faux Cubèbe de Java*, plus ou moins pyriforme, à long pédicelle, se gonfle dans l'eau, sa surface gris cendré est ridée, mais sans arêtes saillantes.

Action physiologique. — Stimulant circulatoire et nerveux, eupeptique à faible dose, plus irritant mais moins nauséeux que le Copahu. A dose forte, chaleur épigastrique, nausées, vomissements, coliques, diarrhée et même fièvre et quelquefois mouvements convulsifs. — Agit sur les muqueuses urétrale et bronchique ; à forte dose, congestion urogénitale, douleurs lombaires et même hématurie. — S'élimine non seulement par les urines, mais aussi par les voies respiratoires (odeur spéciale de l'haleine) et par la peau (il peut donner une légère éruption érythémateuse). Diurétique, diminue les sécrétions bronchiques.

Emploi thérapeutique. — Peut être employé dans les affections des bronches, de la vessie, etc., en fait est presque uniquement utilisé comme *antiblennorragique* ; fréquemment associé au Copahu, il a les mêmes indications, et aurait la propriété d'atténuer les troubles digestifs provoqués par ce dernier.

Formes. — Poudre, de 10 à 20 grammes par jour en trois fois.

Electuaire de Copahu composé ; extrait oléo-résineux, alcoolico-éthéré (Codex) (très actif, 1 à 3 grammes en émulsion, pilules ou capsules).

MATICO

Origine. — *Piper angustifolium* R. et P. (*Artanthe elongata* Miq.). La forme actuelle serait la var. α *cordulatum*, tandis qu'autrefois c'était une plante voisine, la var. β. *ossanum*, répondant au type du *Piper angustifolium* de Ruiz et Pavon. Propriétés identiques, mais les feuilles actuelles seraient plus riches.

La plante productrice est un arbrisseau noueux, de 2 à 3 mètres, qui croît dans tout le nord de l'Amérique du Sud, jusqu'au Brésil et en Bolivie (1), dans les sols humides, sauvage ou quelquefois cultivé. L'emploi s'est implanté dans l'Amérique du Nord et en Europe dans la première moitié du xixe siècle.

Récolte et préparation. — Les feuilles, parfois mêlées de tiges et de fruits, sont réunies fraîches, fortement comprimées en paquets que l'on dessèche ensuite, mises en sacs ou en balles et expédiées en Europe par Panama.

Description. — Aspect caractéristique : paquets irréguliers de feuilles vertes, repliées et comprimées, adhérentes, le plus souvent brisées, un peu rudes au toucher et très fragiles.

---

(1) Dans ces régions le nom *Matico* est appliqué à de nombreuses Pipéracées, aussi le produit commercial peut-il contenir en mélange diverses feuilles d'autres Pipéracées.

Par macération dans l'eau chaude, on peut facilement les séparer et les étaler ; 10 à 15 centimètres de long et 2,5 à 4 de large. — *Forme* : longuement lancéolées, cordées et inégales à la base, s'atténuant graduellement vers le sommet, finement crénelées sur les bords. — *Pétiole* court. — *Surface* fortement réticulée sur les deux faces. — *Nervures* très saillantes en dessous, caractéristiques ; les nervures secondaires courbes, très rapidement dirigées vers le sommet de la feuille et se rejoignant au bord. Nervures de troisième ordre en réseau à mailles carrées, saillant en dessous (aspect de treillis serré), déprimé en dessus (aspect d'un fin damier). — *Couleur* terne gris vert ou vert jaune, la face inférieure plus pâle, montrant une pubescence nette. — *Odeur* aromatique, assez spéciale, comparée à la Menthe, au Camphre, au Cubèbe, etc. — *Saveur* chaude, amère, aromatique, non désagréable, non astringente.

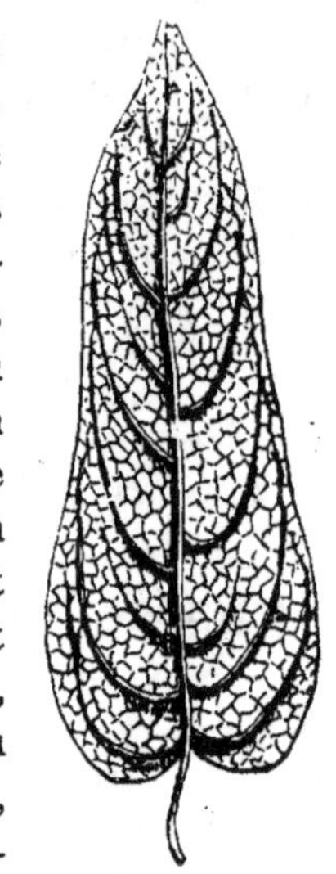

Fɪɢ. 126. — *Feuille de Matico.*

Quelques fragments de tiges, aux nœuds épais des Pipéracées, et de longs épis assez grêles à divers états peuvent se trouver mêlés à ces feuilles.

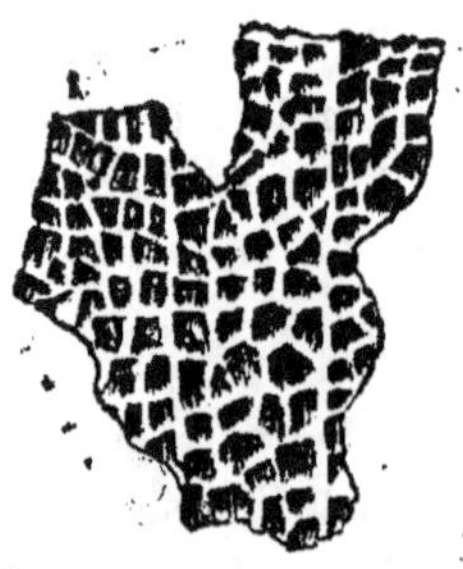

Fɪɢ. 127. — *Fragment de feuile de Matico* (face inférieure).

Anatomie. — *Épidermes* pourvus tous deux de poils tecteurs pluricellulaires unisériés, beaucoup plus longs et plus abondants en dessous. — *Hypoderme* à une seule assise de cellules incolores, sous l'épiderme supérieur. — *Mésophylle* hétérogène asymétrique (deux rangs de palissade), avec grandes glandes unicellulaires à oléorésine, dans les palissades. — *Nervure* très saillante en dessous, un peu en dessus et montrant : poils nombreux ; collenchyme développé des deux côtés ; glandes çà et là et sclérites (à parois peu épaisses et ponctuées) épars dans le parenchyme.

Enfin, *faisceaux libéro-ligneux* trigones, disposés en arc, bordés extérieurement par un péricycle peu lignifié.

Glandes oléo-résineuses dans le liber. — Parfois (dans certains échantillons de la var. *cordulatum* seulement) des cryptes spéciales, revêtues d'un épiderme muni de poils et de stomates, s'observent au point de départ des nervures secondaires.

Analyse. — 1 à 3,5 p. 100 d'une *essence* dextrogyre, jaune verdâtre, laissant déposer par le froid de gros cristaux d'une

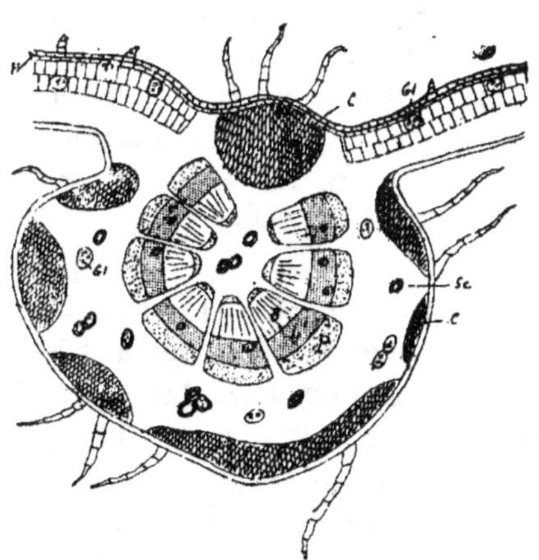

sorte de camphre ; d = 0,39 à 0,99 ; de constitution complexe, elle renferme de l'Asarone, de l'Apiol, etc. ; de la *Maticine*, principe amer jaune brun, soluble dans l'eau, insoluble dans l'éther et le chloroforme ; de l'*acide artanthique* cristallisé, du tanin, etc.

Fig. 128. — *Schéma anatomique du Matico.*

H, Hypoderme ; *C*, Collenchyme ; *Gl.*, Glandes ; *Sc.*, Sclérites ; *P*, Péricycle. — *L*, Liber. — *B*, Bois.

Substitutions. — Les feuilles des espèces suivantes ont été trouvées dans le Matico du commerce ; bien qu'appartenant à des *Piper* voisins, elles diffèrent de celles du *P. angustifolium* par leur morphologie et aussi par leur essence :

P. lineatum R. et P., dont l'essence ne contient pas de Camphre de Matico ; *P. Camphoriferum* D. C., dont l'essence contient du Camphre de Matico et du Bornéol ; *P. acutifolium*, var. *subverbascifolium*, dont l'essence contient du pinène et du dillapiol.

La var. β. *ossanum*, autrefois la plus employée, se rencontre encore actuellement.

Falsifications. — Les feuilles de l'*Artanthe adunca* Miq., très abondant dans les mêmes régions, ont un aspect analogue (forme et couleur) mais une nervation différente (surface à peu près lisse entre de nombreuses nervures ascendantes plus ou moins parallèles).

Eupatorium glutinosum Lam., appelé *Matico* à Quito. Feuilles beaucoup plus velues.

Salvia Sclarea L., Toute-Bonne ; d'Europe ; long pétiole ; feuilles bien plus larges, à bord deux fois crénelé, velues, à très longs poils. Stomates et poils glanduleux de Labiées.

Salvia pratensis L., des prés d'Europe. Mêmes différences, sauf la longueur des poils. Jamais en paquets comprimés.

Enfin, malgré des analogies d'aspect, la *Digitale* ne peut être confondue : la base atténuée en un faux pétiole, l'anatomie, l'absence d'odeur suffisent pour la distinction. Jamais comprimée non plus.

Emploi thérapeutique. — Astringent et hémostatique : d'abord employé à l'intérieur dans les hémoptysies, hématuries, etc., et contre les congestions des poumons et des bronches et aussi en applications externes dans les mêmes cas et dans les hémorragies externes (blessures) ou faciles à atteindre (épistaxis). Puis, suivant les renseignements donnés par les Indiens, employé comme antivénérien (chancres et blennorragie) et aussi dans les catarrhes vésicaux. Augmenterait l'action du Copahu en lui enlevant sa saveur désagréable. Pas de goût ou d'odeur pénibles.

Formes. — Tisane 30 p. 1.000. — Poudre, 8 grammes, dans de l'eau sucrée; extrait alcoolique, 20 à 30 centigrammes, essence 25 centigrammes à 1 gramme.

BÉTEL

Origine. — *Piper Betle L.*, arbrisseau indigène de l'Inde, de la Malaisie et des Philippines. Cultivé en Indo-Chine, en particulier autour des cases annamites.

Les feuilles sont récoltées, pressées et séchées.

Description. — Brunes, largement ovales (15 × 10 centimètres environ) ; minces et cassantes, sommet acuminé, base cordée irrégulière ; 5-7 nervures secondaires se recourbent de la base au sommet. Dans leur mésophylle, nombreuses glandes unicellulaires. — Saveur chaude et aromatique.

Composition. — *Pipérine ; essence*, 0,2 à 1 p. 100, constituée par du cadinène, du caryophyllène et divers composés phénoliques dont le plus abondant est le bétel-phénol, isomère de l'eugénol.

Emploi. — Les feuilles desséchées auraient perdu beaucoup d'essence ; aux Indes et dans l'Archipel malais, elles servent fraîches à la préparation du masticatoire, dit *Bétel*, universellement employé. Il est constitué par une tranche de noix d'Arec fraîche ou sèche, enveloppée par une feuille de Bétel préalablement trempée dans un lait de chaux ou saupoudrée d'un peu de chaux éteinte de coquillage qui libérera les alcaloïdes de la Noix d'Arec. On y ajoute un peu de Cachou et diverses épices (Noix Muscade, Girofle, Camphre, etc.).

Placé dans un coin de la bouche et mâché sans relâche, ce mélange provoque la sécrétion d'une abondante salive rouge ; contrairement à une opinion courante, il ne noircit pas les dents, mais il les déchausse (les chiqueurs de Bétel qui ont les dents noires les ont laquées avec un vernis spécial).

Excitant, astringent, apéritif et anthelmintique, le Bétel serait précieux comme préventif des fièvres et de la dysenterie, son usage continu n'est pas sans inconvénients.

Le **POIVRE LONG** est un fruit multiple, sorte de chaton portant de nombreuses petites baies, sessiles, monospermes, devenues concrescentes par les péricarpes. Il est fourni surtout par le *Chavica officinarum* Miq. (*Piper officinarum* D. C.) originaire de l'Archipel Indien, et aussi par le *C. Roxburghii* Miq. (*P. longum* D. C.), du sud des Indes, de Ceylan et des Philippines.

Odeur faible, saveur moins brûlante que celle du Poivre noir. Contient de la Pipérine, de la Chavicine, 1 p. 100 d'essence, une matière grasse concrète très âcre, etc.

Utilisé surtout comme condiment, entre dans la Thériaque et dans l'Electuaire diascordium.

La **RACINE DE KAWA-KAWA** (ou **AWA**) est constituée par la souche et les racines du *Piper methysticum* Forst., qui croît dans les îles Hawaï et les Marquises.

Les indigènes fabriquent un breuvage avec ces racines séchées au soleil et broyées entre des pierres (autrefois mâchées par des jeunes filles), puis brassées dans une certaine quantité d'eau.

Boisson non alcoolique, qui tient une grande place dans la vie publique et privée de ces populations.

On a essayé sans grand succès d'introduire la drogue dans la thérapeutique des affections des voies génito-urinaires (cystite, blennorragie). Antiseptique et diurétique. L'activité serait due plus aux résines qu'à l'alcaloïde (la Kawaïne) ou aux deux gluco-sides.

ARISTOLOCHIACÉES

Serpentaire de Virginie.

On a employé sous ce nom successivement la souche et les racines de l'*Aristolochia serpentaria* L., qui croît dans les bois des États-Unis (sud), puis celles d'*A. reticulata* NUTT, du Texas, sorte commerciale actuelle.

Le rhizome court et mince est cassant, de même que les racines ; il a une saveur très aromatique, âcre, camphrée, une cassure blanchâtre, de nombreux faisceaux sinueux et une moelle excentrique.

Tonique, stimulant et diaphorétique. Actif, mais abandonné en France. Grande réputation autrefois comme alexitère.

POLYGONACÉES

Famille naturelle, dont les espèces sont répandues sur tout le globe, mais appartiennent surtout aux régions tempérées de l'hémisphère Nord.

Propriétés assez variées. Les unes purgatives (Rhubarbes), les autres très astringentes par leur tanin (Bistorte, Canaigre, etc.). Souvent riches en oxalates acides, en matières colorantes, en glucosides anthraquinoniques. Quelques-unes sont alimentaires (Fagopyrum, Rumex...), un seul groupe important : les *Rhubarbes*.

RHUBARBES

Origine. — Les Rhubarbes sont fournies par des *Rheum*, plantes herbacées vivaces par leurs portions souterraines, mais dont les feuilles et les tiges aériennes très développées sont annuelles, On est à peu près d'accord actuellement pour admettre que la Rhubarbe de Chine provient : 1º du *Rheum palmatum* L., et du *R. palmatum* var. *tangulicum* MAXIM. ; 2º du *R. officinale* H. BN. et, sans doute, du *R. Collinianum* H. BN.

Ces diverses espèces, cultivées en Europe, donnent des produits qui se rapprochent de la drogue chinoise, tandis que les Rhubarbes européennes, fournies par le rhizome et surtout les racines du *Rheum Rhaponticum* L., du *R. undulatum* L., du *R. compactum* L., etc., sont très différentes.

Les *Rheum* sont originaires du plateau central asiatique, c'est-à-dire d'une région de pénétration particulièrement difficile.

Le *Rh. officinale* abonde dans la Chine centrale, à des altitudes de 2.000 à 3.000 et même à 4.000 mètres ; il est surtout récolté dans les montagnes qui séparent le Thibet de la province de

Se-Tchouen, et dans la chaîne qui s'étend jusqu'à la province de Hou-Pé.

Le *Rh. palmatum* var. *tanguticum* croît dans la province de Kan-Sou (correspondant à peu près à l'ancien royaume de Tangut) : la plante a été vue en 1872 par le colonel PREJWALSKI sur ces montagnes, près du lac Koukou-Nor, et dès le XIIIe siècle, MARCO POLO avait déjà indiqué l'abondance de la Rhubarbe dans le Tangut.

La province de Shen-Si fournit une Rhubarbe provenant d'une espèce encore inconnue.

La région des Rhubarbes est défendue contre les recherches par les habitants et par la nature même du pays, formé de plateaux inaccessibles. C'est ainsi qu'une importante quantité de Rhubarbe serait récoltée par des peuplades qui habitent à l'ouest de la vallée du Min, dans une contrée mal connue.

La Rhubarbe du Se-Tchouen est transportée surtout à Chang-Haï en utilisant pour la plus grande part le Yang-Tsé-Kiang (Fleuve bleu). Celle qui provient de la région du lac Koukou-Nor, préparée à Sining et à Tsin-Iouan, est transportée par route, puis par bateaux, par Tsin-Tchéou sur la rivière Wei-ho, puis par le fleuve Jaune sur Péking et Tien-Tsin.

Le grand port d'exportation de la Rhubarbe est Chang-Haï, la drogue pour y arriver parcourt un chemin énorme, puisque Ta-Tsien-Lou, dans le Se-Tchouen, est séparé de Chang-Haï par 1.900 kilomètres à vol d'oiseau.

A diverses reprises, on a expédié en Europe des pieds ou des graines du *Rheum* censé donner la vraie Rhubarbe ; ce sont ces plantes cultivées et multipliées, surtout le *R. Rhaponticum*, qui sont devenues l'origine des *Rhubarbes européennes* qui seront étudiées plus loin.

Enfin, le nom de *Rhubarbe de Chine* doit remplacer actuellement les anciens noms de Rhubarbe de Moscovie, de Perse, de Turquie, etc., qui rappellent les voies d'importation d'autrefois.

Historique. — I. — **LA DROGUE.** — Une des substances les plus anciennement connues, mais dont l'origine réelle a été trouvée le plus tard. La Rhubarbe serait citée dans les écrits de l'empereur SHEN-NUNG (2.700 ans av. J.-C.).

En Europe, DIOSCORIDE indique la racine appelée *Rha* ou *Rhéon* comme apportée des rives du Bosphore. PLINE parle aussi d'une racine appelée *Rhacoma* qui devait être une Rhubarbe ; elle venait, dit-il, des environs du Pont : de là les dénominations, qu'on trouve au VIᵉ siècle, de *Rha ponticum* pour celle qu'on croyait produite près de la Mer Noire et de *Rha barbarum* pour celle qu'on pensait venir de plus loin (origine des noms actuels de *Rhapontic* et de *Rhubarbe*).

Plus d'un siècle avant J.-C., des caravanes reliaient Shen-Si à Bokhara : la Rhubarbe pouvait donc arriver en Europe soit par la Mer Noire, soit par l'Indus et l'Océan Indien.

Les Arabes connaissaient l'origine chinoise de la Rhubarbe, bien qu'elle fût vendue sous les noms de Rh. de Perse et de Rh. de Turquie. La Rhubarbe est vue sur place par les premiers voyageurs qui parcourent ces régions : GUILLAUME DE RUBROUCK (RUBRUQUIS) (XIIIᵉ siècle) et, vers la même époque, MARCO POLO.

II. — LE COMMERCE. — A cette époque, la Rhubarbe nous arrivait par trois voies : 1º par le Turkestan et la Caspienne, jusqu'en Russie ; 2º par l'Indus (ou le golfe Persique), la mer Rouge et Alexandrie ; 3º par la Perse et la Syrie (ou l'Asie Mineure) ; d'où les noms commerciaux, aujourd'hui inutiles, de *Rh. de Turquie, de Perse, de Russie*, etc.

Plus tard, arriva la *Rh. de Chine*, par les Portugais après la conquête des Indes.

Pendant tout le moyen âge, la drogue est rare et fort coûteuse, à cause des frais de transport.

En 1653, la Russie obtient de la Chine de faire du commerce sur ses frontières : la Rhubarbe traverse désormais, avec les marchands boukhariens, le désert de Gobi, la Sibérie, et vient par Tobolsk et Moscou. Dès la fin du XVIIᵉ siècle, la drogue fut soumise à un contrôle spécial du gouvernement russe qui en monopolisa le commerce en 1704. Le contrôle était fait à Kiachta par un pharmacien qui triait les fragments, les perforait, rejetait ceux de qualité inférieure et expédiait ensuite, à travers la Sibérie, les morceaux ainsi soigneusement choisis et emballés, c'était la fameuse *Rhubarbe de Moscovie.*

Jusqu'en 1842, Canton fut le seul port chinois ouvert au commerce européen ; l'ouverture de ports au nord de la Chine permit d'éviter le sévère examen de Kiachta, et en 1863 le bureau de la Rhubarbe fut aboli par la Russie, la drogue passant de plus en plus par la voie maritime sous le nom de *Rhubarbe de Chine.*

III. — **LA PLANTE.** — L'histoire botanique est plus courte. Jusqu'en 1868, les efforts, faits surtout par la Russie, pour connaître l'origine de la drogue, ont échoué. Les graines souvent envoyées (dès 1535) avaient permis de cultiver le Rhapontic (PROSPER ALPIN, à Padoue, en 1608) et quelques autres espèces dont aucune ne donnait la Rhubarbe vraie. LINNÉ l'attribua d'abord à un *Rheum Rhabarbarum* L., puis au *R. undulatum* L., enfin au *R. palmatum* L., ce qui le rapprochait fort de la vérité (1762). On voyait l'origine du vrai produit dans toutes les espèces découvertes (*Rh. Emodi, undulatum, compactum,* etc.), mais les rhizomes de toutes ces espèces ont une structure radiée, bien différente de celle de la Rhubarbe de Chine.

Vers 1868, DABRY, consul de France au Thibet, parvint à se procurer des pieds de vraie Rhubarbe et les envoya à Paris ; J. L. SOUBEIRAN, grâce à l'habileté de l'horticulteur NEUMANN, arriva à sauver quelques débris de l'envoi qui donnèrent une plante toute différente des précédentes, ses feuilles palminerves à cinq lobes dentés la rapprochaient de l'indication de l'ancien livre chinois, le *Puntsau,* qui les compare à celles du Ricin. Enfin, le rhizome présenta les caractères de la Rhubarbe authentique. On avait donc là au moins une des sources réelles du produit. BAILLON décrivit la plante et la nomma *Rheum officinale.*

En 1873, le colonel PREJWALSKI, au cours d'un voyage dans la province de Kan-Sou (ancien Tangut), constata que la Rhubarbe était fournie là par une plante que MAXIMOVICZ décrit sur ses échantillons sous le nom de *Rh. palmatum* var. *tanguticum ;* c'est la plante qu'avait vue MARCO POLO, et elle fournit aussi la drogue véritable ; elle diffère du *Rh. palmatum* type par les lobes de la feuille plus profondément incisés ; d'après Tschirch, qui a cultivé à Berne les différentes espèces productrices, le *Rh. palmatum* serait la plante fournissant les meilleures Rhubarbes (1), et à ces différentes espèces, il admet qu'il convient d'ajouter le *Rh. Collinianum* H. Bn. (*R. hybridum* var. *Collinianum*).

Telles sont du moins les espèces connues comme productrices de Rhubarbe du type Chine, elles ont comme caractère commun de donner de volumineux rhizomes et d'avoir des feuilles incisées ou lobées.

Les autres espèces actuellement connues et cultivées ne donnent que des fausses Rhubarbes dites européennes; elles ont des feuilles entières à bords plus ou moins ondulés.

A. — *RHUBARBE DE CHINE*

Récolte et préparation. — La récolte se fait surtout dans les montagnes, où la plante croît à des altitudes atteignant jusqu'à 4.000 mètres (2). La Rhubarbe récoltée dans les prairies, au-dessus de la zone forestière, est plus estimée que celle qui croît dans les forêts. Les Chinois la désignent sous le nom de Ta-Huang. On arrache fin septembre et courant octobre, et même jusqu'à l'hiver, parfois également au printemps, dès la fonte des neiges, avant que la végétation ne soit trop avancée.

On dit que la plante devrait avoir au moins 10 ans, mais il semble qu'on arrache plus tôt, à la sixième année. Le rhizome, assez

---

(1) Kroeber (1922), d'après ses recherches sur les Rhubarbes cultivées en Allemagne, a trouvé les produits du *Rh. officinale* plus riches en matières extractives et dérivés anthraquinoniques que ceux du *Rh. palmatum* ; il conseille pourtant la culture de cette dernière en raison de son plus rapide et meilleur développement.

(2) On a peut-être trop perdu de vue dans les essais de culture de Rhubarbe le rôle de l'altitude tant au point de vue de la tubérisation que de la teneur en principes actifs. Les cultures faites dans les Pyrénées, à des altitudes élevées, par MM. Perrot et Goris, donneront vraisemblablement des Rhubarbes de qualité voisine du produit chinois.

court, mais volumineux, porte de grosses racines que l'on en sépare et qui lui sont inférieures en qualité. Le rhizome est nettoyé, mondé de la tête et de l'écorce, puis fendu transversalement, ou plus souvent longitudinalement en morceaux de 5 à 8 centimètres ; on obtient ainsi les sortes « rondes » et « plates » du commerce.

Très fréquemment, on perce un trou au milieu des morceaux et on les traverse d'une corde pour faire sécher sous les toits des maisons. On dessèche soit à l'air, soit au four.

Dans certaines régions très humides du Se-Tchouen, on sèche dès la récolte au-dessus d'un feu de broutilles, le produit est alors plus foncé en couleur, à surface très ratatinée et de qualité inférieure.

Sous des climats plus secs, où la Rhubarbe peut sécher sous le toit des maisons sans chaleur artificielle, le produit est plus estimé.

Description. — La Rhubarbe de Chine, seule officinale, le Rhapontic étant réservé à la médecine vétérinaire, est composée de fragments de rhizome répondant aux caractères suivants :

Formes. — Morceaux plan-convexes (*Rhubarbes plates*), parfois très volumineux, de 9 à 15 centimètres de long sur 7 à 8 de large et 2,5 à 4 d'épaisseur ; ou cylindriques, cylindro-coniques ou en tonnelet, plus courts (5-8 cent.), moins larges et plus épais (4 à 6 cent.) [*Rhubarbes rondes*].

Souvent percés d'un trou qui peut contenir des débris de corde.

Surface. — Évidemment mondée au couteau, assez profondément d'ordinaire pour qu'on voie par places, sur la face extérieure des Rh. rondes et la face convexe des Rh. plates, un *réseau blanc à mailles losangiques allongées,* se détachant sur le fond jaune d'or de la drogue (1). Souvent une fine poussière jaune recouvre les fragments. Rarement surface un peu ridée.

Couleur générale jaune mat, ocre, jaune rougeâtre, ou jaune orangé ou un peu rosée (sauf les stries). — Parfois taches noirâtres

---

(1) Ce réseau losangique est souvent moins net qu'on ne le dit d'ordinaire ; il se voit lorsque le liber a été atteint par le couteau et correspond à des sections tangentielles des rayons médullaires.

restes de suber) ; çà et là, cicatrices ou inégalités (section de
racines, énucléation de parties avariées).

Section transversale montrant :

1° *Une région corticale* de dimensions variables suivant qu'on
a mondé plus ou moins ; la partie profonde (liber) est striée de
rayons médullaires radiés, serrés ; 2° une *ligne cambiale*, noirâtre,
ondulée, plus ou moins nette ; 3° une *région centrale*, montrant
extérieurement une zone ligneuse, blanchâtre, radialement striée
de jaune, peu épaisse (1 cent.)
en dedans de laquelle on trouve
une zone non striée, mais contenant une série de petits systèmes étoilés (étoiles de la Rhubarbe) ; chacun est formé d'un
petit cercle plus ou moins net,
coloré, souvent déformé et
aplati et des rayons qui partent
du centre dépassent longuement
le cercle en ondulant. Ces étoiles
plus ou moins serrées forment
parfois un cercle assez régulier,
d'autres fois constituent une
zone irrégulière où ces systèmes
sont épars.

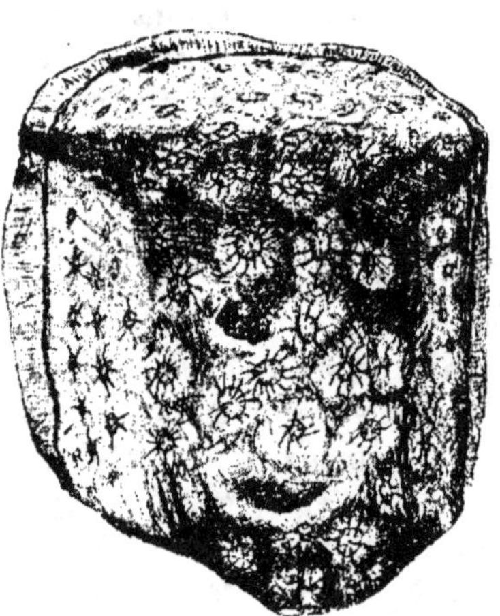

Fig. 129. — *Rhubarbe de Chine.*

La *moelle* occupe toute la région axile limitée par cette zone
des étoiles ; parfois d'un blanc jaunâtre, elle est plus souvent marbrée de veines grises et parcourue jusqu'au centre par de fines
stries jaunes qui s'entre-croisent dans différents sens ; enfin, elle
est souvent envahie par des systèmes étoilés à limites indécises
et en nombre variable.

Les étoiles (très caractéristiques) peuvent manquer exceptionnellement (région où commence la racine vraie) ; on les trouve
également sur la face plane des Rhubarbes planes et même sur la
face externe des Rhubarbes sévèrement mondées jusqu'au bois.

Cassure difficile (consistance dure), d'aspect grenu, marbré ;
l'eau avive la teinte générale jaune. — *Odeur* spéciale, caracté-

ristique, bien que variant suivant les sortes. — *Saveur* astringente et amère ; la Rhubarbe croque sous la dent et colore fortement la salive en jaune.

Anatomie. — Partout, parenchyme à cellules polygonales riches en belles mâcles d'oxalate de chaux et en amidon. L'abondance de l'oxalate élève quelquefois le chiffre des cendres à 25 p. 100.

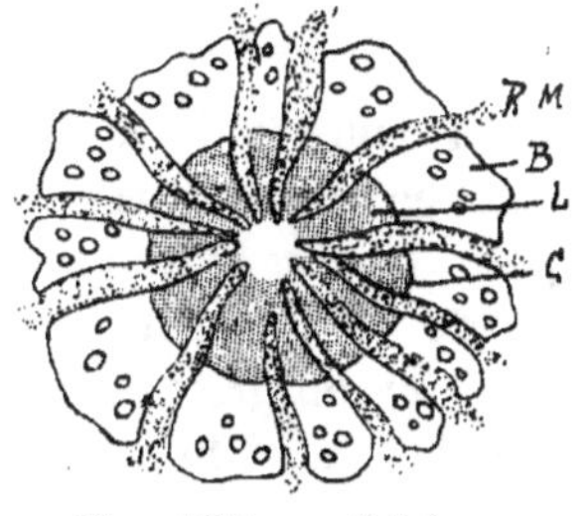

FIG. 130. — *Schéma d'une étoile de la Rhubarbe.*

Dans la couche qui reste du *parenchyme cortical*, les cellules deviennent de plus en plus petites vers l'intérieur ; le *liber*, dépourvu de fibres, est blanc et peu développé, traversé par des *rayons médullaires* jaunes, formés seulement de deux ou trois rangs de cellules (caractère important). Il contient des formations gommeúses, *lacunes* d'origine lysigène se produisant exclusivement dans le tissu libérien. — *Cambium* normal ; trois à cinq rangs de cellules. — *Bois* : d'abord en une mince zone externe, à vaisseaux peu nombreux, par groupes, entourés d'un parenchyme amylifère et cristallifère : les *rayons médullaires* vus dans le liber traversent ce bois. Puis vient la zone des étoiles qu'on rencontre, moins nombreuses, il est vrai, jusque dans la moelle.

Étoiles. — Ce sont des systèmes libéro-ligneux séparés et anormaux à orientation inverse dont la formation, d'après les travaux simultanés de PERDRIGEAT et de BERTHIER, doit être expliquée ainsi :

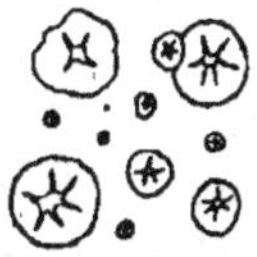

FIG. 131. *Amidon de Rhubarbe.*

En un point quelconque de la moelle ou du parenchyme ligneux non lignifié, quelques cellules parenchymateuses se différencient, épaississent leurs parois et se divisent à plusieurs reprises ; elles donnent ainsi un petit amas de tubes criblés, et autour de cet amas de tissu libérien qui s'augmente peu à peu, des cellules externes s'organisent en une zone génératrice circulaire qui entoure cet amas libérien primitif. Cette zone *C* fonctionne en donnant du liber *L* sur sa face interne, en contact avec le noyau de liber initial et du parenchyme ligneux *B* sur sa face externe ; ce parenchyme reste cellulosique et ce n'est que tardivement qu'apparaissent les vaisseaux d'ailleurs peu nombreux, cette zone forme également des rayons médullaires dont la direction curviligne donne aux étoiles de la Rhubarbe leur aspect particulier.

La POUDRE DE RHUBARBE contient : des fragments de rayons médullaires à contenu jaune devenant rouge par les alcalis ; des cellules parenchymateuses, contenant de petits grains d'amidon ; des débris de vaisseaux rayés ; de l'oxalate de chaux en grosses mâcles polymorphes, souvent brisées ; de l'amidon en grains isolés ou réunis, de taille variable, mais jamais très gros et à hile étoilé très net.

Sortes. — La Rhubarbe de Chine est actuellement divisée par le commerce de la droguerie en quatre sortes, savoir : 1º *Shen-si* (plate et ronde) ; 2º *Canton* (plate et ronde) ; 3º *Se-Tchouen* (Highdried), plate ; 4º *Common round*.

Les deux premières sont séchées à l'air, les deux autres séchées au four.

Shen-si. — Sorte la plus estimée, très compacte, d'un jaune vif, à surface réticulée ; odeur douce agréable, non empyreumatique, saveur légèrement amère, aromatique. — Les échantillons préférés sont ceux à cassure rose vif. Cette sorte donne une belle poudre jaune orangé.

Canton. — Moins estimée que la précédente ; texture moins compacte, cassure plus ou moins granuleuse ; réseau blanchâtre moins net ; odeur et saveur plus nettement empyreumatiques, presque désagréables ; poudre jaune ocre clair.

(On ne trouve plus guère sur ces échantillons l'entaille triangulaire profonde, si fréquente autrefois.)

Se-Tchouen. — Se rapproche de la *Shen-si* par sa cassure et de la *Canton* par sa couleur, mais son odeur et sa saveur empyreumatiques sont beaucoup plus marquées que dans cette dernière. Elle est uniquement **formée** de plaques fortement séchées au four et devenues si dures **qu'elles** résistent parfois au marteau.

Common round. — Souvent réunie à la **précédente** sous le nom de *High-dried*, dont elle forme alors la **variété** ronde. C'est la moins estimée.

Elle est en morceaux ronds ou cylindriques, **profondément** ridés longitudinalement, généralement mal pelés, et **montrant** extérieurement des taches sombres, restes de bourgeons. Od**e**ur et saveur très franchement empyreumatiques.

Analyse. — La Rhubarbe de Chine contient deux séries de com**-**posés dont la nature est depuis longtemps connue, des tanoïdes et des principes purgatifs, que Tschirch et Heuberger ont, en raison de leur nature, désigné sous les noms respectifs de *Rhéotannoglucosides* et de *Rhéoanthraglucosides*.

Les complexes à tanoïdes seraient, d'après Gilson, *la Catéchine* ; la *Glucogalline* donnant par hydrolyse du *glucose* et de l'*acide gallique*, et la *Tétrarine* que les acides dilués dédoublent en *glucose, Rhéosmine, acide cinnamique* et *acide gallique* ; il y existerait également de l'*acide gallique* à l'état libre.

Par ses principes purgatifs, la Rhubarbe de Chine appartient aux purgatifs cathartiques caractérisés par des principes chimiques particuliers qui ont une réaction commune (dite de Borntraeger, v. p. 184) et une composition chimique analogue, les rattachant au groupe de l'anthracène : ce sont des *oxyméthylanthraquinones,* déjà rencontrées dans l'Aloès et que nous retrouverons dans les écorces de Bourdaine et de Cascara, les fruits du Nerprun, les feuilles et fruits des Sénés.

Ces oxyméthylanthraquinones existent dans ces drogues soit à l'état libre, soit à l'état de glucosides dits *anthraglucosides* (d'où le nom de *Rhéoanthraglucosides* donné à ceux de la Rhubarbe), soit peut-être à l'état de composés plus complexes.

En 1844, Schloessberger et Doepping reconnurent dans tous les principes actifs précédemment extraits de la Rhubarbe un corps bien défini, cristallisable en aiguilles jaunes qu'ils nommèrent

Chrysophane ou *acide chrysophanique* et qui est une dioxyméthylanthraquinone.

WARREN DE LA RUE et HUGO MULLER (1857) retirèrent une autre substance définie, cristallisant en prismes orangés, différente de l'acide chrysophanique (elle a un oxhydryle en plus) qu'ils nommèrent *Emodine* et qui est une trioxyméthylanthraquinone.

Enfin, en 1894, HESSE isola de la Rhubarbe un troisième composé cristallin, la *Rhéine* crue isomère des tétraoxyméthylanthraquinones, $C^{15}H^{10}O^6$ (voir plus loin) et prise pour l'une d'elles.

GILSON (1898) puis HUNKEL (1900) obtiennent, à l'état cristallisé, un glucoside de l'acide chrysophanique. En 1905, GILSON extrait de la Rhubarbe de Shen-si un produit cristallisé qui, d'après lui, représenterait le principe purgatif tel qu'il est contenu dans la drogue et il l'appelle *Rhéopurgarine* : ce serait une combinaison de quatre glucosides : les *glucosides de l'Emodine et de la Rhéine* (seulement caractérisés par leurs produits de dédoublement) et deux autres, cristallisés et bien définis : la *Chrysophanéine* (glucoside de l'acide chrysophanique) et la *Rhéochrysine* (donnant par hydrolyse du glucose et de la *Rhéochrysidine*).

En épuisant par l'éther, puis par l'alcool amylique, la solution aqueuse d'extrait alcoolique de Rhubarbe, TUTIN et CLEWER (1911) ont retiré :

1º Par l'éther, les acides cinnamique et gallique et un mélange de dérivés anthraquinoniques (Rhéine, éther monométhylique de l'émodine, aloé-émodine, acide chrysophanique, et l'*acide rhéinolique*, acide nouveau fondant à 295-297º).

2º Par l'alcool amylique, deux résines dont l'une serait le principe actif purgatif, dérivé éthéré qui par hydrolyse sulfurique donne des acides cinnamique et gallique, de l'émodine, de l'aloé-émodine et une trioxydihydroanthraquinone fondant à 256º, la deuxième fraction résineuse retenant des dérivés anthraquinoniques, de l'acide gallique et un tanin.

Ceci paraît devoir être rapproché de ce fait que la *Rhéopurgarine* de GILSON est insoluble dans l'eau, mais soluble dans les solutions d'acide gallique et dans la glucogalline.

Aussi GORIS et CRÉTÉ, ayant constaté la présence des tanoïdes dans les mêmes cellules que les dérivés anthraquinoniques (1), tendent à admettre l'opinion de Gilson, que les dérivés de l'anthraquinone se forment aux dépens des tanoïdes.

Enfin, d'après *Casparis* et *Göldln* (1923), à côté des anthraquinones, il existerait encore d'autres substances actives auxquelles reviendrait vraisemblablement l'action principale de la drogue et ces auteurs pensent que ces substances sont fort problablement des produits de réduction des anthraquinones.

D'autre part, L. Krœber (1923) pense que l'action physiologique de la Rhubarbe n'est pas en rapport direct avec sa teneur en composés anthraquinoniques ; c'est ainsi que le *Rheum palmatum* Tafelïï, bien que moins riche à ce point de vue, n'en serait pas moins plus actif que le *R. officinale* H. Bn.

L'auteur ajoute que si on enlève à ce *R. palmatum* ses composés anthraquinoniques par ébullition avec l'acide sulfurique dilué, puis extraction par le chloroforme, la drogue n'en a pas moins conservé son activité physiologique.

Quoi qu'il en soit, il existe dans la Rhubarbe une série de dérivés oxyanthraquinoniques dont les mieux étudiés sont :

l'*Acide chrysophanique* $CH^3 - C^{14}H^5O^2 <^{OH}_{OH}$;

la *Rheum Emodine* $^{(8)\ HO}_{(6)\ HO}> C^{14}H^4O^2 <^{OH\ (1)}_{CH^3\ (3)}$

qui est la trioxy 1.6.8 — méthyl 3 anthraquinone (2) ;

l'*Aloe Emodine* (voir p. 182) $(8)\ HO - C^{14}H^5O^2 <^{OH\ \ \ \ \ (1)}_{CH^2OH\ (3)}$

qui est la dioxy 1 — 8 anthraquinoylcarbinol 3 ;

---

(1) Berthier (1899) avait démontré la localisation des composés anthraquinoniques dans tous les rayons médullaires (entre les faisceaux et dans les étoiles) et dans quelques cellules isolées des parenchymes libérien, ligneux et cortical.

(2) Cette constitution de l'Emodine vient d'être confirmée par R. A. Jacobson et R. Adams, qui en ont effectué la synthèse par cyclisation de l'anhydride 3-5 diméthoxyphtalique avec le m. crésol. (1924).

L'action physiologique serait due, semble-t-il, à la position 1-8 de deux oxhydryles.

la *Rhéochrysidine* $\dfrac{HO}{HO}>C^{14}H^4O^2<\dfrac{O.CH^3}{CH^3}$,

éther monométhylique de l'Emodine ;

la **Rhéine** (8) $HO-C^{14}H^5O^3<\dfrac{OH\ (1)}{COOH\ (3)}$

dioxy 1 — 8 — carboxy — 3 anthraquinone, correspondant à l'*Aloe Emodine*.

La Rhubarbe contient en outre divers corps peu ou pas actifs (sels, corps gras, substances protéiques, sucres, etc.) ; la teneur en oxalate de chaux paraît fort variable, ordinairement 7,3 p. 100 d'après Fluckiger.

La teneur en cendres est également variable.

Dosage des Anthraquinones [1]. — Bien que l'on puisse discuter encore sur le pouvoir purgatif de tel ou tel dérivé anthra-quinonique, c'est par le dosage de ces composés que l'on apprécie la valeur des drogues qui les renferment.

1° *MÉTHODE DE TSCHIRCH.* — Tschirch a proposé quatre méthodes, une spectroscopique, deux colorimétriques et une pondérale pour le dosage de ces dérivés.

La plus communément utilisée est la méthode colorimétrique de Tschirch et Cristofoletti dont voici le principe :

Hydrolyser à chaud, au réfrigérant à reflux, tous les anthra-glucosides, par de l'acide sulfurique à 5 p. 100. Enlever par l'éther les anthraquinones libérées ; renouveler l'épuisement par l'éther après une nouvelle ébullition de la liqueur aqueuse.

Réunir les liqueurs éthérées, les traiter avec q. s. de solution de potasse à 5 p. 100, tant que les additions de liqueur alcaline se coloreront en rose. Réunir ces solutions colorées. Doser ensuite colorimétriquement en comparant cette solution alcaline colorée en rouge avec une solution titrée d'émodine au millionième.

Cette méthode a le grave inconvénient de provoquer l'altéra-

---

(1) Les différentes méthodes indiquées peuvent naturellement s'appliquer au dosage des dérivés anthraquinoniques dans toutes les drogues (Séné, Bourdaine, Cascara, etc.).

tion partielle des oxyméthylanthraquinones en les maintenant à une température élevée en présence de l'acide.

2° **MÉTHODE DE DAÊLS.** — Pour parer à ces inconvénients, DAÊLS effectue le dédoublement des glucosides par ébullition de la drogue avec de l'acide sulfurique en présence du chloroforme ; ce dernier évite une trop grande élévation de température du mélange et, en dissolvant les oxyméthylanthraquinones au fur et à mesure de leur libération, il les soustrait à l'action de la solution acide, ce qui les protège contre les altérations et facilite l'hydrolyse des glucosides.

La solution chloroformique contient en outre des impuretés diverses, DAÊLS l'en débarrasse par agitation avec une solution de bisulfite de sodium et il obtient finalement une liqueur ne renfermant plus que les principes cherchés. Il suffit alors de distiller le chloroforme dans un ballon taré et de peser le résidu pour connaître la quantité d'oxyméthylanthraquinones correspondant à la prise d'essai.

Cette méthode, plus longue que la précédente, donne des résultats toujours plus élevés parce que l'intégrité des produits extraits a été respectée.

3° **MÉTHODE DE MAURIN.** — MAURIN extrait les anthraquinones par le procédé de DAÊLS, à quelques détails près, puis, la liqueur chloroformique obtenue, il substitue le dosage colorimétrique de TSCHIRCH à la pesée.

Dans un ballon à fond plat de 250 centimètres cubes, on introduit 1 gramme de la substance finement pulvérisée, 25 centimètres cubes d'une solution d'acide sulfurique à 20 p. 100 et 100 centimètres cubes de chloroforme. — Deux heures d'ébullition au bain-marie, avec réfrigérant ascendant. — Agiter de temps en temps pour éviter l'adhérence de la poudre aux parois. — Laisser refroidir et dans une ampoule à décantation, séparer la solution chloroformique d'anthraquinones de la liqueur acide ; laver celle-ci avec 20 centimètres cubes de chloroforme, réunir les liqueurs chloroformiques, les distiller au bain-marie pour récupérer environ 9/10 du chloroforme employé.

Les 10 ou 12 centimètres cubes résiduels (solution chloroformique des oxyméthylanthraquinones) sont agités avec 100 centimètres cubes d'une solution de potasse à 5 p. 100 qui se colore en rouge. — Séparer par décantation, renouveler le lavage du chloroforme par 50 centimètres cubes de solution alcaline et recommencer si besoin jusqu'à ce que la solution alcaline ne prenne plus de coloration rose par agitation avec le chloroforme, c'est-à-dire jusqu'à ce que ce dernier ne contienne plus d'anthraquinones.

Réunir toutes les liqueurs alcalines de lavage, amener au volume de 1 litre, et comparer au colorimètre la teinte produite avec une liqueur étalon obtenue en dissolvant *un centigramme d'émodine pure dans un litre d'eau distillée, additionnée de* 5 p. 100 *de potasse.* (Se servir dans toutes ces manipulations d'eau correctement distillée, sans cela la précipitation partielle des anthraquinones rend la colorimétrie impossible).

Cette méthode donne des chiffres très voisins de ceux de la méthode pondérale de DAËLS.

Enfin, par l'une ou l'autre, pour doser séparément les anthraquinones libres, il suffit d'épuiser par le chloroforme avant d'hydrolyser par la solution d'acide sulfurique.

MAURIN a obtenu les résultats suivants dans des dosages pratiqués sur diverses sortes de Rhubarbe de Chine :

Dans une *Shen-si plate,* 3 gr. 75 p. 100 d'anthraquinones combinés, 0 gr. 60 p. 100 de libres, soit 4 gr. 35 p. 100 au total.

Dans une *Shen-si ronde,* 3 grammes p. 100 de combinés, 1,5 p. 100 de libres soit 4 gr. 50 p. 100 au total.

Dans une *Canton plate,* 3 gr. 15 p. 100 dont 0 gr. 55 de libres et dans une Canton ronde, 3 grammes p. 100 dont 0 gr. 65 de libres.

Dans une *Changhaï ronde* (problablement de la sorte dite *Common round*) 3 gr. 05 p. 100 dont 1 gr. 45 de libres.

B. — *RHUBARBE ANGLAISE*

Produite actuellement par deux espèces : l'une, le *Rh. officinale* H. BN, cultivé en Angleterre depuis une date relativement récente, l'autre serait une forme de *Rh. Rhaponticum* L.; mais la drogue est différente du produit fourni par cette espèce en France et en Autriche ; sa culture remonte à la fin du XVIIIe siècle (Oxfordshire, Bedfordshire, etc.).

On récolte rhizomes et racines qui sont séparés, puis décortiqués, minutieusement nettoyés, coupés et séchés.

Le *Rh. officinale* donne une Rhubarbe ressemblant à celle de Chine, mais plus spongieuse, aussi les fragments se courbent et se rident à la dessiccation (on les racle parfois de nouveau pour enlever les rides).

Les morceaux présentent rarement des losanges, plus ordinairement des stries parallèles ; quelques rares étoiles.

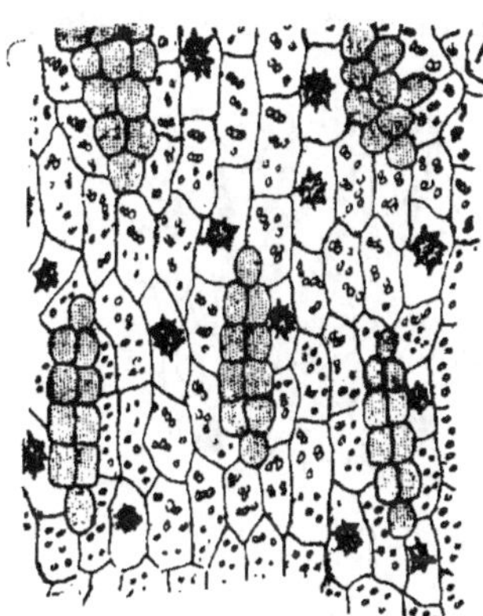

Fig. 132. — *Rayons médullaires de la Rhubarbe de Chine.*

Les racines se distinguent facilement des rhizomes par leur forme cylindrique et allongée et par la structure radiée de la coupe transversale.

La composition chimique est analogue à celle de la vraie Rhubarbe chinoise.

Le *Rh. Rhaponticum* (?) anglais donne également un produit formé soit par les rhizomes, soit par les racines ; les fragments de rhizomes sont ordinairement plan-convexes, rarement cylindriques, souvent volumineux, recouverts d'une poussière jaune. La face plane et la section transversale ont souvent une teinte rosée.

Pas de réseau losangique sur la face convexe, mais des lignes parallèles jaune foncé s'écartant pour entourer la base des racines. Rares étoiles sur la face plane.

La section transversale montre : 1° un *Cambium* bien net, noirâtre, ondulé, situé en dedans d'un reste de zone corticale d'environ 1 millimètre d'épaisseur ; — 2° un anneau ligneux blanchâtre, plus épais que dans la Rhubarbe chinoise, régulièrement strié par des lignes jaunes assez larges et parallèles. En dedans de cet anneau, quelques étoiles, peu nombreuses, à petit nombre de rayons assez réguliers; — 3° Moelle volumineuse, rose œillet, pulvérulente, d'aspect homogène. — La drogue moins dure (surtout le centre) que le produit chinois cède et s'effrite sous l'ongle et croque peu sous la dent.

Odeur plus faible. — *Saveur* moins amère, plus astringente, acidule.

Anatomie. — *Étoiles* (présence non constante). — *Rayons médullaires* très larges et très hauts, de 3 à 6 rangées d'épaisseur sur la coupe tangentielle et

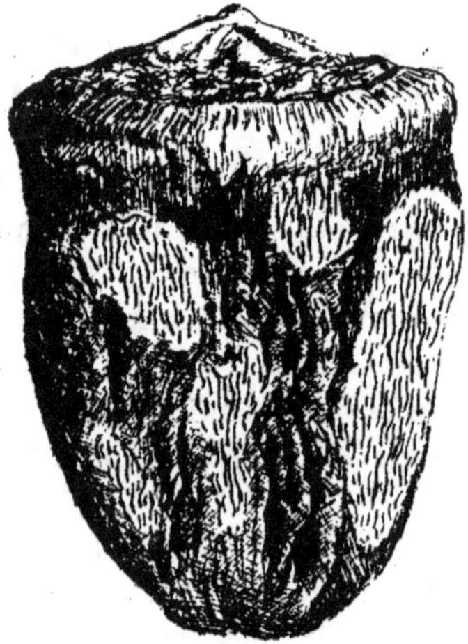

Fig. 133. — *Rhubarbe anglaise.*

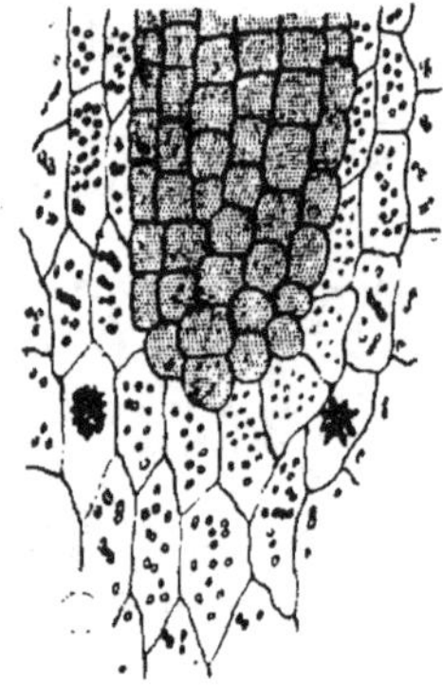

Fig. 134. — *Rayons médullaires de la Rhubarbe anglaise.*

un grand nombre de cellules en hauteur (40 à 200), caractère important (fig. 134). Beaucoup d'amidon, moins d'oxalate.

Analyse. — Pas de rheum-émodine, ni d'aloe-émodine, ni de rhéine ; de l'*acide chrysophanique*, de la *Rhaponticine* qui est l'élément caractéristique, glucoside cristallisable, mais non dérivé de l'anthraquinone. La drogue contiendrait, en outre, de l'anhydrorapontigénine, de la rhabarbérone, de la chrysarone, de la gluco-chrysarone, de l'acide gallique et de l'acide rhapontique (Hesse).

Enfin, il est maintenant importé de Chine un Rhapontic qui ressemble beaucoup à cette Rhubarbe anglaise, mais qui est plus sombre, souvent creux au centre, à anneaux concentriques alternativement plus ou moins sombres, et de couleur jaune, plutôt que rose. — Ce produit contient également de la Rhaponticine.

C. — *RHUBARBES DE FRANCE ET D'AUTRICHE*

Leur origine n'est pas unique, on cultive en effet en Europe, soit comme plantes d'ornement, soit pour la récolte des pétioles utilisés en cuisine, et concurremment avec le *Rh. officinale,* diverses espèces : *Rh. Rhaponticum* L., *Rh. compactum* L., *Rh. undulatum* L., etc., caractérisées par leurs feuilles à bords entiers plus ou moins ondulés, dont les racines (presque exclusivement) forment ces Rhubarbes communément désignées sous le nom de *Rhapontic.*

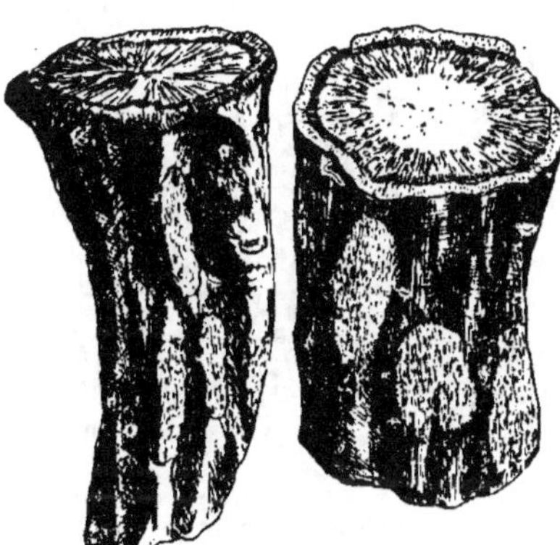

FIG. 135. — *Rhapontic.*

En France, où cette culture a été un peu abandonnée, on cultive du Rhapontic dans la Drôme (St Donat, Châteauneuf de l'Isère).

En Autriche, en Moravie, en Hongrie, ce sont les *Rh. Rhaponticum* L. et *Rh. Emodi* WALL qui fournissent surtout la drogue commerciale.

Description. — Fragments constitués par la division de la souche rhizomateuse et se rapportant les uns à une structure de tige et les autres à une structure de racine.

Les fragments à structure de rhizome sont irréguliers, noueux et assez volumineux ; ceux à structure de racine sont moins gros, plus réguliers et à peu près cylindriques. — *Surface extérieure* jaune ou jaune rougeâtre, mondée, souvent lisse (les fragments ayant été roulés dans un tambour qui a aplani les aspérités dues au couteau), ne montrant jamais de réseau losangique, ni les lignes parallèles de la sorte anglaise, mais seulement ponctuée.

Section transversale très caractéristique, à structure radiée, à rayons fins, jaunes ou rougeâtres sur fond blanc, avec une moelle (rhizomes) ou non (racines) ; pas d'étoiles (ou très exceptionnellement), pas de stries irrégulières dans la moelle qui a l'aspect spongieux, pulvérulent. — Croque sous la dent, colore la salive en jaune ; *odeur* désagréable ; *saveur* âcre et amère.

Ces Rhubarbes-Rhapontics sont très riches en amidon, ont des rayons médullaires très étroits, réguliers et droits (fig. 136) formés d'une seule rangée (parfois de deux) de cellules jaunes. En coupe tangentielle, on voit ces rayons formés de six à dix cellules superposées, ce sont là les ponctuations signalées sur la face externe. — Peu d'oxalate.

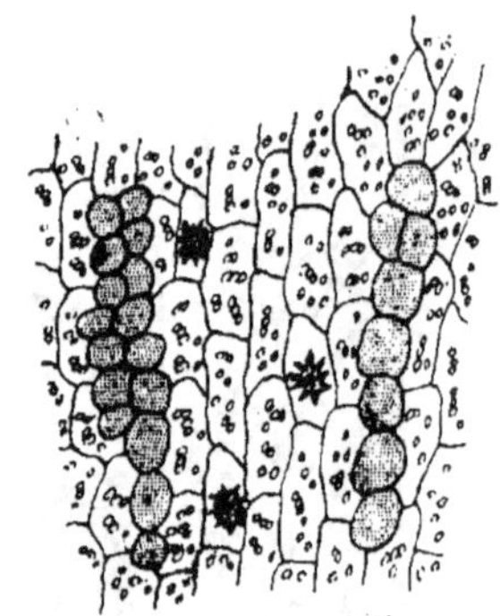

Fig. 136. — *Rayons médullaires de la Rhubarbe de France.*

Analyse. — Tschirch et Cristofoletti ont isolé dans le Rhapontic : de la *Rhaponticine*, de l'*acide chrysophanique* et son éther méthylique ; le *tétrahydrométhoxychrysophanol* et son glucoside, mais n'y ont rencontré ni Emodine, ni Rhéine, 7 p. 100 de cendres seulement.

Bien qu'inférieures aux Rhubarbes asiatiques comme teneur en anthraquinones totales, elles en possèdent pourtant en quantité appréciable, et Maurin a trouvé dans une Rhubarbe anglaise plate 3 gr. 05 d'anthraquinones dont 0 gr. 80 de libres, dans une Rhubarbe d'Autriche plate 3 gr. 25 en tout, dont 1 gr. 25 de libres et dans une ronde 2 gr. 40 en tout dont 0 gr. 90 de libres.

Falsifications. — I. — Par des *Rhubarbes européennes*

entières. — On les reconnaîtra aux caractères extérieurs et anatomiques qui précèdent et qui permettent de les distinguer de la
vraie Rhubarbe de Chine. (V. plus loin la recherche de la Rhaponticine).

II. — *Rhubarbes avariées.* — Morceaux altérés ou moisis, roulés
dans de la poudre de bonne Rhubarbe, ou de Curcuma : frotter
les fragments et les casser pour vérifier l'intérieur, caractériser le
Curcuma par l'acide borique. — Dans les fragments piqués, les
trous peuvent être bouchés par de l'ocre ou par des tourteaux
frais d'amandes (J. MAHEU, 1922) (1) ou par une pâte à la poudre
de Rhubarbe. Frotter la surface avec un linge rude et laver ; les
trous réapparaissent ; briser un fragment.

III. — *Poudres d'autres Rhubarbes* (2). — On peut rechercher les
Rhubarbes indigènes par les procédés suivants :

a) Triturer, pendant cinq minutes, 2 grammes de la Rhubarbe à
essayer, avec 2 grammes de magnésie calcinée et XX gouttes
d'essence de bergamote, de Fenouil, de Citron, etc... La couleur
de la Rhubarbe de Chine change à peine, celle de Rhapontic passe
au rouge saumoné intense (RILLOT).

b) Verser goutte à goutte et en agitant, dans 8 grammes de
teinture de Rhubarbe suspecte, 4 grammes d'acide azotique
étendu de son volume d'eau : s'il y a de la Rhubarbe indigène,
la liqueur se trouble au bout d'une demi-heure ; elle reste limpide
pendant trois ou quatre heures, si elle a été préparée avec la Rhubarbe exotique (COBB).

J. MAHEU considère que ces moyens peuvent fournir d'utiles
indications sans donner de résultats certains.

PH. BRETIN et A. LEULIER (1924) ont constaté que sous l'action
de la lumière de WOOD des fragments ou de la poudre de Rhapontic présentent une belle fluorescence violette que l'on n'observe
pas avec la Rhubarbe vraie.

----

(1) Cette falsification a été trouvée dans une poudre obtenue avec des fragments de Rhubarbe de Chine, dont les trous avaient été vraisemblablement
mastiqués avec ces tourteaux.

(2) Les Rhubarbes européennes abaissent notablement le taux des
cendres.

Recherche de la Rhaponticine : 1º Lixivier, par de l'alcool à 60º, 10 grammes de poudre de Rhubarbe pour recueillir 25 centimètres cubes de liquide qu'on évaporera à 80º pour avoir un résidu de 7 grammes ; agiter vigoureusement le liquide encore chaud avec 10 centimètres cubes d'éther, décanter la solution éthérée dans un petit matras, boucher et laisser reposer : en vingt-quatre heures, il se sera formé des aiguilles de Rhaponticine, si la Rhubarbe essayée est du Rhapontic. (D'après GREENISH, cette réaction décèle la Rhaponticine dans un mélange d'une partie de Rhapontic pour trois parties de Rhubarbe de Chine, mais dans ce cas les cristaux mettent plusieurs jours pour se former.)

Caractérisation microscopique : Monter dans l'eau un peu de poudre, laver trois fois à l'eau en enlevant le plus possible d'eau, puis verser une solution composée de cent parties de potasse aqueuse à 50 p. 100 et cinq parties de perhydrol. Laisser en contact pendant trente minutes : les particules de poudre de Rhapontic deviennent bleu intense, celles de Rhubarbe restent sans coloration ou deviennent jaune orangé, ou parfois rougeâtres, jamais bleues.

IV. — *Poudres étrangères.* — Fécules, reconnues par l'examen microscopique. — L'ocre jaune laisse des cendres ferrugineuses. — Le Curcuma : mélanger 1 gramme de poudre avec 0 gr. 10 d'acide borique pulvérisé, étaler le mélange dans une capsule à fond plat et humecter avec de l'acide sulfurique dilué. Chauffer ; la Rhubarbe brunit à peine tandis que le Curcuma donne une coloration rouge pourpre foncé (transformation de la curcumine en rosocyanine). Après refroidissement, l'addition d'ammoniaque donne avec la rosocyanine une coloration bleue fugace passant ensuite au gris sale (GRIGGI).

— Les coques d'amandes mettent dans la Rhubarbe d'abondantes cellules scléreuses à parois canaliculées et ponctuées (PLANCHON et JUILLET). — La poudre d'écorce de Chêne est caractérisée par de longues fibres entourées de cellules à oxalate de calcium en prismes irréguliers, puis de nombreuses grosses cellules scléreuses, irrégulières, à parois striées concentriquement, canaliculées ; en outre nombreuses mâcles d'oxalate de calcium (J. MAHEU).

Action physiologique. — Excitant des contractions intestinales, agissant lentement (au bout de cinq à dix heures, parfois davantage), ordinairement sans coliques ; on a pourtant quelquefois noté des nausées, des vomissements, plus rarement des vertiges et même des éruptions pemphigoïdes. Selles molles, jaunes ou brun sombre, coloration attribuée pour partie aux principes colorants de la Rhubarbe, pour partie à la bile sécrétée plus abondamment.

Par son action légèrement congestive sur les vaisseaux hémorroïdaux, elle est contre-indiquée chez les hémorroïdaires ; elle l'est aussi chez les sujets ordinairement constipés, son effet passager étant touvent suivi d'une constipation plus opiniâtre, enfin, par sa richesse en oxalate, son usage prolongé est contre-indiqué chez les malades atteints de gravelle oxalique ou de catarrhe vésical, car il peut amener de l'oxalurie.

La Rhubarbe a un effet tonique par ses tanoïdes et, à faible dose, elle provoque une excitation de l'appétit sans effet purgatif.

Ses principes colorants passent dans le sang, les urines, la sueur, le lait, etc. Toutes ces sécrétions se colorent en jaune et si l'urine est alcaline, elle devient rouge.

Le lait devient purgatif pour le nourrisson.

Emploi thérapeutique. — Eupeptique et tonique amer à faibles doses, dans les cas d'atonie gastrique. Surtout purgatif doux, aussi est-il donné dans les convalescences, aux vieillards, aux débiles et aux anémiés.

On l'associe au fer, pour éviter la constipation produite par ce dernier.

Formes. — En cachets : 15 à 30 centigrammes de poudre comme eupeptique ; 20 à 40 centigrammes comme régularisant des selles ; 1 à 4 grammes comme purgatif. — Macération (tisane) 5 à 10 grammes p. 1.000. — Extrait : 0 gr. 10 à 0 gr. 50. — Teinture 5 à 10 grammes. — Sirop, 10 à 50 grammes. — Vin, à 60 p. 1.000, 10 à 20 grammes (tonique) ; 30 à 60 grammes (purgatif).

Entre dans le Sirop de chicorée composé, l'Elixir de longue vie, l'Apozème purgatif, etc.

Le Rhapontic est employé seulement en médecine vétérinaire comme médicament, mais il est utilisé dans la fabrication des vermouths.

PATIENCE

La *Racine de Patience* est fournie par les racines de *Rumex obtusifolius* L. et de quelques autres *Rumex* indigènes.

Longues de 10 à 15 centimètres, ces racines sont débitées en tronçons de 1 à 3 centimètres de haut, dont l'écorce gris noirâtre se ride par la dessiccation et montre des stries annulaires bien marquées.

Tschirch et Weil (1912) ont mis en évidence dans la Racine de *R. obtusifolius*, après hydrolyse sulfurique, de l'acide chrysophanique, accompagné d'un éther méthylique de l'émodine. Ils ont trouvé en outre de l'acide lapathique $C^6H^{14}O^{14}$, fusible à 228-229°, un sucre, un tanin et 0,379 p. 100 de fer.

Saget (1903) avait trouvé 0,447 p. 100 de fer et avait, avec Tarbouriech, isolé ce fer à l'état de composé organique (1909). Jumeau (1916) a étudié les racines de divers *Rumex* (*R. obtusifolius* L., *R. crispus* L., *R. conglomeratus* Murr.); il a trouvé chez tous : 1° un tanin à noyau protocatéchique; 2° des oxyméthylanthraquinones (émodine et acide chrysophanique) pour la plus grande partie à l'état de combinaison glucosido-tannoïdique ; 3° une diastase ; 4° du glucose ; 5° un composé organique ferrugineux identique ou analogue à celui de Tarbouriech et Saget et dans lequel on peut mettre en évidence la présence du phosphore.

Il a aussi constaté que, pendant la dessiccation, le glucoside tannoïdique se dédouble en libérant de l'émodine et de l'acide chrysophanique, de même que le composé ferrugineux également attaqué libère du fer au maximum ; aussi il recommande l'emploi thérapeutique de racine de Patience *stabilisée* (procédé Perrot-Goris).

La Patience est très anciennement employée comme tonique et dépurative ; sa poudre a pris place dans la médication martiale.

BISTORTE

Le *Polygonum Bistorta* L., commun dans les lieux humides et un peu élevés, fournit un Rhizome, improprement désigné sous le nom de *Racine de Bistorte*.

Longs de 3 à 8 centimètres, larges de 15 millimètres environ et épais de 5 à 8, repliés deux fois et contournés en S, fortement ridés transversalement, ces rhizomes ont une surface brun rougeâtre, couverte de petites racines grêles dont il ne reste que les cicatrices dans les parties convexes.

La section transversale, rouge, montre une zone elliptique de ponctuations blanchâtres assez nombreuses (faisceaux libéroligneux). Odeur nulle ; saveur astringente.

Ce rhizome contient de l'amidon et deux tanins, l'un voisin du tormentillo-tanin, l'autre paraissant identique au tanin du Ratanhia.

WATTIEZ (1920) constatant que la teneur en tanin est de 15 à 20 p. 100 suivant les échantillons, c'est-à-dire voisine de celle du Ratanhia, signale l'intérêt qu'il y aurait à substituer la Bistorte à ce dernier.

Antidiarrhéique, astringent interne et externe. Entre dans l'Electuaire diascordium.

CHÉNOPODIACÉES

Famille dont les représentants habitent toutes les régions du globe ; rares entre les tropiques, plus abondantes dans les régions tempérées, les Chénopodiacées recherchent le voisinage de la mer et des lacs salés ; elles sont aussi très fréquentes dans la Russie d'Asie.

Peu importantes au point de vue médicinal, en dehors de la Betterave (v. p. 132) ; il en est d'autres alimentaires (Epinards, Poirée...), et certaines doivent à des poils glanduleux une sécrétion d'essence qui leur communique une odeur assez forte, parfois désagréable, en même temps que des propriétés excitantes ou vermifuges.

ANSÉRINE VERMIFUGE

Chenopodium anthelminthicum L.

Plante originaire d'Amérique, considérée par les uns comme une espèce, par d'autres comme une des nombreuses variétés du *Ch. ambrosioides* L. Ce dernier, à l'état spontané ou naturalisé, a actuellement une aire de dispersion extrêmement vaste, dans le monde entier, ce qui expliquerait ses variations.

Officinale aux États-Unis, c'est le *C. ambrosioides* L., var. *anthelminthicum* A. GRAY des botanistes américains.

Cette forme cultivée aux États-Unis en vue de la production des graines pour l'obtention de l'essence, est une race sélectionnée, riche en essence (1). Variété vivace, caractérisée par ses glomé-

---

(1) La forme française naturalisée dans le Midi de la France devrait, d'après A. CHEVALIER, être dénommée *C. suffruticosam* WILD, var. du *C. ambrosioides* L, qui est également naturalisé dans le Midi de l'Europe (v. p. 441).

rules de fleurs et de fruits très denses, rapprochés, dépourvus de bractées. Odeur forte, généralement considérée comme désagréable. La plante jouit d'une très ancienne réputation comme anthelminthique.

Culture. — L'Ansérine vermifuge est spécialement cultivée pour la production des graines et de l'essence dans l'État de Maryland ; une autre variété (*Sancta-Maria* A. CHEV.) également active, est cultivée au Brésil, au Mexique, aux Antilles et au Dahomey. Celle-ci doit se cultiver dans les régions tropicales, et la première dans les régions subtempérées.

Ces deux variétés dégénèrent rapidement si elles ne sont pas surveillées avec soin, et donnent des formes voisines soit de la plante sauvage de l'Amérique du Sud, soit de la forme naturalisée du midi de l'Europe.

On doit s'appliquer à cultiver les variétés sélectionnées riches en essence et, à cette condition, on peut faire cette culture en France où on sèmera au printemps.

On récolte par un temps sec, quand les glomérules sont bien formés, mais avant la maturité complète des achènes. L'essence paraissant assez volatile, il est bon de distiller sans retard.

Les fruits sont de petits achènes verdâtres ou brunâtres, globuleux, de 1 mm. 5 environ de diamètre, déprimés, enveloppés par le calyce persistant. Chacun contient une petite graine lenticulaire brun foncé. Saveur âcre et aromatique, odeur camphrée ou térébenthinée, rappelant un peu l'Eucalyptus. Ils contiennent 3 à 4 p. 100 d'essence, à laquelle ils doivent leur action vermifuge.

ESSENCE. — Obtenue soit par distillation des fruits ou des infrutescences, soit, actuellement, par distillation de la plante entière, tiges feuillées et fructifiées. Le centre de la production est Westminster, dans le Maryland. Distillation délicate, l'*ascaridol*, principe actif principal se décomposant par ébullition prolongée avec l'eau, il faut réduire au minimum la durée de la distillation ; pour obtenir une meilleure séparation de l'essence et de l'eau, il ne faut pas trop refroidir le serpentin et recueillir une essence tiède.

Le rendement, dans de bonnes conditions, ne dépasserait pas 1 p. 100 pour les fruits et 0,35 p. 100 pour les feuilles.

L'essence, incolore ou légèrement jaunâtre, a une *odeur* très pénétrante, désagréable et camphrée ; *saveur* légèrement amère et brûlante. Densité : 0,965 à 0,990 ; $[\alpha]_D = - 4°$ à $- 8°5$, soluble dans 3 à 10 volumes d'alcool à 70° (les produits inférieurs ou altérés par une mauvaise distillation ont une densité plus faible et ne donnent pas de dissolution limpide avec l'alcool à 70°.

SCHIMMEL (1908) a établi la composition de l'*Ascaridol* constituant le plus important de l'essence.

C'est un éther oxyde interne auquel on attribue la formule :

$$
\begin{array}{c}
CH^3 \\
| \\
C \\
H^2C \quad O \quad CH \\
H^2C \quad O \quad CH \\
C \\
| \\
CH \\
CH^3 \quad CH^3
\end{array}
$$

parce que, en absorbant 4 H, il donne une terpine 1 — 4.

D'après HENRY et PAGET (1921), cette essence renferme de petites quantités d'acides gras volatils (surtout de l'acide butyrique) et un peu moins de 0 gr. 50 p. 100 de salicylate de méthyle. Le reste est formé par au moins 60 p. 100 d'*Ascaridol*, avec 5 p. 100 du glycol correspondant et 30 à 40 p. 100 d'un mélange d'hydrocarbures constitué approximativement par 15 p. 100 de cymène, 5 p. 100 de terpinène α et 10 p. 100 d'un nouveau terpène lévogyre (1).

Action physiologique et toxicologie. — L'essence pro-

___

(1) D'après SCHIMMEL et Cie (1921), qui ont eu en mains des essences très différentes les unes des autres, l'essence normale américaine (D à 15° = 0,9708) contient 60 à 65 p. 100 d'Ascaridol et 22 p. 100 de Cinéol.

voque chez le chat une excitation passagère suivie de paralysie et de coma.

Après ingestion de 2/10 de centimètre cube par kilogramme d'animal, la mort survient à la fin du premier jour ou le second jour : l'Ascaridol a une action deux fois plus forte. La drogue a un effet hypotenseur (W. SALANT).

Des Ascarides placés dans de l'eau à 38° additionnée d'un peu d'Ascaridol ou d'essence périssent rapidement ; dans une dilution à 1/5.000, l'action paralysante de l'essence est encore sensible, mais non mortelle.

Des expériences faites chez le cheval où les Ascarides sont difficiles à expulser ont montré que par 16 à 20 centimètres cubes de cette essence, 95 p. 100 des parasites étaient détruits, ce qui en ferait le meilleur remède connu à cet égard.

L'essence d'Ansérine vermifuge s'est également montrée plus active que l'essence d'Eucalyptus, le Naphtol β et le thymol contre les Ankylostomes et les Ascarides (W. SCHUFFNER et H. VERVOORT), mais elle aurait peu d'effet sur les Ténias et le Trichocéphale.

Le médicament doit être manié avec précision, car à doses trop faibles, il est sans action, tandis que des doses trop élevées ont amené des accidents nerveux, en particulier du côté de l'appareil auditif et ont déterminé quelques cas de complète surdité. — Contre-indiqué chez les sujets dont l'ouïe n'est pas intacte. Des cas de mort (arrêt des centres respiratoires) ont été signalés en Amérique.

Formes. — POSOLOGIE DISCUTÉE. — Par gouttes, comptées au compte-gouttes normal, sur un morceau de sucre : pour un adulte XVI gouttes, répétées à la fin de la deuxième heure, puis de nouveau à la fin de la quatrième heure (PERDRIZET).

En capsules, contenant XV gouttes d'huile, à un adulte, 3 capsules, une d'heure en heure le matin à jeun ; aux enfants de 10 à 15 ans, deux capsules ; de 6 à 10 ans, une seule (1).

---

(1) Doses à diminuer chez les femmes enceintes, les vieillards, les sujets affaib lis. — BRUMPT conseille, pour les enfants, II gouttes de 1 à 2 ans, III à V gouttes de 6 à 10 ans, et VI à VIII gouttes de 11 à 16 ans.

Il est bon de faire prendre ensuite une purgation (huile de ricin, ou mieux sulfate de magnésie) et de maintenir la diète jusqu'à effet complet de la purgation. — Le traitement pourra être renouvelé au bout de douze jours si besoin.

Falsifications. — On substitue parfois à cette essence une essence artificielle (mélange d'eucalyptol, de menthol, d'acétate d'amyle et de citronnellal) qui n'a pas l'efficacité de l'essence naturelle. On peut faire la distinction de la façon suivante :

. 1° A deux gouttes d'essence, on ajoute 1 centimètre cube de vanilline-chlorhydrique (vanilline 0 gr. 04, alcool et eau ââ 0 gr. 50, HCl. 3 gr.), on porte au bain-marie à 50° puis on chauffe lentement jusqu'à 95°. L'essence véritable donne des traînées blanches déjà à la chaleur de la main, puis elles tombent au fond du tube et le liquide se colore en rose. En chauffant, la teinte se fonce, le mélange se trouble et l'on passe par une série de colorations brun orangé et finalement noisette.

L'essence artificielle ne donne pas de stries à la main, et au bain-marie, il se développe une série de couleurs du lilas clair au gris, ou du vert bleu au vert olive.

Ces teintes vertes sont déjà sensibles dans une essence contenant 20 à 30 p. 100 d'essence artificielle (ZIMMERMANN).

2° En mélangeant 1 gramme d'essence et 0 gr. 40 de phénolphtaléine, puis en maintenant dix secondes à l'ébullition, le mélange mousse fortement, on perçoit de légers craquements, et après refroidissement on constate que toute la phtaléine est dissoute et que le liquide est rouge foncé.

L'essence artificielle ne dissout pas la phtaléine et une essence naturelle mêlée d'essence artificielle ne la dissout plus dès que la proportion de celle-ci atteint 50 p. 100.

Le *Chenopodium ambrosioides* L., Thé du Mexique, habite toutes les régions tempérées du Nouveau-Monde et s'est acclimaté au sud de l'Europe. La plante a une odeur forte, camphrée, assez agréable. Ses sommités fleuries sont utilisées en infusion stomachique tonique et antispasmodique. Elle est riche en essence et, au Brésil, la plante est employée comme vermifuge.

Dialypétales.

RENONCULACÉES

Plantes ordinairement herbacées souvent annuelles, parfois vivaces, rarement ligneuses. Répandues sur tout le globe, mais particulièrement dans les régions tempérées et froides de l'hémisphère nord, surtout en Europe.

Forment une famille naturelle, à fleurs ordinairement supérovariées dialygynes, mais sans. caractère anatomique constant ; ni glandes, ni laticifères, ni canaux.

Acres et souvent vénéneuses. — Propriétés générales irritantes ; suc à principe vésicant, mais souvent volatil. Parfois simplement amères, souvent éméto-cathartiques, quelques-unes très toxiques par leurs glucosides ou leurs alcaloïdes.

On emploie souvent l'herbe ou les parties souterraines, plus rarement les graines.

Un médicament de premier ordre, l'*Aconit* ; quelques-uns de moindre importance (*Hydrastis, Adonis, Pulsatille, Staphisaigre*). Nombreuses drogues actives, mais inutilisées ou mal étudiées. Beaucoup de plantes ornementales.

ACONITS

Leur nom vient de ακονη, pierre (allusion à l'habitat) ou d'*Aconis* en Bythinie où la plante abonderait. Plantes originaires d'Europe et d'Asie, manquent en Afrique, sont rares en Amérique.

Habitent surtout l'hémisphère boréal, ne dépassant guère

le 30° de latitude, dans les bois et les prairies montagneuses où elles peuvent s'élever jusqu'aux limites de la végétation.

Réparties en trois régions principales :

1° Montagnes de l'Europe centrale : *Aconitum Napellus* L. (et ses nombreuses variétés), *A. Lycoctonum* L. ; *A. Anthora* L., etc.

2° Région sino-japonaise, Mandchourie et Corée, à espèces spéciales, entre autres *A. uncinatum* L., var. *japonicum* REBEL, *A. Fischeri*, etc.

3° Région de l'Himalaya, fournissant les Aconits de l'Inde, où on retrouve des espèces européennes, comme *A. Napellus* L. et ses variétés, avec d'autres purement orientales, les unes très toxiques, du groupe de l'*A. ferox* WALL. (1), d'autres simplement toniques et fébrifuges comme *A. heterophyllum* WALL et *A. palmatum* DON.

Ces espèces diffèrent entre elles par l'aspect et la structure et aussi par la nature des alcaloïdes particuliers qu'elles renferment.

On peut les grouper dans le tableau suivant, d'après HENRY.

------

(1) STAPF a décrit comme espèces toxiques de l'Inde : *A. chasmanthum*, *A. spicatum*, *A. deinorrhizum* et *A. Balfourii*. (*Annals of the Royal Botanic Garden, Calcutta*, 1905, 10, part. II.)

ACONITS A ACONITINES (fortement toxiques).

Aconitum Napellus L. : Aconitine (Acétylbenzoylaconine).
A. spicatum Lamk. :'Bikhaconitine (Acétylvératroylbikhaconine.)
A. chasmanthum Stapf. : Indaconitine (Acétylbenzoylpseu-
daconine).
A deinorrhizum Stapf. et *A. Balfourii* Stapf. : Pseudaconitine
(Acétylvératroylpseu-
daconine).
A. Lycoctonum L. : Lycaconitine (Succinylanthranoyllycocto-
nine).
A. septentrionale : Lappaconitine (Acétylanthranoyllappaconine).
Racines ⎧ « *Kusauzu* » de Hondo : Japaconitine. (Acétylbenzoyl-
d'Aconit ⎩ japaconine).
du ⎫ « *Bushi* » de Hokkaido : Jesaconitine (Benzoylani-
Japon (1) ⎭ soylaconine).

ACONITS A ATISINES (non toxiques),

A. heterophyllum : Atisine.
A. palmatum : Palmatisine.

Une seule espèce européenne est actuellement officinale :
l'*A. Napellus* L.; — l'*A. Lycoctonum* L. et l'*A. septentrionale* Koelle,
communs dans les régions montagneuses de l'Europe, sont nettement toxiques et contiennent des alcaloïdes du type aconitine (2) ; —

------

(1) Origine botanique encore incertaine (v. p. 454).
(2) Ces deux espèces auraient été plus ou moins confondues, mais leurs
alcaloïdes sont différents. Carr pense que l'*A. septentrionale* Koelle,
étudié par Rosendahl et par Schulze et Weidemann, est probablement
le véritable *A. Lycoctonum* L., et notre *Lycoctonum* serait en réalité l'*A.
Vulparia* Reichb (d'après Henry). Il contient de la Lycaconitine et de la
Myoctonine.

quant à l'*A. Anthora* L.., c'est un toxique douteux ; Goris et Métin (1925) en ont isolé l'*Anthorine* et la *Pseudo anthorine*, et le premier de ces alcaloïdes a, d'après eux, une propriété préventive vis-à-vis de l'Aconitine. Les anciens considéraient cet Aconit comme l'antidote du *Ranunculus Thora*.

Historique. — Les noms des Aconits chez les anciens (*Vulparia, Luparia, Strangulator Leopardi*, etc.), montrent que leurs propriétés étaient connues et utilisées. La fable les fait naître de la bave de Cerbère (Ovide) ou du sang de Prométhée (Ausone), et les fait employer par les empoisonneuses célèbres, Hécate, Médée, etc. Les Gaulois, les Hindous, les Chinois ont utilisé diverses espèces d'*Aconit* ; mais, malgré l'utilisation de tout temps comme toxique, l'usage thérapeutique rationnel date seulement de 1762 (Störck, de Vienne).

ACONIT NAPEL

Le plus important et le seul officinal. — Nombreux noms : *Napel* (racine napiforme) : *Char de Vénus, Casque, Capuchon*, etc. (noms tenant à la forme de la fleur, dont le calyce pétaloïde a son sépale postérieur dressé en forme de casque bas et large.

Origine. — *Aconitum Napellus L.* — Belle plante vivace à fleurs bleues, en grappe, qui croît dans les lieux ombragés et humides, surtout en montagne. Europe (centre et nord, Jura, Vosges, Alpes, Pyrénées, etc.), Asie (Himalaya), Amérique du Nord jusqu'à 2.500 mètres. — Naturalisé sur divers points. — Cultivé comme plante ornementale (grave imprudence). — Cultures industrielles. *Parties employées* : Feuilles fraîches et racines.

FEUILLES D'ACONIT

Glabres, alternes, pétiolées. — Contour général arrondi ; très divisées, palmatiséquées, à 5-7 segments séparés jusqu'au pétiole et subdivisés en lanières assez aiguës, le médian ordinairement plus développé est lui-même profondément incisé. — Nervures très marquées, concaves supérieurement. — *Couleur* vert foncé, plus jaunâtre après dessiccation et plus pâle en dessous. *Odeur* herbacée (froisser), nulle sur le sec. *Saveur* fade, puis picotements et brûlure (surtout frais).

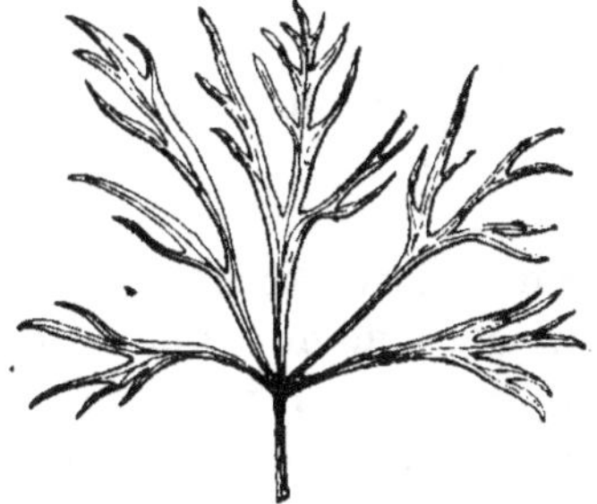

FIG. 137.
Feuille d'Aconit Napel.

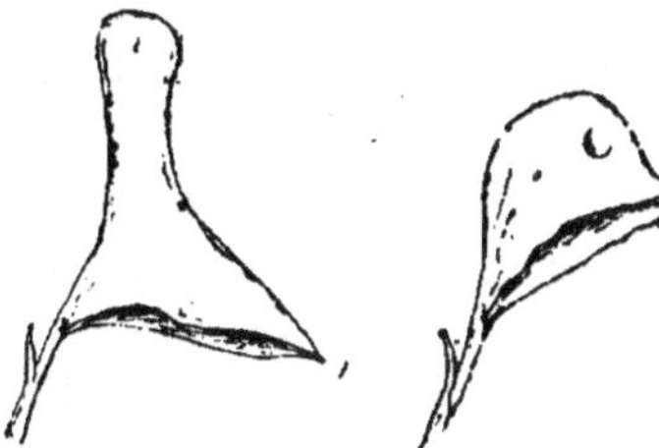

FIG. 138.
*Casque de l'Aconit   Casque de l'Aconit
Tue-Loup.   Napel.*

Les feuilles supérieures plus simples passent aux bractées, car les fleurs bleues sont souvent mêlées aux feuilles, la récolte devant se faire en juin, au moment de la floraison. — Anatomie banale.

Peu de falsifications. Parfois, on récolte quelques variétés ou espèces, soit à fleurs jaunes (A. Lycoctonum et A. Anthora) soit à fleurs bleues, à propriétés fort semblables (v. *Précis de Botanique*, tome II).

On a signalé la substitution par les feuilles de *Senecio adonidifolius* Lois., mais ces feuilles glabres, bi-tripennatiséquées ont des segments linéaires, presque filiformes.

RACINE D'ACONIT

La plante montre pendant l'été une racine renflée, napiforme, surmontée de la tige aérienne annuelle, puis, latéralement, près du collet, un pédicule grêle et court relie à la première une deuxième racine napiforme, généralement plus blanche et plus charnue, et portant à son extrémité supérieure un bourgeon de feuilles souterraines. Après la floraison, le premier tubercule se flétrit et meurt ; au printemps suivant, le second donnera la tige aérienne feuillée et fleurie et à l'aisselle d'une de ses feuilles écailleuses naîtra le tubercule de l'année suivante surmonté par un bourgeon.

On appelle souvent tubercule-mère le tubercule florifère et tubercule-fille le tubercule de remplacement.

Récolte. — « On ne doit employer que les tubercules lourds, fournis par la plante sauvage et récoltés avant la fin de la floraison. » (Codex.) — Il s'agit évidemment des tubercules de remplacement, compacts et lourds, gorgés d'amidon, à l'exclusion des tubercules florifères beaucoup plus légers et creux.

En réalité, dans le commerce, on rencontre ordinairement les deux tubercules surtout quand ils proviennent de plantes sauvages.

Enfin, on indique également de laver, sectionner la tige et les radicelles et de sécher.

Les récents travaux (1924) de GORIS et MÉTIN ont montré que les tubercules cultivés étaient au moins aussi riches que les tubercules sauvages (1), et que le nombre des tubercules de remplacement était très augmenté par la culture (3 ou 4 au lieu d'un seul) ; que les radicelles étaient aussi très augmentées et, comme elles sont fort riches en alcaloïdes, que c'est à tort qu'on les enlève ; enfin, que si, à l'automne, le tubercule florifère est pauvre en alcaloïdes, il pourrait être récolté un peu avant la floraison, alors qu'il

---

(1) Depuis longtemps les cultures anglaises donnent un Aconit riche en alcaloïdes.

a une teneur assez élevée, son emploi permettrait de réserver les tubercules de remplacement pour la transplantation.

Description. — Petit navet de 4 à 8 centimètres de long et 2 à 3 centimètres de large dans le plus grand diamètre. *Surface* brun noirâtre, lisse ou grossièrement ridée, surtout en long ; radicelles (ou les taches blanches de leurs sections) en séries longitudinales. Vers le haut, souvent rides transversales serrées. En haut, bourgeon (tubercule-fille) ou plus souvent tige (tubercule-mère) coupée à 1 ou 2 centimètres, presque toujours excentrique et formant un angle obtus avec le tubercule et ordinairement creuse. — *Extrémité inférieure* atténuée lentement, assez aiguë. — Souvent un petit tubercule ou parfois deux, attachés près du sommet par un court

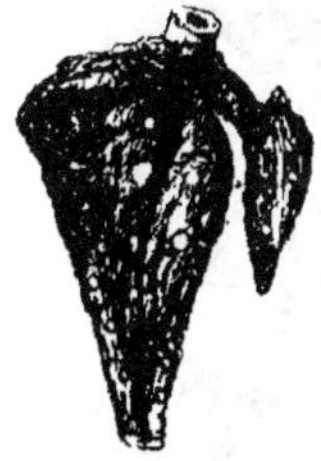

Fig. 139.
Racine d'Aconit Napel.

pédicule (fig. 139). *Odeur* faible, peu agréable ; *saveur* douceâtre, puis âcre, avec sensation de picotement, de fourmillement, puis de lourdeur persistante de la langue.

Cassure blanc jaunâtre ou blanche et farineuse ; parfois plus foncée, comme cornée (tubercules à rejeter). — *Consistance* dure, mais cassure courte non fibreuse. — *Section* nette (ramollir dans l'eau) : ligne extérieure brune, ligne cambiale sinueuse, en étoile irrégulière avec 4 ou 5 pointes ou plus. — Moelle souvent creuse. A l'air, la cassure de la racine fraîche, d'abord d'un blanc pur, se colore rapidement en rouge (oxydase).

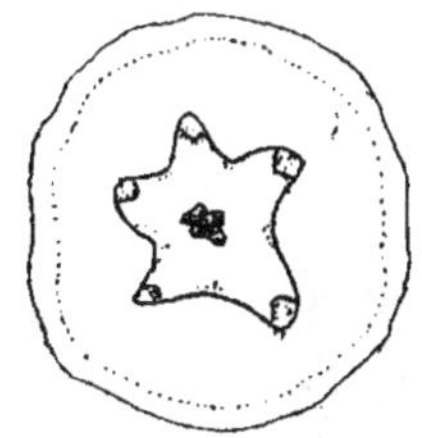

Fig. 140. — Schéma de la section d'une racine d'Aconit Napel.

Anatomie. — Couper dans la région moyenne : 1º *suber ;* 2º *parenchyme cortical* mince (6 à 8 rangées de cellules tangentielles) avec des sclérites épars ; 3º *endoderme* net ; 4º *péricycle* avec quelques cellules scléreuses ; son cloisonnement a produit une *écorce secondaire* ; 5º *liber secondaire* à cellules en files radiales avec zones concentriques de tubes criblés ; 6º *cambium* en étoile ;

7º *bois* aux angles saillants de l'étoile, à vaisseaux disposés en V ouvert en dehors, les trachées primaires à la pointe (disposition du moins très fréquente). Quelques vaisseaux entre les branches du V et aux angles rentrants de l'étoile ; 8º *moelle* parenchymateuse très développée à larges rayons. — Partout, *amidon*, en grains simples ou agrégés peu cohérents, très inégaux.

Chez tous les Aconits âgés, les parenchymes tendent à disparaître. Ici, résorption fréquente de la moelle.

Falsifications et confusions possibles. — La distinction n'offre de difficulté qu'avec quelques espèces voisines : *Stoerckeanum* Spr., *paniculatum* Lamk, *Cammarum* L., *variegatum* L. qui (sauf la seconde) (1) ne sont pour beaucoup d'auteurs que des variétés peu distinctes. La substitution par ces Aconits à fleurs bleues est sans gravité. Quant aux autres (*A. Lycoctonum* L. et *A. Anthora* L., v. p. 444), leurs fleurs jaunes, leurs larges feuilles à segments non laciniés

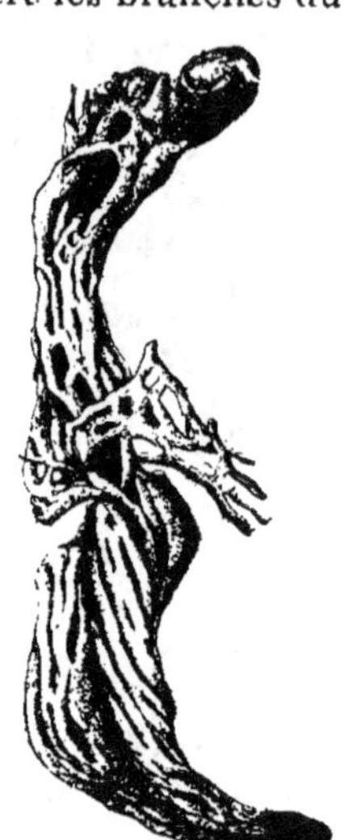

Fig. 141. — *Aconitum Lycoctonum* (d'après Goris).

dans la première, linéaires dans la seconde, les distinguent bien sur la plante fraîche. Quant aux racines, celle d'*A. Lycoctonum* est grosse, épaisse et mousse, et la région moyenne, par une anomalie de développement, se transforme en un réseau de cordons vasculaires anastomosés.

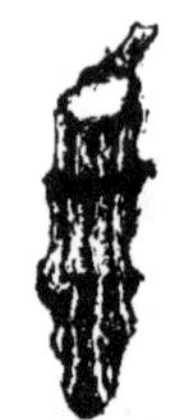

Fig. 142. *Aconitum Anthora.*

Les racines d'*A. Anthora* L., d'Europe et de Sibérie, se distinguent de celles du Napel par la taille plus petite, la pointe brusquement atténuée, la surface souvent à grosses rides et la structure (chaque faisceau s'isolant et s'entourant d'un cambium spécial).

Enfin, les Aconits du Japon et de l'Inde ne sont

---

(1) La racine d'*A. paniculatum* Lamk est plus petite que celle d'*A. Napellus* L., souvent courbée, à radicelles nombreuses et épaisses. Les angles de la zone cambiale sont ordinairement moins marqués et obtus.

guère mélangés à la sorte officinale, mais ils peuvent lui être substitués complètement, leur morphologie externe différente et surtout leur structure anatomique permettraient la distinction (1).

Les racines de Raifort, d'Impératoire, les divers Jalaps... ont été signalés comme substitution, distinction facile par la structure et saveur très différente.

Analyse. — Un alcaloïde principal, l'*Aconitine*, accompagné de plusieurs autres (*picroaconitine* ou *benzoylaconine* et *aconine*) qui coexistent avec lui dans la plante, mais sont aussi produits par son dédoublement (2). Ces bases seraient combinées, au moins en partie, à l'acide aconitique $C^6H^6O^6$. Les 6/7 des alcaloïdes totaux sont de l'*Aconitine*.

GEIGER et HESSE (1833) signalèrent cet alcaloïde et VON PLANTA (1850) l'isola à l'état amorphe, GROVES l'aurait obtenu cristallisé en 1860.

Pendant toute la seconde moitié du XIXe siècle, on retira de l'Aconit Napel des Aconitines très différentes (de 15 à 20 réparties sous les noms d'Aconitines françaises, anglaises, allemandes, belges, et désignées par des noms de fabricants). Ces produits variaient comme toxicité dans des proportions considérables, étant plus ou moins actifs suivant que l'Aconitine, très fragile, avait été plus ou moins respectée dans l'extraction, la toxicité augmentant avec la pureté du produit.

Le Codex de 1884 adopta l'*Aconitine cristallisée* obtenue en 1871 par DUQUESNEL qui avait appliqué à la racine d'Aconit le procédé que VÉE avait employé pour extraire l'Esérine de la fève de Calabar (v. *Précis de Pharm. chimique*). L'Aconit pulvérisé est épuisé par de l'alcool acidulé par l'acide tartrique, l'extrait obtenu par dis-

---

(1) Voir : Structure des Aconits par GORIS, in *Bull. Sc. Pharmac.*, n° 4, 1901.

(2) On décrit souvent, dans l'*Aconit Napel* L., les cinq alcaloïdes suivants : Aconitine, Napelline, Homonapelline, Aconine et Isoaconitine. Pour certains, Napelline et Isoaconitine seraient identiques et seraient la Benzoylaconine. Les produits certains sont l'Aconitine et ses produits de dédoublement.

tillation à l'abri de l'air est repris par l'eau (pour séparer graisses
et résines), puis cette solution agitée avec l'éther (pour enlever
les matières colorantes). L'éther décanté, la liqueur aqueuse est
additionnée de bicarbonate de soude et l'Aconitine mise en liberté
est enlevée par agitation avec l'éther. On évapore la liqueur
éthérée et on obtient l'Aconitine brute qui est purifiée par un
nouveau traitement analogue.

L'*Aconitine* $C^{34}H^{47}NO^{11}$ cristallise en prismes orthorhombiques
incolores, de saveur âcre, cuisante, non amère, mais laissant sur
la langue la sensation de fourmillement caractéristique de la Racine
d'Aconit.

Elle est surtout soluble dans le chloroforme et le benzène, moins
dans l'éther, presque insoluble dans l'eau et le pétrole léger.

Facilement hydrolysée par les acides et les alcalis en donnant
de l'acide acétique et' de la *picraconitine* (ou *benzoylaconine*) de
saveur amère, qui se dédouble à son tour en acide benzoïque et
en *aconine*.

. L'*Aconitine* est donc une *acétylbenzoylaconine* (1).

Il suffit, pour obtenir ce dédoublement, de chauffer une solution
de sel d'Aconitine à 120°-130°, sous pression.

Les réactions colorées indiquées pour l'Aconitine paraissent
ne se produire que grâce aux impuretés qui l'accompagnent, soit
dans les Aconitines amorphes, soit dans les produits retirés des
préparations galéniques. L'expérimentation physiologique (amplitude des battements cardiaques) est la réaction de choix.

L'Aconitine est répartie dans toutes les parties de la plante,
dans le suc cellulaire de la plupart des cellules parenchymateuses ;
dans la feuille surtout autour des faisceaux et au voisinage des
stomates, dans les racines surtout autour des faisceaux.

On admet que les feuilles contiennent six fois moins d'alcaloïdes
que les racines, mais la teneur en alcaloïdes varie dans des proportions considérables suivant les différentes provenances, le moment

---

(1) La formule
$$^{3}(HO) \diagdown \diagup O.CO.C^{6}H^{5}$$
$$\qquad C^{21}H^{21}N$$
$$^{4}(H^{1}CO) \diagup \diagdown O.CO.CH^{3}$$
exprime ce que l'on sait
sur sa constitution.

de la récolte, etc. Goris et Métin (1) ont trouvé dans des Aconits sauvages des Pyrénées :

0 gr. 296 p. 100 d'Aconitine dans les tubercules florifères et 0 gr. 718 p. 100 dans les tubercules de remplacement ;

Dans des aconits sauvages de l'Aisne :

0 gr. 758 p. 100 dans les tubercules florifères ; 2 gr. 971 p. 100 dans les tubercules de remplacement, soit pour les deux gîtes des variations de 1 à 4 dans la teneur en Aconitine.

De là, la nécessité impérieuse du dosage des alcaloïdes dans les préparations galéniques, comme le prescrit le Codex qui a adopté le procédé Ecalle, dans lequel les alcaloïdes sont précipités à l'état de silico-tungstates, et le précipité lavé, séché à 100°, est incinéré jusqu'à poids constant.

Le poids du résidu, mélange d'acides tungstique et silicique, multiplié par 0,793, donne le poids d'Aconitine correspondant à la prise d'essai (v. Codex, p. 255).

Action physiologique. — 1° *Locale.* — Les préparations d'Aconit ou l'Aconitine, appliquées sur les muqueuses et même sur la peau, sont irritantes (démangeaisons, fourmillements).

2° *Générale.* — A faibles doses, l'action sur le système nerveux paraît s'exercer seulement dans le domaine de la sensibilité, particulièrement dans la sphère du trijumeau.

Sur la circulation l'action se traduit par une augmentation d'amplitude de la pulsation cardiaque qui peut être doublée : la tension sanguine est finalement diminuée. Enfin, les sécrétions sont augmentées.

Toxicologie. — Les grandes variations d'activité ont été signalées, suivant l'âge, le climat, le terrain, etc.

L'*A. septentrionale* serait comestible, jeune et après cuisson, en Laponie ! D'après Ch. Martins, le campagnol des neiges qui habite les glaces du mont Blanc se nourrit pendant l'hiver des racines de l'Aconit Napel !

---

(1) Variations de la teneur en alcaloïdes dans les racines d'Aconit. (*Bull. Sc. Pharm.*, 1924.)

La dessiccation rapide et au soleil et la cuisson des préparations atténueraient l'action. En accumulant les conditions favorables ou défavorables, on peut faire varier l'action de 1 à 40 (CORNEVIN).

Symptômes. — Acreté et sensation de brûlure sur la langue et l'arrière-gorge, fourmillements, salivation, nausées, vomissements ; sensation spéciale de rétrécissement de la peau, adynamie, état syncopal, mydriase, abolition de la vue et de l'ouïe, irrégularité, puis arrêt de la respiration, puis du cœur. Intelligence ordinairement intacte jusqu'à la fin.

Avec un alcaloïde toxique à aussi faible dose (on a cité des cas de mort avec 1 milligramme de nitrate d'aconitine) il est illusoire de compter sur les antidotes habituels (tanin, iode...) : employer café noir à haute dose, alcool, champagne, injections d'éther, respiration artificielle.

Emploi thérapeutique. — Analgésique (névralgies, surtout du trijumeau, tics douloureux, affections douloureuses du cœur). — Anticongestif et diaphorétique : employer l'Aconit et non l'alcaloïde (congestions pulmonaires avec toux, grippe, pneumonie et toutes affections *a frigore*, coryza aigu, laryngites aiguës, etc.).

Formes pharmaceutiques. — Extrait hydro-alcoolique de racine (titrant 1 p. 100 d'alcaloïdes), un centigramme par dose, cinq centigrammes au plus dans les vingt-quatre heures. — Teinture de racine, à 1/10 (doit titrer 0 gr. 50 d'alcaloïdes totaux pour 1.000), doses moyennes : V à X gouttes en une fois, XL gouttes par vingt-quatre heures, au maximum L gouttes par vingt-quatre heures. — Sirop d'Aconit (0 gr. 50 de teinture, soit XXVIII gouttes pour 20 gr. de sirop). — Alcoolature de feuilles (à parties égales, avec de l'alcool à 95°) : Mauvaise préparation, dont le titre, non fixé, ne doit pas dépasser 0 gr. 10 d'alcaloïdes pour 1.000.

Pour l'Aconitine, un demi-milligramme au plus par vingt-quatre heures, à prendre par doses fractionnées de 1/20 à 1/10 de milligramme à la fois, de façon à se rendre compte de la susceptibilité du malade ; en tous cas, ne jamais dépasser un milligramme en vingt-quatre heures.

Une très grande prudence est nécessaire : craindre les phénomènes cumulatifs possibles, surveiller le pouls, suspendre le médicament aux premiers symptômes d'intolérance, ne jamais l'employer en médecine infantile.

ACONITS DIVERS (1)

ACONITS JAPONAIS. — Les racines japonaises, dites « Kusauzu », sont d'origine botanique encore incertaine. D'après MAKOSHI, il y en a deux sortes, l'une, de Hondo, contient de la Japaconitine (= acétylbenzoyljapaconine) et proviendrait d'une variété d'*A. Fischeri* REICHB., l'autre, « Kusauzu » ou « bushi » d'Hokkaido, pousse en Chine et à Hokkaido (île de Jeso) au Japon, elle contient de la Jesaconitine (= benzoylanisoylaconine) et proviendrait de l'*A. Fischeri* REICHB. type.

Les racines qui viennent en Europe et surtout en Angleterre sont celles de Hondo, contenant de la Japaconitine et, contrairement à l'opinion précédente, elles sont considérées par HOLMES comme fournies par une espèce distincte d'*A. Fischeri*, qui serait l'*A. uncinatum* L. var. *japonicum* REGEL.

Ces tubercules sont un mélange de tubercules-mères et de tubercules-filles, ceux-ci plus clairs et plus lisses.

Ils sont plus petits que les tubercules de Napel anglais, contiennent beaucoup d'amidon, sont moins ridés et montrent à la coupe transversale un cambium circulaire.

ACONITS DE L'INDE. — Les Aconits européens (*A. Napellus* et ses variétés) qui poussent dans l'Inde paraissent peu utilisés. Les espèces spéciales dont on se sert se divisent en deux groupes :

1° *Espèces non toxiques*, utilisées comme toniques et antipé-

---

(1) Voir tableau, p. 444.

riodiques, le BIKMAH est fourni par l'*A. palmatum* DON qui contient de la *Palmatisine*, et l'ATES ou ATIS est fourni par l'*A. hetero-phyllum* WALL., qui contient de l'*Atisine.*

2° *Espèces toxiques*, au sujet desquelles règne encore une certaine confusion. — Le *Bish* ou *Bikh* est un poison célèbre depuis long-temps, mais dont l'origine est incertaine et problablement complexe, car les divers échantillons diffèrent.

Rapporté d'abord à l'*A. ferox* WALL., mais cette espèce se subdivise elle-même en sous-espèces et en variétés. (V. la note p. 444 indiquant, d'après STAPF, les espèces toxiques d'Aconit de l'Inde.)

GORIS (loc. cit.) avait cru pouvoir identifier ainsi ces divers produits : le *Bish* commercial serait fourni par *A. ferox* WALL. var. *spicatum* P. BR., mêlé aux variétés : *laciniatum* P. BR., et *crassicaule* P. BR. (dont les tubercules sont du type *A. Napellus*) (1).

Ce *Bish* venu de l'Inde comme Aconit du Népaul a été, en effet, ordinairement attribué à l'*A. spicatum* LAMK et à l'*A. laciniatum* STAPF, mais HENRY fait remarquer que l'Aconit du Népaul du com-merce européen a toujours fourni la *pseudaconitine* ou Aconitine anglaise alors que l'on considère aujourd'hui cet alcaloïde comme produit seulement par l'*A. deinorrhizum* et l'*A. Balfourii.*

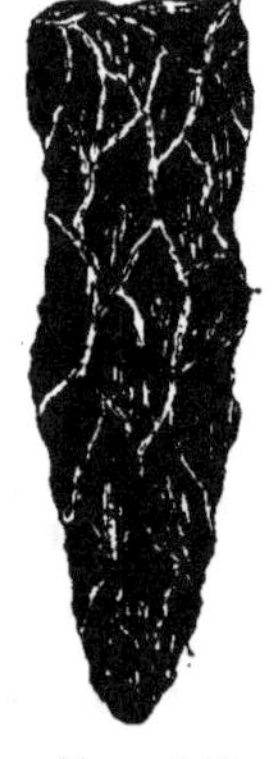

FIG. 143.
Bish.

C'est donc à ces deux espèces qu'il rapporte le *Bish* et la pseudo aconitine, tandis que GREENISH les considère comme fournis par l'*A. laciniatum* STAPF ; ces deux auteurs s'accordent pour considérer l'*A. spicatum* LAMK. comme le producteur de la *bikha-*

---

(1) Un autre *Bish*, des bazars indiens, est un produit noirâtre, d'odeur fétide, ayant été fortement mondé, puis trempé ou bouilli dans de l'urine de vache. La structure de sa zone ligneuse est toute différente de celle du Bish ordinaire ; aussi GORIS a-t-il proposé de l'attribuer à une espèce spé-ciale : *A. Bruhlii* GORIS, au lieu de le considérer comme une variété de l'*A. ferox*, la var. *atrox* P. BR. Ce *Bish* est le *Kalahut* ou *Black bachnag.* Son amidon est ordinairement gélifié.

conitine, qui est plus toxique que l'Aconitine, mais moins que la pseudo aconitine.

Le Bish est en tubercules plus gros que ceux du Napel, mesurant 10 à 15 centimètres de long sur 4 à 5 d'épaisseur vers la base. La surface, brun jaunâtre, est grossièrement ridée, les crêtes sont blanchies par le frottement. Le Bish est moins napiforme, plus dense, à cassure tantôt blanche et amylacée, tantôt cireuse et brun jaunâtre.

L'aspect varie suivant les procédés de dessiccation et de conservation. Pour divers auteurs, dans certains endroits ces racines ont été traitées par l'ébullition avec l'eau ou avec l'urine de vache.

La *pseudaconitine* qu'il contient est deux fois plus toxique que l'*Aconitine*.

C'est de l'*acétyl*-vératroyl-*pseudaconine*, qui est à rapprocher de l'*indaconitine* ou *acétyl*-benzoyl-*pseudaconine*, fournie par l'*A. chasmanthum* STAPF, autre espèce de l'Inde dont les racines ont apparu dans le commerce américain ; elles sont petites (2 cm. × 3/4 de cm.), moins ridées que celles d'*A. Napel*, plus faciles à briser. L'action de l'*indaconitine* ressemblerait à celle de l'Aconitine.

STAPHISAIGRE

Origine. — *Delphinium Staphisagria* L. Herbe bisannuelle, connue et employée par les médecins de l'antiquité et du moyen âge, reléguée aujourd'hui dans la médecine populaire (herbe aux poux).

Originaire de la région méditerranéenne, surtout orientale, et cultivée pour l'ornement. Les graines seules sont usitées.

Elles viennent d'Italie, de Trieste et du midi de la France.

Description. — Dans chacun des follicules, on en trouve 4, 5 ou même plus, fortement serrées, sortant ensemble en un gros corps ovoïde semblant former une graine unique. Séparées, chacune est vaguement tétraédrique avec une face plus convexe ;

4 à 5 millimètres sur 3 à 4 en moyenne. — Graine anatrope, raphé visible, micropyle à la pointe.

Couleur noire ou brun mat terreux. — *Surface* marquée d'un réseau saillant à larges mailles. — Tégument non très dur, mais cassant. Sur la *section*, albumen blanc (frais) ou brun jaunâtre (graines anciennes), huileux, mou, volumineux, contenant vers la pointe micropylaire un petit embryon excentrique. — *Saveur* amère, désagréable, donnant un picotement à la langue. — *Odeur* forte peu agréable (broyer).

Anatomie. — Trois enveloppes : 1° *externe*, formant les saillies, un seul rang de cellules allongées radialement, très épaisses

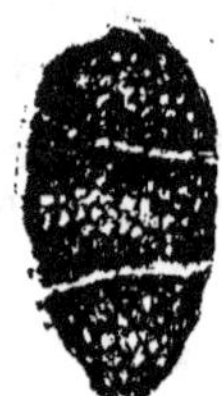

FIG. 144. — *Staphisaigre*
(graines unies).

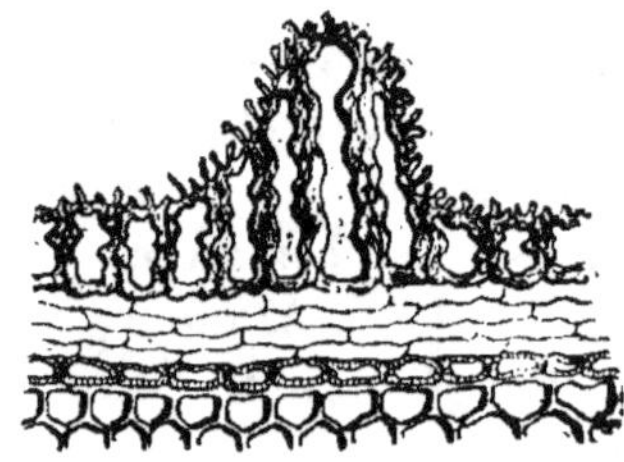

FIG. 145. — *Staphisaigre*
(coupe du spermoderme).

et très inégales, à parois bosselées, hérissées de saillies ; polygonales de face ; 2° *moyenne* : 4 à 8 rangs de minces cellules aplaties ; 3° *interne* : un rang, peu net (ébullition dans la potasse), aplati (ligne noire sur la coupe).

Albumen, grandes cellules polygonales avec huile et aleurone.

Analyse. — Plusieurs alcaloïdes (1 p. 100 en tout). 1° *Delphinine* $C^{84}H^{47}O^9N$ (WALZ, 1910), cristallisée très toxique ; 2° *Delphisine*, amorphe, isomère de la Delphinine et deux fois plus toxique. 3° *Delphinoïdine*, amorphe, beaucoup moins toxique.

En outre, traces de *Staphisagroïne*, et de la *Staphisagrine* qui est problablement un mélange.

Peut-être, comme le pense KATZ, n'y a-t-il que deux alcaloïdes, la Delphinine et la Staphisagroïne, et les autres sont-ils des produits de dédoublement.

Ces alcaloïdes sont localisés dans l'albumen ; ce dernier contient 30 ou 35 p. 100 d'huile qu'on peut extraire soit par expression, soit par les dissolvants neutres: dans les deux cas, l'huile entraîne la presque totalité des alcaloïdes, en particulier à peu près toute la Delphinine, qu'on peut ensuite lui enlever par agitation avec une solution aqueuse d'acide tartrique.

Toxicologie. — Accidents par emploi populaire contre les poux et le prurigo sénile, ou même comme éméto-cathartique. — Usage à déconseiller : donne de violentes irritations du cuir chevelu.

Les graines broyées empoisonnent les rivières comme la Coque du Levant.

La *Delphinine* a une action comparable à celle de l'Aconitine ou de la Vératrine. Elle amène des convulsions, des paralysies, de la diarrhée, des vomissements, l'asphyxie et l'arrêt du cœur en diastole.

Emploi thérapeutique. — Autrefois employées contre les affections convulsives, tétanos, rage, épilepsie, dans les névralgies et le tic douloureux de la face et comme éméto-cathartique, les graines de Staphisaigre ne sont plus employées qu'en médecine populaire et en médecine vétérinaire à l'extérieur comme parasiticide.

On fait, sans aucun avantage, de la *Delphinine* un succédané de l'Aconitine.

Formes pharmaceutiques. — Poudre de semences, ou pommade à 1 /20. Entre dans la Poudre de Capucin (avec Cévadille, Persil et Tabac).

Delphinine, de 2 milligrammes à 2 centigrammes, en granules ou pilules de 1 milligramme.

HYDRASTIS DU CANADA

Racine orange, Fard jaune, Sceau d'or, Goldenseal.

Origine. — L'*Hydrastis canadensis* L. (Renonculacées-Hellé-borées) est une plante vivace originaire de la région sud de New-York, notamment à Minnesota, et de la région ouest de l'Ontario, le sud de la Géorgie et du Missouri : l'Ohio, l'Indiana, le Kentucky et l'ouest de la Virginie ont été les pays de grande production de l'Hydrastis.

Les rhizomes portent des tiges aériennes terminées par deux, rarement trois feuilles.

La source de la drogue est encore l'Amérique du Nord, mais les gîtes naturels autrefois si riches étant maintenant détruits, la culture s'impose.

Historique. — Les indigènes employaient les souches comme médicament et le suc jaune comme teinture pour le visage et les vêtements. L'*Hydrastis* était regardé par les Indiens comme un spécifique des maladies et des inflammations des yeux et les premiers colons américains trouvant la plante en usage en étu-dièrent les propriétés. Vers 1860, elle était officiellement adoptée par la Pharmacopée des États-Unis, elle est actuellement inscrite dans vingt-trois autres.

Culture et récolte. — Les premiers essais de culture expé-rimentale ont été faits aux États-Unis en 1899 ; il faut cultiver la plante en lui supprimant 75 p. 100 d'éclairage, en l'abritant du soleil (abri naturel ou artificiel) et en ne lui donnant qu'une lumière tamisée. Le sol doit réaliser la légèreté et la perméabilité des sols forestiers et être complètement privé de calcaire; il doit être amendé par du terreau de feuilles et additionné d'engrais (potasse et acide phosphorique). On doit enlever soigneusement les mauvaises herbes.

L'Hydrastis se multiplie par graines, par division des souches et par division des stolons (1).

Des essais de culture ont été faits en Russie (1909-1911), en Autriche, en Esthonie, et aussi en France, où ils ont été largement repris dans ces dernières années par le professeur PERROT.

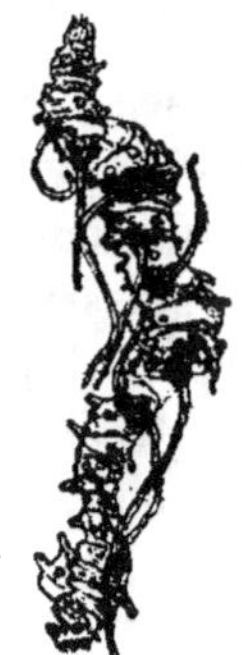

On récolte en automne, quand les tiges aériennes sont flétries ; la récolte de printemps donne des rhizomes et des racines qui diminuent beaucoup en séchant et sont d'un prix inférieur à celui des souches d'automne.

Les souches arrachées, on les nettoie, on trie les plus petites qui sont replantées et on sèche soigneusement, sur des claies, à l'air ou sur un plancher. On retourne plusieurs fois par jour jusqu'à dessiccation complète ; on conserve ensuite à l'abri de l'humidité.

Fig. 146.
Rhizome
d'Hydrastis.

Une bonne exploitation peut donner environ 1.700 kilogrammes à l'hectare.

Description. — On emploie le rhizome mondé ou non des radicelles. Rhizome en fragments irréguliers, de 5 à 10 millimètres de diamètre et 2 à 5 centimètres de long, noueux, diversement contournés et plus ou moins ramifiés ; *surface* gris brun foncé, ridée en tous sens, avec des anneaux saillants et serrés et des traces de tiges et de racines. Souvent seulement hérissé de pointes courtes (bases des radicelles) ou recouvert d'une multitude de racines grêles, fines, ridées, fragiles, enchevêtrées. — *Cassure* cireuse, mate, jaune vif ou jaune verdâtre, caractéristique ; région corticale souvent plus foncée. Cercle

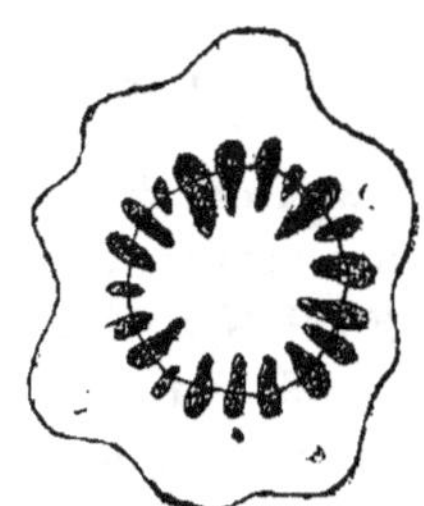

Fig. 147.
Hydrastis (schéma de la section).

(1) Cf. L'*Hydrastis canadensis* L., par EM. PERROT, et Mme V. GATIN, notice de 31 pages, chez DECLUME, Lons-le-Saulnier, 1920.

de faisceaux jaune clair rayonnant autour d'une large moelle (fig. 147). — L'iode colore la section en bleu.

Saveur très amère ; *odeur* aromatique peu marquée, mais assez désagréable.

Anatomie. — Suber ; parenchyme cortical amylacé, faisceaux séparés par de larges rayons médullaires et formés chacun par de nombreux vaisseaux plus ou moins larges, ordinairement groupés, entourés de parenchyme ligneux à parois épaisses et réunis par du parenchyme cellulosique. Le bois est recouvert par une épaisse couche de liber sans fibres et par un péricycle mou.

Large moelle, riche en amidon, grains très petits. Coloration jaune du bois due à la Berbérine.

La structure des racines est celle d'une racine de Dicotylédone au début des formations secondaires.

Analyse. — 1º *Hydrastine* $C^{21}H^{21}NO^6$, alcaloïde cristallisable, anhydre, en prismes brillants et incolores, inodores et de saveur amère ; les souches de printemps en contiennent environ 3 p. 100, celles d'automne jusqu'à 3,32 p. 100 (1).

Les solutions acides d'Hydrastine donnent en présence d'agents oxydants de l'*Hydrastinine* et de l'*acide opianique.*

$$C^{21}H^{21}NO^6 + H^2O + O = C^{10}H^{10}O^5 + C^{11}H^{13}NO^3$$
Hydrastine.   Acide opianique.   Hydrastinine.

2º *Canadine* ou *Xanthopuccine*, $C^{20}H^{21}NO^4$ donne des cristaux incolores fondant à 122º, jaunissant à la lumière ; — 3º la *Berbérine*, $C^{20}H^{19}NO^5$ qui cristallise en aiguilles prismatiques jaune brun, soluble dans 4 à 5 parties d'eau à 21º en donnant une liqueur jaune, soluble dans l'alcool dilué, insoluble dans l'éther (différence avec l'Hydrastine) et dans le pétrole léger. Elle est plus abondante que l'Hydrastine dans le rhizome et les racines.

Tandis que l'Hydrastine est localisée dans toute la partie paren-

---

(1) On pourrait également utiliser les feuilles d'après Podgorodetzky, un extrait fluide de feuilles renferme jusqu'à 2,07 p. 100 d'Hydrastine.

chymateuse du cylindre central du rhizome, la Berbérine abonde dans toute la zone corticale et dans les tissus du cylindre central voisins du bois.

Avec ces trois alcaloïdes, on trouve encore dans l'*Hydrastis* une résine, de l'amidon et des traces d'essence.

5 à 8 p. 100 de cendres riches en alumine.

Action physiologique et emploi thérapeutique. —

On accorde à l'*Hydrastis*, l'*Hydrastine* et l'*Hydrastinine*, une action vaso-constrictive, d'où leur emploi dans les métrorragies, les ménorragies, les hémorragies de la ménopause et dans les états congestifs et inflammatoires du corps et du col utérins. Ces médicaments agiraient directement sur le muscle utérin et l'action hémostatique serait produite par modification du diamètre des vaisseaux utérins pendant les contractions musculaires.

Une action semblable sur la musculature des bronches expliquerait leur efficacité dans les hémoptysies et les bronchites.

A fortes doses, l'*Hydrastine* a une action convulsivante analogue à celle de la Strychnine.

En raison du prix élevé de l'*Hydrastis*, on utilise aussi la *Cotarnine* (produit d'oxydation de la Narcotine de l'opium) qui est la *méthoxy-hydrastinine* et a des propriétés pharmacodynamiques très voisines.

Formes. — Extrait hydro-alcoolique (contient surtout de la Berbérine) ; extrait fluide, forme de choix, mais très amère, X à XX gouttes par dose, LX à LXXX gouttes par jour ; teinture à 1/5, XX à XXX gouttes par dose, 3 à 5 grammes par jour.

Hydrastine, 0 gr. 10 à 0 gr. 20 par jour (pilules ou granules).

Hydrastinine (chlorhydrate), en solution à 1/20, un à trois centimètres cubes par vingt-quatre heures.

Falsifications. — La drogue est souvent additionnée de racines ou rhizomes, feuilles et tiges, et la proportion de ces éléments étrangers, en dehors du sable et d'autres impuretés, peut atteindre 50 p. 100.

La structure particulière du Rhizome de *Serpentaire de Virginie* (v. p. 412) permettrait de reconnaître cette substitution qui est d'ailleurs fort rare actuellement.

Les racines de *Cypripedium parviflorum* WILD. ont une structure de racine de monocotylédone, avec un endoderme dont les cellules sont lignifiées seulement au-dessus des faisceaux libériens.

Les rhizomes et racines de *Jeffersonia diphylla* PERS (Berbéridacées) ne contiennent pas de Berbérine et les grains d'amidon ont des dimensions doubles de ceux d'Hydrastis. Enfin, on a même signalé des rhizomes de Fougère femelle.

Les coupes de ces diverses falsifications, traitées par le réactif de Mandelin, ne donneraient pas la coloration rouge des cellules à Hydrastine.

G. BLAQUE et J. MAHEU (1926) ont signalé comme falsifications actuelles des rhizomes d'*Hydrastis* :

1º *Coptis Teeta* WALL. dont le rhizome a une cassure de couleur jaune franc, brillant, comme dans l'Hydrastis ; la drógue est originaire d'Extrême-Orient (1). Le rhizome, couvert de minces radicelles entières ou plus souvent brisées, est en fragments cylindriques fréquemment tortueux et noueux de la grosseur d'une plume d'oie, et longs de 2 à 5 centimètres ; surface externe brun jaunâtre, odeur nulle, saveur extrêmement amère.

2º *Xanthorhiza apiifolia* L'HÉR., plante buissonnante des régions montagneuses de l'Amérique du Nord ; les racines très jaunes (Berbérine) sont utilisées comme la plante entière pour la teinture sur étoffes.

3º *Pæonia* sp. (problablement du groupe du *P. officinalis* L.

Racines assez grêles (1 à 2 mm. de diamètre) qui montrent à la cassure une surface blanc grisâtre toute différente de celle d'un beau jaune doré de l'*Hydrastis*.

Ces auteurs font remarquer que le caractère anatomique essen-

____

(1) Il est curieux de constater que la falsification est due à une espèce d'Extrême-Orient (nord-est de l'Assam, Chine et Cochinchine), alors qu'une plante voisine (*Coptis trifolia* SALISB.), qui croît comme l'*Hydrastis*, dans l'Amérique du Nord, et dont le rhizome est également coloré en jaune par la Berbérine, n'a pas été rencontrée.

tiel permettant de distinguer l'*Hydrastis* de ces diverses falsifications est l'absence constante, dans la drogue officinale, de fibres péricycliques ou de cristaux d'oxalate de chaux, éléments qui existent, par contre, dans la plupart des falsifications.

Ils résument dans le tableau suivant ces caractères anatomiques.

A. — *Absence de cristaux d'oxalate de calcium.*

I. — Péricycle mou Amidon dans la melle.............. Rhizome *d'Hydrastis canadensis.*

II Péricycle sclérifié :

a) Moelle formée de cellules à parois fines cellulosiques :
- 1° Sclérenchyme en anneau autour de la moelle, près du bois..... Rhizome de *Xanthorhiza.*
- 2° Sclérenchyme dans la moelle en îlots :
  - rares......... Rhizome de *Coptis Teeta.*
  - très abondants, volumineux.. Rhizome de *Coptis trifolia.*

b) Moelle formée de cellules à parois épaisses :
- 1° Sclérifiée.................. Racine de *Thalictrum flavum.*
- 2° Cellulosique .... Presque toutes les racines de *Berberis.*

B. — *Macles d'oxalate de calcium.*

Péricycle mou.................................... Racine de *Pæonia.*

ANÉMONE PULSATILLE

Origine. — *Anemone Pulsatilla* L., Pulsatille, Coquelourde, etc., plante herbacée vivace qui croît dans les pâturages et sur les coteaux secs de presque toute la France (Europe et Sibérie).

Souche épaisse noirâtre, tortueuse ; d'où partent des feuilles radicales tri-pennées, très découpées en segments linéaires aigus ; fleur terminale, en cloche. Périanthe de six sépales pétaloïdes, violacés ou rougeâtres, velus extérieurement. Grand nombre d'étamines et de carpelles dont le style s'accroît en une queue plumeuse. Fleur d'abord dressée, puis ensuite penchée. Involucre foliacé à divisions linéaires. Plante velue. — Odeur presque nulle ;

saveur âcre et brûlante ; écrasée, la plante provoque une vive irritation de la peau.

On utilise feuilles et fleurs à l'état frais et on récolte avant complet épanouissement (avril-mai).

Analyse. — Camphre d'anémone, Anémonine, acide anémonique et acide isoanémonique.

Le principe actif serait un corps liquide volatil (1) qui s'oxyde facilement en donnant naissance à l'*Anémonine* $C^{10}H^8O^4$, qui cristallise en fines aiguilles ; elle est voisine de la Cantharidine et, comme elle, serait douée de propriétés vésicantes.

Action thérapeutique. — La plante sèche est à peu près inactive, mais la plante fraîche, le suc frais, ou l'Anémonine ont un pouvoir analgésique qui semble être surtout localisé dans la sphère du sympathique.

Médicament des plus réputés autrefois, encore très employé en médecine homéopathique, et utilisé de nouveau en particulier comme calmant des douleurs utérines ou orchitiques et régulateur de la menstruation (dysménorrhée, aménorrhée, métrites, ovarites, etc., orchites). Également employé dans l'asthme, la coqueluche et les névralgies.

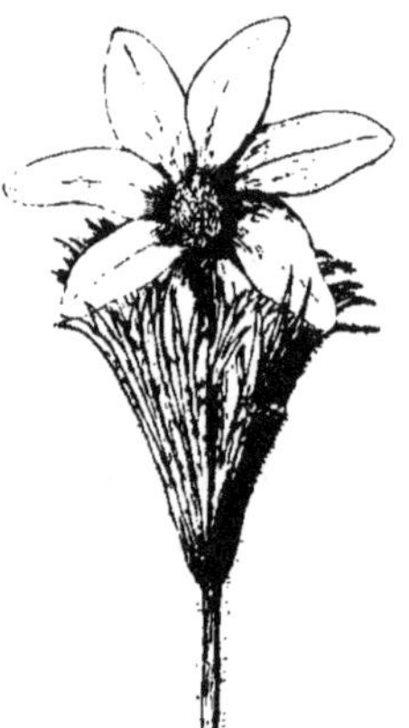

Fig. 148. — *Fleur de Pulsatille.*

Formes. — *Alcoolature* (en broyant la plante fraîche pour sa préparation, on observe souvent de la rubéfaction de la peau du visage et des mains et de la conjonctivite). X gouttes par dose, L à LX gouttes par jour.

Anémonine : pilules de 0 gr. 02, 1 par dose, 3 à 5 par jour.

---

(1) D'après Asahina et Fujita (1920), ce liquide volatil contiendrait la *protoanémonine*, qui se transforme en *anémonine* par condensation spontanée de deux molécules. Les auteurs ont réalisé la synthèse de l'anémonine à partir de l'acide lévulique, et aussi depuis le dibromure de la lactone angélique.

ADONIS VERNALIS

Origine. — L'*Adonis vernalis* L. est une belle plante herbacée vivace qu'on rencontre en France (surtout dans certains pâturages secs des Cévennes), en Espagne, Suisse méridionale, Allemagne, îles de la Baltique, Bohême, Russie centrale et méridionale, en Tauride, en Sibérie, dans l'Oural et jusque dans les Balkans.

Se cultive bien en particulier dans la terre de bruyère.

Description. — Gros rhizome brun, court, polycéphale, dont la face inférieure est couverte de racines noires, cylindriques, ramifiées vers le sommet. Au premier printemps, nombreuses tiges aériennes feuillées, les unes florifères, les autres stériles.

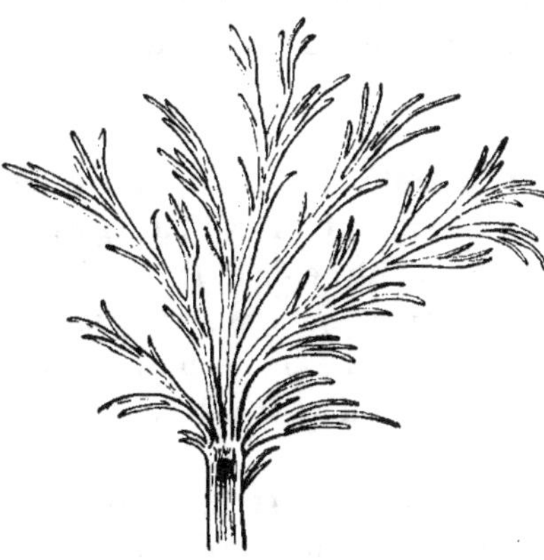

Fɪɢ. 149. — *Feuille d'Adonis vernalis.*

Feuilles radicales écailleuses et brunes, comme la base des tiges, feuilles caulinaires formées d'une courte gaine et d'un limbe sans pétiole. Limbe palmé, très découpé, ordinairement en sept segments principaux se résolvant eux-mêmes en fines laciniures ; *couleur* verte devenant grisâtre par dessiccation. *Fleur* terminale, solitaire, d'un beau jaune, apparaît en mars-avril ; complète, hermaphrodite, dialypétale superovariée régulière ; 5 sépales à sommet rouge-vineux, 15 à 18 pétales jaunes, obovales, crénelés ou denticulés au sommet, androcée polystémoné, gynécée à nombreux carpelles libres et uniovulés, à court style conique, subulé, oblique rectiligne au début, mais se recourbant bientôt en un crochet antérieur qui sera la principale caractéristique du fruit.

Polyachène, dont chaque achène est strié-réticulé, pubescent et à bec stylaire recourbé en crosse : ni crêtes, ni dents sur ces achènes.

On récolte la plante entière, sans les racines, au moment de la floraison et on sèche en bouquet.

En réalité, on ne trouve qu'assez rarement des fleurs dans les bouquets, parce que les tiges florales produisent après la floraison un ou plusieurs rameaux stériles secondaires qui prennent naissance à l'aisselle de feuilles voisines de la fleur et se terminent par un bourgeon globuleux végétatif. C'est souvent après le développement de ces rameaux qui doublent le volume de la plante que la cueillette est faite.

Analyse. — *Acide aconitique* (LINDEROS), *Adonidine* glucoside amorphe isolé par CERVELLO, en 1882. FUCKELMANN (1912) isole deux glucosides : l'*acide adonidique* légèrement acide et l'*Adonidine* neutre, que CHEVALIER obtient également et qu'il classe dans les saponines (1913). MERCIER (1914) perfectionne la technique de FUCKELMANN dans la préparation de ces glucosides.

Action physiologique. — L'*Adonis vernalis* L. est un très ancien remède populaire, employé empiriquement comme révulsif, emménagogue, abortif, etc., et depuis longtemps, dans le sud de la Russie, dans le traitement de l'hydropisie.

Les premiers travaux sur l'activité physiologique de l'Adonis sont ceux de BUBNOW, de Saint-Pétersbourg (1879 puis 1883) qui signala les analogies avec la Digitale.

L'*Adonis vernalis* accroît l'énergie des contractions cardiaques, régularise les pulsations et en diminue la fréquence, augmente la tension artérielle, peut, suivant les cas, provoquer une diurèse abondante, ne s'accumule pas, est bien toléré et ne provoque pas d'accoutumance.

A dose toxique, accélération arythmique du cœur et arrêt en systole.

Emploi thérapeutique. — Affections cardiaques aiguës, péricardites, endocardites avec éréthisme du cœur, endocardites et myocardites chroniques, cardiopathies artérielles et néphrites chroniques.

Contre-indiqué, en raison de son action hypertensive, dans l'artério-sclérose, les cardiopathies artérielles à la période de compensation, la première période de néphrite interstitielle.

Formes. — Infusion : 4 à 8 grammes dans 250 grammes d'eau distillée, en trois à six fois dans les vingt-quatre heures (très amère, peut amener de la salivation). Extrait aqueux : 0 gr. 50 à 1 gramme par jour (en réalité, doses trop faibles). Teinture à 1/5, sans grand intérêt. Extrait fluide (alcool à 22°) 1 à 2 grammes par dose, 4 à 8 grammes en vingt-quatre heures.

Adonidine : le produit commercial est un mélange d'*acide adonidique* et d'*adonidine neutre*, par granules de 5 milligrammes, 1 à 4 ou 1 à 6 par jour.

Falsifications et substitutions. — L'*Adonis vernalis* a réapparu sur le marché français en grande quantité, sans doute au détriment des gîtes, mais quand la drogue était rare, les fraudes ont été nombreuses (1) :

1° On a communément remplacé l'*A. vernalis* par les divers Adonis annuels (*A. autumnalis* L., *A. aestivalis* L., *A. flammea* JACQ, *A. microcarpa* D.C.), plantes actives, mais moins actives que l'espèce vivace, et contenant des Adonidines un peu différentes.

On les reconnaîtra par la présence habituelle de pétales rouges (il y a cependant des variétés jaunes), par la couleur d'un vert clair, non grisâtre, par la longueur des réceptacles floraux fruc-tifiés, par l'absence de bases de tiges et d'écailles brunes, mais surtout par les achènes dont le style n'est pas recourbé en crosse comme dans l'*A. vernalis*.

2° On lui substitue également diverses espèces appartenant à des genres différents, facilement reconnaissables par la morpho-logie externe ou l'anatomie (Petite prêle coupée, dont plusieurs

---

(1) V. l'*Adonis vernalis* L. et ses falsifications actuelles. J. BRETIN. *Thèse méd.*, Lyon, 1922.

centaines de kilos ont été importés en 1922, facilement reconnaissable aux gaines foliaires ; *Senecio adonidifolius* Lois, *Meum athamanticum* Jacq. ; ces deux espèces ont des canaux sécréteurs : *Ranunculus arvensis* L., les fleurs ou les fruits sont caractéristiques, etc.).

Cimicifuga racemosa Nutt. (*Actaea racemosa* L.).

Plante de l'Amérique du Nord (du Canada à la Floride) se cultivant facilement en France. — Rhizome et racines communément employés aux États-Unis. — Contient de l'acide isoférulique (ou hespéridique), du sucre, du tanin, un phytostérol, une résine et des substances cristallisées encore mal étudiées.

Antiasthmatique, stimulant, expectorant, émétique à forte dose. Employé aussi contre les bourdonnements d'oreilles, dans la dysménorrhée, le rhumatisme et la goutte.

MAGNOLIACÉES

Plantes ligneuses, aromatiques, pouvant être utilisées pour leurs écorces, leurs essences ou leur mucilage.

Glandes oléifères unicellulaires répandues dans les feuilles, l'écorce et le mésocarpe, absentes des graines.

Amérique boréale, Asie sub-tropicale, Japon et Inde.

ANIS ÉTOILÉ

Badiane de Chine.

Origines. — Fruit de l'*Illicium verum* Hook. f. (*I. anisatum* Lour.), arbuste de 3 ou 4 mètres. Sud-ouest de la Chine, Tonkin, Cochinchine et Yunnan. Cultivé surtout dans la région de Langson (1).

Historique. — Très anciennement introduit au Japon, cultivé à Java et aux Philippines. Inconnu au moyen âge, le produit n'a été importé qu'en 1588. Plus tard, il arriva par la voie de Russie (Cardamome de Russie, Anis de Sibérie, Fenouil de Chine). Commerce surtout par Shanghaï, Hongkong, Haïphong.

Toute la plante est aromatique, mais le fruit mûr desséché est seul commercial.

Description. — Fruit composé, formé de six à douze follicules, ordinairement 8, étalés, rayonnants, de couleur gris rouge,

____

(1) L'arbre, multiplié par semis, puis repiqué sur place, commence à produire vers la dixième année, donne trois récoltes par an, est en plein rapport à 25 ans, donnant environ 45 kilos de fruits verts, et peut vivre environ un siècle.

brun rouille, charnus et dressés avant maturité, étalés, secs et ligneux plus tard.

Chaque carpelle caréné, comprimé latéralement, mesure 10 à 15 millimètres de long sur 5 à 10 de haut et 4 à 5 d'épaisseur. Il offre : une *base* coupée carrément et appliquée sur l'axe ; un *bord supérieur* (suture ventrale) légèrement sinueux ouvert par placenticision en deux lèvres laissant voir la graine unique, lisse ; un *bord inférieur* (primitivement externe) rugueux, irrégulier, mousse ; deux faces externes rugueuses et plissées, surtout dans la région libre, plus lisses au contact des carpelles voisins ; cette région de contact a une forme ellipsoïdale ; une *pointe* mousse, obtuse, très faiblement relevée ; enfin, une *face interne* (cavité du carpelle), lisse et luisante, comme vernissée, de teinte acajou. — Le *pédoncule*, s'il existe, est petit et courbe, il se prolonge entre les carpelles en un axe (*columelle*) qui leur donne insertion et qui est largement tronqué à sa face supérieure.

Assez souvent, quelques carpelles avortés restent petits et sans graines.

La *graine* unique est ovale, anatrope, avec une sorte de bec à la région micro-

FIG. 150. — *Anis étoilé.*

pylaire ; testa brun jaune, luisant, comme vernissé, fragile ; albumen huileux, abondant, saveur fade, huileuse, inodore.

Odeur du péricarpe caractéristique, aromatique et agréable (*Illicium* : appât, attrait) d'Anis (*Badiyan* = Anis, en arabe), rapprochée aussi du Fenouil ; *saveur* très aromatique, sucrée et anisée.

Anatomie. — *Epicarpe :* un rang de cellules tabulaires à cuticule portant des crêtes légèrement saillantes.

Mésocarpe à tissu lâche dans la région externe, plus serré dans la région interne, à cellules plus petites, colorées et à parois ponctuées de brun. Glandes (surtout dans la région externe) et faisceaux (région interne).

Endocarpe : une seule rangée de grandes cellules cubiques

(360 à 600 µ de long et 30 à 90 µ de large), à parois peu épaisses lisses et finement ponctuées. En approchant de la région placentaire, leur longueur diminue peu à peu et leurs parois internes et latérales s'épaississent, leur paroi externe reste mince. Au niveau de la suture ventrale, l'endocarpe est doublé en dedans par une zone scléreuse épaisse, formée de cellules pierreuses, polygonales et canaliculées.

Dans le pédoncule et dans la columelle, on trouve dans le parenchyme cortical et aussi dans la moelle des *cellules scléreuses caractéristiques*, nombreuses, de forme, de cavité et d'épaississements de parois fort variables, souvent singulières.

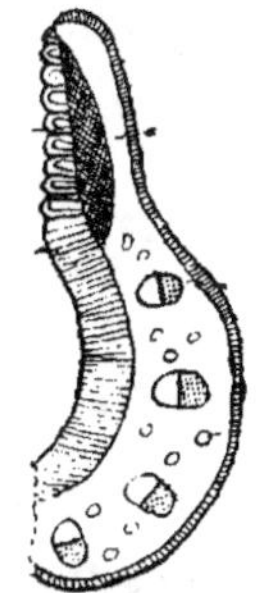

Fig. 151.
*Anis étoilé
(schéma
de la coupe).*

Analyse. — Avec du mucilage, du sucre, etc., le principal constituant est l'*essence*, 4 à 5 p. 100.

Les graines contiennent de l'huile et de l'aleurone.

Essence. — Obtenue sur place, par une distillation des fruits verts dont les procédés indigènes, rudimentaires et peu productifs, ont été améliorés par les Européens ; une grande partie va sur Canton, achetée par les Chinois, une partie nous est directement expédiée. (On prépare aussi de l'essence de feuilles mais elle n'est pas absolument identique à celle des fruits.)

Cette essence se rapproche beaucoup de celle d'Anis vert, elle a même une odeur plus suave. — Liquide incolore ou légèrement jaunâtre, très réfringent. D à 15° = 0,980 à 0,990. — Elle se solidifie au-dessous de + 15°. Soluble à 20° dans trois fois son poids d'alcool à 90°. Elle est constituée en majeure partie par de l'*Anéthol* (80 à 90 p. 100), du pinène, du phellandrène, de l'*Estragol* et du *Safrol*.

L'*Anéthol* est le principe concret des essences de Badiane, d'Anis vert et de Fenouil, il a pour formule :

$$C^6H^4 \begin{cases} CH{=}CH{-}CH^3 & (1) \\ O{-}CH^3 & (4) \end{cases}$$

C'est le *paraméthoxyphénylpropène*, éther méthylique de l'*Anol*, tandis que son isomère allylique, l'*Estragol*, est l'éther méthylique du *Chavicol*, mais l'Estragol est liquide et ne cristallise pas à — 26°.

L'essence de Badiane est falsifiée, comme l'essence d'Anis, par soustraction d'Anéthol (le point de solidification ne doit pas être inférieur à + 14°) ; par l'essence de Fenouil (dont l'anéthol est accompagné de *Fénone*), par addition de pétrole (1) (la densité et la solubilité dans l'alcool sont diminuées), etc.

Substitutions et falsifications. — La principale, assez fréquente, très grave, est le fruit de l'*Illicium religiosum* SIEB, Badiane du Japon, *Skimmi* ou *Sikimi*, arbre sacré, introduit de Chine par les bouddhistes et planté près des temples au Japon où

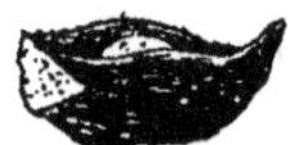

FIG. 152.
Carpelle de fausse Badiane.

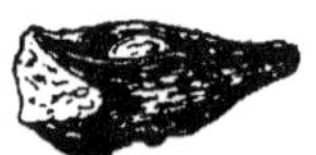

FIG. 153.
Carpelle de Badiane vraie.

l'arbuste fut pris par les premiers voyageurs (KAEMPFER, THUNBERG, etc.) pour une variété peu aromatique de Badiane. Ces fruits toxiques doivent être très soigneusement distingués de la Badiane de Chine : surveiller tout particulièrement les mélanges possibles.

Les follicules sont plus petits de 1/3 et, généralement, plusieurs ont avorté. Le bord supérieur est plus sinueux et la pointe terminale, aiguë, est relevée en griffe vers le haut. La surface de contact est plus ou moins triangulaire, au lieu d'être semi-ellipsoïde (fig. 152 et 153). La columelle, au lieu d'être largement tronquée à sa partie supérieure, va en se rétrécissant et se termine en pointe un peu au-dessous de l'extrémité des bords supérieurs des follicules.

Les caractères essentiels sont les suivants :

1° L'odeur et la saveur de la Badiane du Japon sont peu agréables et rappellent le Laurier et le Cubèbe, au lieu d'être aromatiques,

---

(1) A Canton, l'habitude d'ajouter du pétrole à l'essence avait créé une marque commerciale plus cotée que l'essence pure !

rappelant l'Anis et le Fenouil, comme dans la B. de Chine, à goût sucré.

2º *L'essence de B. du Japon ne contient pas d'Anéthol* : Concasser en plusieurs fragments un follicule préalablement débarrassé de sa graine, faire bouillir pendant quelques minutes avec 2 à 3 centimètres cubes d'alcool, décanter dans un tube à essai et ajouter un peu d'eau distillée, si le liquide se trouble et blanchit : B. de Chine (précipitation de l'Anéthol) ; s'il reste limpide, B. du Japon.

3º La B. du Japon ne montre pas, dans le pédoncule ou la columelle, les cellules scléreuses ramifiées caractéristiques signalées dans ces organes de la B. de Chine.

La Badiane du Japon contient une essence, de l'acide sikimique, de la sikimipicrine et un principe cristallisable toxique, la *Sikimine*; cette dernière est un poison violent qui tue un chien moyen à la dose de 0 gr. 012 (convulsions, paralysie, gastro-entérite).

On a indiqué le chloral comme un bon antidote.

Parmi les autres Illicium, on peut encore signaler l'*I. parviflorum* MICHX, espèce américaine originaire de la Caroline et de la Géorgie. Le fruit a 8 follicules à bec court, d'odeur et de saveur de Sassafras. Le principe toxique, différent de la Sikimine, est aussi dangereux (BARRAL, 1889), il est localisé surtout dans la graine, moins dans le péricarpe. Ce produit ne semble plus arriver en Europe.

Action physiologique, toxicologie. — L'Anis étoilé a les propriétés toxiques de l'Anis vert et son essence semble jouer un rôle prépondérant dans l'empoisonnement chronique par les alcools chargés d'essence (liqueurs, apéritifs ayant succédé à l'Absinthe, etc.).

Or, l'essence d'Anis (CADÉAC et MEUNIER, LESIEUR) est un puissant modificateur réflexe du cerveau et de la moelle ; c'est le type des stupéfiants vrais ; elle détermine comme l'Opium de la résolution musculaire, de l'analgésie et du sommeil.

A petites doses, facilite la respiration, active la circulation et tonifie le cœur. A hautes doses, tremblement, ivresse, hébétude.

congestion cérébrale et pulmonaire et même convulsions épileptiformes.

Emploi thérapeutique. — Carminatif, stomachique, galactogène. Son action sur le système neuro-musculaire justifie son emploi dans la gastralgie, l'entéralgie et dans les contractions douloureuses de l'estomac ou de l'intestin.

Entre dans l'anisette de Bordeaux, les succédanés de l'Absinthe, divers dentifrices, etc.

L'*ÉCORCE DE WINTER* vraie est fournie par le *Drimys Winteri* Forst. (Amérique du Sud, et surtout Patagonie). Très rare dans le commerce, ordinairement remplacée par celle du *D. granatensis* L. f. — Entre dans le Vin de Scille composé, ce qui est son unique emploi. Tonique, aromatique et antiscorbutique.

MÉNISPERMACÉES

Plantes habitant surtout la région intertropicale des deux continents, aucune européenne.

Souvent lianes, racines quelquefois très volumineuses, à structure spéciale (*Pareira*) : souvent à zones concentriques très nettes, à faisceaux bien séparés (formations tertiaires dans l'écorce des racines et des tiges).

Plantes à propriétés actives, quelquefois réellement toxiques.

COQUE DU LEVANT

Origine. — Fruit de l'*Anamirta Cocculus* WIGHT et ARNOTT, liane de l'Inde, de Ceylan, de la Malaisie. Venait autrefois par Alexandrie et les ports du Levant, d'où son nom.

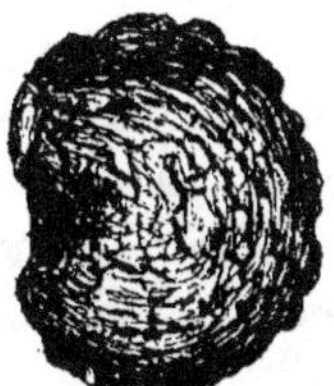

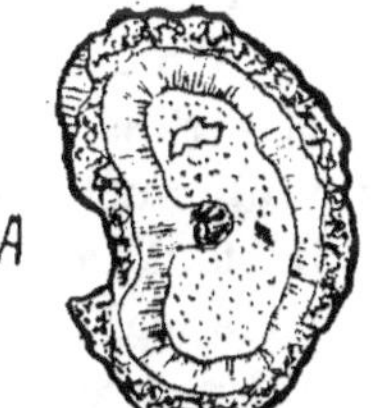

FIG. 154. — *Coque du Levant entière.*

FIG. 155. — *Coque du Levant, section longitudinale et transversale.*

Les drupes, ramassées à maturité et séchées, sont exportées surtout par Bombay et Madras.

Description. — Petite drupe de 1 centimètre environ sur 3/4 de centimètre, légèrement aplatie ou subréniforme, à surface gris noirâtre, très ridée par dessiccation du mésocarpe, comme chagrinée.

Latéralement, sur la face concave, trace du pédicelle vers le bas, trace du style vers le haut.

Sous le mésocarpe, coque blanche ou jaunâtre (endocarpe) plus dure, mince, qui s'enfonce (sectionner) dans la cavité du fruit au niveau du hile et forme un placenta bilobé sur lequel s'est moulée la graine (fig. 154 et 155).

La *graine* en fer à cheval contient une amande formée par un volumineux albumen huileux contenant un petit embryon à cotylédons foliacés ouverts en forceps.

Odeur nulle, *saveur* nulle pour le péricarpe, très amère et huileuse pour la graine.

La graine se résorbe lentement et les vieilles coques sont souvent vides. — On doit choisir les coques fraîches, lourdes, à amande bien conservée, à enveloppe noire.

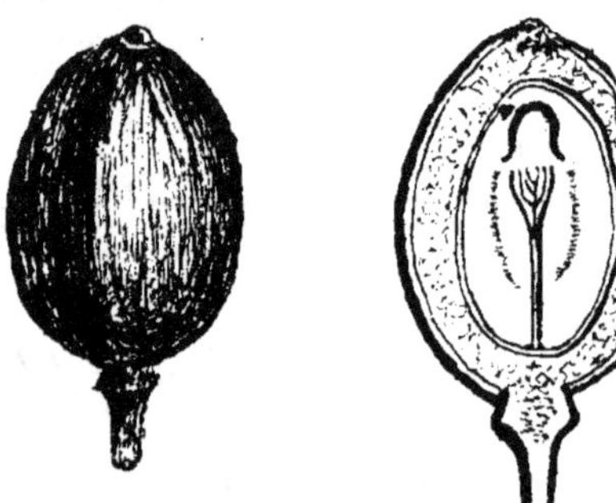

Fig. 156. — *Baie de Laurier.*

Confusions possibles. — Seulement avec les *Baies de Laurier*, mais celles-ci sont plus grosses, noires, luisantes, ovoïdes (non réniformes) ; les cicatrices du style et du pédicelle sont aux deux extrémités ; sans albumen ; gros embryon droit, à cotylédons épais, bruit de grelot quand on agite la baie, la graine frappant contre la paroi du péricarpe. — A la coupe, glandes unicellulaires. Saveur non amère, aromatique.

Analyse. — Le péricarpe (inactif) contient deux alcaloïdes non toxiques, la *Ménispermine* et la *Paraménispermine* (PELLETIER et COUERBE, 1834).

BOULLEY (1812) a découvert la *Picrotoxine*, principe cristallisable, non azoté, très vénéneux, dont la graine (amande) contient 1 à 1,5 p. 100, avec de la *cocculine*, corps cristallisable, sans saveur et 50 p. 100 d'huile grasse.

La *Picrotoxine* $C^{30}H^{34}O^{13}$ fond à 200° et a une saveur très amère, elle se colore en rouge orangé par l'acide sulfurique.

Elle paraît être formée par l'union très lâche, molécule à molécule, de deux autres corps ne différant entre eux que par H^2O, la *Picrotoxinine* et la *Picrotine* :

$$C^{30}H^{34}O^{13} = C^{15}H^{16}O^6 + C^{15}H^{18}O^7$$
Picrotoxine, Picrotoxinine, Picrotine.

Ce dédoublement s'obtient avec les agents chimiques les plus faibles (ébullition en solution chloroformique, ou simple contact à froid avec l'eau de baryte). La *Picrotoxinine* est soluble dans le benzène où la *Picrotine* est insoluble.

La *Picrotoxinine* est très toxique, la *Picrotine* serait inactive.

La *Picrotoxine* du commerce est généralement un mélange de ces deux produits.

Inversement, ces deux substances dissoutes dans l'eau en proportions moléculaires régénèrent la *Picrotoxine* qu'on obtient par cristallisation.

On ne peut plus caractériser la Picrotoxine dans la Coque du Levant torréflée, bien que celle-ci conserve toute sa toxicité (KABAYAO, 1922).

Toxicologie. — Poison très énergique pour tous les Vertébrés, la Coque agirait sur le bulbe (VULPIAN), le cervelet et la moelle (PLANAT) et par là sur le cœur.

Excitation, puis paralysie. Torpeur, diminution de sensibilité, puis convulsions (surtout des extenseurs) ; incoordination des mouvements, catalepsie. Le cœur bat avec peine ; puis collapsus, asphyxie et mort. La Picrotoxine a une action catalepsiante (GUBLER) qui immobilise le corps dans la position où la mort le surprend.

Action lente, mais énergique ; 0 gr. 25 de poudre de Coque, dose toxique, nausées et vomissements ; 2 gr. 50, dose mortelle. Deux centigrammes de Picrotoxine sont très toxiques.

Donner un vomitif et un lavement huileux. Le chloral est le meilleur antidote.

Emploi thérapeutique. — Anthelminthique, parasiticide
(dangereux).

Dans l'épilepsie essentielle, la chorée, l'éclampsie infantile,
la contracture douloureuse des extrémités, résultats plus que
douteux. La Picrotoxine a été vantée dans le tremblement
alcoolique.

Teinture à 1/5, II gouttes par jour en augmentant progressivement jusqu'à XX et même XXX gouttes.

Picrotoxine : Enfants (à partir de 3 ans) 1/2 à 2 milligrammes
par jour ; adultes, 1 à 3 milligrammes par jour.

La *Picrotoxine* serait le meilleur antidote physiologique de
l'Opium (ARPAD BOKAI) et c'est aussi l'antidote de l'asphyxie par
le chloroforme.

La Coque du Levant, par un emploi frauduleux et sévèrement
poursuivi, sert à donner de l'amertume à la bière.

Un autre emploi, également dangereux et interdit, est l'empoisonnement des cours d'eau : le poisson, non vidé aussitôt, devient
toxique.

COLOMBO

Origine. — Racine du *Jateorhiza palmata* LAMK (*J. Columba*
MIERS, *Cocculus palmatus* D. C., *Chasmanthera palmata* BAILL.).
Les deux espèces de MIERS (*palmata* et *Columba*), n'ont pas été
maintenues.

Plante grimpante, à tiges herbacées annuelles, à souche vivace
à grosses racines épaisses et charnues.

Introduit en Europe au XVIIᵉ siècle (REDI, 1671) : oublié pendant un siècle, ce médicament a été repris en 1773 (PERCIVAL) et
d'usage courant depuis.

Originaire de la côte orientale d'Afrique (Mozambique, Bas-
Zambèze, etc.), introduite par POIVRE (XVIIIᵉ siècle) aux Mascareignes, répandue à Madagascar et aux Seychelles.

On a cru longtemps la drogue originaire de l'Inde, tandis qu'elle
ne faisait qu'y passer. Colombo n'en a vraisemblablement jamais

donné, mais la plante est nommée *Kalumb* par les indigènes d'Afrique qui l'utilisent couramment contre la dysenterie et aussi pour sa couleur jaune.

Récolte. — Déterrées à la saison sèche, les racines sont coupées en rondelles assez minces, puis séchées à l'ombre.

Le centre de la rondelle, plus mou, se rétracte et se creuse.

Description. — Rondelles circulaires ou ovales, de 3 à 7 centimètres de diamètre sur 5 à 15 millimètres d'épaisseur.

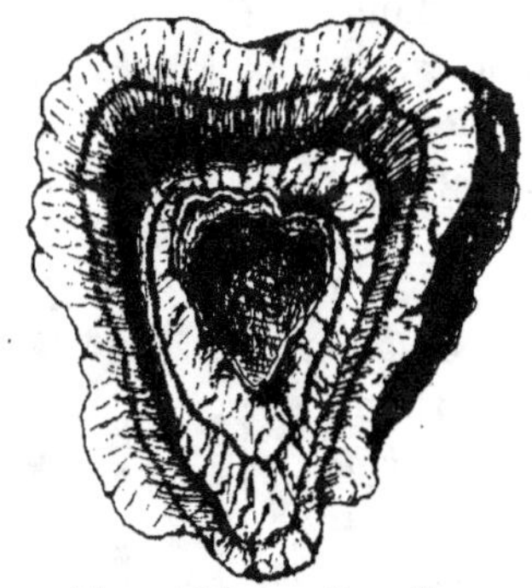

FIG. 157. — *Rouelle de Colombo.*

Surface extérieure ridée, rugueuse, gris brun ou brune. — *Section* jaune, grisâtre ou légèrement verdâtre, à deux zones bien distinctes séparées par le cercle brun du cambium : *écorce* plus jaune, épaisse d'environ 3/4 de centimètre (1/4 ou 1/5 du rayon), *bois* avec zones concentriques, saillantes par dessiccation, et stries rayonnantes, plus ou moins longues, visibles surtout dans les couches extérieures. Pas de moelle centrale.

Saveur très amère, désagréable, persistante, légèrement piquante et mucilagineuse. Colore la salive en jaune.

Odeur désagréable si la drogue est respirée en masse, nauséeuse, (mouiller pour mieux la percevoir).

Cassure facile, courte, grenue, pulvérulente, d'un jaune verdâtre plus vif que la surface. — Bleuit fortement par l'iode — *Poudre* jaune verdâtre.

L'odeur de moisi, assez fréquente, tient à une altération de la drogue, on l'enlève superficiellement par un lavage (d'où une perte de principes actifs) mais les préparations galéniques faites avec cette drogue avariée (*Colombo lavé*) auront cette odeur de moisi.

Anatomie. — *Suber* assez épais ; *parenchyme cortical* avec, vers l'extérieur, des sclérites en zone discontinue, à cavité assez large et renfermant des cristaux prismatiques d'oxalate de chaux, oxalate, amidon, matière colorante jaune dans le parenchyme.

Liber mou, en faisceaux effilés, étroits, sinueux, séparés par de *larges rayons médullaires* parenchymateux.

Cambium serré, net, brun foncé ; faisceaux du *bois* étroits, très espacés, disposés en files radiales et dont les vaisseaux sont entourés par une couronne de parenchyme ligneux.

Les *larges rayons médullaires* se retrouvent dans la zone ligneuse.

En somme, tissu parenchymateux amylifère très abondant sur lequel se détachent de longs et minces faisceaux libéro-ligneux rayonnants.

Amidon en gros grains ovoïdes, de 20 à 70 μ, à hile fissuré, simples ou parfois agrégés, à zones concentriques visibles.

Analyse.

— Deux principes amers, la *Colombine* $C^{21}H^{24}O^7$, cristallisant en prismes rhomboïdaux, incolores, de saveur très amère, et l'*acide colombique*, moins amer, amorphe et jaune. Pour certains auteurs, ce dernier ne préexiste pas dans le Colombo et est formé toutes les fois qu'on traite, par un acide ou un alcali, la Colombine qui en serait la lactone.

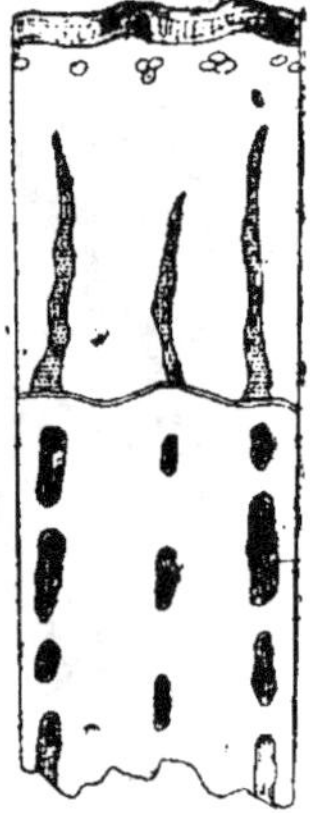

Fig. 158.
*Colombo
(schéma
de la coupe).*

— Trois alcaloïdes : la *Jatéorhizine*, la *Colombamine* et la *Palmatine* (ce dernier en petite quantité), qui sont voisins de la Corydaline et de la Berbérine.

— Des traces d'une substance fluorescente, des matières pectiques abondantes, beaucoup d'amidon, *pas de tanin*. — La racine de Colombo se colore en violet par l'iode et jamais en noir par les persels de fer.

4 à 7 p. 100 de cendres.

Substitutions et falsifications.

— Le Colombo américain (*Frasera Walteri* MICHX.), Gentianacée des États-Unis, est en rouelles de coloration jaune orangé uniforme, de saveur peu amère, sucrée, ne contient pas d'amidon et renferme du tanin, les réactions par l'iode et par les persels de fer sont donc inverses de celles données sur le Colombo par ces réactifs.

Le *Coscinium fenestratum* COLEB (Ménispermacées) est un succédané assez rare du Colombo. Les tiges coupées en rondelles de mêmes dimensions que le Colombo sont parfois importées de Ceylan (Colombo de Ceylan). Son aspect ligneux, ses gros pores visibles, ses arcades libériennes, sa couleur jaune vif intense, l'absence d'amidon, permettent une distinction facile. Contient 3,5 p. 100 de Berbérine.

Il importe d'éviter les confusions avec la Bryone.

La racine de Bryone est en minces rondelles, de couleur blanche et avec des stries radiales saillantes, très nettes. Les zones concentriques et la ligne cambiale sont moins accentuées.

Un bon Colombo bleuit par l'iode, colore l'eau en brun, l'alcool en jaune verdâtre.

Emploi thérapeutique. — Tonique amer, ni astringent, ni stimulant, amer pur. Eupeptique, apéritif, stomachique puissant (dyspepsies, convalescences, affections scrofuleuses et scorbutiques, dyspepsie atonique, dysenterie).

A dose excessive, vomissements, irritation et action sérieuse sur le foie (la Colombine peut amener de graves lésions hépatiques).

Formes pharmaceutiques. — Ne contenant pas de tanin, elles peuvent être associées aux sels de fer.

Ne pas associer le Quinquina au Colombo, les matières pectiques du Colombo donneraient un précipité, et le tanin du Quinquina précipiterait la Colombine.

Éviter la décoction (troublée par l'amidon) sauf pour la dysenterie (car elle contient le mucilage adoucissant). De même préférer l'extrait alcoolique à l'extrait aqueux, riche en matières amylacées.

Poudre, de 0 gr. 50 à 3 grammes (adultes). — Extrait, 0 gr. 10 à 1 gramme. — Teinture, 2 à 8 grammes. — Vin, 50 à 100 grammes.

La ***RACINE DE PAREIRA BRAVA*** est fournie par le *Chondodendron tomentosum* R. et P., liane du Pérou et du Brésil, environs de Rio de Janeiro.

Fragments irréguliers, tortueux, de 2 à 5 centimètres et plus de diamètre; surface brune ou noirâtre, rides et fissures transversales et sillons longitudidaux assez profonds; cassure fibreuse, brun jaunâtre ou brun verdâtre.

Suber souvent exfolié, parenchyme cortical mince, entourant une masse considérable formée de quatre ou cinq zones irrégulières de faisceaux libéro-ligneux emboîtés autour d'une zone centrale excentrique.

Wiggers en avait extrait la *Pélosine*, alcaloïde amer identifié ensuite par Schlotz avec la *Bébéérine* $C^{18}H^{21}NO^3$, dont elle contient 2,5 p. 100; on y trouve en outre un autre alcaloïde amorphe, la *Chondodrine* $C^{18}H^{21}NO^4$.

Tonique amer et diurétique, préconisé contre l'inflammation des voies urinaires.

La drogue vraie n'arrive sur le marché européen que par intervalles et est souvent remplacée par des substitutions dont la principale serait le *Cissampelos Pareira* L., faux Pareira dont les tiges et les racines ne montrent qu'une seule rangée de faisceaux libéro-ligneux.

BERBÉRIDACÉES

Petite famille des régions tempérées de l'hémisphère Nord. — Ligneuses, rarement herbacées.

PODOPHYLLE

Origine. — Rhizome sympodique du *Podophyllum peltatum* L., plante vivace de l'est de l'Amérique du Nord (de la baie d'Hudson à la Floride), Japon. La tige aérienne porte deux grandes feuilles opposées palmatilobées, entre lesquelles se montre une fleur blanche terminale, puis une baie comestible, acide (pomme de Maï).

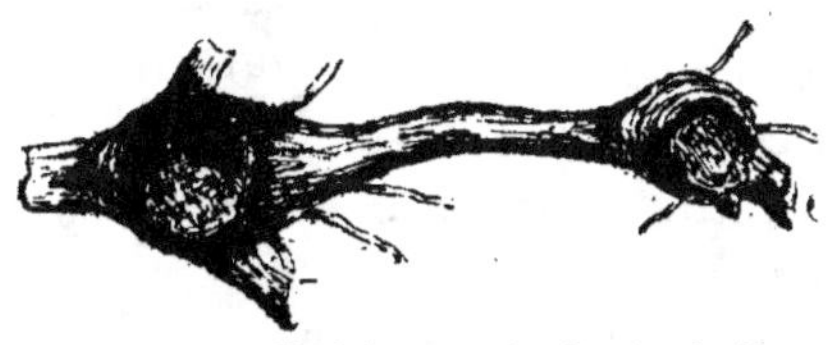

Fig. 159. — *Rhizome de Podophylle.*

Utilisé de longue date par les Indiens comme émétocathartique et vermifuge ; inscrit en 1820 dans la pharmacopée américaine et en 1864 dans la pharmacopée anglaise. Depuis lors, très employé (*Calomel végétal*).

Description. — Le rhizome frais est brun rougeâtre, à cassure blanche, à bourgeon terminal blanc. Il est fort long et la pousse annuelle est indiquée par un nœud volumineux. Arraché à la fin de l'été, il est simplement séché.

Dans le commerce, il est en fragments très inégaux (de 3 à 25 centimètres de long, sur 5 à 10 millimètres aux entre-nœuds.

De loin en loin, à intervalles assez réguliers, un renflement (nœud) aplati, à stries annulaires transversales, porte à la partie inférieure des radicelles, ou leurs traces, et à la partie supérieure l'impression circulaire, en cratère de la tige aérienne annuelle tombée.

Ce rhizome est cylindrique ou plus souvent aplati, droit ou légèrement sinueux, d'un gris brun ou gris rougeâtre, et ordinairement lisse (ridée en long dans les rhizomes récoltés en été) (fig. 159).

Racines minces, grêles, cassantes, moins colorées, ordinairement parallèles au rhizome : *bourgeons* recouverts d'une gaine brune. Párfo's bi ou trifurcation.

Cassure courte, nette, facile, comme farineuse (rhizomes et racines), blanc jaunâtre ; sur la *section* : suber mince, cercle de petits faisceaux, grande moelle centrale (fig. 160).

Certains fragments sont lacuneux, jaunâtres en dedans.

Odeur faible, peu agréable. *Saveur* amère, âcre et nauséeuse.

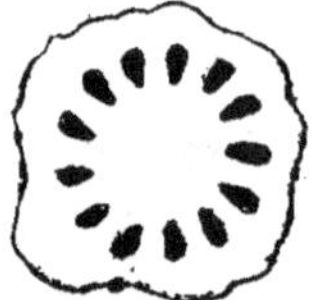

Fig. 160.
*Podophylle
(schéma
de la section).*

Anatomie. — *Suber* coloré, peu épais, limitant un volumineux parenchyme (cortical et médullaire) formé de cellules à amidon en petits grains et à cristaux étoilés d'oxalate de chaux.

Faisceaux libéro-ligneux très petits, ovales, largement séparés, disposés en un cercle régulier (liber mou, péricycle mou, sauf quelques rares fibres en dehors).

Analyse. — *Berbérine*, une *Saponine* et une résine importante, *Podophyllin* ou *Podophylline* (ou *Calomel végétal*). On l'obtient en versant une teinture alcoolique concentrée du rhizome dans un grand volume d'eau aiguisée à 1/50 d'acide chlorhydrique. L'abondant précipité résineux est recueilli, lavé, desséché et pulvérisé : c'est le Podophyllin, poudre brillante, amorphe, brunâtre ou jaunâtre, de saveur amère, dont l'eau bouillante dissout environ 80 p. 100, mais cette partie dissoute se précipite par refroidissement.

Le rendement, fort variable, va de 3 à 7,7 et même 16 p. 100 ; Les racines sont aussi riches que le rhizome. Ces variations dans la teneur sont encore mal expliquées ; le rhizome frais ne renfermerait pas de résine, celle-ci se formerait peu à peu pendant la dessiccation ; l'époque de la récolte aurait une influence, le rhizome récolté au printemps serait plus actif.

Le *Podophyllin* est un produit complexe, où l'on a pu séparer : la *Podophyllotoxine* $C^{15}H^{14}O^6$, élément principal, cristallisable en aiguilles incolores, fondant à 117°, très soluble dans l'alcool, le chloroforme, le benzène bouillant, très peu soluble dans l'eau ; — la *Picropodophylline* ; — l'*Acide picropodophyllique* ; — l'*Acide podophyllique* $C^{15}H^{16}O^7$; une matière colorante, la *Podophylloquercétine*, identifiée avec la *Quercétine* $C^{15}H^{10}O^7$, $2H^2O$.

Plusieurs de ces constituants paraissent en rapports étroits les uns avec les autres, la *Podophyllotoxine* traitée par les alcalis donne des sels de l'*acide podophyllique* et ce dernier perdant de l'eau donne la *Picropodophylline* isomère de la *Podophyllotoxine*.

Dosage. — Épuiser 1 gramme de Podophyllin par 10 centimètres cubes de chloroforme *pur* par une macération de douze heures avec agitations fréquentes, filtrer 5 centimètres cubes du mélange et les additionner de 40 centimètres cubes d'éther de pétrole. Après vingt-quatre heures de repos, on recueille la Podophyllotoxine précipitée, on la sèche et on la pèse.

Action physiologique. — On utilise surtout le *Podophyllin*, purgatif à effets variables suivant les doses.

De 1 à 5 centigrammes, il provoque des selles régulières au bout de 10 à 12 heures ; de 5 à 10 centigrammes, évacuations alvines abondantes, mêlées de bile ; à doses plus élevées, nausées, vomissements, coliques violentes, selles aqueuses, dépression et coma, on cite des cas de mort (adultes) avec des doses de 0 gr. 25 à 0 gr. 30 et 0 gr. 50 à 0 gr. 60.

Action cholagogue à faibles doses.

Emploi thérapeutique. — Très employé dans la constipation habituelle, à cause de l'absence de constipation consécutive à son emploi.

Utilisé également comme cholagogue.

Commencer par de faibles doses (0 gr. 01 à 0 gr. 02), l'action variant beaucoup suivant les sujets. Pour éviter les coliques, on lui associe ordinairement la Jusquiame ou la Belladone (Pilules de Podophylline belladonées du Codex).

Manier le Podophyllin avec précaution pour que la poudre n'atteigne pas les yeux, il en résulterait des accidents graves mais passagers.

Rhizome en poudre (forme assez rare), de 0 gr. 50 à 1 gramme.

Podophyllin, de deux à six centigrammes par jour.

Podophyllotoxine (agit à doses dix fois moindres que le Podophyllin) de deux à dix milligrammes.

Le *Podophyllum Emodi* WALL. est une espèce asiatique (Himalaya, Cachemire) dont on substitue parfois le rhizome à celui de *P. peltatum* L., il a une couleur, une odeur et une saveur analogues ; section brun pâle ; diamètre de 10 millimètres ; il contient d'ailleurs les mêmes principes actifs et est plus riche en résine que le rhizome américain : 10 à 12 p. 100 de résine contenant environ deux fois plus de *Podophyllotoxine.*

1º La résine de l'Inde donne avec l'acide sulfurique fort une coloration orange ou rouge ; celle d'Amérique, une coloration jaune tendant au brun.

2º Mélanger 0 gr. 50 de Podophyllin avec 15 centimètres cubes de solution d'ammoniaque à 10 p. 100 et 15 centimètres cubes d'eau, bien agiter pendant quinze minutes, filtrer, laver, sécher, le résidu insoluble laissé par le Podophyllin américain ne dépasse pas six centigrammes ; il est environ le double avec le produit de l'Inde (DOTT).

3º On mélange dans un tube à essai 0 gr. 40 de résine, 3 centimètres cubes d'alcool de D = 0,920 et VIII à X gouttes de lessive de potasse et on agite doucement. A froid, en quelques minutes, ou après ébullition, par refroidissement, le mélange se prend en gelée avec la résine de l'Inde, reste fluide avec la résine américaine.

Le *Berberis vulgaris* L., ou **ÉPINE-VINETTE**, est un arbrisseau très commun en Europe dans les haies et à la lisière des bois.

Ses *fruits* sont inscrits au Codex et entrent dans l'*Electuairs diascordium*.

FRUITS. — Petites baies rouges, ovoïdes ou oblongues, mesurant 7 à 8 millimètres de long sur 3 millimètres de large.

Elles portent au sommet un petit disque représentant les restes du stigmate et, à la base, les restes du pédicelle.

Le mésocarpe est rempli d'une pulpe charnue incolore, de saveur fraîche et acidule. — Deux graines oblongues. — Sucre, acide malique, acide tartrique.

RACINE. — Bois coloré en jaune. Encore employé en médecine populaire, amer, tonique et fébrifuge, purgâtif à haute dose. — Contient de la *Berbérine*, de l'*Oxyancanthine* et des matières résineuses et mucilagineuses.

L'écorce sert à falsifier l'écorce de Grenadier.

PAPAVÉRACÉES

Famille naturelle et de première importance par l'activité des espèces utilisées.

Laticifères constitués par des cellules fusionnées en réseau, ou disposées en files ou isolées.

Latex blanc ou coloré, à propriétés ordinairement actives.

Certaines Papavéracées sont ubiquistes, d'autres plus localisées.

La plupart sont des régions tempérées ou sub-tropicales de l'hémisphère Nord ; rares entre les tropiques ou dans l'hémisphère austral.

Drogues fournies peu nombreuses : une essentielle, l'Opium, avec les autres produits du Pavot ; deux ou trois autres de moindre intérêt. Plusieurs pourraient sans doute être plus utilisées qu'elles ne le sont.

PRODUITS DES PAPAVER

1º Pétales de Coquelicot.
2º Graines, capsules, latex du Pavot.

COQUELICOT

Origine. — *Papaver Rhœas* L. Herbe annuelle. Europe (centre et sud surtout) ; Asie Mineure jusqu'aux bords de l'Euphrate ; Abyssinie.

Attribut de Cérès, le Coquelicot accompagne les moissons.
Connu de tout temps, son latex l'a fait croire toxique, c'est cependant une salade des champs.

Importé surtout d'Espagne, bien que récolté et même cultivé çà et là en France.

La fleur solitaire, à long pédoncule, est grande et rouge ; deux sépales verts caducs, hérissés de poils, quatre pétales rouges, chiffonnés, de nombreuses étamines et un ovaire uniloculaire à placentation pariétale, sub-globuleux, glabre, à stigmate sessile à une dizaine de rayons ; nombreux ovules anatropes.

Récolte. — Dans les cultures spéciales (on a semé à la volée les fines graines mêlées à au moins vingt fois leur poids de sable fin) ; plus souvent à l'état sauvage ou dans les champs de céréales. Les pétales seuls sont recueillis, en juin-juillet ; dessiccation

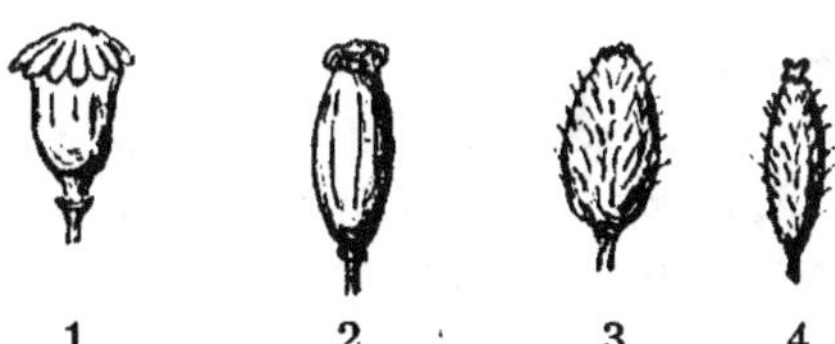

Fig. 161. — Papaver : 1, *Rhœas* ; 2, *dubium* ; 3, *hybridum* ; 4, *Argemone*.

délicate : étaler en couche très mince et ne plus y toucher, sécher soit à un soleil ardent, soit sur un tamis à l'étuve très chaude. Opérer rapidement, une dessiccation lente les plisse et les noircit ou au contraire les décolore.

Description. — Pétales cunéiformes, presque elliptiques, d'un beau rouge, à onglet très court souvent taché de violet noir ; minces, lisses, luisants, caducs, de 4 centimètres sur 6 1/2 environ, ils deviennent toujours un peu violets, lie de vin et mats par dessiccation ; ils sont ordinairement agglomérés en petits paquets plissés. *Odeur* à peu près nulle ; *saveur* mucilagineuse et fade. Très hygroscopiques, ils s'altèrent facilement.

Analyse. — Un alcaloïde, la *Rhœadine* $C^{21}H^{21}NO^6$ existe en faible proportion dans ces fleurs, mais surtout dans les sépales et dans l'ovaire ; *acides rhéadique* et *papavérique* (deux matières colorantes) ; *acide méconique* ; mucilage, gomme, sucre, etc. ; l'infusion rougit par les acides étendus à chaud (Eau de Rabel), brunit par les alcalis, verdit par l'acide sulfurique concentré.

Confusions possibles. — Les espèces voisines, plus pâles ou plus petites, ne sont guère recueillies ; la distinction à la récolte peut être faite par l'ovaire (fig. 161) : hérissé (*P. hybridum* et *P. Argemone*) ou lisse, et dans ce cas allongé-oblong (*P. dubium*) ou obové, élargi au sommet (*P. Rhœas*). Ce dernier seul doit être choisi. Les pétales de *P. dubium* L. contiennent un alcaloïde toxique, l'Aporéine $C^{18}H^{16}NO^2$, dont l'action rappelle celle de la Thébaïne. C'est au surplus une plante assez polymorphe.

Emploi thérapeutique. — Une des fleurs pectorales, on leur attribue des propriétés légèrement narcotiques.

Espèces pectorales, Sirop de Désessartz et *Acide sulfurique alcoolisé* (Eau de Rabel), qui doit sa coloration aux pétales de Coquelicot.

PAVOT

Papaver somniferum L. — Grande herbe annuelle de 1 m. 50 à 2 mètres de hauteur, dressée, peu ramifiée, glabre (ou à quelques poils rudes), glauque.

Les FEUILLES entrent encore (fraîches autrefois, sèches au Codex actuel) dans l'Onguent populeum et dans le Baume tranquille ; feuilles alternes, sans stipules, lisses, glauques et molles, à nervures saillantes en dessous; les inférieures pennatiséquées, oblongues ; les supérieures presque amplexicaules, dentées.

FLEURS inusitées. — FRUIT (voy. capsule de Pavot) ordinairement indéhiscent, s'ouvre par des pores dans quelques variétés.

LATEX abondant, blanc, visqueux. Il coule facilement de la capsule, où les laticifères sont abondamment anastomosés, beaucoup plus que dans la tige, il a une odeur vireuse, nauséeuse : nombreux globules microscopiques.

Cette espèce est ordinairement divisée en plusieurs variétés dont deux sont classiques : l'*album* Boiss et le *nigrum* D. C., dont chacune offre une forme glabre et une forme sétigère (problablement types sauvages). Distinction par la couleur des pétales, la direction des stigmates, la déhiscence, la forme de la capsule, *la couleur des graines.*

Si l'*album* est le Pavot à opium et le *nigrum* le Pavot à huile d'œillette, les deux formes peuvent donner les deux produits.

Les variétés actuelles utiles à connaître sont :

1º *P. somniferum* L. α *setigerum*, dont les lobes foliaires sont terminés par une soie et les sépales pourvus de poils épars ; forme sauvage de la région méditerranéenne, Corse, littoral méditerranéen, Chypre, îles d'Hyères ; considéré comme une espèce : *P. setigerum* D. C. ; paraît avoir été cultivé fort anciennement par les Lacustres en Suisse, est encore cultivé pour l'huile d'œillette dans quelques points en France.

2º *P. somniferum* L., β *glabrum*, cultivé en Asie Mineure et en Egypte. — Capsule globuleuse.

3º *P. somniferum* γ *album* (ou *P. officinale* GMEL.), c'est le Pavot de Perse, cultivé en Europe pour ses capsules. — Capsules ovoïdes.

GRAINES DE PAVOT
Graines d'œillette, Olivette, Oliette.

Origine. — D'ordinaire, celles du Pavot noir (*P. somniferum nigrum*) cultivé à cet effet dans l'Yonne et le nord de la France, en Belgique et en Allemagne, mais on importe également des graines exotiques (1) (Graines de Pavot blanc de l'Inde).

Ces graines sont portées en grande quantité (25.000 à 30.000

---

(1) D'après le Congrès de Genève et le Codex, *l'huile d'Œillette* est l'huile extraite des graines de *Pavot noir* ; or, pour le commerce, l'huile d'Œillette est l'huile des graines de Pavots indigènes ou d'origine européenne, et *l'huile de Pavot* est l'huile retirée des graines d'origine exotique, même si ce sont des pavots noirs.

Ces deux huiles diffèrent par la coloration, la viscosité, la densité et la saveur.

par capsule) sur les lames placentaires qui font saillie dans la cavité du fruit (fig. 162).

Description. — Les plus petites graines oléagineuses connues : 0,1 à 0,2 millimètres, anatropes, réniformes, avec une cicatrice (hile) dans la concavité ; marquées à la surface d'un réseau proéminent ; albumen volumineux relativement et embryon arqué, tous deux riches en huile. La *couleur* des graines (blanc, jaunâtre, gris, bleu, brun, noir), indique souvent la variété. — *Saveur* assez agréable.

Elles doivent être sèches, propres, de teinte pâle à l'intérieur et faciles à écraser entre les doigts.

Elles donnent par expression à froid 25 p. 100 environ d'huile blanche comestible et par une seconde expression

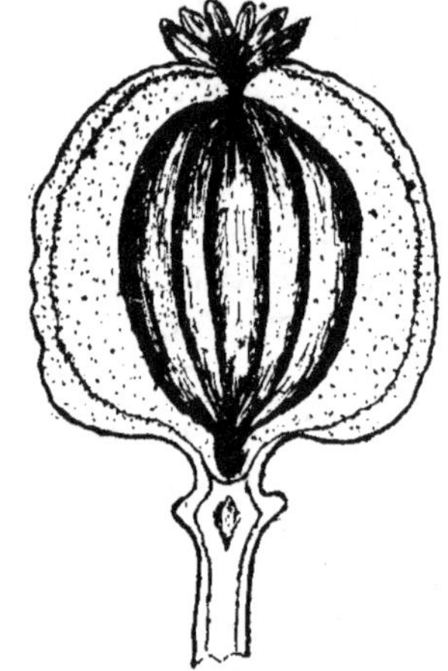

FIG. 162.
Pavot : section longitudinale.

à chaud 20 p. 100 environ d'huile colorée (huile de fabrique ou huile rousse, utilisée dans l'industrie).

Récolte. — On arrache les Pavots quand les graines sonnent dans la capsule (juillet), on les bat à deux reprises après dessiccation au soleil, on sèche encore les graines au soleil et on crible.

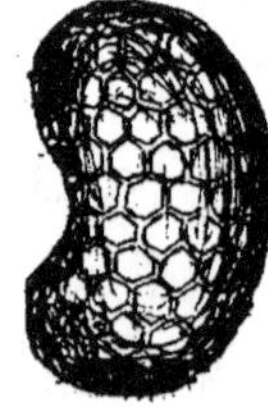

FIG. 163.
Graine de Pavot.

Emploi. — Les pâtissiers s'en servaient déjà au moyen âge et les utilisent encore en Orient pour recouvrir certains gâteaux. Elles ne servent plus guère qu'à la fabrication de l'huile.

On les a longtemps crues narcotiques et toxiques et de multiples défenses d'en extraire l'huile furent faites au XVIIIe siècle. L'abbé ROZIER obtint gain de cause en leur faveur, en 1774.

Les tourteaux sont utilisés dans l'alimentation du bétail; on prétendait qu'ils entretenaient le bétail dans un état de demi-sommeil favorable à l'engraissement, ce qui est peu vraisemblable, ces graines ne contenant pas d'alcaloïdes.

Pourtant, certains auteurs y indiquent des traces de narcotine et d'un alcaloïde amorphe. Il conviendrait peut-être de rapprocher l'action engourdissante signalée de la présence assez fréquente, semble-t-il, de graines de Jusquiame dans les graines de Pavot de Russie. (Des empoisonnements en Hongrie se sont produits en 1910 avec de ces graines contenant jusqu'à 1,5 p. 100 de graines de Jusquiame) (1). VAN DEGEN indique à ce sujet qu'un tamis à mailles de 0 mm. 9 retient toutes les graines de Jusquiame.

HUILE D'ŒILLETTE. — L'huile officinale est extraite à froid, au-dessous de 30º, elle est de couleur jaune pâle ou jaune d'or : c'est une huile siccative, une couche mince sur lame de verre donne à l'air un vernis solide. D+15º = 0,924 à 0,927.

Soluble dans 25 parties d'alcool froid, 6 parties d'alcool bouillant et en toutes proportions dans l'éther. — Se congèle à — 18º. — se colore en abricot rouge par l'acide azotique et par la solution mercurique.

Elle contient surtout de la linoléine et de l'oléine.

Elle sert à falsifier l'huile d'Olive et à son tour est souvent falsifiée : par huile de Faîne, que le Réactif BOUDET (hypoazotide) colore en rose, tandis qu'il colore celle d'Œillette en jaune clair, par l'huile de sésame, colorée en vert-pré par le réactif azoto-sulfurique de Behrens qui colore celle d'Œillette en rouge ou en rose.

L'huile d'Œillette sert en pharmacie à préparer l'Huile de Camomille, l'Huile de Jusquiame, le Baume tranquille, l'Huile phénolée, le Liniment au chloroforme, la Pommade antipsorique, le Baume Nerval, le Sparadrap mercuriel et le Sparadrap vésicant.

---

(1) D'après J. MOELLER (1912) la teneur de certains échantillons en graines de Jusquiame aurait été de 2 à 15 p. 100.

CAPSULES DE PAVOT

Origine. — Fournies par diverses variétés de *Papaver somniferum*. L. et en particulier par la var. *album*, à capsules indéhiscentes, qui est cultivée dans plusieurs départements du Midi, dans le Centre et dans le Nord. La Belgique nous en a fourni 2.900 kilos en 1922.

La forme la plus communément cultivée en France est la variété déprimée (d'Aubervilliers), le *P. somniferum album depressum*.

Culture. — On sème sur place (la transplantation est pratiquement impossible), à la volée, ou en rayons, du commencement de l'automne à la fin du printemps, dans une terre légère, perméable, bien travaillée et bien fumée.

On laisse un Pavot tous les 15 à 20 centimètres ; les fleurs sont solitaires à l'extrémité des ramifications de la tige ; suivant la vigueur du pied, on laisse une ou plusieurs fleurs par pied.

Un hectare peut fournir environ 120.000 têtes de Pavot.

Récolte. — Courant juin dans le Midi de la France, un peu plus tard dans le Centre et dans le Nord.

Souvent trop tardive, il faut couper les capsules encore vertes, lorsqu'elles commencent à jaunir ; d'ailleurs les intempéries leur donnent une teinte grise ou brune qui diminue leur valeur commerciale.

On achève la dessiccation avec une bonne aération et on conserve bien au sec et à l'abri des souris très friandes des graines de Pavot.

Description. — *Formes* et *dimensions* (1) très variables, les

---

(1) On distingue actuellement dans le commerce français 4 variétés : 1° de plus de 26 centimètres de circonférence ; 2° de 22 à 26 centimètres ; 3° de 18 à 22 centimètres, et 4° de 15 à 18 centimètres.

capsules des Pavots à Opium d'Asie Mineure sont de moitié plus petites que les nôtres. Capsules tantôt sphériques, tantôt ovoïdes ou beaucoup plus hautes que larges, ou déprimées sur leurs parties supérieure et inférieure.

Couleur jaunâtre, souvent piquetée de noir. *Surface* plus ou moins lisse, parfois avec de légères dépressions longitudinales au niveau de l'union des carpelles, aussi la section transversale est irrégulièrement polyédrique. — Au-dessous, *pédoncule* avec bourrelet : au-dessus, *disque stigmatique*, sessile, déprimé au centre, à 10 lobes ordinairement (jusqu'à 20) avec autant de crêtes stigmatiques rayonnantes, relevées à l'extrémité. — *Paroi* mince et fragile, fongueuse. Sur la *section*, une seule loge, à cloisons placentaires saillantes, spongieuses, rayonnantes, blanc jaunâtre, fragiles, rugueuses, parfois couvertes de graines.

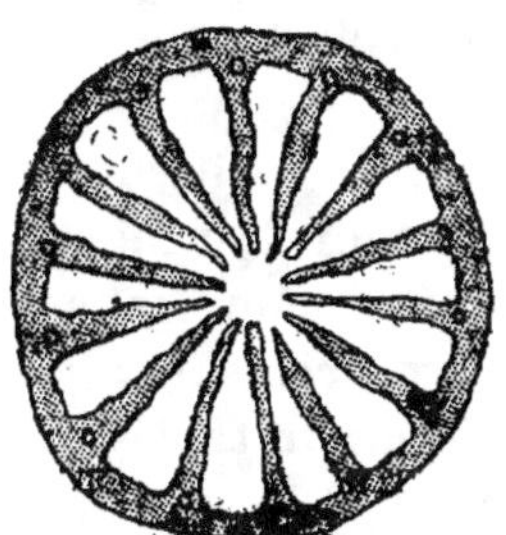

Fig. 164. — *Pavot : schéma de la section transversale.*

Densité très faible. — *Saveur* et *odeur* narcotiques s'atténuant par la dessiccation, puis simplement mucilagineuses.

Anatomie. — *Épicarpe* avec stomates ; *hypoderme :* deux ou trois rangées de cellules collenchymateuses ; *mésocarpe* à larges cellules parenchymateuses, avec de nombreux petits faisceaux épars, rameux, accompagnés de *laticifères* abondants, larges et anastomosés dans le liber. Faisceaux en face de chaque lame placentaire avec des ramifications qui vont dans le mésocarpe et s'y anastomosent. *Endocarpe* à cellules rectangulaires, à parois épaisses et ponctuées.

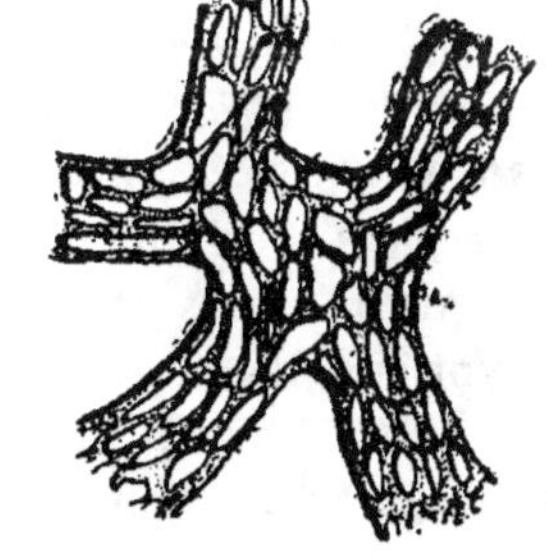

Fig. 165. *Laticifères du Pavot.*

Alcaloïdes dans les laticifères, dans l'épicarpe de la capsule et dans l'épiderme du pédoncule.

Analyse. — Quelques alcaloïdes de l'Opium, mais en proportion qui paraît diminuer, au moins pour la *Morphine* au fur et à mesure de la maturation (1) ; on a signalé encore de la *Narcotine,* de la *Papavérine,* de la *Narcéine,* de la *Papavéramine,* de la *Rhœadine* et, avec doute, de la *Codéine.* On peut vraisemblablement y rencontrer en faible proportion tous les constituants de l'Opium.

Emploi thérapeutique. — Sédatif et narcotique léger, en décoction en particulier pour gargarismes ou pour lavements.

L'emploi inconsidéré dans la médecine populaire, pour calmer l'agitation des enfants, a amené de nombreux accidents ; les têtes de Pavot figurent désormais parmi les toxiques du tableau A et ne peuvent se délivrer sans ordonnance ; mais dans diverses régions les champs de Pavot ne sont pas rares et au surplus le Pavot est une plante ornementale couramment cultivée dans les jardins.

OPIUM

Origine. — Latex desséché recueilli par incision des capsules non mûres du *Papaver somniferum* L. et en particulier les variétés β *glabrum,* (Egypte et Asie Mineure), γ *album* (Perse et Inde) et α *setigerum* (Péloponèse).

Le pays d'origine est l'Asie Mineure, d'où nous viennent encore presque tous les Opiums ; mais, de bonne heure, les Perses, les Égyptiens, les Hindous ont introduit la plante chez eux et récolté le suc ; les Chinois l'ont fait plus récemment ; on en récolte également en Serbie, en Macédoine, en Amérique du Sud, en Australie, etc.

Des tentatives ont été faites en France, en Allemagne, etc., et

---

(1) Les capsules mûres ont donné en Morphine 0 gr. 018 (MALIN, 1906), 0,016 (DIETRICH) et 0,028 (PAUL et COWNLEY) p. 100, tandis que, avant maturité, elles ont donné 0,06 (MALIN) et 0,086 (DIETRICH) p. 100. (D'après GREENISH.) — EVRARD (1911) a trouvé 0 gr. 023 de Morphine dans une capsule de pavot. Ces chiffres sont donc très variables.

malgré la qualité remarquable du produit ces tentatives n'ont pas été suivies à cause du prix de revient trop considérable (1).

Historique. — Les propriétés du suc laiteux qui s'écoule des têtes de Pavot sont connues depuis une époque très reculée. C'est peut-être le *Népenthès* d'Homère ? Hippocrate parle de ce suc comme d'un somnifère ; Théophraste le nomme Μηχωνιον. — Scribonius Largus indique nettement le mode de récolte et Dioscoride distingue l'extrait de la plante (Μηχωνιον) du suc de la Capsule (Οπος). Il fait allusion à la falsification de l'Opium par les sucs laiteux de *Glaucium*, de *Lactuca* et par la gomme. Pline expose les usages médicinaux de l'*Opion*. C'est le *Lacryma papaveris* de Celse.

Les médecins arabes propagèrent la drogue en tous sens.

Dès le début du xvie siècle, elle est connue dans l'Inde où on a pu penser que l'introduction de l'Opium avait coïncidé avec la propagation de l'islamisme, mais on dit que la plante y était déjà cultivée de temps immémorial.

En Égypte, les uns croient la drogue introduite à la fin du xiiie siècle, d'autres pensent que les habitants de l'ancienne Égypte l'employaient sous forme d'extrait du suc total de la capsule écrasée. Au moyen âge, le meilleur Opium venait d'Égypte (*Opium thebaïcum*).

Les Chinois avaient le Pavot, mais n'ont connu l'Opium que par les Arabes (*O-Fu-Yung*, nom chinois; *Afioun*, nom arabe, venant lui-même de Οπος), or, les relations commerciales des Arabes avec les ports du sud de la Chine remontent au ixe siècle, mais pendant fort longtemps, l'Opium fut seulement employé en Chine comme médicament, en particulier contre la dysenterie, et les fumeurs d'Opium n'existent que depuis le milieu du xviiie siècle.

Le commerce fut interdit en Chine en 1820, ce qui amena le grand

---

(1) En 1913, Mitlacher et Hoyer, rendant compte de leurs essais de culture en Autriche, constataient la bonne qualité de l'Opium récolté, la teneur en Morphine ayant toujours dépassé 10 p. 100, mais faisaient remarquer que pour récolter 1 kilo d'Opium fourni par 2.000 mètres carrés, il avait fallu 340 heures de travail.

développement de la contrebande. La « guerre de l'Opium » entre
l'Angleterre et la Chine se termina par le traité de Nankin (1842)
qui ouvrait cinq ports chinois au commerce étranger et en 1858
l'Opium fut admis comme article légal du commerce.

En Europe, BELON en avait déjà conseillé la culture au xvɪᵉ siècle ; de nombreuses tentatives ont été faites au xɪxᵉ et au xxᵉ siècles,
en France, en Allemagne, en Suisse, en Italie, en Angleterre, en
Suède et en Algérie. La principale cause de leur échec, comme il a
été dit plus haut, est le prix de revient trop élevé à cause de la
main-d'œuvre, mais au point de vue production d'alcaloïdes, les
résultats ont été très satisfaisants (1). En France, les principales
tentatives ont été faites par le général LAMARQUE, dans les Landes,
AUBERGIER à Clermont-Ferrand, DECHARME, aux environs
d'Amiens et, dans ces dernières années (1913), BOULANGER-DAUSSE
à Etrechy, GILLET et MILLANT au Parc Saint-Maur, près Paris.

Les principaux lieux de production sont l'Asie Mineure, la
Macédoine, la Perse, l'Égypte, les Indes anglaises et la Chine.

OPIUM D'ASIE MINEURE

Culture. — La variété cultivée est le *Papaver somniferum* L.
β *glabrum* Boiss. ; les cultures se sont étendues peu à peu dans
toute la péninsule, environs de Smyrne, bords de la Mer Noire,
districts du centre ; elles sont très morcelées, celles d'une grande
superficie sont rares.

Elles sont situées dans les plaines et les vallées, les produits
fournis par les cultures sur les plateaux sont les plus estimés.

La plante craint les gelées, la sécheresse, comme les pluies trop
abondantes. On fait alterner cette culture, assez épuisante, avec
celle du Maïs, du Tabac, ou des plantes maraîchères.

Pour parer aux irrégularités saisonnières et aux dégâts causés
par les insectes, on fait des ensemencements échelonnés de sep-

---

(1) La plus forte teneur en Morphine, 22,80 p. 100, a été obtenue avec un
Opium récolté aux environs d'Amiens.

tembre à avril, en réduisant ceux de printemps si ceux d'automne ont réussi, car l'Opium des pavots provenant des semis d'automne est le plus estimé.

La plante, développée dans des conditions favorables, est ramifiée près du sol et peut atteindre 1 m. 75 de haut ; une légère gelée ou la sécheresse peuvent réduire sa hauteur à 40 ou 50 centimètres.

Floraison fin mai ou début de juin pour les semis d'automne, quinze jours plus tard pour les semis de printemps. En une quinzaine de jours en moyenne, toutes les fleurs d'un même pied s'épanouissent successivement.

Le calyce caduc et la corolle décidue étant tombés, le gynécée augmente peu à peu de volume pour arriver à son maximum entre juin et juillet. Chaque tige porte 5, 8 capsules et même plus.

Récolte et préparation. — De fin juin au début d'août, quand les capsules vertes, d'environ 4 centimètres de diamètre, commencent à jaunir. Une incision faite alors en un point quelconque laisse s'écouler beaucoup de latex, en raison de l'anastomose en réseau des laticifères contenus dans le liber des faisceaux. Ce latex blanc, de saveur amère, abandonné à l'air, se dessèche et prend une teinte brune, c'est l'Opium.

Les paysans, ordinairement propriétaires du champ, font les incisions dans l'après-midi ou même au coucher du soleil. Ils s'avancent régulièrement en ligne, pour ne pas traverser à nouveau les parties du champ déjà visitées de crainte d'enlever par frottement une partie du liquide sécrété.

Les incisions sont faites avec un instrument variable suivant la région : rasoir, petite serpette, simple couteau à pointe bien aiguisée ou couteau emmanché, à lame ovale-aiguë, dentelée en scie d'un côté.

Ces incisions varient de longueur, de direction et de nombre (de une à trois, ordinairement une seule, circulaire, horizontale, entourant les quatre cinquièmes de la capsule. Une grande habitude est nécessaire pour ne pas traverser le péricarpe, ce qui ferait perdre l'Opium et gênerait la maturation des graines.

Dès l'incision faite, le latex sort en gouttelettes laiteuses qui se coagulent presque instantanément, adhèrent au péricarpe et brunissent au contact de l'air. Les intempéries (pluies, vents, etc.) pendant la nuit suivante sont fort nuisibles. Le lendemain, au lever du jour, on enlève le suc exsudé, soit avec un couteau, soit

avec un instrument spécial, sorte d'écuelle en bois emmanchée et dont un des côtés manque, une lame métallique plate est enchâssée sur le bord mince ainsi laissé et sert de racloir, l'écuelle étant le récipient. En même temps que le latex, on détache souvent de fins lambeaux d'épiderme (caractère de l'Opium d'Asie Mineure) (fig. 166). Le couteau ou l'instrument sont mouillés de salive ou huilés pour que le suc n'adhère pas. Les gouttelettes ainsi recueillies sont réunies dans des récipients en terre et la masse est exposée à

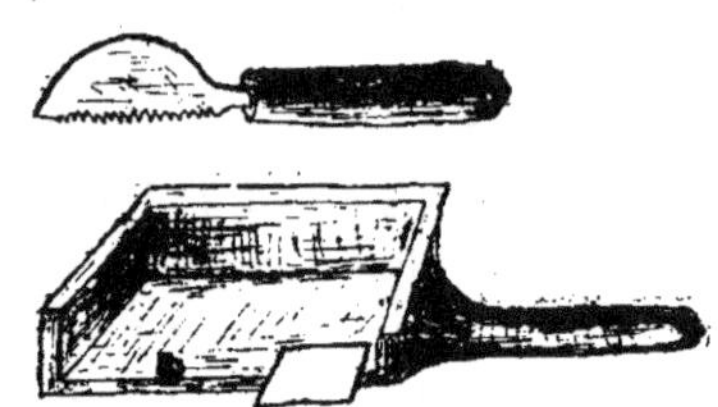

Fig. 166. — *Instruments de récolte de l'Opium (Asie Mineure).*

l'air au soleil quelques heures par jour pour hâter l'évaporation de l'eau qui s'y trouve encore dans la proportion de 50 p. 100 et rendre cette masse plus plastique.

Pour la mise en pains, on malaxe habituellement l'Opium avec de la salive, ce qui, d'après les récolteurs, évite la moisissure ? On divise en pains de même poids qu'on enveloppe dans les feuilles de Pavot, on les place soit immédiatement, soit après une nouvelle dessiccation, dans des *couffes*, sortes de corbeilles doublées d'étoffe et contenant ces fruits de *Rumex* qui suivront

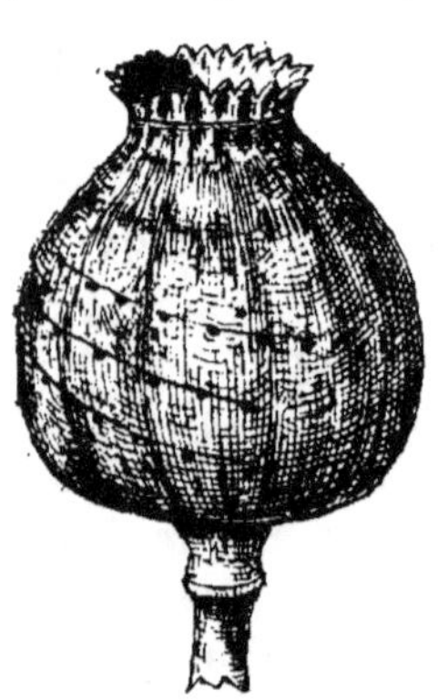

Fig. 167. — *Capsule de Pavot incisée.*

désormais la drogue jusque chez le pharmacien. Le Rumex sépare les pains et a toujours été employé. Les couffes ne présentant qu'une garantie insuffisante contre les vols, on emploie aujourd'hui des caisses doublées de fer-blanc, hermétiquement closes (soudure), ce qui empêche la dessiccation, et on conserve ces caisses de poids déterminé, ordinairement 68 à 75 kilos, dans des caves en attendant la vente.

Les noms d'O. de Constantinople et d'O. de Smyrne par lesquels l'O. d'Asie Mineure est désigné rappellent les ports qui servent de centre d'exportation du produit.

Le paysan qui récolte, comme le marchand de l'intérieur qui revend, falsifient souvent l'Opium en ajoutant au produit les choses les plus variées, pourvu que couleur, odeur et consistance soient modifiées le moins possible. L'analyse chimique est impossible sur place dans les lieux de production et l'intervention des experts est nécessaire. A Smyrne, une surveillance spéciale est exercée sur la vente par des experts assermentés (Opium *à la visite*) et particulièrement doués pour reconnaître la qualité d'un Opium. Depuis plus de trois cents ans, ces fonctions sont exercées par les membres d'une famille israélite qui se succèdent ainsi de père en fils.

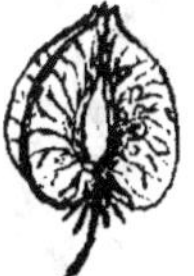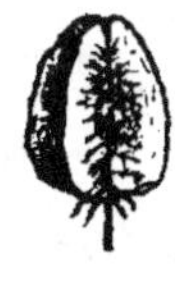

FIG. 168.
Fruits de Rumex.

Les caisses sont ouvertes en présence de l'acheteur et du vendeur, les pains sont versés à terre et sont examinés successivement par l'expert qui pratique au milieu du pain une fente au couteau, soupèse de la main le produit, en apprécie ainsi rapidement l'odeur, la couleur, l'aspect et le poids et le classe en qualité supérieure, moyenne, ou de refus (*chinquitis*). (On achète également *tel quel*, c'est-à-dire tel que l'Opium arrive de l'intérieur, mais en écartant les mauvaises qualités.)

C'est cet examen, suffisant bien que sommaire, qui faisait préférer l'Opium de Smyrne à celui de Constantinople où le commerce n'est organisé que depuis une cinquantaine d'années et ne comporte pas d'experts assermentés.

On estime qu'un expert actuel véritablement compétent peut indiquer ainsi au jugé avec une approximation suffisante la teneur en Morphine de l'Opium expertisé, ce qui s'explique par ce fait qu'au début de chaque campagne, un certain nombre d'analyses ayant été effectuées sur les Opiums de diverses provenances, les experts ont une idée générale sur l'aspect et la teneur en Morphine de chacune de ces sortes.

A l'heure actuelle, le titrage chimique est d'ailleurs systématiquement pratiqué et les grands marchands d'Opium ont des laboratoires parfaitement installés au service de chimistes expérimentés.

On admet couramment que le latex frais ne contient pas de Morphine, cet alcaloïde apparaîtrait au cours d'une fermentation pendant la dessiccation. Huit jours après la récolte, l'Opium contiendrait des traces de Morphine, 5 à 8 p. 100 au bout d'un mois et au mois d'août seulement le titre définitif (10 à 11 p. 100) serait atteint.

Goris et Vischniac ont cherché à élucider cette question en utilisant les essais de culture du Pavot à opium entrepris dans la ferme d'Etréchy par Boulanger-Dausse. Les dosages de Morphine pratiqués sur le latex frais et au bout d'un an sur l'Opium en provenant leur ont permis d'affirmer : 1° que le latex renferme bien de la Morphine ; 2° que la fermentation n'intervient nullement dans la formation de cet alcaloïde (1).

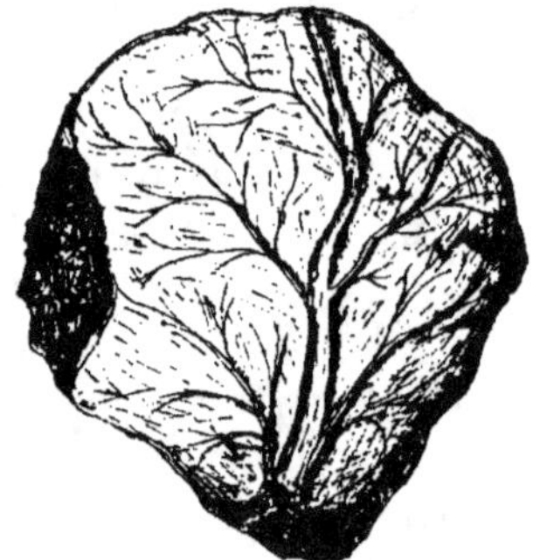

Fig. 169. — *Pain d'Opium.*

Description. — Masses primitivement arrondies, mais qui se sont déformées et aplaties par pression réciproque au début.

Poids essentiellement variable, jusqu'à 3 kilos et plus, ordinairement de 0 kg. 250 à 1 kilo.

Surface recouverte d'une feuille de Pavot, dont on voit tout au moins la trace imprimée dans la masse molle. Fruits de Rumex adhérents en quantité variable.

----

(1) Le Dʳ R. Millant, retour de mission pour l'étude du Pavot à Opium, avait déjà affirmé (1912) : que l'Opium, aussitôt après la cueillette, a sa teneur définitive en Morphine.

Couleur extérieure ordinairement brune, mais plus ou moins claire ou foncée ; l'intérieur humide et grossièrement granuleux est d'une teinte qui varie du marron clair au brun rougeâtre. — A la loupe, la cassure montre de nombreux débris végétaux, de teinte grisâtre, que le durcissement et le brunissement de la masse à l'air rendent plus apparents.

Pulvérisation difficile (dessécher tout d'abord). — *Odeur* forte, vireuse, non désagréable. — *Saveur* amère, âcre et tenace. Brûle en donnant un charbon léger.

Caractères microscopiques. — Un petit fragment délayé dans

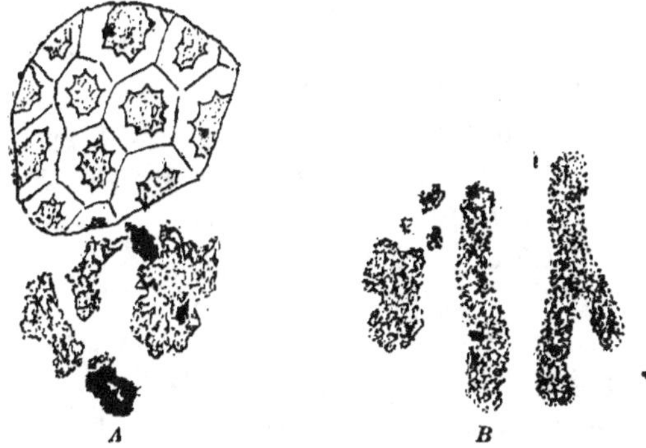

FIG. 170. — *Opium vu au microscope.*

A, Asie Mineure. — B, Perse. — En haut, épicarpe vu de face.

une solution concentrée d'hydrate de chloral laisse voir au microscope des granulations brunes de latex agglomérées en petites masses irrégulières (dans l'O. de Perse, elles sont réunies en fragments allongés rappelant la forme même des laticifères) (COLLIN).

On y voit également des débris organisés, surtout constitués par des fragments de l'épicarpe de la capsule, avec quelques éléments de l'hypoderme. (Les cellules de l'épicarpe, vues de face (fig. 170) sont polygonales, à cavité étoilée ; de profil elles sont épaissies en dehors ; çà et là, stomates ; les cellules hypodermiques sont polygonales irrégulières, à parois moins épaisses). Les tissus plus profonds (vaisseaux) ou les débris de feuilles de Pavot ou de fruits de *Rumex* sont plus rares.

L'Opium officinal est l'Opium de Smyrne, latex naturel épaissi du *Papaver somniferum*, à l'exclusion des *opiums manipulés* du commerce, titrés à une teneur déterminée en Morphine (1).

Desséché à + 60°, il doit renfermer au minimum 10 p. 100 de Morphine.

Analyse. — Composition chimique complexe. Beaucoup de corps d'une grande banalité : Eau, mucilage, pectine, albuminoïdes, cire, caoutchouc, résine, sels minéraux (Ca, Mg, K, à l'état de sulfates, phosphates, acétates, etc.).

En outre, *acide méconique* (colore les sels ferriques en rouge pourpre), *acide lactique* ; des substances neutres : *méconine, porphyrosine*, etc. et une vingtaine d'*alcaloïdes*.

Ces alcaloïdes peuvent être divisés en trois groupes.

1° *Groupe de la Morphine.* — Renferme des bases fortes, très toxiques, contenant 3 atomes d'Oxygène.

Morphine $C^{17}H^{19}NO^3$ ou $C^{17}H^{17}NO(OH)^2$;

Codéine $C^{18}H^{21}NO^3$ ou $C^{17}H^{17}NO(OH)(O.CH^3)$;

Pseudo-morphine $(C^{17}H^{18}NO^3)^2$ ou $[C^{17}H^{16}NO(OH)^2]^2$;

Thébaïne $C^{19}H^{21}NO^3$ ou $C^{17}H^{15}NO(OCH^3)^2$.

2° *Groupe de la Papavérine.* — Bases ayant de 3 à 5 atomes d'Oxygène ; plusieurs donnent de l'acide hémipinique :

Papavérine $C^{20}H^{21}NO^4$; Codamine $C^{20}H^{25}NO^4$;

Laudanine $C^{20}H^{25}NO^4$; Laudanidine $C^{20}H^{25}NO^4$;

Laudanosine $C^{20}H^{27}NO^4$; Tritopine $(C^{21}H^{27}NO^3)^2O$;

Méconidine $C^{21}H^{23}NO^4$; Lanthopine $C^{23}H^{25}NO^4$;

Protopine $C^{20}H^{19}NO^5$; Cryptopine $C^{21}H^{23}NO^5$;

Papavéramine $C^{21}H^{21}NO^5$.

3° *Groupe de la Narcotine.* — Contient des bases faibles, peu toxiques, à 7 ou 9 atomes d'oxygène, donnant de l'acide hémipinique par oxydation :

____

(1) En Angleterre, un Opium contenant plus de 10 p. 100 de Morphine peut être mélangé avec un Opium titrant de 7,5 p. 100 à 10 p. 100 en proportions convenables, pour amener l'Opium manipulé au titre de 9,5 à 10,5 p. 100. Ceci, sans doute, pour favoriser l'importation des Opiums de l'Inde.

Narcotine $C^{22}H^{23}NO^7$ ou $C^{19}H^{14}NO^4 (O.CH^3)^3$;

Gnoscopine $C^{22}H^{23}NO^7$;

Oxynarcotine $C^{22}H^{23}NO^8$ ou $C^{19}H^{14}NO^5 (O. CH^3)^3$;

Narcéine $C^{23}H^{27}NO^8$ ou $C^{20}H^{18}NO^5 (O.CH^3)^3$.

A cette énumération, on peut ajouter la Xanthaline, encore mal connue, provenant problablement de la décomposition de la Papavérine, et l'Hydrocotarnine $C^{12}H^{15}NO^3$, 1/2 H^2O, produit de dédoublement de la Narcotine.

De tous ces alcaloïdes, six seulement sont en quantité suffisante dans les divers Opiums pour avoir pu être bien étudiés : la Morphine, 3 à 23 p. 100 ; la Codéine 0,30 à 3 p. 100 ; la Narcéine, 0,10 à 0,40 p. 100, la Narcotine, de 2 à 8 p. 100, la Thébaïne, 0,20 à 0,50 p. 100 et la Papavérine.

Les autres alcaloïdes représentent ensemble environ 1 p. 100 de l'Opium.

Les trois premiers sont seuls employés en thérapeutique, surtout la Morphine et la Codéine, la Narcéine l'est plus rarement (1).

La *Morphine* $C^{17}H^{19}NO^3$ a été retirée de l'Opium en 1804 par DEROSNE et SEGUIN ; mais c'est SERTUERNER (1816) qui en reconnut la véritable nature et caractérisa ainsi la première base organique retirée du règne végétal.

La Morphine paraît exister dans l'Opium à l'état de méconate et de sulfate solubles dans l'eau.

Le Codex de 1884 la faisait préparer par le procédé GRÉGORY et ROBERTSON : De l'infusion concentrée d'Opium (solution aqueuse d'extrait), on sépare la Morphine et la Codéine des autres alcaloïdes en précipitant ces deux bases à l'état de chlorhydrate double (*sel de Grégory*) par le chlorure de calcium. Ce sel double est purifié, mis en solution qui, traitée à l'ébullition par l'ammoniaque, laisse précipiter la Morphine par refroidissement, la Codéine restant en solution.

On peut également extraire la Morphine de l'Opium en utilisant sa solubilité dans les alcalis (chaux) et la solution calcique concen-

---

(1) Voir Morphine et ses dérivés, Codéine et Narcéine. in *Précis de Pharmacie chimique.*

trée, filtrée chaude, est précipitée à chaud par le chlorure d'ammonium, la morphine cristallise par refroidissement (1).

Divers autres procédés industriels sont également utilisés.

La Morphine cristallise avec une molécule d'eau en prismes incolores, de saveur amère ; à 110° elle devient anhydre, puis fond et se décompose à 254° en dégageant de la propylamine.

Fraîchement précipitée, elle est un peu soluble dans l'éther anhydre, le chloroforme et le benzène, tandis que cristallisée, elle est à peu près insoluble dans ces dissolvants ; elle se dissout dans l'alcool, l'eau de chaux, la potasse, la soude, mais non l'ammoniaque. Base tertiaire, elle sature un équivalent d'acide.

Avec les alcalis, elle donne également de véritables sels qui, traités par les iodures alcooliques, donnent des éthers (ex.: Codéine).

(Pour le schéma de sa constitution, voir *Précis de Botanique*, t. I, 2ᵉ édit., p. 492 ; voir également pour sa constitution, sa formule, ses propriétés et réactions les divers *Précis* (*Chimie organique*, *Pharmacie chimique*, *Chimie analytique*, *Toxicologie*).

Rappelons qu'elle possède un noyau isoquinoléique associé à un noyau dérivé du phénanthrène et deux OH, l'un alccolique, l'autre phénolique.

Les agents déshydratants (acides chlorhydrique, phosphorique, iodhydrique, sulfurique, etc.) ou bien en transforment plusieurs molécules en produits de condensation (trimorphine, tétramorphine, etc), ou bien enlèvent une molécule d'eau à une molécule de Morphine et donnent l'*Apomorphine* $C^{17}H^{17}NO^2$ (qu'on obtient par chauffage de la Morphine en tube scellé avec l'acide chlorhydrique). La Morphine donne avec le perchlorure de fer une coloration bleue devenant verte par un excès de réactif.

Très oxydable, elle réduit énergiquement l'acide iodique, le chlorure d'or, le ferricyanure de potassium, etc., et elle doit à cette propriété diverses réactions colorées.

____

(1) Ce procédé est appliqué au dosage de la Morphine dans l'Opium (Codex 1908).

La *Codéine* $C^{18}H^{21}NO^3$ est l'éther méthylique de la morphine :

$$\begin{array}{ll} \dfrac{HO}{HOHC}\!\!>\!\!C^{16}H^{16}NO & \dfrac{H^3C.O.}{HOHC}\!\!>\!\!C^{16}H^{16}NO \\ \text{Morphine.} & \text{Codéine.} \end{array}$$

On l'extrait de l'Opium en même temps que la Morphine à l'état de chlorhydrate double (v. p. 506) dont on l'isole ensuite.

On peut l'obtenir depuis la Morphine, en dissolvant celle-ci dans la soude et en faisant agir sur cette solution du chlorure, de l'iodure ou du sulfate de méthyle (GRIMAUX).

Volumineux prismes ou octaères incolores, un peu efflorescents, fondant à 153° en s'altérant (fondant pourtant dans l'eau bouillante), solubles dans l'eau, l'alcool, l'éther, le chloroforme, l'ammoniaque, etc.

La Codéine n'a pas les propriétés réductrices de la Morphine vis-à-vis de l'acide iodique, du ferricyanure de potassium, etc. — Elle donne avec l'acide sulfurique et une trace de perchlorure de fer une coloration verte à froid et bleue quand on chauffe avec précaution.

La *Narcéine* $C^{23}H^{27}NO^8$, $3H^2O$ s'extrait des eaux mères d'où on a retiré la Morphine et la Codéine ; ou se prépare synthétiquement depuis la Narcotine, le chloro ou l'iodo méthylate de Narcotine donnant de la Narcéine quand on le traite par la soude.

Fond (anhydre) à 145° ; peu soluble dans l'alcool, très peu dans l'eau, insoluble dans l'éther.

Avec l'acide sulfurique et une trace de phénol, elle donne une belle coloration rouge.

Falsifications. — Fort nombreuses : sable, argile, pierres, amidon, capsules ou feuilles pilées, pulpes de fruits divers (figues, raisins, abricots...) extraits divers (chélidoine, laitue vireuse, cachou...) gommes, tourteaux, térébenthine, plomb (lingots, balles ou grenaille).

L'Opium officinal doit avoir une réaction acide à l'intérieur de sa masse ; desséché à 60°, il doit renfermer 10 à 11 p. 100 de

Morphine (1), donner 42 p. 100 d'extrait aqueux qui doit renfermer la totalité de la Morphine, soit 20 p. 100 au minimum, et ne pas laisser plus de 5 à 6 p. 100 de cendres.

Les matières minérales (sable, argile, pierres) seront décelées par l'augmentation du chiffre des cendres ; le plomb par l'emploi des rayons X ; l'amidon, par l'examen microscopique ; toutefois, bien qu'en principe l'Opium de Smyrne soit dépourvu d'amidon, la présence fortuite de quelques grains n'indique pas une falsification, mais le plus souvent un pétrissage des pains par des mains frottées d'amidon, pétrissage ayant pour but de mêler des pains plus riches à des pains plus pauvres en Morphine pour obtenir une teneur moyenne.

On devra trouver, s'il y a eu fraude par addition d'amidon, des grains en abondance et en faisant bouillir le résidu insoluble dans l'eau froide, avoir une solution se colorant en bleu par l'iode.

Les débris végétaux doivent être rares au microscope.

L'addition de pulpes de fruits, d'extraits de chélidoine, de laitue, etc., augmentent la teneur en extrait aqueux qui ne dépasse ordinairement pas 45 p. 100.

En présence de Cachou ou d'autres substances astringentes, la solution aqueuse d'Opium traitée par le perchlorure de fer donnera un précipité foncé masquant la coloration rouge donnée par le produit pur.

En résumé, ne pas se borner à un simple dosage de Morphine pour essayer l'Opium officinal, mais faire l'extrait, les cendres et un examen microscopique du résidu insoluble dans l'eau, compléter par la recherche de l'amidon, des tanins, gommes, sucres, etc.

Action physiologique. — A. — *Système nerveux.* — A faible dose, symptômes d'excitation, puis dépression et tendance au sommeil ; à doses fortes (0 gr. 20 à 0 gr. 25) somnolence rapide, sommeil profond, réveil avec lourdeur de tête et céphalalgie. —

------

(1) Voir au Codex de 1908 le procédé officiel de dosage de la Morphine dans l'Opium et in *Précis Pharm. galénique,* 3ᵉ éd., pp. 88-90.

Action hypnotique et analgésique par paralysie des cellules nerveuses et suppression de la perception cérébrale de la douleur.

Employé dans certaines régions comme stimulant général tant au point de vue physique qu'au point de vue intellectuel (en usage chez les Orientaux pour supprimer la fatigue ; distribution aux soldats turcs en campagne). Mais par la répétition fréquente de son emploi, cette sensation d'euphorie, cette allégresse physique, cette stimulation de l'intelligence font place à une diminution physique et intellectuelle analogue à la déchéance des morphinomanes.

Une action exhilarante particulière serait due à certains alcaloïdes comme la Codéine.

L'action aphrodisiaque provoquée au début ne s'obtient ensuite que par des doses croissantes et aboutit finalement à l'impuissance génitale.

B. — *Respiration, circulation, température.* — A faible dose, augmentation de l'amplitude des mouvements respiratoires et de l'activité des contractions cardiaques, le pouls est plus fréquent et plus fort ; — à forte dose, la circulation et le pouls sont accélérés, puis ralentis, la température d'abord élevée, puis abaissée; la respiration très ralentie ; — à dose toxique, celle-ci devient entrecoupée et irrégulière ; périodes d'apnée plus ou moins longues, l'action excitatrice cérébrale étant très diminuée, sinon supprimée.

C. — *Tube digestif, sécrétions, nutrition.* — Toutes les sécrétions sont diminuées (urine, bile, salive, lait, etc.) sauf celle de la sueur qui paraît augmentée.

L'Opium constipe (pourtant à haute dose, d'après RABUTEAU, il donnerait de la diarrhée). Il modère à la fois les mouvements péristaltiques et les sécrétions intestinales, vraisemblablement, pour les premiers, par une action locale, périphérique, plutôt que par une action centrale.

Il provoque un ralentissement de la nutrition et amène de l'anorexie (emploi dans les famines de l'Inde).

On peut, au point de vue physiologique, faire des alcaloïdes de l'Opium les classifications suivantes :

1º *Ordre narcotique*, agents modérateurs neuraux (pour l'homme) : Morphine, narcotine, papavérine, codéine.

2º *Ordre convulsivant*, agents excito-moteurs neuraux (pour l'animal) : Thébaïne, laudanosine, papavérine, narcotine, codéine, morphine.

3º *Ordre toxique* (pour l'homme) : Morphine, codéine, thébaïne, laudanosine, papavérine, narcotine.

La prédominance des alcaloïdes du premier groupe explique que l'Opium agisse surtout comme un hypnotique et un analgésique.

En fait, l'Opium est rarement administré en nature (Poudre de Dover, pilules de Ricord), on donne surtout des préparations à base d'extrait d'Opium ou équivalentes à des solutions d'extrait d'Opium.

Or, l'extrait officinal représente, pour 5 centigrammes, un centigramme de Morphine pour un milligramme de Codéine, Narcéine, Thébaïne et Narcotine réunies, soit dix fois plus de Morphine que d'autres alcaloïdes; on comprend donc que l'action des préparations opiacées tende à se confondre avec celle de la Morphine.

Avec CLAUDE BERNARD, NOTHNAGEL et ROSBACH admettent que les principes immédiats de l'Opium autres que les alcaloïdes sont inutiles ; pour G. POUCHET, au contraire, l'action de l'Opium est essentiellement différente de celles de ses alcaloïdes, les préparations opiacées sont bien moins nauséeuses que celles de la Morphine, l'action périphérique des sels de Morphine est bien moins prononcée que celle de l'Opium.

Toxicologie. — INTOXICATION AIGUE. — Criminelle (rare), accidentelle ou volontaire (fréquentes).

Les doses léthales sont très variables suivant que le sujet a ou non l'habitude d'absorber des opiacés et aussi suivant l'âge, les jeunes enfants supportent fort mal l'Opium; on a signalé des cas de mort chez des nourrissons avec deux à quatre gouttes de laudanum de Sydenham ou de un à deux milligrammes de Morphine.

Chez un adulte, 1 gramme à 1 gr. 50 d'Opium, dix à quinze centigrammes de Morphine entraînent habituellement la mort si le sujet n'a pas d'accoutumance.

Tout à fait au début, quelques phénomènes d'excitation, puis pesanteur de tête, vertige, sensation de chaleur, peau et bouche sèches, pouls accéléré et fort (souvent vomissements précoces et salutaires !).

Rapidement, le malade s'endort d'un sommeil irrésistible dont aucune excitation ne peut le tirer ; les pupilles rétrécies ne réagissent plus à la lumière.

La respiration se ralentit, peut tomber à 4 ou 5 inspirations par minute ; pendant les pauses expiratoires, le malade se cyanose, puis, problablement par la quantité élevée d'acide carbonique accumulé dans le sang, il se produit une excitation bulbaire et l'inspiration reprend, jusqu'à çe que le bulbe étant devenu inexcitable, la respiration s'arrête et la mort survient, en quelques heures, parfois en une journée. Pendant la période comateuse, la température s'est abaissée et la peau s'est couverte de sueurs froides.

Traitement. — Au début, vomitifs, ou mieux lavage d'estomac. — Tanin, 3 à 4 grammes, solution iodo-iodurée. — Retarder le plus possible la période d'assoupissement : flagellations, frictions, massages, bains sinapisés, huile camphrée, caféine, et surtout infusion forte de café noir alcoolisée.

Maintenir les mouvements respiratoires par la respiration artificielle. — L'Atropine, proposée comme antidote de la Morphine, est d'un emploi discuté ; en tous cas, donner de très faibles doses, pour éviter une double intoxication : plus il y a de Morphine, moins le sujet supporte d'Atropine ; d'après BASHFORD, il faut administrer 1 mmg. 1/2 de sulfate d'atropine, le plus tôt possible après le moment de l'empoisonnement.

INTOXICATION CHRONIQUE (1). — Ordinairement volontaire et inconsciente, elle revêt trois formes principales : fumeurs d'Opium, mangeurs (ou buveurs) d'Opium, morphinomanes.

---

(1) Sur une production mondiale totale qui atteint en moyenne plus de 17 millions de kilos par an, moins de 500.000 kilos d'Opium servent aux usages médicaux. Dans le chiffre total, la production chinoise est évaluée à 15 millions de kilos, d'après Em. PERROT.

Fumeurs d'Opium. — L'Opium, pour être fumé, doit subir une préparation complexe dans les bouilleries d'Opium.

On prépare d'abord, par macération aqueuse, puis évaporation en consistance ferme, un premier extrait qui est malaxé et par une manipulation spéciale transformé (à chaud) en minces lames, (*crêpes*), qu'on divise dans l'eau et dont on fait un extrait définitif, demi-fluide, le *Chandoo* ; un long battage, avec de grandes spatules, y incorpore de l'air dont l'oxygène, au dire des spécialistes, accentue la couleur et le parfum.

Le *Chandoo* n'acquiert toutes ses qualités qu'en vieillissant. Le fumeur, allongé sur des nattes, en prend un peu sur une longue aiguille, le concentre à la flamme d'une lampe et renouvelle l'opération jusqu'à ce que le produit condensé ait la grosseur d'une petite boulette. Il détache la boulette de la pointe de l'aiguille après lui avoir donné une forme conique puis l'avoir introduite dans l'étroit orifice du fourneau d'une pipe spéciale.

La boulette opiacée, approchée de la flamme, se transforme en fumée blanche que le fumeur aspire en une seule fois. Un bon fumeur consomme vingt à trente pipes par jour en trois ou quatre séances.

Les alcaloïdes ont été partiellement décomposés par la chaleur, moins la Morphine que la Papavérine, la Narcotine, etc., les alcaloïdes existent dans la fumée avec les produits de décomposition (bases pyridiques, acétone, anhydride carbonique, etc).

Le résidu recueilli dans la pipe (*Dross*) est utilisé, mais plus toxique.

Depuis la Convention de La Haye (1912), par *opium préparé* on entend :

« Le produit de l'Opium brut, obtenu par une série d'opérations spéciales et en particulier par la dissolution, le grillage et la fermentation, entreprises en vue de le transformer en extrait propre à la consommation.

« L'Opium préparé comprend le dross (1) et tous autres résidus de l'Opium fumé ».

---

(1) Il faut entendre par là que le dross et tous autres résidus de l'Opium fumé sont assimilés à l'opium préparé.

Il y a vingt-cinq ans, Sir ROBERT HART, alors directeur général des douanes chinoises, estimait qu'un Chinois fume 4 kilos d'Opium par an, ce qui représentait pour une province peuplée comme le Se Tchouan une consommation annuelle de 3.600.000 kilos.

Les fumeurs d'Opium recherchent dans cette pratique une jouissance et une ivresse spéciale de même qu'une excitation cérébrale particulière. Pendant plusieurs années, cette surexcitation est l'effet le plus habituel, mais pour obtenir les mêmes effets, le fumeur augmente graduellement les doses ; peu à peu, à l'excitation du début se substitue un état d'abattement de plus en plus marqué. Le fumeur intoxiqué perd volonté, sensibilité, intelligence, de graves troubles physiques apparaissent : gastro-entérite chronique, constipation tenace, éruptions cutanées, urines rares, albuminurie fréquente, congestion pulmonaire, irrégularité et ralentissement du pouls, névralgies persistantes, amaigrissement progressif, tout cela se termine par la décrépitude, le gâtisme et la mort.

MANGEURS D'OPIUM. — Les mangeurs d'Opium (*Thériakis*) sont nombreux dans toute l'Asie et l'Europe orientale ; ils existent surtout en Perse et dans le nord de l'Inde.

En Europe centrale et occidentale, les buveurs de laudanum (qui arrivaient à absorber cette drogue par petits verres) ont fait place aux morphinomanes et aux héroïnomanes.

MORPHINOMANES. — La *Morphine*, ou son dérivé diacétylé, l'*Héroïne*, absorbées par la voie hypodermique, représentent « la forme moderne, scientifique et raffinée de l'intoxication opianique, celle qui répond le mieux aux exigences artificielles de la civilisation occidentale » (HUGOUNENQ).

L'abus de la Morphine est d'origine thérapeutique ou passionnelle ; l'étude de cette intoxication est tout à fait du domaine de la pathologie et assez importante pour que nous renvoyions le lecteur au *Précis de Toxicologie*.

Ces diverses formes de l'intoxication opianique sont d'importance très différente : On a beaucoup exagéré les ravages de l'Opium chez les peuples de la Chine, peut-être la race jaune offre-t-elle une résistance particulière aux effets du poison ? En tous cas, les peuples opiomanes ou opiophages comptent encore parmi les plus prolifiques et la race ne paraît avoir subi aucune dégénérescence.

L'emploi de la Morphine, de l'Héroïne et autres stupéfiants alcaloïdiques fait courir à l'humanité un danger beaucoup plus grave (1); or, c'est par ceux-ci que les peuples opiomanes tendent à remplacer l'Opium : le libre usage de l'Opium rétabli dans le Chantoung a provoqué une diminution de la vente de ces stupéfiants qui y était devenue considérable.

La France a pris des mesures rigoureuses pour éviter le trafic des stupéfiants. A diverses reprises, les nations se sont groupées pour organiser la lutte contre le fléau.

La limitation de production de l'Opium fut le but de la conférence de Shanghaï, en 1909 ; et, en 1912, à La Haye, fut établie la première convention internationale contre la production et le trafic de l'Opium et de ses dérivés stupéfiants.

En 1923, l'Assemblée de la Société des Nations, qui, dès 1920, s'était occupée de faire ratifier la convention de La Haye, décidait de convoquer à Genève une nouvelle Conférence internationale de l'Opium, de la Coca et du Chanvre indien. Le programme dressé en 1924 prévoyait deux conférences :

La première relative à l'Opium préparé, la deuxième relative aux alcaloïdes et à leurs dérivés ou sels stupéfiants.

Ces deux conférences ont eu lieu à Genève en 1924 et 1925, quarante et une nations étaient représentées à la seconde.

Après de multiples discussions inévitables en raison de la divergence des intérêts en présence, un ensemble de règles codifiant le contrôle international du commerce des stupéfiants put être enfin

---

(1) En dehors de la perte sociale causée par la déchéance des individus qui s'adonnent à l'emploi de ces stupéfiants, la criminalité est en rapport direct avec cette consommation. Les États-Unis ont interdit la fabrication et l'importation de l'Héroïne, sans parvenir à arrêter chez eux l'entrée en fraude de ce poison. Or, l'étude de l'augmentation de la criminalité dans ce pays montre le rôle considérable joué par la drogue dans cette augmentation.

établi ; la lutte contre le fléau est désormais engagée par un acte collectif, mais elle n'aboutira que par une coopération internationale. (V. Contrôle international du Commerce des stupéfiants, par le Prof. EM. PERROT, in *Bull. Sc. pharm.*, t. XXXII, n° 4).

Action thérapeutique. — On emploi l'Opium sous diverses formes, dans les maladies.

a) *du système nerveux* : comme hypnotique (insomnies diverses) ; comme analgésique (névralgies, gastralgies, coliques saturnines, coliques néphrétiques, etc.) ; comme modérateur neural (convulsions, épilepsie, névroses) ; il convient toutefois d'être très prudent dans son emploi chez les névropathes, car la morphinomanie est à craindre.

b) *de la circulation* : (maladies cardiaques, hémorragies, intoxications). — Puissant sédatif de la dyspnée d'origine cardiaque comme la dilatation de l'aorte, l'insuffisance aortique, etc.; contre-indiqué dans les dyspnées d'origine toxique, infectieuse ou mécanique, comme l'urémie, l'œdème pulmonaire.

c) *de la respiration* (asthme, bronchite, tuberculose, etc.). — Sédatif de la dyspnée due à un spasme des bronches comme dans l'asthme ou l'emphysème.

d) *du tube digestif* (calme les vomissements dus à l'irritation des terminaisons nerveuses de la muqueuse gastrique et diminue les douleurs, comme dans l'ulcère et le cancer. Dans les diarrhées, dysenteries, choléra, etc., calme la douleur et diminue les sécrétions).

e) *de la nutrition* (dans le diabète, où il diminue la polyurie, contre-indiqué s'il y a acétonurie ou insuffisance hépatique).

f) *générales*, fièvres (typhoïde, éruptives, intermittentes) ; inflammations (péritonite, pneumonie, etc.) ; lésions chirurgicales ; diathèses (syphilis, alcoolisme, rhumatisme, etc.).

Certains sujets présentent une susceptibilité particulière à l'égard de l'Opium et des préparations opiacées : les enfants (et plus spécialement les nourrissons chez lesquels beaucoup de médecins les proscrivent totalement) ; les jeunes filles au moment de la puberté, les femmes à l'époque de la ménopause, les vieillards et tous sujets prédisposés à l'apoplexie.

Formes pharmaceutiques. — L'Opium, d'une importance capitale en thérapeutique, se présente sous des formes infiniment variées.

Principales préparations :

1° Poudre d'Opium (5 à 20 cg.), sert à préparer : l'Elixir parégorique (dont 10 gr. correspondant à 5 cg. de poudre d'Opium), le Laudanum de Sydenham (d'après la C. I. B. 1 gr. doit correspondre à 0 gr. 10 de poudre, 0 gr. 05 d'extrait et contenir 1 cg. de morphine ; doses de V à XXX gouttes) ; le Laudanum de Rousseau (dont 4 gr. correspondent à environ 0 gr. 50 d'extrait, vieille préparation encore prescrite, de II à XII gouttes) ; les Gouttes noires anglaises (de II à V gouttes) ; les Pilules d'iodure mercureux opiacées, la Poudre de Dover ou d'Ipécacuanha opiacée (dont 1 gr. renferme 0 gr. 10 d'Opium correspondant à 0,05 d'extrait).

2° Extrait d'Opium ou Extrait thébaïque, souvent prescrit à la dose de 2 à 10 centigrammes, sert à préparer : les Electuaires Diascordium et de Thériaque ; les Pâtes de Lichen officinale, de Réglisse officinale et pectorale officinale, les Pilules de Dupuytren, les Pilules de Cynoglosse opiacées ; le Sirop d'espèces pectorales, la Teinture d'Opium (à 1/20 d'extrait), les Sirops thébaïque et diacode, l'Emplâtre d'extrait d'Opium, etc.

DIVERSES SORTES COMMERCIALES D'OPIUM

OPIUM D'ASIE MINEURE ou DE TURQUIE. — Pris pour type, voir Généralités et Description, p. 499.

On a longtemps distingué : 1° l'Opium de Smyrne, avec fruits de *Rumex* et feuilles de Pavot, cassure granuleuse avec larmes, très supérieur, et 2° l'Opium de Constantinople, avec peu ou pas de *Rumex*, feuilles de Pavot seulement, cassure homogène, valeur très variable, souvent falsifié. Actuellement, les sortes se ressemblent beaucoup et cette distinction est devenue impossible, les diverses sortes commerciales provenant aussi bien de Smyrne que de Constantinople qui en sont les deux ports d'exportation. Aujourd'hui, les **OPIUMS DE TURQUIE** se divisent en trois grandes catégories se distinguant entre elles par la composition de la pâte et se subdivisant sous des noms de lieu d'origine.

a) *Opium droguiste*, récolté à Karahissar, Eskicheir, Yenicheir, Konia, Gueve, Balukessir, Biledjik, Kutahia, Bogadich, Salikli, Akhissar, Alachekir. — En cônes ou boules de 300 grammes à 1 kilogramme enveloppés de feuilles de Pavot. Pâte brune, un peu granuleuse et grossière, renfermant souvent des débris de capsules provenant du raclage lors de la récolte.

Titre 10 à 12 p. 100 de Morphine, à l'état brut humide, convient, très bien aux divers usages pharmaceutiques, ainsi qu'à l'extraction de la Morphine.

b) *Opium Soft* récolté à Tokat, Zilé, Amassia, Ouchac Zozgad. Pains coniques, sauf ceux de Zilé qui sont aplatis. Pâte fine homogène, variant du blanc clair au brun foncé, très riche en Morphine (12 à 14 et même 15 p. 100 de Morphine dans cet Opium à l'état brut, humide) aussi est-il fort recherché pour l'extraction de la Morphine et la préparation des extraits.

Ces deux catégories sont exportées en caisses pesant de 68 à 75 kilos.

c) *Opium Soft Shipping* récolté à Malatia et Hadjikeny à pâte également fine et homogène sans débris cellulaires.

Malatia : pains coniques aplatis à la base, titrant 9 à 10 p. 100 de morphine ; Hadjijeny : pains aplatis des deux côtés, titrant 10 à 14 p. 100 suivant le degré d'humidité et l'année de la récolte.

Ces deux variétés sont l'une et l'autre très estimées par les fumeurs, à cause de la couleur jaune or ou chocolat clair de leur pâte et de son parfum léger mais très pénétrant. Emballées en caisses de 54 kg. 431 (soit 120 livres anglaises).

Pendant les guerres récentes, il ne paraît pas avoir été possible de connaître exactement la production annuelle; on estime pourtant qu'elle a été d'au moins 3.000 caisses par an. La région de Karahissar, la plus grande productrice d'Opium, a beaucoup souffert dans sa production par la guerre turco-grecque en 1922-1923.

OPIUM DE MACÉDOINE ou **DE SALONIQUE**. — La culture du Pavot a lieu, depuis une cinquantaine d'années, dans toute la plaine du Vardar, depuis Koumanovo (Macédoine serbe) jusqu'à Salonique, et dans les districts de Melnik (Macédoine bulgare) et de Serrès (Macédoine grecque).

Les principaux centres de culture sont, par ordre d'importance :

En Yougo-Slavie (Nouvelle Serbie) : Keupreulu (Velès), Negotine, Kavadar, Istip, Radovichta, Stroumnitza, Uskub, Koumanovo, Vinitza.

En Bulgarie : Melnick et Petrich.

En Grèce : Serrès, Nigritta, Kubush et Yenizi-Vardar.

La culture se fait comme en Asie Mineure, avec les mêmes variétés, mais la récolte est particulièrement soignée, le produit ne contenant que le suc, sans raclage de capsules.

Pains de 450 grammes à 1 kilogramme (1), aplatis sur une face, convexes de l'autre, enveloppés de feuilles de Pavot et mis en caisses d'environ 75 kilogrammes.

Opium de pâte homogène, très fine et très pure, bien agglutinée, sans débris de capsules de Pavot ou de fruits de *Rumex*, et à section nette. Pâte brune plus ou moins foncée, très aromatique. Habituellement riche en Morphine : sauf les produits de Vinitza et Kotchana qui titrent environ 12 p. 100, les autres Opiums macédoniens titrent 14, 15 et même 16 à 17 de Morphine p. 100 d'Opium humide (2). L'Opium de Salonique convient donc tout particulièrement pour l'extraction de la Morphine, il est recherché surtout par les États-Unis qui ont intérêt à importer des sortes riches à égalité de droits de douane.

La production, qui était passée de 50.000 kilogrammes (1880) à 125.000 kilogrammes (1912), avait diminué notablement pendant

-----

(1) Dans le district de Monastir (Prilep), les pains aplatis ne pèsent que de 180 à 300 grammes.

(2) Tous les auteurs sont d'accord sur la richesse en Morphine, mais alors que W. BRUNETTI, ayant analysé 17 échantillons d'Opium de la Macédoine serbe, les trouve riches en Codéine (0,896 à 2,064 p. 100 d'Opium sec), VALDIGUIÉ considère cet Opium macédonien comme pauvre en Codéine : 0,464 p. 100 à l'état mou, 0,578 p. 100 à l'état sec.

les années de guerre ; on l'évalue pour 1923 à 800 caisses (60.000 kg.) dont 80 p. 100 environ proviennent de la Nouvelle Serbie.

OPIUM D'ÉGYPTE. — Autrefois centre principal de production (*Opium thébaïque*), l'Égypte avait cessé la production d'Opium, elle l'a reprise à la fin du xixᵉ siècle, mais le produit est toujours de qualité inférieure ; en raison des falsifications habituelles, cet Opium ne titre que de 3 à 7 p. 100 de Morphine.

OPIUM DE PERSE. — Obtenu surtout dans la région d'Ispahan et de Shiraz dans l'Ouest et près de Meshed dans le Nord.

Pour l'exportation, le latex récolté est réduit sur un feu doux et ramené aux trois quarts de son poids, puis additionné de diverses substances (gomme en particulier), malaxé et façonné : cet Opium est nommé *Thériac-ji-czouné*.

L'Opium réservé à la consommation locale est réduit aux 5/6 de son poids et additionné de 20 p. 100 de substances étrangères. La présentation est variable : petits bâtons cylindriques de 12 à 15 centimètres de long sur 1 à 2 de diamètre et entourés de papier lustré (forme ancienne) ; masses grossièrement coniques, de 200 à 400 grammes ; ou bâtons courts, ou gâteaux plats (rares) ou, plus souvent, sortes de briquettes de 800 à 900 grammes entourées de papier rouge.

Pâte fine, très homogène, de couleur brun pâle, d'aspect luisant, très hygroscopique, très pauvre en débris végétaux. Contient du glucose (addition probable de miel) et un peu d'huile (ce qui tient au mode de récolte).

Odeur et saveur caractéristiques d'Opium de Turquie.

Au microscope, les fragments de latex sont réguliers et allongés comme s'ils conservaient la forme des vaisseaux. Pas de *Rumex* ni de débris de feuilles.

La Perse est, après la Chine et avec l'Inde, le plus grand producteur d'Opium. On estime la production annuelle à environ 850.000 kilogrammes dont la plus grande partie va aux fumeurs ;

650.000 sont consommés en Perse, le reste est exporté sur Bombay, Londres, en Sibérie et aussi en Amérique.

La teneur en Morphine est très variable, mais dans l'ensemble problablement plus élevée qu'on ne le dit habituellement. SVIR-LEVSKY (1916), sur 11 échantillons, en a trouvé 5 allant de 4,4 à 7,4 p. 100 de Morphine et 6 allant de 10,1 à 11,1 p. 100. Les chiffres plus élevés ne se rencontrent que fort rarement.

OPIUM DE L'INDE. — Culture autorisée et contrôlée dans certains districts et libre dans d'autres.

On sème en décembre, on récolte d'avril à juin (1) incisions par un couteau à plusieurs lames (*nushtur*) liées ensemble par un fil de coton (fig. 171). Scarifications ordinairement verticales, répétées à quelques jours d'intervalle sur les mêmes capsules. Récolte au grattoir le lendemain. A Malwa, l'instrument et es doigts sont mouillés d'huile de lin.

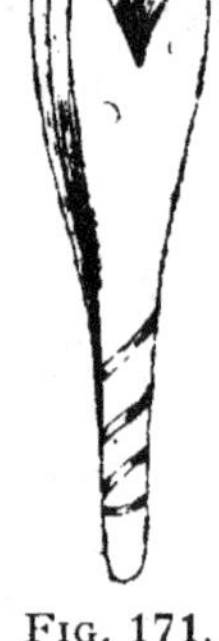

Puis le suc est mis dans des pots de terre, un liquide foncé (*paséwa*) s'en sépare et est conservé ; le reste est desséché à l'air. La dessiccation lente (juillet à octobre) serait cause d'une perte en Morphine ?

FIG. 171.
Nushtur.

Suivant le lieu de production, on peut subdiviser en deux catégories bien distinctes :

1º OPIUM DES INDES ANGLAISES, Opiums de *Patna*, de *Malwa* et de *Ghazipur* dont la culture n'est autorisée que dans 11 districts des provinces du Nord-Est (centre commercial, port de Calcutta).

Cette catégorie est rigoureusement réglementée et surveillée, elle comprend :

a) *Provision opium*, préparé pour la vente aux fumeurs, dans les

---

(1) Les pétales, trois jours après l'éclosion des fleurs, sont détachés à la main, réduits en pâte avec un liquide où entre le paséwa et utilisés sous le nom de *leaves* pour envelopper les pains d'Opium du Bengale qui leur doit son arome particulier.

fabriques de Patna et Ghazipur et vendu surtout aux régies d'Indo-Chine, des Indes hollandaises, etc.

En caisses de quarante pains d'environ 1.600 grammes ; titre en moyenne 9 p. 100 de morphine (des analyses récentes faites à Londres auraient donné jusqu'à 13 p. 100).

b) *Excise opium*, consommé dans les Indes, vendu en caisses de soixante pains cubiques d'environ 900 grammes.

c) *Opium médicinal*, importé par l'Angleterre, depuis la guerre, sous forme de gâteaux plats, noirs, d'environ 900 grammes, enveloppés dans du papier ciré.

2° OPIUM DES ETATS INDIGÈNES (du centre des Indes, gouvernés par des Princes indigènes). — Culture non réglementée. Opium vendu tous les mois aux enchères publiques à Bombay, après avoir acquitté une forte redevance aux autorités anglaises.

On estime la production moyenne annuelle pour l'Inde à environ un million de kilogrammes, dont 400.000 sont consommés par la population du pays.

Bien que la fraude s'exerce largement aux frontières de Chine, l'Opium constitue pour l'Inde un important revenu.

OPIUM DE CHINE. — La Chine est le pays producteur le plus important du monde, mais c'est également celui qui fume le plus d'Opium et sa production ne lui suffit pas. On estimait à vingt millions, peut-être à trente millions de kilogrammes la récolte annuelle vers 1905. — De 1906 à 1917, le Gouvernement chinois, réalisant son programme de substitution culturale, était arrivé à la suppression presque totale de la culture du Pavot, mais depuis 1917 les choses sont revenues à l'état ancien et on évalue actuellement la production à plus de quinze millions de kilos.

Les Opiums chinois ne contiennent guère plus de 3 à 5 p. 100 de Morphine.

En Indo-Chine, où la production d'Opium avait atteint 5.000 kilos par an, la culture du Pavot n'existe plus, le Monopole achète l'Opium préparé au dehors et le revend parcimonieusement aux fumeurs invétérés ; une propagande incessante tend à protéger les jeunes générations.

SANGUINAIRE

Origine. — *Sanguinaria canadensis* L. (*Bloodroot*). — Canada et États-Unis. — Jolie plante à fleurs blanches, toxique dans toutes ses parties, dont on n'utilise que le rhizome, officinal aux États-Unis. On arrache à l'automne et on sèche.

Description. — Rhizome plus ou moins tordu et légèrement aplati ou aminci aux extrémités ou au milieu : quelques tubercules plus gros sont mêlés aux fragments cylindriques.

Surface brun rougeâtre ou noirâtre, avec de gros anneaux ou des rides, et des cicatrices de racines ; 4 à 10 centimètres sur 5 à 15 millimètres (fig. 172). — *Cassure* caractéristique,

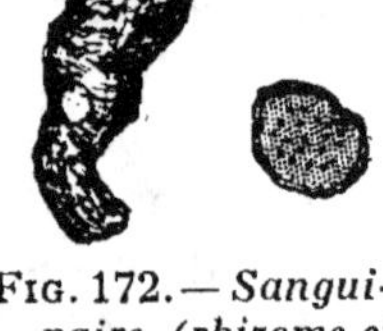

FIG. 172. — *Sanguinaire (rhizome et schéma de la section).*

spongieuse, de couleur orangé pâle, parfois rouge vif. — *Section* : cercle brun extérieur ; surface centrale ponctuée de rouge ou de brun rouge, ordinairement plus colorée au centre. — *Odeur* opiacée. — *Saveur* âcre et brûlante (salive rouge). — Infusion rouge. — *Poudre* orangé grisâtre.

Anatomie. — Un cercle régulier de petits faisceaux ; nombreux *laticifères*, volumineux dans le parenchyme cortical et les larges rayons médullaires ; plus petits, en réseau dans le liber, contenu brun rouge, rares dans la *moelle* volumineuse. *Amidon* : quelques grains volumineux ; la plupart petits, arrondis, à hile souvent visible, allongé ou étoilé.

Analyse. — Divers alcaloïdes : la *Chélérythrine* $C^{21}H^{17}NO^4$ la β *homochélidonine* (α *allocryptopine*) et la γ *homochélidonine* (β *allocryptopine*) $C^{21}H^{23}NO^5$; la *protopine* $C^{20}H^{19}NO^5$ et le plus important la *Sanguinarine* $C^{20}H^{15}NO^4$, H^2O.

En outre, résine, huile, sucre, gomme, etc. (1).

Emploi thérapeutique.

— A doses élevées, vertiges, troubles de la vue, nausées, vomissements, coliques, collapsus ; à doses faibles, excite la muqueuse buccale, accélère la circulation ; expectorant stimulant ; excitant de la sécrétion biliaire (dyspepsie atonique, catarrhe duodénal, catarrhe secondaire des voies biliaires avec ictère, etc.).

Poudre de rhizome 0 gr. 06 à 0 gr. 25, expectorant : 0 gr. 60 à 1 gr. 30 émétique. A manier avec prudence.

La **FUMETERRE OFFICINALE** (*Fumaria officinalis* L.) s'emploie à l'état de plante fleurie soit fraîche, soit sèche. Elle est alors vendue en petites bottes de 15 à 20 centimètres de long où les tiges feuillées et fleuries (v. description dans *Précis de Botanique*) sont ordinairement accompagnées de leurs racines.

Cette plante contient un suc visqueux, qui lui donne une saveur amère, salée, désagréable. Contient de la *Protopine* (ou *Fumarine*) $C^{20}H^{19}NO^5$. Plante amère, employée comme dépurative et antiscrofuleuse.

On lui substitue, sans inconvénients, d'autres espèces également annuelles comme *F. capreolata* L. (plante grimpante) ou *F. media* Lois (à pétioles volubiles), mais on ne doit pas lui substituer *F. Vaillantii* Lois, espèce sans amertume.

---

(1) D'autres Papavéracées plus ou moins rarement utilisées contiennent également ces alcaloïdes (en tout ou partie) : *Argemone mexicana* L., *Bocconia frutescens* L., *Chelidonium majus* L., *Glaucium flavum* L., *Eschscholtzia californica* Cham.

CRUCIFÈRES

Famille naturelle dont les représentants ordinairement herbacés sont répartis sur toute la surface du globe, surtout dans les régions tempérées et moyennes de l'Europe, de l'Asie et de l'Amérique du Nord.

Leur maximum est en Orient et sur les bords de la Méditerranée.

Bien caractérisées par leur fleur et en particulier par leur androcée tétradyname et leur ovaire uniloculaire à deux placentas pariétaux réunis par une fausse cloison ainsi que par leur fruit (silique). — Peu de caractères anatomiques, poils tecteurs unicellulaires, simples ou ramifiés; stomates type crucifère, à trois cellules annexes dont une plus petite.

Les Crucifères, comme certaines familles voisines, ont dans leurs tissus des glucosides qui donnent par hydrolyse des essences sulfurées ou sénévols. (V. *Précis de Botanique*, t. I, 2e éd., p. 462). Cette hydrolyse a lieu chez les Crucifères en présence de l'eau et sous l'action d'un ferment spécial, la *myrosine*, qui est localisée dans des cellules distinctes (1) qu'on rencontre dans les divers organes et surtout dans la graine.

La Matière médicale emploie surtout les graines, et secondairement quelques plantes entières ou seulement leurs racines plus ou moins renflées.

Propriétés nombreuses. Antiscorbutiques presque toujours, souvent révulsives énergiquement (par leurs essences); oléagi-

---

(1) Ces cellules se distinguent de leurs voisines par la nature de leur contenu, privé d'amidon, d'huile, de chlorophylle, d'aleurone... même au milieu de tissus abondamment fournis de ces substances (d'après GUIGNARD). Par l'acide chlorhydrique, en chauffant légèrement, leur contenu prend une coloration violette.

neuses par l'embryon (usages industriels) ; mucilagineuses par les cellules extérieures de la graine.

Beaucoup sont alimentaires (condiments, légumes), souvent assez indigestes à cause de leurs produits sulfurés.

Prises en quantité, quelques-unes sont nuisibles aux bestiaux. (*Diplotaxis erucoïdes* D. C., *Iberis maialis* JORD., *Sinapis arvensis* L., etc.).

Les principales sont les Moutardes, le Raifort et le Cochléaria.

GRAINES DE CRUCIFÈRES

Toutes assez petites, campylotropes, plus ou moins sphériques, à testa dur dont l'assise externe se gonfle ordinairement dans l'eau en donnant un mucilage abondant ; exalbuminées (mais pouvant montrer sous les téguments une mince couche qui est un albumen résiduel) ; deux volumineux cotylédons dont l'aspect et la position par rapport à la radicule sont la base de la classification botanique. Graines noires, jaunes ou rougeâtres. Toutes riches en huile : beaucoup ont des propriétés révulsives.

MOUTARDE NOIRE

Origine. — *Brassica nigra* KOCH. (ou *Sinapis nigra* L.) Les *Brassica* et les *Sinapis* ont des siliques déhiscentes et des cotylédons condupliqués.

La Moutarde noire est une plante annuelle, haute de 0 m. 50 à 1 m. 30, qui est spontanée dans toute l'Europe (sauf l'extrême Nord) le nord de l'Afrique, l'Inde, la Sibérie méridionale et le Caucase.

Cultivée en France (Flandre, Picardie, Alsace...), en Rhénanie, en Tchéco-Slovaquie, en Hollande, en Angleterre, en Italie et maintenant en Amérique.

Surtout importée de l'Inde (plus de 40.000 tonnes) et aussi de la Sicile.

Dans l'ouest de la France les boues des canaux rejetées sur les côtés se couvrent de Moutarde noire (quelques milliers de kilos de graines). Ces boues malodorantes sont problablement sulfureuses.

Maurin (1922) a montré l'heureuse influence de la fleur de soufre (10 gr. par mètre carré) sur le développement de la plante, sa résistance et la teneur en essence de la graine.

Culture. — On sème en mars-avril (1), dans des terres riches et bien préparées pour récolter, de fin juin à septembre suivant les régions, quand les tiges sont encore vertes, que les feuilles commencent à tomber et que dans les siliques du bas des grappes (mûres les premières) les graines prennent une teinte brunâtre.

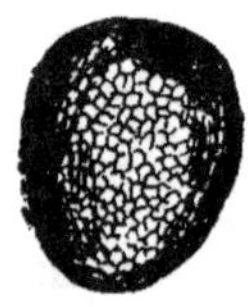

Fig. 173.
*Graine
de
Moutarde noire.*

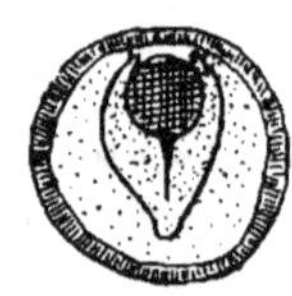

Fig. 174.
*Section
schématique de la
Moutarde noire.*

Après une ou deux semaines de dessiccation, on bat et on détache ainsi les valves des siliques en même temps que les graines. Chaque silique subtétragone, glabre, lisse et droite à bec court, contient dix à douze petites graines. On étale le mélange de graines et de siliques pour activer la dessiccation, puis on vanne.

Le rendement est de 10 à 15 (parfois 25) hectolitres à l'hectare.

Description. — Graines très menues, de 1/2 à 1 millimètre de diamètre, de un milligramme et demi de poids moyen, non pas noires, mais rouge foncé ou noirâtres, sphériques ou un peu ovoïdes légèrement comprimées, souvent teinte grisâtre (action de la pluie). A l'extrémité aplatie, hile et micropyle.

---

(1) Dans l'Inde, on sème en octobre pour récolter fin février. L'espèce cultivée est le *Brassica juncea* Hooker et Thoms, très voisine du *B. nigra* (v. p. 531).

Surface marquée d'un fin *réseau*, bien visible à la loupe, disparaissant dans l'eau (fig. 173). — Des rides longitudinales indiquent une insuffisante maturité.

Téguments minces, colorés, assez fragiles. — *Amande* formée par l'*embryon* (orthoplocé) jaunâtre, les deux cotylédons (conduppliqués) sont pliés en gouttière l'un dans l'autre et la radicule est allongée dans la gouttière (fig. 174). — *Odeur* nulle à sec; *saveur* d'abord légèrement amère, puis brûlante, spéciale, très âcre.

Par macération dans l'eau des graines entières, gélification et

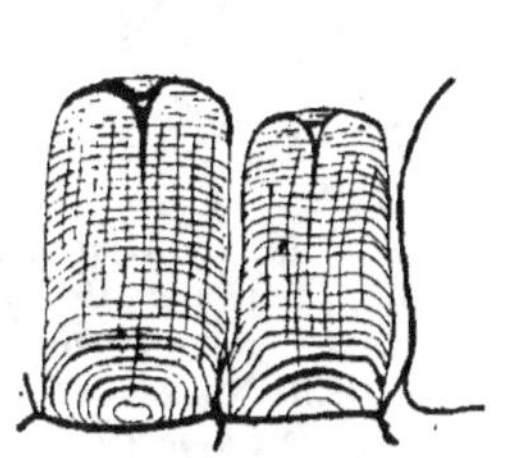

FIG. 175. — *Deux cellules extérieures de Moutarde gonflées par l'eau* (d'après TSCHISCH).

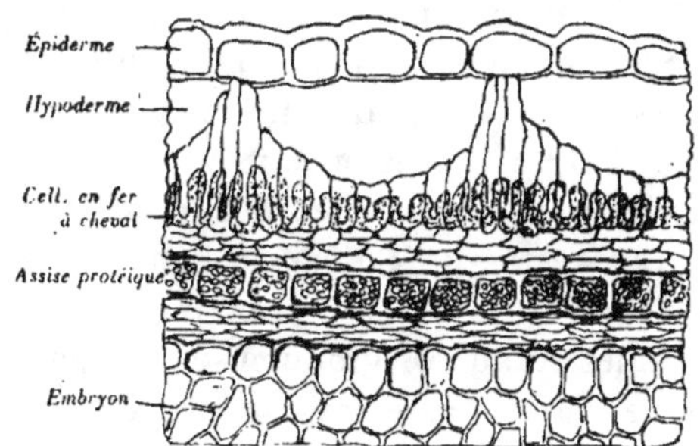

FIG. 176.
Coupe de la graine de Moutarde noire.

gonflement de l'enveloppe par formation d'un mucilage qui noie toutes les saillies.

En triturant avec acides, alcalis, alcool fort, eau bouillante, aucune odeur, mais avec l'eau froide, émulsion jaunâtre à odeur très forte faisant larmoyer et irritant les muqueuses.

Anatomie. — *Tégument externe :* formé 1° de l'*épiderme*, assise, mucilagineuse, de cellules à section rectangulaire, à sec, mais se gonflant beaucoup par l'eau (fig. 175), elles forment parfois en se soulevant des pellicules grisâtres ; 2° d'un *hypoderme* sous-jacent, formé d'une assise de très *grandes cellules* à parois minces, semi-ellipsoïdales, se touchant presque près de l'épiderme et s'écartant en dedans ; 3° d'une assise de *cellules en fer à cheval,* sclérifiées, fortement épaissies et colorées en dedans et sur les côtés et qui, assez régulièrement, s'allongent radialement et s'insinuent entre les cellules de l'hypoderme.

Tégument interne formé par une couche de cellules fortement aplaties, à parois minces et colorées.

Au microscope, un fragment du tégument vu de face montrera donc : 1º un réseau polygonal (cellules épidermiques); à travers celui-ci, un large réseau polygonal (prolongements de l'assise en fer à cheval jusqu'à l'épiderme) ; 3º en faisant varier un peu le point, un troisième dessin polygonal, formé par les cellules en fer à cheval ordinaires. Cet aspect (fig. 177) est tout à fait caractéristique de la Moutarde noire et de ses variétés.

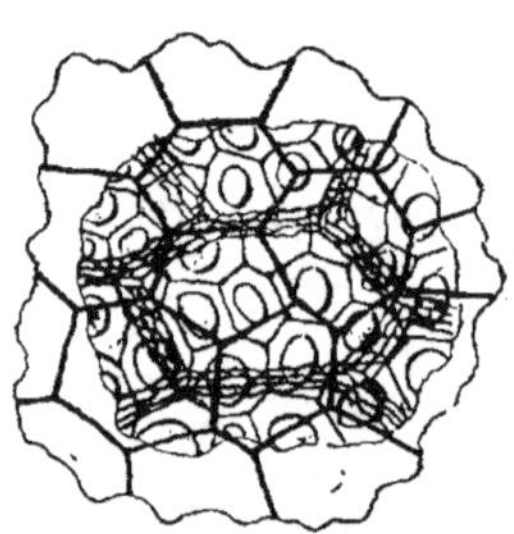

FIG. 177. — *Les trois réseaux de la Moutarde noire (deux sont visibles ensemble ; pour voir le troisième changer le point de l'objectif).*

Les restes de l'*albumen* sont représentés par une assise, dite protéique, de cellules cubiques, granuleuses, et par une lame nacrée, assez épaisse, à cellules fortement aplaties.

Embryon : cotylédons montrant une assise épidermique enveloppant un parenchyme à cellules polygonales contenant de l'huile et de l'aleurone ; dans ce parenchyme sont quelques faisceaux et aussi les *cellules à myrosine,* un peu plus grandes, réfringentes, sans huile ni aleurone. Elles se colorent en rouge intense par le réactif de Millon et en rose, puis en violet par l'acide chlorhydrique et la chaleur (fig. 178). Sauf ces cellules à ferment.

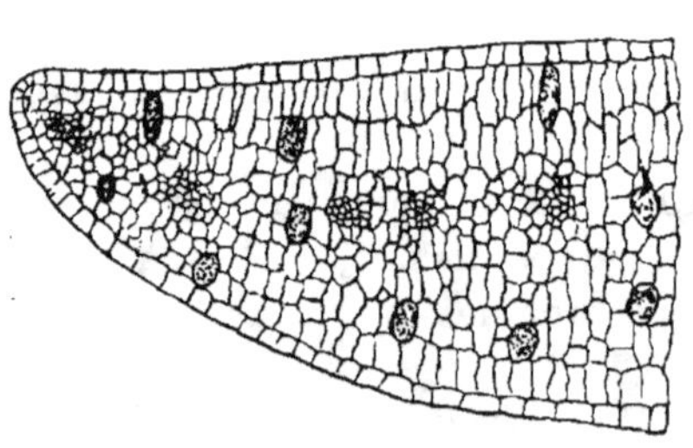

FIG. 178. —*Localisation de la Myrosine* (d'après GUIGNARD).

toutes les autres cellules contiennent du *myronate de potasse* en solution. Pas d'amidon visible; sauf dans les graines récoltées avant complète maturité.

Analyse. — *Mucilage* (20 p. 100 environ), provient du tégument.

Huile fixe, 23 à 33 p. 100, on en a retiré les acides oléique, stéarique et érucique; huile comestible extraite par expression, sert à falsifier les autres huiles comestibles et dans la savonnerie ; elle ne contient pas d'essence ni de substance rubéfiante et se congèle à — 17°; de l'*acide myronique* $C^{10}H^{17}NS^2O^9$, glucoside sulfo-azoté, qui existe dans la plante sous forme de *myronate de potassium* ou *sinigrine* (1) ; un ferment soluble, la *myrosine*, qui se coagule à 60° et n'agit plus (au moins momentanément), et est également annihilé par les coagulants des albuminoïdes (alcool, acides minéraux, tanin, etc.).

La *sinigrine*, sous l'action de la *myrosine* et en présence de l'eau, donne du glucose, du sulfate acide de potassium et de l'*Essence de Moutarde* ou *isosulfocyanate d'allyle* :

$$C^{10}H^{16}KNS^2O^9 + H^2O = C^6H^{12}O^6 + SO^4KH + SCN.C^3H^5$$

Myronate de potassium   Isosulfocyanate d'allyle
ou sinigrine.   ou allylsénévol

L'essence de moutarde ne préexiste donc pas dans la graine à l'état libre, mais sous forme d'un glucoside en solution dans toutes les cellules qui n'ont pas de ferment. La réaction hydrolysante qui lui donne naissance ne peut avoir lieu dans la graine intacte, *myrosine* et *sinigrine* étant localisées dans des cellules différentes.

L'*allylsénévol*, *isosulfocyanate d'allyle* ou *essence de moutarde* est un liquide huileux, incolore, très réfringent, de d = 1,017 à + 10°, entièrement volatil, bouillant à 150°, odeur et saveur piquantes, très fortement irritantes pour les muqueuses, provoquant le larmoiement.

---

(1) On peut extraire le myronate de potassium en faisant bouillir pendant quelques instants la poudre de graines de Moutarde noire non dégraissée dans de l'alcool à 80°, ce qui tue la myrosine. On exprime et on sèche, puis on traite par l'eau froide qui enlève le glucoside. On évapore la solution aqueuse en présence de carbonate de baryum, on traite par l'alcool, on concentre la solution alcoolique et on fait cristalliser. On obtient environ 0,6 p. 100.

Un peu soluble dans l'eau bouillante, cette essence est très soluble dans l'alcool et l'éther.

On la prépare par distillation à basse température de la Moutarde noire, broyée avec l'eau tiède, ou du tourteau pulvérisé et mêlé d'eau tiède ; on peut également l'obtenir synthétiquement : en traitant l'iodure d'allyle par le sulfocyanate de potassium on obtient du sulfocyanate d'allyle, $N\equiv C—S—C^3H^5$, qui pendant la distillation s'isomérise pour donner l'éther de la sulfocarbimide $S=C=N—C^3H^5$ c'est-à-dire l'isosulfocyanate d'allyle

Cette essence peut être falsifiée avec l'alcool, l'huile de Ricin (huile fixe donnant une tache permanente sur le papier), l'essence de Girofle, le benzène (coloration rouge de la solution sulfurique), le pétrole, le sulfure de carbone, insolubles dans dix fois le poids d'acide sulfurique, etc.

Substitutions et falsifications. — Le commerce distingue, suivant l'origine, diverses sortes de Moutarde noire ; elles doivent titrer au moins 0,70 p. 100 d'allylsénévol.

On cultive en Russie méridionale et aux Indes le *Brassica juncea* HOOKER et THOMS, à graines plus pâles, plus grosses et moins actives que celle du *B. nigra*, largement importées en Europe (Marseille) sous le nom de Moutarde de l'Inde. surtout à usages culinaires. L'essence contiendrait 40 p. 100 d'isosulfocyanate d'allyle et 50 p. 100 d'isosulfocyanate de crotonyle SCN. C^4H^7.

Les différences dans l'aspect du tégument vu de face aident à distinguer de la vraie Moutarde noire et de ses variétés les graines de Moutarde sauvage (*Sinapis arvensis* L.) et celles d'une fausse Moutarde noire de l'Inde, du *Sinapis dichotoma*.

FARINE DE MOUTARDE. — En dehors de la préparation de la moutarde culinaire et de l'extraction de l'huile, il est un emploi pharmaceutique important de la graine de Moutarde noire, c'est la préparation de la *Poudre de graine de Moutarde noire* du Codex, ou *farine de Moutarde* ; son étude appartient à la Pharmacie galénique, mais le dosage de l'allylsénévol de la graine se faisant sur la poudre, nous l'examinerons brièvement.

Les graines dépoussiérées, mondées et séchées à l'étuve vers 40° sont passées au moulin à noix d'acier et à arêtes tranchantes, puis on tamise au crible métallique n° 9.

Il serait souhaitable qu'elle fût ainsi préparée en petit dans les officines, mais elle est aujourd'hui uniquement un produit commercial.

Elle forme une poudre assez grossière (chaque graine devrait être divisée au moins en huit), jaune verdâtre (amande) ponctuée de rouge (téguments). Sèche, elle est inodore, peu sapide, non amère; délayée dans l'eau froide, elle dégage l'essence piquante et odorante.

Déshuilée par l'éther ou l'essence de pétrole, elle est en poudre blanchâtre, avec points rouges, mais plus active et ne rancissant pas.

Elle ne donne pas de coloration violette ou bleue par l'eau iodée.

Elle doit être conservée à l'abri de l'humidité, dans des récipients métalliques et pas trop longtemps.

Dosage de l'allylsénévol. — Le Codex de 1908 a minutieusement décrit la technique à suivre pour ce dosage dont le principe est le suivant :

Pulvériser les graines comme il est dit plus haut et en placer un poids déterminé (5 gr.) dans un ballon bouché en laissant en contact avec de l'eau pendant un temps déterminé pour amener le dédoublement du glucoside.

Distiller ensuite lentement, au bain de glycérine, après addition d'alcool à 90° et d'un peu d'huile d'olive.

Recueillir dans un ballon jaugé contenant de l'ammoniaque.

$$SCN.C^3H^5 + NH^3 = SC{<}^{NH.C^3H^5}_{NH^2}$$

Allylsénévol + ammoniaque = thiosinamine ou allylthio-urée.

Le distillat est additionné de solution N/10 d'azotate d'argent en quantité déterminée, amené à un volume donné, bouché et abandonné à l'obscurité pendant le temps indiqué.

$$SC\begin{cases} NH.C^3H^5 \\ \\ NH^2 \end{cases} + 2\,NO^3Ag + 2\,NH^3 = Ag^2S + 2\,NO^3NH^4 \\ + NC.NH.C^3H^5$$

Le précipité de sulfure d'argent est séparé par filtration, lavé soigneusement (on peut le sécher et le peser), puis dans le liquide filtré, on dose volumétriquement l'excès d'argent, on en déduit l'argent combiné à l'état de sulfure et de là la teneur en allylsénévol qui doit être au minimum de 0 gr. 70 p. 100.

Le procédé du Codex a été l'objet de nombreuses critiques et de nombreux travaux qui aboutissent tous à des techniques permettant de recueillir une quantité plus élevée d'essence, mais il est bien entendu qu'une farine de moutarde officinale ne doit pas contenir en puissance 0 gr. 70 p. 100 d'essence dosée par un procédé quelconque, mais bien par le procédé officiel.

Ce dernier a cependant été quelque peu modifié.

Le supplément du Codex (1920) a poussé à 75 centimètres cubes, au lieu de 50, le volume du distillat initial à recueillir dans l'ammoniaque.

Luce et Doucet (1922) ont montré que la réaction entre la thiosinamine et l'azotate d'argent ammoniacal ne demande pas vingt-quatre heures, mais est complète en six heures ; qu'une macération trop longue de la poudre dans l'eau provoque après le dédoublement du glucoside une réaction secondaire destructive d'essence, tandis que cette réaction ne se produit pas pendant la première heure.

L'arrêté du 2 mai 1925 a tenu compte de ces travaux : la durée de la macération est ramenée de six heures à une heure, le contact avec l'azotate d'argent ammoniacal, au lieu d'être de vingt-quatre heures, sera d'au moins douze heures, à l'obscurité, etc.

Dans ces conditions, les échantillons de bonne qualité se montreront généralement d'un titre supérieur à 0,70 p. 100 et souvent voisin de 1 p. 100. Une semblable farine, additionnée de 15 à 20 p. 100 et plus de substances étrangères aurait pourtant le titre officiel en essence.

On pourra donc doser en outre :

La *matière grasse* : dessécher entre 105 et 110°, et enlever l'huile par l'éther.

et le myronate de potassium : épuiser 50 grammes de poudre par plusieurs digestions successives avec de l'alcool à 80° dans un ballon relié à un réfrigérant ascendant.

Le myronate se dissout en même temps qu'un peu d'éther sulfuré. On évapore l'alcool et on incinère le résidu à température suffisante pour transformer en sulfate neutre le bisulfate de potassium provenant de la calcination du myronate ; soit P le poids du sulfate neutre obtenu ; la teneur p. 100 en myronate de potasse sera de :

$$P \times 4{,}77 \times 2.$$

La quantité d'essence ne devra pas être supérieure au poids de myronate trouvé multiplié par 0,238 ; ceci permet de déceler l'addition d'essence à des farines falsifiées.

On recherchera, en outre, les tourteaux, la sciure de bois ; le gypse et le sulfate de baryum (artificiellement colorés), l'ocre, etc.

Le dosage des cendres (pas plus de 6 p. 100) et l'examen microscopique aideront à ces recherches.

GRÉLOT a signalé la présence de l'amidon naturel dans les graines de Moutarde, contrairement à ce que l'on admettait jusque-là. La proportion variable semble liée à l'état de maturité. Ces grains d'amidon, peu faciles à déceler, deviennent très nets après traitement par l'eau acidulée à 5 p. 100 d'acide acétique (1).

Action physiologique et toxicologie. — La Moutarde noire est un stimulant digestif, mais émétique à forte dose. Elle peut rubéfier la muqueuse buccale et stomacale. Chez les moutons qui broutent la Moutarde sauvage, la mort peut survenir si la nourriture en contient trop. Douleurs, respiration pénible, très grande anxiété, émission de quantité d'écume mousseuse, diarrhée, soif inextinguible. Lésions de gastro-entérite violente (CORNEVIN).

La farine est révulsive : cataplasmes ou sinapismes provoquent d'abord un picotement, puis rapidement une douleur vive et

---

(1) Des graines de moutarde paraissant sans amidon peuvent donc, après broyage avec le vinaigre, donner une moutarde de table dans laquelle on verra des grains d'amidon, ce qui pourrait faire croire à une falsification.

brûlante qui se calme au bout de 10 à 12 minutes, puis s'exaspère de nouveau et devient intolérable au bout de 20 à 25 minutes. Un sinapisme oublié peut amener des phlyctènes, de la fièvre, des douleurs très vives et de la gangrène de la peau.

L'essence de Moutarde est un parasiticide et un antiseptique puissant : 1/330.000 arrête le développement du *Bacillus anthracis*. Elle est très toxique : excitation puis paralysie du centre vasculaire, forte hypothermie. Action diurétique.

Emploi thérapeutique. — On emploie les Sinapismes comme excitant centripète rapide (coma, syncope, asphyxie, etc.) ou comme dérivatif par rubéfaction (congestions, pleurodynie, rhumatisme, etc.).

Formes. — Très diverses : Sinapismes, cataplasmes de Lin et de Moutarde ; papiers divers (sinapismes en feuilles, préparés avec la farine déshuilée) ; pédiluves, bains (1 kg. dans le bain) ; vin, bière, vin antiscorbutique (avec autres Crucifères), etc.

L'essence, très employée comme révulsif à l'étranger (en solution alcoolique) l'est peu chez nous, elle est d'un emploi facile et d'une action rapide.

MOUTARDE BLANCHE

Origine. — *Sinapis alba* L., plante annuelle de 20 à 50 centimètres de haut, à fleurs jaunes ressemblant à celles de Moutarde noire, mais les siliques sont très différentes : étalées, écartées de la tige, comprimées, bosselées au niveau des graines et hérissées de pointes, avec un long rostre aplati et recourbé.

La plante est du midi et du centre de l'Europe, Afrique du Nord, Asie jusqu'en Chine, souvent cultivée (Angleterre, etc.) ; culture et récolte comme pour la Moutarde noire, mais elle est moins exigeante, comme sol.

Description. — Graines plus grosses que la Moutarde noire, (1 mm. 5 à 2 mm. de diamètre), pesant environ 6 milligrammes, de *couleur* jaune rougeâtre (et non blanche) ; *aspect* cireux ; *forme* arrondie-elliptique ; *surface* lisse à l'œil nu, très finement chagrinée à la loupe, avec une petite tache blanche contenant le micropyle en son centre ou sur le bord, hile brunâtre.

Enveloppe mince et fragile ; *amande* colorée en jaune et constituée par un embryon semblable à celui de la Moutarde noire.

Plongées entières dans l'eau froide, ces graines se gonflent et donnent un mucilage abondant provenant de l'assise superficielle du tégument ; broyées dans l'eau, elles donnent une émulsion jaunâtre, à saveur âcre, mais non brûlante ni odorante ; mâchées, elles piquent légèrement, mais moins que la Moutarde noire.

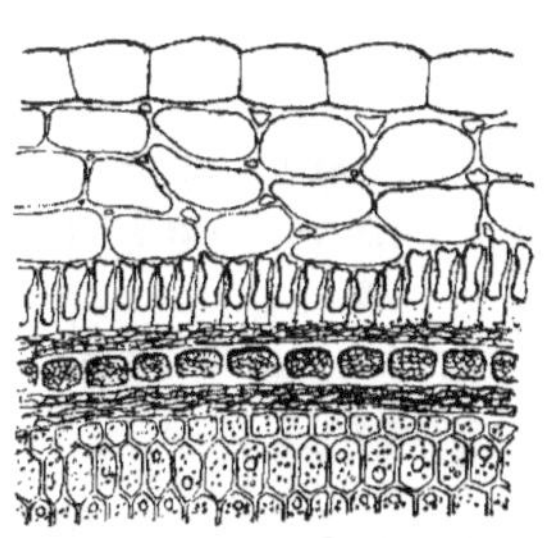

FIG. 179. — *Coupe de la Moutarde blanche.*

Anatomie. — 1° *Épiderme :* une assise de cellules cubiques, à paroi externe gélifiable ; 2° une couche collenchymateuse de grandes cellules à parois épaissies surtout aux angles ; 3° une *assise scléreuse*, cellules allongées radialement, à parois latérales et internes épaissies et colorées en jaune, limitant un lumen en U allongé.

Ces cellules, un peu inégales en hauteur, ne s'allongent pas en piliers jusqu'à l'assise mucilagineuse, aussi on ne voit pas, de face, de réseau polygonal.

Ces trois couches représentent le *tégument externe* de l'ovule.

Le *tégument interne* est formé par une couche de quelques rangées de cellules aplaties.

Le reste (couche protéique, membrane réfringente, embryon, comme dans la Moutarde noire, mais les cellules à myrosine sont très nombreuses.

Analyse. — Environ 30 p. 100 d'*huile fixe*, très semblable à celle de Moutarde noire ; 25 p. 100 de *mucilage*, de la *myrosine* (abondante) et un glucoside, la *Sinalbine* qui, en présence de l'eau et sous l'action de la myrosine, donne :

$$C^{30}H^{42}N^2S^2O^{15} + H^2O = C^6H^{12}O^6 + C^7H^7O.N.CS + SO^4H.C^{16}H^{24}NO^5$$

Sinalbine. Glucose. Sénevol sinalbine Sulfate acide de sinapine.

Le *Sénévol sinalbine* a pour formule :

$$S\!=\!C\!=\!N\!-\!CH^2\!-\!C\underset{\displaystyle CH\quad CH}{\overset{\displaystyle CH\quad CH}{\diagup\diagdown}}C.OH$$

on l'a obtenu synthétiquement.

La *Sinapine* traitée par un alcali donne de l'acide sinapique et de la choline : SPATH a fait la synthèse de l'acide sinapique, puis de la sinapine.

Le dédoublement de la *Sinalbine* donne des corps peu ou pas volatils, le *sénévol sinalbine* est cependant rubéfiant.

POUDRE DE GRAINES DE MOUTARDE BLANCHE. — Blanc jaunâtre, inodore, de saveur un peu piquante. Au microscope, fragments de l'assise scléreuse mais jaunes (et non bruns comme dans la M. noire). — Cellules à myrosine, même dans les enveloppes (Réactif de Millon). — Cellules collenchymateuses. — Pas de large réseau hexagonal noirâtre.

La graine est habituellement vendue entière ; peu falsifiée d'ordinaire, — depuis quelques années on lui substitue fréquemment sur le marché américain la graine de Colza chinois (*Brassica campestris chinoleifera* VIEHOEVER) qui lui ressemble beaucoup extérieurement, mais l'odeur de la macération aqueuse des graines broyées est différente (l'essence est l'isosulfocyanate de crotonyle également trouvé dans le Colza).

Emploi thérapeutique. — Action rubéfiante peu marquée. — Agent mécanique (mucilage) contre la constipation (graines entières). Sert surtout à préparer la Moutarde de table.

La *Moutarde en poudre*, très utilisée en Angleterre, est ordinairement préparée avec des graines de Moutarde blanche décortiquées, pulvérisées et additionnées de divers condiments qui en relèvent la saveur.

Les *Moutardes en pâte* sont ordinairement obtenues avec un mélange de graines de diverses provenances (Bombay ou Russie, Bari ou Sicile, Alsace ou Hollande) qu'on arrose avec un verjus (vinaigre, sel, acide tartrique et eau) ce qui ramollit les téguments et en facilite la séparation.

On broie ensuite le tout à la meule et on ajoute, à diverses reprises, quelques pincées de Poivre et de Curcuma. On tamise la pâte et on la verse dans un grand coffre de bois où elle est légèrement soufrée pour assurer sa conservation. La Moutarde de Dijon est le type des « Moutardes blanches » obtenues avec des graines privées presque complètement de leurs téguments ; la Moutarde de Meaux est le type des « Moutardes grises » qui doivent leur apparence mouchetée à la présence de la plus grande partie des téguments.

RAIFORT

Origine. — On utilise la racine du *Cochlearia Armoracia* L. ou Cran de Bretagne, plante vivace des prés humides de l'Europe tempérée, jusqu'en Bretagne et Normandie d'une part, jusqu'à la Caspienne de l'autre ; communément cultivée en Angleterre, en Bretagne et aux environs de Paris.

Connu comme condiment en Allemagne au moyen âge, plus tard en Angleterre, le Raifort a été longtemps appelé en France la *Moutarde des Allemands*.

On arrache la deuxième année après floraison et on conserve assez longtemps à la cave, dans du sable sec, la racine s'employant surtout à l'état frais.

Description. — Cette racine peut mesurer jusqu'à 1 mètre de long sur un diamètre de 3 ou 4 centimètres, dans la portion moyenne.

Forme : la partie supérieure est dilatée et ordinairement divisée en plusieurs branches qui étaient couronnées chacune par un bouquet de grandes feuilles dentées en scie ; puis la racine devient cylindrique et se divise en 2 ou 3 branches ; quelques petites racines secondaires ; *couleur* jaune grisâtre assez brillante. — *Cassure* blanche, courte, non fibreuse. — *Section* : chair blanche avec large moelle centrale dans la partie supérieure caulinaire ou dans ses divisions, pas de moelle dans la racine qui montre un large cylindre central radié et un liber grisâtre. — *Saveur* âcre, piquante, persistante, malgré longue conservation et dessiccation. — Inodore, mais si on brise ou si on pile, *odeur* forte, spéciale et larmoiement.

Anatomie. — Structure normale, secondaire, de racine de dicotylédone avec de grands faisceaux libéro-ligneux en fuseau séparés par de larges rayons médullaires, sans fibres ni libériennes ni ligneuses.

Dans les parenchymes cortical, libérien et ligneux et dans celui des rayons médullaires, *cellules spéciales à myrosine* ; elles sont plus grandes, plus longues, moins régulières, à contenu finement granuleux et sans amidon (qui est abondant dans toutes les autres cellules des parenchymes). Si on chauffe avec le réactif de Millon, elles se colorent en rouge. Glucoside dans toutes les autres cellules parenchymateuses.

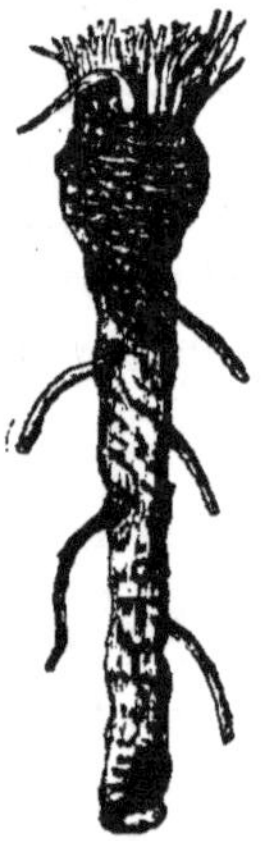

Fig. 180.
*Racine
de Raifort.*

Analyse. — Sucre, matière grasse, et surtout *myronate de potasse* et *myrosine*, qui par réaction en présence de l'eau donnent de *l'isosulfocyanate d'allyle* comme dans le cas de la Moutarde noire.

Emploi thérapeutique. — Antiscorbutique (1) puissant, stimulant et eupeptique (médecine infantile), antigoutteux et diurétique.

---

(1) Au sens ancien du mot, c'est-à-dire que par excitation des muqueuses, il modifie ainsi, d'une manière indirecte, la nutrition générale.

La racine râpée est un condiment très recherché en Angleterre et en Allemagne. Appliquée sur la peau, elle produit une rubéfaction intense.

La racine fraîche de Raifort entre dans le Sirop antiscorbutique et dans l'Alcoolat de Cochléaria composé.

COCHLÉARIA

Origine. — *Cochlearia officinalis* L., Herbe aux cuillers. — Petite plante bisannuelle dont la tige herbacée a 15 à 30 centimètres de haut et est ramifiée dès la base. Feuilles radicales en rosette, à long pétiole, à limbe cordiforme à peu près orbiculaire, épais, charnu et concave (d'où le nom vulgaire) ; feuilles caulinaires embrassantes, fleurs blanches en grappes corymbiformes. Silicule globuleuse, ovoïde, veinée ; graines brun clair.

Sauvage en Europe tempérée, bords de la mer (où elle est plus active) et des ruisseaux.

Cultivée çà et là (dans des sols frais, et semer par un temps froid, température de 5° à 10° ou 12° au plus ; par temps chaud, les graines germent mal).

Récolter pendant la floraison, au printemps de la deuxième année. Employer fraîche.

Contusée ou écrasée entre les doigts, *odeur* de Moutarde ; saveur âcre et piquante.

Analyse. — *Myrosine* et *glucoside* hydrolysable par la myrosine en donnant une essence volatile comme l'essence de Moutarde, c'est l'isosulfocyanate d'isobutyle :

$$\text{SCNC}^4\text{H}^9 \text{ ou } \text{S:C:N . CH . CH}^2 . \text{CH}^3$$
$$\mid$$
$$\text{CH}^3$$

Emploi thérapeutique. — Mêmes propriétés que le Raifort. Entre dans le Sirop antiscorbutique, l'Alcoolat de Cochléaria composé, etc.

Le **CRESSON DE FONTAINE** (*Nasturtium officinale* R. Br.) est une herbe vivace à feuilles pennatiséquées et à fleurs blanches qui pousse dans les fontaines et les eaux courantes de toute l'Europe. On en fait de grandes cultures pour la table.

Odeur caractéristique, se développant à la contusion.

Contient du fer, de l'iode et un glucoside sulfuré, la *gluconasturtine* qui, avec la myrosine et l'eau, donne une essence qui est le phényléthylsénévol. Aliment et condiment à l'état frais, sert à la préparation du sirop antiscorbutique et du suc de Cresson. Ce dernier, stérilisé à froid, a été indiqué (en injections hypodermiques) comme antidote de la Nicotine. Le Cresson peut déterminer chez certains sujets des cystalgies parfois très pénibles. Il ferait baisser le taux du sucre chez les diabétiques.

LA **BOURSE A PASTEUR** (*Capsella Bursa Pastoris* Moench) a été indiquée comme succédané de l'*Hydrastis canadensis* dans les diverses hémorragies. Action discutée ; pour certains la plante ne serait active que parasitée par l'*Albugo candida* Pers., qui produit la Rouille blanche des Crucifères.

VIOLACÉES

Plantes herbacées de l'hémisphère Nord, comme les Violettes, ou ligneuses de l'Amérique équatoriale, comme l'*Ionidium Ipecacuanha*, à racines vomitives.

FLEURS DE VIOLETTES

Origine. — *Viola odorata* L., Violette odorante. Herbe vivace, traçante (court rhizome ascendant et stolons subligneux),

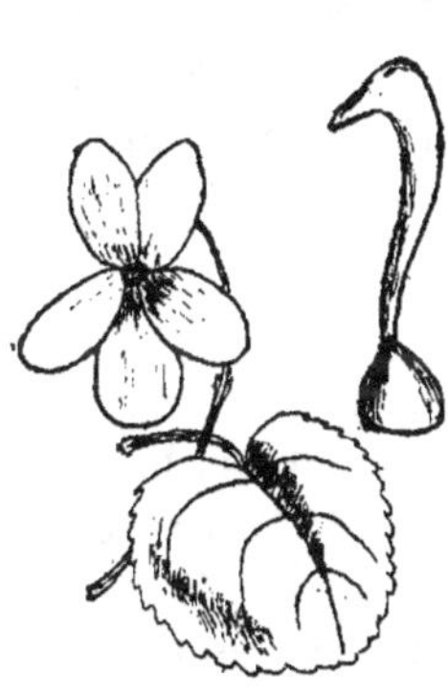

FIG. 181. — *Fleur, feuille et stigmate de Violette (1/2 schématique).*

à feuilles orbiculaires cordiformes, à fleurs solitaires (mars), violettes (parfois blanches) zygomorphes ; long pédoncule portant deux petites bractées, réceptacle convexe, cinq sépales inégaux, ovales, prolongés en appendice au-dessous de l'insertion, cinq pétales irréguliers, les deux postérieurs dressés, le médian antérieur seul émarginé et prolongé en un éperon creux, court, contenant les appendices nectarifères des deux étamines inférieures. Androcée de cinq étamines à très court filet, à cinq anthères connées surmontées par la lame triangulaire terminale d'un connectif orangé. Ovaire uniloculaire à 3 placentas pariétaux, surmonté par un style court dont le stigmate vient se recourber en crochet au-dessus des anthères. *Odeur* agréable, saveur douce et mucilagineuse.

Récolte. — La plante croît spontanément dans les haies et les bois, et on en cultive diverses variétés telles que la Violette dite des « quatre saisons » et la Violette double, qui est odorante, précoce et très pâle.

On récolte dès la floraison, le matin, par un temps sec, et seulement les fleurs, sans pédoncules. Quand les fleurs sont abondantes, on récolte rapidement en se servant d'un grand peigne (ou démêloir) ; on recueille les fleurs dans de grands paniers plats (ne pas trop entasser) et on porte au séchoir. — Dessiccation délicate, doit être complète et rapide, les fleurs étalées en couches minces (ne plus y toucher) sur du papier ou des toiles sont séchées à l'air, à l'ombre ou au soleil, mais dans ce cas couvertes par un papier. Ensacher fortement ensuite.

La couleur doit être conservée autant que possible, le parfum diminue toujours beaucoup.

Analyse. — Du mucilage ; de l'acide salicylique ; une matière colorante bleue très altérable virant au rouge par les acides, au bleu ou au vert par les alcalis : le sirop de Violette est d'ailleurs un réactif chimique ; une faible proportion d'un alcaloïde amer et émétique, la *violine* (surtout abondantes dans les graines et les racines (1) à peu près inusitées).

Variétés et substitutions. — Jusqu'à ces dernières années, *Viola odorata* L. et ses variétés a été la seule officinale, mais, en dehors des cultures, la Violette odorante ne se présente pas en grande abondance et on récolte souvent à tort avec elle d'autres espèces telles que *Viola hirta* L., *V. canina* L., *V. silvestris* L., qui sont comme elle des Violettes proprement dites, c'est-à-dire dont les deux pétales postérieurs seuls sont dressés et dont le style est recourbé en crochet.

D'autre part, on récolte depuis fort longtemps des espèces très abondantes : dans le Plateau central le *Viola sudetica* WILL., et dans les Alpes le *V. calcarata* L., et quelque peu *V. Cenisia* L.

Or, ces espèces sont du groupe des Pensées, avec un pétale

---

(1) KRŒBER (1923) a repris l'étude de l'alcaloïde de racine de Violette ; il semble que le principe actif soit un mélange de saponines acides et neutres.

antérieur isolé, les quatre autres dressés et le style en massue avec stigmate renflé à orifice latéral.

Le Supplément du Codex de 1920 a inscrit comme violette officinale, à la suite de la Violette odorante, le *Viola sudetica* Will. Grande violette des Cévennes ou Violette à grandes fleurs du Mézenc ; plante vivace à rhizome, à tiges aériennes peu rigides, d'abord couchées puis redressées ; stipules multipartites à partitions digitées entières (sauf la moyenne plus large et un peu dentée). Grandes fleurs, corolle ordinairement d'un beau violet striée de noir à pétale antérieur taché de jaune à la base (parfois corolle entièrement jaune ou même blanche) ; le pétale antérieur a un éperon grêle plus petit que les pétales, mais deux à trois fois plus long que les appendices des sépales. Stigmate creusé en entonnoir.

Cette belle espèce est extrêmement abondante dans les pelouses des montagnes granitiques ou basaltiques ; elle est particulièrement récoltée au Mézenc et elle se vend, avec les autres plantes médicinales de la région, à la foire de Sainte-Eulalie (Ardèche).

Elle conserve assez bien sa couleur.

Viola calcarata L., Violette des Alpes (1), Violette à long éperon.

Rhizome à tiges courtes, étalées ; stipules étroites à la base, élargies au sommet, entières ou à une ou deux incisions profondes. Grandes fleurs ordinairement violettes (avec une belle variété *flava* à fleurs jaunes, et des transitions) longuement pédonculées avec des sépales lancéolés, non acuminés, à appendices non ciliés ; cinq pétales dont quatre sont dressés postérieurement et imbriqués ; éperon grêle plus long que les sépales et égalant les pétales ; stigmate creusé en entonnoir.

Cette Violette ressemble beaucoup à la précédente, est souvent un peu plus grosse, mais pâlit davantage à la dessiccation et bien que non inscrite officiellement comme Violette officinale, elle se

---

(1) On désigne parfois aussi sous ce nom de Violette des Alpes les fleurs du *Viola Cenisia* L., à fleurs plus grandes, d'un beau violet foncé, à pétale antérieur jaune, et dont l'éperon, très grêle, est de la longueur des sépales. Trop peu abondante et trop dispersée pour être récoltée isolément, elle peut être mélangée au *Viola calcarata.*

trouve dans le commerce au moins aussi fréquemment que le *Viola sudetica.*

D'un parfum léger et délicat, elle tapisse les prairies, les pâturages et les rocailles de toute la haute région des Alpes.

Emploi thérapeutique. — Fleurs béchiques, émollientes, un peu expectorantes. Une des fleurs pectorales.

Parfum industriel important (Grasse, etc.), retiré par enfleurage des fleurs de *Viola odorata.*

FLEURS DE PENSÉE SAUVAGE

Origines. — Le *Viola tricolor* L. comprend une foule de sous-espèces dont *V. tricolor* var. *arvensis* est la Pensée sauvage officinale.

L'espèce habite l'Europe, la Sibérie, l'Amérique du Nord.

La variété officinale est une herbe annuelle, à tige anguleuse, étalée puis dressée. Elle a de grandes feuilles sessiles crénelées, à grandes stipules palmatifides.

Elle se récolte surtout dans les lieux sablonneux arides et dans les champs moissonnés.

Fleurs petites, à grand calyce, à corolle à quatre pétales dressés postérieurement, un peu plus petite que le calyce, nuancée de lilas et de jaune pâle. Eperon court, dépassant peu ou pas les appendices ; style droit épaissi au sommet ; stigmate creusé en entonnoir ; capsule subtrigone glabre.

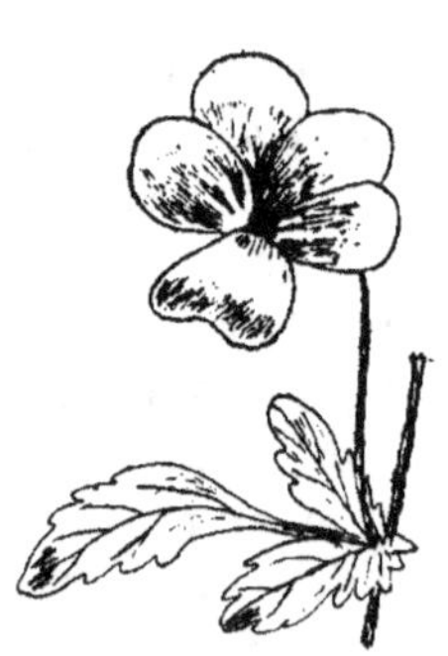

FIG. 182. — *Fleur et feuilles de Pensée (1/2 schématique).*

Récolte. — On récolte : 1° soit les fleurs seules (sécher comme celles de Violette ; 2° soit la plante entière fleurie qu'on met en bouquets et qu'on fait sécher sur des cordes tendues. On vend soit en bouquets soit en plante coupée.

Dans les Alpes et dans les Cévennes, on récolte aussi comme

fleurs de Pensée sauvage les fleurs des variétés jaunes de *Viola calcarata* et de *Viola sudetica*, de plus grande taille et plus rémunératrices. Bien qu'elles soient des Pensées, elles ne doivent pas être acceptées comme pensées sauvages officinales. On peut accepter toutes les variétés de *V. tricolor*, mais rejeter : 1º les espèces dont le stigmate n'est pas garni à la base de deux paquets de poils (*V. biflora*); 2º celles à très long éperon (V. cornuta, V. calcarata, etc.) ; 3º celles dont le stigmate est aigu (Violettes diverses) ; etc., etc.

Analyse. — La fleur contient de la *Violine*, de l'acide salicylique et un glucoside jaune, la Violaquercétine.

Emploi thérapeutique. — Tonique et dépurative (?) Employée en médecine populaire en tisane contre toutes les maladies de la peau.

Racines d'*Ionidium* : Voir aux falsifications de l'Ipéca.

CANELLACÉES

Petite famille que ses glandes unicellulaires, son androcée monadelphe font rapprocher de diverses familles (souvent réunie aux Magnoliacées), mais l'ovaire supère à placentation pariétale la rapproche des familles qui précèdent ou qui suivent.

CANNELLE BLANCHE

Origine. — *Canella alba* Murr (*Winterana canella* L.) Antilles, Floride, Bahamas.

Petit arbre à feuilles alternes, déjà indiqué par Clusius (1605). On utilise son écorce.

Récolte. — Un premier battage détache d'abord une grande partie du suber, un second détache l'écorce du bois. Puis on sèche et on emballe.

Description. — Écorce en rouleaux cylindriques ou en gouttières de dimensions variées (jusqu'à 20 cm. de long sur 5 cm. de large et 2 à 5 mm. d'épaisseur), souvent en fragments.

Surface externe jaune chamois là où le suber est partiellement exfolié, mais aussi avec plaques ou large surface blanc argent de suber externe, parfois des lichens, souvent aussi des plis, des dépressions ou des taches blanches avec un point central proéminent.

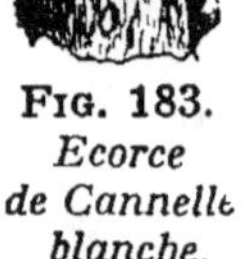

Fig. 183.
*Ecorce
de Cannelle
blanche.*

Surface interne blanche, crayeuse (d'où le nom de la drogue) ; parfois teinte cannelle, lisse ou finement striée.

Cette écorce est dure, mais casse facilement ; la cassure est fine et laisse, mieux que la section nette, distinguer les cônes libériens pénétrant en ondulant dans le parenchyme cortical qui montre aussi des ponctuations.

Odeur agréable de Cannelle, Girofle et Muscade mêlés.

Saveur amère, aromatique, âcre et piquante.

Anatomie. — *Suber* formé d'une zone externe de cellules à parois très fines, ordinairement plus ou moins complètement détachées et d'une zone interne de quatre à cinq assises de cellules scléreuses régulièrement alignées, de forme cubique, dont la paroi externe est restée mince, mais dont les parois latérales et profondes sont fortement épaissies et canaliculées.

Parenchyme cortical à nombreuses glandes à essence, unicel-

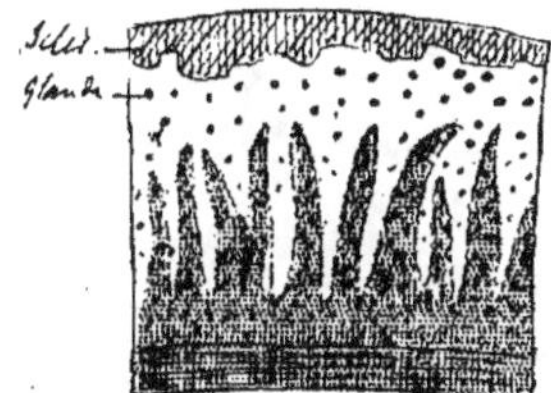

Fig. 184. — *Schéma de la section de la Cannelle blanche.*

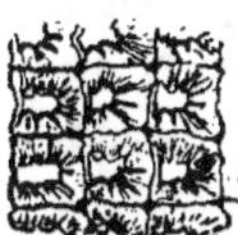

Fig. 185. — *Sclérites de Cannelle blanche.*

lulaires, jaunâtres, volumineuses ; amidon et oxalate dans les autres cellules.

Liber en cônes allongés, irréguliers, formé d'une région externe, kératenchymateuse riche en glandes unicellulaires et une région interne d'alignements réguliers de liber à cellules à parois minces sans contenu spécial.

Rayons médullaires à une seule rangée de cellules allongées radialement et contenant chacune un oursin d'oxalate ; ils s'élargissent en s'étalant dans le parenchyme cortical.

Analyse. — Environ 1 p. 100 d'une essence aromatique (*eugénol, cinéol, pinène, caryophyllène*). Pas de *tanin*.

Action thérapeutique. — Stimulant digestif, tonique et aromatique. C'est une épice aux Antilles.

DROSÉRACÉES

DROSERA

Origine. — Le *Drosera rotundifolia* L., Rossolis (1), Rosée du soleil, est une petite plante des marais tourbeux de presque toute la France (sauf dans le Midi); se trouve dans toute l'Europe, sauf la région chaude, en Asie boréale jusqu'au Japon et dans l'Amérique du Nord.

Description. — Petite plante grêle, à souche verticale, six à dix feuilles radicales, en rosette, étalées sur le sol, à pétiole allongé se dilatant brusquement en un limbe arrondi de 15 mm. environ de diamètre. Ce limbe, enroulé en crosse avant son développement complet, a la face supérieure et les bords couverts de gros poils glanduleux, mous, à longs pédicelles, de couleur rouge, entremêlés de glandes sessiles. (Ces poils tentaculaires irritables peuvent, en se repliant vers le centre de la feuille, emprisonner des insectes qui meurent et se dessèchent sur place).

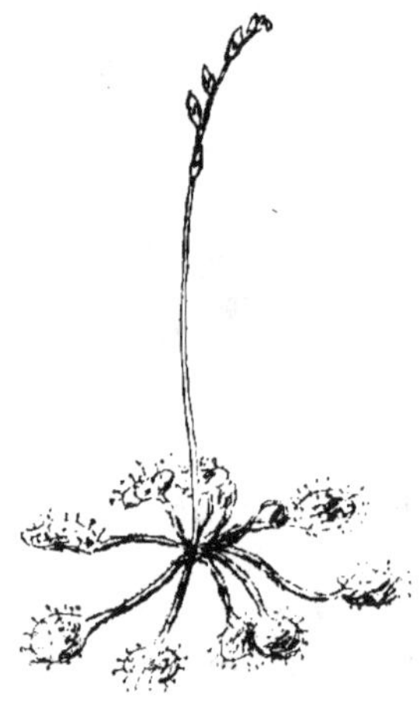

FIG. 186.
Drosera rotundifolia.

Du centre de la rosette, on voit s'élever une (parfois plusieurs) hampe florale très grêle (10 à 15 cm. de haut) portant des fleurs blanches disposées d'un seul côté.

On emploie la plante entière, récoltée en juin, et desséchée :

---

(1) Rossolis, comme Drosos (rosée), est une allusion aux gouttelettes qu'on voit suspendues aux têtes des poils glanduleux des feuilles.

la drogue sèche montre la coloration jaune verdâtre des feuilles
mêlée au rouge des poils.

On peut employer au même titre :

Le *D. longifolia* L., à feuilles dressées et à limbe oblong, insen-
siblement atténué en pétiole.

et le *D. intermedia* HAYNE, à courte hampe florale, coudée
à la base et naissant à l'aisselle des feuilles inférieures.

Analyse. — La feuille fraîche renferme une naphtoquinone
qui lui communique des propriétés rubéfiantes accentuées.

Action thérapeutique. — La teinture (à 100 p. 500 d'alcool
à 60°) est réputée antispasmodique. — Elle a donné de bons résultats contre la coqueluche. — Très employée en homéopathie.

Dose moyenne X gouttes trois fois par jour, mais on peut
aller à des doses beaucoup plus élevées.

BIXACÉES

Vaste famille dont les représentants habitent les régions tropicales des deux continents. — Appareil sécréteur : 1º interne formé par des cellules isolées à contenu résineux, et des canaux à gomme ; 2º externe, formé par des poils glanduleux discoïdes.

Produits assez nombreux mais d'importance relative : toxiques (glucosides cyanogénétiques) comme le *Pangium edule*, l'*Hydnocarpus venenata*, etc., quelquefois alimentaires (*Pangium edule*), quelques substances colorantes et quelques médicaments dont un (Huile de Chaulmoogra) est important pour nous.

ROCOU

Origine. — Le *Rocou* (*Arnatto* des Anglais) est une belle matière colorante rouge vermillon fournie par la graine du Rocouyer (*Bixa Orellana* L.) bel arbre de 4 à 5 mètres de haut, originaire des forêts de l'Amérique tropicale, cultivé dans les Indes orientales, puis sous tous les tropiques.

L'ovaire bicarpellé à deux placentas pariétaux multiovulés donne une capsule couverte d'aiguillons mous, rouge (fraîche) ou brune (sèche) qui s'ouvre en deux valves et montre une vingtaine de graines recouvertes d'une substance visqueuse, rouge.

Préparation. — On sépare cette pulpe rouge en agitant vigoureusement les graines dans de l'eau très chaude, on jette sur un tamis pour séparer les graines et les principales impuretés et on abandonne au repos : fermentation du liquide, dépôt de la matière colorante qu'on sépare par décantation et qu'on divise en pains quand elle a une consistance suffisante.

Description. — Pains (gâteaux ou boudins) de 1 à 2 kilogrammes enveloppés de feuilles de Bananier ou de Balisier, d'une pâte rouge plus vivement colorée en dedans qu'à la surface et grasse au toucher.

Odeur variant avec les sortes commerciales : Cayenne, Antilles et Guadeloupe, Brésil, Indes ; les deux premières ont une odeur désagréable parce que, pour maintenir la consistance primitive, elles ont été humectées d'urine ; les autres ont une odeur agréable de carotte.

Deux matières colorantes : *Bixine* et *Orelline* (CHEVREUL); la Bixine est en cristaux d'un rouge métallique brillant, l'Orelline en granulations jaunes, de nature résineuse, et inflammables.

Emploi. — Intérêt purement industriel. — Colorant qui donne de jolies nuances allant du saumon clair à l'orangé, résistant au savon, moins bien à la lumière. Bien que son emploi ait diminué devant les teintures d'aniline, il serait encore utilisé pour nombre d'étoffes (soie, laine, coton) qui seraient d'abord trempées dans un bain de rocou avant leur teinture définitive.

Utilisé pour les cuirs, vernis, cirages, en ébénisterie, etc., sa solubilité dans les matières grasses et son innocuité en font un colorant de choix pour les beurres et les fromages (macératiou dans l'huile de sésame, 2 ou 3 gouttes par kg. de beurre).

CHAULMOOGRA

Graines et Huile de Chaulmoogra.

Origine. — Le véritable Chaulmoogra est le *Taraktogenos Kurzii* KING (*Hydnocarpus heterophylla* BLUME), arbre qui croît dans la partie est du Bengale, dans l'Assam et en Birmanie où on le trouve en peuplements dans les forêts denses et humides, sur les limons quartzeux des flancs des vallées du Chidwin supérieur ou disséminé plus au nord.

L'arbre, qui peut atteindre 15-20 mètres de haut, a une écorce

lisse, brun-jaunâtre pâle, un tronc droit, bientôt ramifié et, dans
l'ensemble, à forme pyramidale.

Les fleurs sont dièques, les mâles ont quatre sépales, huit pétales
et vingt-quatre étamines, les femelles sont encore inconnues.

La floraison a lieu en avril-mai, les fruits n'arrivent à maturité
que quinze mois plus tard, ils mûrissent pendant la saison des
pluies et les graines germent facilement sur le sol à ce moment.
La fructification est irrégulière, la production n'est guère abondante qu'une année sur trois.

Les fruits arrondis, brièvement pédonculés, sont de la taille
d'une grosse orange ; recouverts d'un léger duvet, de teinte
fauve clair, disposés à l'extrémité des branches, leur poids entraîne
celles-ci vers le sol.

Ils renferment de nombreuses graines dans la pulpe qui les
remplit.

Singes et ours sont très friands de cette pulpe et détruisent
une grande quantité de fruits ; la récolte est fort dangereuse à
cause du tigre qui abonde dans ces immenses forêts.

Historique. — L'huile de Chaulmoogra est employée contre
diverses dermatoses et en particulier contre la lèpre depuis de
longs siècles en Extrême-Orient, mais ce n'est guère que depuis
une trentaine d'années que l'on s'en est préoccupé en Europe.
Antérieurement, on rapportait ces graines à une Bixacée arborescente, le *Gynocardia odorata* R. BROWN, et c'est sous ce nom
que ces semences avaient été inscrites dans la pharmacopée de
l'Inde.

S. DESPREZ (1900) comparant des échantillons authentiques
de graines de *Gynocardia odorata* avec celles de *Chaulmoogra*
du commerce, constata dans leur morphologie de telles différences
qu'il put affirmer leur non-identité ; il crut cependant pouvoir
rattacher l'espèce productrice au genre *Gynocardia* et la nomma
G. Prainii.

Une enquête faite sur place par D. PRAIN, alors Directeur du
Jardin botanique de Sibpur (Calcutta), montra que l'arbre producteur était bien une Bixacée, non un *Gynocardia*, probablement

un *Hydnocarpus* (1) ; en 1901, ce savant reçut des échantillons de l'arbre et constata qu'il s'agissait du *Taraktogenos Kurzii* KING, ainsi nommé depuis 1890, tandis qu'il avait été décrit précédemment sous le nom d'*Hydnocarpus heterophylla* BLUME.

Enfin, en 1921, ROCK rapporta des renseignements **précis**.

Envoyé en mission officielle par le gouvernement de Washington à la recherche des gîtes naturels du Chaulmoogra, il put, à la suite de difficultés énormes, arriver à contempler des peuplements de Chaulmoogra dans les forêts sauvages de la Birmanie où il trouva ces arbres couverts de beaux fruits et il put expédier à Washington et aux îles Hawaï de nombreuses graines dont la germination a bien réussi.

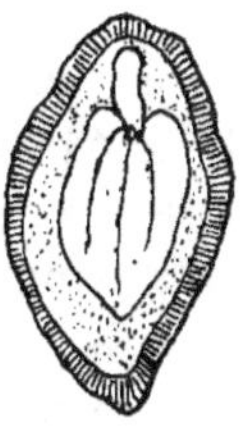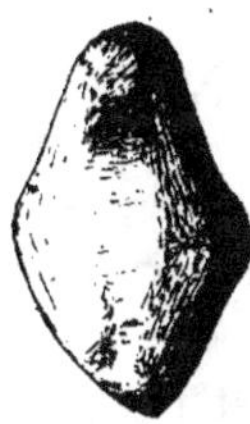

FIG. 187. — *Graine de Chaulmoogra entière et section longitudinale.*

Description.— Graines ovoïdes, triangulaires, que la pression réciproque a rendues plus ou moins anguleuses.

Tégument lisse, cassant ; *couleur* gris terne ; mesurant 2 à 3 centimètres de long sur 1 à 1,5 vers la base (dans la plus grande largeur).

Amande finement striée longitudinalement à la surface, *albumen* volumineux, huileux, rougeâtre ou brun noirâtre suivant l'âge, contenant un *embryon* avec *deux larges cotylédons foliacés*, montrant une nervure médiane et deux latérales, et une volumineuse et épaisse *radicule dirigée vers le sommet*, suivant le grand axe de la graine.

Le tégument est entièrement constitué par des cellules scléreuses diversement orientées.

---

(1) Les *Taraktogenos, Hydnocarpus, Asteriastigma* rentrent dans la tribu des Hydnocarpées ; les *Carpotroche* et *Oncoba* font partie de celle des Oncobées, et ces deux tribus rentrent dans la série des Flacourtiées, souvent séparée des Bixacées et formant alors la famille des *Flacourtiacées*, qui comprend ainsi l'espèce à huile de Chaulmoogra et, comme on le verra plus loin, toutes les espèces connues à huile analogue.

(Les graines de *Gynocardia odorata* sont toutes différentes : irrégulièrement ovoïdes, brillantes, très lisses, d'un jaune fauve ; l'albumen, jaune clair, devient plus foncé à la cassure, il est fortement adhérent au tégument, les *deux cotylédons* sont *subréniformes* et *mi-charnus*, au lieu d'être foliacés, et la *radicule* est *latérale*.)

Analyse. — D'après POWER et GORNALL, les coques représentent 34 p. 100 du poids total des graines et les amandes donnent par expression 31 p. 100 d'huile contre 55 p. 100 par épuisement à l'éther.

La graine fraîche contient un enzyme hydrolysant et un glucoside se dédoublant en glucose et acide cyanhydrique ; le tourteau frais possède une forte odeur cyanhydrique ; le glucoside n'existerait que dans les graines récentes et disparaîtrait avec le temps.

HUILE. — L'huile du commerce n'est pas fournie par le seul Chaulmoogra, mais aussi par des graines de plusieurs *Hydnocarpus* dont l'huile possède des propriétés analogues.

Les usines de Chittagong (Burma) n'emploient cependant que le vrai Chaulmoogra qui abonde dans les forêts voisines et l'huile est extraite par pression hydraulique à froid.

Les graines, plus ou moins riches en huile selon leur maturité, sont nettoyées, lavées et séchées au soleil, puis on les expédie en Europe ou bien on prépare l'huile sur place.

Pour cela, les femmes mondent les amandes de leur coque, puis les concassent dans un mortier à riz ou les broient entre deux cylindres manœuvrés à la main.

Cette pâte est ensuite introduite dans des sacs de jute, carrés, de 0 m. 30 de côté et épais de 2 cm. 5. Ces sacs superposés par séries de huit sont comprimés à la presse hydraulique et l'huile filtrée au papier est logée dans des bidons de fer-blanc.

On obtient sans doute ainsi l'huile claire de couleur chamois, mais on trouve aussi dans le commerce une huile boueuse, laissant déposer un sédiment terreux, provenant sans doute d'une seconde opération faite à chaud.

La sorte commerciale est une graisse de consistance molle, butyreuse, de couleur chamois ou jaune brunâtre, d'odeur forte, spéciale, de saveur âcre un peu brûlante, se conservant longtemps sans altération suivant les uns, rancissant assez rapidement selon d'autres ; elle fond entre 22° et 30°.

D'après les chiffres obtenus par POWER et GORNALL (1904) en opérant sur une huile provenant de graines récentes et authentiques, d'après ceux donnés par PERKINS, GRANVILLE et CRUZ (1920), on peut admettre pour cette huile :

Point de fusion + 22 à 23° ; densité à + 25°, 0,951 ; indice d'acidité 23,9 ; I. de saponification 213 ; I. d'iode 103,2 ; indice de réfraction 1,476 ; pouvoir rotatoire $[\alpha]_D = + 52°$ (1).

Cette graisse est partiellement soluble dans l'alcool froid, presque complètement dans l'alcool chaud.

L'huile de Chaulmoogra contient divers acides gras dont l'acide palmitique ; quant à l'*acide gynocardique* qui y avait été signalé, c'est un mélange de divers corps (POWER et GORNALL).

POWER et ses collaborateurs y ont découvert et étudié deux acides non saturés, cycliques, dérivant du cyclopentène, avec une longue chaîne latérale fixée au noyau : l'*acide chaulmoogrique* $C^{18}H^{32}O^2$ (2) et l'*acide hydnocarpique* $C^{16}H^{28}O^2$ (ce dernier ainsi nommé parce qu'il a été isolé d'abord dans l'huile de l'*Hydnocarpus anthelminthica*).

L'un et l'autre sont solides et possèdent un pouvoir rotatoire droit ; c'est leur mélange qui constitue cet ancien *acide gynocardique* dont le sel de sodium et l'éther éthylique sont utilisés en thérapeutique.

---

(1) Ce pouvoir rotatoire dextrogyre, que l'on mesure en solution chloroformique, est important comme caractère de l'huile de Chaulmoogra et des huiles voisines qui ont même activité thérapeutique ; l'huile de *Gynocardia odorata*, inactive à la lumière polarisée, ne possède aucune efficacité dans le traitement de la lèpre.

(2) Quoique isomère de l'acide linolique, qui a une chaîne ouverte, deux liaisons éthyléniques et fixe 4 atomes de Br ou d'I, cet acide chaulmoogrique, avec la même formule brute, ne fixe que 2 atomes d'halogène, ce qui conduit à ne lui attribuer qu'une liaison éthylénique et à lui admettre une chaîne fermée.

On les sépare par cristallisation des autres acides gras qui les accompagnent, mais ils sont assez difficiles à isoler l'un de l'autre à l'état pur.

A. L. DEAN et R. WRENSHALL (1920) les ont séparés en fractionnant sous pression réduite leurs éthers méthyliques, ou mieux en distillant dans le vide le mélange des deux acides.

L'*acide chaulmoogrique* a pour formule :

$$\begin{array}{c}CH\\HC\diagup\!\diagdown CH-(CH_2)_{12}-CO_2H\\H_2C-\!-CH_2\end{array}$$

BARROWCLIF et POWER admettent en outre une deuxième formule tautomère :

$$\begin{array}{c}CH_2\\HC-\!-C-(CH_2)_{12}-CO_2H\\H_2C-\!-CH_2\end{array}$$

Cet acide fond à $+ 68°$ et a un pouvoir rotatoire $[\alpha]_D = + 68°1$.

L'*acide hydnocarpique* a pour formule :

$$\begin{array}{c}CH\\HC\diagup\!\diagdown CH-(CH_2)_{10}-CO_2H\\H_2C-\!-CH_2\end{array}$$

il fond à $59°$-$60°$, et a un pouvoir rotatoire $[\alpha]_D = + 62°1$.

Em. ANDRÉ, qui a repris récemment l'étude de sept sortes d'huiles chaulmoogriques provenant d'espèces bien distinctes, a constaté que le pouvoir rotatoire de ces huiles n'est pas seulement dû à ces deux acides chaulmoogrique et hydnocarpique, la partie liquide qui reste après leur séparation possède le plus souvent un pouvoir rotatoire à peu près aussi élevé que la partie solide : il existe donc dans ces huiles des acides gras liquides fortement dextrogyres qui, eux aussi, se rattachent sans doute au cyclopentène.

Action physiologique et emploi thérapeutique. — L'huile de Chaulmoogra est irritante : appliquée sur la peau, elle provoque de la rougeur et parfois une éruption vésiculaire. Elle est ainsi employée dans diverses maladies de peau, le psoriasis et la lèpre.

Le traitement de la lèpre a consisté longtemps en outre dans l'absorption des graines ou mieux de l'huile; actuellement on emploie plus volontiers les dérivés des acides gras.

Le caractère d'acido-résistance, commun au bacille de la lèpre et au bacille tuberculeux, a conduit à employer ces mêmes dérivés du Chaulmoogra contre les tuberculoses pulmonaire et laryngée.

Rogers a observé après ce traitement dans la lèpre une régression progressive des lésions, avec désagrégation et même dissolution des amas bacillaires, Hollmann et Dean ont obtenu, aux îles Hawaï, des résultats des plus encourageants.

La modalité de l'action est fort discutée ; alors que Mercado admet simplement une action indirecte due à une hyperactivité de formation leucocytaire, Rogers pense que les acides chaulmoogriques agiraient parce que non saturés, pouvant ainsi donner des produits d'addition, et leurs sels sodiques agiraient sur l'encapsulement des bacilles acido-résistants.

Walker et Sweeney, puis Schobl, ont constaté l'action bactéricide des sels sodiques de ces acides sur les bacilles acido-résistants et les deux premiers auteurs admettent qu'en s'encapsulant dans une coque graisseuse, ces bacilles utilisent, pour former leur capsule, ces acides cycliques qui entraînent avec eux un radical toxique pour la cellule bactérienne.

L'expérience a montré que les huiles à acides chaulmoogriques conservent un pouvoir antiseptique énergique même diluées à un degré tel que ces dilutions n'agissent plus sur les bacilles non acido-résistants.

Le traitement, qui doit toujours être de longue durée, réussit mieux chez les sujets jeunes et dans les lèpres récentes. Dans la tuberculose, les premiers résultats paraissent encourageants.

Formes. — Pommade à 20 p. 100 ; solution à 10 p. 100 dans l'huile de vaseline (pour applications locales, en augmentant peu à peu le taux, et en injections intra-trachéales et intra-laryngées).

A l'intérieur, par gouttes émulsionnées dans un peu de lait, ou en capsules. Ordinairement X gouttes en augmentant progressivement jusqu'à C, CC, ou même CCC gouttes par jour sans dépasser les doses produisant des troubles du tube digestif. (Cette huile, mélangée à de la magnésie calcinée, est bien tolérée.)

Solution de « gynocardate » de soude (ROGERS), en injections sous-cutanées ou intraveineuses.

Ethers éthyliques, plus maniables et mieux supportés, soit par la bouche (2 à 4 capsules de 0 gr. 50 par jour), soit en injections intramusculaires. (L'*Antiléprol* Bayer (1908) représentait le mélange des éthers éthyliques des acides gras totaux de l'huile de *Taraktogenos*).

Le « Chaulmoograte d'éthyle » qui vient d'être inscrit dans la pharmacopée américaine est aussi constitué par les éthers éthyliques des acides gras de l'huile de Chaulmoogra.

Les graines de *Taraktogenos Kurzii* ne sont pas les seules utilisables et utilisées dans le traitement de la lèpre, mais toutes celles actuellement connues comme actives sont également fournies par des espèces appartenant à ce même groupe des Bixacées-Flacourtiées.

Dans le Pent-Sao, ouvrage chinois du XVIe siècle, il est indiqué qu'on employait à cet effet des graines dites LU-BRAKO, venant du Siam, et que PIERRE a rapportées à l'*Hydnocarpus anthelminthica*.

Dans l'Inde même, en dehors du véritable Chaulmoogra, on utilise aussi les graines d'*Asteriastigma macrocarpa* et sans doute celles de divers *Hydnocarpus*.

En Afrique occidentale, les indigènes du Sierra-Leone se servent dans le même but des semences de GORLI, fournies par une Flacourtiée ligneuse de la grande forêt tropicale, l'*Oncoba echinata*.

Enfin, au Brésil, c'est une autre Flacourtiée, voisine des Hydnocarpus, le *Carpotroche brasiliensis*, qui est utilisée par les tribus indiennes.

Toutes ces espèces du même groupe ont des graines contenant des huiles dextrogyres, contenant les mêmes acides chaulmoogrique et hydnocarpique, possédant vis-à-vis de la lèpre les mêmes propriétés curatives qui ont été heureusement révélées par la sagacité de ces peuplades primitives si éloignées les unes des autres.

En fait, plusieurs de ces graines servent à la fabrication de l'huile de Chaulmoogra commerciale et certaines dans une proportion considérable.

Em. ANDRÉ a constaté dans plus de la moitié des échantillons examinés des caractères plus voisins des huiles d'*Hydnocarpus Wightiana* et d'*H. anthelminthica* que de ceux d'huile de *Taraktogenos*.

On connaît problablement à l'heure actuelle toutes les espèces intéressantes à ce titre, il y en a une dizaine, citées plus loin, appartenant à cinq genres (v. note, p. 554) et localisées dans les régions tropicales du Nouveau et de l'Ancien Monde, mais surtout d'Extrême-Orient.

Le genre *Hydnocarpus* est le plus important, ses graines ont les cotylédons foliacés et la radicule axile des *Taraktogenos*.

Hydnocarpus anthelminthica PIERRE. — Arbre haut d'une quinzaine de mètres, très répandu au Siam et croissant également au Cambodge et en Indo-Chine ; il est souvent cultivé comme arbre d'ornement : c'est le *Krabao* des Cambodgiens (1), le *Chongbao* des Annamites et le *Maikrabao* des Siamois.

Le fruit est une baie arrondie ou pyriforme contenant, dans une pulpe blanchâtre, 30 à 40 graines ou plus.

Cette pulpe, dans le fruit vert, contient de l'acide cyanhydrique, mais le glucoside générateur disparaît à peu près complètement pendant la maturation.

Les graines sont ovoïdes, obtuses, rugueuses, à tégument épais, brun terreux, longues de 12 à 18 mm., larges de 8 à 12, avec quelques courts sillons onduleux à l'extrémité opposée au hile.

---

(1) Des trois variétés cambodgiennes de Krabao, l'*H. anthelminthica*, dont les graines sont usitées contre la lèpre, est le *Krabao-phlé-tom*, c'est-à-dire à gros fruits.

D'après Alexis et Menaut (1925), ces graines donnent 64 p. 100 de coques et 36 p. 100 d'amandes fournissant la moitié environ de leur poids d'huile ; elles ne contiennent ni alcaloïdes ni glucosides.

Power et Barrowcliff ont trouvé dans cette huile les mêmes acides chaulmoogrique et hydnocarpique que dans celle de Chaulmoogra ; elle s'emploie comme celle-ci depuis des siècles contre la lèpre et on prépare avec elle les mêmes dérivés éthyliques et les mêmes sels sodiques.

Hydnocarpus Wightiana Blume. — Grand arbre qui croît dans le Dekkan, au sud-ouest de l'Inde où les graines sont embarquées en grande quantité à Ernakulam, d'où s'exporte également l'huile. Ces graines sont fort importantes, car ce sont peut-être les plus répandues dans le commerce des graines à Chaulmoogra.

Elles mesurent 2 centimètres de long, ont de larges cotylédons foliacés et donnent une huile d'odeur fraîche et de longue conservation dont la composition et les constantes sont voisines de celles de l'huile de *Taraktogenos*.

H. subfalcata Merril, des Philippines, a des fruits mesurant seulement 1 à 4 centimètres de diamètre et contenant 2 à 8 petites graines.

H. Hutchinsonii Merrill, est un grand arbre de 15 à 25 mètres de haut, espèce des Philippines et du Nord-Bornéo anglais. Fruits de la grosseur d'une orange à mince coque fragile contenant de très nombreuses graines arrondies, irrégulièrement polygonales par pression réciproque, longues au plus de 2 cm. 5 ; tégument mince et fragile, amande blanche, huileuse, inodore et presque insipide.

L'huile a une densité et un pouvoir rotatoire très voisins de ceux de l'huile de Chaulmoogra.

H. Alcalae D. C., espèce des Philippines dont les très grosses graines donnent une huile riche en acide chaulmoogrique (20 p. 100) mais sans acide hydnocarpique.

H. Woodii Merrill est une espèce du Nord-Bornéo anglais, ses graines ressemblent à celles d'*H. Hutchinsonii*.

H. alpina Wight est une espèce des Nilgherries et de Ceylan.

H. castanea Hook fils et Thoms est une espèce des confins du Siam et de la Birmanie ; Rock a rencontré plusieurs fois cet arbre dans son exploration pour la recherche du Chaulmoogra ; les graines sont semblables à celles de ce dernier, mais les fruits sont différents, de couleur brun foncé, granuleux, rugueux et pointus au sommet. Les graines ont toutefois un tégument plus épais.

H. venenata Gaertner des forêts du Dekkan et de la Birmanie a des graines semblables à celles d'*H. Wightiana* mais plus petites et avec des cotylédons à six nervures au lieu de cinq.

D'après Em. André, de nombreux empoisonnements, dont certains mortels, ont été observés en Allemagne, en 1910, à la suite d'ingestion de « Margarine Backa » préparée avec une huile tirée des graines d'*H. venenata*.

Le genre *Asteriastigma*, très voisin des *Taraktogenos* et *Hydnocarpus*, comprend aussi une espèce intéressante au même titre que les précédentes : l'*A. macrocarpa* Bedd, qui est originaire du Sud de l'Inde, dans le Travancore sur le Ghât, vers 600 mètres d'altitude.

Les graines, semblables à celles du Chaulmoogra, sont plus volumineuses, plus claires, faciles à décortiquer, donnant une huile abondante, riche en acides du groupe chaulmoogrique : c'est sans doute, pour ces raisons, la meilleure espèce à propager industriellement.

Oncoba echinata Oliver existe sans doute dans toute la forêt tropicale de la côte occidentale d'Afrique, c'est le *Gorli* du Sierra-Leone et le *Katoupo* du pays Krou. Les graines donnent une huile très riche en acide chaulmoogrique ; cette espèce est un arbrisseau qui doit fructifier de semis beaucoup plus tôt que les *Hydnocarpus*.

Enfin, un arbre du Brésil, le *Carpotroche brasiliensis* Endl., porte aussi des fruits bacciformes dont les nombreuses graines ont les mêmes propriétés que celles des espèces précédentes.

L'emploi de plus en plus considérable de l'huile de Chaulmoogra a orienté le gouvernement des États-Unis, dans l'intérêt de ses lazarets d'Amérique, des Philippines et des îles Hawaï vers la culture de certaines de ces espèces. Trois d'entre elles sont plantées aux Hawaï : *Taraktogenos Kurzii, Hydnocarpus castanea, H. anthelminthica*; cette dernière paraît la plus vigoureuse, mais toutes sont de belle venue.

Pour la France, l'Office national des matières premières végétales se préoccupe de cultures semblables dans nos colonies, en particulier pour l'*Hydnocarpus anthelminthica* en Indo-Chine et l'*Oncoba echinata* en Afrique occidentale (1).

-----

(1) Pour une documentation complète sur toute cette question, cf. la notice nº 24 de l'Office national des matières premières végétales : *Chaulmoogra et autres Graines utilisables contre la Lèpre*, Em. PERROT, Paris, 1926.

CISTACÉES

Plusieurs espèces du g. *Cistus* sont garnies de poils glanduleux dont la sécrétion oléo-résineuse constitue le Ladanum, produit balsamique et résolutif, encore employé actuellement en parfumerie et difficile à obtenir à l'état pur ; on distingue le LADANUM DE CRÊTE, produit par le *Cistus creticus* L. et le *C. cyprius* LAM, et le LADANUM D'ESPAGNE, du *C. ladaniferus* L. provenant d'Espagne, mais ce grand Ciste se trouve également au Maroc.

HYPÉRICACÉES

Famille dont les représentants habitent les régions tempérées et chaudes des deux mondes (hémisphère Nord surtout).

La plupart des Hypéricacées sont actives par leurs essences et leurs résines aromatiques contenues dans des poches sécrétrices schizogènes ou dans des canaux sécréteurs. Les produits nombreux des espèces exotiques sont peu connus en Europe.

Le **MILLEPERTUIS** (*Hypericum perforatum* L.) est la seule espèce officinale. Herbe vivace commune dans toute l'Europe (talus, bords des chemins, clairières) ; haute de 20 à 40 centimètres, rameuse, sub-ligneuse à sa base. Tige anguleuse, portant des feuilles opposées, oblongues, sessiles, marquées sur les bords de petits points noirs et sur toute la surface de ponctuations qui apparaissent par transparence comme des trous (mille pertuis).

Fleurs jaunes, en cymes terminales, à calyce et corolle pentamères, à nombreuses étamines, en trois phalanges, et à ovaire supère triloculaire surmonté de trois styles rouge foncé. *Odeur* balsamique, *saveur* aromatique, amère et astringente.

On récolte les sommités fleuries qui sont utilisées fraîches (*Alcoolat* et *alcoolature vulnéraires*) ou séchées à l'ombre (Teinture balsamique).

La plante jouit d'une très ancienne réputation, qui paraît méritée, comme médicament contre les brûlures ; l'essence a des propriétés antiseptiques et kératinisantes.

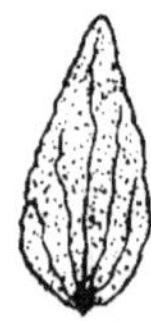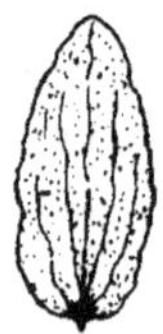

Fig. 188. — *Feuilles de Millepertuis*.

Huile (par digestion de la plante dans l'huile, ou par une macération de huit jours dans de l'huile et du vin blanc, ce dernier étant ensuite chassé à chaud). Ce médicament agit comme analgésique et antiseptique et favorise l'épidermisation.

En dehors de l'essence, ces sommités fleuries contiennent du tanin, une résine molle, une matière colorante jaune soluble dans l'eau, provenant des pétales, et une rouge, soluble dans l'alcool provenant du gynécée et du fruit, c'est le rouge d'*Hypericum*, ou *Hypéricine* dont le spectre d'absorption se rapproche beaucoup de celui de l'oxyhémoglobine.

CLUSIACEES ou GUTTIFÈRES

Toutes ligneuses, toutes exotiques. Chez beaucoup, suc résineux, jaune ou vert, actif, mais peu utilisé (sauf un). D'autres donnent des matières grasses.

Appareil sécréteur : canaux et poches dont la répartition sert à caractériser les genres.

Quelques fruits comestibles (péricarpe des *Mammea*, arille des graines de Mangoustan) ; graisses alimentaires ou industrielles, bois très appréciés, matières colorantes, etc.

Toujours tropicales. Beaucoup en Asie, moins en Amérique, très peu en Afrique.

GOMME-GUTTE

Origine. — Sécrétion gommo-résineuse du *Garcinia Hanburyi* HOOK. f. (*G. Morella* DESR. var. *pedicellata*). Arbre de taille variable (6 à 20 mètres à l'état sauvage), habite l'Asie tropicale (99-101° longitude, 10°-13° latitude nord). — Cambodge, Siam, Cochinchine française. Cultivé à Java et Singapore.

Le produit vient par Singapore, Bankok et Saïgon.

Historique. — La Gomme-Gutte était connue des Chinois qui la mentionnent dès le xe siècle ; sa description n'est faite qu'au XIIIe siècle. Elle est figurée par le Pent-Sao au XVIe. Enfin, après l'étude de CLUSIUS, en 1603 (qui la croit d'abord un produit d'*Abies* puis un suc d'Euphorbe), on l'emploie en Europe sous le nom bizarre de *gomme du Pérou*.

Le lieu de production fut indiqué, au XVIIe siècle, pour la première fois par BONTIUS, médecin hollandais résidant à Java, mais l'arbre ne fut bien étudié et figuré qu'en 1864 par HANBURY.

Récolte. — Le produit est contenu dans de nombreux canaux sécréteurs localisés dans le parenchyme cortical, le liber et la moelle et même dans le bois, car, au niveau des nœuds, des canaux transversaux font communiquer les canaux corticaux et médullaires.

Immédiatement après les pluies, de janvier à mai, on fait, à la hache, au tronc de l'arbre une incision spirale de quelques millimètres de profondeur, en partant des premières branches pour arriver au niveau du sol. Un liquide jaunâtre, visqueux, durcissant vite, est recueilli dans des entre-nœuds de bambou où il se solidifie et d'où on le sépare ensuite facilement par la chaleur qui fait fendre le bambou : c'est la Gomme Gutte en bâtons ou en canons. Chaque arbre emplit, par an, trois entre-nœuds de 0 m. 50 de long sur 4 centimètres de diamètre.

Parfois, le produit, encore mou, est façonné en gâteaux ou en masses plus ou moins irrégulières.

Autrefois, au Siam, on courbait les branches de Garcinia, on blessait les jeunes branches et les feuilles ; le suc s'écoulant goutte à goutte était recueilli dans des vases, puis aggloméré en masses irrégulières (G. G. en gâteaux) ou coulé dans des bambous (G. G. en canons).

Description. — La G. G. de Siam se présente encore sous deux formes principales : 1° en canons (ou en bâtons) ; 2° en gâteaux (ou en masses).

Les CANONS ou BATONS sont des cylindres de 15 à 20 centimètres de long sur 3 à 6 de diamètre, striés longitudinalement (par impression des saillies de la face interne du bambou), assez rarement entiers (ayant alors une extrémité arrondie et l'autre plate), plus souvent brisés et pouvant alors être agglutinés. *Surface*, parfois fendillée, recouverte d'une poussière jaune verdâtre ou jaune clair, au-dessous la couleur plus foncée est orangé brunâtre ; *cassure* facile, nette, unie, conchoïdale, tantôt presque brillante, tantôt un peu terne et cireuse. En humectant le doigt et en frottant, on obtient immédiatement une belle émulsion jaune, de teinte beaucoup plus claire que la masse. Cette émulsion montre au microscope de petits globules résineux brunissant par l'iode.

La drogue est soluble dans l'alcool (en rouge) et dans l'éther (en jaune)'; chauffée, elle se ramollit sans couler, puis brûle sans odeur spéciale. *Saveur* assez âcre ; *odeur* peu marquée, même par pulvérisation ; *poudre* d'un jaune vif très clair, se rapprochant de la couleur de l'émulsion.

Les MASSES sont irrégulières (1.000 à 1.500 gr.), pures elles ont les mêmes caractères que le produit en bâtons, mais elles sont ordinairement de qualité inférieure et sont plus ou moins falsifiées (6 à 20 p. 100 d'amidon) : *couleur* bien plus foncée, brunâtre, émulsion moins facile et moins homogène, cassure plus grossière, marbrée, grenue, bulleuse ou esquilleuse.

On trouve encore dans le commerce :

La Gomme-Gutte de Ceylan, provenant du *Garcinia Morella* var. *sessilis*, qui croît dans les forêts humides de Ceylan et qui serait récoltée en recueillant simplement les larmes desséchées le long du tronc.

Celle de Mysore, provenant du *G. pictoria* ROXB. (autre variété du *Morella*), bel arbre du sud de l'Inde ; celle de Travancore, provenant du *G. Travancorina*, sortes moins estimées et non officinales.

Falsifications. — Rares dans les canons, fréquentes dans les masses. Débris végétaux, écorces, sable, Benjoin, résine, poudre de Curcuma, amidon de riz, etc., etc. ; pour rechercher l'amidon, traiter le produit par l'alcool et l'éther, puis par l'eau ; essai par l'iode et examen microscopique du résidu. On recherchera également la terre, le sable, la sciure de bois. Si, en évaporant la solution aqueuse, le résidu paraît trop considérable, on pourra soupçonner l'addition de gomme arabique (la précipiter dans la solution aqueuse par le borate de soude ou le perchlorure de fer).

Une bonne Gomme-Gutte doit contenir au moins 70 p. 100 de résine soluble dans l'alcool à 90° ; ne pas donner plus de 1 p. 100 de cendres, et satisfaire à l'essai suivant :

Une partie de poudre doit, avec cinq parties d'eau, donner une émulsion stable qui devient limpide et vire au rouge orangé sombre par addition d'ammoniaque ; cette solution ammoniacale, traitée par un excès d'acide chlorhydrique, devient incolore et il se précipite des flocons jaunes.

Analyse. — Les constituants essentiels sont : une résine (principe actif), 70 à 80 p. 100, et une gomme, 18 à 24 p. 100 ; on a isolé en outre une essence, un éther phénolique.

La résine, rouge orangé en masse, jaune en poudre, vire au rouge sang par les alcalis ; insoluble dans l'eau, soluble dans l'alcool, l'éther, les alcalis faibles, très âcre. — On en a isolé les trois *acides garcinoliques* α, β et γ.

La gomme est voisine de la gomme arabique, elle est très soluble dans l'eau, lévogyre, contient une oxydase, mais elle ne précipite pas par le perchlorure de fer, ni par le borate de soude (FLUCKIGER).

Action physiologique. — Purgatif drastique hydragogue énergique ; de 0 gr. 10 à 0 gr. 20 selles liquides ; de 0 gr. 25 à 0 gr. 40 selles très abondantes, avec coliques très vives et parfois des vomissements. A doses plus élevées, elle devient toxique (vomissements, gastro-entérite) et peut amener la mort après de la dépression, des coliques extrêmement violentes, des selles sanguinolentes, etc.

Elle n'agirait que dans l'intestin, au contact des graisses et de la bile, elle est pourtant sans action cholagogue (RUTTERFORD et VIGNAL). Elle congestionne le rectum et l'utérus.

Purgatif dangereux, à n'employer qu'à doses modérées et de moins en moins utilisé en médecine.

Donné dans : hydropisie, apoplexie, atonie digestive.

Les Chinois ne l'utilisent qu'en peinture (magnifique matière colorante).

Formes. — On associe ordinairement la Gomme-Gutte à d'autres médicaments : Pilules écossaises (avec l'Aloès) ; pilules de BONTIUS (avec l'Aloès et la Gomme ammoniaque), etc.

Elle doit être au moins divisée avec du savon médicinal ou une poudre inerte, car en masse homogène elle serait vomitive et non purgative.

On vend dans les bazars de l'Inde des petits pains de 10 centimètres de long sur 5 de large d'une matière grasse dite **BEURRE DE KOKUM**, provenant des graines de *Garcinia indica* CHOIS.; contient beaucoup de stéarine et donne un beau savon dur.

Le *Pentadesma butyracea* DON est une Clusiacée africaine dont les graines, contenant 47 p. 100 de matière grasse, fournissent le **BEURRE DE KANIA** ou **DE LAMY** ou **ODDJENDJÉ**. Friable, contient oléine et stéarine ; donne un beau savon dur.

Calophyllum Inophyllum L., spontané sur les rivages indo-océaniques, donne une résine émétique et purgative, le BAUME DE TAMANOU, qui, dissous dans une huile grasse, donne l'Huile de Tamanou communément employée par les Annamites pour panser les ulcères.

Divers autres *Calophyllum* fournissent également des oléo-résines utilisées comme vulnéraires et dans le pansement des plaies et des ulcères : le BAUME VERT D'AMÉRIQUE ou BAUME MARIE DES ANTILLES est fourni par le *C. Calaba* JACQ. (des Antilles) et *C. Mariae* PL. et TR. ; le BAUME VERT DE BOURBON (à odeur de Coumarine) est dû au *C. Tacamahaca* WILLD., des Mascareignes, etc.

Le *Garcinia Kola*, de la Côte occidentale d'Afrique, fournit les graines dites de *Kola mâle* ou *Bitter-Kola* que l'on trouve mêlées aux graines de Kola vraies (v. Kola).

TERNSTRÆMIACÉES
CAMELLIACÉES ou THÉACÉES

Ligneuses, à feuilles ordinairement alternes, sans stipules, coriaces, dures, luisantes, entières ou dentées. Généralement, stomates à trois cellules annexes, longues et étroites ; oxalate abondant, gros sclérites ramifiés dans les feuilles.

Régions plutôt tempérées : Japon, Chine, Himalaya, montagnes de Java, Amérique du Nord. Peu dans l'Afrique tropicale ; Canaries.

Une seule importante.

THÉ

Origine botanique. — C'est la feuille du *Thea sinensis* Sims. (*Camellia Thea* Link.), arbre très robuste pouvant atteindre 10 mètres de haut à l'état sauvage, mais ne dépassant guère 2 mètres dans les cultures à cause de la taille périodique ; feuilles persistantes, alternes, grandes fleurs blanches, axillaires, odorantes, à nombreuses étamines (androcée méristémoné plus ou moins monadelphe). Le fruit est une capsule ordinairement à trois loges monospermes par avortement, à déhiscence loculicide, à graines exalbuminées, à gros cotylédons huileux, plan-convexes

La culture a produit des formes variées (var. *Bohea*, var. *viridis*, var. *pubescens*, var. *cantonensis*, var. *assamica*) qu'on peut rattacher à deux types principaux :

Le *Théier de l'Assam*, plus élevé, à grandes feuilles et se ramifiant à une certaine distance du sol, et le *Théier de Chine*, moins élevé, à feuilles de moitié moins grandes et se ramifiant près du sol ; mais il existe de nombreuses transitions entre ces deux types.

Origine géographique. — Spontané dans l'Assam (vallée de Cachar, au nord de l'Inde), dans le Haut-Tonkin et le Haut-Laos.

Actuellement cultivé en Chine, en Annam, au Japon, dans l'Inde, à Ceylan, à Java, au Brésil, etc...

Il peut même se cultiver dans le midi de la France, mais sa durée y est éphémère !

Historique. — Le Thé paraît avoir été connu des Chinois de toute antiquité, ils l'utilisaient plus de 2.500 ans avant J.-C. De la Chine, il passa au Japon, où on a des preuves de son emploi depuis près de douze siècles. Apporté en France par les Jésuites vers l'an 1600, puis vulgarisé en Europe par les Hollandais au XVIIe siècle.

En France, Mazarin en prenait en 1657, on le servit dans les cafés dès qu'ils s'ouvrirent, mais il ne se répandit vraiment que vers le milieu du XIXe siècle.

Importé en Angleterre en 1665, il y trouva un accueil enthousiaste et on compta bientôt plus de trois mille lieux publics destinés à la vente de ce produit.

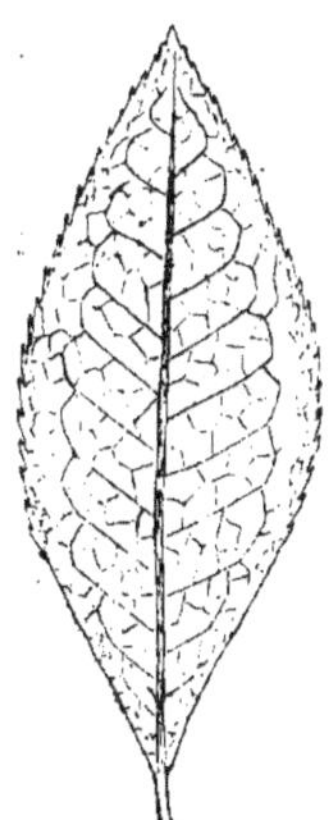

Fig. 189.
Feuille de Thé.

Actuellement, c'est la drogue à caféine la plus répandue et le Thé se consomme dans le monde entier.

Description des feuilles (1). — Ovales-lancéolées, atténuées à la base, brièvement pétiolées, un peu acuminées au sommet. *Bord* entier sur le tiers ou le quart inférieur du limbe, puis finement denté en scie, les dents dirigées vers le sommet. Chaque dentelure s'arrondit et s'épaissit en un bourrelet qui enchâsse une petite griffe noirâtre, recourbée en dedans, ensemble caractéristique qu'on compare à une *griffe de chat.*

---

(1) On les examine déroulées après infusion dans l'eau bouillante et de préférence étalées sur lame de verre ou sur porcelaine.

Surface recouverte chez les jeunes d'un fin duvet blanc soyeux, caduc (Thé à pointes blanches ; *Pekoe* vient du Chinois pak-ho, cheveux, poils, d'où Pekoe qui s'applique aux Thés où dominent les feuilles velues des bourgeons).

Dimensions variables suivant l'âge et la variété : de 2 à 5 centimètres de long sur 1,5 à 2 centimètres de large, mais il en est qui ont 15 cm. × 6.

Consistance coriace, sauf chez les jeunes.

Nervation pennée : nervure médiane biconvexe, bien saillante en dessous, nervures secondaires s'en détachant à 45°, n'atteignant pas le bord, se recourbant avant et se réunissant en arcades d'où partent de fines nervures tertiaires qui s'anastomosent en réseau.

Anatomie. — Caractéristique. — *Epiderme supérieur* sans stomates et presque

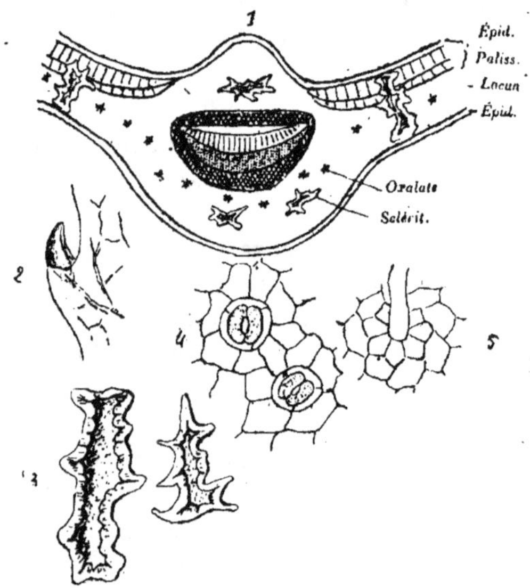

Fig. 190. — *Anatomie de la feuille de thé.*
1, coupe schématique de la nervure médiane. — 2, Griffe de chat. 3, sclérites isolés. — 4, stomates. — 5, base de poil.

toujours sans poils ; cellules petites polygonales et irrégulières. — *Epiderme inférieur* : cellules un peu plus irrégulières, *poils* et *stomates* ; *poils* unicellulaires, coniques, allongés, à parois épaisses et à longue pointe ; autour de leur insertion convergent cinq ou six autres cellules disposées en étoile, aussi peut-on reconnaître la place d'un poil tombé (fig. 190).

Stomates très nombreux, trois cellules annexes étroites et allongées entourent les deux cellules de bordure comme d'un cadre circulaire,

Cuticules des deux faces assez épaisses et lisses.

Mésophylle nettement hétérogène asymétrique ; deux assises de cellules palissadiques dont la seconde à cellules beaucoup plus courtes, presque carrées. Parenchyme lacuneux assez dense, avec oxalate en macles et, surtout, de gros *sclérites* irréguliers et rameux, s'étendant d'un épiderme à l'autre comme des colonnes de soutien, et à parois épaisses, canaliculées, blanches.

Nervure médiane : Épiderme à cellules allongées parallèlement à la nervure ; hypoderme collenchymateux aux deux faces ; sclérites de formes plus variées que dans le mésophylle et nombreux cristaux d'oxalate ; endoderme, faisceau libéro-ligneux plan-convexe protégé par une gaine péricyclique fibreuse, nacrée. Liber épais, cristalligène. Bois un peu arqué en dessus, contenant du parenchyme.

Pétiole : analogue à la nervure médiane, déprimé en dessus.

Griffes de chat : amas de cellules brunes, dures, à parois minces, isodiamétriques, entouré d'un épiderme (assise de cellules incolores allongées radialement) ; une fine nervure venant du limbe se divise en pinceau à la base de cet amas.

Culture et cueillette. — Si l'arbre à Thé est originaire de l'Assam, c'est en Chine qu'il a été cultivé le plus anciennement, mais sa culture, sa récolte et sa préparation y sont restées assez primitives, tandis qu'aux Indes, à Ceylan, à Java et à Sumatra, elles ont été étudiées avec soin et industrialisées scientifiquement.

L'arbre à Thé peut s'accommoder de températures assez basses, il ne craint guère le froid ; en certaines régions de la Chine, il est cultivé jusqu'au 36° de latitude Nord, malgré les neiges de l'hiver et dans l'Himalaya les cultures montent à 2.000 mètres, mais il craint beaucoup la sécheresse, il a besoin d'au moins 1 m. 50 de pluie par an, il en reçoit plus de 3 mètres dans certaines régions ; en tous cas, il est impossible de le cultiver dans une région où la période sèche atteint deux mois.

Le Théier demande un terrain sableux frais, mais non marécageux, très meuble pour que les racines puissent facilement descendre jusqu'à un mètre et il n'aime pas le calcaire ; il préfère les pentes ensoleillées balayées par une brise fraîche, mais redoute les grands vents, aussi faut-il le garantir par des haies coupe-vent.

Il demande surtout comme engrais de l'azote et de la potasse.

En Chine, on sème par six à huit graines dans des trous profonds de 0 m. 30 et distants de 2 mètres.

Dans la méthode européenne de culture, telle qu'elle est appliquée à Ceylan, aux Indes, etc., on sème ordinairement en pépinières, dans un sol très léger, sous couverture de feuilles en maintenant une humidité suffisante ; on transplante à partir de six mois les sujets sélectionnés, ordinairement au début de la saison des pluies.

Les graines sont semées dès la maturité, car elles perdent vite leur faculté germinative, et choisies parmi les plus lourdes.

Les plants, hauts de 30 centimètres environ, sont disposés en quinconces, en espaçant d'environ 1 mètre pour le *Thea sinensis*, un peu plus pour le *T. assamica*.

La taille est l'opération culturale la plus importante ; elle a pour but de faciliter la cueillette et d'augmenter le nombre des jeunes branches, en maintenant l'arbuste à une hauteur déterminée et en le développant en diamètre.

La première taille se fait entre dix-huit mois et deux ans, l'arbuste ayant alors 1 mètre de haut environ, la deuxième vers trois ans et demi, puis d'année en année pendant cinq ans. On laisse l'arbuste s'élever de 7 à 8 centimètres par an ; à huit ans et demi, on rabat à 0 m. 75-1 mètre et on recommence pendant cinq ans, etc.

La cueillette se fait six semaines à deux mois après la taille, celle-ci étant faite en fin de saison sèche.

La *première cueillette* est faite après la *deuxième taille*.

Les cueillettes sont faites dans des conditions scientifiquement réglées pour ne pas nuire à la végétation de l'arbuste, elles varient un peu suivant qu'il s'agit d'arbre jeune ou d'arbre formé ; ordinairement on enlève le bourgeon terminal et les trois ou quatre premières feuilles situées au-dessous de lui, en tous cas on respecte toujours au moins la préfeuille du rameau et on détache fleurs et fruits qui nuiraient à la poussée végétative.

La culture du Thé demande une main-d'œuvre abondante proportionnellement double de celle du Café ou du Caoutchouc.

Si toutes les feuilles ne sont pas récoltées au moment convenable, les bourgeons s'allongent, le nombre de rejets et la production diminuent.

Suivant qu'on veut faire du Thé vert ou du Thé noir, la récolte se fait en Chine de façon un peu différente :

Pour le Thé vert, on cueille les feuilles une à une en les sectionnant un peu au-dessus du rétrécissement pétiolaire qui reste attaché au rameau, ce qui favorise la pousse de nouvelles branches. Les bourgeons donnent le Thé Hyson, les premières feuilles le Thé poudre à canon, les suivantes le Thé Ton-Kay (moins estimé) (1).

Pour le Thé noir, on récolte des deux mains en coupant le pétiole, les jeunes bourgeons d'avril, velus comme on l'a vu (p. 573) donnent le *Pekoe à pointes blanches*, que l'arbre ne fournit que jusqu'à l'âge de six ans ; la deuxième récolte (mai) donne le type *Souchong* et la troisième (juin) le type *Congou*.

Préparation. — a) *Thés verts*, b) *Thés noirs*.

a) Les THÉS VERTS se préparent, en Chine, en torréfiant rapidement les feuilles (cueillies sans pétiole) sur des plaques de fer modérément chauffées ; on les remue jusqu'à ce qu'elles se recroquevillent, puis on les pétrit et on les roule encore chaudes entre les doigts en petites pelotes ou en petits cônes qu'on expose au soleil sur des nattes isolées du sol pendant une dizaine de minutes.

Cette dessiccation rapide a pour but d'empêcher l'altération de la chlorophylle ; on défait les cônes ou boulettes, on expose de nouveau au soleil, on les pétrit de nouveau et on les refaçonne, et ainsi de suite à deux ou trois reprises.

Finalement, on les jette dans des bassines chauffées où on les

---

(1) Ces différents noms sont des appellations chinoises plus ou moins déformées : *hi-tchun*, « heureuse fleur du printemps », a fait *Hyson* ; *Siao-tchong*, « petite espèce », a donné *Souchong*, et *Kong-fou*, « travail, persévérance », a donné *Congo* ou *Congou*. (D'après CAPUS et BOIS.)

retourne en tous sens, on les retire rapidement quand elles sont sur le point de brûler, on les met refroidir dans un panier et elles sont ensuite mises dans des sacs de 15 à 20 livres, en toile épaisse.

Ces sacs, vigoureusement battus, voient le volume du contenu réduit des deux tiers et on en extrait toute l'humidité par expression et torsion du sac sur lui-même.

Le lendemain les feuilles sont déroulées et passées au feu dans des bassines jusqu'à ce qu'elles soient recroquevillées sur elles-mêmes. Elles sont ensuite triées d'après la grosseur en trois catégories, on dessèche une dernière fois en même temps qu'on soutient la couleur verte par un saupoudrage avec un mélange de sulfate de chaux et d'Indigo, avec parfois du Curcuma : on roule à chaud dans ce mélange pendant une heure et on emballe encore chaud.

b) Les Thés noirs diffèrent essentiellement des Thés verts parce qu'au lieu d'éviter les fermentations qui altèrent la chlorophylle, on cherche au contraire à les favoriser; les procédés varient quelque peu suivant les régions; nous résumerons succinctement le procédé traditionnel suivi en Chine et les procédés scientifiques européens.

En Chine, on fait subir aux feuilles qu'on vient de cueillir un *flétrissage* obtenu par deux heures d'exposition au soleil dans de grands paniers de bambou; puis refroidissement en couche mince et *malaxage* qui se fait dans la paume de la main pendant dix minutes, et est suivi d'un étalement d'une demi-heure, en alternant ces deux opérations jusqu'à ce que les feuilles soient assouplies et de couleur foncée; après quoi, il y a ordinairement immersion pendant une demi-minute des feuilles malaxées dans l'eau bouillante; immédiatement après, *torréfaction* dans des bassines de fonte chauffées sur des feux de bambou bien clairs, les feuilles sont remuées à la main pendant une demi-minute environ, puis retirées du feu et jetées dans des mannes où on les refroidit rapidement par aération.

Elles subissent ensuite le *roulage* ; jetées sur une table, elles sont frottées vivement entre les deux mains qui décrivent un mouvement circulaire et inverse ; il se forme une boule d'où suinte un suc verdâtre. Ces boules défaites, refaites et cela plusieurs

fois sont finalement déroulées puis transportées au torréfacteur
et l'on recommence trois ou quatre fois cette série d'opérations
successives de torréfaction et de roulage, avec toutes précautions
de nettoyage des bassines pour que des débris brûlés ne puissent
altérer l'arome du thé ; *dessiccation*, après grossier criblage au-
dessus d'un feu très clair, sans fumée.

Le *triage* est ensuite fait à la main, pour diviser minutieusement
en catégories diverses qui sont desséchées à nouveau plusieurs
fois si besoin et soumises à l'*emballage* qui se fait à chaud dans des
caisses vernissées, doublées intérieurement d'une feuille métallique (étain ou plomb) et enveloppées de papiers vivement enlu-
minés qui obturent parfaitement chaque caisse.

Pour les thés noirs et verts, surtout pour ceux consommés
sur place, une opération incidente est de règle, elle a lieu après la
dernière torréfaction et a pour but de donner à ces thés un *parfum
artificiel*; alternativement des couches de feuilles de thé et des couches
minces de fleurs odoriférantes sont disposées dans des récipients
qui sont exposés le lendemain à la chaleur du feu pendant une ou
deux heures. On utilise surtout les fleurs de *Jasminum Sambac*
Ail., d'*Olea fragrans* Thunb., de *Gardenia florida* L., de *Chloran-
thus inconspicuus* Sw., et d'*Aglaia odorata* Lour.

Les procédés européens ont été fondés sur une étude de la composition de la feuille fraîche de Thé et des modifications que peuvent y apporter les opérations précédentes ; ils exigent des manipulations délicates et compliquées nécessitant l'emploi d'un
machinisme industriel et pouvant se grouper sous les cinq chefs
suivants : *flétrissage, roulage, fermentation, séchage* et *triage.*

Flétrissage. — Il commence dès la cueillette et se termine peu
après à l'usine dans les *greniers à flétrir* aménagés à cet effet, en
donnant beaucoup d'air et peu de lumière ; on opère entre 20° et
30°, dans un air sec et chaud, mais sans chaleur artificielle. Opération délicate devant assez assouplir la feuille pour qu'elle puisse
subir le roulage sans se briser, mais ne pas laisser commencer la
fermentation.

Pendant cette opération, il semble qu'il y a solubilisation de

matières tanniques sous l'action de diastases hydrolysantes ;
la feuille perd de l'eau, l'arome apparaît, et les diastases oxydantes (*théase*) (1) augmentent.

Roulage. — Dans cette opération, les matières extractives
fermentescibles de la feuille sont mises en contact plus parfait
avec la théase qui agira au maximum.

Le résultat obtenu par les Chinois en roulant les feuilles entre
les paumes des mains est donné par des machines à rouler très
perfectionnées, en deux ou trois passages seulement entre leurs
plateaux ou leurs rouleaux.

On crible après chaque opération, pour séparer les feuilles de
même catégorie ; les premières donnent le *Pekoe orange* (bourgeons
et feuilles terminales).

Les feuilles encore vertes et imprégnées du suc cellulaire visqueux s'agglomèrent facilement en boules que le criblage désagrège ; elles sont ensuite soumises à un deuxième roulage, dans
lequel elles subissent une compression et une décompression
alternatives et brunissent légèrement par une fermentation
commençante, bien que le criblage l'arrête et empêche l'échauffement. Pendant cette opération, une partie de l'eau ou du suc
cellulaire est expulsée et par le contact intime de l'oxydase avec
les substances fermentescibles, la teneur en tanin diminue, il se
forme un rouge phlobaphénique insoluble (rouge de thé), et le tanno-
glucoside caféique qui existe dans la feuille fraîche est démoli
avec mise en liberté de Caféine.

Fermentation. — Opération de la plus haute importance, mais
actuellement bien étudiée : les feuilles flétries, roulées et criblées,
sont étendues en couches minces dans des salles spacieuses où
elles se modifient profondément.

Les méthodes varient quelque peu suivant le climat ; la température joue un grand rôle, nulle au-dessous de 15°, très lente vers
20°, la fermentation atteint son optimum vers 25-26°, et devient
mauvaise à 30° (arome moins agréable et insolubilisation partielle
des corps fermentés).

---

(1) La théase serait un mélange d'oxydase, de peroxydase et de catalase.

Pendant cette opération, l'essence se forme, l'arome se développe, la teneur en tanin diminue (de 50 p. 100 d'après NANNINGA ?), la simplification des combinaisons caféiniques continue, la couleur qui était verdâtre passe au brun; lorsqu'elle a la teinte voulue (1), on arrête la fermentation en tuant rapidement les diastases par la chaleur.

Séchage. — « La fermentation doit être arrêtée brusquement par l'air chaud et sec qui fait disparaître rapidement l'humidité. » (WELTER). L'opération se fait dans de grandes étuves métalliques, de modèles et de noms variés, où la température ne doit pas dépasser 90°. Les feuilles sont étendues en couches minces et la dessiccation est achevée quand on ne perçoit plus d'humidité au toucher et qu'on entend à la pression un léger craquement caractéristique.

L'opération s'accompagne d'une faible oxydation de l'essence qui accentue l'arome et de la disparition de quelques produits volatils (alcool méthylique et acétone, NANNINGA).

Trop desséchée, la feuille donne une infusion désagréable; insuffisamment séchée elle moisit rapidement.

Triage. — Comporte d'abord une division en trois types :

1° Bourgeons et premières feuilles velues : *Pekoe.*

2° Jeunes feuilles suivantes : *Souchong.*

3° Feuilles plus développées : *Coungou.*

Les brisures de chaque sorte sont comprimées en briquettes ou tablettes.

Des trieurs mécaniques répartissent ensuite chacun de ces types en sortes commerciales, soigneusement emballées et de présentation fort variable.

Sortes commerciales. — Les principales dénom'nations usitées dans le commerce des thés sont encore trop nombreuses pour être toutes indiquées ici (2) ; des cent cinquante sortes

____

(1) Couleur variable suivant les régions : dans l'Assam, à Ceylan, Java, on s'arrête à la teinte cuivrée.

(2) Voir : *Le Thé*, par Em. PERROT. — De nombreux détails ont été empruntés à cette monographie. (Notice n° 14 des travaux de l'Office national des Matières premières végétales, mai 1923.)

commerciales qui existeraient en Chine, une quinzaine seulement sont exportées, les thés des autres régions sont désignés par des noms ordinairement analogues aux noms des sortes chinoises :

Thés verts : Young-hyson, Hyson, Poudre à canon, Impérial, Ton-Kay.

Thés noirs : Pekoe pointes blanches, Pekoe orange, Souchongs, Congou, etc.

La forme *briquettes* (poudre fine comprimée) ou tablettes (brisures agglomérées) était particulièrement appréciée en Russie (quatre usines à Hankéou), ce pays importait avant la guerre 53.000 tonnes de thés variés dont 34.000 tonnes de briquettes et 1.000 tonnes de tablettes.

Principaux pays producteurs. — CHINE. — Reste à la tête de la production mondiale. La région de plus grande production comprend les provinces de la côte et celles de l'intérieur bordant le Yang-tsé-Kiang ou immédiatement au sud du fleuve. Dans le Yunnan aussi, mais on y cultive la variété indigène à grandes feuilles et le produit est employé seulement dans la Chine occidentale et le Thibet (d'après A. S. JUDGE).

Les régions qui fournissent le meilleur Thé se trouvent aux confins du Tonkin, du Laos et de la Birmanie, au Yunnan, dans le Syssong-Parma (EM. PERROT). Le Thé de *Pou-eurl* (Yunnan) proviendrait des frontières du Haut-Laos et des plateaux de la rive droite du Haut-Mékong.

C'est de I. Pang que provient la fameuse variété dite « Empereur de Chine ».

En raison de la formidable consommation intérieure (qui atteint problablement un million de tonnes), il est impossible de chiffrer exactement la production annuelle de la Chine, l'exportation (v. p. 583) s'est fort réduite par suite de la concurrence de Ceylan, des Indes anglaises, de Java et Sumatra.

Les principaux centres commerciaux d'exportation sont :

Pour les thés en briquettes et thés noirs : Hankéou ;

Pour les thés noirs et verts : Kin-Kiang, Santuao, Fou-Tchéou ;

Pour les thés verts : Hang-Tchéou et Ning-Po.

INDO-CHINE. — Bien que le Thé soit indigène dans le Haut-Tonkin, la culture au Tonkin et en Annam est de date fort récente (1). Le produit est riche en caféine, pauvre en tanin, une culture et une préparation scientifiquement conduites devraient sous un climat favorable et avec une main-d'œuvre assez abondante permettre d'obtenir un produit de tout premier ordre et en grande quantité ; or, jusqu'à présent, il n'a été préparé qu'un thé bon marché et la production reste stationnaire ; l'exportation dans ces dernières années aurait atteint 900 tonnes ; elle se fait surtout en France : « L'Annamite nous vend son thé et achète, pour le boire, du thé importé de Chine. » (EM. PERROT).

JAPON. — La date de l'introduction de la culture est inconnue ; celle-ci s'étend actuellement entre le 34º et 36º de latitude. Surtout du thé vert, travaillé à la main de préférence, l'aspect spécial est obtenu par le sulfate de calcium, une trace de *Bleu de Prusse* et un peu de cire.

L'exportation aux États-Unis est d'environ 16.000 tonnes ; elle est menacée par les Indes et Java.

FORMOSE. — La culture a été introduite par les Chinois depuis un peu plus d'un siècle. — *Souchongs* (thés noirs) mais surtout les *Oolongs* (thés verts sans addition de matière colorante) très recherchés aux États-Unis. Exportation annuelle d'environ 11.000 tonnes.

INDE BRITANNIQUE (Assam et Bengale). — Environ 220.000 hectares donnant de 600 à 1.000 kilogrammes par hectare. Culture récente (vers 1840) mais très soignée, le produit bien préparé forme la plus grosse partie des mélanges commerciaux les plus réputés.

De 1915 à 1919, l'exportation annuelle a été de 170.000 tonnes, elle fournit à peu près tout le thé anglais.

CEYLAN. — La culture date de 1875, date à laquelle les Caféiers ont été détruits par l'*Hemileia vastatrix*. De 437 hectares en 1875, la surface des cultures est passée à 166.000 hectares en 1915,

---

(1) Le Thé d'Indo-Chine apparut sur le marché français en 1896, avec 4.046 kilos.

bien que la plantation d'arbres à caoutchouc l'ait fait diminuer dans les terres basses.

Production moyenne annuelle de 1917 à 1920 : 87.000 tonnes.

Thé trop riche en tanin, moins parfumé que le thé de Chine, mais que la mode et la réclame ont imposé partout.

JAVA. — Culture très soignée, thés très moyens, parce que les terrains riches en azote sont pauvres en potasse ; vendus bon marché, ce qui est intéressant pour les mélanges.

En 1919, exportation de 50.245 tonnes.

SUMATRA. — Culture très récente (1910) ; occupe actuellement 8.000 hectares ; qualité analogue au Java.

En 1919, exportation de 4.250 tonnes.

AFRIQUE (Natal et Nyassaland). — Au Natal, la culture a été partiellement remplacée par celle de la Canne à sucre ; en 1918, 1.674 hectares, 640 tonnes.

Au Nyassaland, la culture se fait seulement dans le district de Mlange où climat et terrain sont très convenables.

En 1919, exportation de 3.200 tonnes.

CAUCASE (Région de Batoum). — Une petite culture a été installée il y a une quarantaine d'années, elle produisait avant 1914 quelques dizaines de tonnes.

Le mouvement d'exportation des Thés par les pays producteurs est exprimé (*en tonnes*) dans le tableau suivant, d'après A. S. JUDGE :

PAYS	EN 1890		EN 1919	
	Exportation	P. 100 du commerce total du thé	Exportation	P. 100 du commerce total du thé
Inde britannique......	52.200	23,3	168.500	43,2
Ceylan	22.200	10	94.300	24,2
Java	3.400	1,5	50.300	14
Sumatra.............	»	»	43.100	
Japon	22.700	10	18.100	4,6
Formose	9.000	4	10.900	2,8
Chine	113.400	50,9	41.700	10,8
Autres pays	6.800	0,3	1.400	0,4
Totaux	229.700	100	428.300	100

Analyse. — La feuille fraîche de Thé renferme du *tanin*, de la *Caféine*, de l'*essence*, un *glucoside*, de la *légumine* (sorte de caséine végétale) et ce ferment oxydant, sans doute complexe, que H. MANN et C. R. NEWTON ont appelé *Théase*.

La *Théase* perd son activité au delà de 62° ; elle est très abondante dans les plus jeunes feuilles, les grosses tiges et les racines. Sa teneur paraît en rapport avec la richesse du sol en acide phosphorique et la présence du fer et du manganèse.

Ces feuilles subissent pendant la préparation la série de modifications décrites plus haut et la composition des feuilles préparées est la suivante :

0,5 à 5 p. 100 de *Caféine* (*théine*, OUDRY, 1827) ; un peu de *Théophylline* (KOSSEL), traces de *Xanthine*, un *tanin*, 12 à 22 p. 100 ; 2 à 3 p. 100 de *légumine* ; 0.6 p. 100 d'*essence*, 6 p. 100 de *cendres* (colorées en vert par le manganèse) ; 8 à 10 p. 100 d'*eau*, 30 à 50 p. 100 d'extrait aqueux.

Les thés verts sont plus riches en tanin et moins riches en Caféine que les thés noirs, la qualité d'un thé n'est d'ailleurs pas en fonction de ces deux constituants principaux.

La *Caféine* $C^8H^{10}N^4O^2$ est une base purique comme la *théopylline* $C^7H^8N^4O^2$ (isomère de la théobromine) et comme la *xanthine*.

La *Caféine* est la 1-3-7 *triméthyl* 2-6 *dioxypurine* ; la *Théophylline* est la 1-3 *diméthyl* 2-6 *dioxypurine ;* ce sont donc des *xanthines méthylées*, la xanthine étant la 2-6 dioxypurine.

La Caféine fond à 225°, se sublime dans le vide ; elle est assez soluble dans l'eau et l'alcool, peu soluble dans l'éther, très soluble dans le chloroforme, l'alcool amylique et le benzène. Elle donne avec les acides des sels peu stables. Elle donne, comme l'acide urique, la réaction de la murexide.

Le Thé lui doit la plus grande part de son activité physiologique.

L'essence, chassée en grande partie par la torréfaction, est jaunâtre épaisse, très aromatique et se résinifie à l'air.

Altérations. — Le Thé perd facilement son parfum et peut s'imprégner d'odeurs étrangères, d'où les précautions prises pour l'emballage. La réputation des Thés de la Caravane était due à leur transport par terre, et aussi à la durée du voyage (dix-huit mois pour atteindre Nijnii-Novgorod), car le Thé est meilleur au bout d'un an. Si on le laisse à l'air trop longtemps, il perd son arome (thé passé). Par l'humidité, il acquiert une odeur de moisi et une saveur désagréable.

Falsifications. — La plus commune consiste dans la substitution d'une sorte médiocre à une bonne, les ouvrages spéciaux donnent des descriptions suffisantes. de chaque sorte pour permettre de les identifier, surtout si l'on dispose d'échantillons authentiques ; les experts flairent le Thé en feuilles et le dégustent ainsi que l'infusion.

Les autres falsifications consistent dans la substitution par des feuilles étrangères ou par du Thé ayant déjà servi.

On découvre les premières par les caractères morphologiques et anatomiques (vingt-sept espèces sont indiquées dans le travail de BRUNOTTE) ; la forme, la nervation, les griffes de chat, les sclérites, les caractères des épidermes suffisent, et actuellement ces falsifications paraissent rares. Cependant, en Russie, on préparait un certain « thé de Kaporie (1) » qui faisait l'objet d'un grand commerce et qui était entièrement formé par des feuilles d'*Epilobium angustifolium*, à action déprimante (n'ayant pas de sclérites et contenant des raphides).

Certains *Camellia* se rapprochent anatomiquement du Thé, mais la feuille est plus coriace et les sclérites ne vont pas d'un épiderme à l'autre. Au surplus, l'*essai chimique* qui est indispensable pour déceler les feuilles épuisées aidera également à reconnaître les feuilles étrangères.

Essai. — Un bon Thé, d'après EDER, doit contenir au moins 30 p. 100 de matières extractives solubles dans l'eau, au moins 7,5 p. 100 de tanin, pas plus de 6,4 p. 100 de cendres, au moins

---

(1) Du nom d'un village du gouvernement de Petrograd, où il était préparé.

2 p. 100 de cendres solubles dans l'eau et au moins 1 p. 100 de Caféine (le Codex exige au moins 2 p. 100 pour les thés verts ou noirs). Matières azotées totales, 16 à 36 p. 100.

Le dosage de la Caféine, tel qu'il est indiqué au Codex, se fait par le procédé LÉGER avec une légère modification pour éliminer la chlorophylle.

L'extraction de la Caféine se fait en épuisant par le chloroforme à chaud un mélange humide et homogène de poudre de thé, de magnésie et d'eau.

Le procédé PETIT et LEGRIP s'inspire de ce que PETIT et TERRAT ont mis en évidence à savoir que l'extraction des alcaloïdes du Thé par l'alcool ou le chloroforme exige que celui-ci soit fortement hydraté : on épuise par le chloroforme du Thé saturé d'eau par ébullition et évaporation au bain-marie (l'eau suffit pour libérer la Caféine de ses combinaisons).

On tirera également de bonnes indications du dosage de l'azote total (faire un KJELDAHL sur 1 gramme de thé).

Enfin, on recherchera les matières colorantes étrangères (Curcuma, Indigo, Bleu de Prusse) et les matières minérales.

Action physiologique. — L'infusion de Thé accélère la respiration (MARVAUD) et la circulation, stimule le corps et l'esprit et donne une sensation d'euphorie.

Il peut amener, chez certains sujets, une irritabilité plus ou moins marquée et de l'insomnie.

Les doses excessives dépriment le cerveau et amènent de la céphalalgie, des tremblements nerveux et de la torpeur.

Le *théisme chronique* (Chine, Russie, Angleterre) comporte une constipation opiniâtre, dyspepsie, amaigrissement, insomnie, tendance aux névroses.

Sa forte proportion de tanin doit le faire préférer au Café dans les empoisonnements par les alcaloïdes et le tartre stibié (SOULIER) et aussi contre la diarrhée.

Bien que plus riche en Caféine que le Café, le Thé en fait moins absorber, l'infusion de Café exigeant un poids de substance trois ou quatre fois plus grand que celle de Thé.

Emploi thérapeutique. — L'infusion est employée : 1º à l'extérieur comme collyre astringent ; 2º à l'intérieur (4 à 10 gr. p. 100) comme tonique et digestive, dans les embarras gastriques ; comme diurétique léger, chez les arthritiques, diaphorétique, stimulant diffusible. — Ce serait même un excellent remède de l'insolation, comme excitant respiratoire.

L'infusion, *bien faite*, est une boisson saine et agréable : dans la théière, rincée à l'eau bouillante, on doit verser sur les feuilles de Thé de l'eau qui a été rapidement portée à l'ébullition et dès que la franche ébullition est obtenue (pour éviter la perte des gaz dissous).

FLEURS DE THÉ. — Produit intéressant de notre Indo-Chine que les expositions de Paris (1900) et Marseille (1906) ont fait connaître. Ce sont les boutons floraux arrondis, cueillis quelques jours avant l'épanouissement, de couleur vert sombre ou noirâtre. Ils donnent une infusion douce et agréable, moins excitante que celle des feuilles de Thé, car plus pauvre en Caféine.

Produit presque impossible à falsifier et dont la récolte n'affaiblit pas les arbres comme celle des feuilles.

DIPTÉROCARPACÉES

Habitent les régions les plus chaudes de l'Asie et de l'Océanie tropicales. Beaux arbres, à feuilles alternes stipulées et à canaux sécréteurs médullaires.

Le **CAMPHRE DE BORNÉO** est produit par le *Dryobalanops aromatica* GAERTN (*D. Camphora* COLER.) de Bornéo et de l'Archipel Malais. Les jeunes troncs et les feuilles (surtout) contiennent une essence, et dans les troncs plus âgés on peut trouver de l'essence, mais aussi dans la partie centrale, du Camphre cristallisé : c'est le Bornéol $C^{10}H^{18}O$, alcool dont le Camphre du Japon est la **cétone**

(v. Camphre. — Historique, p. 364). Ce produit, fort cher et très rare, peut se préparer synthétiquement (v. Camphre synthétique, p. 370).

Employé couramment dans la médecine chinoise, utilisé en Chine et au Japon dans les embaumements.

Le **BAUME DE GURJUN** ou Huile de Bois est une oléo-résine produite par diverses espèces du genre *Dipterocarpus* : *D. turbinatus* Goertn de Java, *D. zeylanicus* Tw., de Ceylan, *D. angustifolius* W. et A., de Cochinchine, etc. ; mais l'espèce la plus exploitée est le *D. alatus* Roxb., le *Dau con ray* des Anna-mites, dont le tronc volumineux peut fournir chaque année 80 litres d'*huile de bois* et cela pendant six années consécutives.

On provoque l'écoulement en creusant dans le tronc, à une faible distance du sol, une cavité dans laquelle on allume du feu.

Un peu variable de couleur suivant l'espèce qui l'a produite, cette térébenthine est vert gris par réflexion et rouge par trans-mission. — Produit industriel important et grand usage local (Saïgon, Singapore, etc.). Sert comme vernis pour la peinture des bateaux, sert en peinture quoique moins siccative que l'huile de lin.

Employée en thérapeutique (2 à 4 gr. par jour), comme succé-dané (et falsification) du Copahu.

MALVACÉES

Plantes herbacées ou ligneuses, mais à type floral constant. Feuilles alternes stipulées, très souvent velues ; poils simples ou rameux, étoilés ; poils glanduleux capités. Stomates à trois cellules annexes, dont une plus petite (fig. 191). Oxalate fréquent ; nombreuses glandes mucilagineuses, unicellulaires (parenchymes, moelle, limbe des feuilles, écorce et bois des racines).

La plupart sont des régions tropicales. Propriétés presque toujours émollientes (mucilage), parfois rafraîchissantes (acides libres) ou astringentes (tanin).

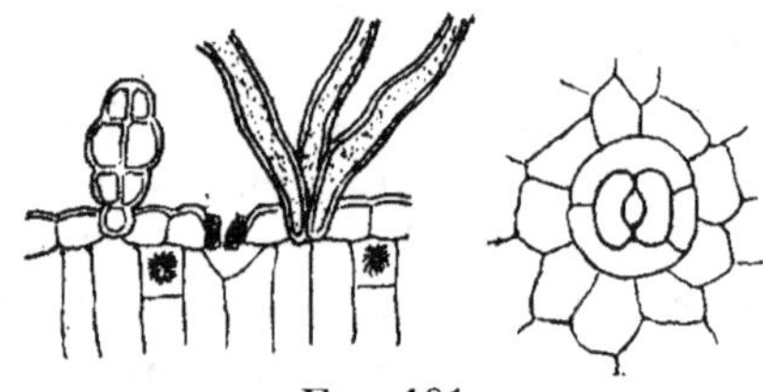

FIG. 191.

Epiderme de Malva.   *Stomate de* Malva.

Ecorces riches en fibres résistantes plus ou moins textiles ; graines ordinairement oléagineuses (grosse importance industrielle de l'huile de Coton), quelques-unes sont alimentaires.

Aucun médicament de très grande importance, mais un produit industriel de premier ordre : le Coton.

MAUVES

On utilise les fleurs et (bien que ne figurant plus au Codex) les feuilles de différentes espèces du g. *Malva* caractérisé par son calycule de trois bractées libres entre elles.

On utilise en médecine la Mauve sauvage ou Grande Mauve, *Malva sylvestris* L., espèce officinale ; et surtout la var. *glabra*, ou *Malva glabra* DESR., cultivée, et la Petite Mauve, *M. rotun-*

difolia L. qui, comme la Grande Mauve, est indigène, ces deux espèces étant répandues de la Sibérie jusqu'au Cap ; on les trouve dans les lieux incultes, les taillis, les clairières, etc.

La variété *glabra* du *M. sylvestris* est cultivée en particulier dans le nord de la France et en Belgique, surtout pour ses grandes et belles fleurs, à corolles d'un rouge vineux foncé devenant bleues par dessiccation.

Quoique vivace, on la cultive comme plante annuelle, si l'on veut avoir d'abondantes récoltes de fleurs. Elle peut donner deux récoltes dans la même année, si, la première récolte terminée (elle se fait en juin-juillet), on a soin de couper les tiges au ras du sol et de maintenir dans un suffisant état d'humidité. De nouvelles tiges partent alors de la base et fin septembre une deuxième cueillette de fleurs peut être faite.

On emploie les fleurs et les feuilles de Mauves.

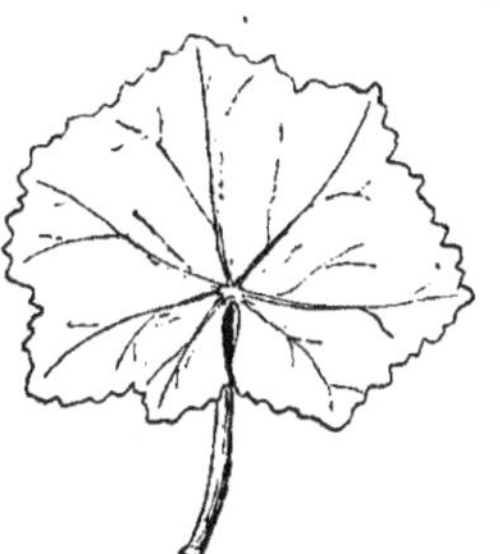

Fig. 192. — *Feuille de Malva rotundifolia.*

FEUILLES. — Les Mauves ont des feuilles alternes, longuement pétiolées stipulées, à nervation palmée, molles, douces au toucher, à 5-7 lobes peu profonds, à bords dentés.

On emploie indifféremment les trois sortes, surtout celles de petite Mauve et de grande Mauve, moins celles de *Malva glabra*.

Ces feuilles, riches en mucilage, sont utilisées comme émollientes (lotions, cataplasmes, lavements). — De moins en moins employées, même en médecine populaire.

FLEURS. — On utilise celles de *Malva sylvestris* et de sa variété cultivée *M. glabra*, celles de *M. rotundifolia* auraient même action, mais elles sont de moins bel aspect, plus petites, moins colorées sur le frais, ne bleuissant pas par dessiccation.

Les fleurs de *M. sylvestris* ont un calycule de trois bractées oblongues, un calyce gamosépale à cinq divisions, une corolle de cinq pétales cunéiformes fortement échancrés sur leur bord supérieur, un androcée méristémoné monadelphe et formant un tube concrescent à sa base avec la base des pétales.

La corolle rose violacée devient bleue par dessiccation.

Dessécher d'abord au soleil sans abri, puis terminer au séchoir à air chaud. Conserver à l'abri de la lumière qui les décolore.

Nombreuses cellules à mucilage dans les pièces du périanthe, les sépales surtout, aussi l'infusion, légèrement bleu verdâtre, est mucilagineuse.

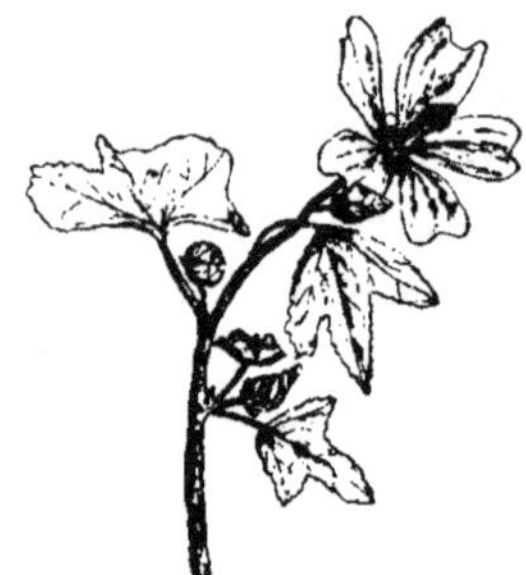

Fig. 193. — *Mauve.*

Très couramment employées en infusion, soit seules, soit dans les espèces pectorales.

GUIMAUVE

Origine. — L'*Althaea officinalis* L., Guimauve officinale, est une plante vivace, duveteuse, blanchâtre, des prairies humides de l'Europe et de l'Asie tempérées ; introduite en Australie et en Amérique et cultivée çà et là, dans des sols légers et frais. — On emploie la racine, les feuilles et les fleurs. Culture en grand (N. de la France et Belgique).

RACINE

Suivant le mode de culture, elle forme un pivot allongé, ou se présente en paquets de plusieurs racines égales, développées sur le court rhizome.

Racines charnues, gris jaunâtre, du diamètre du doigt.

Pour avoir la drogue officinale, on enlève les petites ramifications latérales et on racle fortement la surface (écreppage). On sèche au soleil ou au séchoir à air chaud.

Description. — Bâtons coniques, longs de 15 à 20 centimètres, d'un diamètre moyen de 1 centimètre, d'une couleur blanche caractéristique, à gros sillons longitudinaux ; cicatrices jaunâtres arrondies (radicelles sectionnées) ; surface poudreuse (amidon). Même sèche, elle est flexible, mais casse facilement et montre alors un bois grenu, entouré d'une écorce fibreuse (1/4 du rayon).

Section : bois radié, avec une ou deux zones circulaires. — *Cambium* : forme une ligne brune. — *Odeur* douce et fade. — *Saveur* très mucilagineuse, douceâtre.

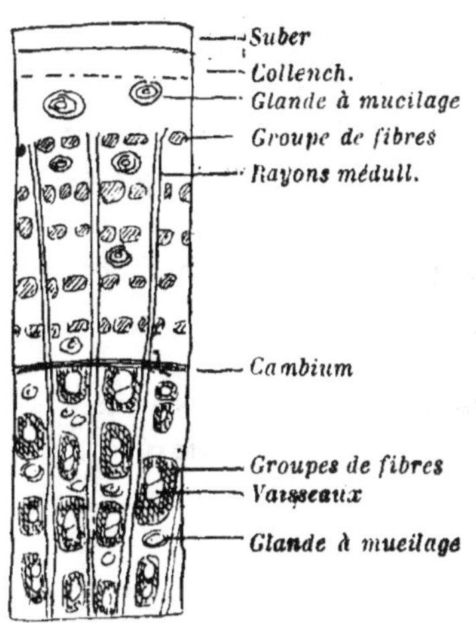

FIG. 194. — *Racine de Guimauve.*
(Schéma de la coupe).

Anatomie. — Pas de *suber* (enlevé, ainsi que la couche collenchymateuse sous-jacente). Grandes *cellules à mucilage* isolées un peu partout, mais surtout près de la surface (ne pas trop racler la racine).

Oxalate dans le parenchyme cortical, le liber et le bois.

Zones concentriques de paquets de *fibres* dans le *liber*. — *Bois* spécial, avec des groupes de *vaisseaux* entourés de *fibres* dans le parenchyme amylacé. — *Rayons médullaires* fins, unisériés. — *Bois primaire* restant visible au centre.

Sortes. — La Guimauve du Nord est supérieure à celle du Midi. Toujours cultivée, elle est plus grosse, plus amylacée, plus blanche, plus lisse et plus régulière ; l'autre est plus jaune, plus ligneuse, moins mucilagineuse.

Cela tient au mode de culture du Nord, qui a pour but surtout la production de racines. Pour cela, au printemps on plante les éclats munis d'yeux provenant de la division des souches récoltées à l'automne précédent. Ces éclats donnent non une racine unique, pivotante, mais un faisceau de plusieurs racines égales qu'on arrache à l'*automne de la même année* (à l'aide d'une forte fourche à deux dents, en soulevant toute la motte sans briser les racines). Les racines sectionnées pour lavage, mondage, raclage et séchage, les souches sont mises en silos pour être divisées au printemps suivant.

Les racines récoltées sont donc âgées seulement de quelques mois.

Falsifications. — On substitue parfois à la racine officinale la racine d'*Althaea narbonensis* POURR., analogue à la Guimauve du Midi ; les racines d'*A. rosea* L. (Rose trémière), plus grosses et plus ligneuses, jaunâtres, rudes, poreuses, doivent être rejetées.

Analyse. — 35 p. 100 de mucilage, amidon, sucre, tanin, traces d'huile, 2 p. 100 d'asparagine.

Emploi thérapeutique. — Émollient : tisanes, lavements, lotions, gargarismes ; hochets de dentition. — La poudre est un excipient pilulaire.

FEUILLES

Alternes, recouvertes d'un épais duvet blanc, molles, de 7 à 8 centimètres de diamètre, largement ovales, à 3-5 lobes peu profonds, stipules subulées caduques. Récoltées en juin-juillet et desséchées à l'air, prennent une teinte gris verdâtre. — Poils tecteurs nombreux, isolés, ou par bouquets de six. Cellules à oxalate et à mucilage dans le parenchyme.

A. narbonensis a des feuilles plus vertes, à lobes plus profonds et plus étroits.

Emollient interne et surtout externe (cataplasmes).

FLEURS

Caractérisées, comme toutes celles d'Althaea, par un calycule à plus de trois pièces : celles-ci en ont un de 7 à 9 étroites, linéaires, tomenteuses, concrescentes à la base autour du calyce à cinq sépales ovales également tomenteux.

Corolle à cinq pétales cunéiformes, d'un blanc rosé, émarginés au sommet, deux fois plus longs que le calyce. Nombreuses étamines mona-delphes. Cellules à mucilage dans l'épiderme inférieur du calyce et surtout dans le méso-phylle des pétales.

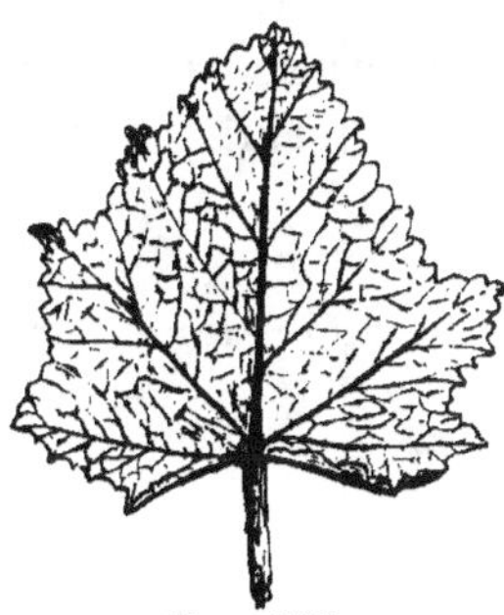

FIG. 195.
Feuille de Guimauve.

Récoltées en juillet, par la chaleur (sans ro-sée), soigneusement desséchées à l'étuve ou à l'ombre chaude.

Mal séchées ou récoltées humides, elles noircissent et moisissent.

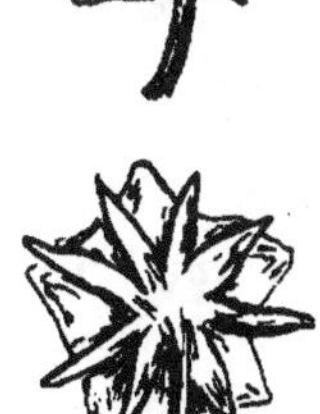

FIG. 196. — *Calyce et Calycule de Malva et d'Al-thaea.*

Emploi. — Pectorales et émoll'entes ; elles font partie des espèces pectorales.

La ROSE TRÉMIÈRE *Althaea rosea* L., est cultivée pour ses grandes fleurs (variété noire ou brune) dont on retire une belle matière colorante.

COTON

Origine. — Divers *Gossypium* ont des graines d'une impor-tance industrielle considérable et dont l'étude détaillée sortirait du cadre de ce Précis.

Elles sont couvertes de poils épidermiques plus ou moins longs, soyeux, blancs (ou jaunes dans les Cotons dits beurrés), formés d'une paroi de cellulose à peu près pure : ces poils forment le Coton, textile universellement employé et servant aussi de matière première importante en pharmacie.

Les **Cotonniers** sont des plantes herbacées ou ligneuses, suivant l'espèce, ou pour une même espèce suivant le climat.

Les divers auteurs admettent un nombre très variable d'espèces (de 2 à 54) ; comme chaque fois qu'il s'agit de plantes très anciennement cultivées et qui ont dû s'adapter aux conditions de milieu les plus diverses, il s'est produit des formes et des variétés très nombreuses.

On peut admettre deux groupes botaniques :

. 1º Espèces dont les graines ont des poils tous de même longueur. *G. peruvianum* Lav.) Parlatore (= *G. religiosum* L.) et *G. barbadense* L.

2º Espèces à graines à poils longs et courts : *G. herbaceum* L. (1) (*G. hirsutum* L.) et *G. arboreum* L.

Les industriels distinguent les cotonniers à longue soie (*G. barbadense* et *G. arboreum*) et ceux à courte soie (*G. hirsutum* ou *G. herbaceum*).

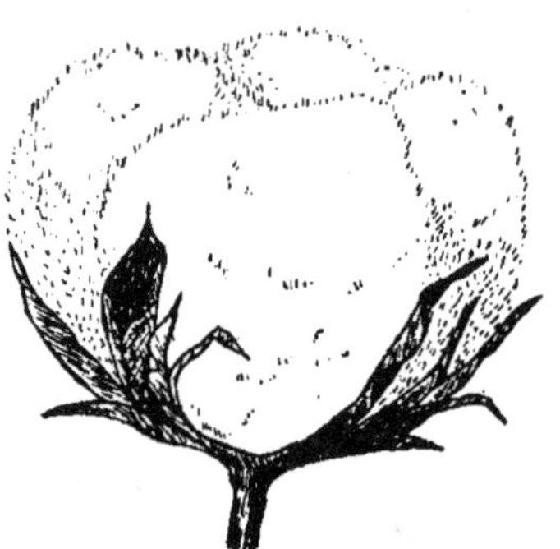

Fig. 197.
Fruit ouvert du Cotonnier.

Description. — Le fruit est une capsule s'ouvrant en trois ou cinq valves, contenant dans chaque loge cinq à dix graines noires, ovoïdes couvertes d'un volumineux duvet formé par des poils épidermiques.

Séparé des graines, le coton forme une bourre soyeuse, blanche ou jaunâtre composée de filaments allongés, poils tecteurs unicellulaires cylindriques sur le frais, aplatis par la dessiccation. Au microscope, ils ont l'aspect de longs rubans aplatis et tordus, qui semblent limités par un double bourrelet ; stries légères et irrégulières à la surface, cavité centrale étroite, section transversale arrondie, mais réniforme dans les parties tordues.

---

(1) C'est l'espèce la plus répandue dans les pays tropicaux et s'accommodant le mieux des climats tempérés.

Historique. — Le Coton a été connu du monde anc'en et cultivé en Égypte dès le vᵉ siècle avant J.-C., et plus anciennement encore au Pérou et dans l'Inde. On recevait en Europe les tissus de Coton de l'Inde ; la première toile de Coton tissée en Europe le fut en Angleterre en 1772, puis on fila et tissa vers 1780 dans la région de Rouen (rouenneries). Introduit aux États-Unis en 1775, le Coton y prit un tel développement que ce pays devint le maître du marché, aussi tenta-t-on des cultures ailleurs (Inde, Égypte, Brésil, Pérou, Chine, Indo-Chine, etc.). De 1907 à 1916, la production moyenne annuelle a été de 5.410.000 tonnes dont 4.322.000 tonnes ainsi réparties : États-Unis (3.180.000 t.), Inde (812.000 t.), Égypte (330.000 t.). Les États-Unis représentent donc 58,8 p. 100 de la production totale, leur tendance manifeste à diminuer l'exportation en coton brut pour créer des filatures et des tissages est une grosse menace pour l'industrie européenne.

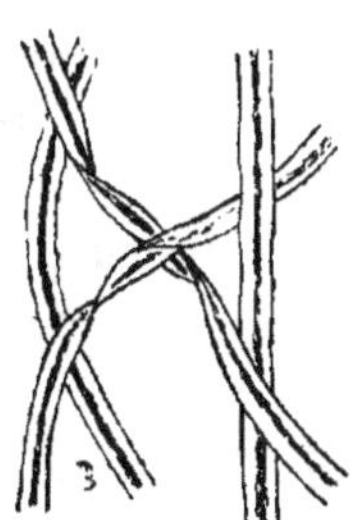

Fig. 198.
Poils de Coton.

La France a également tenté cette culture en Indo-Chine, au Soudan, à Madagascar, au Dahomey et en Algérie.

Culture. — Le Cotonnier, Fils du Soleil (1), craint les pluies froides et persistantes, qui peuvent ruiner la récolte au moment de la déhiscence des capsules. Il demande un sol fertile, perméable et profond comme les grasses alluvions du Mississipi et du Nil, ce qui explique l'effort de notre industrie vers nos régions alluvionnaires du Niger et d'Indo-Chine.

La culture est très épuisante pour le sol, très exigeante pour la main-d'œuvre (soins incessants).

Récolte. — Par temps sec (ni pluie ni rosée), les touffes cotonneuses enlevées aux capsules bien mûres sont séchées avec

----

(1) Les limites de la zone cotonnière américaine sont les 36° de latitude nord et sud ; la Cotonnier, en Asie, peut réussir jusqu'au 45° de latitude nord.

grand soin, à l'ombre, sur des claies, jusqu'à ce que les graines craquent sous la dent, puis égrenage par appareils variés, nettoyage et compression en balles de 50 à 200 kilogrammes.

Emploi. — En dehors des usages industriels (tissus, fulmicoton, soie artificielle) le coton a des usages divers en pharmacie.

Constitué par de la cellulose presque pure (90 p. 100 au moins, avec 7 à 7,5 p. 100 d'eau), il forme le *coton écru* ou *coton cardé* qui est imprégné de traces de natières grasses et résineuses; aussi n'est-il pas mouillé par l'eau; débarrassé de ces substances par les alcalis, blanchi par un hypochlorite, lavé à l'eau puis à l'eau acidulée, il donne le *coton hydrophile* qui pourra être imprégné [de substances médicamenteuses diverses.

Le *Coton cardé* sert à préparer le *Coton iodé* ; avec le fulmicoton, on prépare le *Collodion*.

HUILE DE COTON. — Obtenue par expression des graines de divers Gossypium (*G. herbaceum*, *G. arboreum* et surtout du *G. barbadense* dont les graines très riches en huile n'ont pas besoin d'être décortiquées).

On importe annuellement en France 50.000 tonnes de graines et autant d'huile. On fabrique l'huile à Marseille, Dunkerque et Rouen, et on y raffine celle importée d'Amérique.

Usage industriel (savonnerie) et aussi alimentaire par mélange à d'autres huiles, car raffinée (privée de stéarine et palmitine, glycérides solides) elle est jaune paille, inodore et insipide.

Les tourteaux, très recherchés comme engrais, sont toxiques s'ils ont été exprimés à froid, tandis qu'à chaud, par la vapeur d'eau, le *gossypol*, principe toxique, phénolique, est transformé en un composé beaucoup moins toxique.

La recherche du *gossypol* se fait dans le tourteau par l'acide sulfurique concentré au contact duquel il donne une coloration rouge.

Les **GRAINES** servent à faire un extrait pulvérulent conte-

nant 50 p. 100 de sucre et qui est utilisé comme galactagogue,
il augmenterait la teneur du lait en beurre et en caséine.

L'ÉCORCE DE RACINE DE COTONNIER est emménagogue ; c'est aussi un hémostatique utérin, et elle produirait
des contractions utérines analogues aux contractions spontanées
de l'accouchement, n'ayant pas la forme tétanisante de celles dues
à l'ergot.

STERCULIACÉES

Parfois considérées comme une tribu de Malvacées.

Arbres des régions tropicales et subtropicales.

Stomates de Malvacées, mais appareil sécréteur formé de larges canaux schizogènes (gomme ou mucilage) qu'on trouve surtout dans l'écorce et la moelle des tiges, et aussi dans les pétioles et les nervures.

NOIX DE KOLA

Origine botanique. — Par ce terme impropre, on désigne les amandes (formées surtout par les cotylédons) des graines exalbuminées de diverses espèces du genre *Cola* (1), appartenant à la section *Eucola* A. CHEV. et pouvant se diviser ainsi :

A. — Amandes se partageant en deux cotylédons :

Cola nitida (VENT.) A. CHEV. [= *Sterculia grandiflora* VENT. = *Cola vera* K. SCHUM], espèce la plus généralement cultivée, présentant de nombreuses variétés que Aug. CHEVALIER et Em. PERROT groupent en quatre sous-espèces :

a) *C. rubra* A. CHEV., b) *C. alba* A. CHEV., c) *C. mixta* A. CHEV. (forme la plus répandue à l'état cultivé), et d) *C. pallida* A. CHEV.

B. — Amandes à plus de deux cotylédons (ordinairement quatre à six).

a) Feuilles alternes : *C. acuminata* (PAL. BEAUV.) SCHOTT et ENDL. ;

---

(1) Le Codex décrit une forme à deux cotylédons qu'il attribue au *Cola acuminata* et qui doit être rapportée au *C. nitida*. V. la magistrale étude : *Les Kolatiers et les Noix de Kola*, par Aug. CHEVALIER et Em. PERROT, Paris, 1911, Challamel, éditeur.

b) Feuilles verticillées par trois ou quatre, rarement opposées : *C. verticillata* (THONN in SCH.) STAPF. ;

c) feuilles subverticillées par cinq à quinze : *C. Ballayi* CORNU (= *C. acuminata* var. *kamerunensis* K. SCH. = *C. subverticillata* DE WILD.

Les deux seules espèces offrant un grand intérêt économique sont le *C. nitida* (et ses variétés) et le *C. acuminata*.

Les *Eucola* sont des arbres pouvant atteindre 15 à 20 mètres vers la quinzième année, et se ramifiant à 3-4 mètres du sol.

Feuilles presque toujours alternes, à limbe entier, oblong-lancéolé, glabrescentes, luisantes en dessus, vert pâle en dessous, avec un pétiole de longueur variable, pourvu aux deux extrémités de deux renflements moteurs (bourrelets épais).

Inflorescences sur vieux bois, grappes composées pauciflores, fleurs polygames monèques ou dièques, car certains pieds sont uniquement à fleurs mâles (1), tandis qu'en général quelques inflorescences à fleurs hermaphrodites (ou peut-être physiologiquement femelles) à la base et à fleurs mâles au sommet sont mêlées aux inflorescences purement mâles beaucoup plus nombreuses.

Gynécée de 5-6 carpelles libres, à stigmate sessile, en crosse. Dans chacun, 5 à 16 ovules anatropes, alternant sur deux rangées. Fruit : 5-6 follicules verticillés à l'extrémité d'un pédoncule accru et lignifié (ils mesurent ordinairement 5 à 12 centimètres × 3 à 7).

Dans les *Eucola*, les follicules (Cabosses) sont généralement indéhiscents, ils contiennent de 2 à 12, le plus souvent 5 à 9 graines.

Graines de taille très variable dans une même espèce et parfois dans une même variété ; elles pèsent ordinairement de 8 à 25 grammes.

Elles sont enveloppées par une membrane blanchâtre spongieuse, épaisse de 3 à 4 millimètres et assez facile à déchirer qui représente

---

(1) Quand le *C. nitida* croît dans des conditions défavorables, soit sous un couvert épais, soit à plus de 800 mètres d'altitude, il ne donne que des fleurs mâles.

les téguments, l'externe assez épais, l'interne constitué par une fine pellicule non adhérente à la graine.

Cotylédons épais et charnus, deux dans *C. nitida* et ses variétés, quatre à sept chez les autres ; mais dans les graines à deux cotylédons, une fente perpendiculaire au plan de séparation indique la tendance à la multilobation.

Surface lisse, interrompue par une large plaque d'insertion.

Saveur assez agréable, un peu âpre et amère ; elle est mucilagineuse dans les sortes moins appréciées.

La couleur varie du rouge au rose ou au blanc jaunâtre parfois dans un même fruit, en particulier dans le *Cola nitida*.

C. nitida var. *rubra* : grosses noix rouges à chair rosée.

C. nitida var. *alba* : grosses noix blanches à chair blanche devenant jaune safran, brisée à l'air.

C. nitida var. *mixta* : grosses noix rouges et blanches, à chair rose vif ou rouge foncé.

C. nitida var. *pallida* : petites noix rose pâle ou mêlées de petites noix blanches, chair rose vif ou rouge dans les premières, devenant jaune safran dans les blanches.

C. acuminata : noix rose ou blanc légèrement rosé, la chair de même couleur devient violacée si on la brise, puis brun ferrugineux.

C. verticillata : noix rouge vineux, chair rose vif, devenant brisée à l'air, violacée puis brun ocracé avec liséré blanc externe cotylédonnaire.

C. Ballayi : noix couleur de radis rose, liséré blanc sur les bords des cotylédons ; chair rose devenant violacée quand on la coupe, puis d'un brun roussâtre.

Distribution géographique. — Toutes les espèces de *Cola* sont spéciales à l'Afrique tropicale, les *Eucola* sont localisés dans l'Ouest africain, quoique le *C. Ballayi* pénètre fort loin dans le centre de l'Afrique.

C. nitida, à nombreuses races culturales, est spontané seulement dans quelques parties de la forêt vierge de la côte occidentale (Côte d'Ivoire et Libéria) ; de même *C. acuminata* se trouve dans la grande forêt vierge équatoriale, au Cameroun et au Gabon ;

C. Ballayi se rencontre spontané dans le Moyen-Congo, l'Oubangui et le Congo belge, enfin *C. verticillata* vit à la Gold Coast, au Dahomey, dans la Nigéria et au Cameroun.

Partout ailleurs, ces espèces sont introduites, cultivées ou subspontanées ; les 9/10 au moins des Colas cultivés sont des *C. nitida* var. *mixta.*

La limite septentrionale africaine des *Eucola* est reportée de plus en plus au sud, au fur et à mesure que l'on s'avance de la Côte ouest vers le centre du Continent. En Afrique occidentale, ils sont spontanés jusqu'à 6°30', cultivés en grand jusqu'au huitième parallèle et plantés çà et là jusqu'au 11°. A la hauteur du Dahomey, ils n'existent plus au delà de 7°30', dans la Haute-Sangha, ils n'abondent qu'au sud du quatrième parallèle et ne fructifient plus vers le 6° de latitude et dans le Haut-Oubangui ; on n'en observe plus au delà de 4°30' et même ces arbres ne donnent une bonne production que du 2° degré de latitude sud au 4° de latitude nord (d'après CHEVALIER et PERROT).

On a transporté les *Cola* dans d'autres régions tropicales, à Madagascar, à la Réunion, en Indo-Chine, à Java, aux Antilles (Jamaïque surtout) où l'on cultive le Kolatier à deux cotylédons, tandis qu'en Amérique (Venezuela, Brésil, Colombie), il s'agit problablement du *Cola acuminata.*

Historique. — La noix de Kola paraît avoir été complètement ignorée du monde civilisé ancien, comme des auteurs arabes, cependant elle était connue de temps immémorial dans le pays d'origine et depuis longtemps l'arbre producteur était domestiqué dans certaines régions de l'Afrique équatoriale.

La noix de Kola est restée inconnue en Europe jusqu'au xvi° siècle ; LÉON L'AFRICAIN la mentionne en 1556, ED. LOPEZ, traduit par PIGAFETTA (1593), décrit une noix à plus de deux cotylédons et, en 1605, CLUSIUS reçoit du médecin hollandais ROELSIUS les premières noix à deux cotylédons. Depuis lors, les Kolas sont mentionnés dans divers ouvrages, mais les arbres producteurs ne seront connus que bien plus tard : PALISOT DE BEAUVOIS rapporte d'Oware et du Bénin le *Sterculia acuminata* en 1786-87 ;

Au XIXe siècle, les voyageurs précisent les connaissances sur le rôle de la Kola dans la vie des indigènes (1), mais le mérite de la vulgarisation de la drogue en France revient à HECKEL, de Marseille, qui publia en 1883 une première *Monographie des Colas* avec SCHLAGDENHAUFFEN et en 1893 un travail alors très complet sur le produit, sa composition, ses origines, ses propriétés, etc.

Culture. — Il n'est guère possible de parler de culture indigène ; de terribles légendes, soigneusement entretenues par les dioulas colporteurs de Kolas, empêchaient la multiplication de l'arbre dont l'exploitation restait ainsi aux mains des peuplades intéressées ; quiconque plantait un Kolatier devait mourir lorsque l'arbre commencerait à rapporter des fruits. Au Soudan, l'indigène protégeait simplement les jeunes plants poussés par hasard ; dans le sud de la Côte d'Ivoire on transplantait les jeunes pieds trouvés dans la forêt, mais les semis étaient rares.

En raison des observations faites sur la biologie des Kolatiers, on peut admettre que ces arbres ont sensiblement comme climat et comme sol des exigences analogues aux Cacaoyers : ils demandent un climat chaud et humide, avec de longues périodes de pluies et une courte saison sèche, et un sol profond, assez argileux, bien drainé et riche en humus, abrité par quelques grands arbres.

On plantera de grosses graines bien rouges, choisies très fraîches sur un arbre vigoureux. Faut-il semer en place ou en pépinière ? La transplantation est très délicate, elle doit être rapide, en raison du développement immédiat de la radicule en un long pivot qu'on risque de briser. Aussi A. CHEVALIER et Em. PERROT proposent de semer dans de petits paniers en feuilles de palmier, remplis de bonne terre et mis à l'ombre. On transplantera, en enterrant les paniers, dès que les jeunes plants auront 1 ou 2 centimètres ; ils conseillent aussi de planter à 10-12 mètres en tous sens, soit seulement quatre-vingts à cent kolatiers à l'hectare. Si la plan-

---

(1) En 1830, l'explorateur René CAILLIÉ ayant rencontré des caravanes entières de Dioulas venant vers le nord du Soudan apporter les Kolas, avait pu en décrire l'aspect, la couleur, les propriétés, la conservation, etc.

tation n'est pas faite lors de la saison des pluies, il faut arroser. — Deux sarclages par an sont nécessaires pendant cinq à six ans ; ensuite remuer la terre chaque année au pied de l'arbre. — Comme arbres d'abri, un *Albizzia Lebbek* pour quatre kolatiers et des Bananiers sur la ligne, à 1 m. 50 des Kolatiers à protéger.

On peut aussi employer le bouturage et le marcottage, ainsi que la greffe, ces procédés pourraient permettre la multiplication des pieds les plus riches en fleurs femelles.

Arbre à croissance lente, un Kolatier ne fleurit guère avant la septième ou huitième année et ne donne de rendements sérieux que vers la quinzième, mais en terrain favorable ; sa vie est très longue, quatre-vingts à cent ans et plus, et la production normale dure un demi-siècle, de vingt-cinq à soixante-quinze ans.

Le rendement est très variable, il n'y a de bonne fructification qu'une année sur deux ; A. CHEVALIER et Em. PERROT estiment la proportion moyenne à 5 à 8 kilogrammes de noix fraîches par arbre.

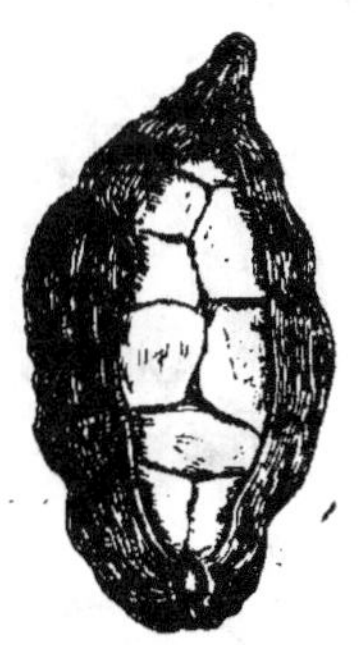
Fig. 199.
Fruit de Kola.
(Une partie de la paroi a été enlevée).

Récolte et préparation. — Les soins nécessités par ces opérations pour obtenir des noix appréciées sur les marchés africains sont résumés dans les instructions suivantes, publiées en 1914 au *Journal officiel* de la Côte d'Ivoire :

Les Kolas doivent être cueillis peu avant la maturité complète des cabosses, lorsqu'elles ont une teinte vert brun légèrement marbrée de jaune et qu'elles peuvent s'ouvrir à la main, sans l'aide d'un couteau.

Les noix extraites de leurs cabosses et encore recouvertes de leurs pellicules blanches intactes peuvent être ainsi conservées plusieurs jours (en Guinée et au Sierra-Leone, les Dioulas les achètent souvent ainsi), il est toutefois préférable de les en débarrasser assez rapidement après la cueillette. Pour cela, les noix légèrement mouillées sont mises dans un panier ou en tas dans le coin d'une case et brassées de temps à autre.

Au bout de deux à trois jours, les enveloppes noircissent, se désagrègent et s'enlèvent facilement à la main, un lavage à l'eau savonneuse leur donne ensuite le poli et le brillant recherchés (1). On peut obtenir le même résultat en enfouissant dans la terre pendant deux jours les noix enveloppées de feuilles vertes ; laissées trop longtemps en terre, elles prennent une teinte marron (noix cuites) et sont peu marchandes.

Leur conservation à l'état frais ne peut se faire que dans une atmosphère confinée et légèrement humide. Le mieux est de les emballer dans des paniers tapissés d'une épaisse couche de feuilles vertes spéciales (*Orofira*) (2), très légèrement humectée d'eau. (Ces indications résument l'enseignement d'une longue expérience dans cette région renommée pour ses Kolas).

C'est dans ces paniers portés à tête d'homme (charge de 20 à 30 kilos) que les dioulas qui les achètent sur place les transporteront à l'intérieur (3).

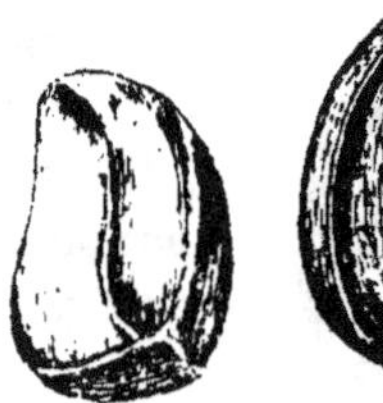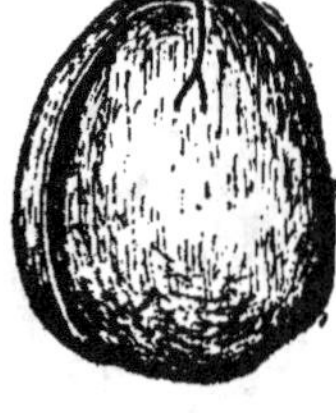

Fig. 200.
Graines de Kola sans enveloppe.

Pendant le voyage, une surveillance attentive est exercée, les paniers sont ouverts tous les cinq ou six jours, les noix sont soigneusement triées, celles qui sont avariées sont séparées, les autres sont aérées, puis humectées d'eau que le dioula pulvérise sur elles avec sa bouche et le panier est refermé.

Les noix fraîches expédiées en Europe sont emballées de façon variable ; on préconise l'emballage dans la tourbe et aussi dans la poudre grossière de charbon de bois.

---

(1) Ce lavage au savon aurait aussi l'avantage de préserver les amandes de l'attaque du *sangara*, un charançon, le *Balanogastris Kolae*.

(2) Orofira, en dialecte mandé, signifie « feuilles à Kola » ; d'origine variée, ce sont surtout des Marantacées : . *Clinogyne ramosissima* K. Schum ; *Cl. Schweinfurthiana* K. Schum, etc.,

(3) La ville de Lagos est un des plus gros entrepôts de Kola de toute l'Afrique.

En raison de l'activité spéciale de la noix fraîche, l'importation sous cette forme tend à augmenter sans cesse, mais l'Europe reçoit surtout encore les noix sèches, obtenues par dessiccation au soleil, sur des aires ; pendant cette opération les cotylédons se séparent et sont vendus sous les noms de *Kolas-demis* pour les sortes à deux cotylédons et de *Kolas-quarts* pour celles à 4-6 cotylédons.

Description. — Quelle que soit la couleur des amandes fraîches (v. p. 601), par la dessiccation, elles deviennent brun foncé à l'extérieur, brun rougeâtre à l'intérieur. Les cotylédons secs sont presque toujours isolés ; leur *forme* est allongée, plus ou moins arquée, avec une *face externe* arrondie, une *face interne* plate, ou en angle dièdre à arête ordinairement fort aiguë, toujours plus ou moins irrégulière : 3 à 3 cent. 5 de long sur 2 de large.

La *saveur* astringente et amère des graines fraîches s'est fort atténuée, *odeur* faible, spéciale.

Anatomie. — Le *tégument* (enlevé) contient de nombreux canaux mucilagineux et des mâcles d'oxalate de chaux, faisceaux libéro-ligneux dans sa partie interne. — Les *cotylédons* offrent un épiderme entourant un tissu très homogène de cellules polygonales à parois assez épaisses contenant du *tanin*, de la matière grasse, beaucoup d'*amidon* surtout dans les cellules centrales. Grains inégaux, ovales, à stries concentriques et à hile souvent fissuré et peu excentrique ; ils mesurent 5 à 28 µ environ.

Analyse. — Les graines fraîches, seules consommées par les populations africaines, ont une composition et partant une action différente des noix desséchées. GORIS et ARNOULD ont montré qu'en maintenant, pendant cinq à dix minutes, les graines fraîches dans un autoclave chauffé à 110°, puis en les desséchant, ces noix sèches avaient mêmes composition et propriétés que les fraîches, la mort rapide de l'oxydase ayant empêché les modifications habituelles qui se produisent pendant la dessiccation (1).

A la suite de cette opération, les noix blanches desséchées restent blanches à l'intérieur et se teintent légèrement de rouge au dehors ; les noix rouges, au contraire, deviennent violettes.

Les noix sèches contiennent 33 p. 100 de *matières amylacées*, de la *Caféine*, isolée par Daniell (1864), au moins 1,25 p. 100, dit le Codex, de la théobromine, 0,023 p. 100 signalée par Heckel, et Schlagdenhauffen (1883), un *tanin*, etc. (2).

Ces derniers auteurs avaient aussi signalé un *rouge de Kola*, produit complexe qui aurait contenu de la Caféine combinée à un tanin.

Goris, étudiant les noix fraîches, a pu en retirer (comme des noix stérilisées) deux corps cristallisés nouveaux, voisins des catéchines, la *Kolatine* et la *Kolatéine* qui donnent avec la Caféine des combinaisons solubles, la *Kolatine-Caféine* et la *Kolatéine-Caféine*, et existent vraisemblablement sous cette forme dans la graine fraîche.

Kolatine et Kolatéine, pendant la dessiccation, donnent par oxydation des *rouges de Kola* qui fixent à l'état insoluble une partie de la Caféine.

Falsifications. — Les noix moisies, très fréquentes, sont lavées dans les ports européens par de l'eau aiguisée d'acide chlorhydrique, ce qui les rend nettes et rouges, et parfumées avec une trace d'essence de girofle, ce qui enlève le goût de moisi extérieur ; mais cette saveur de moisi se retrouve dans toutes les préparations galéniques.

On a signalé comme falsifications différentes graines de Sterculiacées : *Cola Duparquetiana* Baillon, *C. ficifolia* Mast., *C. heterophylla* Mast., *C. cordifolia* R. Br. et *Heritiera littoralis* Ait., et une graine de Guttifère, le *Pentadesma butyracea* Don., toutes

------

(1) Bourquelot (1896) avait démontré qu'en tuant l'oxydase par l'alcool à 95° bouillant, on pouvait préparer un extrait blanc de Kola.

(2) Le Codex (p. 168), fait doser la caféine par extraction chloroformique sur le mélange humide de poudre de Kola et de magnésie.

ces graines n'ont pas de Caféine, faire le dosage (v. Codex, p. 168), et examiner au microscope les grains d'amidon.

Quant au *Garcinia Kola* HECKEL (Kola mâle ou Bitter Kola) autre Guttifère, ses amandes (à volumineux embryon macropode sans cotylédons) sont toujours mangées fraîches par les indigènes d'Afrique parce que son ingestion facilite la dégustation des vraies amandes de Kola, mais ils ne les confondent pas avec les Kolas.

Action physiologique. — La noix de Kola fraîche joue en Afrique un rôle d'une énorme importance, vingt millions de noirs la consomment comme masticatoire (1) et elle sert de base essentielle pour les transactions commerciales comme pour les diverses cérémonies de tous ordres.

Cela tient à des propriétés physiologiques fort appréciées : la Noix de Kola (surtout fraîche) stimule le système nerveux et détermine ainsi une excitation passagère au début de son action, elle augmente la tension artérielle et la force des battements du cœur, elle diminue l'essoufflement, elle a sur la fatigue une action certaine, elle est diurétique et a une action tonique intestinale. Mâchée, elle préserve de la faim et de la soif.

Elle empêche le sommeil et constitue un agent excellent comme excitant cérébral chez les intellectuels qui ont à fournir un effort supplémentaire.

Les essais sur les chevaux de course, les cyclistes, les coureurs ont montré l'action contre l'essoufflement.

Il ne faut toutefois en faire usage que d'une façon modérée (la dose utile varie avec chaque individu) et non continue ; l'action dure en général six heures.

De hautes doses sont toxiques ; à doses massives la mort survient par paralysie du cœur.

---

(1) Nos colonies de l'A. O. F. ont importé, en 1923, plus de 3.000 tonnes de noix fraîches, sans compter les importations au Soudan français provenant de Haute-Guinée qui ne sont pas contrôlées. En 1923, Guinée, Dahomey et Côte-d'Ivoire ont doublé leur importation au Sénégal (2.110 tonnes).

Emploi thérapeutique. — Stimulant, astringent, tonique et fortifiant (convalescences) ; antidiarrhéique (diarrhées chroniques, diarrhée de Cochinchine).

Formes pharmaceutiques. — Fort variées. — Noix fraîches coupées en menus fragments dans l'alcool, saccharure à 50 p. 100, comprimés, biscuits (rations accélératrices). Poudre de noix stérilisée, etc.

Poudre de noix sèches, vin, teinture, extrait mou, extrait fluide, saccharure granulé.

ÇACAO

Origine botanique. — Graine du Cacaoyer (*Theobroma Cacao* L.) qui est la principale espèce. L'arbre qui peut atteindre 10 mètres de haut est maintenu par la taille à 5-6 mètres. Très grandes feuilles entières ; fleurs jaunes ou rougeâtres, sur vieux bois, quelquefois sur le tronc à l'aisselle de feuilles déjà tombées ; elles apparaissent pendant presque toute l'année.

Le fruit (*Cabosse*), mûr quatre mois après la floraison, est drupacé ; ovoïde allongé (12 à 20 cent. de long sur 6 à 10 cent. de diamètre), pentagonal, pendant, arrondi à la base et plus ou moins arrondi au sommet, porté par un court pédoncule ; enveloppe coriace, charnue en dehors, fibreuse en dedans, jaune ou rouge à maturité suivant les variétés, portant dix côtes longitudinales verruqueuses peu proéminentes, plus apparentes par la dessiccation.

Fruit indéhiscent, cinq loges contenant de vingt à quarante graines entourées d'une pulpe acide, jaunâtre, très adhérente, provenant de la transformation des cloisons. Ces graines (*fèves* ou *Cacao* du commerce) sont formées d'un embryon à deux cotylédons bruns plissés, entourés d'une mince couche d'albumen résiduel et d'un tégument fragile et papyracé.

Comme il arrive toujours quand il s'agit de plantes cultivées depuis longtemps, il existe des variétés nombreuse s de *Th. Cacao* L. ;

on les groupe sous trois chefs : 1° les *Criollo* ou *Créoulo*, à grains petits et arrondis, donnant les meilleurs produits (Caraque, Trinidad, Nicaragua, San Thomé, etc.) arbres peu vigoureux ; 2° les *Forastero*, à grains plus grands et elliptiques, qualité moyenne, arbres vigoureux ; 3° les *Calabacillo*, à fruits en forme de Calebasse, à grains très aplatis, très amers, qualité médiocre, arbres très vigoureux.

En réalité, la classification des variétés cultivées du *Th. Cacao* est très confuse ; d'autre part, diverses autres espèces du g. *Theo-*

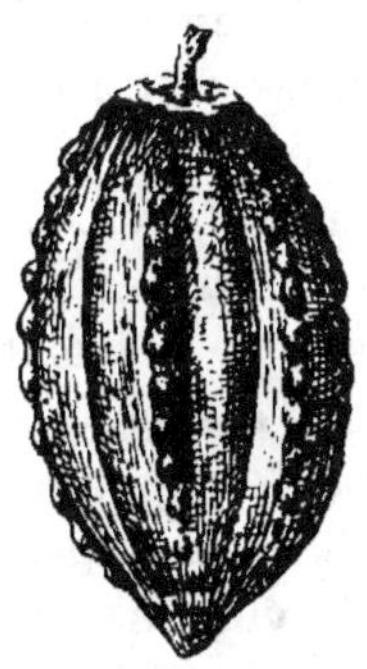

FIG. 201.
Cabosse de Cacao.

broma sont également utilisées çà et là ; on peut citer *Th. pentagona* BERNOULLI (très voisin du *Th. Cacao*) cultivé au Guatemala et au Nicaragua, dit « Cacao alligator » ou « Cacao largato » ; *Th. angustifolium* (*Th. speciosa* WILLD.) qui croît au Mexique, a été importé au Brésil et serait cultivé au Guatemala (fournirait le Cacao dit « de Soconusco ») ; *Th. bicolor* HUMB. et BONPL., espèce des indigènes de la Colombie et de l'Equateur ; *Th. Mariae* K. SCHUM, sorte très inférieure dite « Cacaoti » dont l'addition aux Cacaos est une fraude (1).

Origine géographique. — Originaire de l'Amérique tropicale, vallées chaudes et humides, pentes orientales des Andes, autour du bassin de l'Orénoque et de l'Amazone, où il pousse souvent à l'état sauvage, le Cacaoyer s'est répandu de là aux Antilles, à la Guyane (Surinam 1534), Guadeloupe (d'ACOSTA, 1664), Guyane française (1734), Maurice (1773), la Jamaïque, le Venezuela, le Mexique, la Colombie, le Brésil, le Pérou, le Chili, Manille, l'Inde, etc.

Dans nos colonies, les Antilles développent leurs plantations de Cacaoyers et d'heureuses tentatives ont été faites à la Côte d'Ivoire, au Gabon, etc.

---

(1) D'après Em. PERROT et A. FAUCHÈRE : *Le Cacao*, in « Les grands produits végétaux des Colonies françaises », IV, chez Larose, Paris, 1915.

Historique. — Origine divine (tradition mexicaine) : les graines étant venues du paradis, l'arbre était un objet d'adoration.

Cultivé depuis la plus haute antiquité par les Toltèques, ancêtres des Aztèques, le *Cacao Guahuitl* avait vraisemblablement été employé par les peuples à civilisation encore plus ancienne du Guatemala. Longtemps, il servit d'offrande aux dieux, de monnaie et de tribut. En 1519, Fernand CORTEZ trouva dans le palais de l'empereur MONTEZUMA une énorme réserve de Cacao : une « Casa de Cacao » contenait plus de 40.000 charges de 24.000 amandes ; mais le *Tchocolatl* mexicain, préparé avec des graines de Cacao pilées, du Piment, du Maïs encore en lait et du suc d'Agave était une mixture peu appréciée par les palais européens, le droit de parfumer ce breuvage par la Vanille était réservé aux seuls empereurs. Les Espagnols modifièrent la formule, inventèrent le chocolat chaud, puis le chocolat à la Cannelle. Le chocolat aurait été apporté d'Espagne en France au moment du mariage de Louis XIV avec Marie-Thérèse par cette princesse ; en tout cas, en 1659, le monopole de fabrication fut concédé pour vingt-neuf ans à David CHALIN. Les fabriques de chocolat commencèrent à prendre de l'extension dans la seconde moitié du XVIIIᵉ siècle en Hollande, en France, en Espagne, en Italie.

Culture. — Fort ancienne au Mexique, elle a pu être connue de façon à peu près certaine, bien que des monceaux de manuscrits aztèques aient été détruits par le moine fanatique LUMAZZAGNA. Elle se faisait par des méthodes vraiment scientifiques : choix des semences, soins au moment de la germination, protection des pépinières et des jeunes plants, irrigation raisonnée, etc. Nous devons le récit détaillé de ces soins culturaux aux écrits des moines espagnols et en particulier du fameux TORQUEMADA.

Du Mexique, du Brésil et des Antilles, le Cacaoyer s'est répandu dans la Colombie et de là dans l'Afrique et l'Asie tropicale.

L'arbre ne prospère vraiment bien que dans les régions équatoriales, dans des parties basses, à moins de 500 mètres d'altitude. Il lui faut une température moyenne de 24°, avec des minima d'au moins 12°, un sol profond, fertile, bien drainé au fond d'une vallée, à l'abri du vent, dans une humidité constante et avec 1 m. 80 de pluies réparties sur toute l'année.

Pour tamiser la lumière, abriter du vent, maintenir un état hygrométrique convenable, il lui faut des plantes d'ombrage temporaires (Bananier, Manioc) ou permanentes ; (*Erythrina*, madre del cacao, *Albizzia Lebbek* et *stipulata*, bois noirs, *Cedrela odorata*, acajou femelle, etc.). Comme arbres d'abri, en Afrique, on conserve dans le défrichement de la forêt des pieds d'*Elaeis guineensis* (Palmier à huile).

On sème des graines bien mûres et très récentes, en pépinière, à mi-ombre, ou dans des petits paniers ou des tronçons de bambou ou directement en place.

On taille chaque année à partir de deux ans.

L'arbre fleurit vers la troisième année, ne donne une récolte appréciable que vers la cinquième, est en plein rapport vers la dixième année, ce qui dure environ vingt ans, car ensuite l'arbre est épuisé.

Pendant tout ce temps le Cacaoyer exige de nombreux soins culturaux, et en particulier une défense efficace contre les parasites cryptogamiques et contre un insecte hémiptère, l'*Helopeltis Antonii*.

Récolte. — Bien que l'arbre porte constamment fleurs et fruits, on restreint la récolte à deux époques dont une, la plus productrice, est à la fin de la saison des pluies, soit à la Martinique d'octobre à janvier, la petite récolte étant de mars à juin.

On récolte les cabosses très mûres en les détachant avec un instrument spécial, le *croc à cacao*. Le rendement par arbre en fèves sèches est en moyenne de 1 kilogramme, il peut atteindre 4 kilogrammes dans les meilleures conditions.

Préparation. — Les cabosses récoltées sont transportées à l'usine et brisées à coup de maillet pour en extraire les graines qu'il faut ensuite débarrasser de la pulpe mucilagineuse qui y adhère.

Un simple lavage à grande eau donne un produit de qualité diminuée, aussi préfère-t-on employer la *fermentation*, considérée comme indispensable pour obtenir un bon produit commercial et d'où les graines sortent modifiées dans leur couleur, leur constitution et leur saveur.

La technique de cette opération encore mystérieuse varie un peu suivant les régions : à San-Thomé, par exemple, les fèves sont placées dans les *fermentoirs*, bacs en bois de 2 mètres cubes, et de 1 mètre au moins de haut, portant latéralement des orifices permettant l'écoulement des liquides produits par l'action fermentaire.

Au bout de quarante-huit heures, la masse dégage une forte odeur de levure de bière et à la fin du troisième jour une odeur acétique.

On transvase alors dans un autre bac où on laisse les graines pendant deux jours, et pendant tout ce temps la masse est remuée en tous sens à diverses reprises.

L'opération bien faite doit donner des graines de belle couleur rouge brique (1) : si elle est trop poussée les graines sont noirâtres, friables et de valeur fort diminuée.

Cette opération délicate, pendant laquelle la température ne doit pas dépasser 50°, liquéfie la pulpe externe, mucilagineuse et sucrée, mais aussi modifie la graine et son amande; la saveur devient moins âpre, un arome spécial s'est développé.

Il se produit d'abord une fermentation alcoolique par l'action d'un *Saccharomyces* qui se trouve sur les cabosses, le *S. Theobromae*, puis une fermentation acétique, qui doit être strictement limitée par le brassage des bacs, le mucilage liquéfié est ainsi éliminé sans lavages.

A l'intérieur, la température voisine de 50° tue l'embryon, supprime la vie cellulaire, détruit l'équilibre vital et favorise les actions oxydantes et hydrolysantes qui modifient et fragmentent les produits complexes de la graine fraîche.

---

(1) Avec les graines fraîches blond pâle de certains Cacaos américains comme avec les graines violettes de certains types africains.

Cette opération est-elle indispensable dans sa forme actuelle ?

Il est au moins permis d'en douter ; le professeur PERROT a montré que les graines fraîches, stérilisées par dix minutes de séjour dans la vapeur d'eau à 105° pouvaient être ensuite débarrassées de leur pulpe par brossage sous l'eau et qu'après séchage elles conservaient l'apparence et la composition chimique des graines fraîches.

Ce procédé simplifierait singulièrement la préparation et donnerait dans une même plantation et pour une même race un Cacao toujours identique.

A la sortie des fermentoirs, à Java, Ceylan, Madagascar, le Cacao est lavé et séché.

Aux Antilles et en Amérique, pas de lavage, mais séchage au soleil, sur des aires fixes ou mobiles ou dans des étuves.

Les fèves sont à point quand elles ont la couleur spéciale chocolat et qu'elles se brisent facilement sous la dent.

Ensuite, trier, emballer et vendre le plus vite possible, les insectes pouvant causer de grands dégâts.

Le Cacao ainsi préparé est le *Cacao non terré* ; les *Cacaos terrés* subissaient la fermentation dans des fosses ou des caisses pleines de sable ou recouvertes de terre, l'arome du Cacao était très heureusement modifié, mais le goût de moisi qu'il prenait parfois n'était pas toujours complètement enlevé par la torréfaction.

Actuellement, on soumet presque partout les Cacaos préalablement fermentés à l'opération du *terrage* sous une forme un peu variable (1), en roulant les graines dans une sorte de terre rouge ou de brique pilée.

Dans les Cacaos terrés, les téguments se séparent facilement ; dans les non terrés, ils adhèrent à l'amande.

Description. — Graines ovoïdes, de 2 à 3 centimètres de

---

(1) A la Trinité, on fait piétiner les fèves en tas par les ouvriers tournant en cercle à la file : c'est le *dansage* qui donne ce brillant particulier aux Cacaos de la Trinité. Si la couleur est ma venue, on la modifie heureusement en saupoudrant les fèves de fine poussière de terre rouge pendant le dansage et on les teint ainsi artificiellement.

long sur 1,5, à grosse extrémité légèrement aplatie et déprimée (hile) ; raphé allant à l'autre extrémité, se diviser en faisceaux ; *surface* brun rougeâtre, *coque* fragile, adhérente (non terrés) ou non (terrés) ; *amande* brune, rouge ou violacée ou noire bleuâtre, huileuse, entourée par une mince membrane d'albumen qui pénètre dans la substance et la divise en plusieurs lobes ; l'amande est donc formée presque uniquement par l'embryon et celui-ci par les deux volumineux *cotylédons* plans convexes, plissés ; leur *face de contact* montre sur chacun trois gros sillons irréguliers séparés par des crêtes saillantes s'engrenant réciproquement.

Les cotylédons, à peine colorés dans la graine fraîche, se colorent

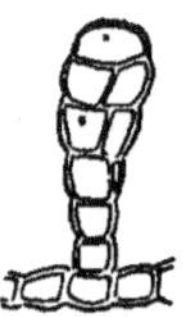

FIG. 202.
Corpuscule
de MITSCHERLICH.

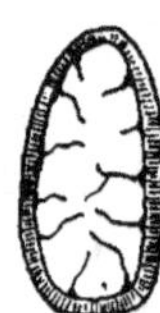

FIG. 203.
Sections de graines
de Cacao.

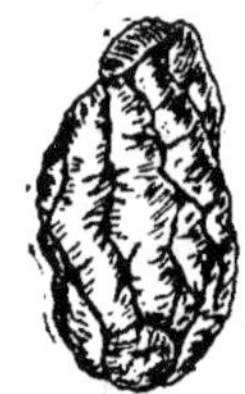

FIG. 204.
Graine de Cacao
sans enveloppe.

pendant la dessiccation (formation de rouge de Cacao aux dépens d'un glucoside incolore, la Cacaonine).

Odeur faible, *saveur* légèrement amère, agréable et aromatique.

Anatomie. — Couche extérieure variable de cellules à parois minces (restes de pulpe) pouvant contenir des spores ou des filaments de champignons ; l'assise la plus interne (*endocarpe*) est plus régulière.

TÉGUMENTS ou COQUE. — *a*) TESTA : 1° *épiderme*, une rangée de cellules tabulaires, à cuticule épaisse ; 2° *couche moyenne* très développée : cellules irrégulières, allongées tangentiellement, larges glandes mucilagineuses vers l'extérieur (fusion de cellules à mucilage dont certaines parois persistent) ; en dedans, cercle de faisceaux libéro-ligneux ; 3° *couche interne* : assise plus ou moins continue de cellules scléreuses épaissies en fer à cheval.

b) TEGMEN : huit à neuf rangées de cellules aplaties tangentiellement, incolores, à parois minces.

AMANDE. — *Restes de l'albumen* : trois ou quatre rangées de cellules et, dans les anfractuosités des cotylédons, masse triangulaire qui s'enfonce en s'amincissant et finit par former une mince membrane (*tégument argentin* des auteurs) qui porte quelques poils pluricellulaires, uni ou plurisériés. Cristaux de matière grasse (surtout dans la première assise) et de théobromine.

Cotylédons à épiderme mince, avec poils pluricellulaires semblables aux précédents et dits *Corpuscules de Mitscherlich*; cellules épidermiques et poils sont remplis de granules colorés. — La plus grande partie des cellules du parenchyme cotylédonaire renferme de l'*amidon*, de l'*aleurone* et du *beurre de Cacao*. L'amidon est en très petits grains (2 à 8 μ), arrondis ou irrégulièrement ovoïdes, rarement isolés, ordinairement groupés par deux ou trois. (Pour bien l'observer, dégraisser par l'éther de pétrole.)

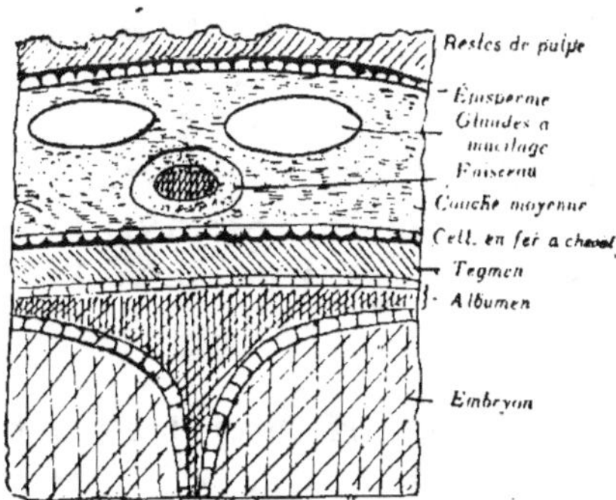

FIG. 205.
Schéma de l'anatomie du Cacao.

Dans quelques cellules plus larges, substance brune ou violette : *rouge de Cacao* dérivant de la *Cacaonine*, glucoside incolore de la graine fraîche.

POUDRE DE CACAO. — Ne doit contenir que les éléments de l'amande ; le moins possible, ceux du spermoderme et du péricarpe.

Sortes commerciales. — Ne sauraient être indiquées ici en détail (1), elles tirent leurs noms des pays producteurs, des villes centralisatrices ou des ports exportateurs.

(1) Voir à ce sujet : RAOUL LECOQ. Les sortes commerciales de Cacao. — *Bull. Sc. pharm.*, t. XXX, n° 6, p. 341.

A l'ancienne subdivision en *C. terrés* et *non terrés* maintenant désuète, comme on l'a vu, a succédé une classification géographique. On distingue :

1º Les **CACAOS AMÉRICAINS.** — *a*) Du Nord : Mexique, *Tahuantepec* (le meilleur) ; *Vera-Cruz* (le plus abondant) ; Guatemala (grosses fèves du *Soconusco* ou *Cacao royal*) ;

b) du Sud : Equateur (les *Guyaquil* et les *Esmeralda*), Brésil (les *Para*, les *Maranhao*, du bassin de l'Amazone, sont surtout exportés en France), Guyanes, Venezuela (*Maracaïbo* et *Caraques*).

2º Les **CACAOS DES ANTILLES.** — Petites Antilles : *Trinité, Grenade, Martinique* et *Guadeloupe* et Grandes Antilles : *Cuba* (les meilleurs) ; *Jamaïque* (exportés en Angleterre) ; *Haïti* (mal préparés, moisis ou piqués).

3º Les **CACAOS AFRICAINS** ; cultures récentes mais fort importantes sur la *Côte occidentale* et surtout la *Côte de l'Or* (Gold Coast) qui exporte annuellement plus de 150.000 tonnes de Cacao dit *Accra* ; *Côte d'Ivoire, Togo* et *Lagos, Cameroun* et *Congo* (surtout belge).

Les plus anciens sont ceux de trois petites îles du Golfe de Guinée : *San-Thomé, Ile du Prince* et *Fernando-Po*.

4º Les **CACAOS ASIATIQUES.** — (*Ceylan, Java, Batavia, Célèbes, Amboine, Timor, Sumatra...*).

5º Les **CACAOS OCÉANIENS.** — (*Iles Samoa* et *Nouvelles Hébrides*),

Les Cacaos américains, les plus anciennement connus, tiennent toujours la tête du marché par leur qualité, mais sont sérieusement concurrencés maintenant par les Cacaos africains : le Brésil a été distancé d'abord par l'Equateur, distancé récemment lui-même par la Côte de l'Or de l'Afrique occidentale ; le Mexique, qui a fait connaître le Cacao, est resté bon producteur, mais n'exporte plus guère et consomme presque toute sa production.

Analyse. — L'amande forme 88 p. 100 de la graine. Elle contient 50 p. 100 de matière grasse (*beurre*) ; 12 à 14 p. 100 de matières albuminoïdes ; 1,50 à 2 p. 100 de *Théobromine*, 0,16 p. 100 de *Caféine*, 4 p. 100 d'amidon, 5 p. 100 de rouge de Cacao, etc.

La *Théobromine* $C^7H^8N^4O^2$, isomère de la *Théophylline*, est donc un homologue inférieur de la *Caféine* (v. p. 584) ; FISCHER en a réalisé la synthèse en traitant la xanthine plombique par l'iodure de méthyle : c'est une 3-7 *diméthyl* 2-6 *dioxypurine* ; substance blanche, cristalline, neutre, légèrement amère, peu soluble dans l'alcool et l'éther, très peu soluble dans l'eau froide, se sublimant à 290° sans se décomposer.

La *Caféine* ne se rencontre pas dans toutes les variétés de Cacao, elle peut se séparer de la Théobromine par le tétrachlorure de carbone, où celle-ci est totalement insoluble à 18°.

BEURRE DE CACAO. — Torréfier le Cacao, briser les enveloppes, les séparer par le van, enlever les germes par le crible, faire une pâte fine au mortier chaud, chauffer au bain-marie avec 10 p. 100 d'eau et comprimer fortement entre deux plaques de fer étamées chaudes. Purifier par fusion, solidification, puis fusion et filtration à chaud.

Substance dure, solide, blanc jaunâtre, odeur et saveur agréables et douces, toucher onctueux, cassure facile et cireuse, fond de 29 à 33°, phénomène accentué de surfusion (jusqu'à + 23°) ; $D_{15}^0 = 0,950$ à $0,983$, ou même jusqu'à 0,998, par suite d'un travail moléculaire s'accomplissant peu à peu (WHITE). Rancit assez lentement à l'abri de l'air, décoloré par l'oxygène atmosphérique. Petits cristaux au microscope.

Formé de tripalmitine, trioléine, tristéarine, triarachidine, de glycérides mixtes des mêmes acides gras, et de traces d'acides acétique, butyrique, formique, laurique.

Le Beurre de Cacao peut être falsifié avec : moelle de bœuf, suif de veau, axonge, paraffine, beurre de Coco, beurre de Dika, beurre de Palme, beurre de Karité, cires, etc.

On détermine sa pureté par les diverses constantes : Le point de fusion, pris sur un échantillon solidifié depuis quarante-huit heures, à l'obscurité, ne doit pas être inférieur à 29°, la solution alcoolique ne doit pas rougir le tournesol (absence d'acides gras). Une partie du beurre doit donner une solution limpide avec deux parties d'éther (absence de matières grasses animales) et cette solution refroidie à 0° ne doit précipiter de flocons qu'au bout de quinze minutes (en quatre ou cinq minutes avec le suif de bœuf).

L'indice d'iode ne doit être ni supérieur à 38, ni inférieur à 34 (ce qui élimine les beurres de Coco, de Dika, de Palme, de Karité, les cires, les suifs, etc.).

Distillé en présence de l'eau, le beurre de Coco donne 11 à 15 p. 100 d'acides gras (le beurre de Cacao donne 0,1 à 0,5 p. 100).

Falsifications. — Les graines sont rarement falsifiées (1) (sortes inférieures, graines étrangères, amandes avariées, pierres, sable, etc.).

La poudre peut être additionnée de fécule ou d'amidon, de dextrine, de coques moulues, etc. Pour l'examen microscopique, dégraisser la poudre à l'éther. — Doser le beurre.

Emploi thérapeutique. — Le Cacao entre dans différentes préparations médicinales (vins toniques) et alimentaires (Racahout, Chocolat). Précieux analeptique. On utilise :

1° La *poudre de Cacao* : a) pure et non dégraissée, représentant la totalité de l'amande ; b) dégraissée partiellement et alcalinisée : cacaos solubles, cacaos allemands ou hollandais ; 60 à 80 p. 100 de matière grasse sont enlevés, le reste est solubilisé par des *carbonates* et surtout des *phosphates* alcalins ; c) cacao en poudre granulée, surtout employé en Angleterre.

2° Le *beurre* : adoucissant, topique et pectoral ; c'est l'excipient le plus fréquent dans les suppositoires, il sert aussi à la prépa-

---

(1) Un lot de faux Cacao, que G. NOACHOVITCH a cru pouvoir rapporter au *Theobroma bicolor* de HUMBOLDT et BONPLAND, a été importé au Havre. (*Bull. Soc. bot. Fr.*, XXIII, 5-6, 1923.)

ration de bougies, de pommades, etc., on l'absorbe en pilules, loochs, etc. (toux, bronchites, catarrhes, gerçures).

3º Les *préparations alimentaires* : Racahout (Cacao, fécule et farines, sucre et Vanille); Palamoud (analogue, il y entre du Santal rouge) ; *Chocolat* (sucre et cacao torréfié), contient souvent des aromates ; excellente nourriture, de digestion facile ; utilisé aussi en médecine pour faire accepter divers médicaments (Santonine, kermès, Scammonée, calomel, sels de fer, etc.).

Le Chocolat se fabrique en mondant, torréfiant et décortiquant les graines, broyant les amandes, les mêlant au sucre en poudre (préalablement aromatisé s'il y a lieu) ; en moulant, tassant la pâte et desséchant les tablettes. Souvent falsifié : *fécules, farines* (par l'iode, coloration bleue intense, au lieu de rougeâtre ou violacée ; microscope) ; *dextrine* ; *matières minérales* (craie, ocre, etc., analyse des cendres) ; *tourteau d'amande* (cellules des cotylédons à aleurone, sans amidon, cellules scléreuses ponctuées du tégument); *tourteau d'Arachide* (pas d'amidon dans les cellules des cotylédons, doser les matières albuminoïdes très augmentées) ; *coques de Cacao* (cellules scléreuses en fer à cheval, trachées abondantes, etc.) ; *matière grasse étrangère* (doser et identifier).

4º Les *Coques* servent à faire une tisane tonique et aromatique (thé de Cacao) et à falsifier le Chocolat ; les unes sont complètement épuisées (extraction de la Théobromine, extrait pour liquoristerie, etc.), les autres livrées directement par les chocolateries (3 millions de kilos) sont intactes, riches en Théobromine (1 p. 100) et alimentaires ; ce sont celles-ci qui, utilisées pour remplacer l'avoine dans l'alimentation des chevaux, ont provoqué des intoxications par la Théobromine.

5º Les *germes* : usages analogues.

6º La *Théobromine*, à propriétés physiologiques analogues à celles de la Caféine, mais plus faibles; action diurétique beaucoup plus énergique, c'est le type des diurétiques directs (1 à 3 gr. par jour). Peu toxique et d'élimination facile, peut pourtant provoquer des nausées, des vomissements (fractionner les doses) ou même une céphalée très pénible (diminuer la dose journalière ou même supprimer le médicament).

TILIACÉES

Très voisines des deux précédentes familles ; grosses glandes à mucilage analogues à celles des Malvacées.

Arbres généralement tropicaux, en petit nombre dans les régions tempérées. Utilisés pour leur mucilage, leur tanin, leur essence, leurs fibres libériennes textiles et leurs graines oléagineuses.

En thérapeutique, les Tilleuls ont seuls un intérêt.

FLEURS DE TILLEUL

Origine. — Elles doivent, selon le Codex, provenir du *Tilia sylvestris* DESF. et du *T. platyphylla* SCOP (1).

Le TILLEUL A PETITES FEUILLES, TILLEUL SAUVAGE ou TILLOT, *T. sylvestris* DESF. (*T. parvifolia* EHR. *T. microphylla* VENT., *T. ulmifolia* SCOP.), que l'on rencontre surtout dans les bois, est un arbre à branches étalées et à bourgeons glabres dont les feuilles, petites, alternes, acuminées, à limbe à base cordée ou un peu oblique, ont de petits faisceaux de poils roux à l'embranchement des nervures secondaires.

Fleurs petites, d'un blanc sale, extrêmement abondantes sur l'arbre, peu odorantes, fruits sans côtes saillantes.

Le TILLEUL A LARGES FEUILLES ou TILLEUL DE HOLLANDE, *T. platyphylla* SCOP. (*T. macrophylla* VENT., *T. grandiflora* EHRH.), est un arbre à branches dressées et à bourgeons velus, les feuilles grandes, alternes, acuminées, ont de petits faisceaux de poils blancs à l'angle des nervures de la face inférieure ; fleurs beaucoup

---

(1) Parfois considérées comme variétés du *Tilia europaea* L.

plus grandes, jaunes, très odorantes, à fruits munis de côtes saillantes.

Un troisième, voisin du premier par ses bourgeons glabres et du second par ses grandes fleurs odorantes, qui est peut-être un hybride entre les deux précédents, est le *Tilia intermedia* D. C. (*T. vulgaris* HAYNE) ; ses feuilles sont dépourvues de poils à la face inférieure.

Culture et récolte. — On cultive surtout *T. platyphylla* et *T. intermedia*, communément plantés comme arbres d'ornement (allées, promenades, etc.) ; certains sont très âgés (les Rosny).

On récolte à la floraison, en juin-juillet, soit à l'aide de grandes échelles, soit en coupant l'extrémité des branches fleuries (20 à 25 cm.) à l'aide d'un échenilloir. De grandes précautions sont nécessaires, car les branches sont fragiles. Il serait souhaitable d'aménager les arbres pour la récolte des fleurs par la taille en têtard.

On cueille les fleurs isolées (*fleurs mondées*) ou plus ordinairement l'inflorescence (*tilleul brac-tées*) ; il faut étendre très rapidement les fleurs en couche mince (sinon échauffement et perte de l'arome) à l'ombre et laisser sécher sans remuer, la dessiccation est faite en une semaine au plus. Conserver à l'abri de l'humidité.

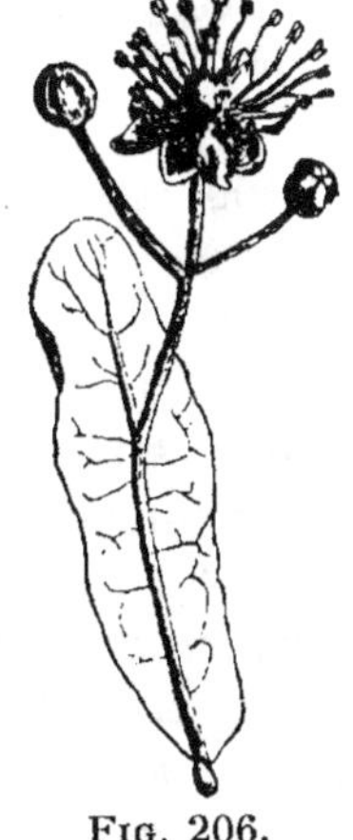

Fig. 206.
Bractées et fleurs de Tilleul.

Description. — Cymes corymbiformes dont le pédoncule est concrescent dans sa partie inférieure avec la moitié environ de la nervure médiane d'une bractée jaune verdâtre, papyracée, très allongée, de 3 à 5 centimètres de long, à sommet mousse, à nervures secondaires en réseau. Bractée riche en mucilage (grosses glandes dans son mésophylle à parenchyme homogène).

Fleurs plus ou moins jaunâtres, à cinq sépales caducs, cinq pétales oblongs ; androcée méristémoné à nombreuses étamines libres, avec tendance à la polyadelphie ; gynécée de cinq carpelles, ovaire à cinq loges, style unique. Fruit indéhiscent devenant souvent uniloculaire par disparition des cloisons, monosperme ou disperme. (Il doit être absent ou rare dans la drogue, mieux vaut récolter en boutons qu'en fruits.) *Odeur* douce et agréable ; *saveur* mucilagineuse, astringente et aromatique.

(Les fleurs et bractées devenues rougeâtres sont trop anciennes.)

Analyse. — *Essence* jaune d'or, par distillation avec l'eau, un peu soluble dans l'eau (aurait des propriétés exhilarantes) ; tanin (surtout dans les bractées) ; mucilage, sucre.

Emploi thérapeutique. — L'*infusion* (10 p. 1.000) est anti-spasmodique et diaphorétique. — *Eau distillée.* — *Bains.*

Substitutions. — Fleurs de Tilleul argenté (*T. argentea* Desf.) originaire de Hongrie, couramment planté dans les parcs, sur les places publiques, etc. Fleurs à violente odeur de jonquille, beaucoup moins fine que celle des fleurs officinales. On les reconnaît à ce que, comme dans les Tilleuls de la section *americana*, on trouve en dedans des cinq pétales cinq staminodes pétaloïdes (*Tilleul double* ou Tilleul d'Italie). C'était le Tilleul des anciens.

On rencontre parfois aussi des fleurs du *T. americana*, grandes fleurs à cinq staminodes, à très grandes bractées et presque sans parfum.

CARYOPHYLLÉES

Famille cosmopolite, mais surtout de l'hémisphère Nord. Beaucoup d'espèces contiennent de la Saponine et en acquièrent des propriétés médicinales, voire toxiques. Peu sont employées, une surtout nous intéresse.

SAPONAIRE

Origine. — *Saponaria officinalis* L., belle herbe vivace, de 40 à 80 centimètres de haut, très commune dans les endroits frais et remarquable par ses touffes de fleurs ordinairement roses (juillet-août).

Les racines sont officinales (récoltées de l'automne au printemps), les feuilles (récoltées en juin, avant floraison) sont aussi communément employées.

RACINES. — On récolte racines et rhizomes, c'est-à-dire tout le système souterrain, longs de 10 centimètres environ, larges de 4 à 6 millimètres, sectionnés en petits tronçons d'un **gris brun** rougeâtre plus foncé sur les racines que sur les rhizomes, et ridés longitudinalement, à écorce facile à séparer du bois.

Les grêles rhizomes (stolons) se reconnaissent à leurs nodosités circulaires portant deux bourgeons opposés, avec des cicatrices de tiges aériennes et de racines latérales.

Section transversale. — Écorce mince, formée de suber, d'une zone blanchâtre, puis d'une zone plus interne foncée (liber). Au centre, bois jaune, poreux, à stries concentriques vagues ; avec moelle (stolon) ou sans moelle (racine).

Saveur douceâtre et mucilagineuse, puis bientôt âcre et prenant à la gorge. Peu d'*odeur*, pourtant, poudre sternutatoire.

Anatomie. — Très simple, suber, phelloderme avec oxalate, liber sans fibres, rayons médullaires unisériés ; bois à vaisseaux épars dans le parenchyme (racine) ou en bandes alternatives de parenchyme ligneux et de parenchyme cellulosique (stolons), moelle dans les stolons. Saponines localisées surtout dans les assises sous-épidermiques des jeunes tiges, le phelloderme, les rayons médullaires de la racine.

Falsifications. — Nulles, on ne saurait confondre avec les racines des divers *Gypsophila* utilisés de même : *G. Struthium* L., Saponaire d'Egypte ; *G. Arrostii* Gussone, d'Italie, Saponaire d'Espagne ; *G. paniculata* L., d'Asie-Mineure, Saponaire d'Orient à grosses racines plus semblables à celles de Bryone ou de Scammonée qu'à celles de Saponaire dont elles ont les propriétés.

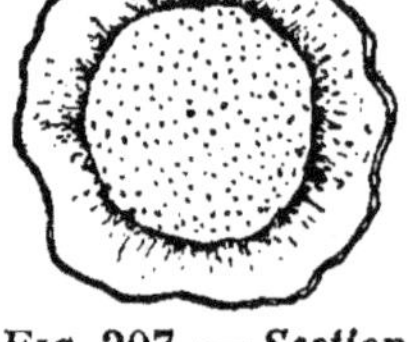

Fig. 207. — *Section transversale de Saponaire (racine).*

Analyse. — *Gomme, résine*, et 4 à 5 p. 100 de *Saponine*.

Les Saponines sont des corps de composition chimique encore incomplètement connue (v. *Précis de Botanique*, t. I, 2ᵉ éd., p. 473). Plus de 300 plantes, appartenant à 70 familles, en contiennent.

Elles ont comme caractère commun leurs propriétés émulsives et aphrogènes, elles sont ordinairement douées de pouvoir rotatoire, elles ont des propriétés hémolytiques et par hydrolyse avec les acides donnent des corps réducteurs fournissant des osazones, ce qui les fait considérer comme de nature glucosidique.

Presque toutes agissent comme stupéfiant sur les poissons, même à doses infinitésimales.

Pour un bon nombre d'entre elles, la formule générale est, d'après Kobert, $C^n H^{2n}-{}^8 O^{10}$, et cet auteur les divise en deux groupes : les *saponines acides* et les *saponines neutres* ou *sapotoxines*, ces dernières ont ordinairement comme formule $C^{17} H^{26} O^{10}$.

La première Saponine découverte a été celle de racine de Saponaire, les acides étendus l'hydrolysent en glucose et en une *sapogénine* (les sapogénines sont des principes cristallisés, non toxiques, renfermant un ou plusieurs oxhydryles éthérifiables).

Toxicologie. — Sternutatoire (en poudre) par la Saponine. Celle-ci n'est pas absorbée par le tube digestif, elle provoque de la toux et une hypersécrétion du mucus bronchique; mais en injections sous-cutanées, elle paralyse tous les muscles de l'organisme.

La Saponaire elle-même peut causer quelques accidents, rares, il est vrai, sauf par abus de la plante comme remède, car les animaux ne la broutent pas.

Emploi thérapeutique. — L'usage fait employer la Saponaire surtout comme dépurative, son action à ce titre est un peu problématique.

Tisane amère (15 gr. par litre).

FEUILLES. — Sont également utilisées. Elles se récoltent une à une, ou bien on sectionne les tiges dont les fragments portent ces feuilles opposées, connées, entières, lancéolées-aiguës, de 5 à 6 centimètres sur 1,5 à 2, presque sans pétiole, trinerves, vertes, devenant gris verdâtre sur le sec et de saveur âpre et amère. De conservation délicate, elles jaunissent facilement et la dessiccation doit être rapide.

Les *fleurs* peuvent s'y trouver mêlées (sommités fleuries).

Les feuilles de Saponaire s'emploient en tisane comme les racines, ainsi que pour le dégraissage des étoffes (mousse abondante) ; la teinture alcoolique (de racines ou de feuilles) peut servir comme agent émulsif des corps gras ou des résines, mais on emploie plutôt celle de Saponaire d'Orient ou de bois de Panama.

GÉRANIACÉES

Herbes annuelles ou vivaces, rarement arbrisseaux ou arbres.
Répandues dans toutes les contrées tempérées et subtropicales.
Poils tecteurs et poils glanduleux.
Limites diversement établies suivant les auteurs.

ESSENCE DE GÉRANIUM

Origine. — C'est en réalité une essence de feuilles de *Pelargonium*; on indique habituellement diverses espèces comme cultivées dans ce but : *P. capitatum* AIT., *P. odoratissimum* SOLAND, *P. roseum* BR., espèces originaires du sud de l'Afrique.

L'espèce communément cultivée en Algérie est généralement nommée *P. capitatum* AIT., tandis que d'après certaines déterminations il faudrait la rapporter au *P. graveolens* AIT., ou au *P. terebinthaceum* CAG. D'origine sud-africaine, la plante a été introduite en Europe en 1690, découverte comme plante à parfum en 1819, cultivée en France (Grasse) et en Algérie en 1847, puis en Espagne et enfin, en 1880 à la Réunion.

Culture. — Les grosses touffes arrondies, à souche ligneuse, ont jusqu'à 1 mètre de haut, on multiplie par boutures. On coupe les tiges à leur base, elles émettent de nouveaux bourgeons. Trois récoltes par an à la Réunion. Les feuilles portent des poils glanduleux qui donnent une essence d'odeur suave, voisine de la Rose.

Essence. — Obtenue par distillation à la vapeur d'eau.
Odeur agréable de rose, plus fine en France qu'en Algérie, dont l'essence est plus fine que celle de la Réunion.

L'essence française ou algérienne est un liquide jaune de d = 0,892 à 0,904 à 15° ; soluble dans trois parties d'alcool à 70°, constitué par 62 à 71,5 p. 100 d'alcools libres (*Géraniol* et *Citronellol*), de 14 à 29 p. 100 d'*éthers géranyliques* et de 7 p. 100 de *terpènes*.

Le *Géraniol* C¹⁰H¹⁸O et le *Citronellol* (ou *Rhodinol*) sont également mélangés dans l'essence de Rose.

L'essence de Geranium de la Réunion est un peu plus légère, (d = 0,888 à 0,896), elle contient 60 à 71 p. 100 d'alcools libres et 21 à 33 p. 100 d'éthers.

Cette essence est vendue directement, mais sert surtout à falsifier l'essence de Rose ; elle est elle-même falsifiée par l'essence dite de *Palma-rosa* ou de *Géranium de l'Inde* (v. p. 161).

LINACÉES

Herbacées, semi-ligneuses ou ligneuses. Certaines espèces ont des fibres textiles tenaces et des graines à mucilage abondant. Les *Linées* habitent les régions tempérées du monde entier, les *Erythroxylées*, famille spéciale pour certains, habitent la région intertropicale des deux mondes.

Deux plantes fort importantes : le *Lin* (fibres, huile et mucilage) et la *Coca* (feuilles).

LIN

Origine botanique. — *Linum usitatissimum* L., Lin cultivé, plante annuelle, glabre, peu ramifiée, haute de 50 à 80 centimètres, à fleurs bleu clair très délicates, à capsule globuleuse à cinq loges divisées en dix logettes, s'ouvrant par septicision et placenticision, dix graines pendantes à micropyle supéro-externe coiffées d'une hypertrophie placentaire.

La plante actuelle dérive peut-être d'une plante vivace.

Origine géographique. — Actuellement cultivé dans toutes les régions tempérées et tropicales, subspontané dans l'Europe méridionale, cultivé depuis la plus haute antiquité, sa patrie exacte est inconnue, certains le croient originaire du Caucase et de la Haute-Asie.

Les pays de grande culture sont la Russie, l'Inde, l'Amérique du Nord, la Turquie, l'Égypte, le Maroc, l'Angleterre, la Belgique et le nord de la France ; la culture s'est même étendue depuis la guerre à des pays nouveaux : Canada, Australie, Japon.

La Russie centrale exportait, par les ports baltiques, les trois quarts de la filasse nécessaire à l'Europe ; l'exportation reprend par la Pologne et les États baltiques.

Nombreuses variétés, plus ou moins estimées suivant qu'on recherche graines ou fibres.

Historique.

— Les unes et les autres paraissent fort anciennement connues. Des tombeaux égyptiens (23 siècles avant J.-C.) et des habitations lacustres primitives de la Suisse contenaient des tissus de lin. Les Égyptiens connaissaient le rouissage et le tissage. Les Grecs et les Romains consommaient les graines et les propriétés mucilagineuses sont indiquées par THÉOPHRASTE.

Le Lin est une des plantes dont la culture en Europe est due à Charlemagne (HANBURY).

Culture.

— Le Lin réussit bien dans les terres meubles, profondes et fraîches.

On distingue les *Lins de printemps* ou *Lins froids* (surtout cultivés en France) et les *Lins d'hiver* ou *Lins chauds*, des régions à hiver doux (une seule variété, cultivée dans le sud-ouest de la France, pour ses graines).

Les *Lins de printemps* sont très variés : On recherchait beaucoup comme semences (1) le « Lin de Riga » ou « Lin de tonne » qui venait de Riga en tonneaux plombés, le « Lin à fleurs blanches » est très cultivé dans le nord de la France, le « Lin à graines jaunes » de l'Amérique du Nord est très cultivé en Irlande, le « Lin royal » de grande taille et à fleurs blanches a été cultivé en Belgique.

Les Lins d'hiver se sèment au début de l'automne, ceux de printemps, dès que les gelées ne sont plus à craindre.

Récolte.

— On arrache à la main, fin juin, avant maturité complète ; on met en gerbes, puis en meules ; plus tard on recueille les graines (battoir, ou égrenage au peigne ou mécanique) et on

---

(1) Avec la filasse comme objectif, il faut récolter avant complète maturité des capsules, et les graines ainsi obtenues dégénèrent très rapidement d'où l'obligation d'acheter des graines au dehors pour les semis.

envoie les tiges au routoir, pour libérer les fibres textiles par fermentation due en g ande partie au *Bacillus amylobacter*. Grosse
utilisation industrielle textile du Lin, mais elle ne saurait être
étudiée ici.

GRAINES DE LIN

Description. — Ovales, aplaties, lancéolées et à bords tranchants ; 4-5 millimètres sur 2 ou 3 et 1 mm. 5 d'épaisseur. — A
la pointe, on distingue à la loupe une petite cavité latérale (hile)
Surface brun clair (il y a des variétés blanches), vernissée, lisse,
luisante. Poids 5 à 10 milligrammes.
Elles glissent entre les doigts.

Tégument peu résistant. La *section*
montre un albumen mince, et un
grand embryon huileux à radicule
droite. *Odeur* nulle. Sur le feu, elles
crépitent en brûlant. *Saveur* mucilagineuse et, si l'on mâche, huileuse.

Fig. 208.
Fruit de Lin.   *Graine de Lin.*

Plongées dans l'eau, elles enfon-
cent, leur surface perd son poli et la forme tend à devenir sphérique ;
le mucilage se développe abondamment, surtout dans l'eau
chaude.

Anatomie. — 1° *Epiderme* (important). Assise de cellules
minces, quadrangulaires, contenant de l'amidon quand la graine
est jeune, mais s'épaississant et transformant ses membranes
pendant la maturation. Subérification de la paroi interne (et un
peu latérale). La paroi externe a une légère cuticule non gélifiable
et des couches profondes qui donnent le mucilage. Ces couches
mucilagineuses forment de nombreuses strates concentriques dans
les cellules dont la cavité disparaît ; elles semblent rattachées en
un point constant de la face radiale de la cellule, au contact de la
partie subérisée. Dans l'eau, le mucilage se gonfle énormément
et la cuticule se rompt ; — 2° couche sous-épidermique (deux
assises parenchymateuses) ; — 3° *enveloppe scléreuse* blanc jaunâtre

(un rang de cellules cubiques, à cavité linéaire, allongée suivant l'axe) ; — 4º couche hyaline à nombreuses cellules aplaties ; — 5º assise de cellules polygonales à matière colorante brune (donnant sa couleur à la graine) et tanin. Elle forme, avec les deux précédentes, le tégument interne ; — 6º *albumen* : larges cellules polygonales contenant de l'huile et de l'aleurone à cristalloïdes ; —

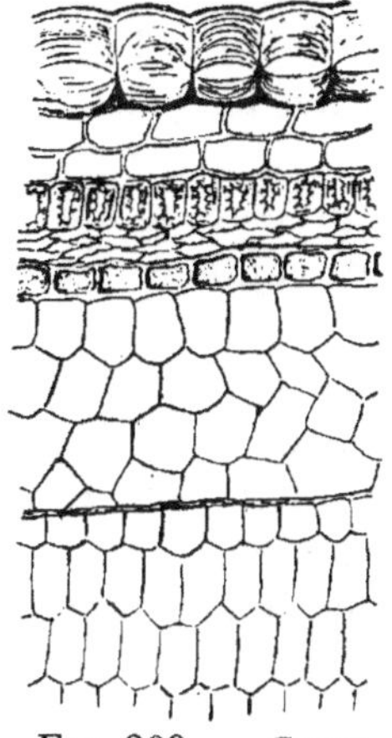

FIG. 209. — *Coupe de la graine de Lin.*

7º *embryon* : *cotylédons* à cellules polygonales plus petites, plus régulières, contenant aussi de l'huile et de l'aleurone.

Sortes et choix. — La France importait chaque année 180.000 tonnes de graines de lin et en exportait également environ 100.000 tonnes ; la culture se réorganise rapidement (pour 1922, 4.420 hectares dans le département du Nord).

On distingue les nombreuses sortes par la taille, la teinte, la densité, etc., celles des régions chaudes sont plus grandes, plus claires et plus lourdes ; celles des pays froids plus petites et plus brunes. Les grosses sont préférées. Quelques variétés blanches (ou plutôt jaunes) viennent surtout de l'Inde.

On doit les prendre pesantes (plongeant dans l'eau), brillantes, lisses (glissant dans les doigts), pétillant au feu, brûlant facilement, brunes ou jaune d'or et fraîches (doivent germer en vingt-quatre heures sur une éponge humide), non rances. Les graines étrangères sont constantes, 1,75 à 3 p. 100 dans les meilleures qualités ; on tolère jusqu'à 4 p. 100 (trier pour l'usage). Dans un échantillon de graines indiennes, on a trouvé quarante et une espèces de graines étrangères. Ces graines peuvent renseigner sur l'origine, mais elles peuvent être ajoutées pour tromper l'acheteur, comme les graines de Bluet le sont parfois pour faire croire à l'origine russe, les Lins de Russie étant très estimés.

Analyse. — 1º **MUCILAGE**, 6 à 15 p. 100 de mucilage vis-

queux riche en sels (plus de 10 p. 100) dont on le débarrasse difficilement. Soluble dans l'eau chaude, il peut alors être filtré. C'est
un mélange par proportions égales de pentosanes et d'hexosanes,
car par hydrolyse sulfurique il donne de l'arabinose et du xylose
$C^5H^{10}O^5$, et du galactose et du glucose $C^6H^{12}O^6$. Usages industriels
nombreux (apprêts des étoffes, etc.).

Emploi thérapeutique du mucilage. — Grâce à lui, la graine de
Lin est un émollient très recherché. Contre la dyspepsie et la constipation, on emploie les graines entières (ne pas mâcher) ou l'eau
chargée du mucilage.

Pansements topiques par des tissus imprégnés de mucilage
et ramollis dans l'eau pour l'usage, et surtout cataplasmes de
farine de lin.

2° **HUILE DE LIN**. — Forme jusqu'à 33 p. 100 de la graine.

On l'extrait, soit à froid, 17 à 20 p. 100 (elle est alors jaune clair,
d'odeur faible, assez douce et se solidifie à basse température), soit
à chaud, 22 à 26 p. 100 (huile industrielle ordinaire, foncée, brune,
impure, d'odeur et de saveur âcres et fortes, désagréables). Généralement, on opère après torréfaction.

On peut aussi l'enlever par des dissolvants (éther, chloroforme).
Un peu épaisse, fortement siccative : abandonnée à l'air elle absorbe
rapidement l'oxygène, s'épaissit et se dessèche en une substance
insoluble dans l'éther.

D = 0,930 à 0,935 ; point de congélation — 27°.

Soluble dans 1 p. 1/2 d'éther, dans 15 parties d'alcool absolu.
Surtout constituée par de la *linoléine* (glycérides d'*acides linolique,
linolénique* et *isolinolénique*) et un peu de glycérides des acides
oléique, myristique et stéarique.

L'huile de lin cuite est encore plus siccative (vernis gras, encres
d'imprimerie, étoffes imperméables, moleskines, taffetas gommés,
toiles cirées, etc.). Cette huile cuite se prépare ordinairement par
ébullition avec de la litharge, ou de la céruse ou du bioxyde de
manganèse.

Par longue ébullition avec l'eau acidulée par l'acide azotique, elle
ponne le *Caoutchouc des huiles* qui sert à fabriquer sondes, bougies,

pessaires, canules..., qu'on peut vulcaniser, qui peut se mêler au Caoutchouc ou à la Gutta ordinaire. Cette substance se durcit à l'air, s'amollit dans l'eau bouillante où elle devient élastique.

Emploi de l'huile de lin. — D'un usage constant pour les arts, la peinture (huile de France ou de Russie, très colorée, très siccative), la fabrication des savons (huile de l'Inde). Très légèrement purgative ; peut servir en médecine (liniments pour dermatoses...).

Le tourteau sert à l'alimentation du bétail (très nutritif, 10 à 11 p. 100 d'huile, 5 p. 100 d'azote) et comme farine de lin.

L'huile de lin peut être falsifiée par les huiles de Chénevis, de Coton, de Colza, surtout de poisson et aussi de résine. Falsifications décelables surtout par l'indice d'iode (155 à 158) et l'échauffement sulfurique (133).

Les graines de Lin contiennent en outre une résine, du tanin, une forte proportion d'aleurone, des sels de potasse et de magnésie, 3 à 4,5 p. 100 de cendres.

Enfin, elles contiennent un glucoside, la *linamarine* (qui donne par hydrolyse de l'*acide cyanhydrique* et de l'*acétone*),

$$C^6H^{11}O^5 \!-\! O \!-\! C\,(CH^3)^2 \!-\! CN,$$

et qui a été préparée synthétiquement par E. FISCHER et G. ANDER (1919).

La *Linamarine* a été aussi trouvée dans le *Phaseolus lunatus* L. (et nommée alors *Phaséolunatine*) et dans le genre *Manihot*.

FARINE DE GRAINE DE LIN

C'est la poudre qui devrait se préparer avec des graines préalablement dépoussiérées sur un crible, mondées, séchées à l'étuve à 40° et pulvérisées à l'aide d'un moulin à noix d'acier et à arêtes tranchantes, après quoi on passe à un assez gros tamis (crible métallique n° 6, dit le Codex).

Elle doit contenir toute la graine, amande (poudre jaune, plus fine) et téguments (débris foncés un peu plus gros).

Cette farine est en poudre grossière, *couleur* grisâtre, un peu jaunâtre ou verdâtre. *Toucher* doux, gras. — S'agglomère par pression des doigts. — *Odeur* spéciale, *saveur* douce, sucrée, ni âcre, ni acide, non agréable pourtant, particulière.

Tache le papier, s'émulsionne avec l'eau, ne bleuit pas par l'eau iodée.

Elle doit être récemment préparée pour éviter les altérations (rancissement de l'huile, d'où réaction acide, saveur âcre, odeur désagréable). Elle peut surtout s'altérer par l'humidité, avec moisissures, échauffement de la masse, altération du mucilage, ou même putréfaction ammoniacale.

On avait proposé de déshuiler par le sulfure de carbone pour assurer une meilleure conservation et une plus grande absorption d'eau ; mais on avait objecté le rôle important de l'huile dans les cataplasmes : elle est très émolliente et surtout contribue très efficacement à maintenir la chaleur du cataplasme.

Le Codex (arrêté du 2 mai 1925) a autorisé l'emploi de la poudre provenant de graine de Lin partiellement ou totalement déshuilée par pression à froid ou par dissolvant chimique. Cette poudre devra être dépourvue de toute odeur étrangère, mais pourra ne pas former d'émulsion avec l'eau.

En revanche, l'emploi de poudre de tourteaux obtenus par pression à chaud reste proscrit.

Cette opération rend le tourteau très âcre.

Les diverses falsifications (sciure de bois, farines de céréales, de légumineuses, tourteaux de graines oléagineuses) pourront se déceler par le microscope qui ne doit montrer que les composants de la graine de Lin.

Pour les matières minérales, peser les cendres (5 p. 100 au maximum).

FEUILLE DE COCA

Origine. — L'arbrisseau producteur est l'*Erythroxylon Coca* Lamk., et ses variétés, dit le Codex, qui en indique deux : la var. *bolivianum* Burck qui fournirait la Coca de Bolivie et la var. *novo-granatense* Morris, qui donnerait la Coca du Pérou.

D'après Burck, les variétés cultivées se rattachent à quatre formes :

α *genuinum* var. *truxillo* ; Pérou. — β *novogranatensis* ; Nouvelle-Grenade. — γ *spruceana* ; Java. — δ *boliviana*.

L'*E. Coca* paraît originaire du Pérou, il croît entre 700 et 1.700 mètres d'altitude dans les Andes de l'Amérique du Sud, sous un climat doux et humide. On le trouve actuellement, sauvage ou cultivé, au Chili, en Bolivie, à la Nouvelle-Grenade, dans la République argentine, au Brésil, aux Antilles, aux Indes néerlandaises (Java) et anglaises (gouvernement de Madras), à Formose, à Nhatrang (Annam), et dans l'Est africain.

Arbuste de 1 mètre à 1 m. 50, rameux, à écorce brun rouge, à fleurs blanches, à feuilles alternes et rapprochées, à petites stipules parfois durcies en épines.

Historique. — L'usage des feuilles de Coca comme masticatoire remonte aux temps les plus anciens, Pizarre le trouva établi depuis l'époque la plus reculée au Pérou; mais la drogue était réservée aux seuls Incas et aux chefs, puis l'emploi devint tout à fait général.

Les vertus de la Coca furent publiées en Europe lors de la traduction du livre de Garcilaso Inca de la Véga sur le Pérou et ses habitants en 1688, et des spécimens de la plante furent envoyés à Paris en 1750 par Joseph de Jussieu.

Le nom de « Coca » viendrait du mot Amyara « Khoka » signifiant « l'arbre par excellence ».

En 1847, Prescott signala que les Indiens peuvent grâce à la Coca accomplir de longs voyages sans fatigue apparente. Garnecke (1855) puis Niemann (1859) en isolèrent l'alcaloïde dont les propriétés analgésiques furent utilisées d'abord dans les maladies du larynx, puis du pharynx, puis en thérapeutique oculaire et enfin, en chirurgie.

Culture. — On sème sur couche, on repique dans des plantations (*Cocals*) qu'on protège la première année en semant du maïs. Au bout de deux ans, on peut récolter si les feuilles ont environ

4 centimètres de long et pendant cinquante ans l'arbre pourra donner au moins trois récoltes par an et 1 kilogramme de feuilles sèches à chaque récolte.

Dans l'Amérique du Sud et en particulier au Pérou, les espaces plantés en Cocalier sont si considérables qu'une partie seulement des feuilles est récoltée, proportionnellement à la demande.

On a constaté à Java (d'après Emma Reens) :

1º Que la plante pousse très bien entre 400 et 600 mètres, et que la température convenable est d'environ 20º sans gelées de nuit ni trop grandes chaleurs.

2º Que la plante peut pousser à l'ombre des Caféiers aussi bien qu'au soleil, mais avec un moindre rendement en feuilles.

Récolte. — La production des feuilles est à son maximum à cinq ans, tandis que la teneur en alcaloïdes augmente jusque vers dix ans, puis diminue ensuite, au moins pour les jeunes feuilles, qui sont les plus riches.

Les feuilles sont bonnes à cueillir quand elles tendent à se briser sous les doigts (environ huit jours avant leur chute spontanée).

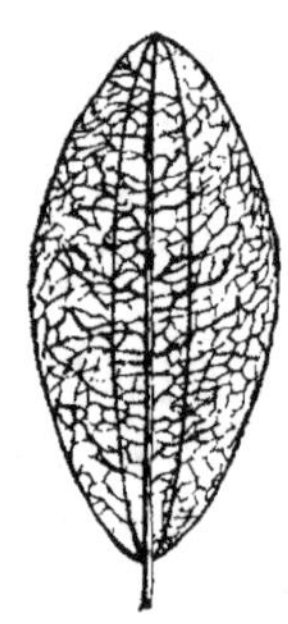

Fig. 210.
Feuille de Coca.

On sèche de préférence à la chaleur artificielle, et à température peu élevée, car le séchage à la chaleur souvent excessive du soleil diminue la teneur en Cocaïne.

Description. — Feuilles entières, à court *pétiole* et à *limbe* ovale lancéolé à pointe aiguë, ou obtuse, ou mucronée ou même émarginée. Feuilles glabres, membraneuses, *couleur* vert clair, plus pâles en dessous sur le frais ; vert brun clair sur le sec.

Face supérieure un peu plus rude que l'autre.

Dimensions 4-8 centimètres sur 2,5 à 4. — *Nervure* médiane droite, saillante, à ramifications très fines, anastomosées, plus ou moins visibles, mais très serrées, caractéristiques et formant une armature résistante. De part et d'autre de la nervure médiane, deux lignes courbes, visibles surtout à la face inférieure, légèrement concaves en dedans, partent de la base de la nervure médiane et se rejoignent à son sommet limitant un fuseau médian coupé en son milieu par la nervure principale, d'une largeur à peu près égale au quart de la largeur de la feuille et d'une nuance un peu différente du reste de la feuille.

Ces deux lignes n'existent pas toujours ; l'étude des bourgeons nous a permis de constater que ce sont bien les marques de plis secondaires de la préfoliation involutée. *Odeur* faible sur le sec, mais caractéristique. *Saveur* amère, astringente et chaude, laissant une sensation brûlante. Sur le frais, *odeur* nulle, mais très agréable par l'eau chaude.

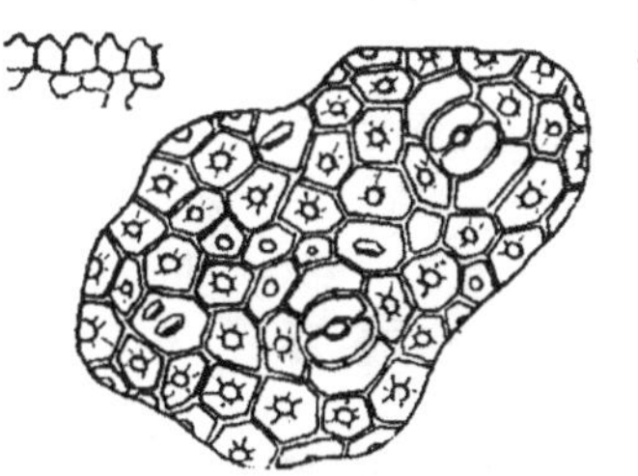

FIG. 211. — *Épiderme inférieur de Coca vu de face (en haut, vu en section).*

La COCA DE BOLIVIE OU DE HUANUCO répond bien à cette description, mais le réseau de nervures est assez saillant et à mailles étroites et la nervure médiane brun rouge.

La COCA DU PÉROU OU DE TRUXILLO a des feuilles un peu plus petites et plus pâles, les deux lignes courbes sont moins distinctes, le réseau de nervures moins proéminent à mailles plus larges et la nervure médiane verte. D'après GREENISH, tandis que dans la première on trouve souvent des fruits ovoïdes, brun sombre, la seconde contient fréquemment en outre des fleurs soigneusement cueillies et séchées d'une espèce d'*Inga* (Légumineuses Mimosées) facilement reconnaissables à leur calyce brun jaune, tubuleux, velu et à de nombreux filaments rouge foncé formant plumet.

Sortes commerciales. — Les principales régions fournissant la Coca commerciale sont l'Amérique du Sud, Java et Ceylan.

Les feuilles américaines sont dans le commerce sous les noms de C. du Pérou, C. de Truxillo, C. de Cuzco et C. de Bolivie, C. de Huanuco ; ces noms tiennent à la région de culture, lieu d'exportation, marché, etc., mais il existe surtout les deux grands types commerciaux : Bolivie et Pérou, décrits plus haut.

Aux Indes anglaises, on produit le Ceylan-truxillo, qui proviendrait de la var. *novogranatense.*

A Java, après essais faits à Buitenzorg, on a cultivé uniquement la var. *spruceana* ; la C. de Java est à petites feuilles vertes acuminées, mais à pointe fragile. Elle possède une forte teneur en alcaloïdes du groupe ecgonine mais peu de Cocaïne, ce qui la distingue de la C. américaine ; en Europe (Hollande, Allemagne) elle sert à la fabrication de la Cocaïne, comme on verra plus loin.

Elle représente 40 p. 100 de l'importation européenne et elle vient en poudre grossière.

A Formose, le Japon a tenté avec succès la culture de la Coca, pour la fabrication de la Cocaïne.

Anatomie. — *Épiderme supérieur* glabre, à cellules polygonales régulières. — *Épiderme inférieur* caractéristique : cellules à protubérance centrale (le bord de la coupe semble dentelé) ; cristaux fréquents ;

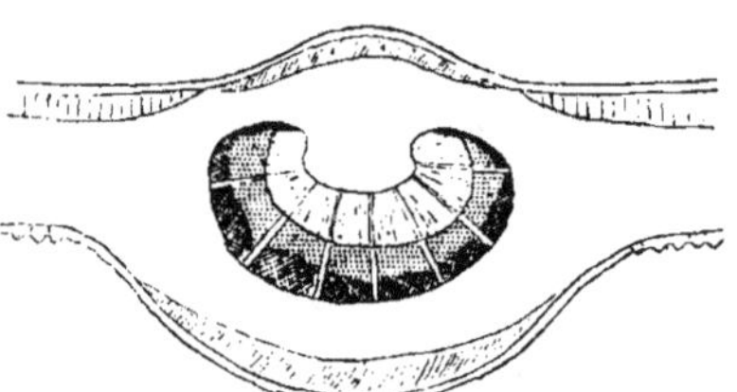

Fig. 212. — *Schéma de la coupe de la feuille de Coca.*

stomates à deux petites cellules annexes parallèles à l'ostiole et non pourvues de la protubérance. — *Mésophylle* hétérogène asymétrique ; un rang (ou deux) de cellules en palissade, tissu lacuneux épais à cellules rameuses. Partout chlorophylle et cristaux. — Dans la *nervure* biconvexe : collenchyme sous-épidermique, surtout en bas ; *système libéro-ligneux* au milieu ; *bois* disposé en arc à concavité inférieure, vaisseaux, trachées et fibres en files régulières ; au-dessous, *liber*, arc épais, traversé par les rayons médullaires, puis *péricycle* fibreux, en fibres à parois nacrées ; les deux extrémités de l'arc péricyclique se replient sur le bois en deux massifs latéraux assez développés. — Dans la concavité de l'arc ligneux, sorte de *moelle*, à cellules à parois faiblement épaissies.

Analyse. — 1° Un tanin, *l'acide cocatannique ;*

2° l'*Hygrine* ou *méthylpyrrolidine-acétone*, substance huileuse,

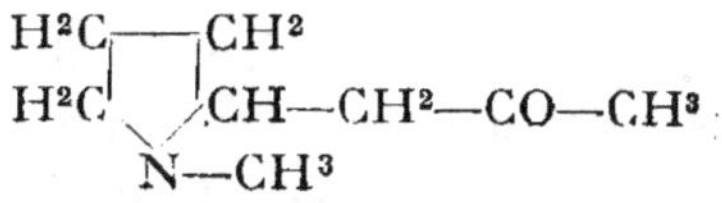

$$H_2C\text{---}CH_2$$
$$H_2C\diagdown\diagup CH\text{---}CH_2\text{---}CO\text{---}CH_3$$
$$N\text{---}CH_3$$

jaunâtre, volatile, odorante (sent la triméthylamine), distille avec l'eau et forme avec les acides des sels à solution fluorescente. Elle est considérée comme sans rapports avec la Cocaïne, mais en admettant la formation d'alcaloïdes à double noyau par des phénomènes d'oxydation dans le végétal, on peut concevoir la transformation de l'hygrine en tropanone (CZAPECK) ;

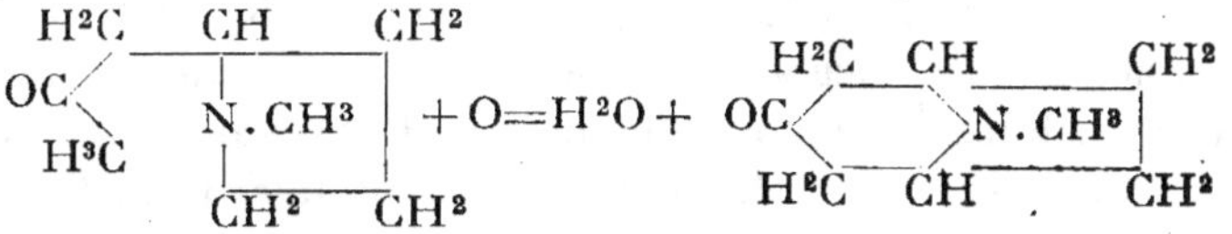

Hygrine.   Tropanone.

3° de nombreux alcaloïdes, dont le principal est la *Cocaïne*, qui existe en quantité très variable (0 gr. 15 à 0 gr. 80 p. 100) suivant l'âge des feuilles, leur origine botanique, géographique, le mode de dessiccation, etc., les autres alcaloïdes sont l'*isococaïne* ou *cocaïne droite*, la *cinnamyl cocaïne* et les *truxillines* α et β, du même groupe que la cocaïne, et la *tropacocaïne*, d'une consti-tution peu différente.

Dans les cocaïnes, la cinnamylcocaïne, les truxillines, il y a une base fondamentale, qui est l'*ecgonine*, qui contient le noyau *tropane* et dont on a réalisé la synthèse (WILLSTATTER), c'est l'*acide tropanol carbonique.*

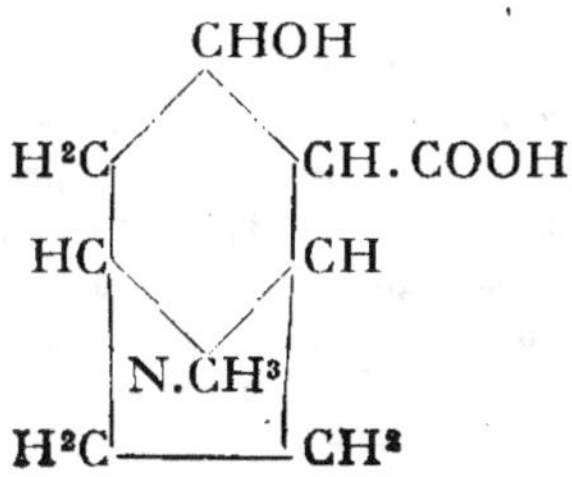

$$CHOH$$
$$H_2C\diagup\diagdown CH.COOH$$
$$HC\quad CH$$
$$N.CH_3$$
$$H_2C\text{---}CH_2$$

Les divers alcaloïdes ne sont que des combinaisons différentes de la fonction alcool avec des acides aromatiques variés, la fonction acide étant toujours éthérifiée par l'alcool méthylique. — Les divers acides aromatiques qui éthérifient la fonction alcool sont : l'acide benzoïque, l'acide cinnamique, les acides truxilliques, etc.

La *Cocaïne* est la *méthylbenzoylecgonine* ; maintenue pendant un certain temps au sein de l'eau bouillante, ou mieux chauffée en tube scellé avec de l'acide chlorhydrique, elle s'hydrolyse et donne :

$$C^{17}H^{21}NO^4 + 2H^2O = C^9H^{15}NO^3 + C^7H^6O^2 + CH^3OH$$

$$\text{Cocaïne.} \qquad\qquad \text{Ecgonine.} \qquad \text{Acide} \qquad \text{Alcool}$$
$$\text{benzoïque.} \quad \text{méthylique.}$$

Inversement, en chauffant l'*ecgonine*, en solution dans l'alcool méthylique, en présence d'acide benzoïque dans un courant de gaz chlorhydrique sec, on obtient de la méthylecgonine qui réagit à son tour sur le chlorure de benzoyle pour donner la méthylbenzoylecgonine ou Cocaïne.

La *cinnamylcocaïne*, alcaloïde principal de la Coca de Java, est une *méthylcinnamylecgonine* ; l'α *truxilline* (*Cocamine*, ou γ *isatropylcocaïne*) est une *méthyl* α *truxillylecgonine*, c'est un violent poison du cœur et une grave impureté de la Cocaïne (1), la β *truxilline* (*iso Cocamine*, ou δ *isatropylcocaïne*) est une *méthyl* β *truxillylecgonine*, etc.

Ces alcaloïdes sont contenus en quantités variables dans les diverses sortes de Coca, mais la Cocaïne domine dans les Ceylan, les Bolivie et les Pérou ; et dans certaines variétés à larges feuilles, on ne trouve que de la Cocaïne, tandis que dans d'autres sortes, il y a peu de Cocaïne et beaucoup d'autres dérivés de l'ecgonine.

---

(1) La réaction de Vitali s'obtient en ajoutant à quelques milligrammes de certains alcaloïdes desséchés, placés sur un verre de montre, quelques gouttes d'acide nitrique fumant. On évapore au bain-marie à siccité et au résidu refroidi, on ajoute avec un agitateur quelques gouttes de solution alcoolique récente de potasse caustique : on a une magnifique coloration violette. Cette réaction s'obtient avec l'atropine, l'hyoscyamine, mais ne se produit avec la cocaïne que lorsque celle-ci est souillée par de la truxilline (isatropylcocaïne) (P. HARDY).

On admet que, dans les feuilles fraîches, il n'y aurait que de la Cocaïne, les autres alcaloïdes se formant pendant la dessiccation ou l'extraction.

L'autre alcaloïde signalé, la *tropacocaïne*, dérive de la pseudotropine et non de l'ecgonine, c'est la *benzoylpseudotropine* (Coca de Java).

On dose les alcaloïdes en bloc, volumétriquement ou par pesée, mais les méthodes varient par le choix de l'alcali et du dissolvant employés : l'alcali de choix paraît être l'ammoniaque et d'après Emma REENS un liquide à point d'ébullition élevé serait le meilleur dissolvant (pétrole, ou pétrole + 30 p. 100 d'huile de vaseline),

Mals tous les alcaloïdes ne sont pas également importants ; pour l'industrie, seuls sont intéressants les dérivés de l'ecgonine, car la préparation industrielle de la Cocaïne consiste à extraire des feuilles de Coca toute l'ecgonine qu'elles contiennent et qui est combinée comme on l'a vu à divers acides auxquels on substituera l'acide benzoïque, en transformant cette ecgonine en méthylbenzoylecgonine (v. p. 641). On retire ainsi des feuilles de Coca plus de Cocaïne qu'elles n'en contiennent.

On peut doser l'ecgonine en la libérant par l'acide chlorhydrique dilué, au bain-marie. On élimine les acides libérés par filtration et épuisement à l'éther et il reste en solution le chlorhydrate d'ecgonine et le chlorhydrate de pseudotropine. On détermine le poids total par évaporation d'une partie aliquote, on calcule ensuite le poids de chacune des deux bases par un dosage polarimétrique fait comparativement avec une solution de chlorhydrate d'ecgonine, la pseudotropine étant inactive.

4º Les feuilles fraîches de Coca, surtout les jeunes, ont une odeur aromatique tenant à la présence d'une *essence*, cette essence finit par disparaître quand les feuilles vieillissent et se dessèchent, mais on en obtient encore des traces en distillant les feuilles du commerce, elle contiendrait du salicylate de méthyle, une aldéhyde, un alcaloïde volatil (problablement l'hygrine).

Falsifications. — On les dit rares et faciles à déceler. L'identification des feuilles même brisées se fera par l'épiderme inférieur.

(stomates et protubérances) ; pour les feuilles épuisées, mâcher la feuille et au besoin doser les alcaloïdes.

D'après BARCLAY, on constaterait communément à Londres la falsification des C. de Bolivie par des feuilles de *Pilocarpus microphyllus* STAPF et *P. spicatus* A. S. H.; l'anatomie suffit pour la distinction (dans les *Pilocarpus*, pas de protubérances à l'épiderme inférieur, gros nodules sécréteurs dans le mésophylle, etc.).

Action physiologique et toxicologie.

— La Coca a été introduite en thérapeutique comme tonique et antidéperditeur, considérée comme un de ces pseudo-aliments d'épargne comme les caféiques, parce que les Indiens de l'Amérique du Sud la mâchent pour pouvoir, sans manger ni boire, supporter de grandes fatigues ; l'action anesthésiante joue ici son rôle; pourtant l'appétit n'est pas supprimé, et d'autre part la mastication de la feuille de Coca amène une excitation du système nerveux dont on ne saurait plus se passer.

Ce n'est ni un reconstituant ni un antidéperditeur, car elle augmente l'urée et active ainsi la désassimilation. Après son emploi, il faut réparer les dépenses excessives que l'organisme a pu faire.

A faible dose, elle procure : hypersécrétion salivaire, chaleur épigastrique, alacrité, euphorie (10 à 15 gr. de feuilles par jour, contre gastralgies, vomissements, etc.). A doses fortes, action narcotique, ébriété, paresse physique et intellectuelle. La vulgarisation des propriétés analgésiques est due à KOLLER (1884).

L'emploi continuel de doses élevées, 50 à 60 grammes de feuilles par jour, est dangereux; l'abus des vins de Coca, toujours fortement alcoolisés et souvent fabriqués avec des extraits ou des sels de Cocaïne, peut amener un cocaïnisme rapide et insidieux.

La Cocaïne est théoriquement un anesthésique général, mais pratiquement inutilisable, les doses actives étant trop voisines des doses toxiques. C'est surtout un analgésique local, provoquant une altération temporaire des extrémités nerveuses sensitives (ARLOING), un vaso-constricteur et un mydriatique. Convulsivante à forte dose, elle amène l'ataxie cardiaque.

La Cocaïne, largement consommée et prisée par une foule de

névropathes ou de dégénérés, est devenue un véritable fléau social, les adeptes de cette pratique étant rapidement conduits à la folie, à la déchéance physique et intellectuelle et à la mort.

Emploi thérapeutique. — La feuille de Coca est employée ordinairement sous forme de masticàtoire par les Indiens. Ceux-ci additionnent la feuille mâchée d'un peu de *llipta* (poudre alcaline formée de cendres de végétaux, *Chenopodium* ou Cactées, ou de chaux), ce qui facilite la mise en liberté des alcaloïdes.

Employée comme stimulant et analgésique.

La Cocaïne (sous forme de chlorhydrate soluble) est couramment employée comme analgésique local, en anesthésie régionale, en oto-rhino-laryngologie, en chirurgie oculaire, etc.

Formes. — Infusion (10 p. 1.000 pour gargarisme) ; teinture alcoolique (à 1/5 dans l'alcool à 60°) 5 à 15 grammes ; vin à 60 p. 1.000, 15 à 60 grammes, extrait fluide, etc.

RUTACÉES

Famille naturelle par enchaînement, mais diversement comprise par les auteurs qui peuvent élever au rang de famille telle division que nous considérerons comme tribu prenant le groupe au sens le plus large. Importantes et donnant de très nombreux produits qui répondent assez bien aux divisions naturelles : les *Zygophyllées* sont riches en résine, mais non aromatiques et peu amères ; les *Simaroubées* sont des amers purs, non aromatiques, les *Diosmées*, très aromatiques, sont amères, les *Rutées* et les *Xanthoxylées* sont essentiellement aromatiques.

L'appareil sécréteur est constitué par des poches à essence, souvent visibles à l'œil nu, dans quelques cas par des canaux sécréteurs ; enfin, il est parfois nul.

I. — RUTÉES

RUE

Origine. — *Ruta graveolens* L., Rue officinale, Rue des jardins ou Rue fétide, plante vivace ou sous-arbrisseau, originaire de la région méditerranéenne, mais souvent cultivée dans les jardins où elle fleurit de mai à octobre.

Introduite dans l'Inde et en Amérique.

Description. — Les feuilles (utilisées fraîches ou desséchées) sont seules officinales et devraient être récoltées avant la floraison, ou isolément ; elles sont en réalité toujours accompagnées d'inflorescences (cymes terminales de fleurs hermaphrodites 4-mères ou 5-mères, diplostémonées isogynes, à pétales concaves, jaune verdâtre, entiers).

Feuilles alternes, vert glauque bleuâtre, sans stipules, tripennatiséquées (feuilles inférieures), bipennatiséquées (feuilles supérieures) ou seulement pennatiséquées (près des fleurs), à divisions obovales spatulées, et à points brillants, translucides (glandes).

Toute la plante exhale une *odeur* forte, nauséeuse et fétide.

Desséchée, la plante a une *couleur* vert grisâtre, l'odeur, diminuée, doit être encore perceptible et même assez forte si la dessiccation a été rapide et bien faite.

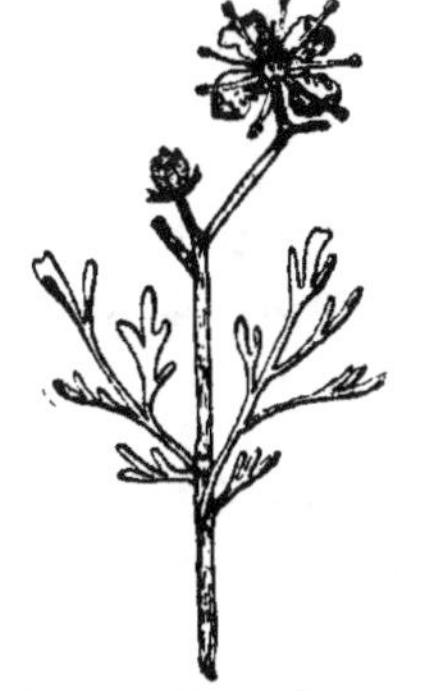

FIG. 213. — *Fleur et feuilles de* Ruta graveolens.

Anatomie. — Deux épidermes, mésophylle hétérogène asymétrique, deux assises en palissade, deux ou trois de cellules rameuses à oursins, grosses glandes multicellulaires dans tout le mésophylle, stomates à l'épiderme inférieur.

Culture et récolte. — On multiplie par boutures herbacées, par éclats de souches ou mieux par semis, en semant sur couche et en repiquant les jeunes sujets bien racinés.

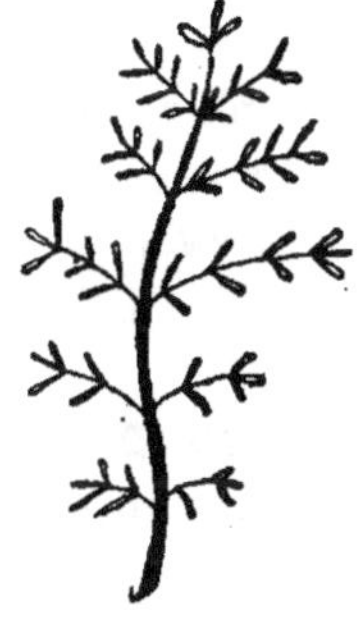

FIG. 214. *Feuille de* Ruta montana.

On peut faire deux récoltes par an : mi-juin et début d'octobre. On coupe à la faucille, à 10 centimètres au-dessus du sol. Se couvrir les mains et les bras pour éviter les dermatites. Dessiccation facile, doit être rapide.

R. bracteosa D. C. et *R. angustifolia* PERS., de la région méditerranéenne, à pétales frangés, et *R. montana* CLUS., de la même région et des Pyrénées, Espagne, Algérie, reconnaissable à ses feuilles à lanières très étroites, ont des propriétés analogues à la Rue officinale et servent aux mêmes usages dans le Midi et en Algérie.

Analyse. — Deux constituants principaux, la *Rutine* et l'*essence*.

La *Rutine*, trouvée par WEISS dans la Rue fétide, existe aussi dans d'autres végétaux (*Capparis spinosa* L., *Sophora japonica* L. et divers *Fagopyrum* [WISCHO et MIÈGE]) C'est un glucoside qui donne par hydrolyse deux molécules de sucre (glucose et rhamnose) et de la Quercétine.

L'*essence* s'obtient par distillation avec l'eau, incolore ou jaunâtre d'abord pâle, puis foncée, avec fluorescence bleu violacé. D = 0,835 — 0,840 ; se solidifie à + 8°, bout à 228°, *odeur* aromatique et forte de Rue, *saveur* très âcre et très amère ; soluble à 20° dans deux ou trois volumes d'alcool à 70°. Contient souvent plus de 90 p. 100 de *méthyl nonylcétone* CH^3—CO—C^9H^{19}.

On prépare en Algérie une essence de Rue d'été (avec *R. montana*) qui contient surtout la même cétone et une essence d'hiver (avec le *R. bracteosa*) surtout formée de *méthylheptylcétone* CH^3—CO.—C^7H^{15}. (CARETTE).

Action physiologique et toxicologie.

— Broyées et appliquées sur la peau, les feuilles sont irritantes et même vésicantes. Poudre escharotique.

De tout temps, on lui a attribué des propriétés emménagogues et abortives, la Rue exercerait, d'après HAMELIN, une action nette, excito-motrice, sur l'utérus.

La vente en est réglementée (médicament du tableau A) mais, la plante est très cultivée !

Par congestion de l'utérus, elle peut amener de sérieuses hémorragies ; à très fortes doses, c'est un véritable toxique.

Accidents fréquents chez les femmes, surtout par usage clandestin : gastro-entérite, excitation, puis abattement, hypothermie, pouls lent, petit, polyurie, inflammation de l'utérus ; à l'autopsie, lésions de l'intestin grêle. L'utérus gravide serait plus sensible qu'à l'état normal. La Rue n'est abortive qu'à des doses ordinairement toxiques.

L'essence est stupéfiante : légère phase d'excitation, puis rapidement ivresse lourde avec obtusion sensitivo-sensorielle, tristesse et somnolence (LESIEUR).

Emploi thérapeutique. — Sudorifique, anthelminthique (les graines). Employée contre les névroses (hystérie, épilepsie, convulsions), les coliques, etc. Dans certains pays, c'est un condiment (

On utilise ses propriétés emménagogues dans la dysménorrhée.

Peu employée par les médecins et trop par les empiriques.

Elle entre dans l'Alcoolat et l'Alcoolature vulnéraires.

0 gr. 10 à 0 gr. 15 de poudre (1 gr. par jour au maximum). Infusion à 5 p. 1.000, essence de I à VIII gouttes.

II. — DIOSMÉES

BUCHU

Origine. — (*Bucco, Bocco, Buccu*, etc.). — Feuilles de divers *Barosma*, petits arbustes rameux, odorants, riches en essence, habitant l'Afrique australe. Les colons du Cap en ont appris l'usage par les Hottentots qui les utilisaient de longue date ; elles sont entrées dans la thérapeutique européenne en 1821.

Ces feuilles arrivent souvent mêlées à des débris de tiges, de fleurs (petites, pentamères) ou de fruits (capsules à cinq coques comprimées et ponctuées, rugueuses, s'ouvrant en deux valves, l'endocarpe se séparant du reste : graines allongées, noires) parce qu'on recueille les feuilles en battant les tiges feuillées et fleuries, après dessiccation.

Diverses espèces fournissent ces feuilles livrées, non mélangées, par le commerce qui distingue le *Buchu large* et le *Buchu long* :

1º *Barosma crenulata* Hook avec ses variétés *latifolia, longifolia* et *angustifolia* ;

2º *B. betulina* Bartl : ces deux espèces (avec le *B. crenata* Eckl. et Zeyh., souvent réuni à la première, bien que ses feuilles soient plus courtes, à crénelures plus arrondies et moins acuminées) constituent le Buchu large: elles viennent du nord et de l'est de la ville du Cap

3º *Barosma serratifolia* Willd., plutôt du sud du Cap. C'est le vrai Buchu long, bien qu'on donne quelquefois ce nom à un Faux Buchu, de la même région et très voisin des *Barosma*, l'*Empleurum serrulatum* Ait.

Description. — a) *Caractères communs.* — Feuilles petites, courtement pétiolées ; glabres, lisses ; d'un vert jaunâtre, devenant tout à fait jaunes avec le temps ; riches en *glandes*, à essence visible par transparence surtout sur la face inférieure, à *bords dentés. Odeur* spéciale de Rue sur le frais, mais bien plus douce,

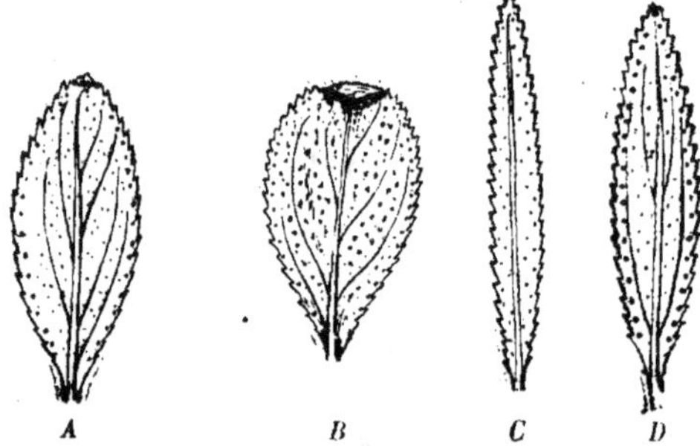

Fig. 215. — *Les Buchus.*
A, *Barosma crenata* ; B, *B. betulina.* — C, *Empleurum serrulatum.* — D, *B. serratifolia.*

plus fine et plus agréable dans les droguiers. *Saveur* assez âcre et aromatique.

b) *Caractères distinctifs.* — Les feuilles des *B. crenulata* et *B. crenata* mesurent 2 à 3 centimètres de long sur 1 de large ; elles sont oblongues, plus ou moins obtuses, à sommet arrondi et légèrement acuminé, bords crénelés, à dents nettes, fines (plus arrondies dans le *B. crenata*) ; le limbe, coriace, montre une grosse glande à l'angle de chaque crénelure et il est ponctué par d'autres petites dans son épaisseur. Fines nervures secondaires à angle très aigu.

B. betulina. — Les feuilles mesurent 1 cm. 5 à 2 centimètres de long, elles sont rhomboïdales, cunéiformes à la base, à sommet aigu réfléchi, dentées en scie (à grosses dents), épaisses et rudes, grosses ponctuations dans son épaisseur ; nervures secondaires obliques, les deux ou quatre inférieures recourbées suivant les bords.

B. serratifolia. — Les feuilles mesurent 2 cm. 5 à 4 centimètres sur 1/2 centimètre, de forme linéaire lancéolée assez étroite, atténuées aux deux extrémités, à sommet tronqué, avec une glande terminale, dents obtuses et très espacées, petites ponctuations, consistance papyracée. Nervures secondaires à angle aigu ; deux plus grosses, latérales, donnent à la feuille, avec la nervure médiane, un aspect trinerve.

Anatomie. — Identique pour tous. *Épiderme supérieur* sans stomates, cette assise contient des sphérocristaux d'Hespéridine ; *hypoderme* formé par une assise de cellules à mucilage, qui par l'eau se gonflent considérablement et allongent leurs parois dans une direction perpendiculaire à l'épiderme. — Une *assise en palissade, tissu lacuneux* assez épais, cristaux étoilés d'oxalate de chaux, *épiderme inférieur* à stomates et à cristaux d'Hespéridine. Grosses glandes pluricellulaires. — Collenchyme allant de part et d'autre de la nervure jusqu'à l'épiderme.

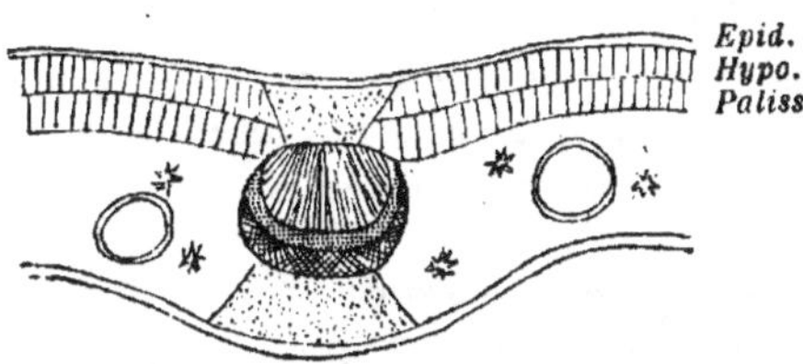

FIG. 216.
Schéma de la coupe de la feuille de Buchu.

Analyse. — Du *mucilage*, qui se gonfle, sans se dissoudre, dans l'eau chaude, comme la gomme adragante ; de l'*Hespéridine*, glucoside très répandu dans les Rutacées, en particulier dans le genre *Citrus* (la *Diosmine* signalée paraît être de l'*Hespéridine*), une *résine*, un *tanin*, 4,7 p. 100 de cendres et une *essence*, 0,80 à 2 p. 100, qui semble le constituant principal.

Essence incolore ou jaune verdâtre, d'odeur spéciale, rappelant la menthe et différente de celle de la drogue, D = 0,944 à 0,963. — Elle contient du limonène, du pentène, de la menthone et de 10 à 30 p. 100 d'un alcool cétone terpénique, le *diosphénol* $C^{10}H^{16}O^2$

appelé aussi « Camphre de Buchu (1) », qui cristallise par refroidissement et que certains considèrent comme le composant principal de l'essence.

Substitutions. — Les feuilles d'*Empleurum serrulatum* Aɪᴛ (fig. 215) sont allongées et très étroites (5 à 6 cm. sur 1/2) ; avec une pointe sans glande, de grosses dents dirigées en dehors et non vers le haut, de petites ponctuations et seulement deux longues nervures apparentes, fines et parallèles aux bords. Couleur vert jaunâtre, saveur amère, odeur différente du Buchu vrai, contient de la méthylnonylcétone.

Différentes espèces d'autres *Barosma* : *B. pulchella* Bᴀʀᴛʟ. et Wᴇɴᴅʟ. *B. venusta* Eᴄᴋʟ. et Zᴇʏʜ., d'*Agathosma* (*A. variabilis* Sᴏɴᴅ., à odeur d'anis), de *Diosma*, de *Coleonema*, etc., sont employées comme succédanés, ou substituées au Buchu.

Emploi thérapeutique. — Par leur essence, ces feuilles sont douées de propriétés diaphorétiques, stimulantes et balsamiques. On les considère également comme diurétiques ; absorbées en infusion chaude, elles communiquent leur odeur à l'urine ; l'essence, ainsi excrétée par le rein, agit sur tout l'épithélium urinaire.

Bronchite chronique, cystite, affections de la prostate. Infusion à 10 p. 1.000, l'extrait fluide par l'alcool à 22° serait une bonne préparation. Vin (Codex 1884) à 30 p. 1.000.

La teinture à 1/5, très usitée au Cap et aux États-Unis, l'est peu en Europe.

III. — GALIPÉÉES

ÉCORCE D'ANGUSTURE

Origine. — Écorce du *Galipea Cusparia* Sᵗ-ɪɪʟ. (*Cusparia officinalis* Hᴀɴᴄ.), arbre élevé qui croît sur les montagnes du

---

(1) Le *diosphénol* n'existerait pas dans l'essence de *Barosma serratifolia*, pour cette raison, cette espèce ne figure pas dans la Pharmacopée britannique.

Venezuela et les rives de l'Orénoque, entre le 7° et le 8° (l'écorce tire son nom de la ville d'Angostura) ; la drogue vient surtout de la Trinité.

Historique. — Apportée en 1788 de la Dominique (EWER), on la croyait produite par un *Magnolia*. Elle était en pleine vogue en 1806, lorsqu'on mélangea malheureusement à un ballot d'Angusture une écorce vendue sous ce nom, venue de Hollande à Bordeaux, que l'on crut d'abord être celle d'un *Brucea* (d'où le nom de *Brucine* donné par PELLETIER et CAVENTOU à l'alcaloïde qu'ils y ont trouvé) et qu'on sut plus tard être l'écorce du Vomiquier (*Strychnos Nux vomica* L.). Les accidents qui se produisirent avec cette « fausse Angusture » comme on l'a toujours nommée depuis, amenèrent l'interdiction de la vente de la vraie dans certains pays et jetèrent sur elle un discrédit fâcheux. Ce médicament, qui a une réelle valeur, n'a plus été depuis que peu employé, bien que la confusion malheureuse ne se soit jamais reproduite ; la drogue ne fait plus partie de notre pharmacopée depuis 1908.

Description. — Plaques ou fragments plus ou moins enroulés, à bords ordinairement coupés en biseau (un au moins). La *face externe* montre un liège mou, fauve ou brun, à petites taches blanchâtres un peu saillantes.

Face interne brun clair ou fauve, striée en long ; *cassure* courte, à zone interne feuilletée, la *section* montre vers le milieu (à la loupe) des points brillants d'oxalate de calcium.

Odeur légèrement aromatique, *saveur* aromatique puis lentement amère.

Anatomie. — *Suber* à cellules à parois inégales, les unes minces, les autres épaisses. — *Phelloderme* avec glandes unicellulaires, cellules à raphides ou à longs cristaux prismatiques isolés d'oxalate de calcium, et îlots de cellules scléreuses. *Liber* dont les faisceaux longuement effilés sont séparés par des rayons médullaires ordinairement bisériés ; couches alternatives de liber dur et de liber mou, kératenchyme ; glandes à essence et cristaux comme dans le phelloderme.

De nombreux caractères permettent donc de distinguer l'écorce d'Angusture de celle du Vomiquier, si fâcheusement appelée fausse Angusture ; sans les énumérer tous ici, rappelons la ligne blanche, épaisse, continue, parallèle à la surface à environ 1/3 de l'épaisseur (mouiller au besoin la section pour mieux la distinguer) que l'on voit dans cette écorce et qui au microscope apparaît formée par un anneau continu de cellules scléreuses (zone de sclérites des Strychnos) ; pas de cellules à essence, pas de raphides

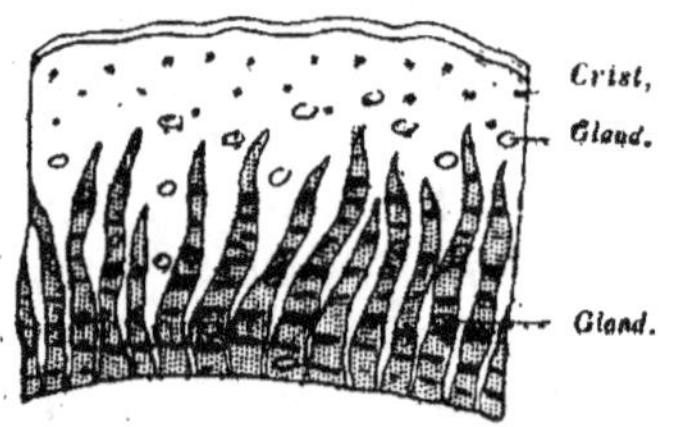

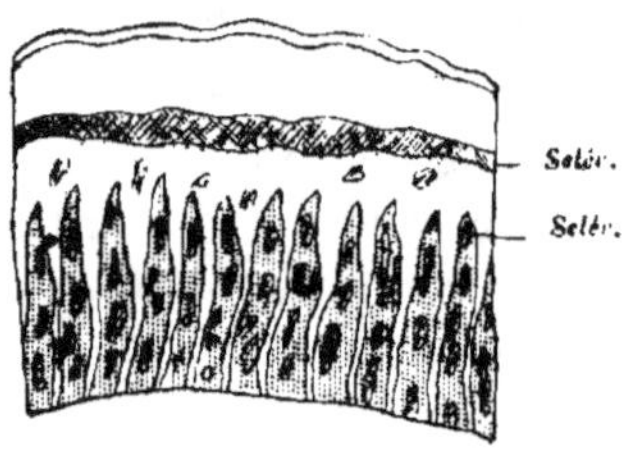

A   B

FIG. 217. — *Schéma de la section des Angustures,*
A, vraie. — B, fausse.

dans le phelloderme et le liber, mais dans de nombreuses cellules un cristal unique à forme losangique.

En touchant la face interne de l'écorce de Vomiquier avec une goutte d'acide azotique, on produit une tache rouge sang (1) (la coloration obtenue est rouge foncé avec l'Angusture vraie).

Analyse. — L'amertume est due à l'*Angosturine* $C^9H^{12}O^5$, substance cristallisable, amère, très soluble dans l'eau, l'alcool et l'éther. On a également isolé divers alcaloïdes dont trois au moins sont nettement définis, la *Cusparine* $C^{19}H^{17}NO^3$, la *Gali-pine* $C^{20}H^{21}NO^3$ et la *Galipoïdine* $C^{19}H^{15}NO^4$; enfin, trois résines,

---

(1) Cette réaction de la Brucine se fait avec beaucoup plus de certitude sur la décoction et non directement sur l'écorce, car les résines de l'Angusture se colorent aussi en rouge.

une *essence* (1,50 p. 100) contenant du *galipol*, alcool sesquiterpénique, $C^{15}H^{26}O$, et un glucoside.

Action thérapeutique. — Tonique amer de va'eur, stomachique, fébrifuge (dyspepsies, dysenteries, diarrhées chroniques,
etc., etc.). De 0 gr. 50 à 1 gramme en poudre.

JABORANDI

Ce nom désigne aujourd'hui, en Europe, des feuilles de *Pilocarpus*,
mais les Brésiliens appellent *Jaborandis* plusieurs feuilles de
végétaux de familles diverses (surtout des Pipéracées), toutes
sialagogues et aromatiques. Suivant les auteurs, les *Pilocarpus*
sont placés soit dans les Galipéées, soit dans les Xanthoxylées.

Origine. — Les diverses espèces de *Pilocarpus* fournissant les
feuilles de Jaborandi sont surtout du nord-est du Brésil ; mais le
P. pennatifolius est du sud-est et du Paraguay. Les différents
ports de l'Atlantique expédient par balles ou caisses cerclées de
125 kilogrammes sur Liverpool et Le Havre.

Les principales espèces fournissant la drogue sont :

P. pennatifolius LEM., Jaborandi du Paraguay ou J. de Rio, le
plus important autrefois, encore officinal, Paraguay, Brésil (sud-
est, Matto-Grosso), et quelques points de la République argentine.

P. Selloanus ENGL., Jaborandi du Brésil, n'est qu'une variété
du précédent. Vient par Rio.

P. Jaborandi HOLMES (*P. officinalis* POHL), Jaborandi de
Pernambuco, du nord et du nord-est du Brésil. Vient par Pernambuco. C'est la sorte officinale récente.

Viennent en outre en Europe :

P. microphyllus STAPF., J. de Maranham, bien qu'officinale
seulement aux États-Unis, cette espèce a pris une très grande

Importance, elle vient en grosses quantités à Liverpool par Maranham.

P. trachylophus HOLMES, J. de Céara, importé par Céara et par Maranham.

P. spicatus ST-HIL., J. d'Aracaty, du nord-est du Brésil, ou aussi du sud (Saint-Paul, Rio).

P. racemosus VAHL., J. de la Guadeloupe, vient des petites Antilles, etc.

Historique. — La drogue est d'usage tout récent. Le docteur COU-TINHO la rapporta du Brésil en 1874, GUBLER l'expérimenta et, l'année suivante, BAILLON la détermina : *Pilocarpus pennatifolius*. La découverte des alcaloïdes dirigea bientôt le succès sur le principe actif. Ce succès eut pour résultat, comme toujours, de faire mélanger au produit diverses feuilles analogues d'es-pèces voisines, voire même d'une plante toute diffé-

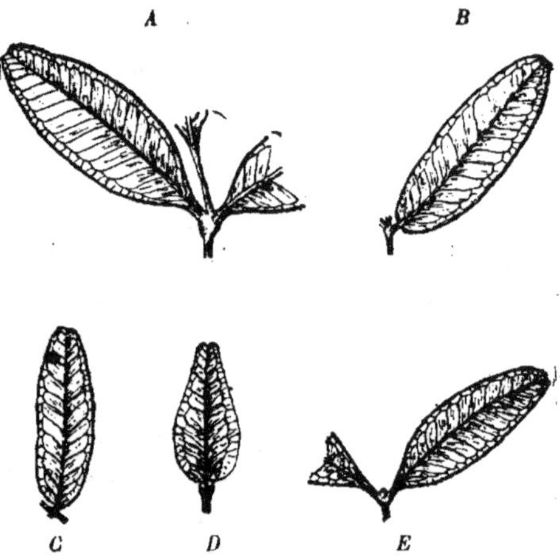

FIG. 218. — *Feuilles de divers* Pilocarpus (d'après DUVAL).

A, *pennatifolius*. — B, *Jaborandi*. — C, *trachylophus*. — D, *microphyllus (foliole terminale)*. — E, *spicatus*.

rente. Or, il n'est pas indifférent de prendre n'importe quelle espèce, en raison des variations de teneur en Pilocarpine.

Le *P. Jaborandi* devenu officinal est une espèce plus riche que la précédente.

Description. — 1º *P. Jaborandi* HOLMES. — Les feuilles sont composées imparipennées, à 1-4 paires de folioles à peu près opposées, parfois elles sont simples. Le commerce livre ordinai-rement les *folioles* détachées du *rachis* (qui peut mesurer 20 à

25 cm. de long, est un peu renflé à la base, plus ou moins sillonné supérieurement et parfois sans folioles sur une assez grande longueur) et mélangées à des fragments de pétioles et de tiges.

Leur aspect est variable, ordinairement elles sont ovales elliptiques, coriaces, rigides, très légèrement pubescentes ; à *bords* entiers, légèrement récurvés en dessous ; le *sommet* est presque toujours émarginé, la *base* faiblement cordée et brièvement pétiolulée, sauf pour la foliole terminale, à base atténuée et munie d'un pétiole pouvant atteindre 2 centimètres. *Face supérieure* luisante, vert jaunâtre ou rougeâtre, *face inférieure* plus pâle. *Nervure médiane* saillante en dessous, *nervures secondaires* qui se rejoignent près du bord en une ligne anastomotique très nette, et les nervures tertiaires qui en partent forment un petit réseau bordant la foliole. Glandes visibles à l'œil nu, brunes par réflexion et translucides par transmission.

Dimensions variables, 7 à 15 centimètres de long sur 3 à 6 de large.

Odeur aromatique faible, mais bien marquée si on froisse, *saveur* un peu amère, chaude et légèrement aromatique, la mastication amène une salivation abondante.

2º Les folioles du *P. pennatifolius* Lem (Jaborandi de Rio ou du Paraguay) autre espèce officinale, fort employée autrefois, se distinguent des précédentes parce que les folioles latérales, au lieu d'être cordées à la base, s'atténuent en un pétiolule élargi, la ligne anastomosée vers les bords est moins marquée, les poils sont caducs et la feuille adulte est à peu près glabre.

Autres sortes. — *P. microphyllus* Stapf. (Jaborandi de Maranham), sorte très recherchée par les fabricants, à cause de sa teneur élevée en alcaloïdes, mais très falsifiée par des folioles de *Swartzia* (v. p. 659). On distingue ce Jaborandi des deux sortes officinales aux caractères suivants : feuilles également composées imparipennées, le plus souvent à trois paires de folioles de forme très variable, obovales ou plus ou moins arrondies, asymétriques (sauf la terminale). Ces folioles ont un bord réfléchi, un sommet très fortement émarginé, et se rétrécissent à la base en un très court pétiolule (sauf la terminale) ; le rachis commun est étroitement ailé et peu pubescent ; dimensions variables, la longueur est de 2 cm. 5 à 4 centimètres ; glandes également visibles.

P. spicatus St-Hil. — Le Jaborandi d'Aracaty est le type des J. à feuilles simples. Feuilles minces ou coriaces, plus ou moins pubescentes, ponctuées, 3 à 11 centimètres de long × 1,5 à 4.

P. trachylophus Holmes. — Les folioles de ce J. de Céara sont plus petites que celles du *P. Jaborandi* ; oblongues ou elliptiques, obtuses et échancrées au sommet, cordées et asymétriques à la base ; coriaces et rigides, fortement pubescentes en dessous, à bords très incurvés et plus ou moins déchiquetés.

Anatomie. — Le *P. Jaborandi* a un *épiderme* à cellules polygonales, à parois droites, avec une épaisse cuticule à crêtes saillantes, aux deux faces sont des *poils tecteurs* unicellulaires, coniques, à paroi épaisse et à lumen étranglé, et des *poils glanduleux* capités à peine enfoncés dans

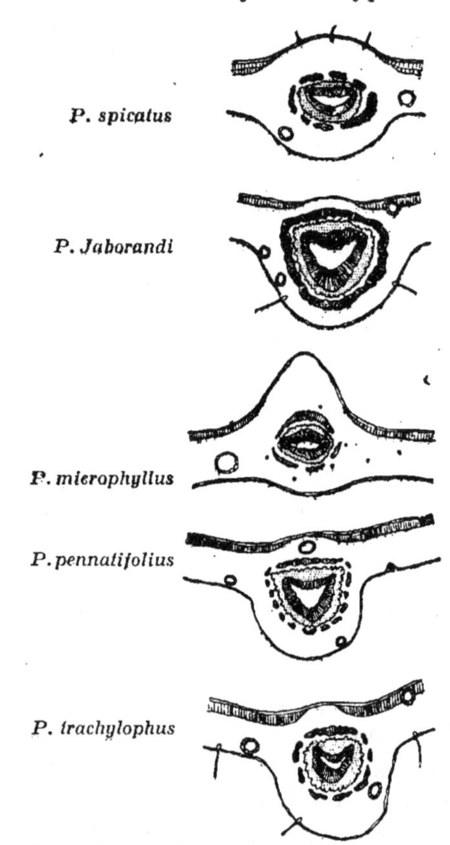

Fig. 219. — *Schémas de la coupe transversale des nervures de divers Jaborandis.* (D'après Duval).

l'épiderme ; *stomates* à l'épiderme inférieur, avec 4 à 5 cellules péristomatiques plus petites, allongées.

Mésophylle hétérogène asymétrique avec une seule assise en palissade (les espèces à feuilles simples ont deux assises palissadiques), et cinq ou six rangées de cellules irrégulières, dans tout le mésophylle, nombreux oursins d'oxalate de calcium et, surtout au voisinage des épidermes, de volumineux *nodules sécréteurs*.

Nervure médiane plane ou peu saillante sur la face supérieure, fortement convexe à la face inférieure. *Faisceau* important : un cordon ligneux arqué inférieur, dont les extrémités sont réunies par un deuxième cordon horizontal ; au centre petite moelle ; autour du bois, liber, puis péricycle qui forme ici un cercle continu.

P. pennatifolius a une structure analogue, mais la cuticule est moins épaisse, les poils tecteurs très caducs sont plus rares, droits, courts et à lumen non étranglé à sa base. Le faisceau ligneux de la nervure, vaguement triangulaire, est entouré par un péricycle dont les fibres sont en amas isolés et les poils glanduleux capités sont logés au fond de dépressions épidermiques.

Pour la distinction entre les espèces, aux caractères morphologiques donnés plus haut s'ajouteraient aussi les particularités anatomiques que nous ne pouvons indiquer en détail, mais le tableau suivant, dont les éléments sont extraits du travail de A. DUVAL (1), en donnera l'essentiel.

Une seule assise palissadique	Poils sécréteurs enfoncés dans des dépressions épidermiques. Péricycle en amas isolés........			*P. pennatifolius.*
	Poils sécréteurs exserts	Péricycle en anneau scléreux complet. Longs poils tecteurs.		*P. Jaborandi.*
		Anneau scléreux péricyclique ± disjoint.	Poils tecteurs rares et très courts.....	*P. microphyllus.*
			Poils longs, falciformes et en massue.	*P. trachylophus.*
Deux assises palissadiques	Poils sécréteurs enfoncés......................			*P. racemosus.*
	Poils sécréteurs exserts			*P. spicatus.*

Analyse. — 0,50 à 1 p. 100 d'*essence*, constituée par divers hydrocarbures, le pilocarpène serait un mélange ; un *tanin*, un

---

(1) A. DUVAL. Les Jaborandis, *Bull. Sc. pharmac.*, février-mars 1903.

acide, l'*acide jaborique* $C^{19}H^{25}N^3O^5$ et divers alcaloïdes, la *Pilo-carpïne*, l'*Isopilocarpine*, la *Pilocarpidine* et la *Pilosine* ou *Carpiline*.

La *Pilocarpine* $C^{11}H^{16}N^2O^2$ est seule importante ; longtemps considérée comme liquide, elle a été obtenue cristallisée par PINNER et SCHWARZ, elle fond à 34° et est dextrogyre $[\alpha]_D = + 100°5$. Soluble dans l'eau, l'alcool et le chloroforme, elle donne avec les acïdes des sels cristallisables (nitrate, chlorhydrate).

Elle est constituée par un noyau de méthylglyoxaline uni à un noyau oxyfuranique éthylé.

La teneur varie avec les espèces : *P. pennatifolius* 0 gr. 50 p. 100, *P. Jaborandi* 0,72 p. 100, *P. trachylophus* 0,40 p. 100, *P. micro-*

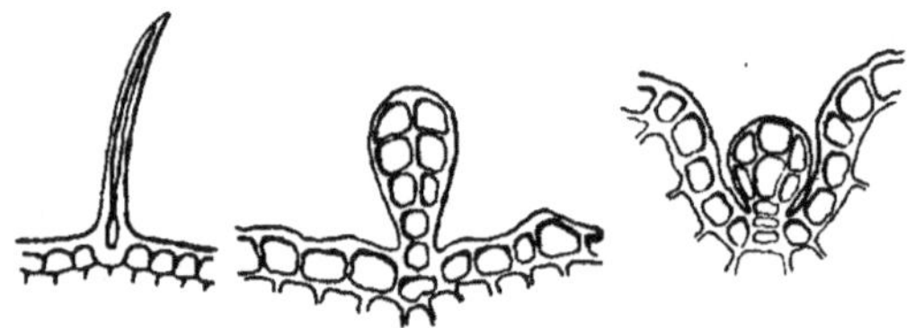

FIG. 220. — *Poils de Jaborandis* (d'après DUVAL).
A, Poil tecteur à lumen étranglé. — B, poils exsert. — C, poil enfoncé.

phyllus 0,84 p. 100, *P. spicatus* 0,16 p. 100, *P. racemosus* 0,78 p. 100. (Ces chiffres sont, sans doute, plus relatifs qu'absolus.)

Chauffée avec de la potasse alcoolique, la Pilocarpine s'isomérise en Isopilocarpine racémique, qui n'a plus que 1/10 de son activité.

Falsifications. — En dehors de la substitution d'espèces voisines, la falsification importante est constituée par les folioles de *Swartzia decipiens* HOLMES, couramment mélangées surtout à celles du *P. microphyllus* avec lesquelles la ressemblance est assez grande.

Ces folioles sont alternes sur un rachis cylindrique pubescent ; elles sont d'un vert plus foncé, brillant en dessus, les poches sécrétrices sont rares et peu visibles. Au microscope, pas de poils capités sécréteurs, système libéro-ligneux normal en arc ; oxalate de chaux en prismes.

Action physiologique et toxicologie. — Le Jaborandi produit une hypersécrétion de toutes les glandes, mais c'est surtout un sudorifique et un sialagogue puissant.

La salivation est précoce, abondante, intense ; une dose moyenne (3 à 4 gr. en infusion théiforme) fait émettre au moins 500 centimètres cubes d'une salive alcaline et visqueuse, de composition chimique spéciale ; les sulfates et phosphates y diminuent, les carbonates, chlorures, sulfocyanates augmentent en même temps que la ptyaline et l'urée. La sueur, qui inonde le malade, a sa teneur en urée triplée (2 gr. 69 par litre au lieu de 0 gr. 80), les chlorures sont aussi augmentés.

Par contre la teneur en urée et le volume de l'urine sont diminués. La durée de la salivation et de la sudation est de deux à trois heures.

Antimydriatique, la Pilocarpine diminue en même temps la tension oculaire ; moins énergique que l'Ésérine, elle ne donne ni douleur, ni irritation de la conjonctive. La Pilocarpine ralentit le cœur, excite vivement les glandes, contracte les pupilles, active les mouvements de l'estomac et de l'intestin. C'est un antagoniste de l'Atropine. Il faut être prudent dans son emploi (syncopes graves chez les cardiaques, etc.).

Chez les animaux, son action toxicologique se rapprocherait de celle de la Nicotine.

Emploi thérapeutique et formes. — Jaborandi et Pilocarpine ont été préconisés dans diverses maladies où l'on pouvait espérer un heureux effet d'une augmentation de la sécrétion d'une glande, mais les résultats n'ont pas été pratiquement très satisfaisants.

On les a utilisés dans les bronchites, les néphrites aiguës, l'asthme, les rhumatismes, l'insuffisance de sécrétion lactée, etc. Ils passent également pour empêcher la chute des cheveux et sont employés en dermatologie comme modificateurs de la peau. C'est surtout en oculistique que la Pilocarpine est heureusement employée.

Feuilles de Jaborandi : infusion, 2 à 4 grammes. — Poudre, extraits, teinture, etc. — Pilocarpine (sels) en injections hypodermiques (1/2 à 1 cgr.), collyre, etc.

AUTRES JABORANDIS

En dehors des Pilocarpus, ce nom est donné, comme on l'a vu, en particulier au Brésil à d'autres plantes aromatiques, stimulantes, diaphorétiques, sialagogues, diurétiques, alexipharmaques. Il y a des Pipéracées (dont trois déjà indiquées par MARGRAFF et PISON) ; des Scrofulariacées (*Herpestis*) ; d'autres Rutacées (*Monniera trifoliata* L., *Xanthoxylum elegans* ENGL. ; *Toddalia asiatica*, BN).

Les plus connues sont les Piper: *P. nodulosum* LAMK., *P. mollicomum* KUNTH., *P. citrifolium* LAMK. et surtout *P. Jaborandi* VELLEY, très actif, et qui serait le véritable Jaborandi des Brésiliens. C'est un sialagogue par action locale et non générale. Ses feuilles larges, minces, papyracées, grisâtres, effilées aux deux extrémités, ordinairement mêlées aux tiges renflées aux nœuds, sans glandes pellucides, ne sauraient être confondues avec les feuilles des Pilocarpus.

IV. — QUASSIÉES ou SIMAROUBÉES

Ce groupe est souvent considéré comme une famille spéciale très voisine des Rutacées, mais s'en distinguant par des carpelles uniovulés et par l'absence habituelle de glandes, l'appareil sécréteur étant formé par des canaux oléo-résineux périmédullaires. Toutes les Quassiées médicinales renferment des principes d'une amertume intense (Quassine, etc.).

BOIS DE QUASSIA

Origine. — Le *Quassia* est fourni par deux espèces arborescentes de ce groupe, appartenant à l'Amérique chaude, dont le bois est analogue d'aspect, de saveur et de propriétés. Le plus anciennement connu est le *Quassia amara* L., *Quassia* ou *Bois amer de Surinam*, arbuste de 1 à 2 mètres de haut (Guyane, Venezuela, nord du Brésil, région de Panama), cultivé sur bien des points des tropiques pour ses belles fleurs d'un rouge intense.

L'arbre arraché est dépouillé de ses petites branches et débité en tronçons que l'on fait sécher.

Le *Picræna excelsa* LINDLEY (1), ou *Quassia de la Jamaïque*, est un grand arbre de 15 à 20 mètres de haut, dont le port rappelle nos Frênes ou nos Ailantes. Il croît aux Antilles et en particulier à la Jamaïque.

C'est le plus actif et le plus communément utilisé aujourd'hui.

Historique. — Quassia viendrait du nom d'un nègre QUASSI qui aurait fait connaître les propriétés de l'arbre à son bienfaiteur, l'officier hollandais DALHBERG, lequel envoya la plante à LINNÉ.

Le *Quassia amara* a été connu vers le milieu du xviiie siècle, le *Picræna excelsa* un peu plus tard (1791), (bien que son écorce servit déjà en Angleterre à la fabrication de la bière) et bientôt préféré. Il est actuellement officinal dans nombre de pays et en particulier en Angleterre et en France.

Description. — Le *Quassia de la Jamaïque* est importé en bûches volumineuses (troncs et branches) atteignant jusqu'à 30 centimètres de diamètre, mais de longueur variable.

Ecorce foncée, très adhérente, épaisse de 1 centimètre environ.

Bois léger, blanc jaunâtre clair, marbré de taches jaune serin caractéristiques. Des *stries transversales* donnent aux sections longitudinales une apparence moirée. Les copeaux (forme habituelle en pharmacie), obtenus au tour ou au rabot, ont une longueur variable et un aspect satiné.

Odeur nulle, *saveur* d'une excessive amertume.

------

(1) Espèce à synonymie compliquée : *Picraena excelsa* LINDL, = *Picrasma excelsa* PLANCHON, = *Quassia excelsa* SW, = *Simaruba excelsa* D. C., = *Bittera febrifuga* BELANGER.

Non attaqué par les insectes, le bois de Quassia peut porter des taches grises ou gris-bleu, parfois ramifiées en dessins, dues à un mycelium de champignon.

Section transversale : nombreuses lignes concentriques fines et minces rayons médullaires, d'où un aspect quadrillé. Ces cercles (qui ne sont pas des zones annuelles) correspondent à des bandes de parenchyme ligneux bordées de vaisseaux dont l'ouverture est visible à la loupe et même à l'œil nu.

ANATOMIE. — Structure très simple. — Les *rayons médullaires*, qui coupent les bandes concentriques, ont 2-3 rangées de cellules

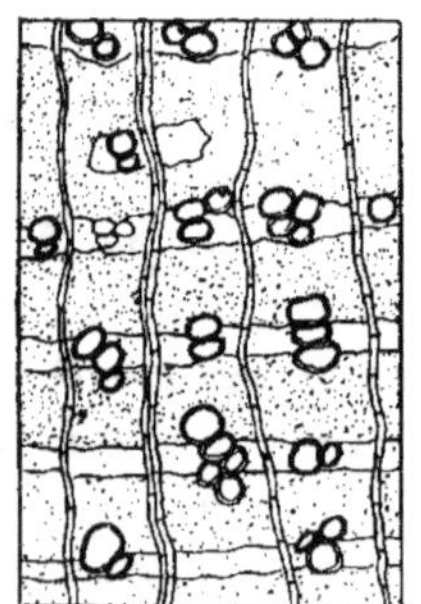

FIG. 221. — *Schéma de la coupe du Quassia de Surinam.*

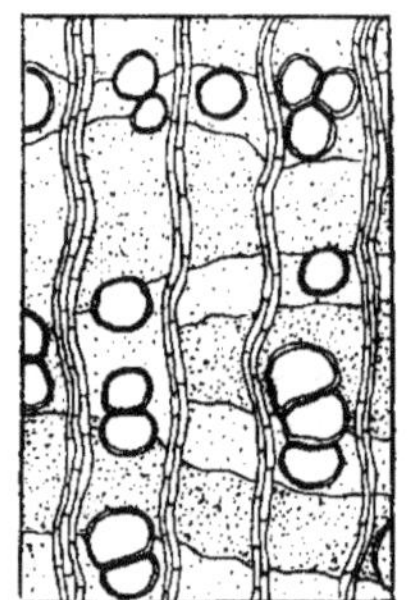

FIG. 222. — *Schéma de la coupe du Quassia de la Jamaïque.*

inégales allongées radialement ; le *parenchyme ligneux* a des cellules contenant un gros cristal d'oxalate de calcium.

Gros *vaisseaux*, disposés par 1, 2, 3, entre les rayons médullaires, immédiatement contre les zones parenchymateuses.

Le *Quassia amara* vrai, ou *Bois amer de Surinam*, est en tronçons beaucoup moins volumineux, dont le diamètre atteint rarement 10 centimètres ; l'*écorce*, beaucoup plus *mince* (1 à 2 mm. d'épaisseur) se détache facilement du bois et peut former autour de lui un manchon mobile ; elle a un anneau scléreux formant une ligne brune nette sur la section. Le *bois* est plus dense et plus fin, les stries radiales, cercles concentriques, vaisseaux ligneux sont moins visibles sur la section transversale. *Rayons médullaires* : une seule rangée (rarement deux) de cellules régulières à parois radiales ondulées.

Mêmes propriétés que le Q. de la Jamaïque, mais moindre activité.

Analyse. — Le principe amer du *Quassia amara* est la *Quassine* $C^{32}H^{42}O^{10}$ (WINCKLER, 1835), obtenue cristallisée en fines aiguilles ou en lamelles incolores à éclat nacré, soluble dans l'alcool et le chloroforme, peu soluble dans l'eau, insoluble dans l'éther, fond à + 210° et donne en se refroidissant une matière solide amorphe. Sa nature chimique n'est pas exactement connue, c'est peut-être l'éther diméthylique de l'acide quassique. Il existe aussi des homologues supérieurs, au nombre de 2 ou 3 (MASSUTE, 1890).

Le Quassia de la Jamaïque contient deux corps appelés par MASSUTE : *Picrasmines*, principes amers cristallisés, l'*α-picrasmine* $C^{35}H^{46}O^{10}$ et la *β-picrasmine* $C^{36}H^{48}O^{10}$, la première fond à 204°, la seconde de 209 à 212°, elles seraient très voisines de la *Quassine* et, sans être chimiquement identiques, ont la même action thérapeutique.

La *Quassine amorphe* est un mélange de quassine cristallisée et d'impuretés.

Ni l'un ni l'autre des deux Quassias ne contiennent de tanin (1).

Action physiologique et toxicologie. — Le Quassia amène de l'hypersécrétion salivaire immédiatement suivie par un impérieux besoin de manger qui doit être satisfait si l'on veut éviter les douleurs stomacales consécutives.

Le Quassia produit en même temps de l'hypersécrétion gastrique, hépatique, intestinale et rénale, il agit sur les fibres lisses de l'estomac et de l'intestin, dont il active les mouvements péris-taltiques, et facilite la défécation et l'expulsion des calculs.

Il paraît agir aussi sur la fibre utérine qu'il contracte (s'en

---

(1) Le bois de *Rhus Metopium*, qui a été signalé comme falsification, est résineux, de teinte grise à points noirs et sa macération noircit par les sels de fer.

méfier pendant les règles, coliques utérines possibles) ; pendant la grossesse, il y a eu des accidents avec des bières au Quassia.

Contre-indiqué aussi dans le cas d'un rétrécissement un peu serré de l'urètre et dans les états fébriles.

La toxicité, presque nulle pour les mammifères, est très forte pour les insectes et le Quassia entre dans la plupart des papiers tue-mouches.

Comme préservatif contre les piqûres de moustiques, lotionner les parties découvertes avec une infusion de Quassia.

On a signalé qu'employé en lavements comme anthelminthique en décoction trop concentrée, il a pu provoquer du narcotisme profond et des paralysies cardiaques et respiratoires.

Emploi thérapeutique. — Excellent amer, sans tanin, ne constipant pas et pouvant se donner avec les sels de fer.

Dyspepsie, chloroanémie, atonie digestive, diarrhée des dyspeptiques, constipation, coliques hépatiques et congestion du foie.

Justement considéré comme un tonique stomachique, eupeptique amer de valeur.

La Quassine a les mêmes effets.

Formes. — Macération de copeaux (5 p. 1.000), quatre heures de contact (l'infusion est trop amère) ou macération analogue dans des gobelets en bois de *Picræna*.

Poudre (emploi rare), de 1 à 3 grammes. Extrait aqueux 0 gr. 20 à 0 gr. 50.

Teinture alcoolique à 1/5, de 2 à 10 grammes. Vin 30 p. 1.000 (30 à 100 gr.).

Quassine cristallisée : En pilules ou granules de deux à cinq milligrammes, de deux à quinze milligrammes par jour.

A dose plus forte, nausées, brûlures à la gorge, chaleur épigastrique, vertiges, contractures, troubles visuels, etc.

SIMAROUBA

Origine. — Le *Simaruba officinalis* D. C. (*Simarubus amara* AUBLET nec HAYNE, *Quassia Simaruba* L.) est un grand arbre qui croît en Guyane et au nord du Brésil, dans les terrains humides et sablonneux où il atteint 20 mètres de haut et où il développe de longues racines horizontales.

On emploie l'écorce de la racine. Utilisée par les indigènes de la Guyane contre la dysenterie, elle fut apportée à Paris en 1713 et acquit rapidement en Europe une grande réputation, actuellement très diminuée.

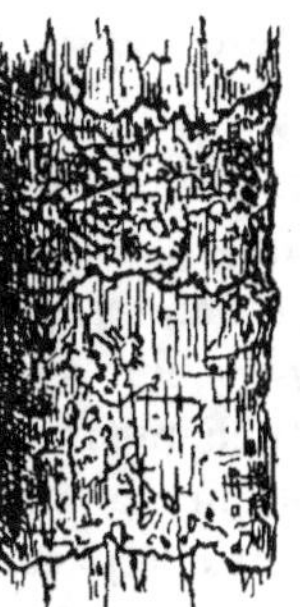

FIG. 223.
*Ecorce
de Simarouba.*

L'écorce est arrachée de la racine, vraisemblablement avec un battage préalable, séchée et réunie en forts ballots expédiés surtout en Angleterre *via* Jamaïque.

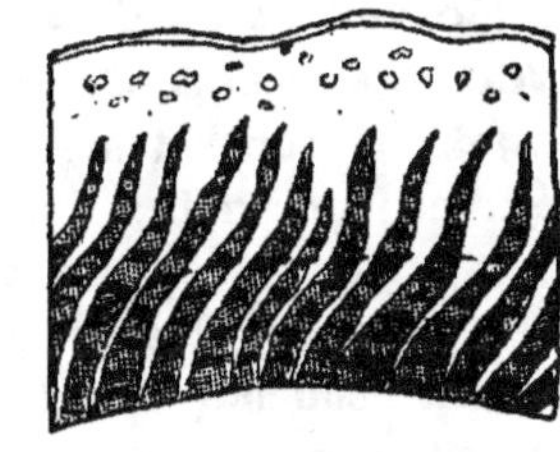

FIG. 224.
*Schéma de la coupe
de l'Ecorce de Simarouba.*

Description. — Écorces en longues plaques cintrées, roulées ou aplaties, de 1 mètre et plus sur 6 à 10 centimètres de large et 3 millimètres d'épaisseur, ordinairement plus ou moins fissurées longitudinalement (par suite du battage ?).

Surface externe gris jaune ou brune (si le suber est resté) rugueuse (crêtes, sillons, verrucosités) striées dans les deux sens, d'où aspect chagriné ; *face interne* blanc jaune, grossièrement fibreuse, à paquets de fibres plats et longs. *Cassure* très fibreuse ; écorce difficilement séparable en travers, facile à briser en long, mais non à séparer complètement ; *section* nette, avec quelques îlots scléreux en dehors. *Liber* volumineux (3/4 de l'épaisseur), divisé en coins très longs, sinueux, pointus (fig. 224). *Pulvérisation* très difficile. *Odeur* nulle, *saveur* très amère.

Anatomie. — Suber. — Parenchyme avec quelques groupes de sclérites et quelques cellules à oléo-résine. Liber avec bandes de fibres, accompagnées souvent de cellules scléreuses, alternant avec des bandes plus larges de parenchyme libérien. Nombreux cristaux. — Rayons médullaires d'abord bisériés, puis rapidement élargis vers l'extérieur.

Analyse. — 0 gr. 05 à 0 gr. 10 p. 100 d'une substance amère, cristallisable, ordinairement considérée comme de la Quassine, une résine, une essence, des traces d'une substance fluorescente.

Sortes et variétés. — On distingue l'*ÉCORCE DE L'ORÉ-NOQUE* et l'*ÉCORCE DE SURINAM,* qui proviennent du *S. officinalis* et sont identiques, mais depuis 1904, le commerce reçoit comme Simarouba une *ÉCORCE DE MARACAIBO* qui s'est peu à peu substituée aux deux autres et est actuellement de beaucoup la plus fréquente. Sa structure anatomique la rapproche beaucoup de celle du *Simaba officinalis* ENGL. et elle paraît fournie par une espèce de ce genre (P. CASPARIS, 1918). Sa surface extérieure est marbrée de brun rouge et rugueuse, elle est facile à briser et présente de courtes fibres à la cassure. Elle a de petites cellules scléreuses, ne dépassant pas comme taille celle des cellules voisines, les bandes de fibres libériennes sont peu épaisses, mais elles alternent avec des bandes assez larges de kératenchyme.

Action physiologique. — Amer qui, à dose élevée, purge et fait vomir, provoque la transpiration et excite la sécrétion urinaire (GUBLER).

Emploi thérapeutique. — Digestif, fébrifuge et antidiarrhéique (anorexie, dyspepsie, infection malarienne, dysenterie chronique des pays chauds). Il entrait dans la composition de la plupart des élixirs anticholériques.

Poudre 1 à 2 grammes ; infusion 4 à 8 grammes p. 1.000.

KO-SAM

Origine. — Fruit du [*Brucea sumatrana* Roxb, arbre de la Malaisie, Australie, sud de la Chine, où l'on emploie depuis longtemps comme antidysentériques l'écorce de la racine et le fruit.

Introduit en Europe à la fin du siècle dernier, ce fruit a été étudié par Dybowski, Heckel et Schlagdenhauffen, Bertrand, E. Collin (1900) et par Power et Lees (1903).

Description. — Drupe petite, ovoïde, acuminée à son sommet souvent faiblement recourbé ; légèrement aplatie, crête saillante sur les bords. — *Couleur* variable, parfois gris cendré ou brune, plus souvent gris foncé ou noire ; 2 mm. 5 à 7 millimètres de long sur 1,8 à 4 de large ; *surface* : montre un *réseau* bien apparent, provenant de la dessiccation du péricarpe et à la base une petite cicatrice correspondant au pédoncule, ou un fragment de ce dernier ; sur quelques fruits, cicatrice assez large de teinte pâle (surface de contact de fruits géminés).

Épicarpe et *mésocarpe* relativement minces, sans amertume, *endocarpe* épais et résistant (*noyau*).

Graine ovale, à sommet acuminé, blanchâtre ou blanc grisâtre, un peu ridée et légèrement nacrée ; *tégument* mince, jaunâtre, recouvrant une amande blanche, facile à écraser, formée par un albumen très appréciable et surtout par l'embryon assez volumineux. Cette amande est si riche en huile que la moindre pression fait sourdre des gouttelettes ; *saveur* d'une amertume excessive mais non persistante.

Albumen et embryon ont des cellules pleines d'huile et d'aleurone.

Analyse. — Heckel et Schlagdenhauffen (1900) avaient trouvé 57 p. 100 d'huile, de la Quassine, une saponine, et une substance amère. Physalix et Bertrand (1900) ont aussi signalé la Quassine, une saponine et un glucoside, la *Kosamine;* enfin, en 1903, Power et Lees arrivent à des résultats fort différents ; tanin

1,8 p. 100, 20 p. 100 d'huile grasse, une phytostérine et deux substances amères, qui ne sont ni des alcaloïdes ni des glucosides et qui ne sauraient non plus être assimilées à la Quassine.

Falsifications. — Dès les premiers arrivages, E. COLLIN put constater la présence, en proportions considérables, de fruits qu'il appela « Faux Ko-Sam ».

De même forme, de mêmes dimensions et de même organisation apparente que les drupes véritables, ces fruits ont un péricarpe plus régulier, seulement chagriné, sans le réseau des drupes de *B. sumatrana*, plus épais ; amande plus résistante et pauv.e en huile, saveur très peu amère et albumen très développé avec un très petit embryon.

Usages. — Employé par les Chinois de temps immémorial pour combattre la dysenterie des pays chauds, constituerait un véritable spécifique de cette affection.

Le Docteur MOUGEOT (de Saïgon) indiquait d'écraser 10 à 14 drupes, les épuiser en malaxant avec un peu de mie de pain qui absorbe l'huile et qu'on administre ensuite chaque jour en deux pilules.

V. — PICRAMNIÉES

BEURRE DE DIKA

Les graines d'*Irvingia gabonensis* broyées fournissent le pain de Dika, aliment au Gabon. Par l'eau bouillante, on en extrait 80 p. 100 d'un beurre jaunâtre que seule l'analyse permet de distinguer du beurre de Cacao.

Le **BEURRE DE CAY-CAY** est fourni de même par l'*Irvingia Oliveri* PIERRE (Cochinchine) et l'*I. malayana* OLIVER (Malacca) utilisé dans la savonnerie et aussi pour des usages culinaires.

VI. — **CITRÉES ou AURANTIÉES ou HESPÉRIDÉES**

Ces Rutacées ligneuses des pays chauds ont toutes leurs parties riches en grosses glandes internes (nodules sécréteurs) ordinairement placées à la périphérie des organes.

Propriétés à peu près semblables chez toutes (essences voisines).

Produits nombreux, fournis presque tous par des *Citrus*, arbres ordinairement épineux, originaires de l'Inde et de l'Extrême-Orient, mais cultivés partout aujourd'hui.

Après une brève indication des espèces productrices, nous examinerons les produits analogues : 1° *feuilles* ; 2° *fleurs* ; 3° *fruits* ; 4° *essences* (1).

LES CITRUS

Espèces. — Cinq espèces (ordinairement considérées comme telles) fournissent des produits à l'alimentation, l'industrie ou la médecine.

1° Le *Citrus Bigaradia* DUHAM. (*Citrus vulgaris* RISSO ou *C. Aurantium* L. var. *amara* L.). — Bigaradier, Oranger amer ou Oranger de Séville.

Originaire de l'Inde du Nord, importé par les Arabes, cultivé en Syrie, Arabie, Afrique orientale, apporté probablement en France par les Croisés. Saint Dominique en a planté un exemplaire à Rome, en 1200. Il y en avait, en 1233, vingt pieds dans le Dauphiné.

---

(1) Le bois des Citrus est employé dans l'industrie. Celui de Bigaradier est blanc grisâtre, celui d'Oranger doux est blanc à centre un peu rouge ; celui de Citronnier, jaune pâle, veiné, dense, compact, à grain fin, d'un beau poli (très recherché par l'ébénisterie de luxe). Ne pas le confondre néanmoins avec le fameux *bois de Citre* des anciens, dont les tables coûtaient, d'après PLINE, 1.400.000 sesterces et qui paraît être le *Callitris quadrivalvis* RICHARD, Conifère du nord de l'Afrique.

Connu avant l'Oranger doux, plus résistant que lui, surtout cultivé dans les orangeries. Ce sont peut-être deux variétés de la même espèce, mais il se reproduit toujours de semis tandis que les graines d'Oranger doux donnent parfois des Orangers amers. D'ailleurs, nombreuses variétés et hybrides.

Espèce de beaucoup la plus importante en matière médicale elle fournit : feuilles et fleurs d'Oranger ; écorces de fruits, essence de Néroli, eau de fleurs d'Oranger, etc.

Petit arbre de 4 à 5 mètres de haut, formant une tête touffue arrondie ; feuilles alternes, persistantes, composées unifoliolées, pétiole ailé, stipules épineuses.

2° Le *Citrus Aurantium* L. var. *dulcis* L. (pars), = *C. sinensis* GALLESIO ; Oranger doux, Oranger de Portugal ou Oranger de Malte. — On le suppose originaire de la Chine et de la Cochinchine d'où il aurait passé dans l'Inde. Vu d'abord par les Portugais, compagnons de Vasco de Gama, et apporté en Europe au xve siècle. Cultivé partout (Chine, quelques parties de l'Inde, région méditerranéenne chaude, extrême-sud France, Madère) (1). Assez petit, tête arrondie, tronc droit, épineux, feuilles peu aromatiques, pétiole ailé. Nombreuses variétés, mais l'une d'entre elles, le *Citrus Aurantium* var. *Decumana* pourrait bien être une espèce, le *Citrus Decumana* L. (*Pamplemousse*).

3° *Citrus Bergamia* RISSO et POIT. (*C. Aurantium* L. var. *Bergamia* RISSO). Le Bergamotier (la forme du fruit rappelle la po're Bergamote). — Petit arbre qu'on ne cultive guère qu'à Reggio et sur quelques points de la Calabre. Le Limettier (*C. Limetta* RISSO), n'en est problablement qu'une variété. Le Bergamotier est considéré soit comme une espèce, soit comme une variété de l'Oranger doux (il s'en rapproche par les fleurs et les feuilles) ou du Citronnier (dont il est voisin par les fruits) soit enfin comme un

------

(1) Il exige un climat de température moyenne supérieure à 14° et où il ne risque pas de subir des froids continus de 3° à 4° ; cela limite la région de l'Oranger, en France, de Toulon à Menton et de Rivesaltes à la frontière d'Espagne, sur une bande très étroite ne dépassant pas 250 mètres d'altitude. Deux départements producteurs d'oranges : Alpes-Maritimes et Corse.

hybride entre ceux-ci ; c'est problablement une simple forme cultivée.

4° Le *Citrus Limonum* Risso (*Citrus Medica* var. *Limonum* L.), Citronnier (des Français) ou Limonier (des Anglais).

Petit arbre de 3 à 5 mètres. Originaire du Nord de l'Inde (Sikkim) (sans doute type commun avec le *C. Medica*).

Problablement inconnu en Europe jusqu'au XII⁰ siècle ; cultivé en Italie et aux Açores au XV⁰ siècle ; cultivé aujourd'hui partout. Très exploité sur divers points de la côte méditerranéenne occidentale. Port moins régulier que celui des Orangers, non en tête serrée. Nombreuses variétés : hybrides entre lui et le Cédratier (Poncires).

5° Le *Citrus Medica* Risso (*C. Medica* L. var. *vulgaris* Risso, *C. cedra* Link). — Le Cédratier, arbre de 4 à 5 mètres, rameux dès la base, à port particulier, originaire de l'Inde ou de Chine. Le seul *Citrus* connu des anciens Romains (pomme de Perse ou pomme de Médie, d'où le nom spécifique).

Introduit en Europe au III⁰ siècle, très cultivé déjà au moyen âge ; nulle part exploitation en grand comme pour le Citronnier, mais cultivé sur beaucoup de points (Corse, Sicile, Côte d'Azur, Açores, Madère, Chine). Quand le Citronnier peut venir, il rapporte davantage et le supplante. Le fruit est surtout destiné à la confiserie en Europe, où on l'expédie ordinairement salé. Suc analogue à celui du Citron mais non commercial.

Beaucoup d'autres Citrus sont utiles : (ex. *C. deliciosa*, et *C. myrtifolia* (chinois) ; le *C. nobilis* Lour. (Mandarinier), etc., mais ils ne donnent rien à la thérapeutique.

Les produits à étudier sont :

1° *Feuilles* (feuille d'Oranger) ; 2° *Fleurs* (fleur d'Oranger) ; 3° *Fruits* (Orangette, écorce d'Orange amère, écorce d'Orange douce, écorce de Citron, sucs acides) ; 4° *Essences* diverses d'Hespéridées.

1° FEUILLES DE CITRUS

Toutes alternes, sans stipules ; composées, mais réduites à une foliole articulée avec un pétiole ailé ou sans ailes ; limbe entier ou crénelé. Une seule officinale.

FEUILLES D'ORANGER

Description. — Les feuilles officinales sont celles du Bigaradier, 4 à 9 centimètres sur 2 cm. 1/2 à 4 centimètres, ovales lancéolées ou elliptiques aiguës, acuminées ; à bord ordinairement entier, rarement denté en scie ; coriaces, assez dures ; le limbe est articulé à sa base sur un pétiole largement ailé, semblant former une petite feuille au-dessous de la grande ; il est obcordé, long de 10 à 12 millimètres, large de 6 à 7 ; fortement odorantes (froisser) ; saveur aromatique et amère.

Les choisir fermes, vertes (elles jaunissent ou deviennent grisâtres avec le temps), odorantes, amères, bien séchées et sans taches. La dessiccation les enroule plus ou moins.

Anatomie. — *Épiderme* glabre, à cuticule épaisse et à volumineux cristaux d'oxalate ; à la face inférieure *stomates* avec 4 à 5 cellules péristomatiques ; *mésophylle* hétérogène asymétrique ; deux rangs de *cellules en palissade* avec gros cristaux d'oxalate abondants dans le premier rang surtout ; *nodules* sécréteurs nombreux ; *nervure* plan-convexe à système libéro-ligneux en deux cordons opposés ; *liber* mou, *péricycle* en îlots (à rapprocher comme schéma général de la feuille de Jaborandi).

Analyse. — Une *essence*, un principe amer, diverses bases organiques dont la *Stachydrine* représente la plus grande partie. La *Strachydrine* $C^7H^{13}NO^2 + H^2O$ est un dérivé de la proline ;

ses cristaux incolores fondent rapidement à l'air ; elle est soluble dans l'eau et l'alcool et de saveur sucrée. (Elle existe dans le *Stachys tubifera* et diverses autres Labiées.)

L'essence (0,33 p. 100) a remplacé l'ancienne *Essence de Petit-Grain* et est maintenant désignée sous ce nom. (V. plus loin.)

Substitutions. — Les feuilles devraient être cueillies en pleine végétation ; aussi celles de Paris (de l'Oranger amer, cueillies sur l'arbre) sont supérieures à celles du Midi (souvent ramassées sous l'arbre qui au surplus est assez souvent l'Oranger doux).

La distinction entre la feuille officinale du Bigaradier, plus

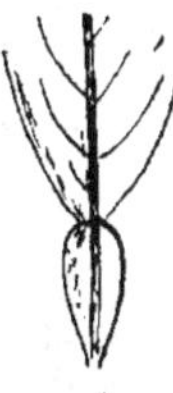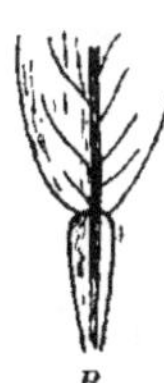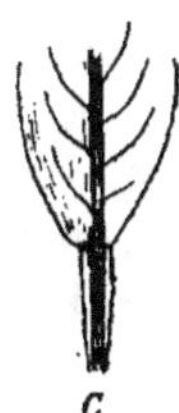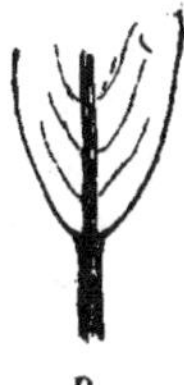

Fig. 225. — *Pétioles des Citrus.*
A, Bigaradier. — B, Oranger doux. — C, Citronnier. — D, Cédratier.

aromatique et amère, se fera facilement par le pétiole à aile large, avec celle de l'Oranger doux (à aile étroite) et celle du Citronnier (à aile presque nulle). La feuille du Cédratier a un pétiole complètement sans aile, mais elle ne se rencontre pas dans le commerce.

Emploi thérapeutique. — Sédatives et antispasmodiques, ces feuilles sont employées couramment en infusion agréablement parfumée (10 à 20 gr. p. 1.000).

2° FLEURS DES CITRUS

Fleurs régulières et hermaphrodites ; solitaires ou en petites cymes ; très odorantes ; *calyce* persistant (4 ou 5 sépales) ; *corolle* : 4-5 pétales (ou plus) caducs, disque annulaire. *Androcée* méristémoné diversement polyadelphe ; *étamines* parfois inégales à filet dilaté ; *gynécée* pluricarpellé, *ovaire* supère à placentation axile.

FLEURS D'ORANGER

Ce sont aussi celles du Bigaradier qui doivent être choisies. Fleurs à *calyce* gamosépale, court, charnu, à cinq dents ; *corolle* beaucoup plus longue que le calyce, à cinq pétales charnus, concaves, très riches en glandes transparentes ; *androcée* de vingt étamines plus courtes que la corolle, à filets concrescents, sauf au sommet ; *ovaire* supère, à 8-10 loges pluriovulées, ovules anatropes, *style* unique, épais ; *stigmate* capité, globuleux ; *disque* hypogyne annulaire, glanduleux.

Boutons allongés, ovoïdes, 1 cm. 1/2 à 2 cm. de long.

Très odorantes, jaunâtres et moins odorantes par dessiccation ; *saveur* aromatique.

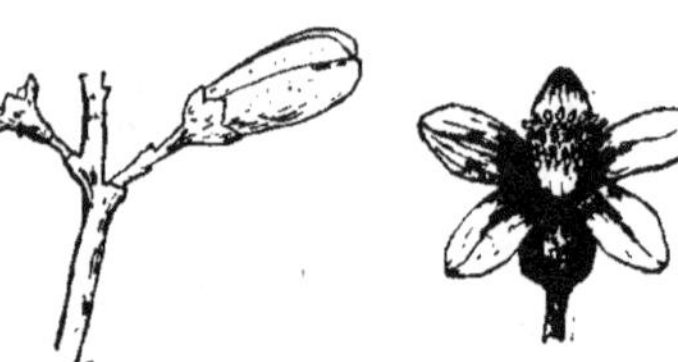

Fig. 226.
Bouton et fleur d'Oranger.

Au microscope, nodules sécréteurs volumineux, en rapport avec l'épiderme de la face dorsale des pétales dont ils ne sont souvent séparés que par une assise. L'épiderme interne, en face des faisceaux, a ses cellules différenciées en papilles allongées contenant également de l'essence.

Toutes les parties de la fleur contiennent des nodules sécréteurs.

Substitutions. — Fleurs du Citronnier et du Cédratier : pétales rosés en dehors, moins odorantes. Fleurs de l'Oranger doux : communément substituées, plus difficiles à distinguer, structure analogue, moins odorantes.

Les fleurs, récoltées en boutons le matin après la rosée sont séchées rapidement à l'obscurité.

Fraîches, elles servent à préparer l'Eau de fleurs d'Oranger et l'Essence de Néroli.

Sèches, utilisées, en infusion très odorante, comme antispas-modiques, à la façon des feuilles (hystérie, hoquet, neurasthénie).

3° FRUITS DES CITRUS

Description. — Baie cortiquée, arrondie ou allongée dont la portion succulente a une origine particulière.

Péricarpe : 1° zone externe verte, puis jaunâtre (*flavedo*) con-tenant les glandes ; 2° zone moyenne, blanche, à larges méats, spongieuse (*albedo*), avec vaisseaux, sans glandes ; 3° *endocarpe* membraneux limitant les carpelles et portant à l'intérieur de nombreux *poils* qui se développent peu à peu, se gonflent et rem-plissent la loge en se gorgeant d'un liquide sucré et acide (partie comestible de l'Orange ou du Citron) ; sept à douze loges verti-cillées ; au centre du fruit, columelle axile fibro-spongieuse. *Grai-nes* anatropes, exalbuminées, souvent polyembryonnées ; enve-loppes blanches (Oranger) ou rougeâtres (Cédratier) ; *saveur* très amère, surtout chez le Citronnier.

Glandes pluricellulaires, schizo-lysigènes, très larges, situées près de l'épicarpe ; elles mesurent jusqu'à 1 millimètre de dia-mètre et sont constituées par deux ou trois couches de cellules sécrétrices aplaties entourant un réservoir sphérique ou ovoïde où s'accumule l'essence.

Ces nodules, visibles par transparence ou par réflexion, soulè-vent parfois l'épiderme du fruit qui devient granuleux (*zeste*) et d'où les produits de sécrétion (essence et débris cellulaires) jaillissent au moindre froissement.

ORANGETTES

On désigne sous ce nom les jeunes fruits du Bigaradier ramassés à terre où ils tombent généralement avant maturité.

On peut, sur la section transversale (fig. 227), observer au centre
sept à douze loges avec les poils endo-
carpiens peu développés, simples papilles
en massue, pauvres en suc. Glandes déjà
bien développées et riches en essence. On
en retirait autrefois la véritable essence
de Petit-Grain et dans leur albedo, on
découpait les Pois d'Orange pour cautères.

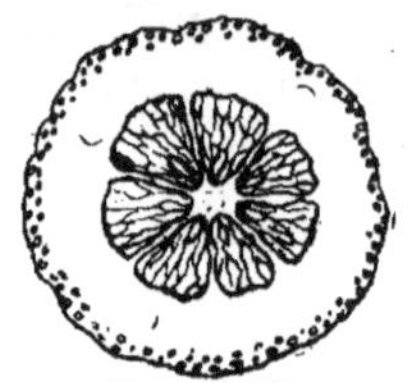

Fig. 227.
*Section transversale
d'une Orangette.*

Toniques et stomachiques actifs (teinture) mais inusités.

ÉCORCE D'ORANGE AMÈRE

ou de Curaçao.

Fournie par les fruits encore verts du Bigaradier : on les décortique et on dessèche l'écorce dans les pays de production. On
la reçoit d'Angleterre, de Malte, des Barbades et de Curaçao.

Formes. — Elles sont d'inégale valeur :
1º En *rubans* étroits et minces, enlevés au couteau, en spirale
autour du fruit. La couche externe (flavedo) vert brunâtre,
sombre au dehors, présente de nombreuses glandes à essence.

La couche interne (partie de l'albedo) est blanche, spongieuse
et mucilagineuse, elle doit être mince et est à peu près absente
dans les produits de premier choix.

2º En *quartiers* fusiformes, coupés nettement sur leurs bords,
obtenus par section suivant deux méridiens perpendiculaires.

Morceaux elliptiques aigus, concaves, verdâtres, rougeâtres
ou jaune brun mat en dehors, blancs ou blanc jaunâtre en dedans,
beaucoup plus épais, durs et compacts.

Sorte inférieure, comprenant l'albedo, dont l'infusion est visqueuse, épaisse, amère, moins limpide et moins odorante que celle
des rubans (à poids égal d'écorce).

Saveur fortement amère, produit du fourmillement de la langue ;
odeur aromatique spéciale, différant de celle des zestes mûrs.

Analyse. — *Mucilage ;* — *essence* fluide, d'odeur vive et agréable, contenant un hydrocarbure analogue au *limonène* et un peu de *linalol* ; — trois glucosides, se colorant en rouge par l'acide sulfurique : l'*Aurantiamarine*, 10 à 25 p. 1.000, principe amer ; l'*Hespéridine*, $C^{22}H^{26}O^{12}$ (que les acides dilués dédoublent en glucose, rhamnose et *hespérétine*) ; l'*Isohespéridine* qui se dédouble en donnant les mêmes produits ; deux acides, l'*acide hespérique* et l'*acide aurantiamarique* amer, une résine amère, etc.

Falsifications. — *Écorce d'Orange douce ;* ne peut guère se reconnaître par l'anatomie qui est identique ni par les caractères extérieurs ; cependant : 1º en touchant l'écorce par l'acide nitrique fort, celle d'Orange douce devient vert foncé en moins de deux minutes, celle d'Orange amère brunit simplement ; 2º le goût est différent ; 3º celle d'Orange douce provient ordinairement de fruits mûrs épluchés, aussi elle est en fragments plus ou moins irréguliers et sa couleur est orangée et non verte.

Emploi thérapeutique. — Excellent amer aromatique, tonique et stomachique.

Teinture à 100 p. 500 d'alcool à 80º (peu usitée) ; sirop d'écorce d'Orange amère (très employé) ; l'écorce entre aussi dans le sirop de Raifort composé.

Base du Curaçao de Hollande et de diverses autres liqueurs.

JUS DE CITRON

S'obtient par expression (dans un linge ou à la presse) de citrons soigneusement débarrassés du zeste et des graines. Pour le clarifier, on le chauffe avant de filtrer.

Les Citrons peuvent être centrifugés au lieu d'être pressés ; le suc obtenu ainsi est plus facile à clarifier et les graines non écrasées ne risquent point de lui communiquer leur amertume.

Pour le conserver, stériliser par la méthode d'Appert.

Liquide légèrement jaunâtre, inodore, très fluide, et d'une

acidité forte et agréable : le maximum d'acidité des citrons est en décembre et janvier, le minimum en août, l'acidité diminue dans les citrons conservés trop longtemps.

Composition p. 100 : acide citrique 6,7 à 8,6 ; acide malique 0,40 à 0,60, citrate de potassium 1, citrate de calcium 1, saccharose et sucre interverti 2,40 à 2,50, matières albuminoïdes, gomme et mucilage 0,68, traces de fer, de silice et de phosphates ; eau environ 88.

Densité 1,044.

Emploi thérapeutique. — Remède le plus efficace contre le scorbut (100 à 150 gr. par jour). — Rafraîchissant usuel : boissons acidulées. La cure au jus de citrons frais a été préconisée contre la goutte, le rhumatisme articulaire aigu, la fièvre intermittente. — Badigeonnages de la gorge (angines).

Le commerce (en Sicile surtout) expédie un jus de Citron concentré (amené à D = 1,233 à 1,235) additionné ordinairement de jus de Cédrat et de Bergamote (après utilisation des zestes pour la fabrication des essences) et destiné à la fabrication de l'acide citrique ; c'est alors un liquide brun noirâtre foncé.

Le suc de Citron est ordinairement transformé sur place en citrate de chaux; en 1918-19-20, la production annuelle moyenne italienne a atteint 8.500 tonnes, elle est encore actuellement d'environ 8.000 tonnes. Les Antilles anglaises et plus récemment l'Espagne et la Californie en produisent maintenant des quantités appréciables, mais l'industrie sicilienne fournit environ les 9/10 du chiffre mondial total.

De plus, la création d'importantes usines de fabrication locale a mis l'Italie en mesure de prendre la tête de la production d'acide citrique.

4° ESSENCES DE CITRUS

Toutes ont des caractères communs, mais elles diffèrent cependant non seulement avec l'espèce, mais encore avec l'organe d'où on les retire (l'essence de Néroli des fleurs du Bigaradier est très différente de l'essence de Petit-Grain retirée des Orangettes ou des feuilles et jeunes rameaux du même arbre).

Enfin, les procédés d'extraction eux-mêmes influent sur la composition de l'essence retirée d'un même organe.

Procédés d'extraction. — DISTILLATION (1). — Procédé

s'appliquant aux fleurs, aux jeunes fruits, aux feuilles et aux jeunes rameaux, mais plus ou moins, applicable aux zestes, car l'essence peut être alors modifiée par isomérisation des hydrocarbures. Si les essences obtenues sont plus pures, elles sont de saveur et d'odeur moins délicates.

EXPRESSION. — Divers procédés, donnant une essence moins pure, qui laisse une tache sur le papier, mais qui est très supérieure comme goût et comme odeur. On prépare ainsi les essences de Citron, Orange amère, Orange douce, Bergamote, Mandarine, etc. ; mais les méthodes sont diverses :

1º *Expression des râpures.* — Avec une râpe fine, on détache la région externe du zeste contenant les nodules à essence, en se limitant autant que possible au flavedo. La pulpe obtenue est enfermée dans des sacs en crin ou en coutil que l'on soumet à la presse. Le liquide recueilli est trouble ; abandonné au repos, il se divise en deux couches dont la supérieure plus légère est l'essence. On la décante et on filtre.

2º *Procédé de l'éponge.* — Employé surtout en Sicile et en Calabre. On enlève d'abord l'écorce à l'aide de trois incisions verticales en trois tranches longitudinales et on conserve ces fragments d'écorce pendant un jour. Puis l'ouvrier, comprimant chaque segment sur une éponge qu'il tient de la main gauche le retourne en rendant convexe la face interne (albedo) concave, les nodules sécréteurs sont ouverts et l'essence est projetée sur l'éponge. Chaque segment est ainsi traité cinq ou six fois. Quand l'éponge est gorgée de liquide, on la presse fortement au-dessus d'un réci-

---

(1) Voir *Précis de Pharmacie galénique,* 3ᵉ édit., p. 232.

pient en terre grossière dans laquelle elle se sépare du liquide aqueux.

Beaucoup de perte, mais le produit est supérieur.

3° *Procédé de l'écuelle*. — Plus souvent employé dans la région de la Corniche. Les instruments varient un peu ; en général c'est une sorte de plat métallique, en cuivre étamé, à bords verticaux et à manche central creux, servant de récipient. Le fond et les bords du plat sont munis de courtes aiguilles de cuivre ou de lames tranchantes peu élevées. Les fruits, pressés sur les pointes ou les lames avec les mains, sont rapidement scarifiés, et l'essence s'écoule dans le manche creux. Ailleurs, un récipient en forme de gouttière circulaire, hérissé de lames, reçoit les fruits, et un couvercle, également armé, les roule mécaniquement dans la gouttière (Reggio).

Le liquide recueilli forme bientôt deux couches : décanter et filtrer la couche supérieure. En mettant les fruits scarifiés dans de l'eau chaude, on recueille encore un peu d'essence surnageante. Ce procédé donne de bons produits.

On a cherché à remplacer l' «écuelle» par des machines construites sur le même principe, mais les résultats sont moins bons et à la Jamaïque, où depuis 1908 l'industrie de ces essences (d'Orange douce en particulier) s'est très développée, on s'est arrêté, après essai, au procédé de l'écuelle ; on utilise un vase en cuivre étamé de 25 centimètres de diamètre, à pointes de cuivre bien égales, longues de 2 centimètres et exactement perpendiculaires à la surface du vase.

EXTRACTION PAR DISSOLVANTS VOLATILS. — S'applique surtout aux fleurs à principes odorants délicats et peu abondants. On épuise par un dissolvant approprié (alcool, éther, chlorure de méthyle, etc.) qu'on sépare ensuite par distillation ; l'éther de pétrole a l'inconvénient de dissoudre les paraffines qu'on doit ensuite isoler par l'alcool.

Caractères généraux. — Comme la plupart des essences, les essences d'Hespéridées sont des mélanges assez complexes où « les mêmes combinaisons terpéniques oxygénées sont généralement accompagnées des mêmes hydrocarbures » (CHARABOT).

Elles peuvent contenir des hydrocarbures saturés (1) de la série grasse $C^n H^{2n+2}$ sous forme de paraffine; mais surtout des hydrocarbures terpéniques divalents (pinène, camphène) ou tétravalents (limonène-*d*, dipentène.....,) ou aromatiques (paracymène), des alcools terpéniques en chaîne ouverte (géraniol, nérol, linalol) ou cycliques (terpinéol) et les aldéhydes, cétones et éthers en dérivant, des éthers d'alcools de la série grasse (anthranilate de méthyle), etc. (V. *Précis de Botanique*, t. I, 2ᵉ éd. pp. 507 et suiv.)

Toutes dextrogyres, à point d'ébullition entre 170° et 185°, toutes d'agréable odeur aromatique, de densité = 0,83 à 0,89.

Vive réaction (vapeurs et explosion) avec l'iode pulvérisé.

Diffèrent entre elles par les propriétés optiques, l'odeur, le poids spécifique, etc.

Les principales sont retirées des fleurs et des feuilles du Bigaradier, des fruits du Bergamotier, du Citronnier, de l'Oranger doux.

ESSENCE DE NÉROLI. — « Retirée par distillation à la vapeur des fleurs fraîches de Bigaradier » (Codex). C'est le « Néroli-Bigarade ».

L'essence de Néroli est la plus célèbre et la plus chère de ces essences. Déjà connue au XVIᵉ siècle, elle tira plus tard son nom de l'usage habituel qu'en fit la femme de Flavio Orsini, prince de Néroli, pour en parfumer ses gants.

Avec les fleurs d'Oranger doux, moins riches et moins fines, on a le « Néroli-Portugal ». Quant au « Néroli Petit-Grain », qui sert à falsifier les deux autres, il est obtenu en distillant les feuillles, bourgeons et jeunes rameaux de divers Citrus (v. p. 683).

Le *Néroli* ne représente pas toute l'essence qui passe à la distillation, à la vapeur d'eau, des fleurs d'Oranger, mais seulement la partie surnageant l'hydrolat, la portion soluble reste en grande partie dans l'eau distillée qu'elle parfume et son odeur n'est pas exactement celle du Néroli. On récupère actuellement d'impor-

---

(1) Un hydrocarbure éthylénique, l'*octylène* C^8H^{16}, a été signalé dans les essences de Citron et de Bergamote.

tantes quantités de cette essence en lavant aux dissolvants volatils l'hydrolat provenant de la surproduction.

On prépare en outre une essence totale, actuellement très demandée, en traitant directement les fleurs par les dissolvants volatils. Cette essence, très différente du Néroli, contient des substances que la vapeur d'eau n'entraîne pas.

Le Néroli contient 35 p. 100 d'hydrocarbures divers, 47 p. 100 d'alcools terpéniques (linalol, terpinol, géraniol et nérol) et leurs acétates, 6 p. 100 de Nérolidol (alcool sesquiterpénique), 0,7 p. 100 d'anthranilate de méthyle (1).

V. Essence de Néroli et Eau de fleurs d'Oranger in *Précis de Pharmacie galénique*, 3e éd., pp. 226 et 242.

Cette essence n'est qu'un produit de parfumerie, tandis que l'Eau de fleurs d'Oranger est un vrai médicament, d'un emploi constant pour aromatiser les potions. Aromatique, calmant, antispasmodique. Contre les insomnies nerveuses, très employé en médecine infantile.

ESSENCE DE PETIT-GRAIN. — N'est plus retirée, comme autrefois, par distillation des Orangettes, mais bien des feuilles, bourgeons et jeunes rameaux du Bigaradier et de l'Oranger ; celle du Bigaradier est plus chère. En général, on coupe tous les ans les gourmands des Orangers greffés en Citronniers pour faire : 1º des Cannes ; 2º de l'essence de Petit-Grain.

Elle sert surtout à falsifier le Néroli, auquel elle ressemble un peu, contenant les mêmes hydrocarbures (pinène, camphène, dipentène, limonène) et aussi du géraniol, du nérol, du linalol, du terpinéol, etc.

ESSENCE DE BERGAMOTE. — Fabriquée sur place (novembre et décembre) en Calabre (employer les fruits non mûrs). On

---

(1) Le parfum artificiel, dit *Néroli synthétique*, à odeur délicate et tenace de fleur d'oranger est un mélange de 1 p. d'Anthranilate de méthyle, 3 p. de Linalol rectifié et 6 p. d'alcool phényléthylique. Il est beaucoup plus fin que la *néroline*, éthers méthylique et éthylique du β. naphtol.

déchire les zestes avec l'écuelle à couvercle tournant. Puis on distille les résidus à la vapeur (deuxième essence, inférieure). Le Codex prescrit d'employer l'expression. Le procédé de l'éponge, peu usité, donne une essence moins verte. On expédie surtout de Palerme èt de Messine. Cette essence renferme une lactone inodore, le *Bergaptène* $C^{11}H^5O^3.O.CH^3$, qu'elle laisse déposer au bout de quelques semaines.

Le suc des fruits est mêlé à celui du Citron pour extraction de l'acide citrique. Le résidu est donné aux bestiaux.

Description. — Liquide coloré en vert plus ou moins foncé (souvent par le cuivre des estagnons), *odeur* agréable et fine, *saveur* amère. Dextrogyre. — $D_{+15°} = 0,881$ à $0,886$. — Soluble dans l'alcool à 95° en toutes proportions et dans un demi-volume d'alcool à 80°. De toutes les essences d'Hespéridées, c'est elle qui donne avec l'iode la réaction la plus vive.

Elle se dissout dans les lessives alcalines (distinction avec les essences de citron et d'orange).

Analyse. — *Limonène, dipentène, linalol* 25 p. 100, *bergaptène* 5 p. 100 et *acétate de linalyle* auquel elle doit surtout son parfum, 35 à 40 p. 100.

Le Codex en exige au moins 35 p. 100 et en fait exécuter le dosage en saponifiant un poids donné d'essence par un volume donné de solution alcoolique N de potasse dont on détermine la quantité utilisée par différence en dosant le reste par l'acide sulfurique normal en présence de phénolphtaléine (v. Codex, p. 235, de même que pour la recherche de l'huile grasse, par évaporation au bain-marie, le résidu, sans odeur, ne devant pas dépasser 6 p. 100).

Falsifications. — Si le résidu d'évaporation est inférieur à 5 p. 100, on devra rechercher l'essence de térébenthine, l'alcool, etc. On y ajoute également des essences d'Orange, de Bergamote distillée, de Citron, etc., du baume de Gurjun, du pétrole, etc.

Aux deux essais signalés plus haut, il convient d'ajouter la déter-

mination de la densité, assez constante ; le pouvoir rotatoire
($+ 4°$ à $+ 11°$ pour un tube de 50 mm.) et la solubilité dans l'alcool.

Emploi thérapeutique. — Faible. Surtout un article de
parfumerie, très recherché pour l'odeur fine et agréable. Emploi
en micrographie pour éclaircir les préparations. — Eau de
Cologne.

ESSENCE DE CITRON. — Faite avec les fruits verts, les moins
marchands. L'expression des râpures de zestes était déjà connue
au XVIᵉ siècle. Au XVIIᵉ siècle, on vendait deux essences, celle
par distillation et celle par expression.

On recueille cette essence par le procédé de l'éponge (Reggio,
Sicile) ou de l'écuelle (Nice, Corniche, etc.).

Mille citrons donnent environ 800 grammes d'essence.

Par expression, elle est fluide, jaune, légèrement louche, un peu
plus lourde. Par distillation, elle est très fluide, plus légère, incolore,
mais inférieure comme suavité.

Elle s'épaissit à la lumière et s'oxyde à l'air avec production
d'ozone.

Analyse. — Surtout constituée par du *limonène* avec un peu
de *pinène*, de *camphène*, de *phellandrène*, de *limène* et de *paracymène*, elle doit son parfum à un peu de *géraniol*, de *linalol*, de
terpinéol, de *citronnellal* et surtout à l'aldéhyde du géraniol, le
Citral, 6 à 7 p. 100 ; elle contient en outre de l'*aldéhyde nonylique*,
de la *méthylhepténone* et une lactone inodore, le *citroptène*.
L'essence australienne diffère de l'essence sicilienne par une
moindre teneur en citral.

Falsifications. — Fréquentes ; une des principales est
l'*essence de térébenthine* ou mieux un mélange de celle-ci avec de
l'*essence d'Orange* en proportions déterminées pour que par son
pouvoir rotatoire élevé cette dernière compense l'abaissement
que produirait l'*essence de térébenthine* seule.

Voir au Codex de 1908, p. 236, les essais d'identité qui sont surtout des examens polarimétriques, et dans le *Précis de Phar-macie galénique* la recherche des diverses falsifications, en parti-culier celles de l'essence de térébenthine (procédé de DUYK) et le dosage du Citral (procédé de H. GARDETTE).

Emploi. — Eau de Cologne, tablettes de bicarbonate de sodium, pommade épispastique jaune, etc.

ESSENCE DE PORTUGAL et *E. D'ORANGE AMÈRE*. — Retirée la première des zestes d'Orange douce, la seconde de ceux de l'Orange amère. Ce sont les essences les plus fortement dextro-gyres (surtout la première) parmi les essences d'Hespéridées.

La fabrication d'essence d'Orange douce est actuellement très active à la Jamaïque, où on opère par le procédé de l'écuelle (v. p. 681) sur des fruits incomplètement mûrs.

Un bon ouvrier doit obtenir 1 kg. 250 d'essence avec 1.200 oranges.

L'essence de Portugal entre dans l'Eau de Cologne.

ESSENCE DE CÉDRAT. — Peu usitée, très voisine de celle de Citron.

VII. — ZYGOPHYLLÉES

Herbes, arbustes ou arbres ; souvent classées à part des Rutacées, mais s'y rattachent étroitement bien qu'elles ne soient ni amères, ni ponctuées de glandes. Habitent surtout les régions chaudes extra-tropicales, Afrique du Nord, Inde, etc. — Une seule espèce importante.

GAYAC ou GAIAC

Origine. — *Guayacum officinale* L. — Les *Guayacum* sont des arbres ou arbustes américains à feuilles composées paripennées.

L'espèce importante, *G. officinale*, est un petit arbre qui croît aux Antilles et même sur la côte nord de l'Amérique du Sud (Venezuela et Colombie) ; le *G. sanctum* L. croît en Floride et dans l'Ile Bahama, tous deux sont à Cuba et à Haïti.

Historique. — Signalé pour la première fois à Saint-Domingue (OVIEDO, 1514) sous le nom de *Guayacan* (avec l'autre espèce) et importé presque aussitôt. Le *Bois de vie* ou Bois *saint* a joué dès le xvi⁶ siècle un rôle capital dans le traitement de la syphilis et de la goutte.

Bien déchu de son antique réputation, pourtant est encore employé bien que, en France, la résine soit seule officinale et soit plutôt un réactif qu'un médicament ; le bois figure encore dans quelques pharmacopées, l'écorce ne figure plus dans aucune.

BOIS DE GAIAC

Assez grand usage industriel parce que c'est un des bois les plus durs et les plus lourds (pilons de mortiers, roulettes...).

L'arbre abattu, l'écorce enlevée ordinairement, on scie en bûches de 1 à 2 mètres de long sur 0 m. 50 à 0 m. 10 de diamètre. Il arrive ainsi en *bûches* parfois très lourdes, avec ou sans aubier, ou même avec l'écorce.

On utilise d'ordinaire pour la pharmacie les copeaux ou les débris de tour, et on le trouve souvent dans l'officine en râpures.

Description. — *Densité* 1,33, très dur, très compact et de *couleur* verdâtre (par action de l'air et de la lumière). *L'aubier*, quand il existe, est peu épais, jaune clair, plus léger, plus lâche. Il manque toujours dans les gros fragments. On conseille, peut-être à tort, de le rejeter. Sur la *section*, susceptible d'un beau poli, structure finement rayonnante, serrée ; quelques gros vaisseaux en ponctuations foncées, visibles à la loupe, et contenant dans le *duramen* une résine verte absente dans l'aubier ; cercles concentriques assez inégaux. *Rayons médullaires* visibles à la loupe seulement, donnant l'aspect général d'un tissu à mailles quadrangulaires inégales. Pas de *moelle*. Si l'on fend ce bois en long, ce qui est difficile en raison de la structure, aspect irrégulier des faisceaux agencés en zigzag, d'où leur ténacité (structure santaline). *Saveur* nulle dans l'aubier ; amère, un peu irritante, un peu aromatique dans le cœur. *Odeur* douce, faible, agréable, se développant en frottant ou en chauffant ; un peu sternutatoire.

Ce bois verdit rapidement par l'action des divers oxydants (vapeurs nitreuses, hypochlorites, etc.).

Anatomie. — *Fibres* ligneuses, nombreuses, serrées, fines, à très petit lumen, plus larges dans l'aubier. — *Vaisseaux* de dimensions variables mais parfois très larges, ponctués, à cavité souvent remplie de résine (Gaïac non épuisé). Les *zones* de fibres ligneuses sont séparées par un tissu résinifère (parenchyme ligneux) à parois minces, bien net dans l'aubier, serré et peu distinct dans le duramen où on ne voit guère qu'une bande de résine.

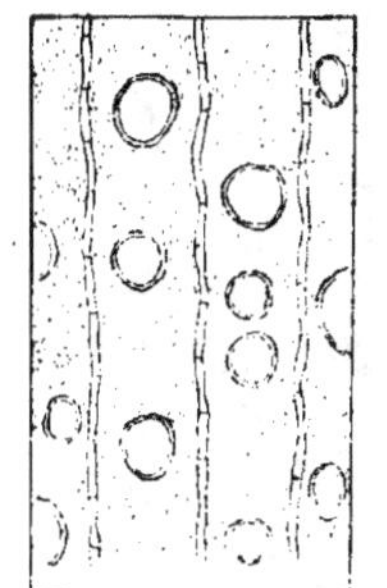

Fɪɢ. 228.
Schéma de la coupe du Bois de Gaïac.

Rayons médullaires unisériés, rapprochés, résinifères.

Rᴀᴘᴜʀᴇ ᴅᴜ ʙᴏɪs. — Forme habituelle du bois de Gaïac des pharmacies ; poudre grossière, jaunâtre puis verte, d'odeur assez douce. La râpure du commerce est un mélange d'aubier et de duramen, les fragments d'aubier, plus légers, sont de couleur plus claire et ne se colorent pas ou se colorent mal par les oxydants.

Falsifications. — Assez fréquentes (Buis, etc.). Le verdissement par les oxydants, la structure microscopique sont caractéristiques.

Le *G. sanctum* L. a de tout temps été importé avec le *G. officinale,* on le dit moins foncé et inaltérable à l'air (?).

En Angleterre, les deux sortes sont acceptées sans distinction.

ÉCORCE DE GAIAC

Actuellement à peu près inusitée, quoique vraisemblablement bien plus active que le bois.

Elle est en *fragments* plats ou cintrés, gris, bruns ou verdâtres en dehors et irréguliers avec des dépressions. Intérieurement, lisses jaunâtres, finement striés en long et en large (v. à la loupe).

Cassure feuilletée ; *section* nette à larges ponctuations blanches (zones ou îlots de sclérenchyme et de fibres).

Saveur amère, *odeur* de Gaïac (chauffer).

En coupe transversale, elle montre au microscope des îlots et des zones de sclérites dans le parenchyme cortical et dans le liber, celui-ci contenant en outre des fibres.

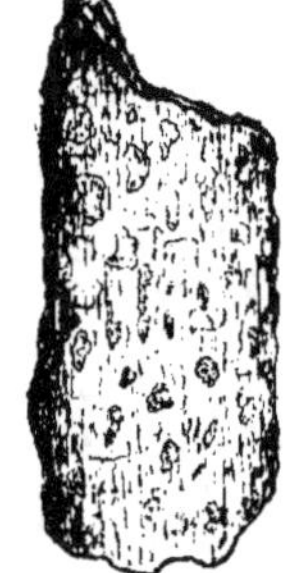

Fig. 229.
Ecorce de Gaïac.

Rayons médullaires unisériés.

Composition différente de celle du bois. — 23 p. 100 de cendres.

RÉSINE DE GAIAC

Bien que le Codex indique comme origine le *G. officinale*, elle paraît être également fournie par le *G. sanctum*.

Récolte. — 1º Elle s'obtiendrait à Saint-Domingue par exsudation naturelle, ou à la suite d'incisions pratiquées dans le tronc.

Le produit en larmes du commerce (assez rare) ne paraît pas avoir cette origine.

2º On expose au feu des bûches qui ont été perforées ou incisées de façon variable et la résine qui s'écoule est recueillie dans des calebasses.

3º En faisant bouillir des copeaux de Gaïac dans de l'eau de mer ou de l'eau salée, on recueille la résine qui surnage.

4° En Europe, on l'obtiendrait parfois en traitant les copeaux par l'alcool à 90° et en lavant à l'eau l'extrait obtenu.

Description. — Le produit commercial paraît provenir du second procédé. Il est ordinairement en *masses* irrégulières mais volumineuses, homogènes ou fendillées, à *surface* poussiéreuse verdâtre, à *cassure* facile, vitreuse, verdâtre ou brunâtre, transparente en lames minces, devenant vert bleuâtre à la lumière. Ne se ramollit pas dans la main. Ductile par mastication. Fond à 85°.

Saveur âcre, à la fin seulement. *Odeur* de Benjoin ou de Vanille, augmentée par chaleur et pulvérisation. *Poudre* grisâtre, bientôt verte ; prend à la gorge.

Soluble dans l'alcool à 90°, l'éther, l'acétone, le chloroforme, les alcalis, quelques essences (Girofle). Insoluble dans l'essence de térébenthine.

Elle est quelquefois en larmes arrondies, transparentes si elles sont minces, à *surface* poudreuse, gris verdâtre, ayant les mêmes caractères que le produit en masses.

Sa solution alcoolique prend par les oxydants (acide azotique, hypochlorites, perchlorure de fer, etc.) une coloration bleue que les réducteurs font disparaître.

Falsifications. — Surtout par de la Colophane ; on la caractérise en agitant dans un tube à essais une partie de résine pulvérisée avec dix parties d'essence de térébenthine rectifiée ; après filtration, le liquide évaporé laissera comme résidu la Colophane s'il en existe.

Analyse. — La résine est surtout formée par le *Gaïaconirésinol* (70 p. 100) ou *acide gaïaconique*, avec du *Gaïacorésinol*, 11,25 p. 100 ou *acide résinogaïacique* ou *gaïarétique*, du *Gaïacinorésinol* 15 p. 100 (ou *acide gaïacinique*) et 2,25 p. 100 d'*acide gaïacique*, de *Jaune de Gaïac*, de *Vanilline*, de *saponine*, etc.

L'*acide gaïaconique* est un mélange d'une substance cristallisable, l'*acide β-gaïaconique*, incolore, ne bleuissant pas par les oxydants et l'*acid α-gaïaconique*, amorphe, qui contient ou constitue le principe bleuissant.

L'*acide gaïacinique* n'est peut-être qu'un produit de décomposition des *acides gaïaconiques* et il contient le principe bleuissant.

Cette résine existe dans le bois de Gaïac dans une proportion d'au moins 20 p. 100, mais bois et écorce contiennent d'autres principes auxquels il doivent problablement leur activité thérapeutique, car la résine est peu ou pas active. PAETZOLD (1901) a montré qu'il existait une *saponine* surtout dans l'écorce et l'aubier, mais aussi dans le cœur et même dans la résine du commerce ; il y aurait un *acide gaïacosaponique* et une *saponine* et ces deux corps ne seraient pas toxiques, leur présence explique sans doute l'attribution ancienne d'une réelle activité dans les dermatoses et la syphilis et aussi certains accidents (vomissements) occasionnés par de trop fortes doses. On a donc sans doute eu tort d'abandonner l'écorce et l'aubier.

En outre, ce bois contient 4 p. 100 de gomme, etc.

Emploi thérapeutique. — Sans avoir encore de notions très exactes sur l'action du Gaïac, on admet qu'il excite la circulation et les sécrétions, en particulier pour le rein et les glandes sudoripares.

A trop fortes doses, il provoquerait de la gastro-entérite.

Il n'est plus officiellement employé en France, il a disparu du sirop de Salsepareille composé ; il faisait partie des quatre bois sudorifiques (avec la Squine, le Sassafras et la Salsepareille). En décoction 30 à 50 p. 1.000.

La résine, seule inscrite au Codex, sert à préparer une teinture qui entre dans l'Elixir dentifrice.

Le teinture fraîche sert comme réactif (Réaction de Weber, pour rechercher le sang dans les selles, les urines, etc.).

TÉRÉBINTHACÉES

Famille naturelle à sous-groupes (*Anacardiées* et *Bursérées*) bien distincts ; souvent grands arbres à aspect de Juglandacées.

Toutes contiennent des *canaux sécréteurs* oléo-résineux *libériens* dans les tiges, où ils sont protégés par des fibres péricycliques, dans les racines et les feuilles.

Dans la moelle, les canaux sont moins fréquents, limités à quelques genres où leur présence n'est pas constante (Rhus). On peut aussi en trouver dans le bois.

Poils tecteurs, poils glanduleux assez rares, cellules à tanin et à oxalate.

Presque toutes de la zone intertropicale des deux mondes : quelques-unes dans les parties chaudes de la région méditerranéenne, de l'Afrique australe et des États-Unis.

Quelques organes assez rares sont utilisés par la Matière médicale et l'industrie, mais les substances les plus employées sont celles que fournissent les canaux sécréteurs (*Gommes-résines, Oléo-résines*, odorantes, balsamiques, de consistance variée, mais contenant toujours un peu d'essence).

Leur nombre est très grand, mais quelques-unes seulement sont vraiment utilisées.

I. — ANACARDIÉES

Les *Sumacs* (*Rhus*) sont des arbres et arbustes à suc résineux habitant les pays chauds et tempérés des deux mondes.

Le *Rhus Toxicodendron* L. et sa forme buissonnante *R. radicans* L. appartiennent aux espèces vénéneuses du genre ; ce SUMAC VÉNÉNEUX ou ARBRE A LA GALE (États-Unis, Canada) est fortement rubéfiant et vésicant par simple contact et cause des accidents fréquents, mais la dessiccation diminue beaucoup cette propriété des feuilles. Contiennent du *Cardol*. Inutilisées en Europe, encore prescrites aux États-Unis (*Poison Oak*) comme rubéfiant et à la dose de 12 à 30 centigrammes contre la paralysie, en poudre ou teinture.

Le *Rhus aromatica* L. n'est pas toxique, non plus que les espèces suivantes. L'écorce du SUMAC ODORANT (R. aromatica), du Canada et des États-Unis, a une odeur agréable, surtout sur le frais ; saveur astringente, aromatique, faiblement amère. Préconisée en Amérique contre le diabète et surtout l'incontinence d'urine (en teinture alccoolique, XX à L gouttes par jour).

Le *Rhus Coriaria* L. ou SUMAC DES CORROYEURS, du midi de l'Europe et du nord de l'Afrique, a de longues feuilles composées imparipennées (5 à 9 paires de folioles crénelées, velues sur les deux faces), devenant cassantes par dessiccation ; elles contiennent 13 à 14 p. 100 de tanin ; vantées autrefois comme fébrifuges, elles sont actuellement inusitées en thérapeutique mais d'une grosse importance industrielle en tannerie et teinture (noir et gris). Nombreuses sortes : Italie, Sicile, Espagne, Porto, etc.

Le *R. Cotinus* L. (*Cotinus Coggyria* SCOP), FUSTET ou ARBRE A LA PERRUQUE, du midi de la France et de Hongrie, cultivé dans les jardins pour ses inflorescences décoratives par leurs pédoncules plumeux et accrescents, a une écorce aromatique utilisée comme fébrifuge en Hongrie, Serbie, et dans la Cappadoce pour teindre le cuir en noir maroquin (contient de la *Fisétine* ou *trioxyflavonol* à l'état de rhamnoside).

CIRE DU JAPON

Cire végétale.

Origine. — Retirée par action de l'eau bouillante sur le mésocarpe des drupes et sur les graines du *Rhus succedanea* L., arbrisseau originaire du Japon. On peut aussi l'extraire par pression à chaud de ces drupes broyées.

Description. — Masses blanc jaunâtre ou disques plats épais de 2 à 3 centimètres et couverts d'une efflorescence blanche cristalline. Légèrement jaunâtre à l'intérieur ; elle a les caractères (toucher, cassure, aspect) de la cire d'abeilles, mais elle est plus grasse et plus molle. Odeur peu marquée si elle est récente, mais elle rancit facilement en devenant rougeâtre. D = 0,97 à 0,98 ; fond de 49° à 52° ; insoluble dans l'alcool froid, très soluble dans l'alcool bouillant, très soluble dans l'éther.

Analyse. — Si elle a l'aspect physique d'une cire, chimiquement c'est un corps gras ; elle est constituée surtout par de la *palmitine* et de l'*acide palmitique*.

Emploi. — Formose et Singapour en expédient plusieurs milliers de tonnes qui servent à falsifier la cire d'Abeilles ou entrent dans divers mélanges.

Les **GALLES DE CHINE** viennent de la Chine et du Japon ; elles sont dues à la piqûre de l'*Aphis* (*Schlechtendalia*) *chinensis* Doubl. sur le *Rhus semialata* Murr et le *R. japonica* Sieb. ; elles mesurent de 3 à 7 centimètres de long sur 2 à 4 de large ; très irrégulières, avec des pointes ; cassure vitreuse et sèche. Utilisation industrielle, car elles contiennent 57 à 60 p. 100 de tanin.

L'**ARBRE A LAQUE** des Chinois est le *Rhus vernicifera* D. C. dont le suc oléo-résineux contient du *laccol*, composé phénolique que la *laccase* (G. Bertrand), enzyme oxydant contenu dans la plante, transforme à l'air en une substance noire, brillante et inaltérable qui est la **LAQUE DE CHINE**. Par mélange avec des colorants appropriés on en varie les nuances.

POMME et **NOIX D'ACAJOU.** — L'*Anacardium occidentale* L., arbre de l'Amérique tropicale, actuellement cultivé dans toutes les régions tropicales, a pour fruit un achène réniforme, gris brun, enchâssé à l'extrémité du pédoncule fructifère hypertrophié plus volumineux que le fruit.

La *Noix de Cajou* (d'Acajou, par corruption) est l'achène, la *Pomme* est le pédoncule, comestible ; on les sépare à la récolte.

L'achène mesure 4 à 5 centimètres de long sur 3 centimètres de large et 1 cm. 5 d'épaisseur. L'amande, agréable à consommer fraîche, rancit avec le temps. Elle donne une huile jaune pâle, de saveur douce, dite *huile de Caraïbes* (alimentaire, Guyane).

On extrait des alvéoles du mésocarpe un suc caustique, vésicant sans douleur, utilisé contre verrues, cors, ulcères atones, et dans le traitement de la lèpre. Le principe actif est le *Cardol*, liquide jaune, oléagineux, très altérable et vésicant.

L'ANACARDE ORIENTAL ou **NOIX DE MARAIS** est produit par le *Semecarpus Anacardium* L. FILS, qui croît sur les montagnes des Indes orientales. L'achène est facile à distinguer du précédent : noir brillant, ovale ou cordiforme, aplati, mesurant 2 centimètres de haut et 2 de base sur 1/2 d'épaisseur, il nous arrive enchâssé par sa base dans le réceptacle hypertrophié, spongieux, ridé, beaucoup plus petit que l'achène.

Dans de larges et nombreuses lacunes du péricarpe est un suc oléo-résineux abondant, brun rougeâtre, concret, qui doit aussi au Cardol ses propriétés irritantes.

Propriétés analogues au précédent. Odontalgique.

Le **QUÉBRACHO COLORADO** ou **QUÉBRACHO ROUGE DE TUCUMAN** est un bois fourni par deux espèces : le *Loxopterygium Lorenzii* GRISEB. et le *L. Balensae*, arbres des forêts du sud-est de la Bolivie, du sud-ouest de Matto-Grosso (Brésil), de l'ouest du Paraguay et surtout en République argentine où il abonde dans des forêts couvrant 700.000 kilomètres carrés.

L'ÉCORCE (1) utilisée est en gros fragments plats ou un peu

---

(1) Cette écorce n'a rien de commun avec celle de QUÉBRACHO BLANC, de l'*Aspidosperma Quebracho-blanco* SCHLECHT. (Apocynacées) à alcaloïdes voisins de ceux des Strychnos.

cintrés, assez lourds, épais de 1 centimètre à 1 cm. 5, brun rougeâtre ou noirâtre avec plaques subéreuses grises, crevasses longitudinales et transversales assez profondes, crêtes longitudinales saillantes à la face interne. Odeur nulle, saveur amère et astringente.

Elle est attribuée à la première espèce. Utilisée comme astringent en lotions, gargarismes et comme agent de cicatrisation, elle contient un alcaloïde, la *Loxoptérygine*, et 7 à 8 p. 100 de tanin.

Le bois, très dur (Québracho serait emprunté à la langue des Indiens Quichuas et signifierait « brise-hache ») a une densité de 1,230 à 1,392 ; le cœur contiendrait de 18 à 33 p. 100 de matières tannantes. Emploi industriel important.

Les **GALLES DES PISTACHIERS** sont dues à des piqûres de pucerons sur le *Pistacia Terebinthus* L. et le *P. Lentiscus* L., Les plus connues sont les *Caroubes de Judée*, galles corniculées, de 30 à 40 centimètres de long qui se développent sur le *P. Terebinthus* et contiennent jusqu'à 60 p. 100 de tanin.

Le **POIVRIER D'AMÉRIQUE** (*Schinus Molle* L.), petit arbre originaire du Pérou et du Chili, très cultivé, s'est naturalisé dans quelques parties bien abritées du midi de la France. Rameaux flexibles, feuilles alternes composées imparipennées multifoliolées, belles grappes roses de petites drupes globuleuses, à épicarpe friable.

Les fruits, riches en essence et en résine, de saveur piquante, sont utilisés comme condiments (falsification du Poivre pulvérisé) et comme antiblennorragiques.

La tige, incisée, sécrète la *Résine de Mollé* ou *Mastic d'Amérique* employé an Pérou et au Chili comme masticatoire et utilisé dans l'industrie des vernis.

MASTIC

Origine. — Produit du *Pistacia Lentiscus* L. ou Lentisque, qui abonde sur toute la zone méditerranéenne et se montre partout riche en résine, mais ne donne de larmes que dans la partie chaude de la région. Arbuste assez élevé souvent, à feuilles composées paripennées et à pétiole ailé.

On a dit que seule l'île de Chio pouvait en produire, ce qui est inexact, car on pourrait en récolter dans tout l'Archipel grec, mais pratiquement l'île de Chio est la seule région qui en exporte. (170.000 kg. d'exportation annuelle sur 200.000 kg. de production).

La plante de Chio est une variété plus grande à folioles plus larges (*P. Lentiscus* γ *latifolia* Coss, *P. Chia* Desf.). Enfin, de cet arbre dièque, seuls les pieds mâles de cette île sécréteraient le Mastic (Orphanides, d'après Hanbury).

Historique. — Produit évidemment connu de toute antiquité (Théophraste, Dioscoride, Avicenne, etc.). Au moyen âge, monopole des empereurs grecs qui le cédèrent à des Génois. Au xviiie siècle, les Lentisques appartenaient encore tous au Sultan et n'étaient pas compris dans les ventes des propriétés particulières.

La drogue entrait alors dans une foule de médicaments, elle est bien déchue de son antique renommée au moins en thérapeutique.

Récolte. — Quelquefois, sécrétion spontanée d'un très beau produit. Le plus souvent, exsudation provoquée. On dispose sous l'arbre des pierres propres et plates et on fait de petites incisions longitudinales courtes et rapprochées sur le tronc et les grosses branches (juin-juillet). La sécrétion tombe sur les pierres (*Mastic en sortes*), ou se concrète à l'orifice ou tout près de l'orifice (*M. en larmes* ou *kilista*). On laisse sécher sur place, puis on récolte soigneusement et on achève la dessiccation (en août et septembre). Un arbre donne 3 à 4 kilogrammes par an.

Description. — Le *Mastic en larmes* est en gouttelettes de la taille variable d'un petit pois. Généralement arrondies, sphériques, ovoïdes ou pyriformes, elles sont plus rarement allongées et cylindriques ; *couleur* jaune vif, fonçant lentement (elles sont presque incolores à l'état frais) ; *cassure* transparente, conchoïdale ; *surface* poudreuse par frottement réciproque ; fondant à 108°, coulant dans la flamme. Dans la bouche, le Mastic se ramollit et peut bientôt être mâché sans se briser. *Odeur* et *saveur* légèrement balsamiques.

Les larmes recueillies sur l'arbre forment la première qualité, celles ramassées à terre sont de qualité inférieure.

Le *Mastic en sortes*, ramassé aussi sur le sol, est en fragments plus irréguliers, plus gros, moins transparents, mêlés de larmes plus foncées ou brunes, de sable, de terre, de débris divers.

Le Mastic est peu soluble dans le benzène, incomplètement dans l'alcool, soluble dans l'éther, l'essence de térébenthine et l'essence de girofles (1).

Analyse. — Considéré comme formé par 80 à 90 p. 100 d'*acide masticique* $C^{20}H^{32}O^2$ soluble dans l'alcool et 10 à 20 p. 100 de *masticine* $C^{20}H^{32}O$ insoluble dans l'alcool.

Ces substances comprendraient : 38 p. 100 d'*acides* α et β *masticoniques* amorphes et 30 p. 100 d'*α-Masticorésène*, solubles dans l'alcool et 20 p. 100 de β-Masticorésène, insoluble, en outre 4 p. 100 d'acides α et β *masticiniques* et 2 p. 100 d'*essence* (pinène droit) (d'après GREENISH).

Usages et propriétés. — Le Mastic n'est plus guère employé en pharmacie que pour la préparation de mastics dentaires.

Les Dammars et les Copals, moins coûteux, lui ont été substitués dans la préparation des vernis. Il reste très employé dans la confection des vernis utilisés dans la dorure du bois.

Il est fort employé en Orient pour deux usages principaux : les belles larmes sont utilisées directement comme masticatoire, et le Mastic sert à préparer une boisson alcoolique qui porte son nom et qui s'obtient par distillation d'un mélange d'eau-de-vie, de fruits d'Anis et de Mastic.

Il existe dans l'Inde et l'Afrique du Nord des produits analogues

---

(1) Le *Mastic* est toujours rapproché de la *Sandaraque* qu'on lui substitue d'ailleurs parfois ; mais cette dernière est d'un jaune très pâle, à peine appréciable, se pulvérise sous la dent sans s'agglomérer ensuite et est peu soluble dans l'éther et dans l'essence de térébenthine. (V. p. 99.)

et de même usage fournis par des espèces voisines du Pistachier, un seul est à signaler, parce qu'on le trouve parfois dans le commerce anglais, c'est le *Mastic de Bombay* ou *de l'Est indien*, qui provient du *P. Khinjuk* STOKES (et sans doute d'autres espèces). Il est plus foncé que le Mastic vrai, moins odorant, plus soluble dans l'alcool et moins dans l'essence de térébenthine.

TÉRÉBENTHINE DE CHIO

Origine. — Oléo-résine sécrétée par le *Pistacia Terebinthus* L., petit arbre à feuilles composées imparipennées à pétiole non ailé, très répandu dans la région méditerranéenne, l'Asie mineure et le nord de l'Afrique.

Récolte. — S'obtient, d'ailleurs en petite quantité, par écoulement soit spontané soit provoqué par des incisions.

Description. — De consistance épaisse, nébuleuse ou opaque, gris verdâtre ou jaune verdâtre ; en couche très mince, elle est transparente, d'un brun jaunâtre et paraît souillée d'impuretés très divisées. Elle s'épaissit à l'air et devient cassante. *Odeur* peu prononcée, mais fine, aromatique et très agréable. *Saveur* douce parfumée, très légèrement amère mais sans l'âcreté des térébenthines de Conifères.

A peu près complètement soluble dans l'alcool et l'éther.

Analyse. — Une *essence* lévogyre (mélange de dipentène, de pinène gauche et de bornéol) et une *résine* (mélange de résènes et de résines acides).

Propriétés et usages. — Balsamique, stimulante, aromatique et diurétique, elle a été longtemps préférée aux térébenthines des Conifères, mais c'était un produit cher et trop souvent falsifié. C'est la vraie *térébenthine*, ce nom a été ensuite étendu aux oléo-

résines de Conifères, mais celle de Chio était celle de Dioscoride.
Elle donne des vernis à l'alcool d'une remarquable inaltérabilité.

II. — BURSÉRÉES

ENCENS ou OLIBAN

Origine. — Gomme-résine produite par le *Boswellia Carterii*
BIRDW., qui croît des deux côtés du golfe d'Aden, spécialement au
pays des Somalis ; il abonde au cap Gardafui.

D'autres variétés, peut-être d'autres espèces, fournissent sans
doute un produit semblable, ce serait là la cause de quelques
légères variations dans le produit commercial.

On a signalé ainsi (BIRDWOOD) le *B. Freereana* BIRDW. (spontané dans le Somaliland, cultivé à Aden) et le *B. Bhau-Dajiana*
BIRDW. (uniquement de la Côte des Somalis).

Les Arabes désignent ces divers arbres du nom de *mohr* et appellent *lûban* ou *l'ban* (d'où *oliban*) leur sécrétion gommo-résineuse.

Historique. — Usage fort ancien ; l'Oliban entrait pour une
grande part dans l'Encens des Hébreux. Son ancienneté est attes-
tée par des inscriptions égyptiennes du XVIIe siècle avant J.-C. —
On sait qu'on l'achetait aux Phéniciens, qui le tenaient des Arabes
auxquels le vendaient les Sabéens du sud de l'Arabie. Et depuis
l'époque où il servait de tribut, de cadeaux (offrande des Rois
mages, etc.), il n'a cessé d'être en usage jusqu'à nos jours.

Récolte. — Exploitation régulière dans le *Somaliland*. On
fait, de février à avril, trois incisions verticales à un mois d'intervalle, en enlevant au-dessous de chacune une petite bande d'écorce.
Puis récolte de quinze jours en quinze jours jusqu'à septembre,
où la saison des pluies l'arrête. On recueille séparément les
larmes figées sur le tronc et le suc tombé à terre.

En *Arabie*, les incisions sont faites en mai et décembre. Lactescente à sa sortie (lûban, en arabe signifie lait) la gomme-résine jaunit en se concrétant.

Description. — *Larmes* irrégulières, arrondies au moins d'un côté, souvent allongées, quelquefois fendues et de grosseur assez variable, longues de 0 cm. 5 à 3 centimètres. *Couleur* extérieure jaune pâle, blanc bleuâtre, verdâtre ou rougeâtre (quelques gros morceaux plus foncés constituent les *marrons*). Ordinairement distinctes, parfois agglutinées. *Cassure* cireuse, opaque, un peu translucide ; *surface* recouverte d'une fine poussière blanche ; larmes semi-translucides (les petites sont transparentes) et souvent marbrées ; chauffées vers 94º, elles prennent de la transparence ; souvent quelques débris d'écorce y sont attachés ou mêlés.

Friables, donnent une poudre blanche.

Gardées dans la bouche, puis mâchées, elles se ramollissent ; *saveur* aromatique, avec un peu d'âcreté et d'amertume non désagréables.

Chauffé à 100º, l'Encens se ramollit sans fondre, il brûle avec une *flamme* fuligineuse en répandant une odeur spéciale.

Si l'on en met un fragment dans l'alcool, il blanchit (résines) ; avec l'eau, par trituration, émulsion blanchâtre.

Analyse. — L'Encens est formé d'une gomme insoluble dans l'alcool (28 p. 100) et d'une résine, d'une essence, solubles dans ce liquide (72 p. 100).

Partie soluble : 33 p. 100 (du poids total) en *olibanorésène*, 33 p. 100 en *acide boswellique* libre, 1,5 *en acide boswellique* combiné, 0,5 p. 100 d'un principe amer et 5 p. 100 d'une *essence*, mélange de pinène, phellandrène et dipentène.

Partie soluble : 20 p. 100 (du poids total) en *arabine*, 6 p. 100 en *bassorine* et 2 p. 100 de débris végétaux.

Commerce. — Presque tout vient en Europe par la voie indirecte de Bombay, où le transporte d'abord le commerce local, les marchés d'origine étant Zeila et Berbera, sur la côte des Somalis, et Aden et Makalla, en Arabie. Le nom d'*Encens de l'Inde*, est réservé aux belles qualités, à larmes régulières, pâles et pures, tandis que les sortes inférieures, assez impures, foncées, irrégulières, mêlées de nombreux marrons, d'odeur résineuse, moins aromatique, arrivant autrefois directement du pays de production, sont dénommées *Encens d'Afrique*.

Une autre espèce le *Boswellia serrata* ROXB., habitant l'Inde et Malabar, fournit bien une gomme-résine molle, ayant les propriétés de l'encens, mais elle est utilisée sur place et ne vient pas dans le commerce.

Falsifications. — Résines de Conifères, mais mêlées à l'Encens elles dégagent néanmoins en brûlant une odeur de térébenthine très caractéristique. Jamais de grosses larmes régulières.

Les *Gommes* sont complètement insolubles dans l'alcool ; la *Gomme ammoniaque* a une cassure laiteuse, mate et opaque, le *Galbanum* et l'*Asa fœtida* ont une odeur spéciale et sont rarement en larmes isolées ; le *Bdellium d'Afrique* (des mêmes régions) est en larmes d'ordinaire plus grosses et de teinte rougeâtre ou verdâtre. D'ailleurs l'odeur à la combustion donnée par ces divers produits n'a aucune analogie avec celle de l'Encens.

Usages. — Regardé comme stimulant, excitant, balsamique mais peu utilisé à l'intérieur. Fumigations dans les affections respiratoires, les paralysies, douleurs rhumatismales, etc. Il entre dans l'Emplâtre mercuriel, les Pilules de Cynoglosse opiacées, la Teinture balsamique ; c'était un des nombreux constituants de la Thériaque.

Encore très employé en médecine populaire, contre les maux de dents, etc

Emploi principal pour les cérémonies du culte catholique.

MYRRHE

Origine. — Longtemps attribuée au *Balsamodendron* (1)
Myrrha NEES = *Balsamea Myrrha* BAILL. = *Commiphora Myrrha*
ENGL. puis au *Balsamodendron Ehrenbergianum* BERG. = *B. Opo-*
balsamum KUNTH. = *Amyris Opobalsamum* L. = *Commiphora*
Opobalsamum ENGL. ; le Codex admet actuellement qu'elle provient
du *Commiphora abyssinica* ENGL. et du *C. Schimperi* ENGL.
En tout cas, l'arbre à la Myrrhe habite les mêmes régions que l'ar-
bre à l'Encens et abonde comme lui sur la côte des Somalis.

Historique. — Calqué sur celui de l'Encens ; les deux produits ont été connus de tout temps : c'était un des parfums des
Hébreux et des Égyptiens, déjà rare et précieux et qui l'est resté
au moyen âge. Du reste, les anciens possédaient aussi une *Myrrhe*
liquide dont nous ignorons aujourd'hui l'origine. La Myrrhe
entrait dans une foule de compositions pour les embaumements,
les onguents, les cérémonies religieuses, etc.

Dans une étude de révision sur les Myrrhes, HOLMES (1913)
établit que la *Myrrhe* parfumée, produit dont parle l'Écriture,
n'est pas la même que notre *Myrrhe* médicinale, tout en étant
produite par un *Commiphora*, le *C. erythraea*, var. *glabrescens*
ENGL., mais elle ne vient guère maintenant en Europe ; elle est
utilisée encore dans les temples chinois (v. p. 705).

Récolte. — Faite par les Somalis. Tout le liber de l'arbre est
parcouru par des canaux sécréteurs schizogènes très développés,
parfois fusionnés deux à deux en une grande cavité sécrétrice
schizo-lysigène ; canaux et cavités sont pleins de la sécrétion
gommo-résineuse qui s'écoule par les fissures naturelles de l'écorce,
ou par les incisions faites dans ce but. C'est, à sa sortie, un liquide

---

(1) Le genre *Balsamodendron* est maintenant inclus dans le genre
Commiphora.

épais, butyreux, blanchâtre, bientôt jaunâtre, puis doré, rougeâtre, enfin rouge brun.

Il y aurait à distinguer cette Myrrhe des Somalis, qui serait la Myrrhe *hérabol*, de la Myrrhe récoltée en Arabie méridionale. (*Myrrhe Fadhli* et *Myrrhe du Yémen*) (1).

La Myrrhe, emballée dans des sacs de peau de bouc, arrive à Berbera ou à Aden et de là vient en Europe soit directement, soit par Bombay.

Description. — Gomme-résine en fragments, de *taille* et d'aspect variés, irréguliers, bosselés ou anguleux, rarement arrondis, de la grosseur d'une cerise à celle d'une noix (taille ordinaire) et même beaucoup plus. *Couleur* rouge brun mat ; *surface* crevassée, bosselée, recouverte d'une fine poussière jaunâtre ; masse **opaque**. *Cassure* irrégulière, brune, rugueuse, souvent cireuse, d'aspect un peu huileux, luisant, comme humide et légèrement translucide.

La belle Myrrhe (*Myrrhe choisie*) a tous ces caractères ; elle est en beaux morceaux, avec peu d'impuretés et montre sur la cassure des veines blanchâtres et parfois des stries jaunâtres en forme de coups d'ongles (*Myrrhe onguiculée*), caractéristique (rare d'ailleurs) des qualités supérieures.

La *Myrrhe en sortes* est en masses irrégulières ordinairement plus volumineuses, souvent agglomérées, et très impures, renfermant des débris ligneux, des fragments d'écorce, des morceaux de gomme, etc.

La Myrrhe a une *odeur* spéciale, très douce, balsamique, agréable; *saveur* d'une amertume caractéristique.

Pulvérisable seulement après dessiccation et départ de l'essence.

Partiellement soluble dans l'eau (gomme) ou dans l'alcool (résines) ; donne difficilement une émulsion avec l'eau. Chauffée, elle ne fond pas, mais se boursoufrle et brûle.

---

(1) La *Myrrhe Fadhli* est en petits morceaux lisses, non pulvérulents et non veinés ; elle vient à Aden ; la *Myrrhe du Yémen* est en morceaux plus gros, rouge brun foncé, non veinée, à surface pulvérulente, à forte odeur aromatique, plutôt désagréable ; vient par Makalla à Bombay et à Aden.

En évaporant un peu d'une solution éthérée ou d'une teinture alcoolique de Myrrhe sur une soucoupe de porcelaine, il reste une pellicule qui se colore immédiatement en violet foncé par les vapeurs de brome, ou en violet noir par l'acide azotique dilué de son volume d'eau.

Analyse. — 28 à 30 p. 100 de *résine* et d'*essence* solubles dans l'alcool; 61 p. 100 de *gomme* (avec une *oxydase*) insoluble dans l'alcool, 3 à 4 p. 100 d'impuretés, 5 p. 100 d'eau et un *principe amer* mal connu.

L'*essence* (2,5 à 6,5 p. 100) est visqueuse, jaunâtre, odorante, à réaction acide ; elle contient de l'aldéhyde cuminique, de l'eugénol et plusieurs terpènes et sesquiterpènes.

La partie soluble dans l'alcool est partiellement (21 à 23 p. 100) soluble dans l'éther, partiellement (5 p. 100) insoluble. Cette partie insoluble comprend deux résines-phénoliques, les *Herabo-myrrholol* α et β, et des *acides commiphoriques* α, β et γ . — La partie soluble contient les acides α et β *myrrhololiques*.

Falsifications et substitutions. — Assez nombreuses ; *gommes* ou *résines* préalablement imprégnées de teinture de Myrrhe ; les résines de Conifères, solubles dans l'alcool, sont insolubles dans l'eau, les gommes ne cèdent rien à l'alcool, et, suivant leur nature, se dissolvent ou se gonflent dans l'eau.

La *Myrrhe d'Arabie* (M. Fadhli et M. du Yémen, v. note p. 704) est considérée comme une sorte inférieure mais non une falsification.

Les sortes suivantes doivent être considérées comme des fraudes :

Le *Bdellium à parfum* ou *Bissabol*, qui serait, d'après HOLMES, l'actuel Opopanax de la parfumerie, provient du *Commiphora Erythraea* ENGL., qui, avec sa variété *glabrescens* ENGL., habite les mêmes régions que l'arbre à la Myrrhe et donne un produit ayant l'aspect de celle-ci, mais s'en distinguant par la saveur plus âcre qu'amère et par une odeur toute différente, rappelant celle de certains champignons.

Le *Bdellium d'Afrique* (v. plus loin) est aussi une falsification de la Myrrhe.

Ces deux substances ne donnent pas, ou très faiblement, la réaction de coloration par le brome ou par l'acide azotique.

Le *Baume de la Mecque* ou *B. de Gilead* est un produit analogue à la Myrrhe, caractérisé par son odeur de citron, mais surtout consommé en Orient (souvent falsifié) ; il est dû à une variété du *Commiphora Opobalsamum* ENGL.

Emploi thérapeutique. — Stimulant, expectorant, balsamique, emménagogue, antispasmodique, peu usité.

Employé, associé au fer, dans la chlorose (de 0 gr. 20 à 2 gr.).

Ce n'est guère qu'un amer aromatique. — Utilisé comme dentifrice. La Myrrhe entre dans : les Alcoolats de Garus et de Fioravanti, l'Emplâtre mercuriel, les Pilules de Cynoglosse opiacées, la Teinture balsamique.

BDELLIUM D'AFRIQUE

Origine. — Gomme-résine fournie par le *Commiphora africana* ENGL. (*Balsamodendron africanum* ARN. : *Heudelotia africana* A. RICH.), le plus répandu de tous les *Commiphora* africains, car on le trouve depuis le Haut Sénégal et le Soudan jusqu'en Abyssinie et au Kordofan.

Description. — Larmes ou morceaux durs, arrondis, irréguliers, à surface lisse ou chagrinée, brun clair ou brun grisâtre foncé, opaque, mais en grattant l'enduit superficiel on trouve une masse rougeâtre translucide ou transparente sous une faible épaisseur ; cassure terne, cireuse, demi-transparente sur les larmes minces, opaque dans les couches extérieures. *Odeur* aromatique, différente de celle de la Myrrhe ; *saveur* âcre et amère.

Analyse. — 70 p. 100 de *résine* soluble dans l'alcool (résènes et résines-acides), 29 p. 100 de gomme et des traces d'essence.

Variétés. — Le |*Bdellium de l'Inde,* ou *Myrrhe de l'Inde,* est produit par divers *Commiphora,* dont le *C. Agallocha* ENGI.. et le *C. Mukul* ENGL.

Il est en grosses masses irrégulières brun rougeâtre sombre : il aurait les mêmes caractères que les sortes similaires d'Afrique.

Usages. — Le Bdellium d'Afrique serait utilisé par les indigènes de l'Afrique occidentale comme antiseptique, en le brûlant dans les cases.

Entrait encore au Codex de 1908 dans l'Emplâtre mercuriel ; le supplément du Codex (1920) l'a supprimé.

ELÉMIS

Le mot s'est appliqué successivement à des produits très divers, nos Elémis actuels ne sont pas ceux des anciens. .

L'*Enhaëmon* de PLINE (d'où sont problablement venus *Elémi,* *Animé,* etc.) venait d'Afrique et était sans doute une sorte d'Encens, comme la substance analogue dont il est parlé sous divers noms au moyen âge.

Au XVIe siècle, l'*Elémi d'Amérique,* indiqué par MONARDÈS (1565) se substitua peu à peu au produit ancien qui disparut complètement, puis il subit à son tour un sort analogue, remplacé par l'*Elémi de Manille* connu depuis le début du XVIIIe siècle et très employé depuis soixante-dix ans environ (il avait été signalé en 1701 par le P. CAMELLI).

Frais, tous les Elémis sont mous et plastiques, mais la plupart durcissent peu à peu. Ces oléo-résines sont riches en essence, de *couleur* jaune pâle, souvent verdâtre ; *cassure* cireuse, jamais transparente ou translucide ; tous ont une *odeur* forte, agréable d'ailleurs, rappelant souvent les Ombellifères. *Saveur* amère et balsamique.

Ils contiennent plus ou moins de débris de la plante productrice. Incomplètement solubles dans l'alcool froid, solubles dans l'alcool chaud, l'éther, l'essence de térébenthine : tous donnent facilement des cristaux d'*Amyrine*, visibles au microscope. Tous sont fournis par des arbres tropicaux, *Canarium*, *Icica*, *Protium*.

Actuellement, l'*Elémi de Manille* est le plus important, celui du Brésil est devenu rare.

ELÉMI DE MANILLE

Origine. — Attribué au *Canarium commune* L., des Philippines, au sud de Luçon, d'après Tschirch et Cremer ; mais d'après Merrill (1905), la seule espèce productrice serait le *C. luzonicum* A. Gray ; d'autres *Canarium* produisent de l'oléo-résine aux Philippines, mais, d'après R. F. Bacon, seul parmi eux le *C. luzonicum* produirait une oléo-résine pratiquement exploitable par sa production suffisamment abondante et par sa qualité (1).

Le *C. commune* se rencontre dans les îles de la Sonde, Java, Sumatra, Célèbes, Moluques et paraît donner la plus grosse part de l'Elémi de cette région ; abondant au Tonkin, il fournirait également l'*Elémi d'Indo-Chine*.

Description. — Masses molles, restant très longtemps assez souples. *Couleur* blanche, puis jaunâtre un peu verdâtre, mais toujours claire, d'apparence un peu huileuse ; *consistance* granuleuse rappelant celle du vieux miel ; il renferme ordinairement des matières charbonneuses et des débris végétaux bruns. *Odeur* spéciale, assez forte et très aromatique, mélange de Galbanum, de Citron et de Macis ; saveur piquante, très parfumée.

Les meilleurs solvants sont l'éther, le chloroforme et le benzène. Dans l'eau bouillante, il se ramollit, puis fond. Dans l'alcool, il se désagrège en petits cristaux microscopiques, solubles en partie

---

(1) A Luçon, on exploite dès l'apparition des jeunes feuilles, en détachant sur le tronc d'étroites bandes horizontales d'écorce. On récolte l'oléo-résine au bout d'un mois, de janvier à juin.

dans l'alcool chaud. Dans la flamme, il brûle et coule avec une odeur d'Encens.

Falsifications. — Rares. — Résine de *Pinus australis* ; Galipot et essence d'Aspic, mais ces diverses substances sont complètement solubles dans l'alcool froid et dégagent à la combustion une odeur térébenthinée.

Analyse. — 1º *Essence*, 20 à 25 p. 100, incolore, légère, odorante, de densité = 0,87 à 0,91 ;

2º 20 à 25 p. 100 d'*Amyrines*, résines cristallisées solubles dans l'alcool bouillant, l'α et la β-*Mana myrine* ;

3º 5 à 6 p. 100 d'*acide α-manélémique* et 8 à 10 p. 100 d'*acide β-manélémique* ;

4º, 30 à 35 p. 100 de Manélérésène ;

5º, environ 1 p. 100 de Bryoïdine, résine cristallisable ;

6º, 2 p. 100 d'un *principe amer*.

Malgré la variété des origines botanique et géographique, les *Elémis* divers analysés ont montré une constitution analogue et, d'après Tschirch, les résines des véritables *Canarium* sont caractérisées, en dehors des *amyrines* par la présence constante de *Bryoïdine*.

Propriétés et emplois. — Industriellement, cette drogue est employée dans le travail du feutre, dans les encres et couleurs lithographiques, etc. ; elle est aussi utilisée dans les vernis et les laques qu'elle rend moins fragiles.

L'Elémi possède l'action stimulante des térébenthines et pourrait s'utiliser comme elles, mais n'est guère employé à l'intérieur.

L'Elémi entre dans l'Alcoolat de Fioravanti et sert à préparer l'*Elémi purifié* (obtenu par fusion au bain-marie dans un vase de terre puis filtration avec expression à travers une toile).

L'Elémi purifié entre dans les Emplâtres d'extraits de Belladone, de Ciguë, d'Opium. l'Emplâtre vésicatoire, la Pommade de Styrax, le Sparadrap de Cantharidate de potasse.

Sortes diverses. — Elémi du Brésil, le plus ancien des Elémis modernes, mais devenu fort rare, est produit par le *Protium Icicariba* March. (*Icica Icicariba* D. C.) du Brésil et du Venezuela, qui durcit et se présente en morceaux mamelonnés, de couleur jaune verdâtre, à odeur citronnée.

Le *Protium heptaphyllum* March, des Antilles françaises, de la Guyane et du Brésil donne une oléo-résine appelée actuellement Elémi du Brésil.

Elémi du Mexique, de l'*Elaphrium elemiferum* Royle, produit dur et cassant, à odeur forte, n'arrive plus dans le commerce européen.

Elémis africains. — Intéressants, parce que certains sont très comparables à l'Elémi de Manille comme composition chimique, avec une teneur en essence un peu plus faible. Tel est entre autres l'Elémi de l'Ouganda produit par le *Canarium Schweinfurthii* Engl.

SAPINDACÉES

Vaste famille dont les représentants sont des arbres ou des arbustes parfois grimpants et presque tous habitant les régions chaudes, en particulier la zone intertropicale en Amérique.

Propriétés très variées ; les unes sont riches en saponines, d'autres astringentes et amères, certaines ont des fruits ou des arilles comestibles, il en est de toxiques.

GUARANA

Origine. — Préparé avec les graines de *Paullinia Cupana* H. B. K. (*P. sorbilis* L.), liane qui croît abondamment au Venezuela et au Brésil (bassin des Amazones, fleuve et affluents). Son nom vient de celui d'une vieille tribu indienne. Connu en Europe depuis 1817, d'abord pris pour une résine, identifié en 1826 par THÉODORE MARTIUS.

La liane porte des capsules à trois loges ne contenant qu'une ou deux graines à surface lisse, brillante, d'un brun noir, avec, à la base, un arille cupuliforme ; graines de la grosseur d'une noisette. Graines anatropes, exalbuminées à cotylédons charnus. Les lianes productrices sont très communes mais peu accessibles, ce qui a conduit à les cultiver en les faisant grimper sur des perches comme le Houblon.

Récolte et préparation. — En novembre-décembre, les indigènes récoltent les fruits, trient les graines, les lavent et les torréfient légèrement pour faciliter la séparation de l'amande et de l'enveloppe qu'on achève en mettant les graines dans un sac et en les frappant avec un bâton.

Ces amandes séparées sont broyées sur une pierre chaude **avec** un peu d'eau puis par malaxage on obtient une pâte qui est moulée suivant des formes variées (cylindres, poissons, etc.), puis desséchée au soleil ou à une douce chaleur. En France, elle nous vient sous forme de boudins. (On ajouterait aussi parfois au cours du broyage de la poudre de Cacao, de la farine de Manioc, etc.)

Description. — Cylindres ressemblant à des boudins longs de 10 à 30 centimètres, sur 4 à 5 centimètres de diamètre (rarement en petits pains aplatis, lourds et durs). *Surface extérieure* rouge brun foncé, luisante, brillante, mamelonnée (fragments d'amandes faisant saillie dans la pâte). *Cassure* rouge brun un peu plus clair, homogène **ou** avec des fragments plus pâles **à** aspect amygdaloïde. La poudre est rouge pâle.

Odeur peu marquée, *saveur* amère, assez agréable.

Analyse. — 3 à 5 p. 100 de *Caféine*, de la *Guaranatine* (1) beaucoup d'amidon, traces de saponine, un peu de matières grasses.

La caféine est peut-être unie à la guaranatine en un glucoside instable ou en une combinaison analogue à la kolatine-caféine.

Propriétés et emploi. — Employé au Brésil comme stimulant à la façon du Thé ou du Café : on le sert broyé dans l'eau comme boisson tonique.

En Europe, utilisé comme antidiarrhéique, tonique et antinévralgique (0 gr. 50 à 1 gr.).

Le **SAVONNIER DES ANTILLES** (*Sapindus Saponaria* L.) produits des fruits drupacés, du volume d'une grosse cerise, d'abord verts, puis transparents et rouges à maturité. La chair du mésocarpe, visqueuse et amère, fait abondamment mousser l'eau. Elle contient de la *saponine* (qui, hydrolysée, donne de la *sapogénine* et de l'arabinose), du mucilage, de l'acide formique et de

---

(1) La Guaranatine, composé analogue à la Kolatine, a été isolée par GORIS et FLUTEAUX (*Bull. Sc. pharmac.*, XVII, p. 610).

l'acide butyrique. On utilise ces fruits pour l'extraction de la saponine et aussi pour le nettoyage du linge ; les fruits du *S. arborescens* AUBL., de la Guyane, du *S. rigida* POIS., des Mascareignes, du *S. Mukorossi* GAERTNER, de l'Inde et de la Chine, sont utilisés de même.

Le *S. utilis* peut, en Algérie, être exploité industriellement dans le même but.

ERABLES A SUCRE. — De nombreuses espèces du genre Erable (*Acer*) ont une sève riche en saccharose. Au Canada et au Nord des États-Unis, on utilise une espèce à sève très sucrée, l'*Acer saccharinum* MICHAUX.

On pratique, dans le tronc, en mars, à 1 mètre au-dessus du sol, deux trous obliques, de bas en haut, parallèles, de 15 millimètres de profondeur. On recueille et on concentre la sève abondante qui s'écoule et contient 2 à 3 p. 100 de saccharose. En évaporant à cristallisation, on obtient ainsi pendant les six semaines de la récolte plusieurs kilogrammes de sucre par arbre.

D'autres espèces sucrières (*A. nigrum* MICHX, *A. rubrum* MICHX, etc., etc.) sont également exploitées.

MARRONNIER D'INDE

Æsculus Hippocastanum L.

Arbre originaire de la Perse et du nord de l'Inde, arrivé à Vienne en 1565, planté à Paris par CH. DE L'ECLUSE en 1615 et depuis cultivé partout.

Grand arbre de 20 à 25 mètres de haut à feuilles opposées, composées-palmées, à folioles obovales ; inflorescences en grappes, capsules à trois loges monospermes restant vertes jusqu'à la déhiscence loculicide et placenticide.

FEUILLES sont parfois employées contre la coqueluche, en décoctions, à petites doses répétées (Pensylvanie).

Falsification du Thé de Chine, mais leur histologie permet de les déceler facilement : longs poils coniques unicellulaires tuberculeux enchâssés dans l'épiderme et glandes unicellulaires dans le parenchyme hétérogène asymétrique.

ÉCORCE. — Ordinairement récoltée sur les branches de trois ans ; elle est en tuyaux roulés ou en plaques cintrées de 3 centimètres environ d'épaisseur. *Surface* extérieure gris brunâtre, rugueuse, à nombreuses lenticelles allongées tangentiellement, portant les cicatrices des insertions foliaires. *Face interne* d'abord rosée, puis brun cannelle; *cassure* finement fibreuse et feuilletée dans les couches internes, grenue dans les couches externes. *Odeur* nulle ; *saveur* très amère, avec une certaine astringence.

Composition. — Deux glucosides : l'*Esculine* et la *Fraxine* et un tanin, l'*acide esculitannique*.

L'*Esculine* se dédouble en glucose et en *Esculétine* ; la *Fraxine* en glucose et en *Fraxétine* ; l'*Esculétine* est une *dioxycoumarine*, la *Fraxétine* une *méthyltrioxycoumarine*.

Goris a observé l'apparition et l'existence simultanée dans les mêmes éléments cellulaires de l'*Esculine* et de l'*acide esculitannique* et il admet qu'ils existent sous forme d'une combinaison tannoglucosidique qu'il a pu préparer en lavant à l'éther absolu le résidu de l'évaporation dans le vide du liquide obtenu en traitant l'écorce par l'alcool bouillant.

Emploi. — L'écorce de Marronnier a été très vantée autrefois comme fébrifuge, mais ses propriétés sont très faibles et il faut employer de trop fortes doses, 1 à 4 grammes de poudre d'écorce par jour, comme tonique; 15 à 50 grammes comme fébrifuge.

Cette écorce donnerait aussi de bons résultats dans les hémorragies passives et les flux muqueux atoniques. Inusité.

GRAINES. — *Forme* plus ou moins sphérique à tégument luisant, *couleur* marron, à large tache blanchâtre correspondant au hile. **Graine exalbuminée, deux gros** *cotylédons* **charnus, huileux et amylacés, souvent réunis, avec une ligne de suture plus ou moins visible. La** *radicule* **courbe occupe une dépression située sur la commissure des cotylédons ou sur la face dorsale de l'un d'eux.** *Saveur* **amère et désagréable.**

Récolte. — En septembre-octobre, ces graines tombent à la déhiscence des capsules.

Analyse. — Le Marron d'Inde renferme dans ses téguments de l'*Esculine* et de la *Fraxine* et de l'*acide esculitannique*, l'amande contient de l'amidon (1), 30 p. 100, 2 à 3 p. 100 d'huile douce, et, d'après FRÉMY, un principe amer, l'*Argyrescine* et une saponine, l'*Aphrodescine*.

L'huile préexiste dans la graine, mais y est retenue dans le suc cellulaire en émulsion par la saponine, et les dissolvants neutres ne peuvent l'en extraire qu'après dessiccation ou destruction de la saponine par fermentation. Cependant, la pulpe de marrons frais cède à l'éther un peu de matière grasse. (GORIS et CRÉTÉ, 1908.)

D'après G. MASSON (2), en plus des matières amylacées, gommeuses, albuminoïdes, grasses, salines, etc., ces graines contiennent : 1º dans le tégument seulement, un tanin à noyau gallique ;

2º Dans les cotylédons entièrement séparés du tégument : *a)* deux saponoïdes glucosidiques ; l'un, l'*acide esculique* insoluble dans l'eau et l'éther, soluble dans l'alcool et les solutions aqueuses alcalines, optiquement inactif ; l'autre, l'*acide esculinique*, soluble dans l'eau et l'alcool, insoluble dans l'éther et lévogyre ; le mélange des deux, le second émulsionnant le premier, constituerait problablement les composés précédemment nommés *argyrescine, aphrodescine*. Ce mélange est le principe actif médicamenteux.

---

(1) GORIS a montré que cet amidon pouvait être débarrassé de l'amertume et des saponines et rendu utilisable par lavage à l'eau additionnée d'un millième d'acide chlorhydrique.

(2) Principes actifs des graines du Marronnier d'Inde, *Bull. Sc. pharmac.*, 1918, XXV, p. 65.

b). Il existe en outre un mélange de sucres réducteurs dextrogyres.

Enfin, en opérant l'extraction de principes actifs sur la graine entière, on aurait, par le tanin des téguments, des tannates de glucosides tout différents des glucosides purs.

Action physiologique. — ARTAULT DE VEVEY (1896) a signalé l'action du Marron d'Inde sur les hémorroïdes, et depuis, sur tout le système veineux et en particulier sur les varices. C'est un vaso-constricteur périphérique à action lente ; son action analgésique sur les hémorroïdes est plus rapide.

Formes pharmaceutiques. — L'alcoolature paraissait le médicament de choix, mais son activité diminue peu à peu ; le Codex (supplément 1925) vient d'adopter l'*alcoolature stabilisée*, préparée par action de l'alcool bouillant sur les marrons d'Inde frais divisés en gros fragments, mais non décortiqués, les ferments existants sont tués et la composition de la graine *stabilisée*.

Des préparations analogues paraissent, en effet, être seules d'une activité constante et durable. (V. « *Stabilisation des plantes fraîches. Méthode Perrot-Goris* » in Précis de Pharm. galénique, 3e édit. p. 118).

POLYGALACÉES

. Herbes ou arbustes à structure florale très spéciale et sans caractère anatomique général.

Dispersées dans toutes les régions du globe ; le genre Polygala, seul intéressant en Matière médicale, est cosmopolite.

Propriétés : amères, astringentes, toniques ; quelquefois émétiques, diurétiques.

POLYGALA DE VIRGINIE

Origine. — Souche et racines du *Polygala Senega* L., petite plante vivace (15 à 30 cm.) de l'Amérique du Nord et du Canada. Le Polygala de l'Ouest est récolté dans le Minnesota et le Manitoba et le Polygala du ¡Nord vient du nord-ouest des États-Unis ; très abondant autrefois dans les États du Sud, il en a maintenant disparu.

Historique. — Les Indiens Sénéka (ouest de l'État de New-York) s'en servaient de longue date comme alexitère. Employé par Tennent, médecin virginien, en 1734, contre la fluxion de poitrine ; étudié par Linné (1747) ; l'usage reste peu important jusqu'à Bretonneau qui le rapproche de l'Ipéca. La vogue en est aujourd'hui très diminuée, ce n'en est pas moins un médicament de valeur.

La drogue est constituée par la partie souterraine, racines surtout, arrachée et séchée et dénommée Racine de Polygala.

Description. — La Racine de Polygala constitue un petit corps ligneux, parfois brisé, formé d'une *racine* dont la partie

supérieure est renflée en une sorte de *tête* difforme, noueuse, irrégulière, de 15 à 25 millimètres de diamètre, portant des restes de
tiges aériennes grêles et des bourgeons ; c'est la partie caulinaire.
Cette souche est prolongée par la racine proprement dite, tortueuse,
noueuse, vaguement spiralée, longue de 7 à 10 centimètres sur

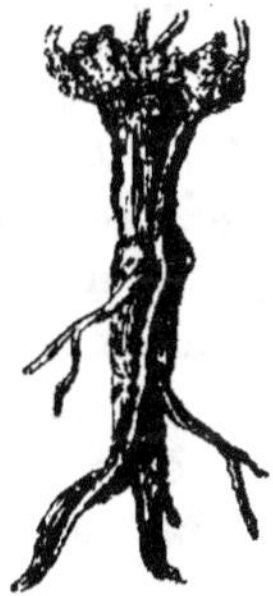

FIG. 230.
*Polygala
de Virginie.*

1/2 à 1 centimètre de diamètre et portant seulement quelques racines secondaires. L'ensemble est
brun clair, gris jaunâtre, strié. Ordinairement con-
tournée en divers sens, la racine présente une sorte
de bride, de *crête* caractéristique (rarement deux)
qui la suit d'un bout à l'autre, toujours dans la
concavité de ses courbures. Sur la convexité, au
contraire, sont d'ordinaire des épaississements
semi-annulaires séparés par des sillons parfois très
profonds, surtout vers le haut.

Cassure nette, consistance cornée, écorce brunâtre striée en dedans, se détachant dans l'eau.

Sur une *section transversale,* on voit la partie profonde de l'écorce (*liber*) toujours hypertrophiée sur un point, car
c'est le liber qui forme la crête longitudinale. Au centre le *bois,*
blanc jaunâtre, strié radialement caractéristique : en cylindre
régulier sous la couronne, il présente bientôt plus bas une anomalie particulière ; du côté opposé
à la crête, tantôt sur un point,
tantôt sur plusieurs, il est interrompu par un ou plusieurs sec-
teurs de parenchyme. L'aspect
est variable suivant la racine et
le point observé. Le bois peut
manquer sur plus de la moitié
du disque (fig. 231).

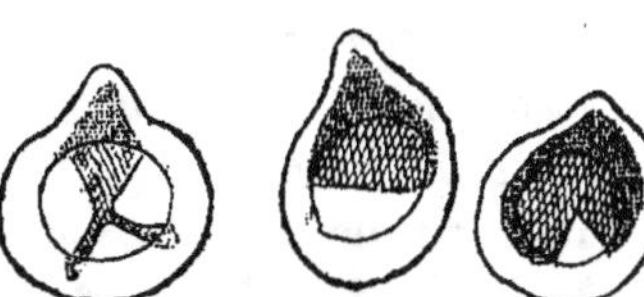

FIG. 231.
*Sections transversales
du Polygala de Virginie.*

Odeur nauséeuse, irritante, rance ; *saveur* d'abord mucilagineuse
et fade, puis très âcre. La poussière est irritante et sialagogue.

Anatomie. — Les caractères essentiels sont : minceur du
parenchyme cortical qui contient de l'huile ; il est surtout très

réduit au niveau de la crête ; développement énorme du liber
(à petits éléments réguliers) en face de la crête ; importance du
cambium qui, tout en faisant le tour de la racine, fonctionne irrégulièrement, donnant sur quelques points bois et liber et sur d'autres
seulement du parenchyme ; rayons médullaires fins, peu nets ;
pas de moelle.

Analyse. — 3,70 à 4,30 p. 100 d'*huile fixe*, 0,36 à 0,40 de
résine ; une très faible quantité d'*essence* avec des traces de salicylate de méthyle et de valérianate de méthyle ; 0,06 p. 100 d'*acide
salicylique* libre, 5,50 à 7,30 p. 100 de *sucre* et deux glucosides du
groupe des saponines, la *Sénégine* et l'*acide polygalique*, ce dernier
voisin de l'acide quillayique ; 4 p. 100 de cendres ; pas d'amidon.

La *Sénégine*, hydrolysée par les acides dilués, donne de la
Sénégénine et du glucose :

$$C^{32}H^{52}O^{17} + 2H^2O = C^{20}H^{32}O^7 + 2\,C^6H^{12}O^6.$$

Variétés et substitutions. — La forme habituelle est le
Polygala de l'Ouest, mais le Polygala du Nord récolté dans le
nord-ouest des États-Unis, plus gros, plus sombre, moins contourné
et à carène moins distincte, est, d'après GREENISH, une très bonne
sorte bien que passant pour avoir une saveur très âcre. Il est attribué au *Polygala Senega* var. *latifolia*.

Sous le nom de POLYGALA DU SUD on a, en Amérique, substitué
à la sorte officinale les racines de divers *Polygala* qui en diffèrent
en particulier par l'absence de la crête caractéristique, comme celle
du *P. Boykini* NUTT. et celle du *P. alba* NUTT.

Cette dernière espèce, qui croît dans les États du Sud, fournit
le POLYGALA BLANC communément employé aux États-Unis.
Les racines sont plus minces, sans carène et à bois normal, la
saveur est aussi beaucoup moins âcre.

Enfin, on a signalé comme falsifications : l'Ipéca blanc, le Petit-
Houx, le Dompte-venin, etc., que leur structure ou leur amidon
permettraient d'identifier facilement.

Quant aux racines de *Panax quinquefolium, Cypripedium par-*

viflorum, Triosteum perfoliatum, Gillenia trifoliata, ce ne sont que des accidents de récolte ou de triage.

Tout cela est facile à distinguer si on achète le *Polygala* le moins fragmenté possible.

Action physiologique.

— Dans la bouche, irritation et salivation abondante ; dans l'estomac, sensation de brûlure ; — nausées, vomissements, coliques et évacuations alvines.

Pouls ralenti, sueurs abondantes, diurèse, augmentation des sécrétions bronchiques.

Emploi et formes.

— Utilisé comme expectorant ou émétique suivant la dose, dans l'asthme et les affections broncho-pulmonaires.

Rarement comme emménagogue.

Contre-indiqué s'il y a des lésions du tube digestif ou de l'hémoptysie.

La poudre de racine (trop irritante pour l'estomac) s'emploie comme expectorant de 0 gr. 50 à 2 grammes et comme vomitif de 2 grammes à 6 grammes.

Tisane 5 à 10 p. 1.000 ; sirop de Polygala.

Le *Polygala butyracea* HECK, MALOUKANG ou ANKALAKI est un petit arbre (3 m. de haut) de l'Afrique occidentale. Il a de petites graines contenant près de 20 p. 100 de leur poids d'un corps gras (GRAISSE OU BEURRE DE MALOUKANG) fondant à 35°, de saveur de noisette, qui joue un rôle important dans l'alimentation des indigènes.

ILICACÉES ou AQUIFOLIACÉES

Plantes ligneuses, habitant surtout l'Amérique méridionale et tropicale et le Cap. Quelques-unes sont usitées pour leurs propriétés amères, aromatiques, diurétiques, etc. Plusieurs contiennent de la Caféine, parmi elles les espèces qui fournissent les Matés.

MATÉ

Origine. — On donne ce nom aux feuilles de divers *Ilex* et à la boisson qu'elles servent à préparer.

Le MATÉ DU PARAGUAY (et de la République Argentine), provient de l'*Ilex paraguariensis* A. SAINT-HIL., arbre ayant le port de l'Oranger et des feuilles persistantes, originaire du Paraguay, du nord de la République argentine et du sud du Brésil.

Le MATÉ DU BRÉSIL est fourni par diverses autres espèces : *Ilex Teezans* BONPL., *I. Humboldtiana* BONPL., *I. amara* BONPL., *I. crepitans* BONPL., *I. ovalifolia* BONPL., etc.

Historique. — Longtemps connue seulement sous sa forme brisée et désignée de façon non scientifique (Caa, Thé du Paraguay, Thé des Missions, Thé des Jésuites, etc.), la drogue avait été rapportée aux plantes les plus diverses appartenant aux genres Cassine, Erythroxylon, Psoralea, etc. (Le *Psoralea glandulosa* L. est également connu sous le nom de *Thé des Jésuites*, d'où l'erreur).

Le MATÉ (Yerba Maté) se récolte dans presque toute l'Amérique du Sud, depuis le dixième jusqu'au vingt-huitième degré de latitude méridionale, surtout dans la région de l'Ouest. Il existe 25.000 kilomètres carrés de peuplements naturels (Yerbales) au

Paraguay et davantage encore au Brésil. De plus, les plantations faites par les Jésuites et abandonnées depuis 1767 avaient à peu près disparu, mais elles viennent récemment d'être reprises. On le cultive encore le long du Rio de la Plata et aussi au Cap et même dans le sud de l'Europe (Espagne et Portugal). L'arbre peut atteindre de 9 à 12 mètres ; suivant la variété, les feuilles sont plus ou moins larges ou étroites (var. *latifolia, longifolia* et *angustifolia*).

Récolte. — Se fait au moment de la maturité des graines.

Les ouvriers (Yerbateros) coupent les branches feuillées, les flambent en les passant rapidement dans la flamme, trient les feuilles en sortes d'après leur état et leur degré de développement et les entassent sur des claies pour la torréfaction au-dessus d'un feu doux sans fumée pendant dix-huit à vingt-quatre heures, durant lesquelles elles sont remuées constamment.

Elles sont ensuite concassées avec des bâtons ou dans des sortes de mortiers creusés dans des troncs d'arbres ou moulues dans des moulins très primitifs.

On emballe ensuite dans des surons ou dans des écorces.

Au Brésil, on grille dans des poêles en fer et on broie au moulin.

Aux procédés anciens de récolte et de préparation qui amènent la destruction des plantations et l'obtention d'un produit peu agréable, s'opposent les procédés industriels actuels où les plantations sont exploitées rationnellement et les feuilles traitées avec soin dans des manufactures spéciales. Le produit se présente alors en menus fragments dépoussiérés par le tamisage.

En 1923, le Paraguay, qui est le grand producteur de Maté, en a exporté environ trois millions de kilogrammes.

Description. — *Feuilles* presque entières, à dents espacées, glabres, lisses, coriaces, ovales ou oblongues ou lancéolées, mousses en haut, quelquefois émarginées, de 7 à 10 centimètres sur 5 à 6 de large. *Pétiole* court. *Nervure* médiane saillante en dessous ; *nervures secondaires* se rejoignant en courbes douces non loin des bords du limbe et portant des nervures tertiaires qui s'anastomosent en réseau. (Fig. 232). *Couleur* vert foncé, devenant un peu jaune par dessiccation. *Saveur* aromatique et amère. Les feuilles entières sont rares dans les droguiers.

La POUDRE, forme commerciale ordinaire, est grossière, verdâtre, à fragments irréguliers, anguleux et inégaux qui ont les caractères de la feuille.

Anatomie. — *Épiderme* glabre ; *épiderme* supérieur sans stomates, à cuticule épaisse formant des crêtes (aspect strié de face). *Épiderme inférieur* à stomates avec quatre cellules annexes. *Mésophylle* à parenchyme hétérogène asymétrique, deux assises en palissades, oxalate. *Faisceau* de la nervure médiane dont le cordon ligneux

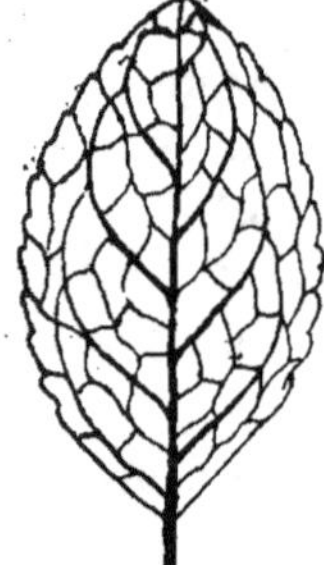

FIG. 232.
Feuille de Maté.

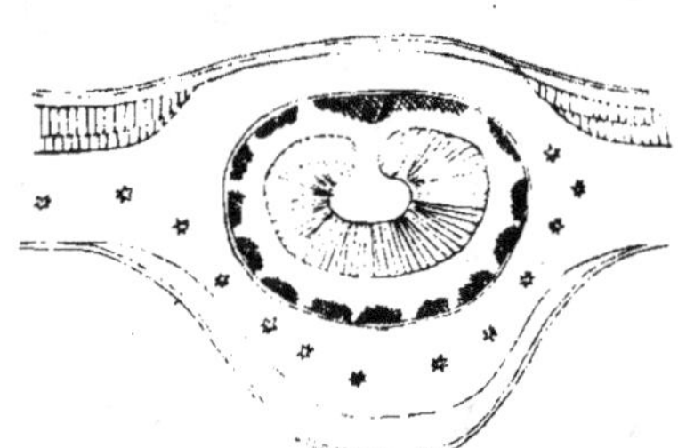

FIG. 233. — *Feuille de Maté.*
(Schéma de la coupe transversale).

est arqué, les deux extrémités supérieures se rapprochant et pouvant se rejoindre, liber et péricycles circulaires, ce dernier lignifié. (Fig. 233).

Analyse. — 2 p. 100 de Caféine, trouvée par STENHOUSE (1843) ; 11 à 12 p. 100 d'un tanin que ROCHELEDER (1848) et KUNZ-KRAUSE (1893) ont trouvé identique à l'acide cafétannique et qu'on a appelé *acide matétannique*, 6 p. 100 de sucres (évalués en glucose), des matières albuminoïdes, une résine, 6 p. 100 de cendres.

(Les chiffres donnés par les auteurs pour la Caféine et le tanin varient largement, problablement en raison de la diversité d'origine des sortes étudiées.)

Action physiologique. — Par sa Caféine, le Maté agit à la façon du Thé et du Café ; il causerait, dit-on, moins d'insomnie. Il a une action nette sur la fatigue et agit bien comme stimulant. A haute dose, il est vomitif.

On a, à plusieurs reprises, fait pour le répandre en France de grands efforts qui n'ont que partiellement réussi.

Usages. — Le Maté donne une boisson indispensable dans toute l'Amérique du Sud où elle remplace le vin, la bière, etc. ; on l'offre à tout le monde comme le Café en Orient. On la donne en infusion dans des calebasses percées d'un orifice par où l'on aspire, au moyen d'un tube souvent métallique terminé par un renflement cylindrique percé de nombreux trous. Cette infusion doit être prise brûlante. Elle a un goût *sui generis*, arome peu développé et légère amertume. Boisson assez agréable à laquelle on s'accoutume vite. L'*infusion*, qui ne dissout pas la résine purgative, est préférable à la *décoction* qui la contient, mais elle demande à être prolongée environ quinze minutes, le Maté se mouillant mal.

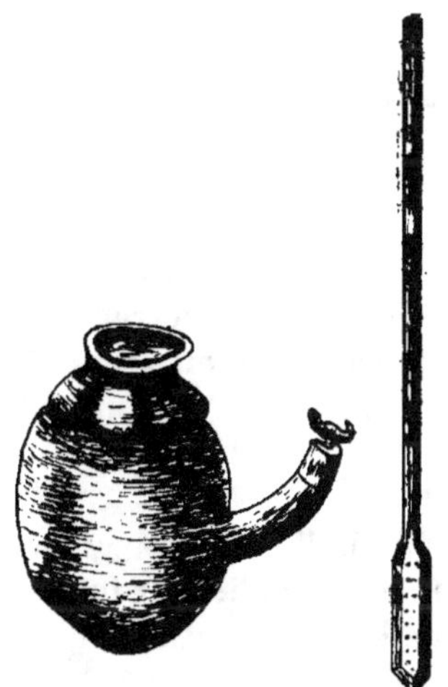

FIG. 234. — *Vase à Maté* et Bombilla (*d'après* JUMELLE).

Dose : 5 à 15 grammes pour 1.000.

L'*Ilex vomitoria* L., ou **THÉ DES APALACHES** (Virginie, Floride) a des feuilles utilisées comme drogue vomitive par les Indiens de l'Amérique du Nord et aussi, à faible dose, en infusions toniques et excitantes. Elles contiennent, en effet, de la Caféine, F. B. POWER et V. K. CHESNUT en ont trouvé dans divers échantillons de 0,40 à 1,67 p. 100.

CÉLASTRACÉES

Plantes en général amères et astringentes, quelquefois purgatives, en tout cas actives, mais peu employées.

ÉCORCE DE WAHOO

Écorce de Fusain noir pourpré.

Origines. — L'*Evonymus atropurpureus* Jacq. (Fusain noir pourpré) est un petit arbre de 3 à 4 mètres de haut, à écorce rayée de noir et à feuilles lancéolées, pourpre foncé, qui croît au nord-est des États-Unis, jusqu'à la Floride au sud et au Wisconsin à l'ouest. On emploie l'écorce de racine.

Historique. — G. Carpenter (1845) indiqua l'usage que faisaient les Indiens de cette écorce dans les maladies du foie et dans les hydropisies et rapporta la drogue à l'*Evonymus atropurpureus* L.

Description. — Écorce en fragments irréguliers plats ou enroulés de 0,7 à 1 millimètre d'épaisseur, de dimensions variables. — *Face externe* gris blanc, lisse ou à grosses stries, à suber fongueux, mou (fig. 235). *Face interne* blanc jaunâtre, stries délicates ; quelquefois un peu de bois jaune pâle ou blanchâtre adhère. *Cassure* facile, courte, mais avec de fins filaments soyeux réunissant les fragments s'ils ont été séparés transversalement avec soin.

Section nette : montrant un suber épais et un liber dont les coins pénètrent dans un parenchyme cortical blanchâtre. *Odeur* faible mais caractéristique. *Saveur* mucilagineuse, puis amère et un peu âcre, persistante.

Anatomie. — *Suber* très épais ; les cellules du *parenchyme cortical* allongées tangentiellement contiennent de l'amidon, d'autres des cristaux en oursins, d'autres enfin une résine brune. Pas de cellules scléreuses. *Liber* parenchymateux sans fibres, très amylacé, moins riche en oxalate, avec un peu de résine. *Rayons médullaires* très étroits uni ou bi-sériés, puis s'étalant en éventail.

L'ÉCORCE DE TIGES, que l'on trouve aussi dans le commerce, est en longues lanières, minces et étroites, gris cendré sombre, région corticale verte, liber fibreux.

Analyse. — WENZELL en aurait isolé un glucoside cristallisable, l'*Evonymine* et, en outre, de l'*asparagine*, quatre résines, des

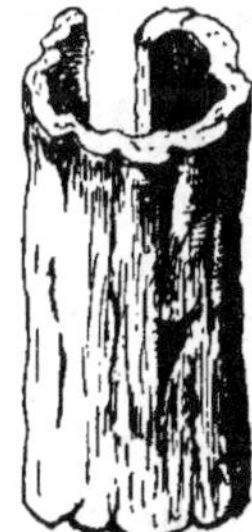

FIG. 235.
Ecorce de Wahoo.

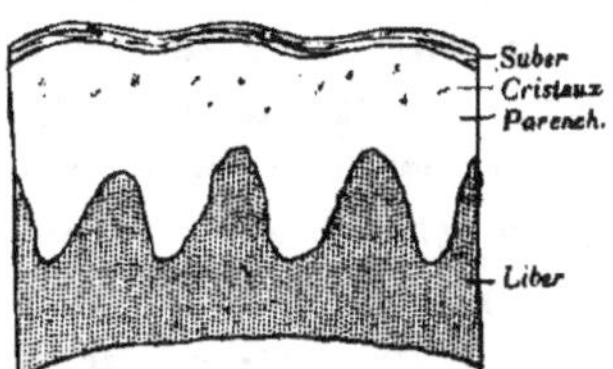

FIG. 236.
Section schématique de l'Ecorce de Wahoo.

acides organiques, dont un spécial, l'*acide évonique*, des sels, etc.

ROGERSON (1912) a trouvé dans l'extrait alcoolique une forte proportion de *dulcite* et a isolé de la résine les alcools suivants : l'évonystérol, l'homoévonystérol, l'atropurol et le citrullol.

Le nom d'*Evonymine* a été appliqué fâcheusement à des préparations pharmaceutiques très différentes. L'Évonymine *liquide* est un extrait fluide américain par l'alcool à 60° ; les Évonymines *vertes* sont préparées avec l'écorce de tige (préparations peu actives et inégales), enfin, l'ÉVONYMINE BRUNE (*Extrait sec d'*Evonymus atropurpureus, *du Codex*), est officinale depuis 1895 : c'est un extrait pulvérulent préparé par lixiviation de la poudre d'écorce de racine avec l'alcool, reprise par l'eau et addition de lactose dont le produit contient environ 1/7.

Substitutions et falsifications. — D'après Th. Holm, une grande partie de la drogue américaine serait constituée par l'écorce de racine d'*E. americanus* L. qui a des propriétés identiques à l'écorce officinale.

On falsifie cette dernière par l'écorce de *Ptelea trifoliata* L. (1), qui s'en distingue par ses longues cicatrices transversales, par sa plus grande épaisseur, et anatomiquement par une couche scléreuse jaune périphérique d'origine phellodermique, par de grosses glandes pluricellulaires oléo-résineuses et par des rayons médullaires trisériés.

Emploi thérapeutique. — Comme cathartique cholagogue, car il y a hypersécrétion biliaire marquée par ingestion d'Évonymine brune et en même temps contraction des muscles intestinaux. Le médicament n'agit jamais comme un purgatif violent.

Employé contre la constipation opiniâtre et dans diverses affections hépatiques (ictères, cirrhoses à gros foie, calculs, etc.).

L'écorce est rarement employée ; ordinairement, c'est l'Évonymine brune (0 gr. 05 à 0 gr. 15 par jour) ; à cette dose le médicament produit une ou deux selles avec une grande quantité de bile.

On l'associe à l'extrait de jusquiame ou de belladone pour éviter les coliques.

A dose toxique, c'est un poison cardiaque.

Le **CAT** ou **THÉ DES ABYSSINS** est constitué par les feuilles du *Catha edulis* Forsk. (*Celastrus edulis* Vahl.), qui croît en Arabie et en Abyssinie où il est soigneusement cultivé par boutures, souvent avec le Café. Des essais de culture ont été faits en Afrique occidentale.

Les tiges feuillées sont réunies après dessiccation en bottes de diverses grandeurs qui sont classées par dimensions.

---

(1) Le *P. trifoliata*, Orme de Samarie ou Trèfle de Virginie, Rutacée-Toddaliée, est un petit arbre originaire des États-Unis et cultivé en France comme arbre d'ornement. Propriétés anthelminthiques, toutes différentes de celles du Fusain noir pourpré.

La meilleure sorte est en bottes d'environ 40 centimètres de long sur 7 à 8 centimètres de large formées d'une quarantaine de minces tiges feuillées réunies par des lanières d'écorce.

Description. — Feuilles opposées au sommet des rameaux, souvent alternes à la base, avec un très court *pétiole*, de 1/2 à 1 centimètre.

Limbe coriace, glabre, oblong, lancéolé, de dimensions très variables (en moyenne 8 à 11 cm. de long sur 5 de large) ; entier vers la base, le bord est interrompu sur le reste de son étendue par de courtes dents mousses. Nervure médiane saillante à la face inférieure et rougeâtre (comme les jeunes tiges). Nervures secondaires à 45°, se rejoignant en arcs avant le bord, nervures tertiaires en un réseau à larges mailles.

Pas d'odeur, même froissées ; mâchées, donnent une sécrétion salivaire assez abondante et laissent une saveur astringente.

Analyse. — BEITTER (1900) isola un alcaloïde, la *Katine* à laquelle il attribua la formule $C^{10}H^{18}N^2O$, et dont CHEVALIER a retiré 1 gr. 10 à 1 gr. 25 par kilogramme.

STOCKMANN (1912) a trouvé et isolé des feuilles et petites branches trois alcaloïdes distincts : la *Cathine*, cristallisée, la *Cathinine*, amorphe ou semi-cristalline, et la *Cathidine* amorphe. — En outre, de la *choline* (POULSSON 1916), du tanin abondant, des matières résineuses, et un peu d'une essence aromatique d'odeur agréable.

Emploi. — Le Cât est mâché avec avidité par les Arabes pour vaincre le sommeil pendant des nuits entières. Bien que ne contenant pas de Caféine, son action est analogue à celle du Café, du Thé, du Maté ou de la Kola.

Stimulant général et excitant psychique. — Peut s'employer en infusion théiforme.

RHAMNACÉES

Plantes ligneuses, parfois épineuses, à petites fleurs verdâtres sans éclat et à fruits charnus (drupes) ou secs (achènes).

Intéressantes par leur appareil sécréteur, leur principes purgatifs et leurs matières colorantes.

L'appareil sécréteur de mucilage ou de gomme est constitué par des cellules isolées, plus larges que leurs voisines, ou par des groupes de cellules ou par de larges poches résultant de la résorption de cloisons de cellules juxtaposées.

Il n'existe pas dans toutes les espèces ; la racine n'en contient jamais. On peut le rencontrer dans la tige (écorce et moelle), dans la feuille (parenchyme autour du système libéro-ligneux des nervures et du pétiole) et dans le péricarpe des fruits.

Les principes purgatifs rentrent dans cette catégorie de glucosides, déjà rencontrés avec les Aloès et surtout la Rhubarbe, appelés anthraglucosides parce que leur hydrolyse libère des oxyméthylanthraquinones qui ont comme caractère commun de donner la réaction de Borntraeger. (V. p. 184).

Les matières colorantes industrielles extraites des écorces et surtout des fruits sont également de nature glucosidique ; deux de ces glucosides ont été isolés : la *Xanthorhamnine* qui existe dans le péricarpe des fruits, sauf dans les cellules extérieures colorées par un pigment violacé à maturité, virant au vert par l'eau ammoniacale, tandis que les cellules sous-jacentes à xanthorhamnine virent au jaune, et la *Lokaïne*, des fruits et des écorces à laquelle on rattache le Lo-Kao, matière colorante verte dite Vert de Chine. BRIDEL et CHARAUX (1925) ont extrait de l'écorce du *Rhamnus cathartica* L. un glucoside qu'ils considèrent comme générateur de ces produits colorés en bleu, violet ou vert qui sont la base de ce Lo-Kao obtenu en Chine avec le *R. utilis* DESNE et *R. chlorophora* DESNE. (V. plus loin).

Les Rhamnacées habitent les régions tempérées ou **chaudes**.
Propriétés médicinales fréquentes : purgatives (fruits et écorces
de divers *Rhamnus*), pectorales (Jujubes), astringentes et même
fébrifuges, etc. Quelques-unes sont comestibles. Beaucoup sont
utilisées pour ces matières colorantes : Vert de vessie, Vert de
Chine, Vert végétal, Stil de grain.

DRUPES DE NERPRUN

Origine. — Fruits du *Rhamnus cathartica* L., arbuste épineux
de 1 à 2 mètres de haut qui se trouve dans toute la région centrale
d'Europe et d'Asie et a été transporté aux États-Unis. Les fruits,
improprement appelés baies, sont
d'abord verts et à quatre lobes, puis
noirs et sphériques, à suc violacé
rougissant par les acides et verdis-
sant par les alcalis. On récolte en
septembre-octobre ces fruits qui ne
s'emploient guère que frais.

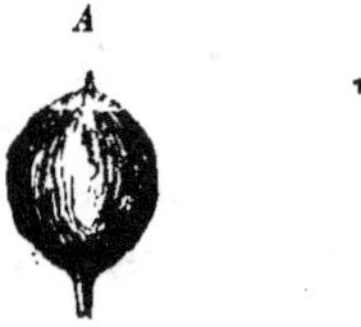

FIG. 237. — *Fruit de Nerprun.*
A, entier. — B, section.

Description. — Fruits globuleux, de la grosseur d'un petit
pois moyen. Au *sommet*, restes du style ; *en bas*, cicatrice pédi-
cellaire avec un petit anneau correspondant au réceptacle légèrement concave où l'ovaire était enchâssé par sa base. *Epicarpe*
noir violacé ; *pulpe* rouge verdâtre, violacée. Au milieu quatre
noyaux (quelquefois trois ou deux), allongés, en angle dièdre vers
le centre, avec un sillon sur la face convexe, dorsale, monospermes,
entourés d'un endocarpe parcheminé. (Fig. 237).
Saveur douceâtre, puis amère. — *Odeur* désagréable. — Secs, ils
sont ridés, ou sillonnés.
Graines anatropes, à section en forme de cœur, à raphé déprimé,
albumen charnu et cotylédons arqués.

Suc. — Liquide d'un vert violacé parce qu'il est obtenu en
écrasant les fruits et en laissant le suc au contact des enveloppes.

pendant les trois ou quatre jours de fermentation, ce qui permet la dissolution des matières colorantes. Filtrer à la chausse et stériliser.

Analyse. — Les principes colorants ont surtout été étudiés, et une synonymie compliquée intervient dans leur nomenclature.

La *Xanthorhamnine* (Kane, 1843) ou *Rhamnégine* (Schutzen-berger, 1868) serait un glucoside dédoublable (Gellatly, 1858) en *Rhamnétine* et en sucre. Ward et Dunlop (1887) ont signalé un enzyme (*Rhamnase*). Un autre glucoside, la *Lokaïne*, existe dans les parties extérieures. Tschirch et Polacco (1900) ont isolé la *Rhamnocitrine*, la *Rhamnolutine* et la *Rhamnochrysine*, principes colorants non purgatifs que Grès (1901) considère comme des produits de dédoublement.

La *Rhamnoxanthine* (Biswanger, 1849) trouvée dans l'écorce serait également dans le fruit (1).

On a signalé comme principes purgatifs la *Rhamnoémodine* (Tschirch et Polacco) et de la *Rhamnocarthartine* (glucoside de l'Émodine).

Falsifications. — Les fruits de *Bourdaine* ont deux noyaux, le sillon est latéral et non dorsal, le suc donne avec l'émétique un précipité pourpre, tandis que celui de Nerprun donne un précipité vert (Fluckiger).

Les baies de *Sureau* ou d'*Hièble*, de *Cornouiller sanguin*, d'*Airelle*, dérivent d'ovaires infères fortement réceptaculaires et ont près du pôle supérieur une cicatrice circulaire caractéristique. — Les fruits de *Piment de la Jamaïque*, de *Poivres*, de *Cubèbes* ne sauraient être confondus.

La véritable falsification est celle par les fruits de *Troène* qui seraient, dit-on, mêlés au Nerprun en Hollande et qu'on y trouve en effet assez communément.

----

(1) Le *Stil de grain* est une laque jaune clair, utilisée en teinture et obtenue en traitant par de la craie le suc des fruits de Nerprun ou de *R. infectorius* (Nerprun des teinturiers).

Ces fruits, qui sont à peu près des baies, ont deux loges disposées[?] leur base est lisse, car ils proviennent d'un ovaire nettement supère et broyés avec l'eau, ils donnent une liqueur bleue, tandis qu'elle est rouge violacée avec le Nerprun.

Emploi thérapeutique. — Purgatif énergique, très estimé autrefois comme hydragogue, moins employé aujourd'hui. On administre le sirop comme purgatif à la dose de 25 à 50 grammes. Saveur et odeur peu agréables.

Il est souvent associé à l'eau-de-vie allemande.

Encore très employé en médecine vétérinaire.

CASCARA SAGRADA

Origine. — L'*écorce sacrée* est celle du *Rhamnus Purshiana* D. C.

Ce nom paraît d'ailleurs être donné aux écorces de plusieurs *Rhamnus* (*caroliniana*, *californica*, etc.). Les arbres à Cascara abondaient jadis dans le sud et le centre de la Californie, mais les stations naturelles de ces régions ont été en très grande partie détruites ; actuellement les régions productrices les plus riches se trouvent sur les pentes occidentales des montagnes des Cascades et dans les vallées situées le long de la côte de la Colombie britannique. L'arbre à Cascara se rencontre depuis le niveau de la mer jusqu'à 600 mètres d'altitude. Il peut atteindre de 2 à 9 mètres de hauteur.

Historique. — L'écorce est d'un usage fort ancien chez les Indiens de la Côte du Pacifique, les colons espagnols de Californie apprirent à la connaître, son étude scientifique est récente, même aux États-Unis. Introduite en France en 1881, les succès du début ont été suivis de déboires dus à l'emploi d'écorces inertes. La drogue est devenue officinale et très employée.

Culture. — Est actuellement tentée de divers côtés. La multiplication peut se faire par marcottes, mais le semis est la méthode de choix. Le Cascara fructifie abondamment et le repeuplement des forêts se fait ainsi par les germinations ; mais pour que l'arbre prospère et atteigne de grandes dimensions, un climat doux et humide est nécessaire.

Récolte. — D'avril à septembre. On abat l'arbre en laissant une souche de 20 centimètres de haut environ, et des rejets en repartent généralement. On écorce le tronc et les branches au moyen d'un couteau court à large lame : L'écorce ne se détache facilement du bois qu'au printemps et au commencement de l'été ; elle est ensuite liée en bottes et expédiée au séchage qui se fait, après démoussage, soit au soleil (quatre jours), soit à l'abri par mauvais temps ; dans ce dernier cas, la dessiccation est lente et donne une écorce plus lourde.

Conserver soigneusement à l'abri de l'humidité.

Description. — Les échantillons divers présentent des différences d'aspect (taille, couleur, forme, épaisseur) suivant qu'ils proviennent du tronc ou de branches plus ou moins volumineuses.

Les caractères ordinaires et moyens sont les suivants :

Écorce en *fragments* irréguliers, plats, cintrés ou enroulés (fig. 238), de longueur variable et d'environ 2 millimètres d'épaisseur ; *surface extérieure* presque lisse, mate, tachée ou non, gris brunâtre ou blanchâtre, à lenticelles allongées transversalement et fréquemment recouverte de lichens foliacés, dont certains seraient caractéristiques de cette écorce (1) ; *surface interne* lisse ou même satinée, finement striée, plus foncée,

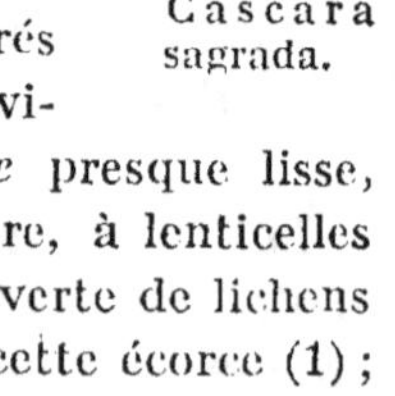

Fig. 238. — *Écorce de* Cascara sagrada.

---

(1) Senft en a décrit trois espèces : *Thelotrema Rhamni Purshiani, Ochrolechra Rhamni Purshiani* et *Arthronia complanata.*

brun jaunâtre ou violacée ; *cassure* facile, courte dans la zone externe, plus ou moins fibreuse en dedans ; section montrant deux zones, l'une externe, mince, jaune clair (parenchyme cortical) bordée en dehors d'une ligne pourpre (suber) et l'autre, interne, plus foncée, d'épaisseur variable, qui devient rouge par les alcalis ; *odeur* faible ; *saveur* amère, nauséeuse persistante.

Anatomie. — Structure quelque peu variable au moins comme proportion des éléments ; les caractères généraux sont :

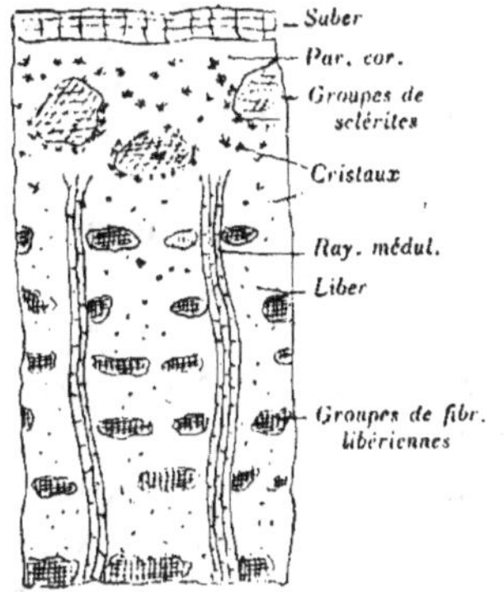

FIG. 239. — *Section schématique de l'Ecorce de Cascara.*

1º *Suber*, assez épais, en files radiales de cellules aplaties ;

2º *Parenchyme cortical*, dont la région externe est collenchymateuse dans les jeunes écorces ; il contient des amas de *sclérites* à parois très épaisses, ces amas sont bordés chacun par des cellules cristalligènes allongées contenant des cristaux d'oxalate en prismes rhomboédriques tandis que de nombreux oursins sont disséminés dans le parenchyme qui contient aussi de petits grains d'amidon et une matière colorante jaune.

3º *Liber* contenant des bandes tangentielles de *fibres* en paquets entourés de tubes cristalligènes longs et minces où chaque rhomboèdre d'oxalate est séparé du suivant par une fine membrane ; oxalate en oursins comme dans le parenchyme cortical ; *amidon, rayons médullaires* bi ou trisériés, souvent colorés en jaune, passant au rouge par les alcalis et où sont surtout localisés les composés anthraquinoniques.

Falsifications. — La poudre agitée avec du benzène doit donner une solution jaune qui, agitée avec de l'eau ammoniacale, communique à celle-ci une coloration rouge cerise. Cette réaction (de BORNTRAEGER) permet d'éliminer toutes les écorces étrangères dépourvues d'oxyméthylanthraquinones.

En 1924, on a trouvé dans maintes balles de Cascara des fragments d'écorce d'Aulne, *Alnus incana* L., faciles à déceler parce qu'ils ne donnaient pas la réaction précédente, étaient sans amertume et possédaient un sclérenchyme abondant disposé en un anneau continu et en massifs distincts (Ph. Bretin). — On a aussi signalé récemment une falsification par l'écorce d'un Cerisier sauvage, problablement le *Prunus Padus* L.

L'écorce de Bourdaine possède bien des principes anthraquinoniques, mais on la reconnaîtrait (v. p. 738) à la présence de glandes à mucilage (1) et à l'absence d'éléments scléreux dans le parenchyme cortical.

L'écorce de *R. californica* a une structure très semblable à celle du *R. Purshiana;* d'après Greenish, les rayons médullaires seraient à 3-4 rangées au lieu de 2-3, la surface interne plus pâle et la surface externe légèrement rougeâtre.

Analyse. — Analyses discordantes, sans doute en raison de la transformation facile des principes.

Wenzell (1886) isola un peu d'une substance cristallisée, rouge orangé, qu'il considéra comme un glucoside. Meier et Webber (1888) isolent un glucoside, un ferment, du glucose et des traces d'ammoniaque. Paul Schwabe (1888) trouve de l'*Emodine* identique à celle de la Bourdaine, assure que les cristaux de Wenzell ne sont que de l'*Emodine* impure et ne peut déceler la présence d'un autre glucoside.

Jowet (1904), reprenant l'étude de la question, déclare : 1° Le seul principe défini, d'identité certaine qui ait été isolé, c'est l'*Emodine* ; 2° les cristaux de Wenzell, la *Cascarine* de Leprince (1892), la *Purshianine*, glucoside à émodine de Dohme et Engelhardt, sont simplement de l'émodine impure ; 3° il n'a pu être extrait que de l'*Emodine* et de l'*Isoémodine*, et la présence d'aucun glucoside à oxyméthylanthraquinone n'a pu être décelée.

---

(1) La présence de volumineuses glandes à mucilage a pourtant été signalée dans le Cascara sagrada adjacent à des bourgeons. (Day, in *National Druggist*, S -Louis (Mo), 1924, t. LIV, n° 5, p. 230, d'après le *Journal of the Amer. Pharmac. Assoc.*

Day (1) signale une *Emodine* 2-4-6 trioxy-8 méthylanthraquinone, du *chrysophanol* ou *acide chrysophanique*, 1-4 dioxy-8 méthylanthraquinone, et l'éther monométhylique de l'Émodine (la position du groupe méthyl ne serait pas certaine).

Cette Émodine et les composés voisins, dosés en oxyméthylanthraquinone, représentent au plus 2 p. 100 du poids de l'écorce (2), teneur insuffisante, dit Greenish, pour expliquer l'action purgative dont le principe reste inconnu.

Action thérapeutique. — Il semble préférable de n'employer que des écorces suffisamment anciennes.

A dose faible, 0 gr. 25 à 0 gr. 75 de poudre en cachets, le Cascara agit comme laxatif en stimulant la contractilité de l'intestin et est employé à ce titre contre la constipation habituelle, son usage prolongé à doses moyennes n'ayant aucun inconvénient.

A fortes doses (4 à 8 gr.), c'est un drastique et un cholagogue, amenant des selles liquides avec de vives coliques.

On l'emploie aussi sous forme d'extrait hydroalcoolique, d'extrait fluide et de teinture, ces préparations sont très amères.

On peut enlever cette amertume par les alcalis ou les alcalino-terreux, le principe amer (lactone ?) est transformé en un sel dépourvu d'amertume, mais l'activité est diminuée : l'extrait fluide (supplément du Codex de 1925) doit se préparer par l'intermédiaire de la magnésie.

ÉCORCE DE BOURDAINE

Origine. — C'est l'écorce des tiges de *Rhamnus Frangula* L., Nerprun, Bourdaine, Bourgène, Aulne noir, etc., arbrisseau de 3 à 4 mètres de haut que l'on trouve dans la plupart des bois frais et humides de France (Europe septentrionale et centrale. Sibérie, Arménie, Caucase).

---

(1) *National Druggist*, loc. cit.
(2) V. les méthodes de dosage des oxyméthylantraquinones, p. 425.

Rameaux non épineux, écorce lisse, noirâtre plus ou moins marbrée de blanc, feuilles alternes et entières avec quatre à six paires de nervures secondaires saillantes et parallèles.

Fruits d'abord rouges, puis noirs.

Bien que très anciennement connue (MATTHIOLE) pour ses propriétés purgatives, l'écorce de Bourdaine n'est communément utilisée en médecine que depuis une date récente.

Culture et récolte. — L'arbuste se multiplie aisément par bouturage dans tous les terrains frais et humifères.

On récolte pendant la floraison, de mai en août. L'écorce est enlevée en longs fragments sur les troncs ou les tiges un peu grosses, puis découpée en morceaux que l'on fait sécher soigneusement.

MAURIN (1922) a montré qu'il fallait prendre des écorces de rameaux ni trop jeunes, ni trop âgés, le maximum de principes actifs étant atteint vers trois ou quatre ans pour diminuer ensuite comme quantité et comme qualité.

Nous recevons des Bourdaines de Russie, de Pologne, d'Allemagne et de Suisse, mais par une culture et une exploitation rationnelles, la France pourrait se suffire d'autant mieux que nos Bourdaines, en particulier celles du Morvan et du Jura, dépassent en qualité les meilleures sortes étrangères.

Description. — Écorce en tuyaux ou fragments cintrés, de longueur et largeur variables, mais dont l'épaisseur est d'environ 1 millimètre. *Surface externe* gris brun ou noirâtre, avec des stries longitudinales peu profondes, quelques raies transversales et de nombreuses lenticelles gris blanchâtre, assez saillantes, étirées transversalement. *Surface interne* brun cannelle finement striée longitudinalement. *Cassure* courte, grenue, fibreuse en dedans de couleur rosée ou rougeâtre. *Odeur* très faible ; *saveur* d'abord mucilagineuse puis faiblement amère avec une légère astringence.

Anatomie. — Varie avec l'âge. *Suber* brunâtre, épais. — *Parenchyme cortical* abondant si la tige écorcée était jeune, formé de cellules polyédriques dont un assez grand nombre contiennent des cristaux en oursins ; il est essentiellement caractérisé par l'absence de cellules scléreuses et par la présence de glandes unicellulaires à mucilage. (Toutefois ces dernières ont disparu dans les écorces trop âgées.) *Liber* proportionnellement plus abondant dans les écorces âgées ; tissu régulier (avec oursins) divisé par des rayons médullaires uni ou bisériés, petits amas tangentiels de fibres à parois très épaisses, bordés par des tubes cristalligènes contenant des cristaux prismatiques.

Les principes actifs anthracéniques sont localisés dans les régions internes de l'écorce, le liber et les rayons médullaires.

Analyse. — La poudre traitée par le benzène donne une liqueur jaune passant au rouge cerise par l'ammoniaque (R. de BORNTRAEGER). Après épuisement par le benzène, puis hydrolyse par ébulition dans l'eau acidulée, on peut enlever de nouveau par la benzène des oxyméthylanthraquinones, parce qu'elles existent soit à l'état libre (1/3 environ dans les bonnes écorces d'âge moyen) soit à l'état de glucosides. L'un d'eux est la *Franguline*, glucoside soluble dans l'eau, mais il existe d'autres glucosides insolubles et donnant par hydrolyse les mêmes anthraquinones que la *Franguline* qui est elle-même un produit de dédoublement, car la réaction de BORNTRAEGER est négative avec l'écorce fraîche.

La *Franguline* $C^{21}H^{20}O^9$ cristallise en aiguilles jaunes fondant à 228°-230° ; elle donne par hydrolyse de la *Frangula-émodine* $C^{14}H^4O^2.(OH)^3.CH^3$, de l'*isoémodine*, de l'*acide chrysophanique* ou *Chrysophanol* et du rhamnose.

La *Frangula-émodine* est identique à la *Rheum-émodine* (v. p. 424). Ces corps existent également à l'état libre.

 J.-A. GUNTON et G.-D. BEAL (1922) ont caractérisé dans l'écorce de Bourdaine 0,005 p. 100 d'acide cyanhydrique qui n'avait pas été retrouvé depuis GERBER (1828). Ils ont en outre isolé de la *Franguline*, de l'*Émodine*, du *Chrysophanol*, de la *Monométhylémodine* et un phytostérol nouveau, le *Rhamnol* $C^{20}H^{34}O$.

P. CASPARIS et R. MAEDER (1925) ont obtenu les mêmes principes, avec, en outre, un corps nouveau la *Rhamnocérine*.

Kubly (1866) avait montré le premier que le principe actif de la Bourdaine é it de nature glucosidique, mais ne l'avait isolé que sous form le glucoside impur. C'est ce produit qu'Aweng avait appelé *glucoside primaire* et il avait montré que par macération de l'écorce fraîche ou sous l'action des acides à froid, ce produit donne un *glucoside secondaire* insoluble dans l'eau.

Pour P. Casparis et R. Maeder (1925), ce glucoside primaire est une *gluco-franguline*, alors que Bridel et Charaux (1926) estiment que sa composition est beaucoup plus complexe.

Les oxyméthylanthraquinones totales, dosées après hydrolyse, représentent, calculées en Émodine, 3,5 p. 100 au maximum du poids d'écorce. Cette écorce est donc la plus riche du groupe, cependant ce pourcentage n'explique pas l'action purgative de la drogue.

L'écorce fraîche ou récente contient en outre un ferment qui provoque des phénomènes douloureux (coliques) et même des vomissements. Ce ferment est détruit par une dessiccation prolongée, d'où la prescription du Codex de n'employer cette écorce qu'après un an de conservation.

Le chauffage à 100° (Bourdaine étuvée du commerce), ou, comme l'a montré Maurin, mieux encore la stabilisation, détruisent ce ferment en même temps que s'arrêtent les actions diastasiques qui amènent peu à peu la libération des anthraquinones moins actives que les combinaisons complexes (Tschirch, Maurin).

Falsifications. — Écorce d'*Alnus glutinosa* L., facile à distinguer entre autres caractères par son anneau scléreux.

Écorce de *Rhamnus cathartica* L., qui s'y rencontre parfois par une confusion des récolteurs : elle est brun rougeâtre, à lenticelles très écartées, à cassure très fibreuse, et est dépourvue de glandes à mucilage. A côté de matières colorantes spéciales (v. p. 740), elle contient moitié moins de composés anthraquinoniques que la Bourdaine.

Action thérapeutique. — Laxatif ou purgatif suivant la dose, ce médicament est devenu d'un emploi très courant, en particulier dans de nombreuses tisanes ou thés purgatifs dans lesquels il a remplacé le Séné.

Sa saveur beaucoup moins désagréable le fait pr   rer au Cascara.

Décoction : 5 à 15 ou même à 30 grammes puur 500 grammes d'eau.

Poudre de 1 à 3 grammes (en cachets). — Extrait fluide.

MATIÈRES COLORANTES DIVERSES DES RHAMNACÉES

Le VERT DE CHINE ou LO-KAO est une laque calcaire, magnésienne et ferrugineuse unie à du phosphate d'alumine et préparé avec les fruits et les écorces de *Rhamnus*, surtout du *Rhamnus utilis* DENE et du *R. chlorophora* DENE. On savait depuis le milieu du siècle dernier (MICHEL, CHARVIN) que l'écorce de *R. cathartica* peut donner le même produit. BRIDEL et CHARAUX (1925) ont montré qu'il existe en effet dans cette écorce un complexe glucosidique, le *Rhamnarticoside*, instable, qui se dissocie dans l'eau froide en donnant du *Rhamnicoside*, glucoside insoluble cristallisé, et des glucosides solubles hydrolysables par le ferment des graines de Rhamnus. Ce *Rhamnicoside* forme avec les bases alcalines et alcalino-terreuses des produits colorés (en vert, bleu ou violet) qui sont la base du LO-KAO.

Le VERT DE VESSIE s'obtenait avec le suc des fruits de Nerprun combiné à de la chaux ou de l'alumine.

Les couleurs d'aniline ont supplanté ces couleurs végétales.

On désigne aussi sous le nom impropre de *Graines* suivi d'un nom géographique les fruits desséchés de divers Rhamnus, cueillis verts, devenant vert jaunâtre par dessiccation et utilisés encore comme matière colorante : GRAINES D'AVIGNON (du *R. infectorius*) ; GRAINES DE PERSE , les plus estimées (provenant des *R. amygdalinus*, *R. saxatilis*, *R. oleoides*) ; GRAINES D'ITALIE, analogues à celles d'Avignon (du *R. infectorius*) ; GRAINES D'ESPAGNE (du *R. saxatilis*), etc.